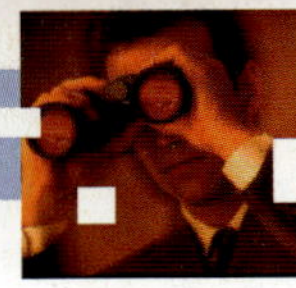

Vorwort

Monotoner Ernährungslehre-Unterricht in der Berufsschule gehört der Vergangenheit an! Das Buch „Kreativ Ernährung entdecken“ ist besonders für junge Menschen in der Berufsschule geschrieben, die sich aktiv am Ernährungslehre-Unterricht beteiligen möchten.

Durch zahlreiche Projekte, unterschiedlichste Methoden und Lerntechniken, Internetrecherchen und vieles mehr werden grundlegende Inhalte der Ernährungslehre (Nährstoffe, Stoffwechsel, Ernährungsformen, Fehlernährung/Diätetik) für Jugendliche (be)greifbar. So steht nicht mehr die Lehrkraft, sondern der Lernende im Mittelpunkt des Unterrichtsgeschehens. Durch die im Buch vorhandenen handlungsorientierten Themen werden vielfältige Kompetenzen, wie beispielsweise Medienkompetenzen, Gestaltungskompetenzen, soziale und fachliche Kompetenzen erlernt, die für die berufliche Zukunft von jungen Menschen ausgesprochen wichtig sind.

3. Auflage

Das Buch wurde durchgehend aktualisiert und auf den neuesten Stand der wissenschaftlichen Erkenntnisse gebracht. Insbesondere wurden die neuesten gesetzlichen Änderungen im Lebensmittelrecht eingearbeitet (Kapitel H.).

„Neue Herausforderungen sind wunderbare Gelegenheiten,

Neues über sich selbst zu erfahren.“

Ernst Ferstl

Nehmen Sie gemeinsam diese Herausforderungen an, indem Sie kreativ die Welt der Ernährung entdecken.

Viel Freude dabei!

Auch wir stellen uns den Herausforderungen und nehmen Verbesserungsvorschläge, die zur Weiterentwicklung des Buches beitragen, dankbar entgegen. Sie erreichen uns per E-Mail unter lektorat@europa-lehrmittel.de

Waiblingen, im Sommer 2012 *Rita Richter*

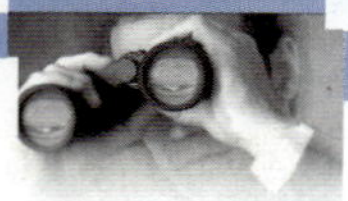

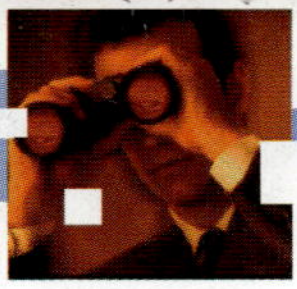

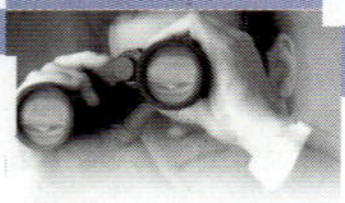

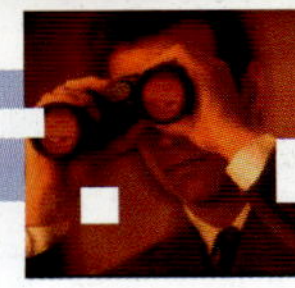

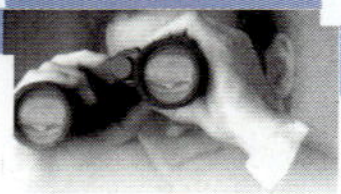

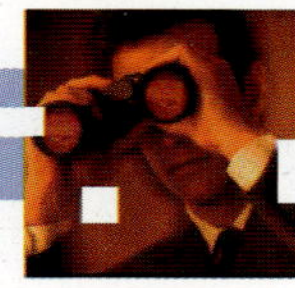

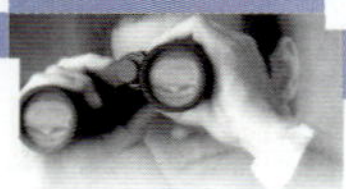

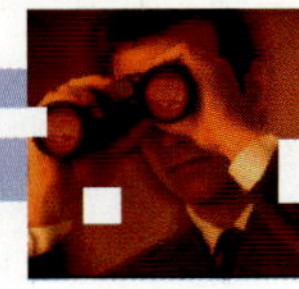

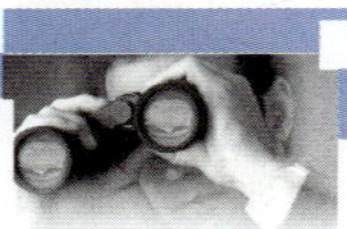

Leitfaden durch das Buch (Einführung Projekte)

Dieser Leitfaden möchte Ihnen bei der Handhabung des Buches behilflich sein und Ihnen stichwortartig die wichtigsten Informationen geben. Lesen Sie die Zeilen aufmerksam durch und beachten Sie die nachfolgenden Hinweise.

Mindmap:
Jedes Kapitel dieses Buches wird durch eine **„Mindmap"** eingeführt. Dadurch erhält der Leser einen schnellen Überblick über die Hauptthemen (dicke Äste) und damit verbundene Unterthemen (Astverzweigungen) des jeweiligen Kapitels. Passende Bilder rufen beim Leser erste Assoziationen hervor und stimmen auf das Thema ein.

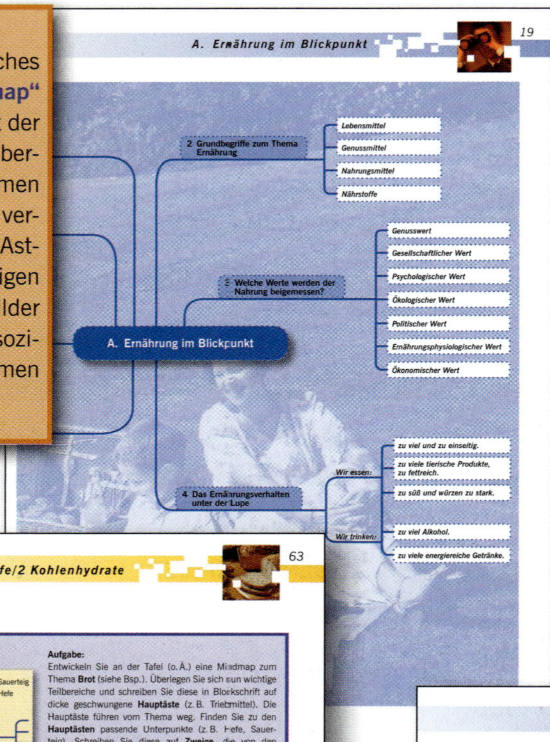

(?) Die durch ein Fragezeichen gekennzeichneten Fragen ermöglichen, das Gelernte in eigenen Worten wiederzugeben und komplexe Zusammenhänge nochmals zu überdenken und dadurch zu festigen.

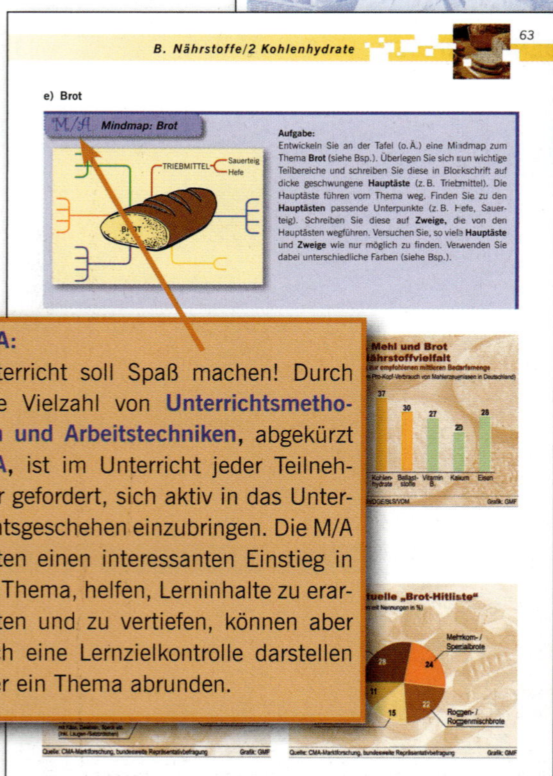
B. Nährstoffe/2 Kohlenhydrate
63
e) Brot
M/A Mindmap: Brot
TRIEBMITTEL
Sauerteig
Hefe
BROT
Aufgabe:
Entwickeln Sie an der Tafel (o. Ä.) eine Mindmap zum Thema Brot (siehe Bsp.). Überlegen Sie sich nun wichtige Teilbereiche und schreiben Sie diese in Blockschrift auf dicke geschwungene Hauptäste (z. B. Triebmittel). Die Hauptäste führen vom Thema weg. Finden Sie zu den Hauptästen passende Unterpunkte (z. B. Hefe, Sauerteig). Schreiben Sie diese auf Zweige, die von den Hauptästen wegführen. Versuchen Sie, so viele Hauptäste und Zweige wie nur möglich zu finden. Verwenden Sie dabei unterschiedliche Farben (siehe Bsp.).
Mehl und Brot
Nährstoffvielfalt
Mehrkorn-/Spezialbrote
Roggen-/Roggenmischbrote

M/A:
Unterricht soll Spaß machen! Durch eine Vielzahl von **Unterrichtsmethoden und Arbeitstechniken**, abgekürzt **M/A**, ist im Unterricht jeder Teilnehmer gefordert, sich aktiv in das Unterrichtsgeschehen einzubringen. Die M/A bieten einen interessanten Einstieg in ein Thema, helfen, Lerninhalte zu erarbeiten und zu vertiefen, können aber auch eine Lernzielkontrolle darstellen oder ein Thema abrunden.

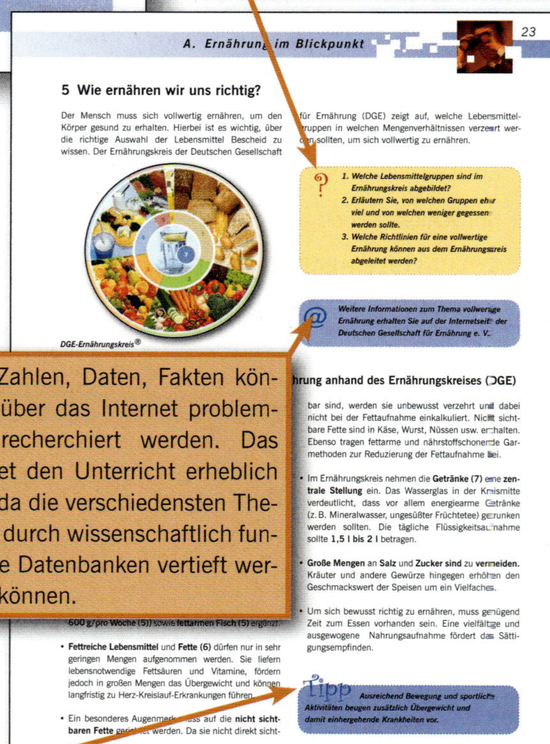
A. Ernährung im Blickpunkt
23
5 Wie ernähren wir uns richtig?
Der Mensch muss sich vollwertig ernähren, um den Körper gesund zu erhalten. Hierbei ist es wichtig, über die richtige Auswahl der Lebensmittel Bescheid zu wissen. Der Ernährungskreis der Deutschen Gesellschaft
DGE-Ernährungskreis®
1. Welche Lebensmittelgruppen sind im Ernährungskreis abgebildet?
3. Welche Richtlinien für eine vollwertige Ernährung können aus dem Ernährungskreis abgeleitet werden?
Weitere Informationen zum Thema vollwertige Ernährung erhalten Sie auf der Internetseite der Deutschen Gesellschaft für Ernährung e. V.
Tipp
Ausreichend Bewegung und sportliche Aktivitäten beugen zusätzlich Übergewicht und damit einhergehende Krankheiten vor.

@ Zahlen, Daten, Fakten können über das Internet problemlos recherchiert werden. Das wertet den Unterricht erheblich auf, da die verschiedensten Themen durch wissenschaftlich fundierte Datenbanken vertieft werden können.

Tipp: Zusätzliche Anregungen, besondere Ideen und Vorschläge erhält der Leser durch die blauen Tipp-Kästchen.

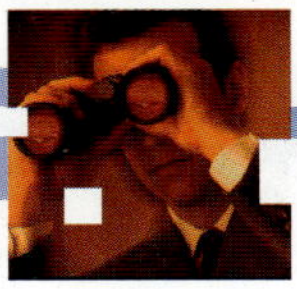

Nährwerttabelle: Für die verschiedenen Berechnungen befindet sich am Ende des Buches eine Nährwerttabelle, aus der die notwendigen Zahlenwerte problemlos entnommen werden können.

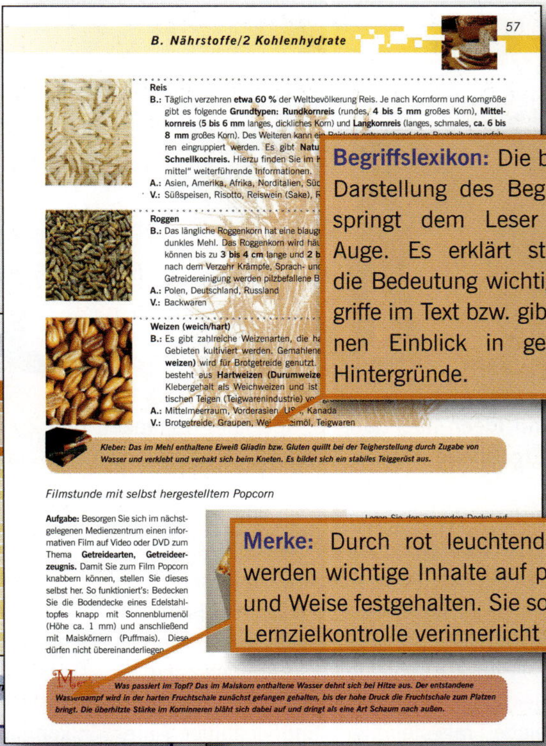

Begriffslexikon: Die braun-weiße Darstellung des Begriffslexikons springt dem Leser sofort ins Auge. Es erklärt stichwortartig die Bedeutung wichtiger Fachbegriffe im Text bzw. gibt einen kleinen Einblick in geschichtliche Hintergründe.

Merke: Durch rot leuchtende Merksätze werden wichtige Inhalte auf prägnante Art und Weise festgehalten. Sie sollten für eine Lernzielkontrolle verinnerlicht werden.

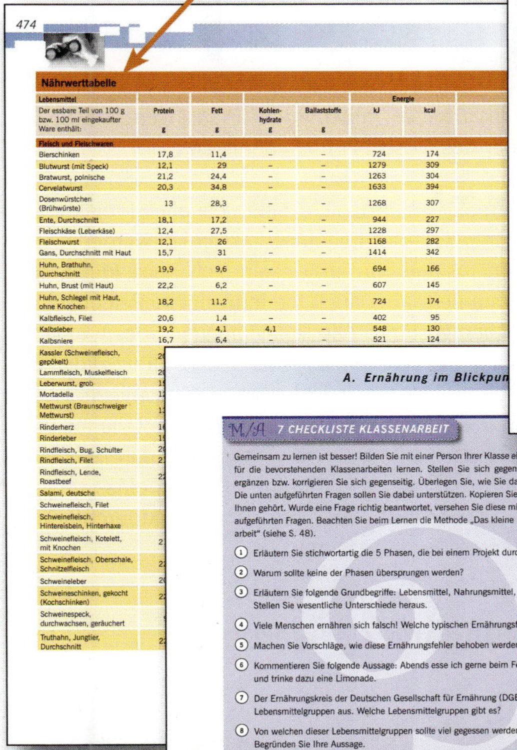

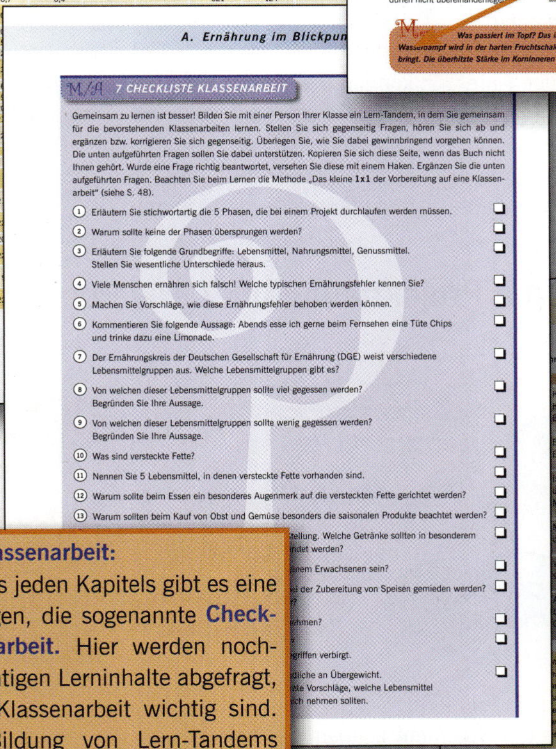

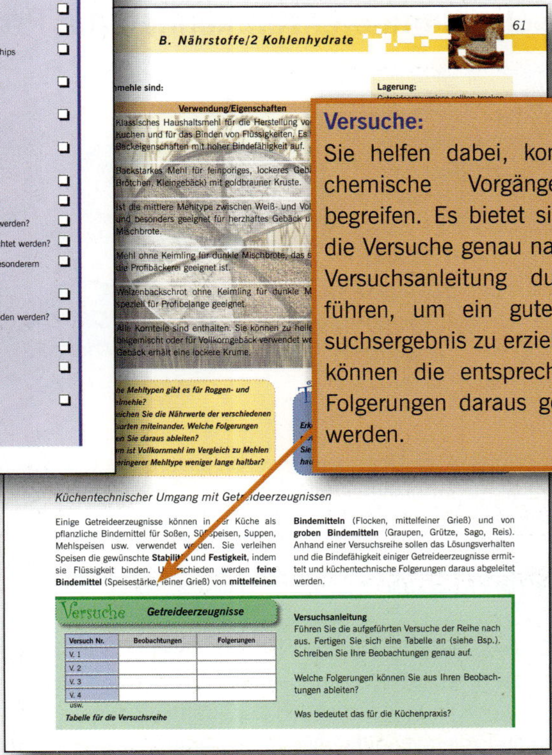

Versuche: Sie helfen dabei, komplexe chemische Vorgänge zu begreifen. Es bietet sich an, die Versuche genau nach der Versuchsanleitung durchzuführen, um ein gutes Versuchsergebnis zu erzielen. So können die entsprechenden Folgerungen daraus gezogen werden.

Checkliste Klassenarbeit: Am Ende eines jeden Kapitels gibt es eine Liste mit Fragen, die sogenannte **Checkliste Klassenarbeit.** Hier werden nochmals alle wichtigen Lerninhalte abgefragt, die für eine Klassenarbeit wichtig sind. Durch die Bildung von Lern-Tandems können die Lerninhalte gemeinsam erarbeitet und gegenseitig abgefragt werden. So macht Lernen nicht nur Spaß, sondern fördert durch gegenseitige Hilfestellung die Teamarbeit.

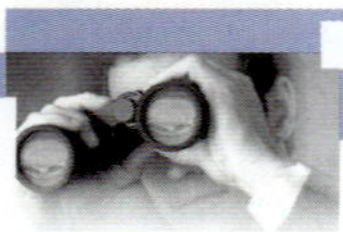

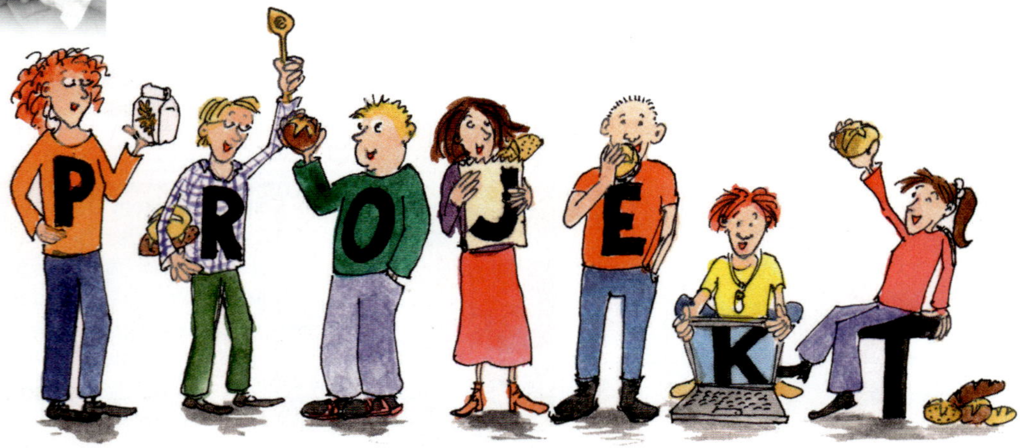

... Träumen und Ideen nachhängen, spezielle Gedanken und Ziele verfolgen, miteinander Planungen tätigen und durchführen, Ergebnisse sichern, vergleichen und präsentieren, über das Geschehen nachdenken ...

Handlungsorientierte Projekte fördern die Eigeninitiative, die Kreativität, die Teamarbeit sowie die Fachkompetenz aller Beteiligten. Sie helfen, komplexe Zusammenhänge zu **„greifen"** und zu **„begreifen"**. Aus diesem Grund werden auf den letzten Doppelseiten eines jeden Kapitels unterschiedliche Projekte vorgestellt. Sie können entsprechend der Projektaufgabe durchgeführt oder modifiziert werden. Zahlreiche Fragestellungen und vielfältige Anregungen tragen zum Erfolg der Projekte bei. Die Projekte können je nach Umfang mit der gesamten Klasse, mit mehreren Klassen oder nur mit einer Projektgruppe durchgeführt werden. Die Projektgruppe wird von Lehrern betreut. Grundsätzlich sollten bei allen Projekten die schulischen Gegebenheiten berücksichtigt werden. Durch das gemeinsame Tun entwickeln sich neue Ideen, wird die Teamarbeit, aber auch die individuelle Persönlichkeit maßgeblich gestärkt. Alle Beteiligten sind dazu aufgefordert, dass sie sich entsprechend den Fähigkeiten und Fertigkeiten aktiv am Projektgeschehen beteiligen. Nur so können Ideen realisiert, die Teamarbeit und die individuelle Persönlichkeit gefördert werden. Auf den fortlaufenden Seiten werden die einzelnen Phasen eines Projekts genau beschrieben, die bei der Projektdurchführung durchlaufen werden müssen.

Welche Kompetenzen können die Projektteilnehmer erwerben?

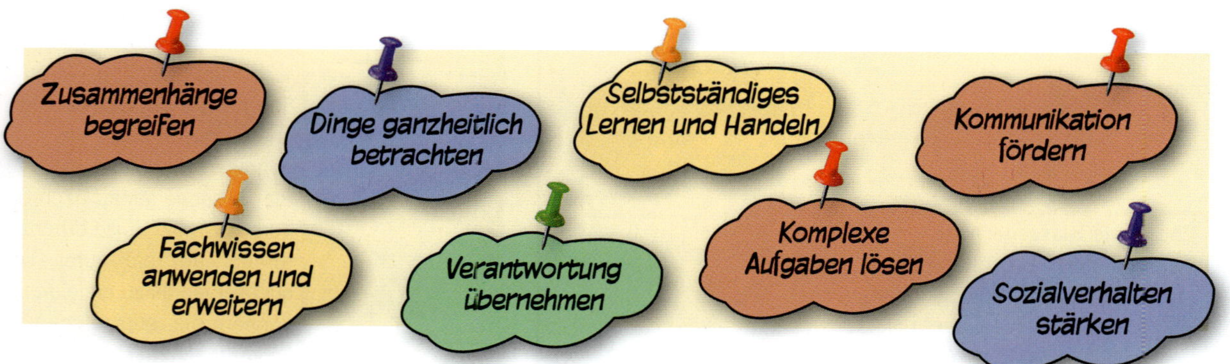
Zusammenhänge begreifen
Dinge ganzheitlich betrachten
Selbstständiges Lernen und Handeln
Kommunikation fördern
Fachwissen anwenden und erweitern
Verantwortung übernehmen
Komplexe Aufgaben lösen
Sozialverhalten stärken

Durch Projekte im Unterricht bzw. projektorientierten Unterricht können die Projektteilnehmer zahlreiche Kompetenzen erwerben, die im privaten und öffentlichen Bereich, aber auch im späteren Berufsleben von großem Nutzen sein können.

Die Projektgruppe

Die Größe einer Projektgruppe ist vom jeweiligen Projektumfang abhängig und ist somit individuell festzulegen. Es ist jedoch zu beachten, dass bei einer Gruppengröße von mehr als 6 Teilnehmern der Koordinations- und Planungsaufwand steigt. Die teilnehmenden Lehrkräfte sind lediglich Projektbegleiter, die bei der Projektfindung und während des gesamten Projektverlaufs helfend und unterstützend zur Seite stehen.

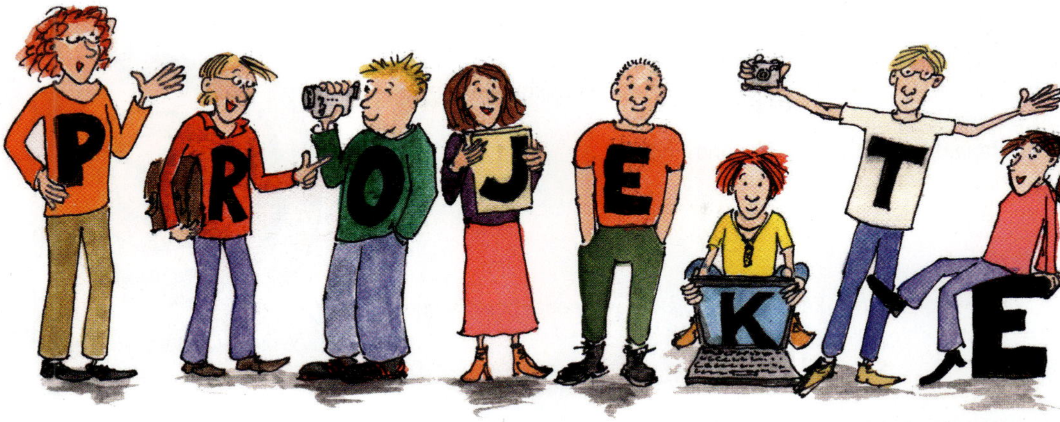
P
R
O
J
E
K
T
E

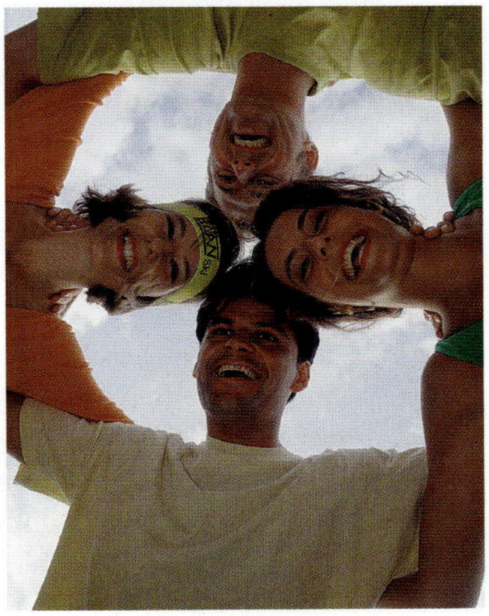

Damit ein gutes Miteinander gelingen kann, müssen alle Projektteilnehmer folgende Teamregeln beachten und einhalten:

- Wir unterstützen uns gegenseitig und hören einander zu.
- Wir halten Vereinbarungen ein.
- Wir greifen einander nicht an und beleidigen uns nicht.
- Wir übernehmen gemeinsam Verantwortung und arbeiten, so gut wir können, mit.

? ***Welche weiteren Teamregeln gibt es? Erstellen Sie auf einem DIN-A4-Blatt weitere Teamregeln, die für Ihre Projektgruppe von Vorteil sind und den Erfolg Ihres Projekts sichern. Jeder Teilnehmer erhält die erarbeiteten Teamregeln schriftlich ausgehändigt.***

5 Phasen eines Projekts

Ein Projekt besteht in der Regel aus 5 Phasen. Damit ein Projekt gelingen kann, müssen von der Projektgruppe alle 5 Phasen der Reihenfolge nach durchlaufen werden. Die einzelnen Phasen dürfen gerne durch passende Inhalte ergänzt werden. Für die Projektgruppe ist es hilfreich, während des Projektverlaufs eine Projektmappe bzw. einen Projektordner zu erstellen. Die Dokumentation von Projektinhalten erleichtert es, das Projektgeschehen zu jedem Zeitpunkt nachzuvollziehen. Aus der nebenstehenden Darstellung kann entnommen werden, was ein Projektordner enthalten muss. Selbstverständlich können die Inhalte des Ordners beliebig ergänzt werden.

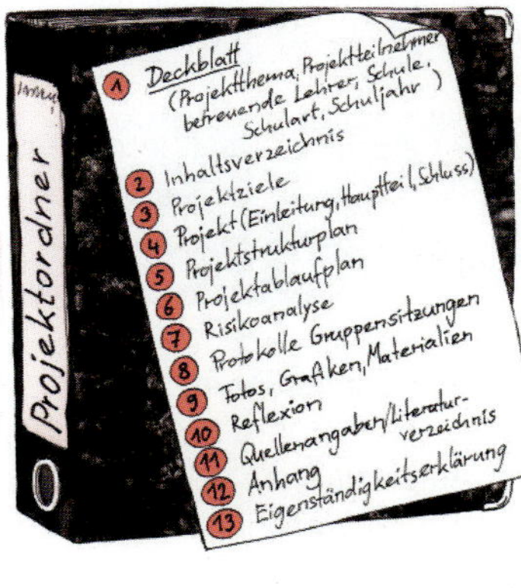
Projektordner
1 Deckblatt
(Projektthema, Projektteilnehmer, betreuende Lehrer, Schule, Schulart, Schuljahr)
2 Inhaltsverzeichnis
3 Projektziele
4 Projekt (Einleitung, Hauptteil, Schluss)
5 Projektstrukturplan
6 Projektablaufplan
7 Risikoanalyse
8 Protokolle Gruppensitzungen
9 Fotos, Grafiken, Materialien
10 Reflexion
11 Quellenangaben/Literaturverzeichnis
12 Anhang
13 Eigenständigkeitserklärung

1. Phase: Vorbereitung (Projektfindung)

Informieren Sie sich bei Ihrer Lehrkraft, welche Ernährungsthemen im Schuljahr besprochen werden bzw. welche Themen durch den Lehrplan vorgegeben sind. Sammeln Sie zu diesen Themen Projektideen, die Ihren Wünschen und Interessen entsprechen. Besonders gute Ergebnisse werden durch die Brainstorming-Methode erzielt: Jeder bringt seine Vorschläge in die Runde ein, diese werden nicht zensiert.

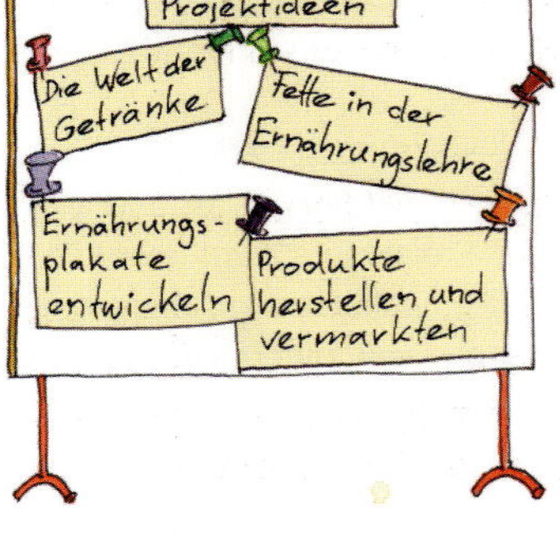
Projektideen
Die Welt der Getränke
Fette in der Ernährungslehre
Ernährungsplakate entwickeln
Produkte herstellen und vermarkten

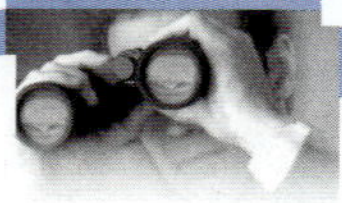

Finden Sie beispielsweise durch Bepunktung ein Projektthema heraus, das alle Teilnehmer gerne bearbeiten möchten. Legen Sie nun für das Projektthema die Projektziele fest, das heißt, es müssen Rahmenbedingungen festgeschrieben werden, z. B.

- zeitlicher Umfang des Projekts (Anfang und Ende),
- Projektteilnehmer,
- Produkt- und Aktionsziele.

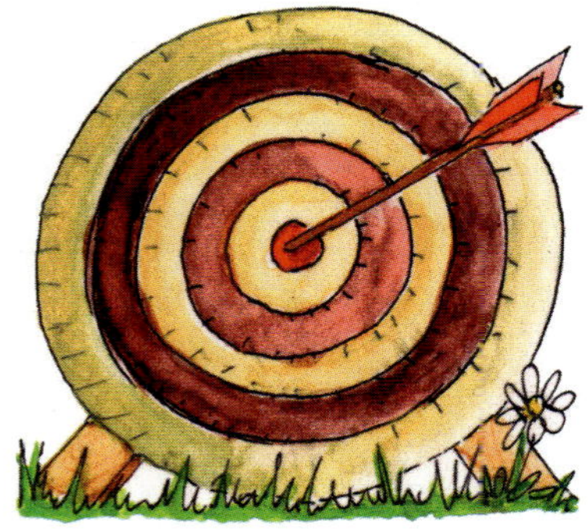

Risikoanalyse

Analysieren Sie Ihr Umfeld. Was könnte Ihr Projekt positiv oder negativ beeinflussen?

Tipp ***Legen Sie für die Projektfindung einen realistischen Zeitrahmen fest. Während der Projektfindung sollte grundsätzlich nur nacheinander gesprochen werden. Jeder muss zu Wort kommen. Alle Wünsche und Befürchtungen dürfen geäußert werden.***

2. Phase: Planung

Erstellen Sie einen Projektstrukturplan, in dem alle notwendigen Haupt- und Teilaufgaben detailliert aufgeführt und beschrieben werden.

Erstellen Sie danach einen Ablaufplan. Hierbei werden die zu tätigenden Aufgaben in eine zeitliche Reihenfolge gebracht. Legen Sie ebenso Meilensteine (= z. B. abgeschlossene Hauptaufgaben) fest. Planen Sie auftretende Engpässe (technische, zeitliche, finanzielle) ein. Überlegen Sie, welche Aufgaben parallel oder nacheinander verrichtet werden müssen.

Erstellen Sie ein Pflichtenheft, in dem die Aufgaben auf die am Projekt beteiligten Personen verteilt werden. Wer übernimmt wann welche Aufgabe bzw. Verantwortung (z. B. Wer ist der Leiter der Sitzung? Wer hat welche Kompetenzen? Wer macht was in welchem zeitlichen Rahmen?)?

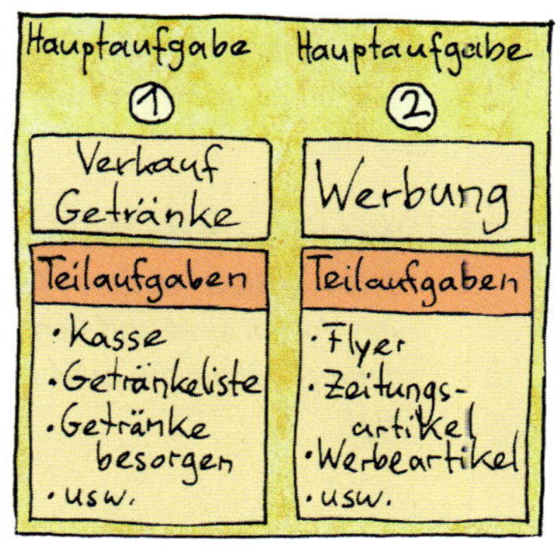

Haupt- und Teilaufgaben

Tipp ***Es bietet sich an, alle zu erledigenden Aufgaben an einer Pinnwand zu erarbeiten, um daraus einen Ablaufplan zu entwickeln. Jeder Teilnehmer erhält den Plan. Dieser sollte ebenfalls für jeden sichtbar aufgehängt werden, damit notwendige Änderungen und Verschiebungen für jeden sofort ersichtlich sind.***

3. Phase: Durchführung

Führen Sie nun in der Projektgruppe die geplanten Aufgaben entsprechend dem Ablaufplan durch. Regelmäßige und bei Bedarf notwendige Sitzungen dienen zur Information aller, gewähren einen Einblick in Details, helfen, Probleme zu erkennen und zu beheben. Kurze Berichte über die einzelnen Arbeitsstände helfen, Probleme zu erkennen und diese zu lösen. Die nachfolgenden Punkte können in einer Sitzung besprochen werden:

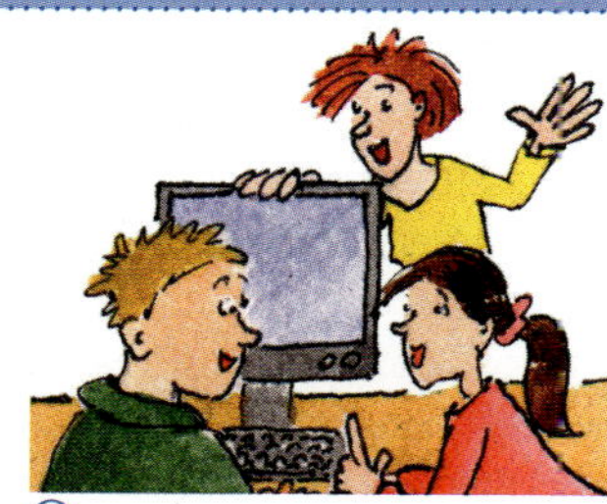

- Arbeitsgruppen stellen den Projektstatus vor.
- Fragen werden geklärt und Meilensteine gesetzt.
- Der Projektablauf wird entweder bestätigt oder verändert.
- Hilfestellungen und Anregungen (sozial, fachlich, zeitlich) können von anderen Gruppenteilnehmern vorgeschlagen werden. Die Projektgruppe entscheidet selbstständig, ob sie die Hilfestellung annehmen will.

Tipp ***Gestalten Sie Ihre Treffen für alle Beteiligten gewinnbringend. Halten Sie die Ergebnisse in Protokollen fest und achten Sie auf die Umsetzung des Festgelegten.***

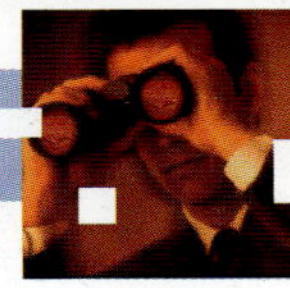

4. Phase: Präsentation

Die Präsentation steht immer am Ende eines Projekts und sollte vor einem echten Publikum, z. B. Eltern, Parallelklasse, abgehalten werden. Besteht das Projekt aus einer Aktion, beispielsweise einem Schulfest, so sollte die Aktion dokumentiert (z. B. Foto, Video) und anschließend präsentiert werden.

- Welche Fragen sollten bei der Vorbereitung einer Präsentation beachtet werden?
- Wie und wo können Sie das Projekt präsentieren?
- Welche Medien setzen Sie ein?
- Können die Medien in den vorgesehenen Räumlichkeiten eingesetzt werden?
- Wer präsentiert was und in welcher Länge?

Finden Sie zu den Tipps weitere Regeln, die Sie bei einer Präsentation beachten müssen.

Vergleichen Sie die Projektidee mit dem Projektergebnis (= Soll-Ist-Vergleich). Ziehen Sie daraus notwendige Konsequenzen. Überlegen Sie, ob Sie diese auch in der Präsentation vortragen sollten.

Tipp

Acht Tipps für eine gekonnte Präsentation

1. ***Tragen Sie Ihre Präsentation so frei wie möglich vor!***
2. ***Nur wer fachlich fit ist, weiß, worüber er spricht.***
3. ***Üben Sie zuerst die Präsentation, bevor Sie diese vor Publikum halten, und korrigieren Sie sich gegenseitig.***
4. ***Fesseln Sie Ihre Zuhörer durch einen interessanten Einstieg.***
5. ***Benutzen Sie Präsentationsmedien – das sind beispielsweise Fotos, Diagramme, Schaubilder, Plakate, Gegenstände.***
6. ***Teilen Sie an Ihre Zuhörer ein Handout aus, in dem alles Wichtige enthalten ist bzw. was ggf. ergänzt werden kann.***
7. ***Kommunizieren Sie mit Ihren Zuhörern – achten Sie dabei auf Ihre Körpersprache und Kleidung.***
8. ***Fassen Sie am Schluss Wesentliches kurz und bündig zusammen. Klären Sie offene Fragen und bedanken Sie sich bei Ihren Zuhörern für die Aufmerksamkeit.***

5. Phase: Reflexion

Schüler

Beim Reflektieren wird der Projektverlauf, aber auch die Projektgruppe unter die Lupe genommen. Durch die Reflexion erhalten die Jugendlichen vielfältige Impulse für das spätere Lern- und Arbeitsverhalten. Als Reflexionshilfe kann die nebenstehende Abbildung dienen.

Lehrkraft

Beim Reflektieren werden der Projektverlauf, das Projektziel, das Rollenverhalten von Schülern und Lehrern hinterfragt, um folgende Projekte zu optimieren.

Tipp ***Gestalten Sie Ihre Treffen für alle Beteiligten gewinnbringend. Halten Sie die Ergebnisse in Protokollen fest und achten Sie auf die Umsetzung des Festgelegten.***

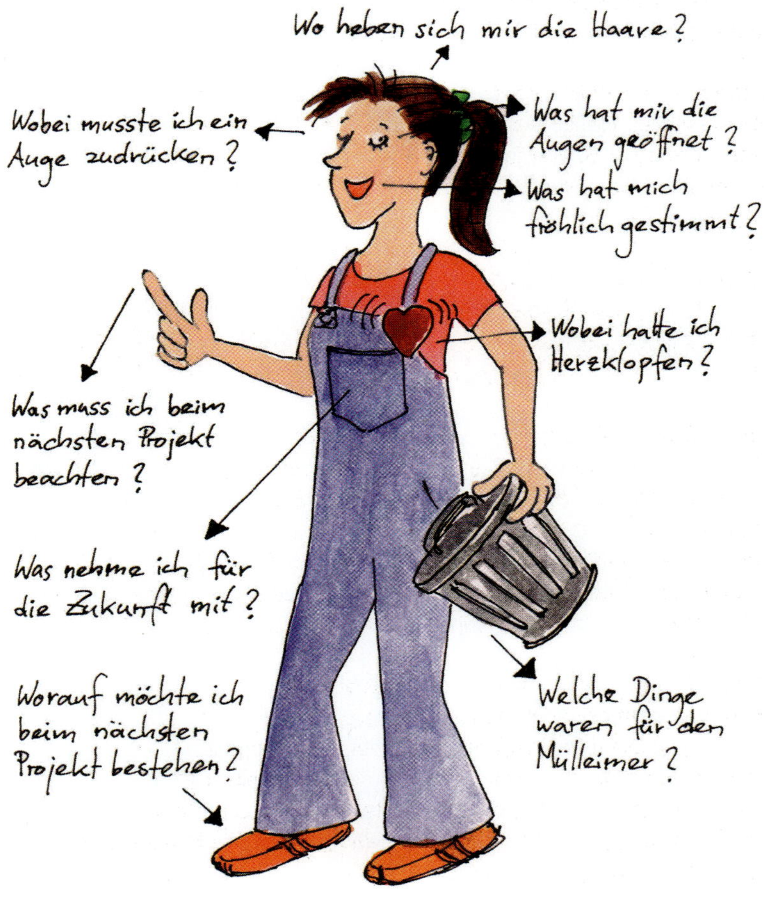
Wo heben sich mir die Haare?
Wobei musste ich ein Auge zudrücken?
Was hat mir die Augen geöffnet?
Was hat mich fröhlich gestimmt?
Wobei hatte ich Herzklopfen?
Was muss ich beim nächsten Projekt beachten?
Was nehme ich für die Zukunft mit?
Worauf möchte ich beim nächsten Projekt bestehen?
Welche Dinge waren für den Mülleimer?

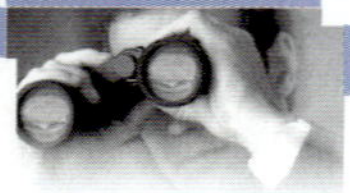

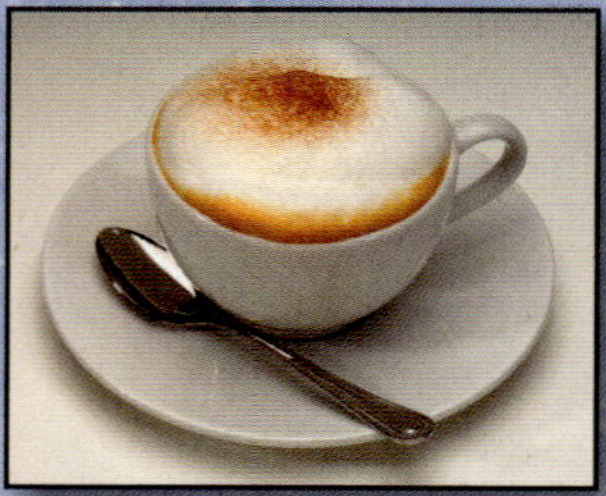

1 ABC-Liste zum Thema Ernährung

7 Checkliste Klassenarbeit

6 Welche Bestandteile sind in der Nahrung enthalten?

- *Ballaststoffe*
- *Enzyme*
- *Nährstoffe*
- *Schadstoffe*
- *Sekundäre Pflanzenstoffe*
- *Zusatzstoffe*

5 Wie ernähren wir uns richtig?

- *Ernährungskreis der DGE*
- *Richtlinien für eine vollwertige Ernährung*

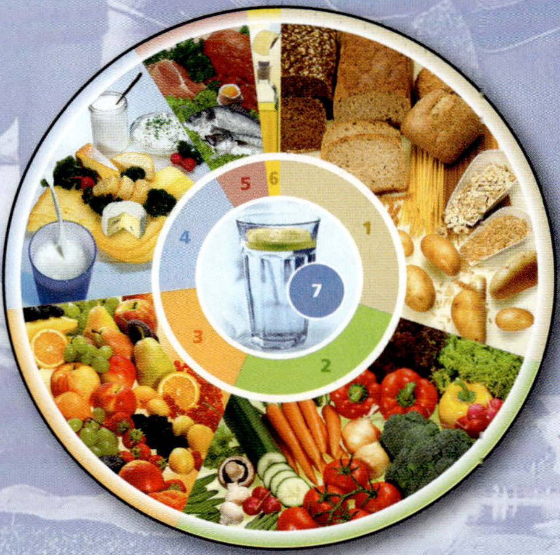

A. Ernährung im Blickpunkt

- **2 Grundbegriffe zum Thema Ernährung**
  - *Lebensmittel*
  - *Genussmittel*
  - *Nahrungsmittel*
  - *Nährstoffe*
- **3 Welche Werte werden der Nahrung beigemessen?**
  - *Genusswert*
  - *Gesellschaftlicher Wert*
  - *Psychologischer Wert*
  - *Ökologischer Wert*
  - *Politischer Wert*
  - *Ernährungsphysiologischer Wert*
  - *Ökonomischer Wert*
- **4 Das Ernährungsverhalten unter der Lupe**
  - *Wir essen:*
    - *zu viel und zu einseitig.*
    - *zu viele tierische Produkte, zu fettreich.*
    - *zu süß und würzen zu stark.*
  - *Wir trinken:*
    - *zu viel Alkohol.*
    - *zu viele energiereiche Getränke.*

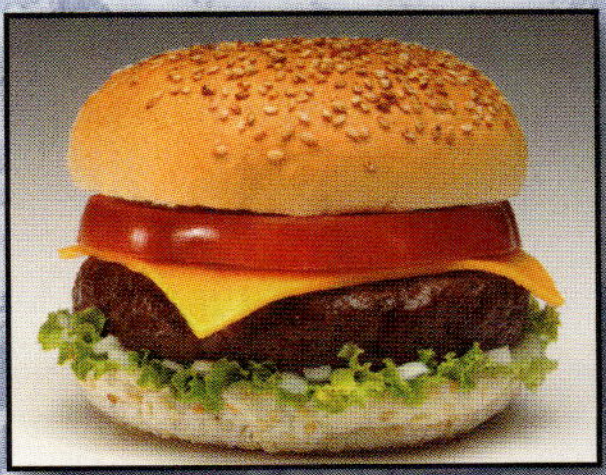

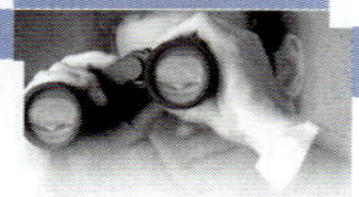

A. Ernährung im Blickpunkt

1 ABC-Liste zum Thema Ernährung

M/A ***Erstellung einer ABC-Liste der Ernährung***

1. Sammeln Sie zu jedem Buchstaben des Alphabets Begriffe, die Ihnen zum Thema **ERNÄHRUNG** einfallen.

2. Einigen Sie sich mit dem Partner Ihrer Wahl auf die **10** wichtigsten Begriffe beider Listen. Erläutern Sie, was Sie unter den einzelnen Begriffen verstehen.

3. Knüpfen Sie Kontakt mit einer weiteren **2er**-Gruppe. Einigen Sie sich wiederum auf die **10** wichtigsten Begriffe der beiden Listen.

4. Diskutieren Sie die Ergebnisse im Klassenplenum, indem Sie die gewählten Begriffe in einer geeigneten Form präsentieren (z. B. Flipchart) und, wenn nötig, kurz erläutern.

A.................. N..................
B.................. O..................
C.................. P..................
D.................. Q..................
E.................. R..................
F.................. S..................
G.................. T..................
H.................. U..................
I.................. V..................
J.................. W..................
K.................. X..................
L.................. Y..................
M.................. Z..................

Tipp ***Wählen Sie einen Gruppensprecher. Der Zeitrichtwert pro Punkt (1 bis 4) beträgt ca. 5 bis 10 Min.***

2 Grundbegriffe zum Thema Ernährung

Oftmals werden in der Ernährungslehre gängige Grundbegriffe benutzt, ohne genau zu wissen, was sich im Einzelnen dahinter verbirgt. Die folgende Übersicht informiert Sie über die genaue Bedeutung wichtiger Begriffe in der Ernährungslehre.

Lebensmittel sind laut EG-Verordnung Nr. 178/2002 alle Stoffe oder Erzeugnisse, die dazu bestimmt sind oder von denen nach vernünftigem Ermessen erwartet werden kann, dass sie in verarbeitetem, teilweise verarbeitetem oder unverarbeitetem Zustand von Menschen aufgenommen werden.

Genussmittel sind Stoffe, die hauptsächlich wegen des Geschmacks und der anregenden Wirkung aufgenommen werden. Der Verzehr ist also nicht unbedingt notwendig. Zu den Genussmitteln zählen Tee, Kaffee, Alkohol usw. Oftmals weisen sie einen hohen Nährwert auf.

Nahrungsmittel sind Lebensmittel, die dazu benötigt werden, um den Körper unbedingt mit den entsprechenden Nährstoffen zu versorgen, um ihn somit am Leben zu halten. Unterschieden werden tierische von pflanzlichen Nahrungsmitteln. Tierische Nahrungsmittel sind Wurst, Eier, Milch usw. Zu den pflanzlichen Nahrungsmitteln gehören Getreide, Kartoffeln, Brot usw.

Nährstoffe sind die verwertbaren Inhaltsstoffe unserer Nahrung, die für den Menschen unbedingt erforderlich sind, um alle Körperfunktionen aufrechtzuerhalten. Es gibt insgesamt **6 Nährstoffe** (siehe alle Nährstoffe auf einen Blick, Kapitel 1.2).

Tipp ***Weitere nicht geläufige Begriffe können in einem Ernährungslexikon nachgeschlagen oder über das Internet ermittelt werden.***

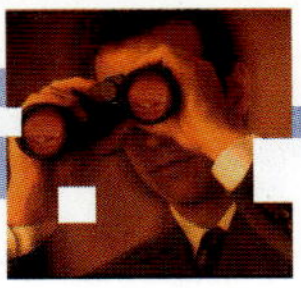

3 Welche Werte werden der Nahrung beigemessen?

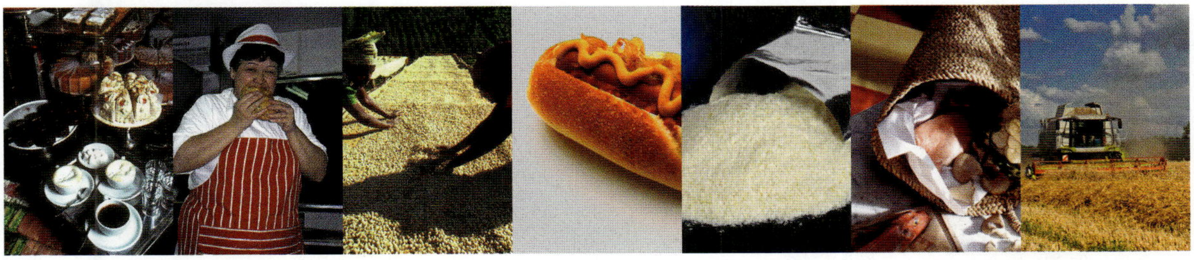

Werte der Nahrung

Sehen Sie sich die Bildergalerie genau an. Diskutieren Sie zunächst 5 Min. mit Ihrem Nachbarn, später in der Klasse, folgende Fragen:

1. ***Welche Werte messen Sie Lebensmitteln bei?***
2. ***Von welchen Faktoren (Gesichtspunkten) sind diese Werte abhängig?***
3. ***Werte ändern sich! Welche Auswirkungen können diese Veränderungen auf Sie und die Gesellschaft haben?***

Gesellschaftlicher Wert

Der Mensch ist, was er isst!
Die Essgewohnheiten der gesellschaftlichen Gruppen sind verschieden. Während ältere Menschen in geselliger Runde bei schönem Ambiente ein gutes Essen genießen, bevorzugt der Jugendliche die Currywurst vom Stehimbiss.

Genusswert

Genießen mit allen Sinnen!
Beim Essen sind mehrere Sinne unmittelbar angesprochen! „Das Auge isst mit", sagt der Volksmund. Über die Nase wird der wohlriechende Duft aufgenommen, und der Mundraum entscheidet über den Geschmack.

Psychologischer Wert

Durch die Werbung wird unser Kaufverhalten beeinflusst!
Viele Produkte werden nicht benötigt und trotzdem aufgrund von Werbekampagnen gekauft. Süßigkeiten und Alkohol dienen häufig der Frustbekämpfung oder als Belohnung.

Politischer Wert

Fairer Handel!
Es muss ein fairer Handel in unserer Welt betrieben werden, um den Unterhalt und Lebensraum der Menschen zu sichern. Das erfordert eine gerechte Lohn- und Preispolitik.

Ökologischer Wert

Rettet die Umwelt!
Umweltschutz gewinnt zunehmend an Bedeutung. Aus Einweg wird Mehrweg, Massentierhaltung sollte vermieden werden. Pflanzenschutz- und Düngemittel haben über die Bodenbeschaffenheit Einfluss auf die Nahrung, das Trinkwasser und die Luft.

Ökonomischer Wert

Zeit ist Geld! Stimmt das?
Der Einsatz von industriell vorgefertigten Produkten spart Arbeit und Zeit. Werden diese Produkte häufig eingesetzt, ist dies sehr kostenintensiv.

Ernährungsphysiologischer Wert

Essen muss gesund sein!
Unsere Nahrung enthält lebenswichtige Bestandteile. Fehlernährung kann zu Krankheiten führen, deshalb müssen wir uns richtig ernähren.

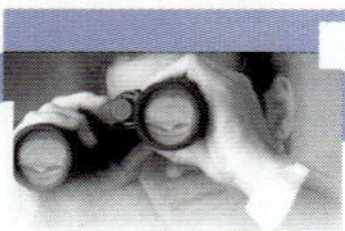

4 Das Ernährungsverhalten unter der Lupe

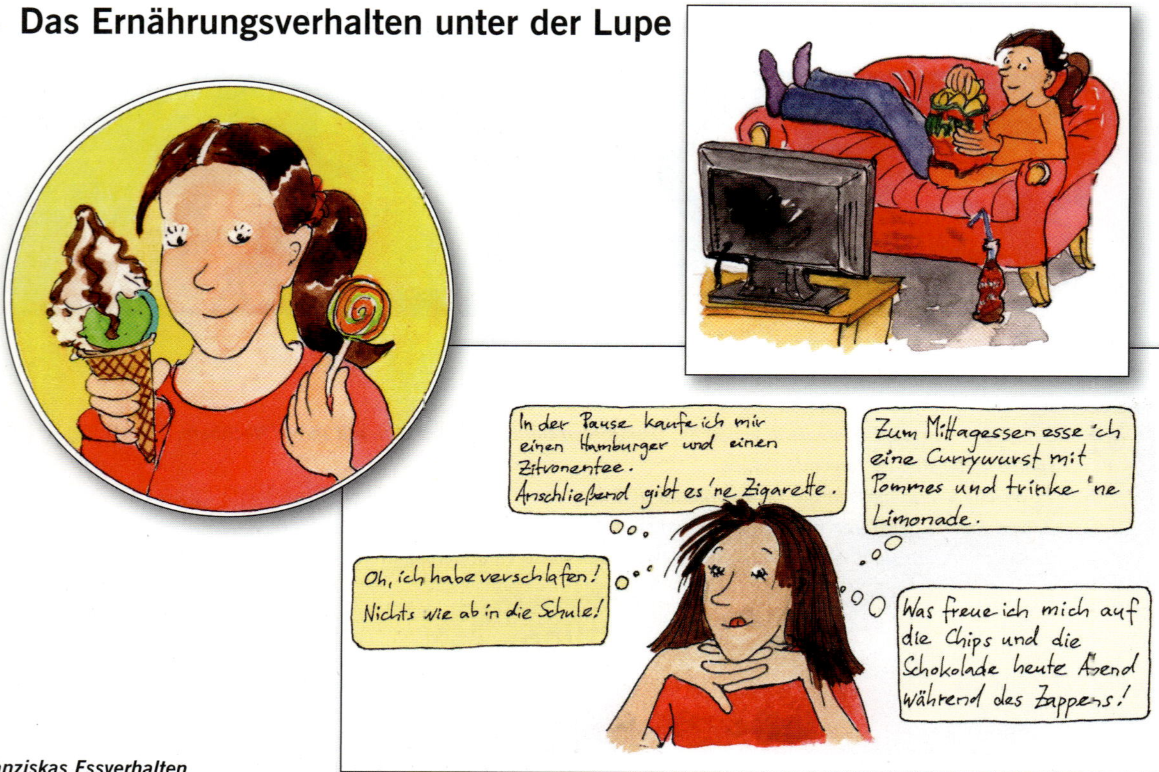
Oh, ich habe verschlafen! Nichts wie ab in die Schule!
In der Pause kaufe ich mir einen Hamburger und einen Zitronentee. Anschließend gibt es 'ne Zigarette.
Zum Mittagessen esse ich eine Currywurst mit Pommes und trinke 'ne Limonade.
Was freue ich mich auf die Chips und die Schokolade heute Abend während des Zappens!

Franziskas Essverhalten

1. ***Welche Speisen und Getränke nimmt Franziska den Tag über zu sich?***
2. ***Wie beurteilen Sie ihr Essverhalten?***
3. ***Ernährungsprotokoll: Notieren Sie sich kurz, was Sie gestern gegessen haben. Wie unterscheidet sich Ihr Essverhalten von Franziskas?***

Wissen Sie noch, was Sie gestern gegessen haben? Oftmals machen wir uns über unseren täglichen Lebensmittelkonsum keine Gedanken. Selten ist unser Ernährungsverhalten auf unsere täglichen körperlichen Aktivitäten abgestimmt – wir **essen zu viel** und **zu einseitig** und leiden häufig an Bewegungsmangel. Dieses Fehlverhalten kann über lange Sicht starke gesundheitliche Probleme hervorrufen.

Fettreiche tierische Produkte werden dem vielfältigen Angebot von Obst, Gemüse und Getreideprodukten vorgezogen. Ein zu **hoher Fettkonsum** verursacht **Übergewicht.** Obwohl der Obst- und Gemüseverzehr in den letzten 5 Jahren gestiegen ist, ist der Konsum immer noch zu niedrig. Obst und Gemüse sollte nicht zusätzlich verzehrt werden, sondern vor allem tierische fettreiche Lebensmittel ersetzen.

Viele Produkte, die wir essen, sind bereits vorgefertigt und damit gewürzt. Trotzdem salzen wir häufig nach. Zusätzliches Würzen verschlechtert den Geschmackssinn, wobei eine **langfristig erhöhte Salzaufnahme Herz-Kreislauf-Probleme** und **Bluthochdruck** hervorrufen kann.

Aus Lust oder Langeweile greifen wir zu Süßigkeiten und nehmen somit zu viel Zucker auf. Dieser kann **Karies, Übergewicht** und **Diabetes (Zuckerkrankheit)** verursachen.

Wer betätigt sich nach einem arbeitsreichen Tag sportlich? Wir bevorzugen das gemütliche Sofa und genießen ein gut gekühltes Bier oder ein gesüßtes Getränk. Dabei müssen der Alkoholkonsum und die Aufnahme von energiereichen Getränken reduziert werden. Sportliche Aktivitäten wirken sich positiv auf den Körper aus.

Das Ernährungsverhalten der meisten Deutschen auf einen Blick:

- Wir essen **zu viel** und **zu einseitig.**
- Wir essen **zu viele tierische Produkte** und **zu fettreich.**
- Wir essen **zu süß** und **würzen zu stark.**
- Wir trinken **zu viel Alkohol** und **zu viele energiereiche Getränke.**

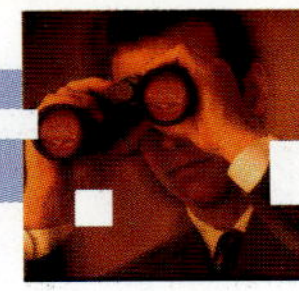

5 Wie ernähren wir uns richtig?

Der Mensch muss sich vollwertig ernähren, um den Körper gesund zu erhalten. Hierbei ist es wichtig, über die richtige Auswahl der Lebensmittel Bescheid zu wissen. Der Ernährungskreis der Deutschen Gesellschaft für Ernährung (DGE) zeigt auf, welche Lebensmittelgruppen in welchen Mengenverhältnissen verzehrt werden sollten, um sich vollwertig zu ernähren.

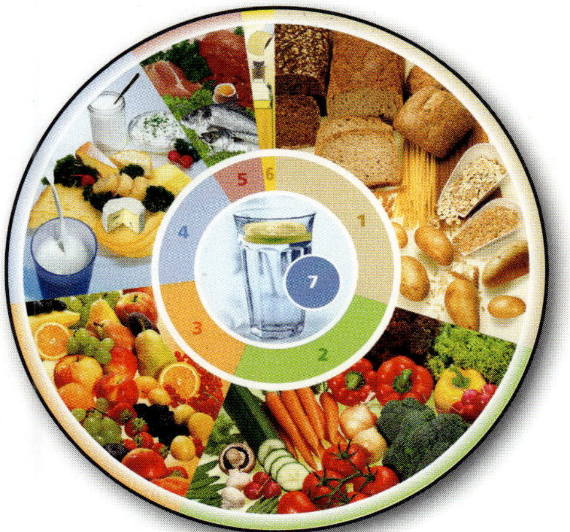

DGE-Ernährungskreis®
(© Deutsche Gesellschaft für Ernährung e. V., Bonn)

1. Welche Lebensmittelgruppen sind im Ernährungskreis abgebildet?
2. Erläutern Sie, von welchen Gruppen eher viel und von welchen weniger gegessen werden sollte.
3. Welche Richtlinien für eine vollwertige Ernährung können aus dem Ernährungskreis abgeleitet werden?

@ ***Weitere Informationen zum Thema vollwertige Ernährung erhalten Sie auf der Internetseite der Deutschen Gesellschaft für Ernährung e. V.***

Wichtige Richtlinien für eine vollwertige Ernährung anhand des Ernährungskreises (DGE)

- Damit eine abwechslungsreiche Auswahl der Lebensmittel stattfindet, sollten täglich Lebensmittel aus allen **7 Gruppen** den dargestellten Mengenverhältnissen entsprechend ausgewählt werden.
- Den Hauptanteil an der Ernährung sollten vorzugsweise **pflanzliche Lebensmittel (1 bis 3)** wie Obst und Gemüse sowie Getreideprodukte (hauptsächlich aus Vollkorn) ausmachen. Die DGE empfiehlt, **5 Portionen Obst** und **Gemüse** am Tag zu verzehren.
- Es ist sinnvoll, die Lebensmittelvielfalt der einzelnen Gruppen dem **saisonalen** und **regionalen Angebot** entsprechend zu nutzen (Frühjahr: Spargel, Sommer: Salat, Winter: Kohlgemüse).
- Die pflanzlichen Lebensmittel werden durch **fettarme Milchprodukte (4), wenig Fleisch** und **Wurst (300 bis 600 g/pro Woche (5))** sowie **fettarmen Fisch (5)** ergänzt.
- **Fettreiche Lebensmittel** und **Fette (6)** dürfen nur in sehr geringen Mengen aufgenommen werden. Sie liefern lebensnotwendige Fettsäuren und Vitamine, fördern jedoch in großen Mengen das Übergewicht und können langfristig zu Herz-Kreislauf-Erkrankungen führen.
- Ein besonderes Augenmerk muss auf die **nicht sichtbaren Fette** gerichtet werden. Da sie nicht direkt sichtbar sind, werden sie unbewusst verzehrt und dabei nicht bei der Fettaufnahme einkalkuliert. Nicht sichtbare Fette sind in Käse, Wurst, Nüssen usw. enthalten. Ebenso tragen fettarme und nährstoffschonende Garmethoden zur Reduzierung der Fettaufnahme bei.
- Im Ernährungskreis nehmen die **Getränke (7)** eine **zentrale Stellung** ein. Das Wasserglas in der Kreismitte verdeutlicht, dass vor allem energiearme Getränke (z. B. Mineralwasser, ungesüßter Früchtetee) getrunken werden sollten. Die tägliche Flüssigkeitsaufnahme sollte **1,5 l bis 2 l** betragen.
- **Große Mengen** an **Salz** und **Zucker sind** zu **vermeiden.** Kräuter und andere Gewürze hingegen erhöhen den Geschmackswert der Speisen um ein Vielfaches.
- Um sich bewusst richtig zu ernähren, muss genügend Zeit zum Essen vorhanden sein. Eine vielfältige und ausgewogene Nahrungsaufnahme fördert das Sättigungsempfinden.

Tipp ***Ausreichend Bewegung und sportliche Aktivitäten beugen zusätzlich Übergewicht und damit einhergehende Krankheiten vor.***

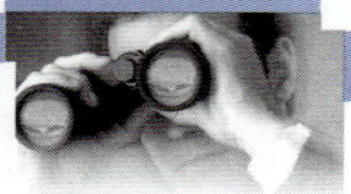

6 Welche Bestandteile sind in der Nahrung enthalten?

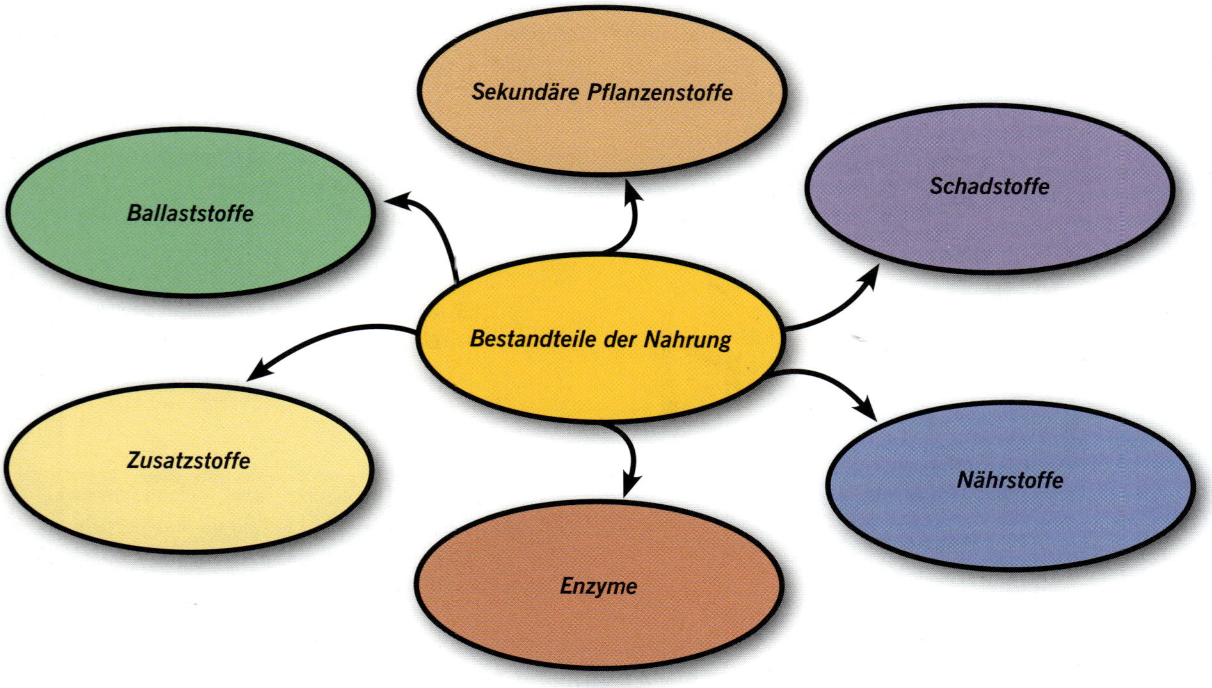

Ballaststoffe

sind Bestandteile ausschließlich pflanzlicher Produkte (Getreide, Obst, Gemüse, Hülsenfrüchte), die im Magen-Darm-Trakt nicht verdaut werden können. Aufgrund ihrer Fähigkeit, Wasser zu binden, erhöhen sie das Darmvolumen und regen somit die Darmtätigkeit an. Ballaststoffe senken deshalb das Verstopfungsrisiko.

Enzyme

werden als Bio-Katalysatoren bezeichnet, die chemische Reaktionen beschleunigen, sich selbst jedoch dabei nicht verändern. Sie können unerwünschte Bräunungsreaktionen (Braunfärbung von geschälten Äpfeln) hervorrufen und gleichermaßen bestimmte Prozesse (z. B. Milchsäuregärung) positiv beeinflussen. Bei der Verdauung spielen Enzyme eine wichtige Rolle: Fette, Kohlenhydrate, Eiweißstoffe werden durch Enzyme in die Grundbausteine gespalten.

Nährstoffe

sind die Grundbestandteile der Nahrung. Es gibt energieliefernde Nährstoffe (Fette, Kohlenhydrate, Eiweiß) und Nährstoffe, die keine Energie liefern (Mineralstoffe, Vitamine und Wasser). Die Nährstoffe haben im Körper spezielle Aufgaben zu erledigen, das heißt, Mangelzustände können daher zu Krankheiten führen.

Schadstoffe

sind unerwünschte Stoffe, die in bestimmten Mengen Gesundheitsschäden hervorrufen können. Sie können durch die Verunreinigung der Umwelt (Industrie, Verkehr), durch Rückstände der Landwirtschaft (Pflanzenschutzmittel, Arzneimittel von Tieren), durch die Lagerung und Verarbeitung von Lebensmitteln (Mäusekot in Mehl) oder natürlicherweise in Lebensmitteln vorkommen (Solanin in grünen Tomaten und grünen Stellen von Kartoffeln).

Sekundäre Pflanzenstoffe (SPS)

sind in der Pflanze in sehr geringen Mengen enthalten. SPS werden als Farb-, Duft- und Aromastoffe wahrgenommen (gelb-rote Färbung von Obst —> Carotinoide). Sie schützen die Pflanzen z. B. vor UV-Strahlen und Schädlingen. Im menschlichen Körper misst man ihnen eine gesundheitsfördernde Wirkung bei. Sie stärken das Immunsystem, senken das Krebsrisiko und den Cholesterinspiegel, hemmen Entzündungen und regulieren den Blutdruck.

Zusatzstoffe

sind Stoffe, die zugesetzt werden, um die Haltbarkeit, die Beschaffenheit (Konsistenz), das Aussehen und den Geschmack von Produkten zu optimieren. Zusatzstoffe sind Emulgatoren, Konservierungsstoffe, Stabilisatoren, Farbstoffe usw. Damit z. B. Speiseeis die richtige Beschaffenheit erhält, werden Stabilisatoren (Johannisbrotmehl) und Emulgatoren (Diglyceride) zugesetzt.

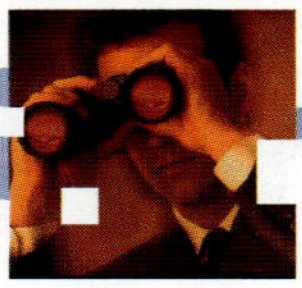

M/A 7 CHECKLISTE KLASSENARBEIT

Gemeinsam zu lernen ist besser! Bilden Sie mit einer Person Ihrer Klasse ein Lern-Tandem, in dem Sie gemeinsam für die bevorstehenden Klassenarbeiten lernen. Stellen Sie sich gegenseitig Fragen, hören Sie sich ab und ergänzen bzw. korrigieren Sie sich gegenseitig. Überlegen Sie, wie Sie dabei gewinnbringend vorgehen können. Die unten aufgeführten Fragen sollen Sie dabei unterstützen. Kopieren Sie sich diese Seite, wenn das Buch nicht Ihnen gehört. Wurde eine Frage richtig beantwortet, versehen Sie diese mit einem Haken. Ergänzen Sie die unten aufgeführten Fragen. Beachten Sie beim Lernen die Methode „Das kleine **1x1** der Vorbereitung auf eine Klassenarbeit", Seite 48.

(1) Erläutern Sie stichwortartig die 5 Phasen, die bei einem Projekt durchlaufen werden müssen. ☐

(2) Warum sollte keine der Phasen übersprungen werden? ☐

(3) Erläutern Sie folgende Grundbegriffe: Lebensmittel, Nahrungsmittel, Genussmittel. Stellen Sie wesentliche Unterschiede heraus. ☐

(4) Viele Menschen ernähren sich falsch! Welche typischen Ernährungsfehler kennen Sie? ☐

(5) Machen Sie Vorschläge, wie diese Ernährungsfehler behoben werden können. ☐

(6) Kommentieren Sie folgende Aussage: Abends esse ich gerne beim Fernsehen eine Tüte Chips und trinke dazu eine Limonade. ☐

(7) Der Ernährungskreis der Deutschen Gesellschaft für Ernährung (DGE) weist verschiedene Lebensmittelgruppen aus. Welche Lebensmittelgruppen gibt es? ☐

(8) Von welchen dieser Lebensmittelgruppen sollte viel gegessen werden? Begründen Sie Ihre Aussage. ☐

(9) Von welchen dieser Lebensmittelgruppen sollte wenig gegessen werden? Begründen Sie Ihre Aussage. ☐

(10) Was sind versteckte Fette? ☐

(11) Nennen Sie 5 Lebensmittel, in denen versteckte Fette vorhanden sind. ☐

(12) Warum sollte beim Essen ein besonderes Augenmerk auf die versteckten Fette gerichtet werden? ☐

(13) Warum sollten beim Kauf von Obst und Gemüse besonders die saisonalen Produkte beachtet werden? ☐

(14) Getränke haben im Ernährungskreis eine zentrale Stellung. Welche Getränke sollten in besonderem Maße zur Deckung des Flüssigkeitshaushalts verwendet werden? ☐

(15) Wie hoch sollte die tägliche Flüssigkeitszufuhr bei einem Erwachsenen sein? ☐

(16) Warum sollten große Mengen an Salz und Zucker bei der Zubereitung von Speisen gemieden werden? Welche Produkte stellen hierbei eine Alternative dar? ☐

(17) Warum sollte man sich zum Essen genügend Zeit nehmen? ☐

(18) Welche Bestandteile sind in der Nahrung enthalten? Erläutern Sie stichwortartig, was sich hinter den Begriffen verbirgt. ☐

(19) Aufgrund von falscher Ernährung leiden viele Jugendliche an Übergewicht. Machen Sie anhand des Ernährungskreises 7 konkrete Vorschläge, welche Lebensmittel Jugendliche anstelle von fettreichen Produkten zu sich nehmen sollten. ☐

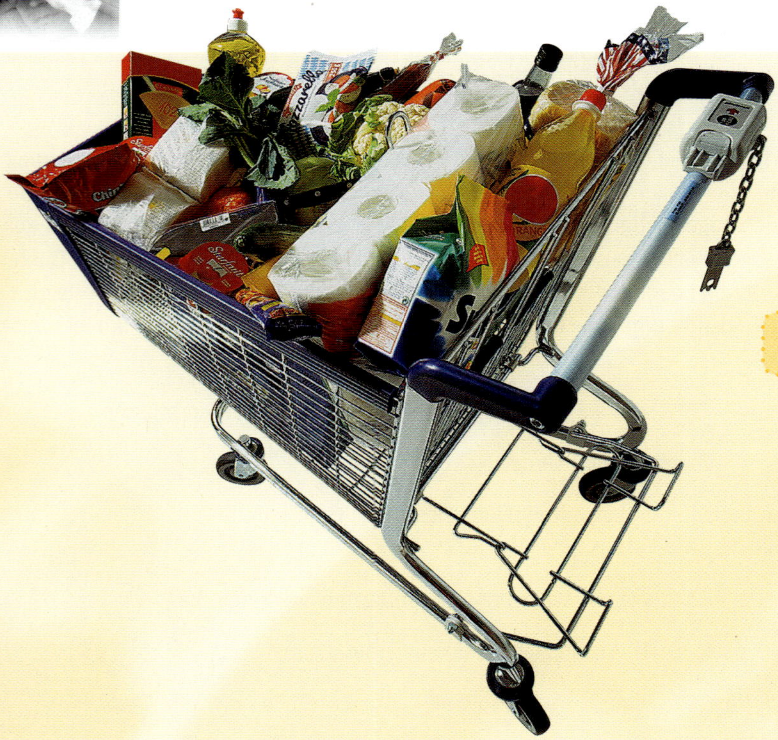

1 Einführung

1.3 Rätselspiel: Nährstoffe

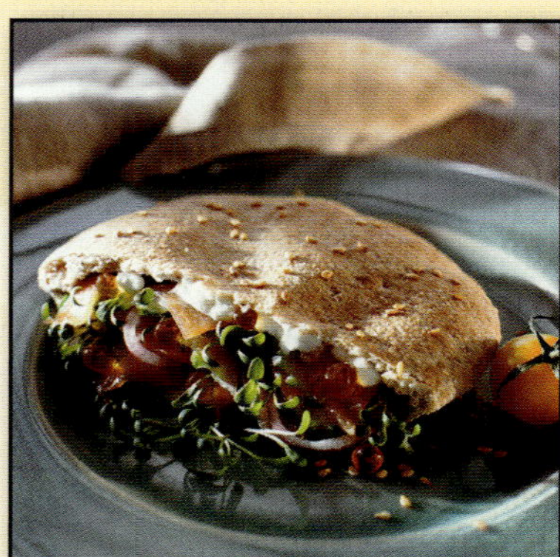

B. Nährstoffe/Einführung

1.1 Bildung der Nährstoffe in der Natur

- *Photosynthese (Assimilation)*
- *Atmung (Dissimilation)*

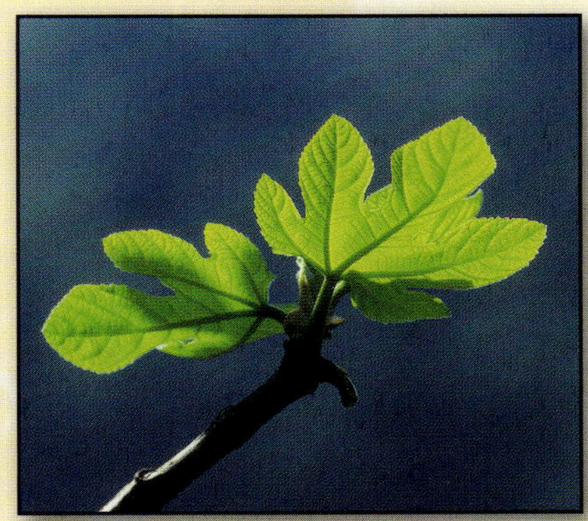

1.2 Nährstoffe auf einen Blick

- *Kohlenhydrate (KH)*
- *Fette (F)*
- *Eiweiße (E)*
- *Wasser (W)*
- *Mineralstoffe (M)*
- *Vitamine (V)*

B. Nährstoffe

1 Einführung

Die Nährstoffe sind die lebenswichtigen Bestandteile der Nahrung, die für die Erhaltung des menschlichen Organismus wichtig sind. Es gibt insgesamt **6 Nährstoffe,** deren Bildung in der Natur sowie deren Aufgaben und Vorkommen auf den folgenden Seiten überblicksweise dargestellt werden.

1.1 Bildung der Nährstoffe in der Natur

Bestimmte Nährstoffe werden in grünen Pflanzen gebildet, die unter Lichteinwirkung in der Lage sind, aus **energiearmen (anorganischen)** Stoffen **energiereiche (organische)** Verbindungen aufzubauen. Der Vorgang wird als Photosynthese **(griech.: phōs = Licht, sýnthesis = Zusammensetzung)** oder auch Assimilation bezeichnet.

Photosynthese = Assimilation

- Die Pflanze nimmt bei der Photosynthese über die Wurzeln **Wasser (H_2O)** auf.
- Die Blätter nehmen aus der Luft **Kohlendioxid (CO_2)** auf.
- Aus **Wasser (H_2O)** und **Kohlendioxid (CO_2)** werden unter Lichteinwirkung in den Blattgrünkörperchen (Chlorophyll) Kohlenhydrate (Traubenzucker) aufgebaut.
- Es wird **Sauerstoff** an die Luft abgegeben.

Aufbau von Fetten und Eiweißen

- Im Speichergewebe, also in den Früchten und Samen der Pflanze, werden durch komplizierte Umwandlungsprozesse aus den **Spaltprodukten der Stärke** (Kohlenhydrat) **Fette** aufgebaut.
- **Eiweiß** wird in der Zelle durch den Umbau von Kohlenhydraten gebildet. Hierbei wird **Stickstoff (N)** und **Phosphor (P)** benötigt.

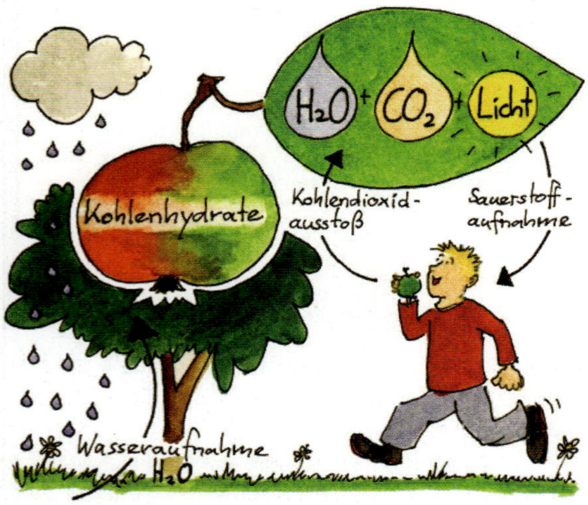

Assimilation und Dissimilation

Atmung = Dissimilation

- Menschen und Tiere nehmen mit der Nahrung die Nährstoffe auf und **atmen Sauerstoff (O_2)** ein.
- Beim Abbau von Nährstoffen im menschlichen Körper werden sowohl **Energie** als auch **Kohlendioxid (CO_2)** und **Wasser (H_2O)** gebildet.

Merke ***Kohlenhydrate, Fette und Eiweiße bestehen aus den Elementen Kohlenstoff (C), Wasserstoff (H) und Sauerstoff (O).***

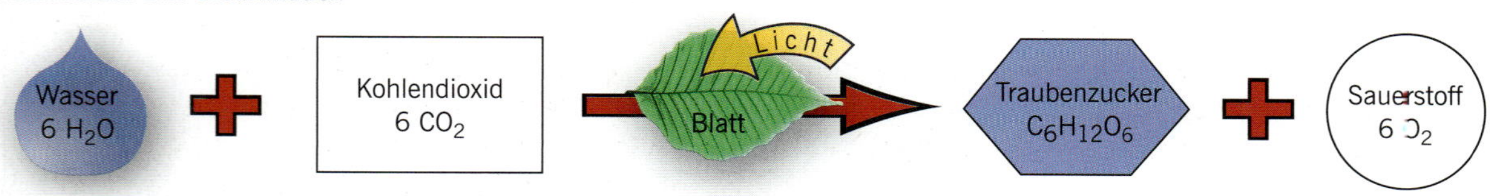

Summenformel der Photosynthese

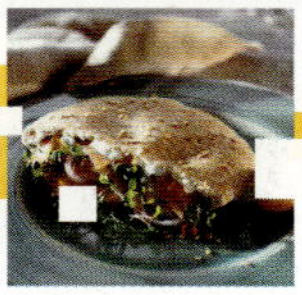

1.2 Nährstoffe auf einen Blick

ENERGIELIEFERNDE Nährstoffe			NICHT ENERGIELIEFERNDE Nährstoffe		
Kohlenhydrate (KH)	Fette (F)	Eiweiße (E)	Wasser (W)	Mineralstoffe (M)	Vitamine (V)

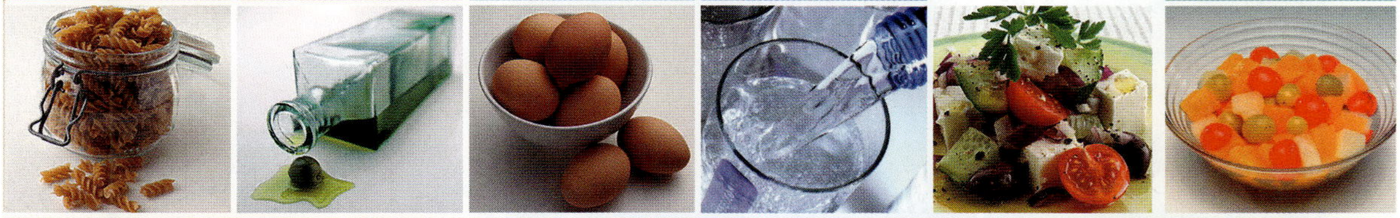

Brennstoffe	Baustoffe	Wirkstoffe
Aufgaben	**Aufgaben**	**Aufgaben**
• Arbeitsleistung (z. B. Gehen) • Körpertemperatur • Stoffwechselvorgänge	• Aufbau des Körpers (E/W) • Zell- und Gewebeaufbau (E/W) • Transport- und Lösungsmittel (W) • Wärmeregulation (W)	• Schutz vor Krankheit • Regulation von Körpervorgängen

Merke ***Der Darstellung ist zu entnehmen, dass Mineralstoffe sowohl Baustoffe als auch Wirkstoffe sind! Nicht energieliefernde Nährstoffe sind lebenswichtige Stoffe, auch wenn sie dem Körper keine Energie liefern.***

M/A *1.3 Rätselspiel: Nährstoffe*

1. Gruppeneinteilung: In einer Gruppe sollten **max. 6** Teilnehmer mitspielen. Es gibt **pro** Gruppe **einen** Gruppensprecher.

2. Jede Gruppe erhält **12 Karten.** Auf jede Karte muss gut lesbar ein Lebensmittel geschrieben werden (z. B. Eier).

3. Alle Karten werden an eine Pinnwand geheftet. **Doppelte Karten** werden **aussortiert** und durch neue Begriffe ersetzt.

4. Jede Gruppe legt sich auf einer OHP-Folie eine Tabelle mit den **6** Nährstoffen an (siehe oben).

5. Nun wird gemeinsam erraten, welcher der Nährstoffe mengenmäßig am meisten in dem entsprechenden Lebensmittel enthalten ist (z. B.: da Eier sehr viel Eiweiß enthalten, werden sie unter diesen Nährstoff geschrieben).
   Es gilt: Das Lebensmittel ... enthält am meisten den Nährstoff ...

Rätselspiel: Nährstoffe ***Name der Teilnehmer:***
Datum:

KH	*F*	*E*	*W*	*M*	*V*

6. Das Spiel beginnt mit dem „Startschuss". Ist die erste Gruppe fertig, ist die Zuordnung für alle Gruppen beendet.

7. Die einzelnen Gruppensprecher präsentieren die Ergebnisse am Tageslichtprojektor.

8. Die Gruppe ist Sieger, die die wenigsten Zuordnungsfehler gemacht hat. Nicht zugeordnete Lebensmittel gelten als Fehler. Die Gruppen kontrollieren sich gegenseitig, um den Sieger zu ermitteln.

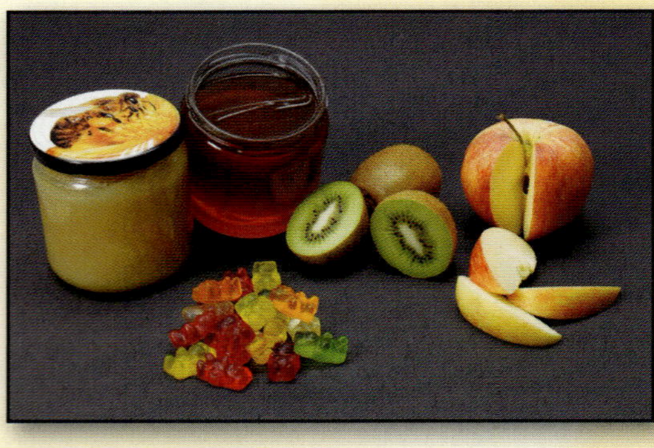

2.9 Projekt

Rezeptoptimierung von Brötchen

2.8 Checkliste Klassenarbeit

2.7 Kohlenhydrathaltige Lebensmittel

- *a) Zucker*
- *b) Zuckerersatzstoffe*
- *c) Honig*
- *d) Getreide*
- *e) Brot*
- *f) Kartoffel*
- *g) Teigwaren*

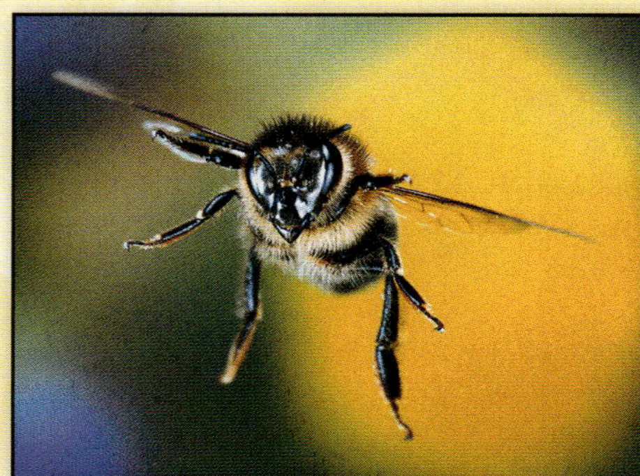

2.6 Nachweisreaktionen von Kohlenhydraten anhand von Versuchen (Stationenlernen)

- *Nachweis von Glukose*
- *Nachweis von Stärke*
- *Nachweis div. Kohlenhydrate*

2 Kohlenhydrate

2.1 Arten, Vorkommen, Aufbau und Eigenschaften von Kohlenhydraten

- *Einfachzucker (Monosaccharide)*
- *Zweifachzucker (Disaccharide)*
- *Vielfachzucker (Polysaccharide)*

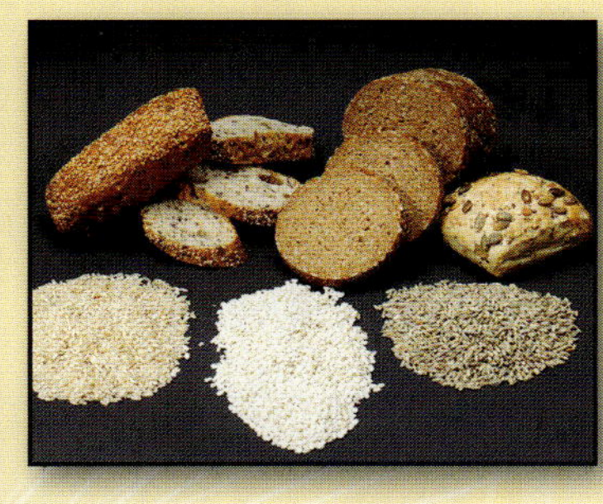

2.2 Ballaststoffe

- *Wichtige Ballaststoffe*
- *Wirkungsweise der Ballaststoffe*
- *Krankheiten bei ballaststoffarmer Ernährung*
- *Bedarfsdeckung*
- *Ballaststoff-Quiz*

2.3 Aufgaben der Kohlenhydrate im menschlichen Körper

- *Energielieferanten*
- *Energiespeicher*
- *Spezielle Aufgaben*

2.4 Täglicher Bedarf an Kohlenhydraten

- *Empfohlene Bedarfsdeckung*
- *Vorteile der empfohlenen Bedarfsdeckung*

2.5 Schulung der Sinne

- *5 Sinne*
- *Aufgabe zur Sinnesschulung*

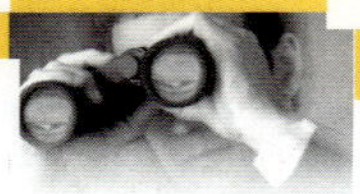

2 Kohlenhydrate

Kohlenhydrate sind vorwiegend in pflanzlichen Nahrungsmitteln enthalten und bestehen aus den chemischen Elementen **Kohlenstoff (C), Sauerstoff (O)** und **Wasserstoff (H).** Sie sind die wichtigsten Energielieferanten für den menschlichen Körper, deshalb sollten **ca. 55 % bis 60 %** unseres täglichen Nährstoffbedarfs in Form von Kohlenhydraten gedeckt werden.

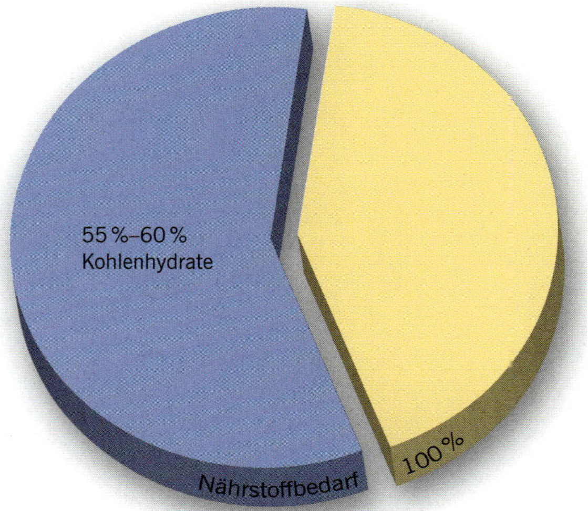

Täglicher Kohlenhydratbedarf

1. Finden Sie anhand einer Nährwerttabelle heraus, welche Lebensmittel viele Kohlenhydrate enthalten.

2. Erläutern Sie stichwortartig, wie Kohlenhydrate in der Natur aufgebaut werden.

2.1 Arten, Vorkommen, Aufbau und Eigenschaften der Kohlenhydrate

In der menschlichen Ernährung spielen 3 Arten von Kohlenhydraten eine wichtige Rolle. Die **Einfachzucker,** die **Zweifachzucker** und die **Vielfachzucker.** Sie unterscheiden sich im Wesentlichen im Aufbau, im Vorkommen und in den Eigenschaften voneinander. Die Mindmap bietet einen Überblick über die verschiedenen Kohlenhydratarten.

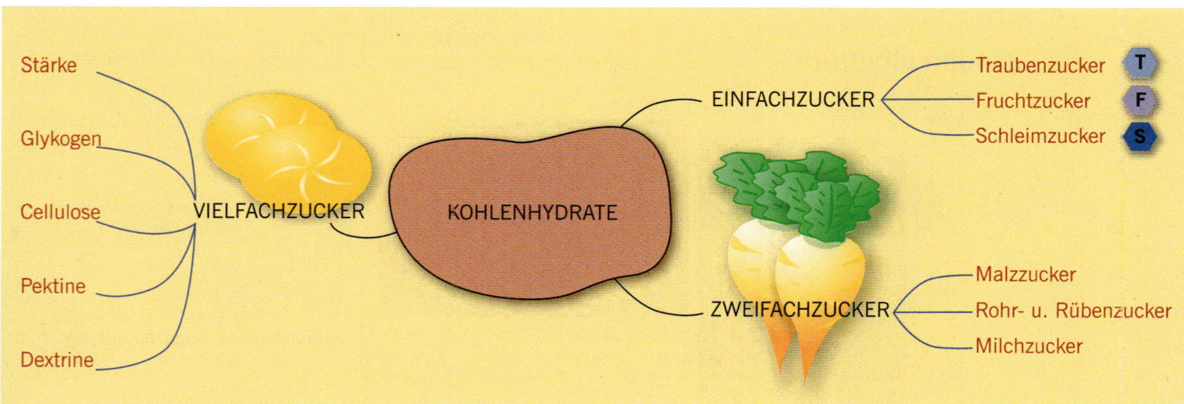

Kohlenhydrate im Überblick

Einfachzucker (Monosaccharide)

Die kleinsten Bausteine der 3 Kohlenhydratarten sind die **Einfachzucker.** Sie bestehen nur aus einem Molekül und werden deshalb auch als **Monosaccharide** (griech.: mónos = einzeln) bezeichnet. Für die Ernährung spielen folgende Einfachzucker eine wichtige Rolle: der **Traubenzucker (= Glukose),** der **Fruchtzucker (= Fruktose)** und der **Schleimzucker (= Galaktose).** Die Einfachzucker bestehen chemisch gesehen aus **Kohlenstoffatomen (C),** die mit **Wasser (H_2O)** verbunden sind. Die Summenformel lautet: **$C_6H_{12}O_6$** (siehe Assimilation). Einfachzucker liefern dem menschlichen Körper sehr **schnell Energie,** da sie nicht abgebaut werden müssen, sondern dem Körper sofort zur Verfügung stehen. In welchen Lebensmitteln die Einfachzucker in besonderem Maße vorhanden sind und welche Eigenschaften sie aufweisen, kann der folgenden Tabelle (S. 33) entnommen werden.

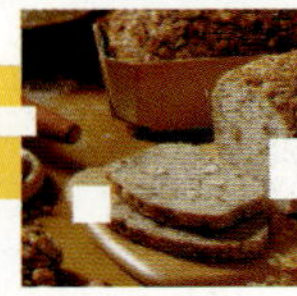

Arten	Traubenzucker = Glukose	Fruchtzucker = Fruktose	Schleimzucker = Galaktose
Vorkommen	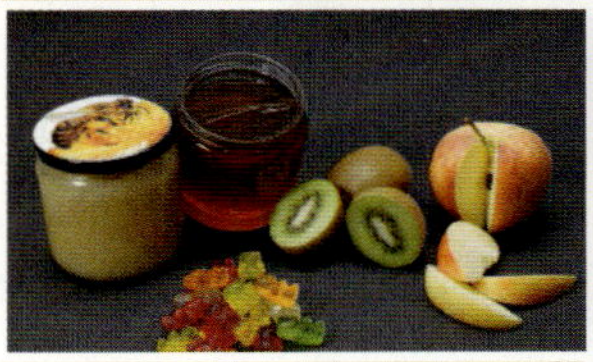	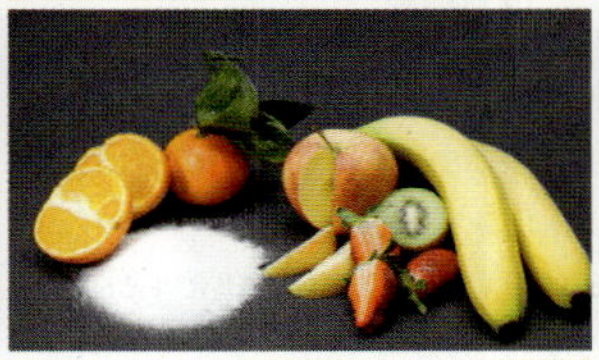	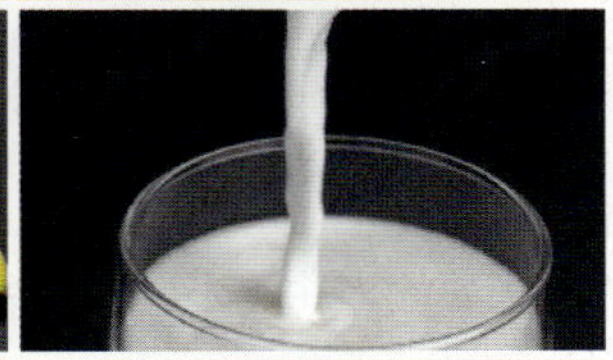
Aufbau	T	F	S
Eigenschaften	leicht wasserlöslich, schmeckt halb so süß wie Rohr- und Rübenzucker	leicht in Wasser löslich, hat die höchste Süßkraft	schwer in Wasser löslich, schmeckt wenig süß und kann im Körper zu Traubenzucker umgewandelt werden

Zweifachzucker (Disaccharide)

Eine zweite Gruppe von Kohlenhydraten sind die **Zweifachzucker,** die sogenannten **Disaccharide** (griech.: dís = zweimal). Die Bildung von Zweifachzucker erfolgt, indem **2** Einfachzucker unter Abspaltung von **einem Wassermolekül** miteinander verbunden werden. Zu den wichtigsten Vertretern der Zweifachzucker gehören der **Malzzucker (= Maltose),** der **Rohr- und Rübenzucker (= Saccharose)** und der **Milchzucker (= Laktose).** Wie die einzelnen Einfachzucker miteinander kombiniert sind und welche Zweifachzucker daraus entstehen, kann der Tabelle entnommen werden. Die Summenformel der Zweifachzucker lautet: $\mathbf{C_{12}H_{22}O_{11}}$. Zweifachzucker liefern nicht so rasch Energie, da sie zunächst in Einfachzucker abgebaut werden müssen.

Arten	Malzzucker = Maltose	Rohr- und Rübenzucker = Saccharose	Milchzucker = Laktose
Vorkommen	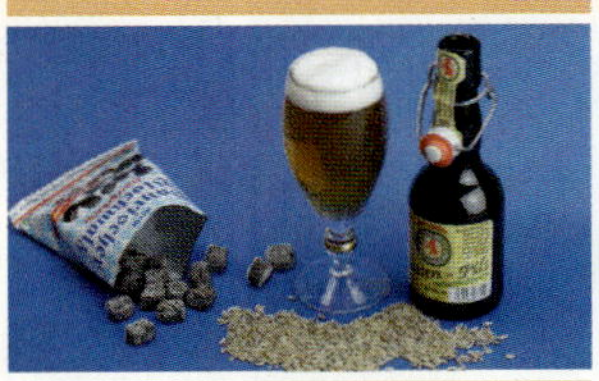	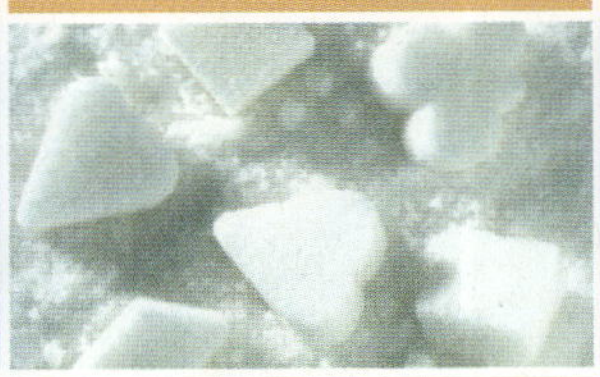	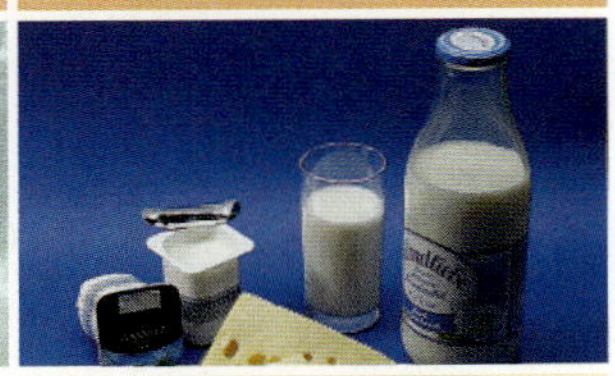
Aufbau	T T	T F	T S
Eigenschaften	in Wasser löslich, gleicht der Süßkraft von Traubenzucker	in Wasser löslich, hat eine hohe Süßkraft	in Wasser löslich, hat die geringste Süßkraft

Tipp

Lernhilfe! *Bei der Bildung von Zweifachzucker ist grundsätzlich Traubenzucker beteiligt und Wasser wird abgespaltet. Bilden Sie sich eine Eselsbrücke, indem Sie die Anfangsbuchstaben der Gleichungen lernen:*

T + T = M + W;   T + F = R + W;   T + S = M + W.

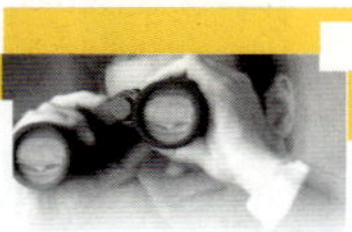

Vielfachzucker (Polysaccharide)

Eine dritte Gruppe von Kohlenhydraten sind die **Vielfachzucker,** auch **Polysaccharide** (griech.: polý = viel) genannt. Die Vielfachzucker entstehen, indem viele Einfachzucker unter Wasserabspaltung miteinander verbunden werden. Zu den wichtigsten Vielfachzuckern gehören: die **Stärke** (bestehend aus **Amylose** und **Amylopektin**), das **Glykogen,** die **Dextrine,** die **Cellulose** und die **Pektine.** Die Summenformel der Vielfachzucker lautet: $(C_6H_{10}O_5)_n$. Die Cellulose und die Pektine liefern dem Körper keine Energie. Sie sind weitgehend unverdaulich und werden deshalb auch als **Ballaststoffe** bezeichnet (siehe Ballaststoffe). Stärke und Glykogen werden zuerst zu Dextrinen und dann zu Einfachzucker (Traubenzucker) abgebaut. Da der Abbau schrittweise erfolgt, wird nicht sofort Energie frei.

Arten	**Stärke**		**Glykogen**
Vorkommen	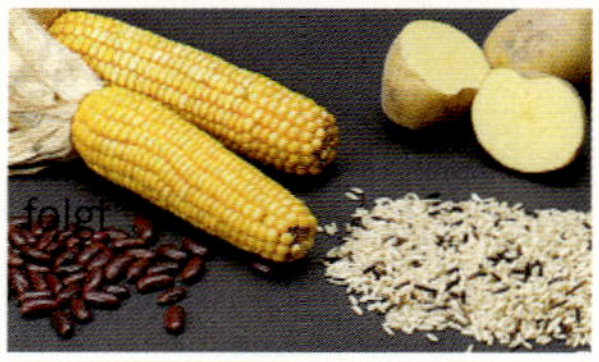	Stärke besteht aus den Bausteinen **Amylose** und **Amylopektin**.	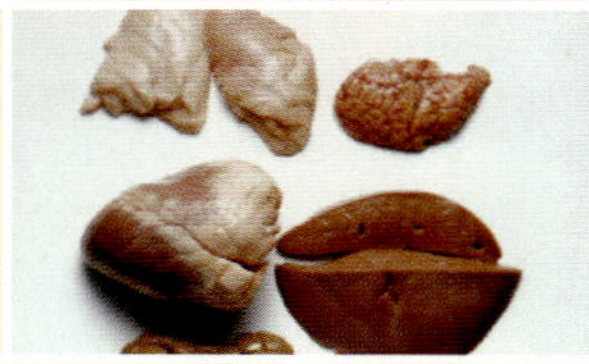
Aufbau	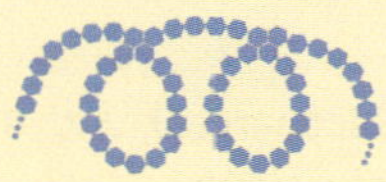 Amylose: 200–1 000 Traubenzuckerreste	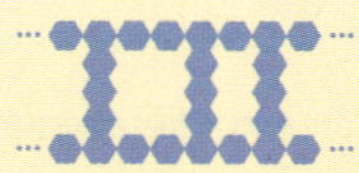 Amylopektin: 600–6 000 Traubenzuckerreste	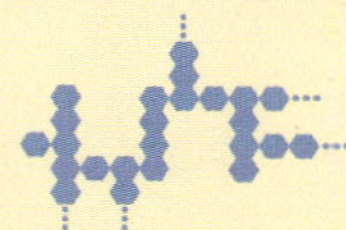 ca. 100 000 Traubenzuckerreste
Eigenschaften	Amylose ist in heißem Wasser löslich.	Amylopektin ist in Wasser nicht löslich.	Glykogen wird in der Leber und Muskulatur gespeichert und zu Dextrinen abgebaut.

Arten	**Cellulose**	**Pektine**	**Dextrine**
Vorkommen	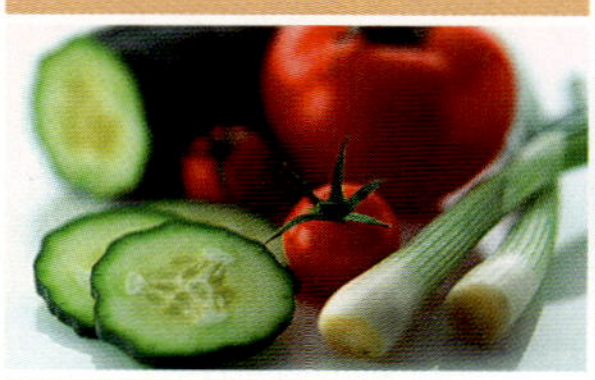	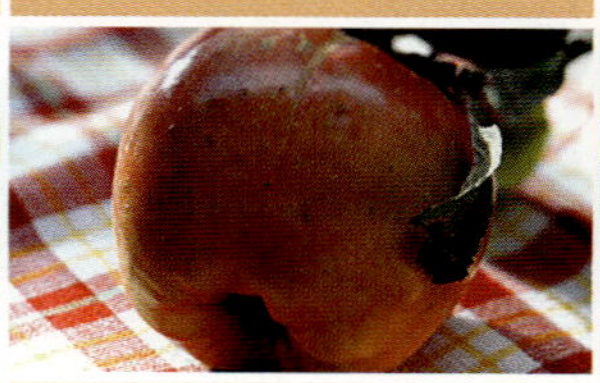	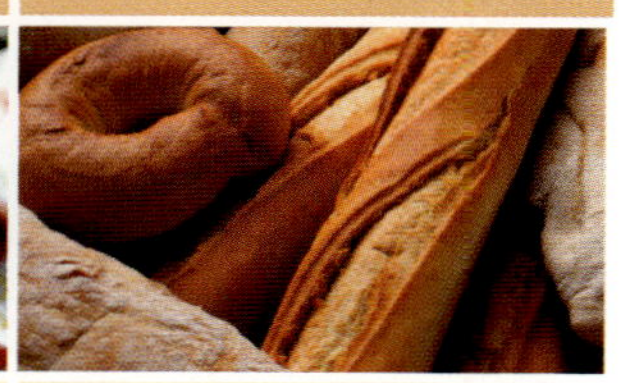
Aufbau	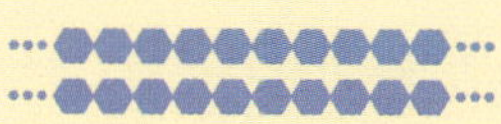 ca. 10 000 Traubenzuckerreste	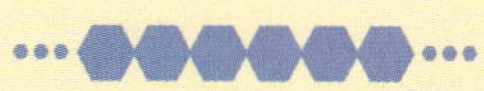 ca. 35 Traubenzuckerreste	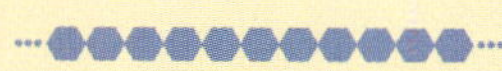 ca. 10–350 Traubenzuckerreste
Eigenschaften	Cellulose ist in Wasser nicht löslich und nicht abbaubar (= Ballaststoff), deshalb regt sie die Darmbewegung an.	Pektine sind in kaltem Wasser nicht löslich. Sie quellen sehr gut in Verbindung mit Zucker und Säure (Konfitürenherstellung).	Dextrine sind wasserlöslich und wenig süß. Sie sind ein Abbauprodukt der Stärke.

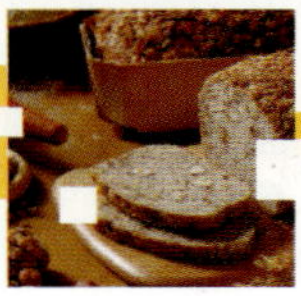

2.2 Ballaststoffe

Die Ballaststoffe sind eine Gruppe von Nahrungsbestandteilen, die nur teilweise im Dickdarm abgebaut werden können. Sie werden deshalb zum größten Teil unverdaut ausgeschieden und kommen ausschließlich in pflanzlichen Produkten wie den Randschichten von Getreide, Obst, Gemüse und Hülsenfrüchten vor. Bis in die **70er-Jahre** wurde den Ballaststoffen keine große Bedeutung beigemessen. Sie galten als überflüssig und wurden deshalb als **Ballast** angesehen. Forschungen haben jedoch ergeben, dass bei einer ballaststoffreichen Ernährung weniger Zivilisationskrankheiten (z. B. Darmerkrankungen) auftreten. Das hatte eine Neubewertung der Ballaststoffe zur Folge, da sich diese positiv auf den menschlichen Organismus auswirken.

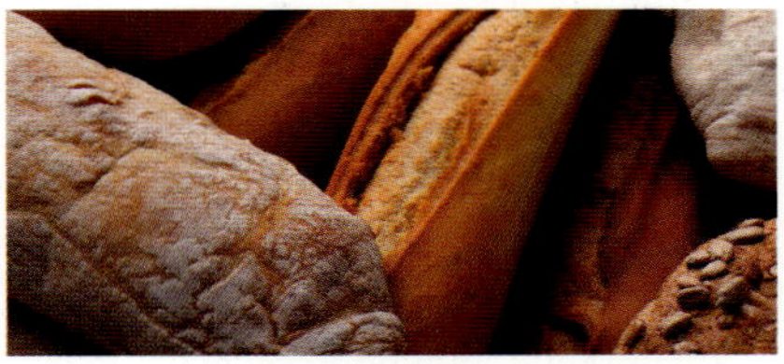

Wichtige Ballaststoffe

Es werden die **löslichen** von den **unlöslichen** Ballaststoffen unterschieden.

Unlösliche Ballaststoffe sind z. B.:

Cellulose	ist die Gerüstsubstanz der pflanzlichen Zellwände. Sie besteht aus vielen Traubenzuckerresten (siehe Vielfachzucker).
Hemicellulose	liegt in der Zellwand eng verbunden mit der Cellulose vor und besteht aus vielen verzweigten Traubenzuckerresten.
Lignin	bewirkt die Verholzung von Pflanzenteilen und gehört nicht zu den Kohlenhydraten.

Lösliche Ballaststoffe sind z. B.:

Pektine	sind in den Zellwänden von Obst und Gemüse enthalten. Sie bestehen aus ca. 35 Traubenzuckerresten (siehe Vielfachzucker).
Gummen	sind Absonderungen, die eine Pflanze bei Verletzungen bildet.
Resistente Stärke	entsteht beim Erhitzen und Abkühlen von stärkehaltigen Lebensmitteln (z. B. Kartoffeln).

Die Wirkungsweise der Ballaststoffe

Die feste Faserstruktur von Ballaststoffen erfordert ein intensives Kauen, dabei kommt es zum vermehrten Speichelfluss, der sich positiv auf die Gesunderhaltung der **Zähne** auswirkt. Gleichzeitig finden durch die im Mundspeichel vorhandenen Enzyme erste Abbauprozesse statt. Der Speisebrei beginnt bereits im Magen zu quellen, das anhaltende Sättigungsgefühl führt zu einer geringeren Nahrungsaufnahme. Das fördert die **Vorbeugung** bzw. den **Abbau** von **Übergewicht.** Ballaststoffe können **Schadstoffe** (z. B. Schwermetalle, Umweltgifte) aufnehmen, die mit dem Kot ausgeschieden werden und somit den Körper nicht mehr belasten.

Die **unlöslichen Ballaststoffe** haben die Fähigkeit, im Darm Wasser zu binden und zu quellen. Deshalb wird der Stuhl weicher, wobei das Darmvolumen steigt. Das hat zur Folge, dass die Darmmuskulatur angeregt wird und eine schnelle Ausscheidung des Stuhls erfolgen kann. Eine Verstopfung **(Obstipation)** wird verhindert.

Die **löslichen Ballaststoffe** werden von den Darmbakterien abgebaut. Durch den Abbauprozess gewinnen die Darmbakterien Energie und können sich dadurch vermehren. Das führt ebenfalls zu einem weichen Stuhl und einem erhöhten Stuhlvolumen mit schneller Ausscheidung. Bei einem weichen Stuhl muss bei der Darmentleerung weniger stark gepresst werden. Es bilden sich keine **Hämorriden.**

Ebenfalls haben die Ballaststoffe eine positive Wirkung auf den **Blutzuckerspiegel,** da sie den Abbau von Kohlenhydraten verzögern und deshalb der Blutzuckerspiegel nur langsam steigt. Da ballaststoffhaltige Lebensmittel fettarm sind, nimmt der Körper weniger Energie auf, was sich positiv auf den **Fettstoffwechsel** auswirkt.

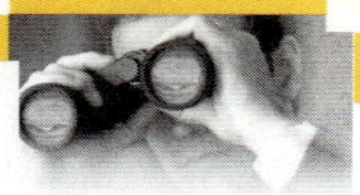

Darmbakterien können einige Ballaststoffe zu kurzkettigen Fettsäuren und Darmgasen abbauen. Die Darmgase machen den Stuhl weich und die gebildeten Fettsäuren **senken** den **pH-Wert** im Darm. Das begünstigt die Bildung einer **positiven Darmflora,** da die fäulnisbildenden Bakterien reduziert werden.

Krankheiten, die bei einer ballaststoffarmen Ernährung auftreten können

- **Verstopfung (Obstipation):** Hierbei entleert sich der Darm meist nur **alle 3 bis 4 Tage.** Dabei gilt als häufigste Ursache eine ballaststoffarme Ernährung mit mangelnder Flüssigkeitsaufnahme, aber auch Hormonumstellungen oder aber der Missbrauch von Abführmitteln sind möglich.
- **Hämorriden** sind krampfaderartige Erweiterungen von Arterien und Venen im Analbereich, die durch eine Verstopfung, durch Flüssigkeitsmangel und durch starkes Pressen bei der Darmentleerung usw. verursacht werden können.
- **Übergewicht:** Da ballaststoffarme Kost in der Regel sehr viel Fette und Einfachzucker enthält, kann diese Ernährung leicht zu Übergewicht und somit zu einem erhöhten **Blutzucker- und Blutfettspiegel** führen.
- **Divertikel** sind sack- bzw. taschenähnliche Erweiterungen vor allem in den Gewebs- bzw. Organwänden des Darmes, die durch einen harten Kot gebildet werden können. Setzen sich Verdauungsbestandteile in den Ausbuchtungen fest, kann es zu schmerzhaften Entzündungen kommen.

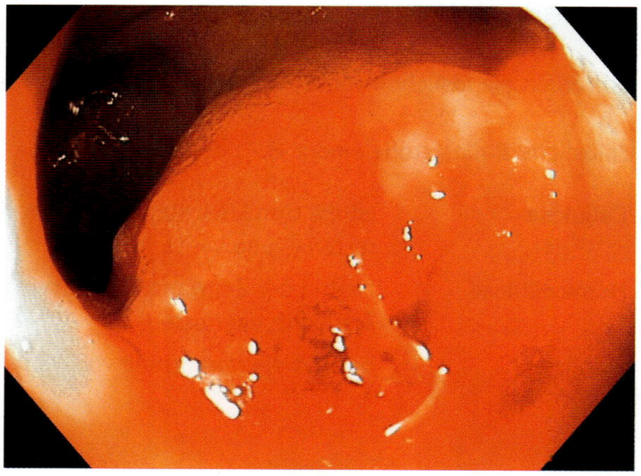

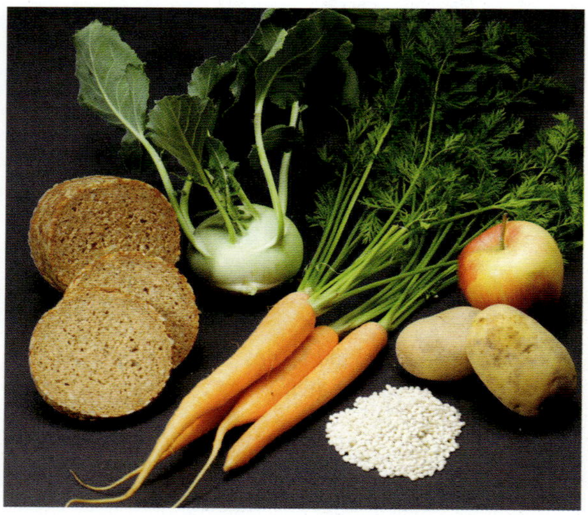

1. Erstellung einer Hitliste
Finden Sie anhand der Nährwerttabelle heraus, in welchen der abgebildeten Lebensmittel viel bzw. wenig oder keine Ballaststoffe enthalten sind. Machen Sie eine Hitliste, in der Sie die Lebensmittel entsprechend ihrem Ballaststoffanteil sortieren. Beginnen Sie mit den Lebensmitteln, die am meisten Ballaststoffe enthalten.

2. Überprüfung des Essverhaltens
Führen Sie ein Lebensmittel-Tagebuch, in dem Sie notieren, welche Lebensmittel und -mengen Sie an einem Tag essen.
Überprüfen Sie anhand der Nährwerttabelle, ob Sie täglich 30 g Ballaststoffe verzehren.

Der pH-Wert ist das Maß der Wasserstoffionenkonzentration in wässriger Lösung.
Die Maßskala reicht von 0 bis 14. Je kleiner die Maßzahl ist, desto geringer ist das Wachstum der Mikroorganismen.
Ein pH-Wert von 0 bis 6,9 = saurer Bereich,
7,0 = neutraler Bereich,
7,1 bis 14 = alkalischer Bereich.
Im Blut z. B. herrscht ein pH-Wert von ca. 7,4.

Bedarfsdeckung von Ballaststoffen

Es sollten täglich **30 g** Ballaststoffe mit der Nahrung aufgenommen werden. Da Ballaststoffe Wasser binden und stark quellen, muss auf eine tägliche Flüssigkeitszufuhr von **ca. 1,5 l bis 2 l** geachtet werden. Es bietet sich an, viel Wasser, ungesüßten Tee (z. B. Kräutertee, Früchtetee) und wenig süße Frucht- und Gemüsesäfte zu trinken. Süße Getränke wie z. B. Limonaden sind aufgrund des hohen Zuckeranteils nicht zu empfehlen.

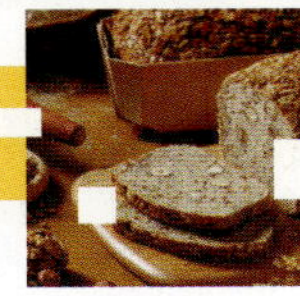

M/A Ballaststoffe-Quiz

Beantworten Sie die Fragen und finden Sie das Lösungswort **mit 14 Buchstaben** heraus.

1. Wie werden die Absonderungen einer verletzten Pflanze bezeichnet?
2. Wie heißen die kleinsten Bausteine der Kohlenhydrate?
3. Zu welchen Beschwerden kann eine ballaststoffarme Ernährung führen?
4. Wie werden die krampfaderartigen Erweiterungen der Venen und Arterien im Darm bezeichnet?
5. Welcher Stoff ist in den Zellwänden von Obst und Gemüse enthalten?
6. Welcher pH-Wert-Bereich ist zwischen 0 bis 6,9?
7. Wie werden die taschenähnlichen Ausbuchtungen, die im Darm vorkommen können, genannt?
8. Welcher Stoff besteht aus Amylose und Amylopektin?
9. Welche Stoffe können von den Ballaststoffen gebunden und abtransportiert werden?
10. Wie wird die Gerüstsubstanz der pflanzlichen Zellwände genannt?
11. Welcher Stoff bewirkt die Verholzung von Pflanzenteilen?
12. Wie lautet der Fachbegriff für eine Verstopfung?
13. In welchen pflanzlichen Lebensmitteln sind viele Ballaststoffe enthalten?
14. Lösung

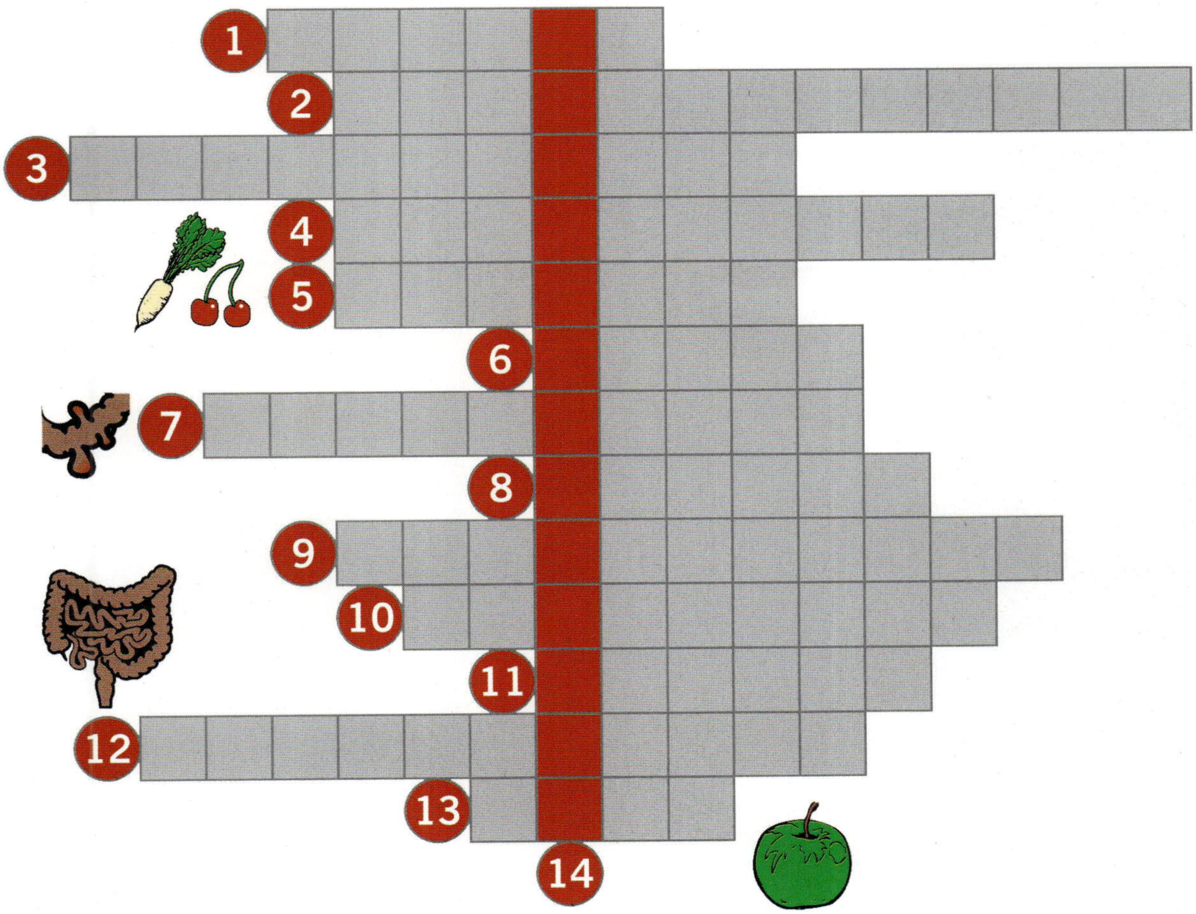

Hinweis: Ä, Ö werden nicht verändert. Die Lösung finden Sie vor dem Sachwortregister auf S. 486 bzw. am Ende von S. 81. Das Lösungswort (14) muss von unten nach oben gelesen werden.

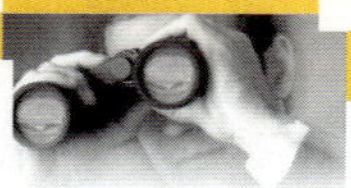

2.3 Aufgaben der Kohlenhydrate im menschlichen Körper

Die Kohlenhydrate erfüllen im menschlichen Körper maßgebliche Aufgaben. Sie **liefern** dem Körper **Energie** und können in geringen Mengen in der **Leber** und der **Muskulatur gespeichert** werden. Ebenso sind sie am **Aufbau** von **körpereigenen Substanzen** beteiligt.

Energielieferanten

Die Kohlenhydrate liefern dem Körper Energie, deshalb werden sie auch als **Brennstoffe** bezeichnet. Die Glukose wird in den Zellen zu Kohlendioxid und Wasser abgebaut (siehe Dissimilation). Bei diesem Prozess wird Energie frei, die zur Aufrechterhaltung der **Körpertemperatur** und der **-funktionen** dient. **1 g** Kohlenhydrate liefert **17 kJ** Energie. So können z. B. die Gehirnzellen, die roten Blutkörperchen und die Nierenmarkzellen ausschließlich die Glukose als Energiequelle nutzen.

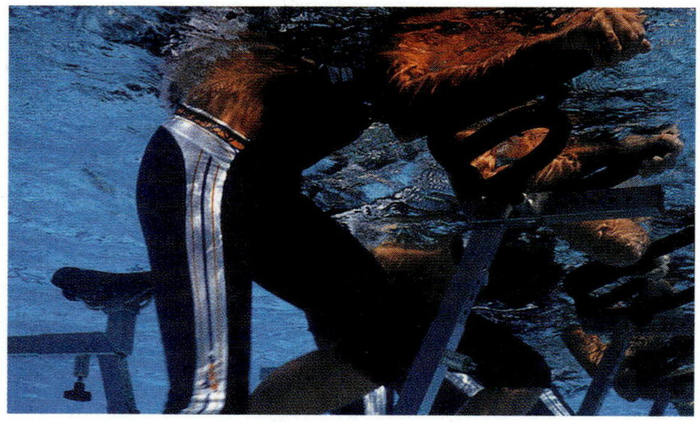

Energieverbrauch beim Sport

Energiespeicher

Überschüssige Kohlenhydrate können in begrenzten Mengen in Form von **Glykogen** in der **Leber** und der **Muskulatur** gespeichert werden. Insgesamt können dort **ca. 350 g Glykogen** eingelagert werden. Sind die Glykogenspeicher voll und weitere Kohlenhydrate vorhanden, werden diese zu Fetten umgewandelt und im Fettgewebe eingelagert. Eine dauerhaft erhöhte Kohlenhydrataufnahme kann somit zu **Übergewicht** führen. Tritt im Körper jedoch ein Kohlenhydratmangel auf, wird das **Glykogen** zu **Glukose** umgewandelt, über das Blut zu den Zellen transportiert und zur Energiegewinnung genutzt.

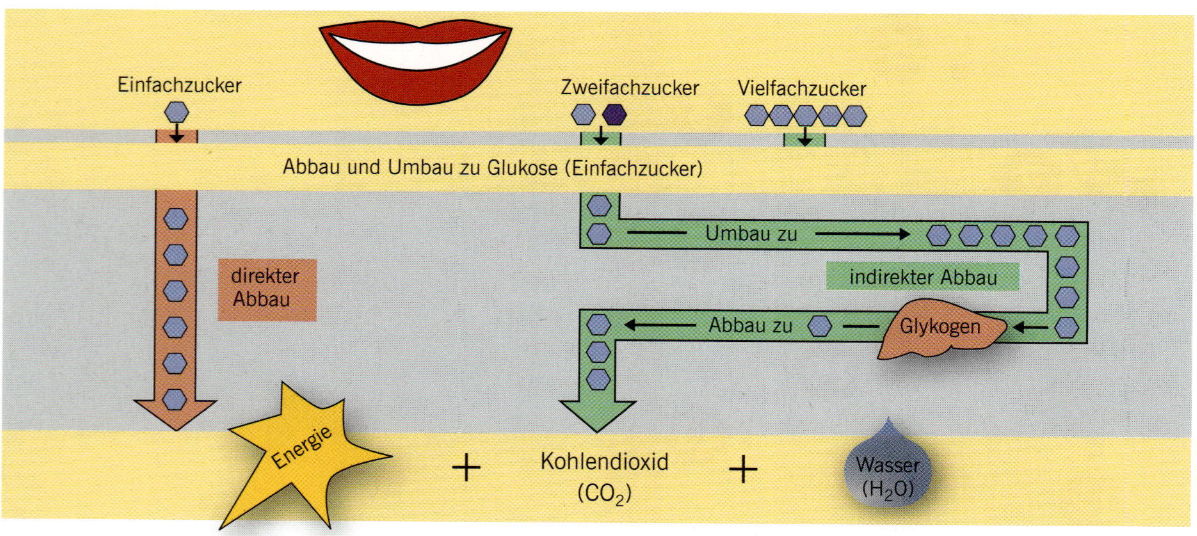

Kohlenhydrate als Energielieferanten und Energiespeicher

Spezielle Aufgaben

Etwa **1 %** des Körpers besteht aus Kohlenhydraten (= 1 g je 100 g Körpergewicht). Die Kohlenhydrate sind also in geringem Maß am Aufbau des Körpers beteiligt. Darüber hinaus werden sie zum Aufbau von körpereigenen Fetten, lebensnotwendigen Eiweißen, Zellwänden, Schleimstoffen usw. benötigt.

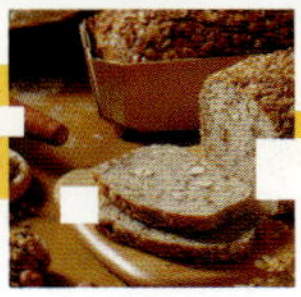

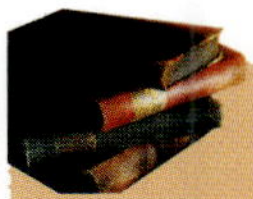

Kilojoule (1kJ = 1000 Joule): internationale Maßeinheit, um die bei der Verbrennung (Verdauung) von Nährstoffen frei werdende Energie zu messen.

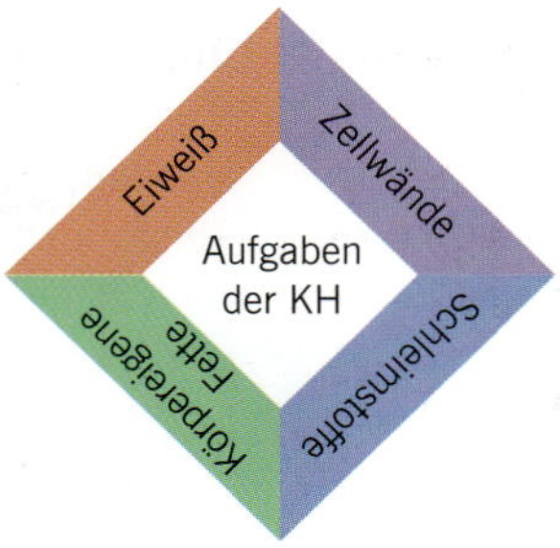

Spezielle Aufgaben der Kohlenhydrate

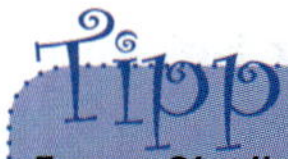

Lernhilfe!

Fassen Sie die Aufgaben der Kohlenhydrate stichwortartig zusammen und halten Sie diese auf einer Karteikarte fest. Lesen Sie 2 x täglich die Karteikarte durch. Sie werden feststellen, dass Sie in Kürze die wesentlichen Inhalte aufgenommen haben.

2.4 Täglicher Bedarf an Kohlenhydraten

In den Industrieländern werden **ca. 40 % bis 45 %** des täglichen Gesamtenergiebedarfs durch Kohlenhydrate gedeckt. Die Deutsche Gesellschaft für Ernährung (DGE) empfiehlt jedoch eine tägliche Kohlenhydratzufuhr von **ca. 55 % bis 60 %.** Es werden somit **durchschnittlich 15 %** weniger Kohlenhydrate verzehrt als tatsächlich empfohlen. Soll zur Abhilfe dieses Defizits die Kohlenhydratzufuhr erhöht werden, ist Folgendes zu beachten:

Empfohlene Bedarfsdeckung der Kohlenhydrate

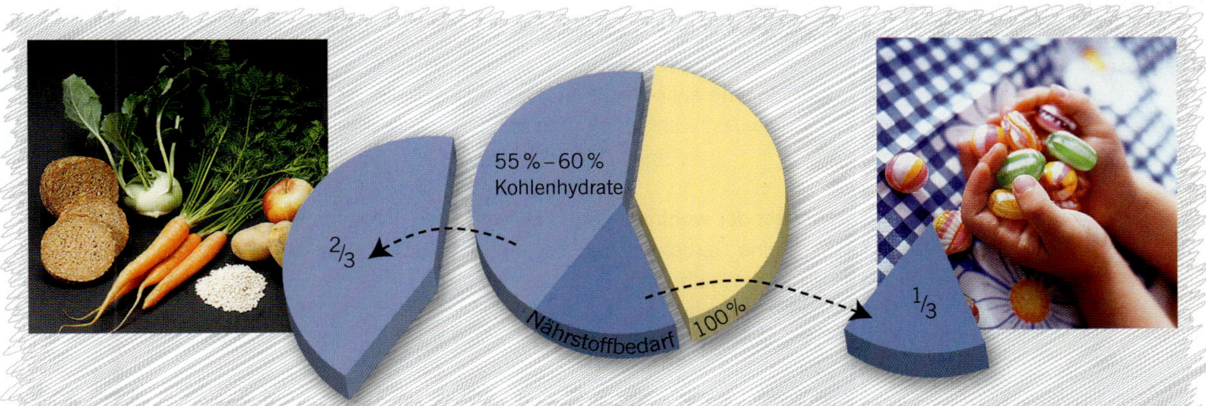

2/3 der Kohlenhydratzufuhr sollten in Form von **Vielfachzucker** (z. B. Stärke, Ballaststoffe) aufgenommen werden.

1/3 der Kohlenhydratzufuhr sollte in Form von **Einfach- bzw. Zweifachzucker** (z. B. Glukose) aufgenommen werden.

Vorteile der empfohlenen Bedarfsdeckung

Indem der Bedarf vermehrt durch den Verzehr von Vielfachzuckern gedeckt wird, ergeben sich **vielfältige Vorteile:**

- Das Sättigungsgefühl hält länger an, da der Verdauungsvorgang länger dauert.
- Es muss somit weniger Nahrung aufgenommen werden (wirkt sich positiv auf das Gewicht aus).
- Ballaststoffreiche Kost vermindert die Verstopfungsgefahr und ist gleichzeitig sehr vitamin- und mineralstoffreich.

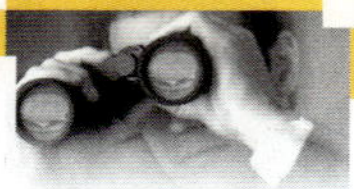

2.5 Schulung der Sinne: Einfach-, Zweifach- und Vielfachzucker

„Genießen Sie mit allen Sinnen!" So lautet häufig der Slogan verschiedener Gourmetzeitschriften. Während des Essens und Trinkens und im Umgang mit Lebensmitteln setzen wir, unbewusst oder bewusst, unsere Sinne ein. Mit den Ohren hören wir Essgeräusche, mit den Augen nehmen wir das Aussehen der Speisen wahr, mit den Händen greifen und begreifen wir Lebensmittel und Zunge und Nase nehmen den Geschmack und den Geruch der Speisen wahr. Damit das Essen zu einem wahren Genuss wird, müssen unsere Sinne geschult und sensibilisiert werden.

Die 5 Sinne

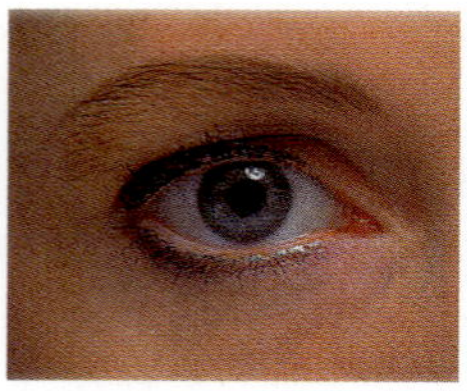

Das Auge isst mit! Bei der Auswahl der Lebensmittel spielt der optische Eindruck eine wichtige Rolle. Mit den Augen werden Formen, Farben, Größe und Aussehen von Speisen wahrgenommen und beurteilt. Das Auge entscheidet im Wesentlichen, ob ein Essen unseren Appetit anregt oder nicht. Durch das Vergleichen verschiedener Speisen können Blicke optimal geschult werden.

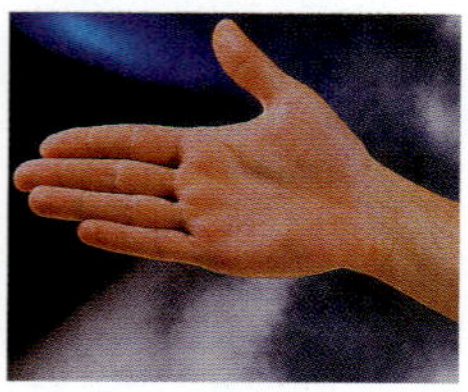

Greifen heißt begreifen! Mithilfe des Tastsinns können die Beschaffenheiten und die verschiedenen Formen von Lebensmitteln ertastet und somit begriffen werden. Das kann mit den Fingern, aber auch mit dem Mund, der Zunge oder den Lippen geschehen. Der Tastsinn wird besonders sensibilisiert, indem die Lebensmittel mit geschlossenen Augen befühlt werden.

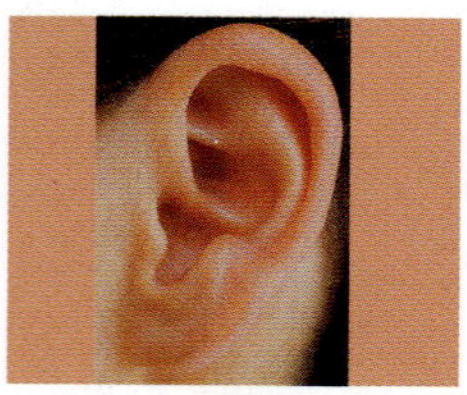

Knack, knack, Mohrrübe ab! Das Gehör nimmt beim Essen von knackigem Gemüse oder knusprigen Keksen die entstehenden Geräusche wahr. Ein geübter Hörsinn ermöglicht es, Geräusche bestimmten Lebensmitteln zuzuordnen, ohne diese unmittelbar zu sehen. Oftmals ist der Hörsinn sehr wenig ausgeprägt, deshalb sollten beim Essen die entstehenden Geräusche bewusst wahrgenommen werden.

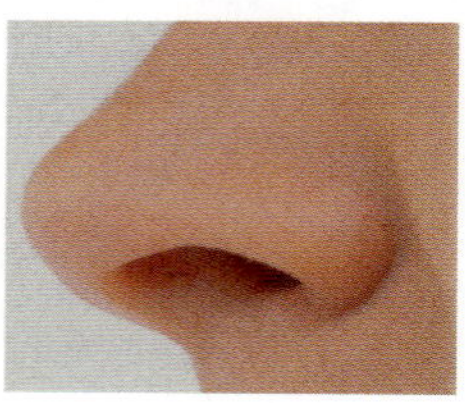

Weihnachten! Fest der wohlriechenden Düfte! Durch die Riechzellen der Nasenschleimhaut ist es möglich, feine Geruchsnuancen wahrzunehmen und voneinander zu unterscheiden. Haben wir Schnupfen, nehmen wir kaum noch Gerüche wahr, was meist zur Folge hat, dass das Essen nicht mehr schmeckt. Der Geruchssinn hat somit unmittelbaren Einfluss auf den Genuss eines Essens. Gerüche verraten sofort, ob ein Lebensmittel frisch oder verdorben ist. Mit geschlossenen Augen können Gerüche besonders intensiv aufgenommen werden.

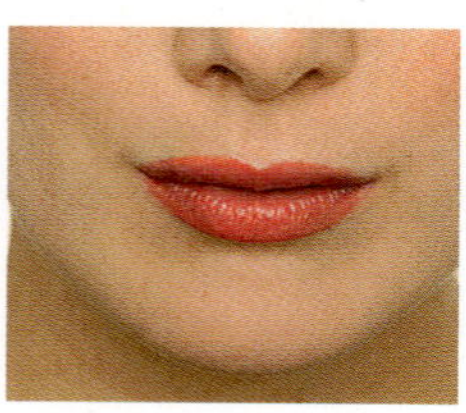

Hm, das Essen hat sehr lecker geschmeckt! Der Geschmack von Speisen wird durch die Geschmacksknospen, die auf der Zunge und im Mundraum vorhanden sind, wahrgenommen. Es gibt insgesamt 4 Geschmacksqualitäten: süß, salzig, sauer und bitter (siehe Abbildung). Nachdem die Nahrung aufgenommen wird, steigen die Duftstoffe des Essens über den Rachenraum in die Nase. Der Geschmackssinn wird durch den Geruchssinn ergänzt.

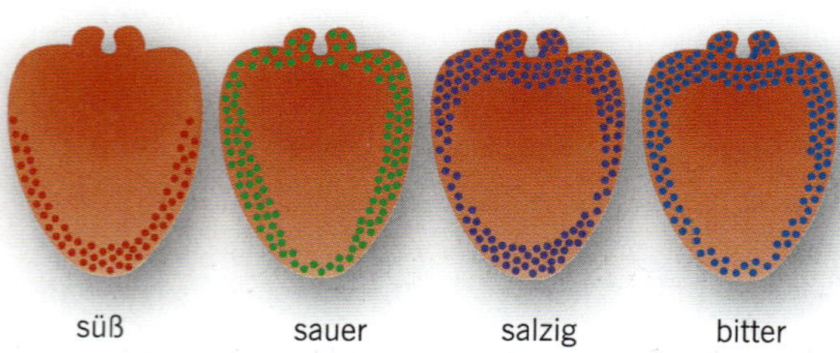

Geschmacksqualitäten auf der Zunge

@ ***Finden Sie heraus, was sich hinter dem Begriff umami verbirgt. Tauschen Sie die Ergebnisse in der Klasse aus.***

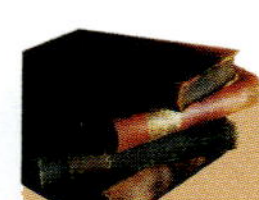

Aromen
Sie sind die Kombinationswahrnehmung von Geruchs- und Geschmacksreizen.

Aufgabe zur Sinnesschulung

Führen Sie in Partnerarbeit eine Sinnesschulung mit den aufgeführten Einfach-, Zweifach- und Vielfachzuckern durch. Beurteilen Sie dabei die Süßkraft und die Körnung der angegebenen Kohlenhydrate. Zeichnen Sie die Tabelle auf ein DIN-A4-Blatt und halten Sie die Ergebnisse fest. Beachten Sie dabei die unten ausgewiesenen Arbeitsschritte.

Schale Nr. / Sinne	1	2	3	4	5
Tasten					
Schmecken/ Riechen					
Sehen					

Tabelle für die Schulung der Sinne

Merke ***Da die Galaktose in gebundener Form nur im Milchzucker vorliegt, wird dieser verwendet. Malzzucker besteht ausschließlich aus Traubenzucker, deshalb ist die Süßkraft identisch.***

Tipp ***Tauchen Sie den feuchten Zeigefinger in Rohr- und Rübenzucker. Geben Sie den Finger auf verschiedene Stellen der Zunge. Was schmecken Sie? Ist der Geschmack überall identisch?***

Arbeitsschritte:

1. Geben Sie 2 Esslöffel (EL) Traubenzucker, 2 EL Fruchtzucker, 2 EL Rohr- und Rübenzucker, 2 EL Milchzucker und 2 EL Speisestärke in separate Schalen. Die Testpersonen dürfen nicht wissen, welche Kohlenhydrate verwendet wurden.
2. Beschriften Sie die einzelnen Schalen mit Nummern. Notieren Sie auf einem Kontrollblatt, in welcher Schale welche Kohlenhydratart ist (z. B. Schale Nr. 1 = Traubenzucker).
3. **Sinnesschulung:**
   Tasten: Verbinden Sie den Testpersonen die Augen. Versuchen Sie, durch Tasten die Beschaffenheit (Körnung) der verschiedenen Kohlenhydratarten herauszufinden. Halten Sie die Ergebnisse tabellarisch fest.
   Schmecken und riechen: Befeuchten Sie den Zeigefinger und tauchen Sie diesen jeweils in eine Schale. Geben Sie den Finger auf verschiedene Stellen Ihrer Zunge und finden Sie die jeweilige Süßkraft heraus. Trinken Sie nach jedem Versuch etwas Wasser, damit es nicht zu Geschmackstäuschungen kommt. Riechen Sie gleichzeitig an den Schalen. Halten Sie die Ergebnisse fest.
   Sehen: Welche optischen Unterschiede können Sie erkennen? Füllen Sie die Tabelle aus.
4. Vergleichen Sie Ihre Ergebnisse mit den unten aufgeführten Grafiken.

Süßkraft

0 %
Milchzucker 30 %
Trauben-, Malzzucker 60 %
Rohr- u. Rübenzucker 100 %
Fruchtzucker 120 %

Die Süßkraft der Einfach-, Zweifach- und Vielfachzucker bezieht sich grundsätzlich auf die relative Süßkraft von **Rohr- und Rübenzucker (= 100 %).** Stärke hat die geringste Süßkraft mit **ca. 20 %,** die des Milchzuckers liegt bei **ca. 30 %.** Traubenzucker und Malzzucker haben eine Süßkraft von **ca. 60 %**. Die höchste Süßkraft weist der Fruchtzucker mit **ca. 125 % bis 150 %** auf.

Körnung

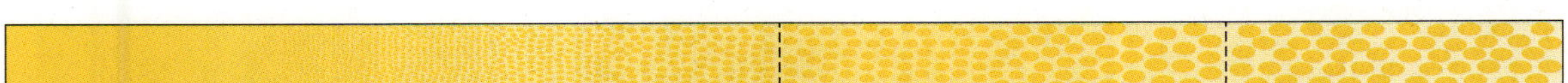
Pulverform: Trauben-, Frucht-, Milchzucker und Speisestärke
mittelfeine: Rohr- u. Rübenzucker
grobe

Der Rohr- und Rübenzucker weist je nach Kristallgröße eine feine bis grobe Körnung auf. Alle anderen Kohlenhydratarten liegen in Pulverform vor.

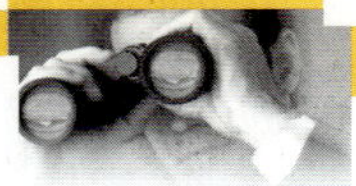

2.6 Versuche: Nachweisreaktionen von Kohlenhydraten

Versuche

Oftmals ist nicht auf den ersten Blick zu erkennen, ob Kohlenhydrate in Lebensmitteln enthalten sind oder nicht. Anhand von 3 Versuchsreihen (=Stationen I bis III) sollen Kohlenhydrate nachgewiesen werden. Um einen reibungslosen Ablauf beim Stationenlernen zu gewährleisten, muss entschieden werden, ob die Stationen in Einzel- oder Gruppenarbeit durchlaufen werden. Legen Sie die Einteilung gemeinsam mit Ihrer Lehrkraft fest.

M/A ***Arbeitsanweisung für das Stationenlernen:***

- Alle **3** Stationen müssen nacheinander durchlaufen werden.
- Sie haben für jede Station **15 Min. Zeit (inkl. Aufräumarbeiten).**
- Erledigen Sie alle Arbeiten in der vorgegebenen Zeit.
- Um eindeutige Versuchsergebnisse zu erzielen, muss genau nach Anleitung gearbeitet werden. Beim Schütteln und Erhitzen von Stoffen muss grundsätzlich eine Schutzbrille getragen werden. Die Öffnungen von Gefäßen dürfen nicht auf Personen gerichtet werden.
- Gibt die Lehrkraft ein Signal, sind **15 Min.** um und ein Wechsel zur nächsten Station findet statt.
- Reden und bewegen Sie sich grundsätzlich leise.
- Verlassen Sie die Stationen ordentlich, sodass die Nächsten sofort mit der Versuchsreihe beginnen können.
- Übertragen Sie die unten aufgeführten Angaben auf ein **DIN-A4-Blatt (Querformat).** Schreiben Sie die Versuchsergebnisse in die entsprechenden Spalten. Ziehen Sie aus den Ergebnissen Folgerungen. Fassen Sie diese in 1 bis 2 knappen Sätzen zusammen. Vergleichen Sie die Ergebnisse und die Folgerungen im Klassenverband

Vorlage für das Stationenlernen: Nachweis von Kohlenhydraten

Name: ____________________
Datum: ____________________

Station I	50 ml Apfelsaft	50 ml Vollmilch	$^1/_4$ zerdrückte Banane
Farbe der Glukosestreifen			
Folgerung			

Station II	$^1/_2$ rohe Kartoffel	$^1/_2$ gekochte Kartoffel	$^1/_4$ Scheibe Toastbrot	1 EL Joghurt
Farbe mit Jod-Kaliumiodid-Lösung				
Folgerung				

Station III	1 EL Traubenzucker*	1 EL Fruchtzucker*	1 EL Milch*	1 EL Rohr- und Rübenzucker*
Farbe mit Fehling I und II				
Folgerung				

* mit 50 ml destilliertem Wasser

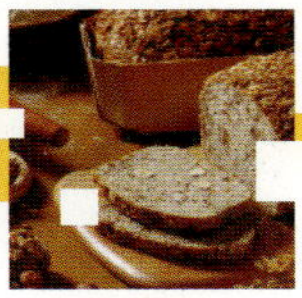

Station I: Nachweis von Glukose mit Teststreifen (Zeit: 15 Min.)

Material: **pro Gruppe oder Person:** 50 ml Apfelsaft, 50 ml Vollmilch, ¼ zerdrückte Banane, 3 Glukoseteststreifen, 1 Abfallschüssel

Versuch: Tauchen Sie die Glukoseteststreifen in die verschiedenen Lebensmittel ein.

Beobachtung: Vergleichen Sie die Farbänderung der Streifen mit den Packungsangaben.

Auswertung: Halten Sie die Ergebnisse schriftlich fest. Was folgern Sie daraus?

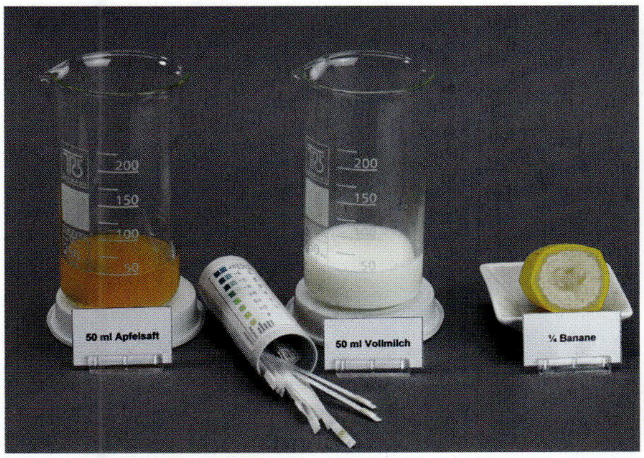

Arbeitsmaterial für den Versuch

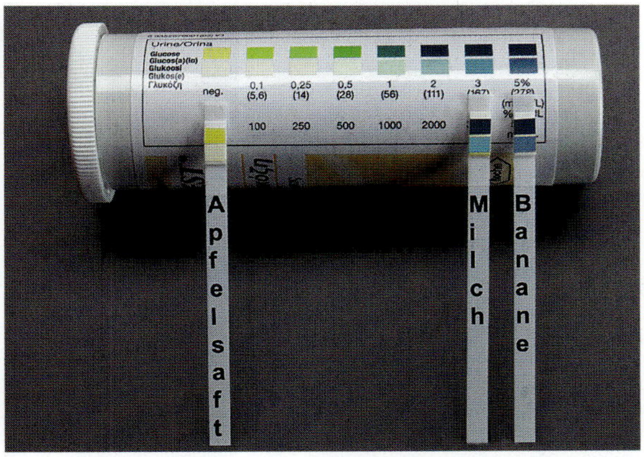

Versuchsergebnis

Station II: Nachweis von Stärke in Lebensmitteln (Zeit: 15 Min.)

Material: **pro Gruppe oder Person:** ½ rohe und ½ gekochte Kartoffel, ¼ Scheibe Toastbrot, 1 EL Joghurt, 1 Pipette, Jod-Kaliumiodid-Lösung, 1 Abfallschüssel

Versuch: Beträufeln Sie die Lebensmittel jeweils mit einem Tropfen Jod-Kaliumiodid-Lösung.

Beobachtung: Welche Farbänderungen sind ersichtlich?

Auswertung: Halten Sie die Ergebnisse schriftlich fest. Was folgern Sie daraus?

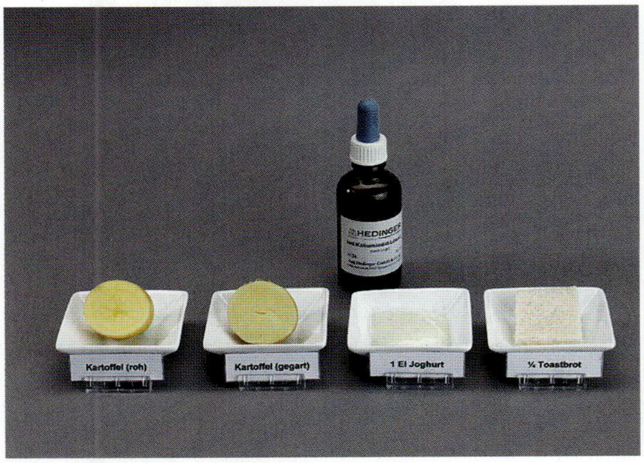

Arbeitsmaterial für den Versuch

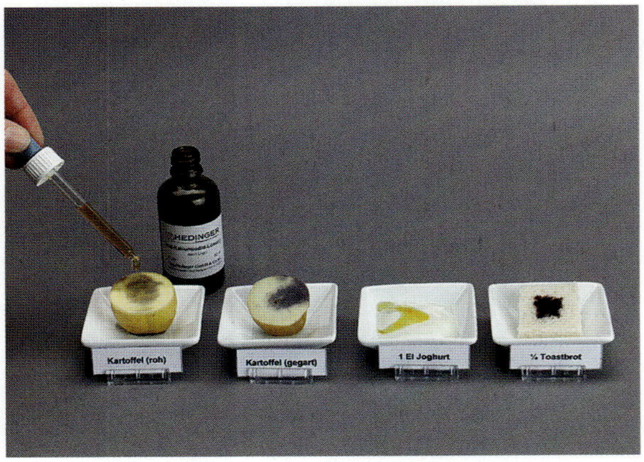

Versuchsergebnis

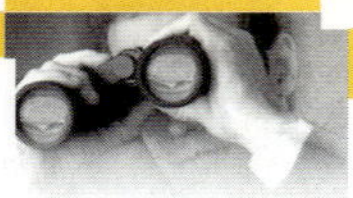

Station III: Nachweis von bestimmten Kohlenhydraten durch Fehling I u. II (Zeit: 15 Min.)

Material: **pro Gruppe oder Person:** 1 EL Traubenzucker, 1 EL Fruchtzucker, 1 EL Milchzucker, 1 EL Rohr- und Rübenzucker, 200 ml destilliertes Wasser, Fehling I und II, 4 Bechergläser, 4 Esslöffel, Heizquelle, Schutzbrillen, 1 Abfallschüssel

Versuch: Setzen Sie die Schutzbrille auf. Geben Sie jeweils 1 Esslöffel der oben aufgeführten Stoffe in je 1 Becherglas. Fügen Sie jeweils 2 ml Fehling I und II zu. Gießen Sie in jedes Becherglas 50 ml destilliertes Wasser und erhitzen Sie unter vorsichtigem Rühren den Inhalt der Bechergläser.

Beobachtung: Welche Veränderungen sind ersichtlich?

Auswertung: Halten Sie die Ergebnisse fest. Was folgern Sie daraus?

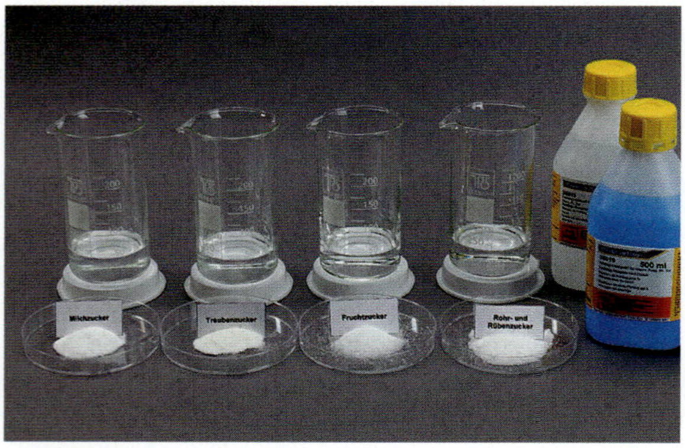

Arbeitsmaterial für den Versuch

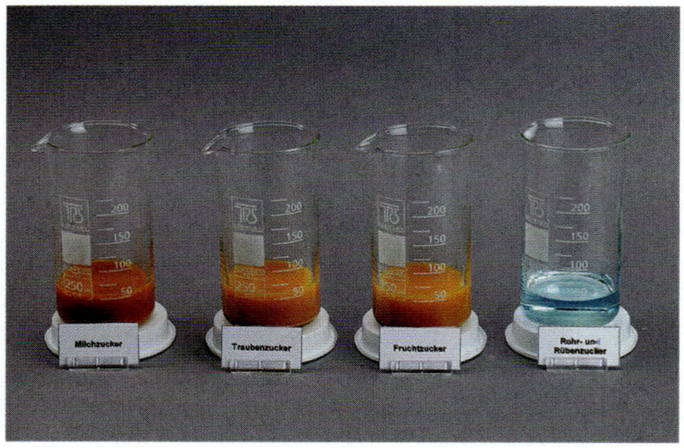

Versuchsergebnis

Zusammenfassung der Versuche

- Der Glukosegehalt (Traubenzuckergehalt) von Lebensmitteln kann anhand eines Glukoseteststreifens ermittelt werden. Ist Glukose in einem Lebensmittel vorhanden, tritt eine Farbänderung des Teststreifens ein. Die Höhe des Glukosegehalts kann an einer Farbskala (siehe Packung) abgelesen werden. Da bei der Zuckerkrankheit (Diabetes) vermehrt Glukose im Urin vorhanden ist, kann anhand des Teststreifens (Urinstix) der Glukosegehalt festgestellt werden.
- Ist Stärke in Lebensmitteln enthalten, kann sie mit Jod-Kaliumiodid-Lösung nachgewiesen werden. Es tritt eine blau-violette Färbung auf.
- Bestimmte Einfach- und Zweifachzucker können mit Fehling I und II nachgewiesen werden. Die ursprünglich violette Lösung wird zu einer rötlichen Lösung umgewandelt. Beim Rohr- und Rübenzucker tritt keine Rotfärbung auf. Er lässt sich nicht mit Fehlingscher Lösung nachweisen.

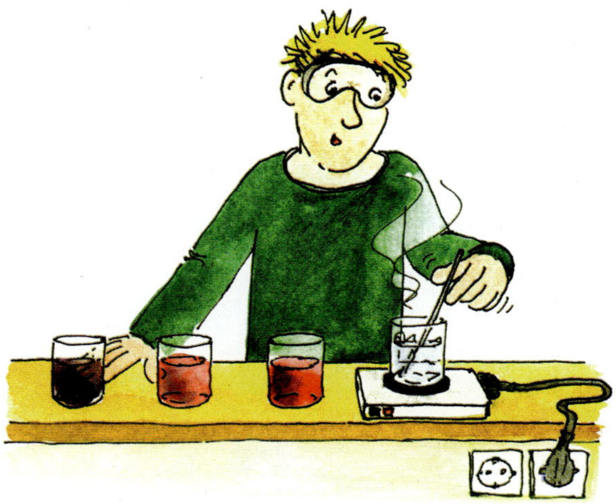

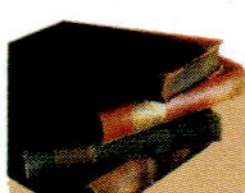

Hermann von Fehling, deutscher Chemiker (1811–1885), fand eine Methode zum Nachweis von Traubenzucker heraus. Dieses Verfahren wurde früher besonders bei der Untersuchung von Urin angewandt, um die Zuckerkrankheit (Diabetes) zu ermitteln.

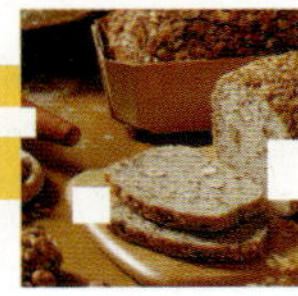

2.7 Kohlenhydrathaltige Lebensmittel

a) Zucker (Saccharose)

Geschichtlicher Hintergrund der Zuckergewinnung

Die Zuckerrohrpflanze wurde erstmals **6000 v. Chr.** in Ostasien entdeckt. Das in den subtropischen bzw. tropischen Gebieten wachsende Süßgras kann eine Höhe von **3 m bis 6 m** erreichen. Um **600 n. Chr.** entwickelten die Perser eine Methode, mit der aus Zuckerrohr Kristallzucker gewonnen werden konnte. Die Ägypter verbesserten jedoch im Laufe der Jahre dieses Verfahren. **996** kam durch venezianische Kaufleute der Zucker aus dem Orient nach Europa. Auf seiner zweiten Seereise **(1493)** brachte Columbus die Zuckerrohrpflanze nach Mittelamerika. In Kürze entstand dort, begünstigt durch das optimale Klima, der größte Umschlagplatz von Zucker. Zucker galt lange Zeit als Luxusgut, bis der Berliner Wissenschaftler **A. S. Marggraf** im Jahre **1747** die Runkelrübe entdeckte. Der aus der Runkelrübe gewonnene Zucker glich chemisch gesehen dem Zucker, der aus Zuckerrohr gewonnen wurde. **F. C. Achard,** Marggrafs Nachfolger, übergab König Friedrich Wilhelm III. den ersten Rübenzucker. Durch dessen finanzielle Unterstützung gelang es Achard **(1802)** die weltweit erste Rübenfabrik in Betrieb zu nehmen. Die von Napoleon I. verhängte Kontinentalsperre **(1806–1813)** verbot jeglichen Handel zwischen den britischen Inseln und dem Kontinent. So gewann die europäische Zuckerindustrie mehr an Bedeutung. Die Aufhebung der Kontinentalsperre und die international sinkenden Zuckerpreise dämmten den europäischen Zuckerabsatz massiv ein. Das hatte die Schließung von vielen europäischen Zuckerfabriken zur Folge. **1825** gelang der Rübenindustrie durch technische Neuerungen und verbesserte Pflanzenzüchtung der Durchbruch. Aus der Runkelrübe wurde die Zuckerrübe gezüchtet, deren Zuckeranteil um ein Vielfaches höher war. Heute ist der Zucker aus unserer Ernährung nicht mehr wegzudenken. **2/5** des weltweit produzierten Zuckers stammen von der Zuckerrübe.

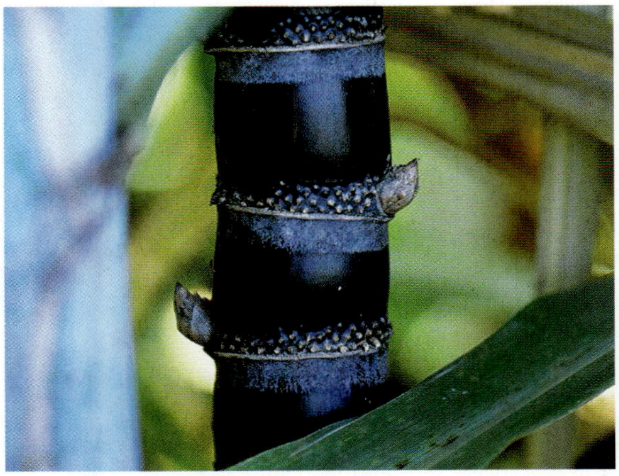

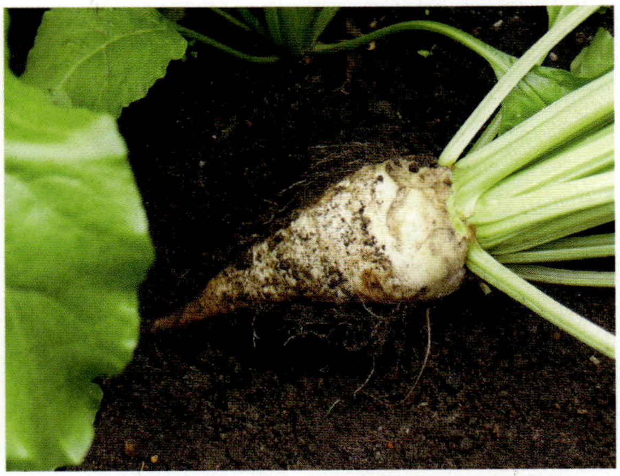

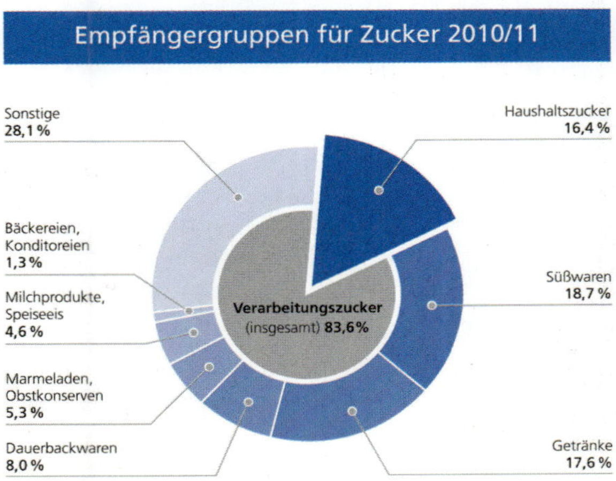

Empfängergruppe für Zucker in Deutschland (in %) 2010/2011, Quelle: Wirtschaftliche Vereinigung Zucker, Bonn

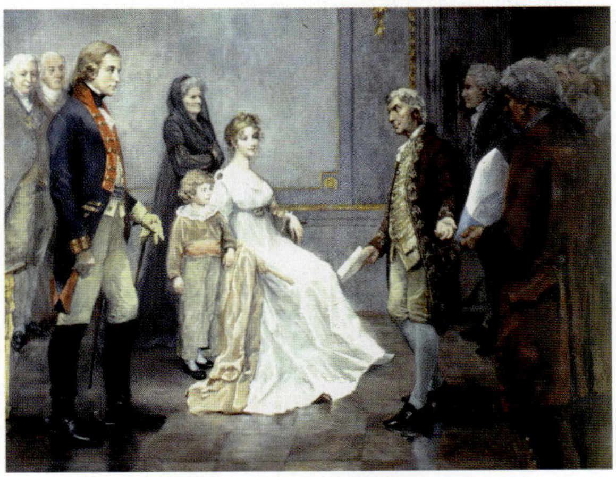

© Zucker-Museum, Berlin

1799 überreicht Achard Friedrich Wilhelm III. den ersten Rübenzucker

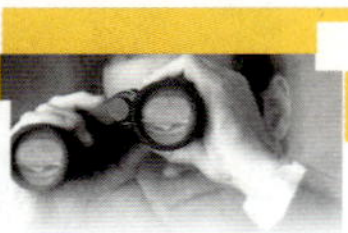

Von der Rübenente zur Zuckergewinnung

1. Aussaat: Die Rübensamen benötigen zum Wachstum ein gemäßigtes Klima und einen lockeren Boden. Die Aussaat erfolgt von **März bis April.** Nach **ca. 180 Tagen** kann die Rübe geerntet werden.

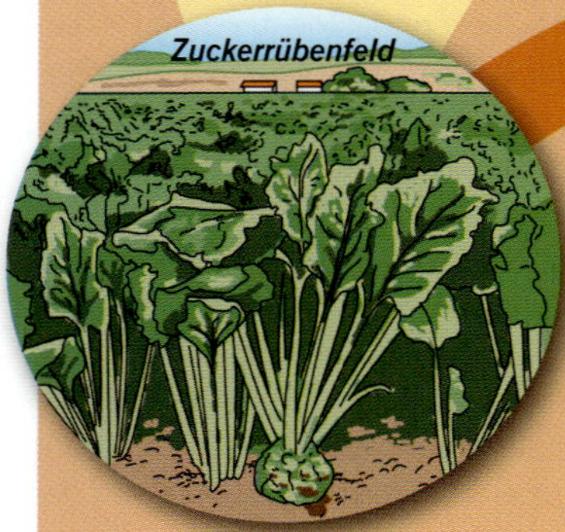

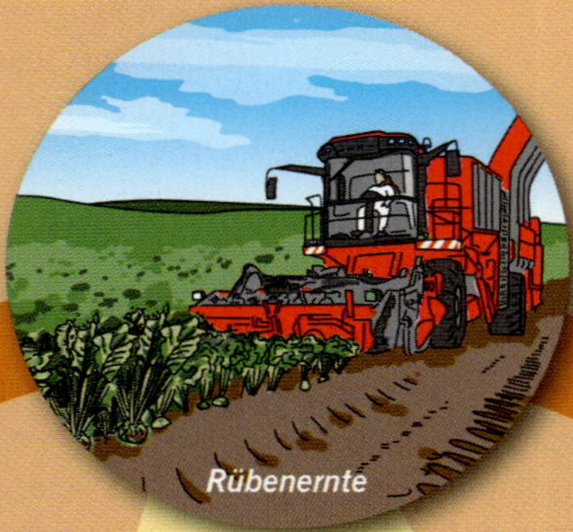

2. Ernte: Der Zuckergehalt der Rübe beträgt bei der Ernte **ca. 16 % bis 22 %.** Die Zeit der Zuckerrübenernte beginnt Mitte September. Mit Vollerntemaschinen werden die Rüben von den Blättern entfernt, sortiert und von der Erde befreit.

3. Waschen: In der Fabrik werden die Rüben zuerst gewaschen und in feine Stück zerkleinert.

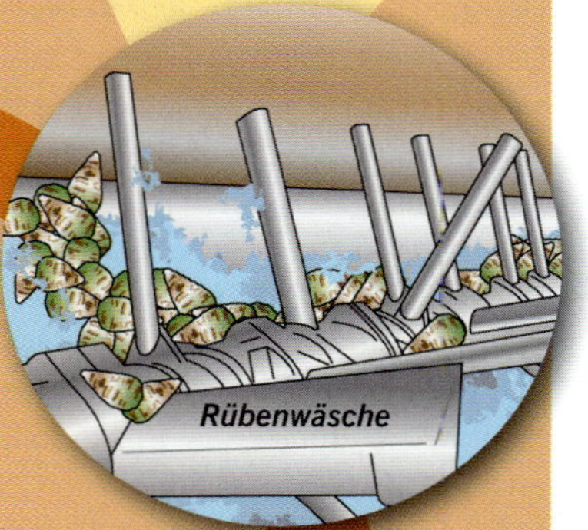

4. Extraktion:
Im Extraktionsturm wird unter Zugabe von heißem Wasser Zucker aus den Rübenstücken gelöst. Es entsteht ein **15 %iger Rohsaft.** Die Nichtzuckerstoffe werden an Kalkmilch gebunden und mit ihr abgetrennt. Der gereinigte klare Rohsaft wird als **Dünnsaft** bezeichnet.

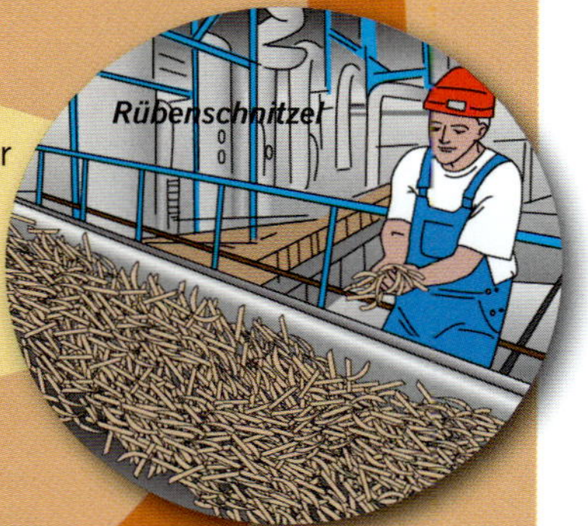

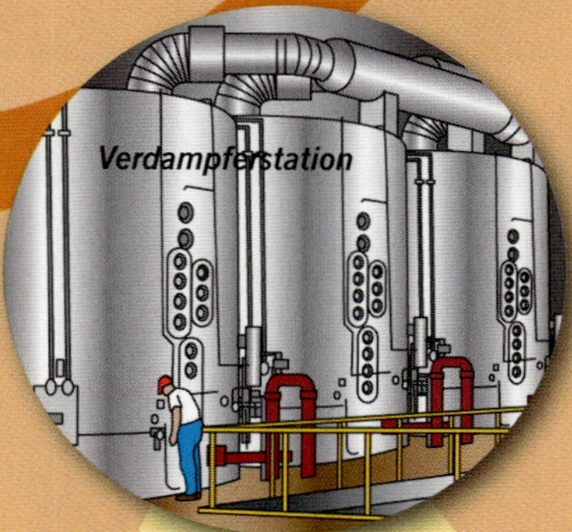

5. Verdampfen:
Im Verdampfer wird dem Dünnsaft schrittweise Wasser entzogen. Es entsteht ein **Dicksaft** mit einem Zuckergehalt von **70 %.**

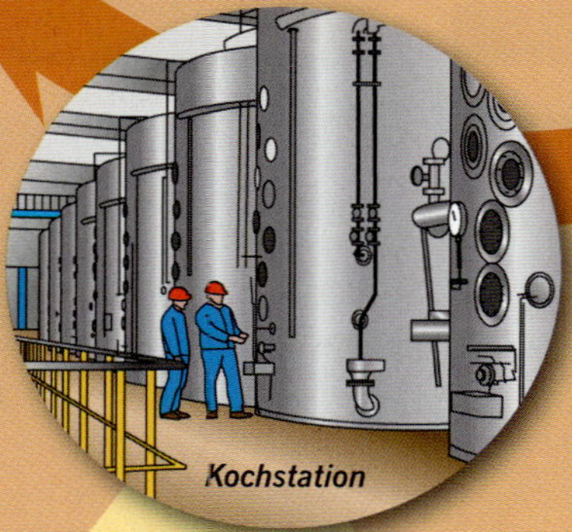

6. Kochen mit Kristallbildung:
Der Dicksaft wird bis zur Kristallbildung mit verringerter Temperatur eingedampft. Es entsteht ein **Kristallbrei (= Füllmasse).**

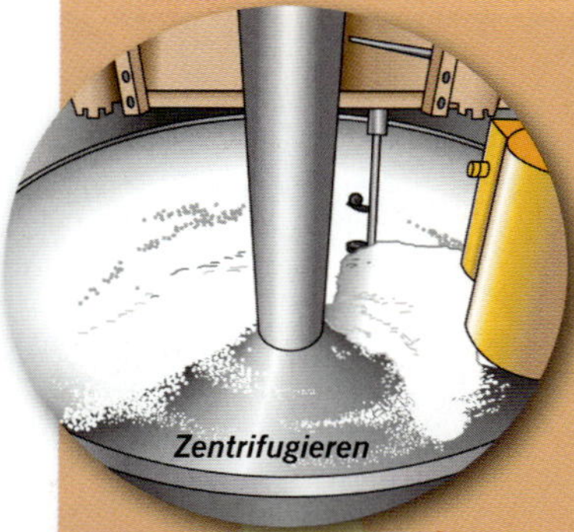

7. Maischen und Zentrifugieren:
In den Maischen kühlt die Füllmasse ab. Die Zuckerkristalle wachsen weiter. In den Zentrifugen werden durch Schleuderbewegungen und Zugabe von Wasserdampf die Zuckerkristalle von der Melasse (zähflüssiger Sirup) getrennt. Es entsteht **Weißzucker.** Wird dieser Vorgang wiederholt, erhält man eine reine **Raffinade.**

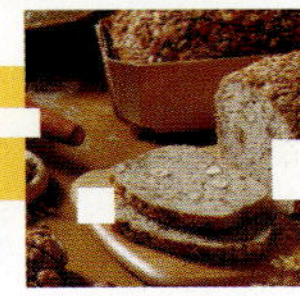

M/A Zucker-Supermarkt-Rallye

Oftmals werden im Haushalt nur wenige Zuckersorten verwendet, obwohl im Supermarkt weit mehr Sorten angeboten werden. Gehen Sie in einen nahe gelegenen Lebensmittelladen und versuchen Sie herauszufinden, welche Zuckersorten es gibt und wofür man sie verwenden kann. Vergleichen Sie die Zuckersorten mit der Abbildung unten. Finden Sie zu jeder abgebildeten Zuckersorte den passenden Namen heraus.

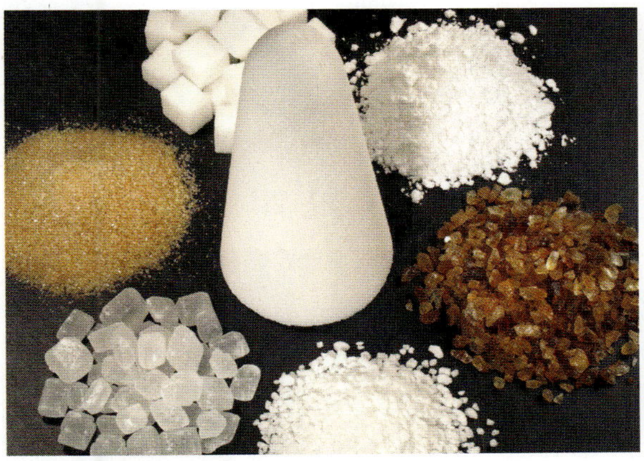

Zuckersorten

Merke ***Die bei der Zuckerherstellung übrig bleibende Melasse wird zum Teil für Viehfutter, aber auch in der pharmazeutischen Industrie bzw. Lebensmittelindustrie eingesetzt (z. B. bei der Produktion von Backhefe).***

Tipp ***Duftzucker***
Mixen Sie 50 g getrocknete Rosenblätter mit 60 g Haushaltszucker. Es entsteht ein feiner Rosenpuder, der sich sehr gut zum Bestäuben von Kuchen eignet.

Verschiedene Zuckersorten

Brauner Zucker	hat einen karamellartigen Geschmack, der entsteht, indem Zuckersirup zu goldgelbem Zucker auskristallisiert. **Verwendung:** für Weihnachtsgebäck, Müsli.	
Einmachzucker	ist grobkörnige Raffinade, die sich beim Einmachprozess langsam löst und somit die Schaumbildung reduziert. **Verwendung:** zur Konservierung von Säften und Obst.	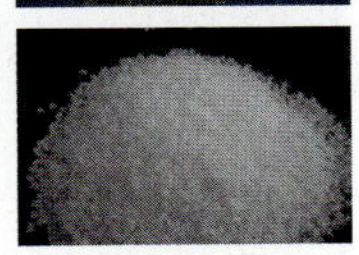
Gelierzucker	ist Raffinade mit Geliermitteln (Pektine, Zitronen- und Weinsäure) gemischt. **Verwendung:** zur Konfitüren- und Marmeladenherstellung.	
Hagelzucker	Die angefeuchtete und gepresste Raffinade wird nach dem Trocknen zu hagelkorngroßen Stücken zerkleinert. **Verwendung:** zum Bestreuen von Gebäck.	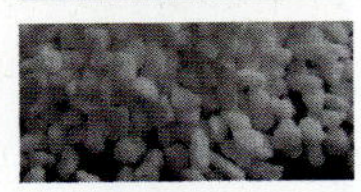
Kandiszucker	ist grob kristallisierter Zucker, der in unterschiedlichen Größen erhältlich ist. Weißer Kandis wird aus hellem Zuckersirup und brauner Kandis aus karamellisiertem Zuckersirup gewonnen. **Verwendung:** für Tee, Glühwein, Punsch usw.	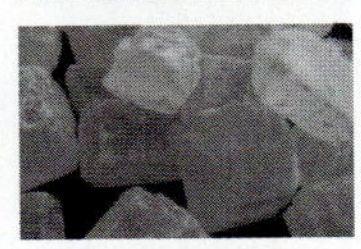
Puderzucker	ist staubfein gemahlene Raffinade. Es sind keine Kristalle mehr fühlbar. **Verwendung:** für Glasuren, zum Bestäuben usw.	
Raffinade	ist reinster Weißzucker von höchster Qualität (EG-I-Qualität), der in unterschiedlicher Körnung (grob, mittel, fein) erhältlich ist. **Verwendung:** zum Backen und Kochen.	

Vanillezucker ist ein Gemisch aus Raffinade und fein geriebenem Vanillemark. **Verwendung:** für Gebäck, Desserts usw.

Vanillinzucker ist ein Gemisch aus **mind. 0,1 % Vanillin** (= naturidentischer Aromastoff) und weißem Zucker. **Verwendung:** für Gebäck, Desserts usw.

Weißzucker ist nicht ganz so rein wie die Raffinade (EG-II-Qualität) und ist daher günstiger. **Verwendung:** zum Backen und Kochen.

Würfelzucker ist angefeuchteter Zucker, der in Form gepresst und getrocknet wird. **Verwendung:** für heiße Getränke (Tee, Kaffee, Schokolade etc.).

Zuckerhut Die Raffinade wird zu einem Kegel gepresst. **Verwendung:** für Feuerzangenbowle usw.

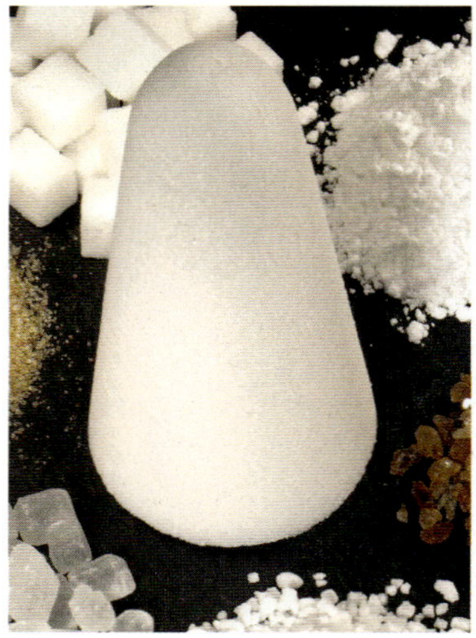

Karies

Durch unzureichende Mundhygiene kann es zur Bildung von bakteriellen Zahnbelägen (= Plaque) kommen. Die Bakterien in der Mundhöhle sind in der Lage, kohlenhydratreiche Lebensmittelreste (z. B. Zucker und Stärke) zu zersetzen. Die dabei gebildeten Säuren greifen den Zahnschmelz an und können Karies verursachen.

@ ***Recherchieren Sie im Internet, welche Faktoren eine Kariesbildung beeinflussen können.***

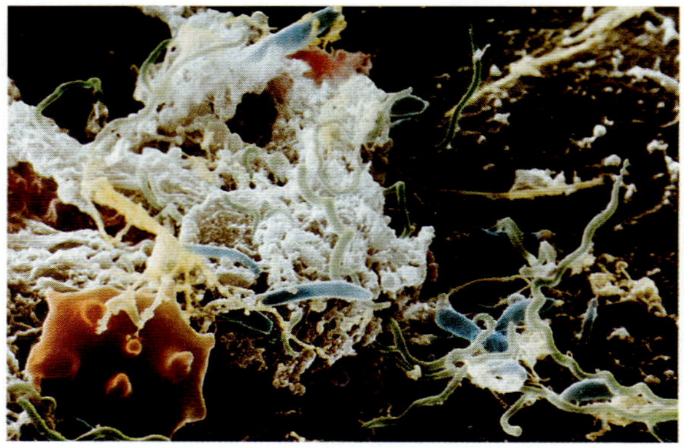

Plaquebakterien (Rasterelektronenmikroskop)

M/A Das kleine 1 x 1 der Vorbereitung auf eine Klassenarbeit

Oftmals ist es nicht ganz einfach, die wesentlichen Dinge eines Textes zu erfassen, um sich optimal auf eine Klassenarbeit vorzubereiten. Anhand von 4 Schritten wird kurz erläutert, wie Sie sich die Informationen aus diesem Buch für eine Klassenarbeit zunutze machen können. Probieren Sie es einfach mal aus. Sie werden sehen, es klappt!

1. Verschaffen Sie sich einen Überblick über den Lernstoff. Lesen Sie die zu lernenden Inhalte eines Textes langsam und sorgfältig durch.

2. Stellen Sie zum Text W-Fragen (Wer? Wie? Was? Wann? Wo? Warum?), um grundsätzliche Informationen zu erhalten (z. B. Wie entsteht Karies?).

3. Lesen Sie sich den Text ein zweites Mal durch und markieren Sie mit einem Textmarker wichtige Aussagen und Kernsätze. Handelt es sich um ein geliehenes Buch, kopieren Sie sich die entsprechenden Seiten heraus.

4. Fassen Sie die Kernsätze und wichtigsten Informationen eines Textes abschnittweise zusammen und lesen Sie die Zusammenfassung mehrmals täglich durch. Stetige Wiederholung erleichtert das Einprägen des Wichtigen.

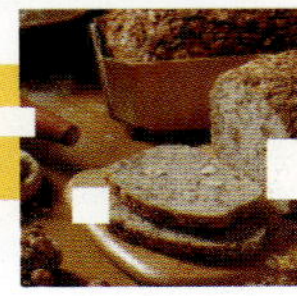

Küchentechnische Eigenschaften von Zucker

Zucker ist nicht nur zum Süßen da, sondern kann in der Küche vielfältig eingesetzt werden. Im Folgenden werden anhand der Herstellung von Karamellbonbons, Brausepulver und Konfitüre die Eigenschaften von Zucker verdeutlicht. Das erleichtert den küchentechnischen Umgang mit Zucker und hilft, in der Küchenpraxis Fehler zu vermeiden.

Kurze Arbeitsanweisung für die Herstellungsprozesse

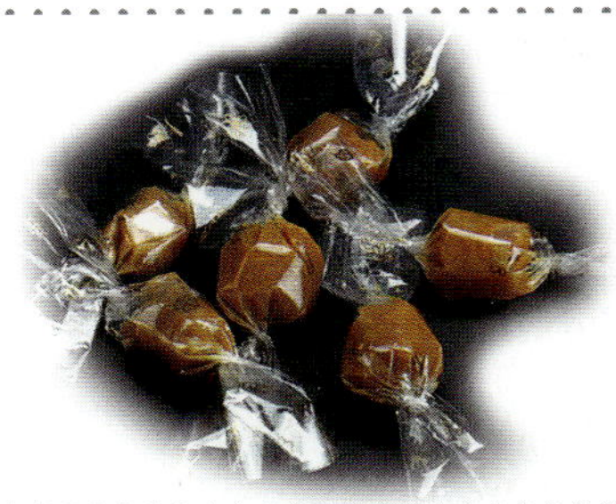

1. Alle Arbeitsgegenstände müssen bereitgestellt und alle Zutaten abgewogen werden.
2. Die Arbeitsschritte werden nacheinander erledigt.
3. Es sollte genau beobachtet werden, wie sich der Zucker verändert.
4. Leiten Sie aus Ihren Beobachtungen küchentechnische Folgerungen ab.

Herstellung von Karamellbonbons (ergibt ca. 25 Stück, 150 kJ pro Karamellbonbon)

Arbeitsgegenstände: Kastenform (Länge: 24 cm), Alufolie, kleiner Topf, Teelöffel, Esslöffel, Schneebesen, Gummischaber, Pinsel

Zutaten: 150 g Zucker, 60 ml Wasser, 1 EL Butter, 100 ml Sahne, 20 g Butter

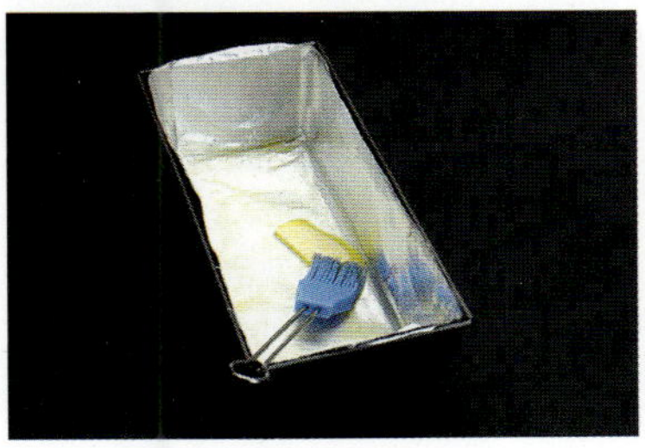

Kastenform (Länge: 24 cm) mit Alufolie auslegen. 1 EL zerlassene Butter zugeben, Form mit Butter auspinseln.

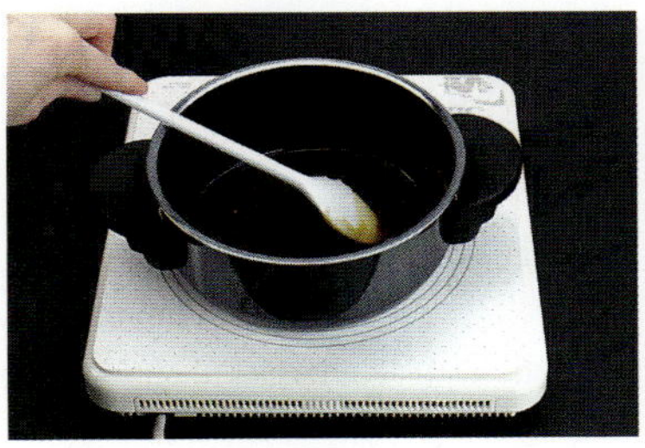

150 g Zucker in einem kleinen Topf schmelzen und so lange rühren, bis eine goldbraune karamellisierte Masse entstanden ist. Probieren Sie den Karamell (Vorsicht: heiß!) und vergleichen Sie die Süßkraft von Karamell und Zucker.

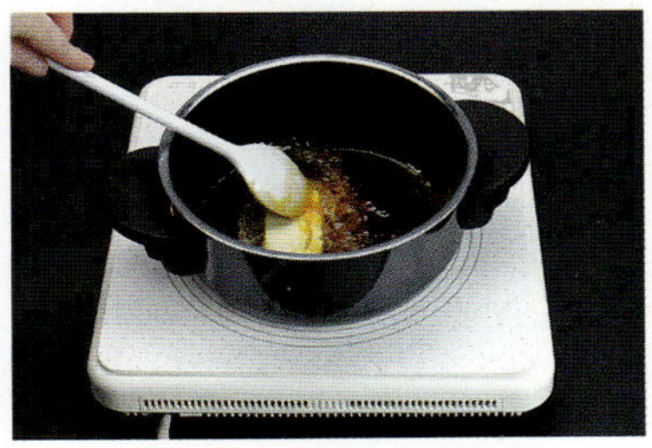

Nach und nach 60 ml Wasser mit dem Schneebesen unter die Masse rühren. Vorsicht: Spritzgefahr! So lange weiterkochen, bis das Wasser verdampft ist. 20 g Butter unterrühren; Masse muss sämig sein.

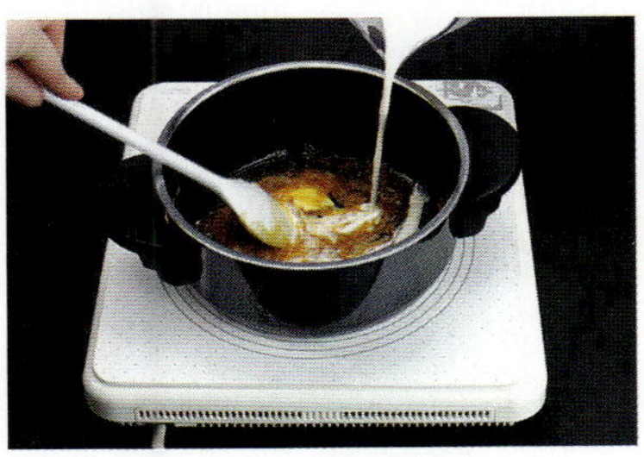

100 ml Sahne unter ständigem Rühren vorsichtig zugeben. Am Ende sollte die Sahne eingekocht sein.

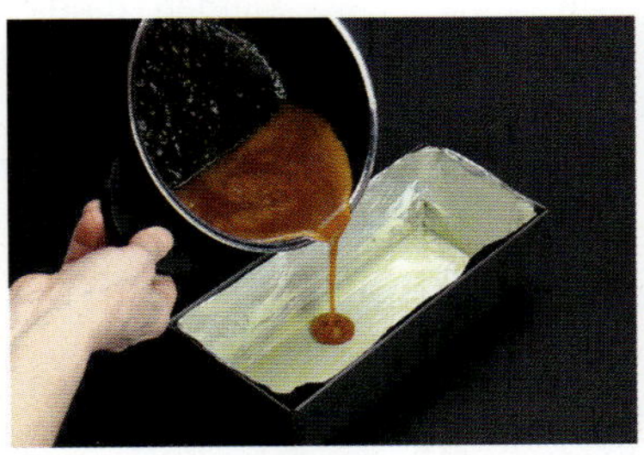

So lange rühren, bis eine zähflüssige Masse entstanden ist. Dauer ca. 5 Min. Masse in die Kastenform füllen und in den Kühlschrank geben. Kühlzeit: ca. 40 Min. bis 50 Min.

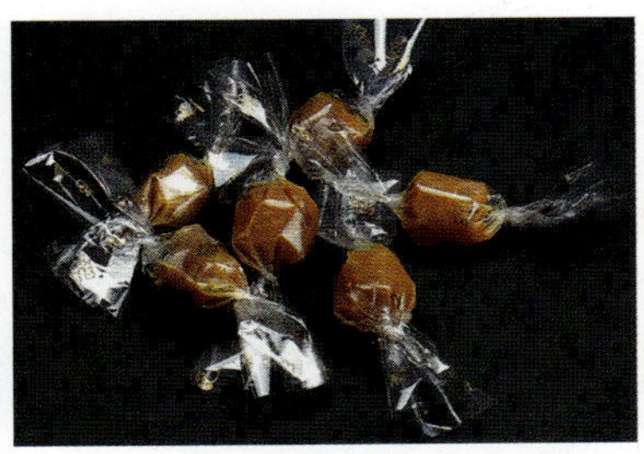

Sobald die Masse fest wird, muss sie aus der Form genommen werden. Masse in 1,5 cm x 1,5 cm große Stücke schneiden und voneinander lösen. So lange kühl stellen, bis sie fest sind. Bonbons mit Zellophanpapier umwickeln.

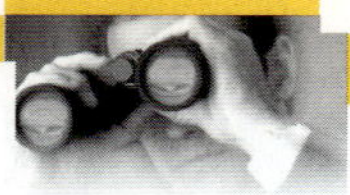

Beobachtung: Farbveränderung von Zucker
Zucker beginnt unter Temperatureinwirkung zu schmelzen und verändert die Farbe. Karamell schmeckt im Vergleich zu Haushaltszucker weniger süß.

Küchentechnische Folgerungen mit Anwendungen
Bei Temperaturen von **ca. 100 °C** wird aus Zucker brauner Karamell. Die Süßkraft geht durch die Hitzeeinwirkung verloren. Karamell kann zu Dekorationszwecken auf Desserts (z. B. Karamellfäden), aber auch zum Färben von Backwaren (z. B. Zuckercouleur) eingesetzt werden.

Herstellung von Brause

Arbeitsgegenstände: Esslöffel, Teelöffel, 2 Gläser
Zutaten: 150 ml kaltes Wasser, 150 ml heißes Wasser, 2 EL Zucker, 2 EL Zitronensäure (E 330), 2 EL Natriumhydrogencarbonat (E 500, Speisenatron)

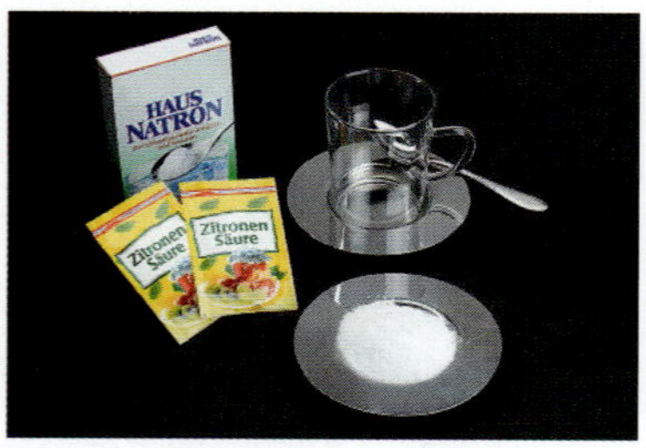

Zucker, Zitronensäure und Natron mischen. Es entsteht Brausepulver.

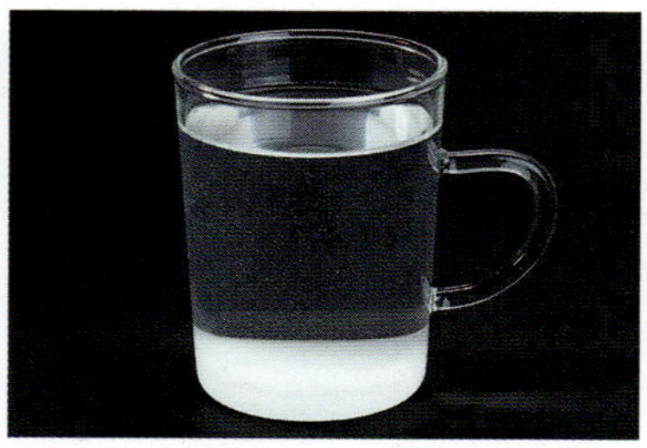

Die Hälfte des Brausepulvers in ein Glas mit 150 ml kaltem Wasser einrühren. Was beobachten Sie? Wie schmeckt das Getränk?

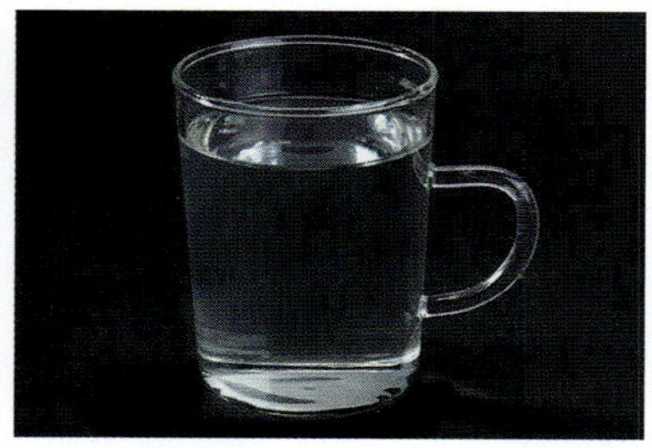

Die Hälfte des Brausepulvers in ein Glas mit 150 ml heißem Wasser einrühren. Was beobachten Sie? Wie schmeckt das Getränk?

Beobachtung: Löslichkeit von Zucker
Zucker löst sich in heißem Wasser besser als in kaltem Wasser. Die warme Brause schmeckt süßer als die kalte.

Küchentechnische Folgerungen mit Anwendungen
Da sich Zucker in heißer Umgebung besser löst als in kalter, sollten heiße Süßspeisen grundsätzlich vor dem Abkühlungsprozess gesüßt werden. Werden die Speisen heiß verzehrt, kann die Zuckermenge etwas reduziert werden, da die Süßkraft bei warmen Speisen stärker ist als bei kalten.

Anwendung: zum Süßen von Milchreis, Flammeri, Soßen usw.

Redewendungen

Suchen Sie in Büchern oder im Internet landläufige Redewendungen, die sich um das Thema Zucker drehen, und überlegen Sie, was sich hinter den Redewendungen verbirgt.

Beispiel:
„Das hier ist kein Zuckerschlecken!"
Gemeint ist: „Das hier ist nicht einfach!"

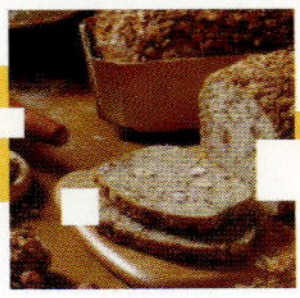

Herstellung von Konfitüre (ergibt 250 g Konfitüre, 1 Portion (25 g) = 267 kJ)

Arbeitsgegenstände: kleiner Topf, Pürierstab, Kochlöffel, Schaumlöffel, Teller, Esslöffel, sauberes, ausgekochtes Glas mit passendem Verschluss (Volumen: 225 ml)
Zutaten: 125 g Himbeeren, 100 g Zucker, 2 EL Vanillezucker

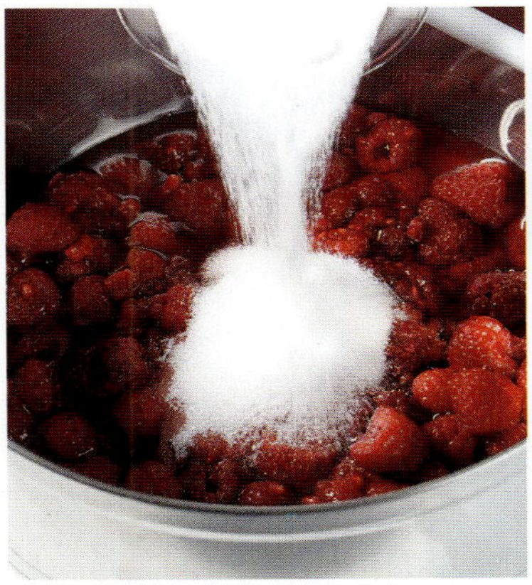

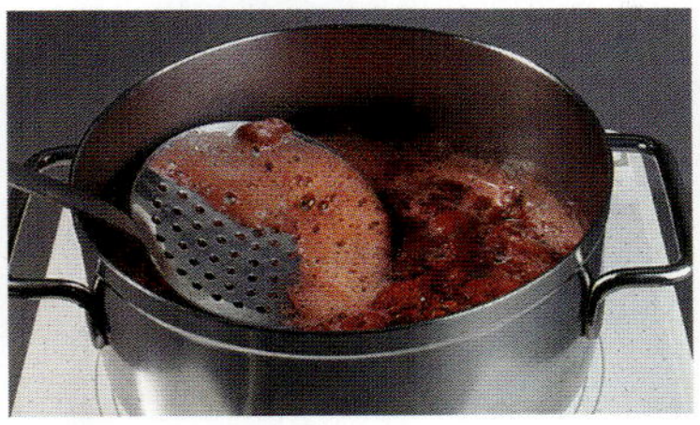

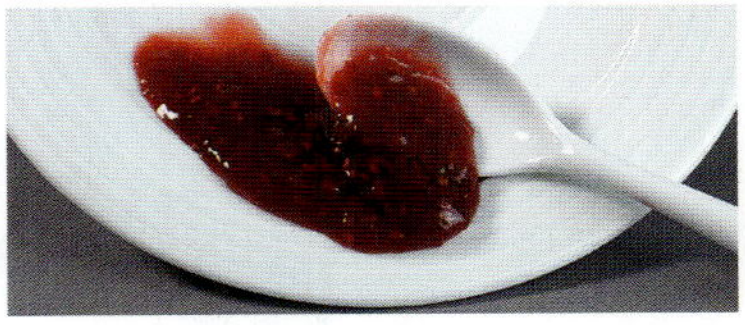

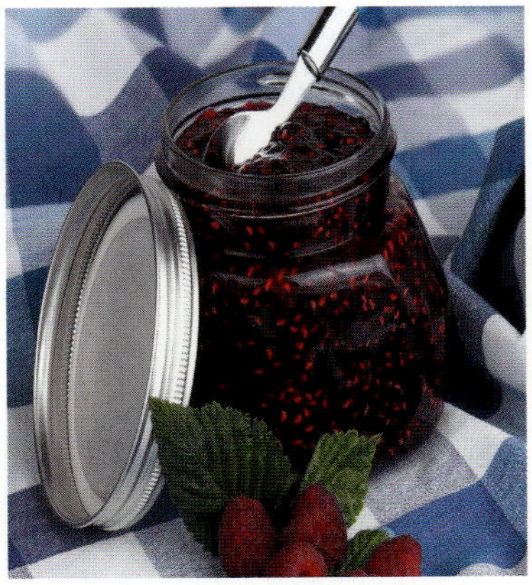

125 g Himbeeren, Stiele und schadhafte Stellen entfernen. Himbeeren in einem Topf pürieren und 100 g Zucker und 2 EL Vanillezucker zugeben. Himbeermasse unter ständigem Rühren **ca. 4 bis 5 Min.** köcheln lassen.

Entsteht Schaum, muss dieser mit dem Schaumlöffel abgenommen werden. Festigkeitsprobe: Geben Sie nach ca. 5 Min. 1 EL der Himbeermasse auf einen kleinen Teller. Halten Sie den Teller leicht schräg. Welche Beobachtung machen Sie?

Die dickflüssige Himbeermasse in ein zuvor ausgekochtes Konfitürenglas (Volumen: ca. 225 ml) füllen und fest mit dem Deckel verschließen. Das Glas beim Abkühlvorgang auf den Kopf stellen. Die Konfitüre sollte beim nächsten Unterricht probiert werden (siehe Tipp). Wie hat sich die Beschaffenheit der Himbeerkonfitüre verändert?

Beobachtung: Konservierung
Der Zucker löst sich in der heißen Himbeermasse vollständig auf. Es bildet sich ein Schaum. Die Himbeermasse fließt nach dem Kochprozess zähfließend auf dem Teller. Nach dem Abkühlungsprozess ist eine streichfähige Masse entstanden.

Küchentechnische Folgerungen mit Anwendungen
Bei der Herstellung von Konfitüre bindet der Zucker die vorhandene Flüssigkeit und schränkt dadurch die Aktivität der Mikroorganismen erheblich ein. Dieser Vorgang wird als Konservierung bezeichnet. Die Lebensmittel werden dadurch haltbar gemacht.

Tipp

Beschließen Sie, wer für den nächsten Unterricht etwas Butter und ein frisches Körnerbrot oder frische Körnerbrötchen mitbringt. Frühstücken Sie gemeinsam und probieren Sie Ihre selbst hergestellte Konfitüre. Zum Konfitürenbrot bzw. -brötchen passt sehr gut eine Tasse Milch oder eine Tasse Kakao.

b) Zuckerersatzstoffe: Süßstoffe und Zuckeraustauschstoffe

Zuckerersatzstoffe können, wie der Name bereits sagt, als **Ersatz von Zucker** eingesetzt werden. Es werden 2 Gruppen von Zuckerersatzstoffen, die **Süßstoffe** und die **Zuckeraustauschstoffe,** unterschieden. Beide Gruppen sind Lebensmittelzusatzstoffe, die der gesetzlichen Zulassung unterliegen und auf der Zutatenliste von Produkten ausgewiesen werden müssen. Die einzelnen Eigenschaften und Besonderheiten werden im Folgenden ausführlich beschrieben.

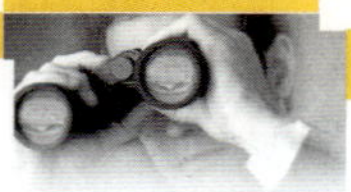

Süßstoffe

Süßstoffe sind Lebensmittelzusatzstoffe, die aus **künstlichen** oder **natürlichen** Verbindungen hergestellt werden. Sie sind in **flüssiger, pulverförmiger** oder **fester** Form (Tabletten) im Handel erhältlich. Süßstoffe haben eine intensivere Süßkraft als Zucker. Im Folgenden werden die derzeit zugelassenen Süßstoffe an der Süßkraft von Zucker gemessen. **Beispiel:** Acesulfam K (E 950) hat eine **200-fach** höhere Süßkraft als Zucker (bei der Süßkraft von Zucker wird der **Faktor 1** veranschlagt).

Süßstoffe	Süßkraft
Acesulfam K (E 950)	200
Aspartam-Acesulfam-Salz (E 962)	350
Aspartam (E 951)	200
Cyclamat (E 952)	35
Neohesperidin DC (E 959)	1800
Neotam (E 961)	7000–13 000
Saccharin (E 954)	500
Steviolglycoside (E 960)	200–300
Sucralose (E 955)	500–600
Thaumatin (E 957)	3000

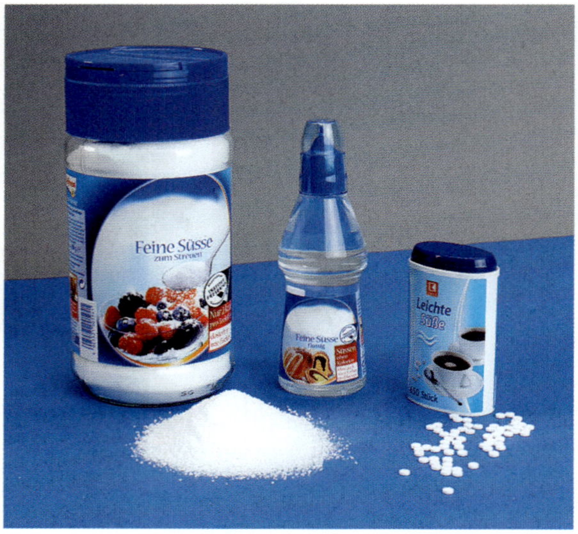

Süßstoffformen: Flüssigsüße, Streusüße, Tabletten

Süßstoffe weisen einen unangenehmen Beigeschmack auf, wenn beim Süßen von Speisen zu viel davon verwendet wird. Sie können über einen längeren Zeitraum trocken gelagert werden, ohne dass die Süßkraft dabei verloren geht (Ausnahme: Aspartam). Im Handel werden hauptsächlich verschiedene Süßstoffgemische angeboten. Da Süßstoffe keine Glukose enthalten und so gut wie keinen Nährwert besitzen, stellen sie für zuckerkranke und übergewichtige Personen eine gute Alternative zu Zucker dar. Sie verursachen ebenfalls keine Kariesbildung und werden in fast unveränderter Form aus dem Körper ausgeschieden. Früher wurde Süßstoffen eine krebserregende und hungersteigernde Wirkung zugesprochen. Das haben jedoch zahlreiche wissenschaftliche Studien widerlegt. Süßstoffe sind Zusatzstoffe, für die Experten einen sogenannten **ADI-Wert (Acceptable Daily Intake)** festgelegt haben. Der ADI-Wert gibt die Menge eines Stoffes an, der täglich ein Leben lang ohne gesundheitliche Bedenken verzehrt werden kann. Dabei wird von einer Tagesdosis in Milligramm pro Kilogramm Körpergewicht ausgegangen. Die ADI-Werte sind keine Höchstwerte, sondern lediglich Richtwerte.

Süßstoffe	ADI-Wert[1] mg/kg KG	Süßstoffe	ADI-Wert[1] mg/kg KG
Acesulfam K (E 950)	9**	Neotam (E 961)	0–2
Aspartam-Acesulfam-Salz (E 962)	produktabhängig	Saccharin (E 954)	5
Aspartam (E 951)	40	Steviolglycoside (E 960)	4
Cyclamat (E 952)	7***	Sucralose (E 955)	15
Neohesperidin DC (E 959)	5	Thaumatin (E 957)	unbegrenzt

[1] ADI-Wert = Milligramm pro Kilogramm Körpergewicht,
*** wurde von der JECFA (Joint Expert Committee on Food Additivs) auf 15 mg/kg KG und von der SCF auf 9 mg/kg KG festgelegt,*
**** wurde von der JECFA (Joint Expert Committee on Food Additivs) auf 11 mg/kg KG und von der SCF auf 7 mg/kg KG festgelegt.*

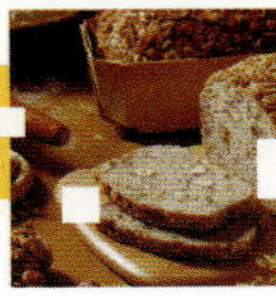

Zuckeraustauschstoffe

Zuckeraustauschstoffe sind zuckerähnliche Stoffe, die chemisch gesehen vorwiegend aus Zuckeralkoholen bestehen **(Ausnahme: Fruktose)** und deshalb natürliche Rohstoffe sind, die enzymatischen oder/und chemischen Veränderungsprozessen unterliegen. Das Ausgangsprodukt des Zuckeraustauschstoffes Mannit z. B. ist die Mais- oder Kartoffelstärke. Die Süßkraft der Zuckeraustauschstoffe liegt mit Ausnahme der Fruktose unter der Süßkraft von Haushaltszucker (siehe Tabelle unten).

Derzeit sind folgende Zuckeraustauschstoffe im Handel erhältlich:

Sorbit (E 420), Isomalt (E 953),
Laktit (E 966), Mannit (E 421),
Maltit (E 965), Xylit (E 967), Erythrit (E 968)
sowie der Einfachzucker Fruktose.

@ *Welche Bedeutung haben die nach den Zuckeraustauschstoffen in Klammern stehenden E-Nummern?*
Was steckt hinter den Abkürzungen JECTA und SCF?

Die Zuckeraustauschstoffe werden insulinunabhängig abgebaut und deshalb nur langsam ins Blut aufgenommen, was für zuckerkranke Personen besonders vorteilhaft ist (vgl. Diabetes). Der Energiewert beträgt pro Gramm Zuckeraustauschstoff durchschnittlich **2,4 kcal/10,08 kJ,** deshalb sind sie für eine Gewichtsreduzierung nicht geeignet. Damit der Energiewert reduziert und die Süßkraft erhöht wird, werden die Zuckeraustauschstoffe häufig mit Süßstoffen gemischt. Da die Zuckeraustauschstoffe nicht von den Mundbakterien abgebaut werden, haben sie keine kariesverursachende Wirkung. Sie werden deshalb häufig bei der Herstellung von Kaugummi usw. verwendet. Zuckeraustauschstoffe gelangen meist unverändert in den Dickdarm, dort nehmen sie Wasser auf und können somit Blähungen verursachen und bei höherer Dosis abführend wirken.

Süßkraft der Zuckeraustauschstoffe im Vergleich zur Saccharose

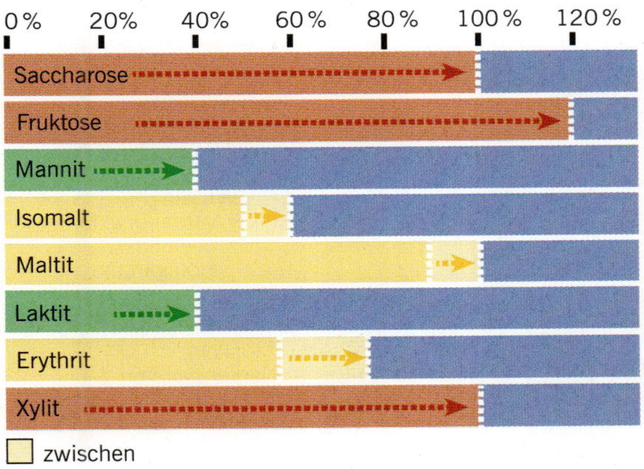

1. ***Fassen Sie die wesentlichen Unterschiede von Süßstoffen und Zuckeraustauschstoffen in einer Tabelle zusammen.***
2. ***Welche Zutaten werden bei der Herstellung von Kaugummi verwendet?***
3. ***Vergleichen Sie verschiedene Zutatenlisten von Zuckerersatzstoffen miteinander.***
   Welche Zuckeraustauschstoffe und Süßstoffe werden häufig miteinander gemischt?

c) Honig

M/A *Blitzlicht*

Was wissen Sie über das Thema **Honig in der Ernährung?** Welche **Gedankenblitze** fallen Ihnen ein? Beachten Sie folgende Regeln: Legen Sie fest, wer in der Klasse nacheinander spricht (z. B. der Reihe nach von links nach rechts). Jeder darf nur ein Wort oder einen Satz zu dem gestellten Thema sagen. Es spricht grundsätzlich nur einer, die anderen hören zu. Es finden keine Diskussionen statt. Eine Person hält die Ergebnisse an der Tafel o. Ä. fest. Das **Blitzlicht** sollte je nach Gruppengröße nicht länger als **5 Min. bis 10 Min.** dauern.

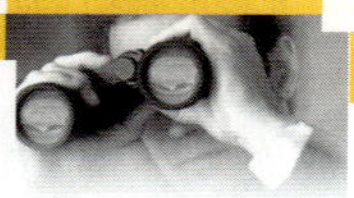

Was ist Honig?

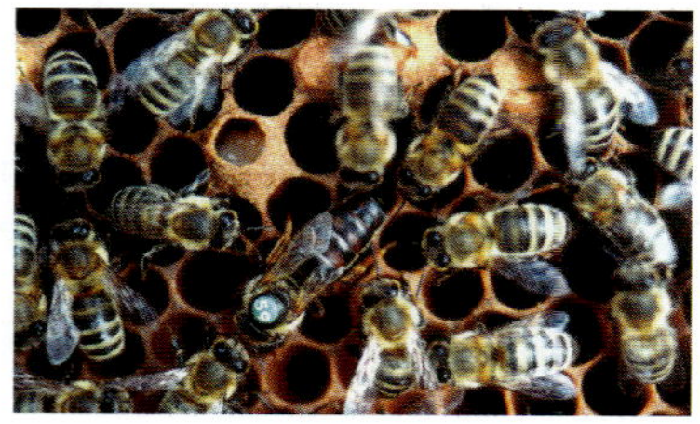

Der Honig ist ein natursüßes Lebensmittel, das von Honigbienen erzeugt wird. Honig entsteht, indem
- **Blütennektar** oder
- **Pflanzensäfte** oder
- **Honigtau** (Ausscheidungsprodukt von Blattläusen)

mit körpereigenen Sekreten der Biene angereichert wird. Das entstandene Stoffgemisch wird zur Reifung in den Waben eingelagert. Während des Reifeprozesses entziehen die Arbeitsbienen immer wieder den **Nektar** aus den Waben und reichern diesen mit **körpereigenen Enzymen** an. Der Honig wird geerntet, wenn die Bienen den Honig **luftdicht** verschlossen haben. Die Beschaffenheit des Honigs kann **flüssig, dickflüssig,** aber auch **kristallin** sein. Sammelt die Biene ausschließlich **Blütennektar** aus Pflanzen, erhält der Imker einen **Blütenhonig.**

Nimmt die Biene den **Honigtau** von Bäumen auf, wird **Honigtauhonig (= Waldhonig)** gewonnen. Die Farbnuancen von Blütenhonig reichen von Weiß bis Dunkelgelb, die von Honigtauhonig von Hellbraun bis Dunkelbraun. Von einer Honigsorte (z. B. Akazienhonig) wird gesprochen, wenn der Honig überwiegend aus dieser Blüte oder Pflanze stammt. Geschmacklich gibt es zwischen den Honigsorten sehr große Unterschiede. Es empfiehlt sich, die verschiedenen Sorten zu testen und kennenzulernen.

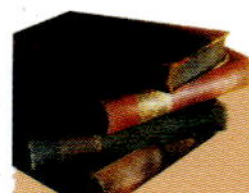

Sekrete
sind Ausscheidungsprodukte
z. B. von den Drüsen.

Inhaltsstoffe des Honigs und deren Wirkung

EINFACHZUCKER
(z. B. Glukose/Fruktose)
Fruktose: insulinunabhängiger Abbau
Glukose: insulinabhängiger Abbau

Wirkung:
- schneller Energielieferant
- schützt Schleimhäute des Magens und Darms

ANTIOXIDANZIEN
(z. B. Vitamin C, Beta-Carotin)

Wirkung:
- keine Ablagerungen in den Blutgefäßen

AROMASTOFFE
(z. B. Aceton, Diacetyl, etwa 130 Stoffe)

Wirkung:
- appetitanregend
- verdauungsfördernd

SÄUREN
(z. B. Milch-, Zitronen-, Ameisensäure)

Wirkung:
- verdauungsfördernd
- beeinflussen das Honigaroma

INHIBINE
(z. B. Hydroxybenzoale, Wasserstoffperoxid)

Wirkung:
- entzündungshemmend bei Infektionen

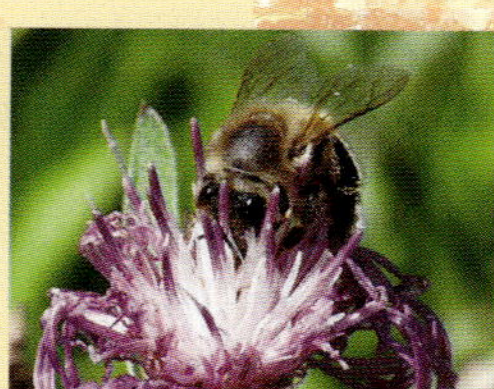

ACETYCHOLIN
Überträgersubstanz in Muskeln, Gehirn und zentralem Nervensystem

Wirkung:
- blutdrucksenkend
- verdauungsfördernd
- herzschlagregulierend

AMINOSÄUREN
(z. B. Cystin, Serin, Leucin)

Wirkung:
- Aufbau von Stoffwechselprodukten

ENZYME
(z. B. Amylase, Glukoside)

Wirkung:
- Spaltung von Glukose
- antibakteriell

MINERALSTOFFE
(z. B. Calcium, Phosphor, Magnesium, Eisen, Zink, Schwefel)

Wirkung:
- Knochenaufbau
- Enzymaufbau
- Aufbau von Aminosäuren

VITAMINE
(z. B. B_1, B_2-Komplex, B_6, H, C ...)

Wirkung:
- Aufrechterhaltung der Körpervorgänge

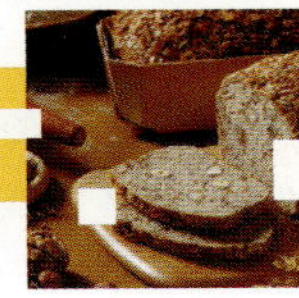

Wirkungsweise des Honigs

Der Honig eignet sich aufgrund seiner **entzündungshemmenden** Wirkung hervorragend für die Behandlung von Wunden. Die **hygroskopische** (wasserbindende) Eigenschaft des Zuckers trocknet die Wunden aus, die Säuren, Inhibine, Enzyme und Antioxidanzien hingegen verhindern das Wachstum der Mikroorganismen. Das **Schlaganfall-** und **Herzinfarktrisiko** kann stark herabgesetzt werden, da die Antioxidanzien und das Acetycholin **blutdrucksenkend** sind und **gefäßerweiternde** Wirkungen aufweisen. Die etwa 120 Aromastoffe bestimmen erheblich den Geschmack des Honigs und regen somit den Appetit und gleichermaßen die Verdauung an. Die zahlreichen Vitamine und Mineralstoffe dienen zur Lebenserhaltung aller Körpervorgänge und zum Aufbau von Knochen und Blut.

Die Handelsformen des Honigs

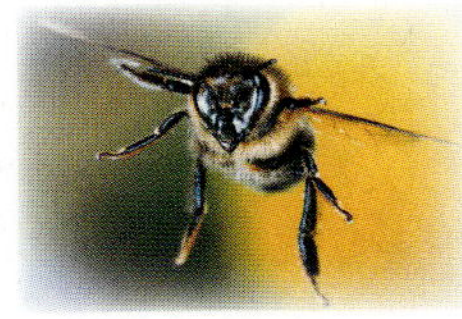

Der Honig kann durch unterschiedliche Verfahren gewonnen werden. Deshalb ist er in verschiedenen Handelsformen erhältlich. Man unterscheidet:

Handelsformen	Erläuterung
Waben- oder Scheibenhonig	Der gedeckelte Honig wird in der ganzen Wabe oder portionsweise in Scheiben verkauft.
Honig mit Wabenanteil	Der Honig enthält Wabenstücke.
Tropfhonig	Die Waben werden entdeckelt. Der austropfende Honig wird gesammelt.
Schleuderhonig	Die entdeckelten Waben werden geschleudert.
Presshonig	Durch das Pressen oder durch Wärmebehandlung (unter 45 °C) wird der Honig gewonnen.
Gefilterter Honig	Durch das Filtrieren von Honig werden die Pollen und andere organische Substanzen entfernt.

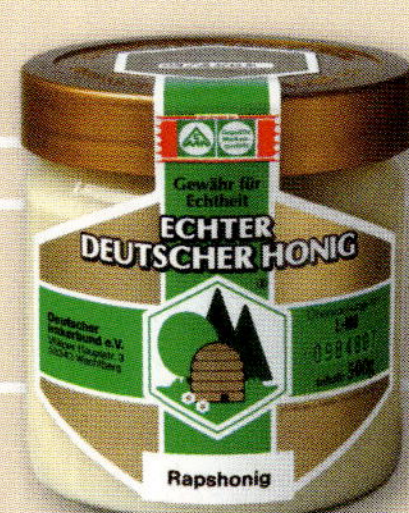

Lagerung

Spezielle Honiggläser oder Honigdosen schützen den Honig vor Fremdgerüchen und Feuchtigkeit. Honig sollte stets lichtgeschützt, kühl und trocken aufbewahrt werden.

Tipp

Was tun mit kristallinem Honig? Dieser kann im Wasserbad langsam verflüssigt werden. Die Temperatur von 40 °C sollte dabei nicht überschritten werden, damit hitzeempfindliche Inhaltsstoffe, wie z. B. hitzeempfindliche Vitamine, nicht zerstört werden.

?

Milch oder Tee mit Honig? Viele Menschen trinken bei Erkältungskrankheiten heiße Milch oder heißen Tee mit Honig. Welche Temperatur sollte die Milch bzw. der Tee maximal aufweisen, damit die wichtigen Inhaltsstoffe des Honigs nicht verloren gehen?

d) Getreide (Getreidekörner und getreideähnliche Körner)

Der Anbau von Getreide ist seit der Steinzeit bekannt. Im Laufe der Jahrhunderte haben sich zahlreiche Getreidearten wie z. B. Weizen, Roggen, Dinkel, Hafer, Gerste, Reis, Mais, Hirse etabliert, deren Erzeugnisse (Cornflakes, Müsli) auch als Cerealien bezeichnet werden. Die in Vergessenheit geratenen Kulturpflanzen **Amaranth** und **Quinoa** erfreuen sich wachsender Beliebtheit, obwohl sie wie der Buchweizen nicht als Getreide bezeichnet werden können. Die Inhaltsstoffe ihrer Samen sind jedoch denen der Getreidearten sehr ähnlich, deshalb werden die daraus hergestellten Produkte als **Pseudocerealien (getreideähnliche Produkte)** bezeichnet.

@ ***Wie hat sich im Laufe der Jahrhunderte der Anbau von Getreide entwickelt?***

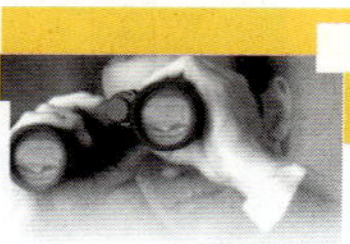

Getreidearten im Überblick

Bei den folgenden Getreidearten handelt es sich um einjährige Pflanzenarten, die zur Familie der Süßgräser gehören und deshalb in der Regel aus hohlen Halmen bestehen. Ihre Körner (= Samen) können in Form von **Ähren** (Roggen, Weizen, Gerste), **Rispen** (Hafer, Hirse, Reis) oder **Kolben** (Hirse, Mais) heranwachsen.

Die in Mitteleuropa beheimateten Getreidearten werden sowohl im Herbst (Wintergetreide) als auch im Frühjahr (Sommergetreide) ausgesät. Die Besonderheiten **(B.)**, die Anbaugebiete **(A.)** und die speziellen Verwendungsmöglichkeiten **(V.)** werden überblicksweise dargestellt.

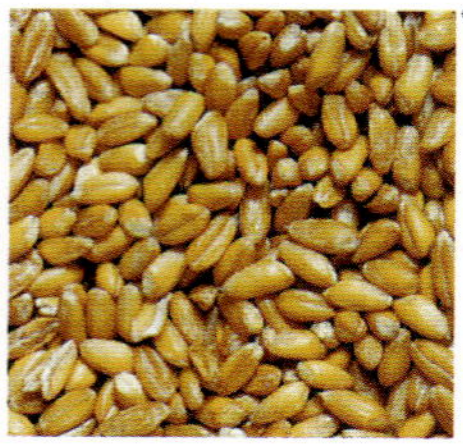

Dinkel

B.: Das goldbraune Getreidekorn wird als Urgetreide bezeichnet, aus dem durch Züchtung der heutige Weizen entstanden ist. Das Dinkelkorn ist fest mit dem Spelzen (Hüllblättchen) verwachsen und schmeckt sehr nussartig. Unreif geernteter, geschälter und leicht gedörrter Dinkel wird als Grünkern bezeichnet.
A.: Belgien, Österreich, Süddeutschland
V.: Mehlspeisen, als Mischung in Broten

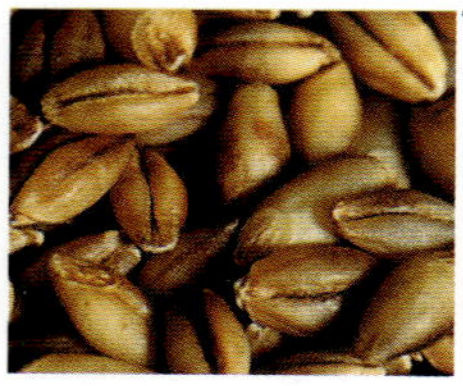

Gerste

B.: Die Gerste ist die älteste Getreideart mit der kürzesten Wachstumszeit von **ca. 100 Tagen.** Gerste wird hauptsächlich für die Bierherstellung (Braugerste) und die Herstellung von Malzkaffee verwendet.
A.: Deutschland, Vorderasien
V.: Bier, Tierfutter, Brei, Whisky, Malzkaffee

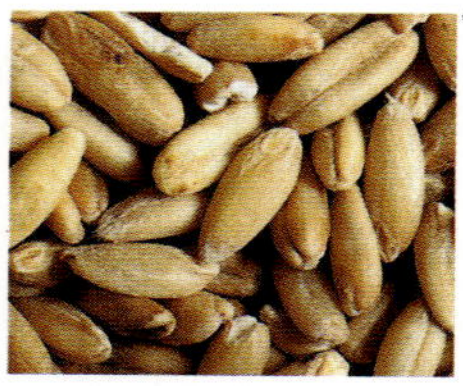

Hafer

B.: Hafer ist tiefgrün und wächst in einzelnen Rispen heran. Der hohe Eiweiß- und Fettgehalt macht Haferprodukte begrenzt haltbar. Aufgrund von Vitamin K, Biotin, Eisen, Magnesium, Zink und Kupfer sind Haferprodukte jedoch sehr wertvoll.
A.: Europa, Nordamerika, Australien, Neuseeland
V.: Futtermittel, Flocken, Grütze, Speisekleie

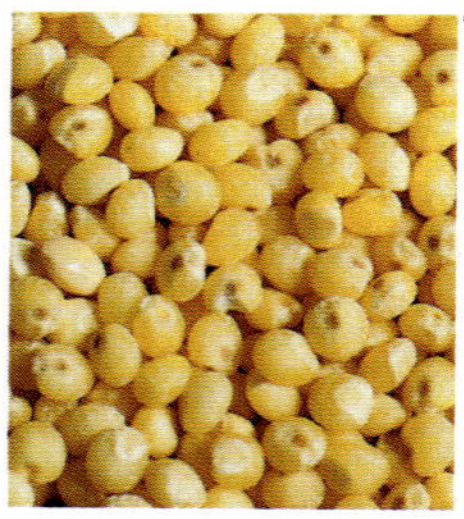

Hirse

B.: Zu den bedeutensten Hirsearten gehören die Perl-, Finger-, Rispen- und Kolbenhirse. Sie gedeiht hauptsächlich auf trockenen und nährstoffarmen Böden. Die kleinen gelben, braunen, roten oder grünen Hirsekörner wachsen an schlanken Halmen. In verarbeiteter Form ist Hirse als Mehl, Grieß, Grütze und Flocken, aber auch in gepoppter Form (Hirse-Popcorn) im Handel erhältlich.
A.: Asien, Afrika, Russland, China
V.: Brei, Eintöpfe, Aufläufe, Bratlinge

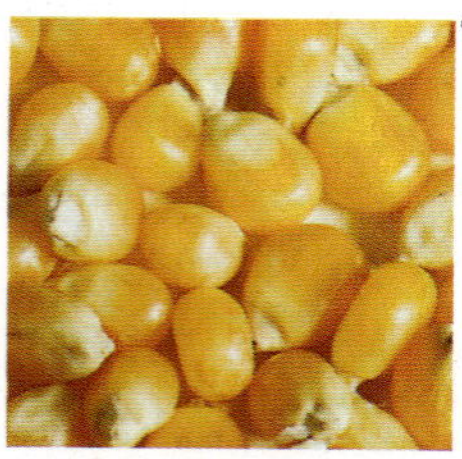

Mais

B.: Mais wächst hauptsächlich in gemäßigten Gebieten und erreicht eine Höhe von bis zu 2 m. Die ursprünglich grüne Pflanze verliert in reifem Zustand die Farbe und wird hellbraun. Die in Kolbenform angeordneten Maiskörner werden zu Mehl, Grieß, Flocken, Popcorn oder gegart als Maiskolben oder Gemüse angeboten.
A.: Tropen, Subtropen, Europa, USA
V.: Cornflakes, Popcorn, Flips, Maischips, Maiskeimöl, Stärke

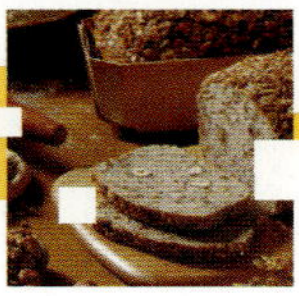

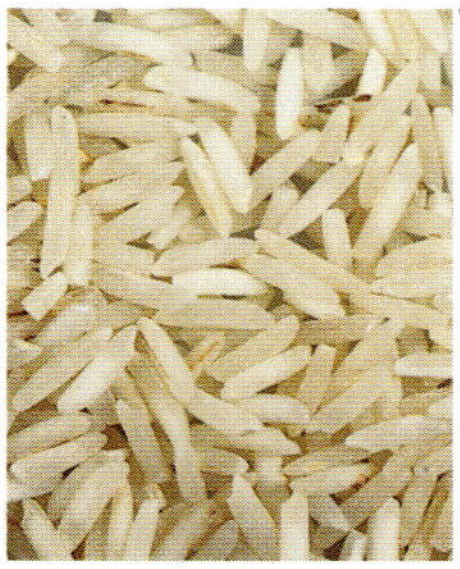

Reis

B.: Täglich verzehren **etwa 60 %** der Weltbevölkerung Reis. Je nach Kornform und Korngröße gibt es folgende **Grundtypen: Rundkornreis** (rundes, **4 bis 5 mm** großes Korn), **Mittelkornreis** (**5 bis 6 mm** langes, dickliches Korn) und **Langkornreis** (langes, schmales, **ca. 6 bis 8 mm** großes Korn). Des Weiteren kann ein Reiskorn entsprechend dem Bearbeitungsverfahren eingruppiert werden. Es gibt **Naturreis (Vollreis), Weißreis, Parboiled-Reis** und **Schnellkochreis.** Hierzu finden Sie im Kapitel „Vitamin- und mineralstoffreiche Lebensmittel" weiterführende Informationen.

A.: Asien, Amerika, Afrika, Norditalien, Südfrankreich

V.: Süßspeisen, Risotto, Reiswein (Sake), Reisschnaps (Arrak)

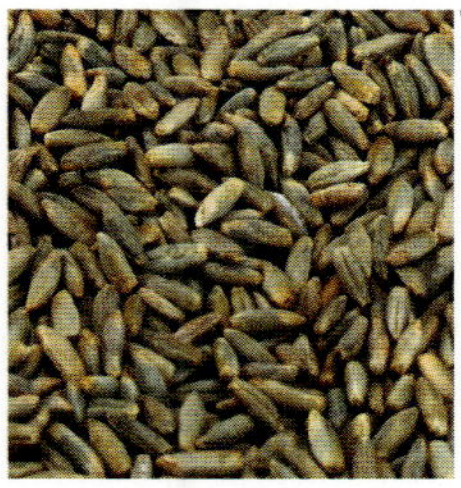

Roggen

B.: Das längliche Roggenkorn hat eine blaugrüne Farbe und ergibt in gemahlenem Zustand ein dunkles Mehl. Das Roggenkorn wird häufig vom giftigen **Mutterkornpilz** befallen. Hierbei können bis zu **3 bis 4 cm** lange und **2 bis 3 mm** dünne schwarze Gebilde entstehen, die nach dem Verzehr Krämpfe, Sprach- und Bewegungsstörungen auslösen können. Bei der Getreidereinigung werden pilzbefallene Bruchteile und erkrankte Körner entfernt.

A.: Polen, Deutschland, Russland

V.: Backwaren

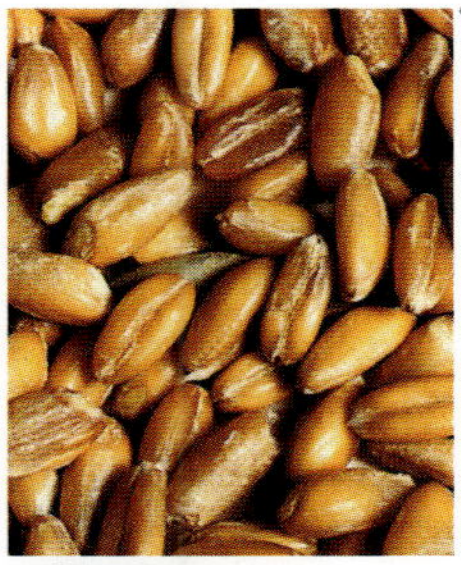

Weizen (weich/hart)

B.: Es gibt zahlreiche Weizenarten, die hauptsächlich in gemäßigten und subtropischen Gebieten kultiviert werden. Gemahlener goldbrauner, **eiförmiger Saatweizen (Weichweizen)** wird für Brotgetreide genutzt. Etwa **10 %** des gesamten Weizenvorkommens besteht aus **Hartweizen (Durumweizen, Glasweizen).** Dieser besitzt einen höheren Klebergehalt als Weichweizen und ist deshalb für die Herstellung von fest bis elastischen Teigen (Teigwarenindustrie) von großer Bedeutung.

A.: Mittelmeerraum, Vorderasien, USA, Kanada

V.: Brotgetreide, Graupen, Weizenkeimöl, Teigwaren

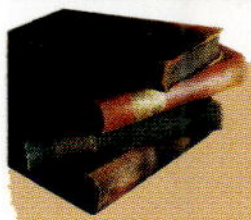

Kleber: Das im Mehl enthaltene Eiweiß Gliadin bzw. Gluten quillt bei der Teigherstellung durch Zugabe von Wasser und verklebt und verhakt sich beim Kneten. Es bildet sich ein stabiles Teiggerüst aus.

Filmstunde mit selbst hergestelltem Popcorn

Aufgabe: Besorgen Sie sich im nächstgelegenen Medienzentrum einen informativen Film auf Video oder DVD zum Thema **Getreidearten, Getreideerzeugnis.** Damit Sie zum Film Popcorn knabbern können, stellen Sie dieses selbst her. So funktioniert's: Bedecken Sie die Bodendecke eines Edelstahltopfes knapp mit Sonnenblumenöl (Höhe ca. 1 mm) und anschließend mit Maiskörnern (Puffmais). Diese dürfen nicht übereinanderliegen.

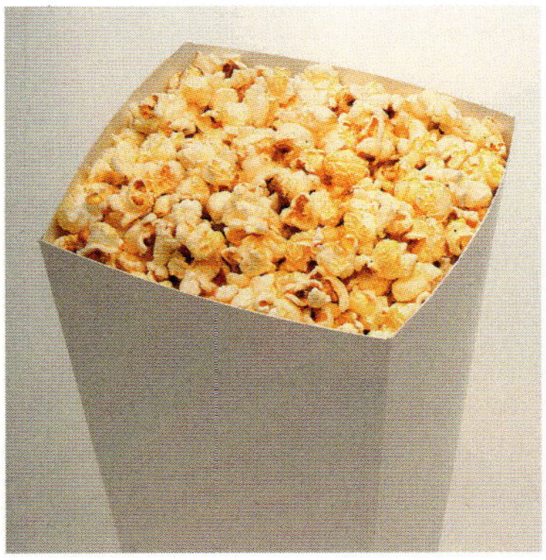

Legen Sie den passenden Deckel auf den Topf und erhitzen Sie ihn auf einer Herdplatte (höchste Heizstufe). Lassen Sie den Topf geschlossen. Bereits nach wenigen Minuten knallt es im Topf, der Mais pufft auf. Schalten Sie sofort die Herdplatte ab und nehmen Sie ggf. den Topf von der Platte. Öffnen Sie den Deckel erst, wenn aller Mais aufgepufft ist. Nun können Sie das Popcorn mit Zucker oder Salz überstreuen – guten Appetit!

Merke ***Was passiert im Topf? Das im Maiskorn enthaltene Wasser dehnt sich bei Hitze aus. Der entstandene Wasserdampf wird in der harten Fruchtschale zunächst gefangen gehalten, bis der hohe Druck die Fruchtschale zum Platzen bringt. Die überhitzte Stärke im Korninneren bläht sich dabei auf und dringt als eine Art Schaum nach außen.***

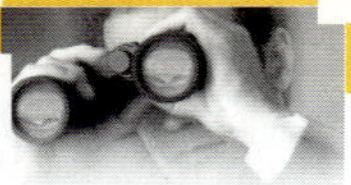

Getreideähnliche Körner (Pseudocerealien)

Die Erzeugnisse der getreideähnlichen Körner **Amaranth, Buchweizen** und **Quinoa** werden als **Pseudocerealien** bezeichnet. Sie besitzen zwar wie die Getreidekörner stärkehaltige Samen, gehören jedoch botanisch gesehen nicht zu der Familie der Gräser. Sie werden nachstehend im Einzelnen beschrieben.

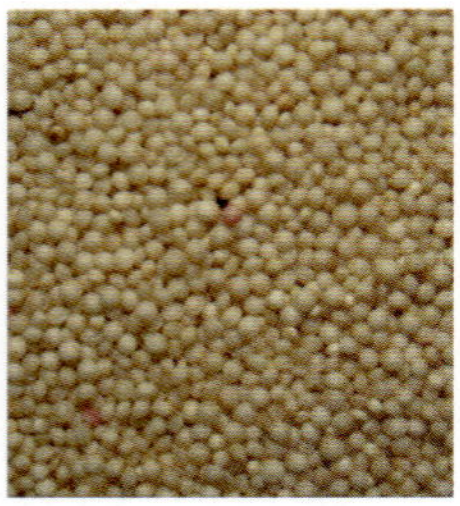

Amaranth

B.: Amaranth gehört zur Familie der **Fuchsschwanzgewächse.** Es sind mittlerweile etwa **60** verschiedene Arten bekannt, wobei nicht alle kultiviert sind. Die einzelne Pflanze kann bis zu **100000** grünliche bis rote **Blüten** haben. Die **glutenfreien** Samen sind etwa senfkorngroß und nussartig im Geschmack. Aus einer Pflanze werden etwa **50000** Samen geerntet.

A.: Mexiko, Südamerika, Asien

V.: Gemisch mit Brotgetreide, Aufläufe, Bratlinge, Süßspeisen

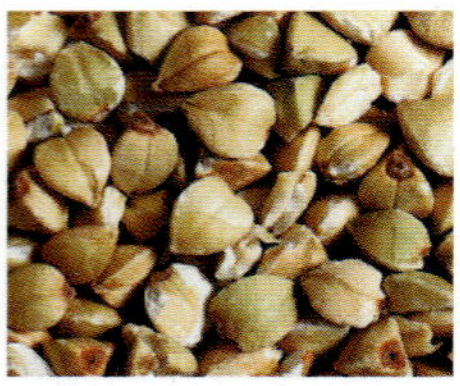

Buchweizen

B.: Der Buchweizen stammt aus der Familie der **Knöterichgewächse** und wird bis zu **50 cm hoch.** Nach Entfernung der äußeren Schale kommen die glutenfreien Samenkörner geröstet oder ungeröstet in den Handel.

A.: Kanada, USA, Mitteleuropa, Asien

V.: Grütze, Pfannkuchen, Bratlinge, Klöße

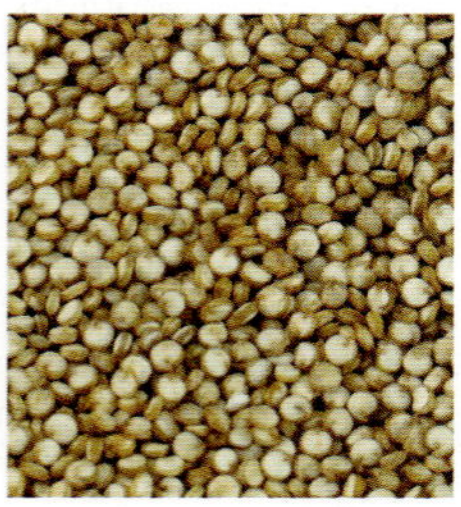

Quinoa

B.: Quinoa ist ein **Gänsefußgewächs,** das botanisch gesehen mit der Roten Bete oder dem Mangold verwandt ist. Quinoa, **„kienwa"** ausgesprochen, ist auch unter dem Namen **Peru-Reis** oder **Inka-Korn** bekannt. Die weiß-milchigen bis roten glutenfreien Samen schmecken nussartig und enthalten in der Schale Bitterstoffe **(Saponine).** Die Blätter können wie Spinat verarbeitet werden.

A.: Ecuador, Bolivien, Peru

V.: Gemisch mit Brotgetreide, Pfannkuchen, Süßspeisen

@ ***Recherchieren Sie im Internet, was man unter den Begriffen Kamut, Couscous, Bulgur und glutenfrei versteht.***

Aufbau eines Getreidekorns

Ein Getreidekorn besteht aus einem Keimling, dem Mehlkörper und den Randschichten. Den mengenmäßig größten Teil eines Getreidekorns **(70 % bis 80 %)** stellt der Mehlkörper dar. Er besteht hauptsächlich aus Kohlenhydraten (Stärke), Eiweiß (Klebereiweiß) und Mineralstoffen. Der Keimling hat den größten Eiweiß- und Fettgehalt, obwohl er nur **3 %** der Kornmasse darstellt. Die **Randschichten** des Korns bestehen aus der **Aleuronschicht,** die direkt den **Mehlkörper** umgibt, sowie der **Frucht-** und der **Samenschale.** Die Schalenteile sind ausgesprochen **vitamin-, mineralstoff-** und **ballaststoffreich** und betragen **14 %** der Kornmasse.

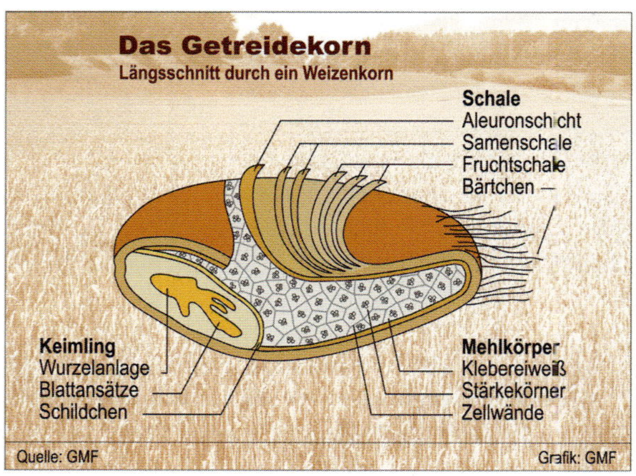

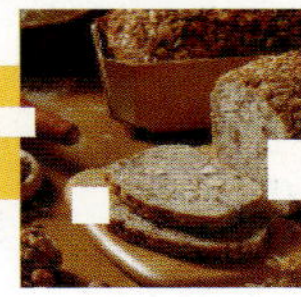

Ein Getreidekorn enthält im Durchschnitt folgende Nährstoffe:

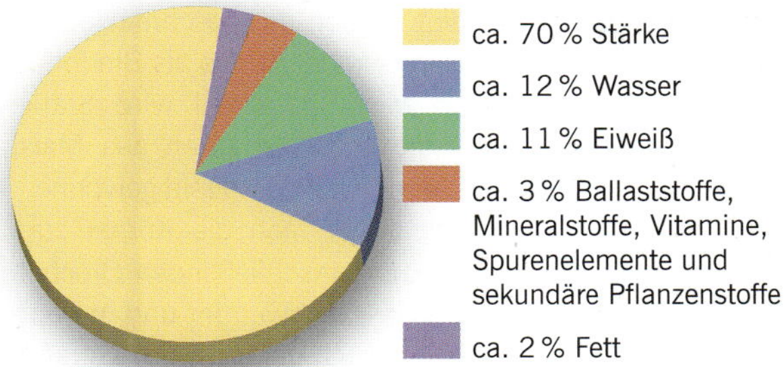

Durchschnittlicher Nährstoffgehalt eines ausgereiften Getreidekorns

?

1. ***Erläutern Sie das nebenstehende Tortendiagramm.***
2. ***Zeichnen Sie den Querschnitt eines Getreidekorns auf und beschriften Sie es.***
3. ***Schlagen Sie in der Nährwerttabelle nach, welche Nährstoffe in folgenden Körnern enthalten sind: Gerste, Hafer, Mais, Roggen, Weizen. Stellen Sie stark unterschiedliche Werte einander gegenüber. Welche Folgerungen können Sie ableiten?***

Getreidemahlerzeugnisse

Da die Getreideerzeugnisse sehr nährstoffreich sind, gehören sie zu den wichtigsten Grundnahrungsmitteln der Erde. Die reifen Getreidekörner durchlaufen in der Mühle verschiedene Prozesse. Sie werden gereinigt, gemahlen und gesichtet, wobei daraus je nach Feinheitsgrad unterschiedliche Mahlerzeugnisse wie **Schrot, Graupen und Grütze** gewonnen werden können. Der Herstellungsprozess von Getreideerzeugnissen wird nachstehend beschrieben.

Herstellungsprozess

1. Reinigung

Bevor das Korn verarbeitet wird, durchläuft es einen strengen Reinigungsprozess. Dabei werden die leichten Teilchen (Staub, Stroh) durch einen Luftstrom (Gebläse) und die festen Teilchen (Steine) durch Siebe von den Getreidekörnern getrennt. Magnete entfernen vorhandene Metallteile und walzenförmige Trieuren (Ausleser) sondern alle Teile, die nicht der gewünschten Korngröße entsprechen, aus. Durch anschließendes Scheuern, Bürsten und Schälen ist der Reinigungsvorgang beendet.

2. Mahlen und Sichten (Sieben)

Das wasserbenetzte Korn wird im Walzenstuhl vermahlen, das heißt, es wird aufgebrochen (geschrotet) und nachfolgend im Plansichter gesiebt. Hierbei werden die Kornteilchen entsprechend ihrer Größe voneinander getrennt. Große Kornteile durchlaufen diesen Vorgang erneut, wobei die kleineren Teile bereits ein Endprodukt darstellen. Somit werden in mehreren Durchläufen die Schalenteile vom Mehlkörper getrennt.

Je nach Feinheitsgrad werden verschiedene Getreideerzeugnisse hergestellt:

- **Kleie:** verbleibender brauner Schalenteil

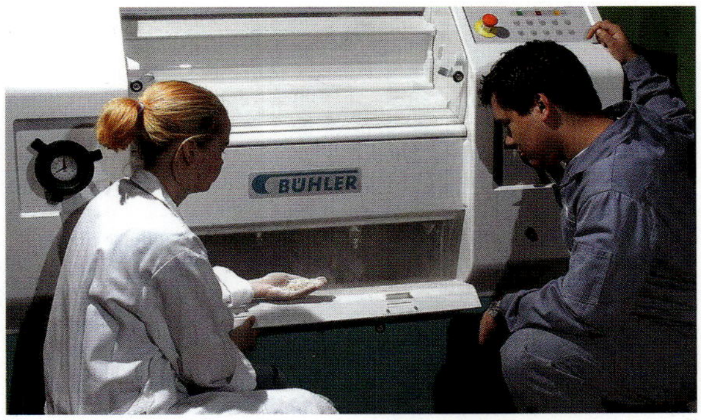

Plansichter

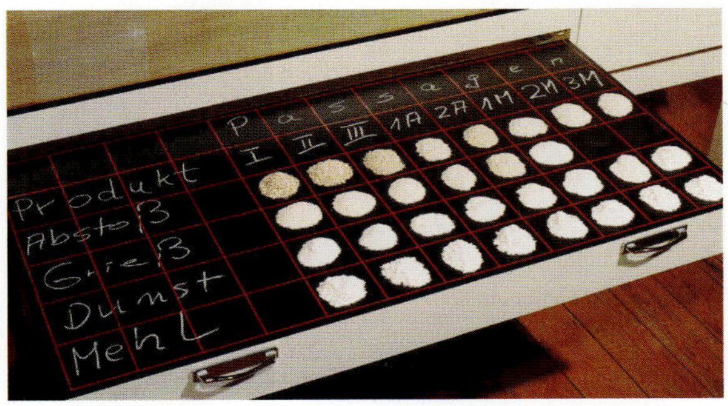

Passagentisch

- **Schrot:** Im Vollkornschrot sind alle Teile des Korns sowie der Keimling enthalten. Im Backschrot wird der fettreiche Keimling entfernt.
- **Grieß:** Körnung liegt zwischen Schrot und Mehl.
- **Dunst:** sehr fein gemahlener Grieß
- **Mehl:** ist das Endprodukt aus dem Inneren des Korns, dem Mehlkörper, mit höchstem Zerkleinerungsgrad.

Aus den verschiedenen Mahlprodukten können bedarfsgerechte Mehlmischungen hergestellt werden, die für die Back- und Teigwarenindustrie von großer Bedeutung sind.

Weitere Getreideerzeugnisse sind:

Flocken: Sie können aus allen Getreidearten hergestellt werden. Das ganze oder auch geschälte Korn wird gedämpft, gepresst und getrocknet.

Graupen: Das Korn wird geschält, poliert und geschliffen. Je nach Größe gibt es verschiedene Körnungen (rund, halbrund und lang gerollt).

Grütze: Das Korn (Hafer, Gerste, Grünkern, Mais) wird geschält und grob gemahlen.

Stärke: Hierbei handelt es sich um geschmackloses, weißes Pulver, das in der Küche als Bindemittel verwendet wird. Industriell wird Stärke durch unterschiedliche Verfahren aus Mais, Weizen, Reis, aber auch Kartoffeln gewonnen. Bei Maisstärke bringt man die Körner zum Quellen. Nach dem anschließenden Brechen wird die Stärke ausgeschwemmt und in Zentrifugen vom Gluten (Getreideeiweiß) getrennt und getrocknet.

Mehl

Für die Back- und Teigwarenindustrie, aber auch im privaten Haushalt sind vor allem Weizen-, Roggen- und Dinkelmehl von großer Bedeutung. Getreidekörner können, unabhängig vom Feinheitsgrad, unterschiedlich stark ausgemahlen werden. Hierbei wird vom Ausmahlungsgrad des Mehls gesprochen. Dieser gibt an, wie viel Masse Mehl aus **100 Masseteilen** Getreide gewonnen werden kann. Ein Ausmahlungsgrad von **100 %** besagt, dass im Mehl alle Bestandteile des Korns (= Vollkornmehl) enthalten sind. Bei einem Ausmahlungsgrad von **40 %** werden aus **100 g** Korn **40 g** Mehl gewonnen. In diesem Mehl sind somit nur bestimmte **Auszüge** des Korns enthalten. Deshalb werden Mehle mit niedrigem Ausmahlungsgrad auch als Auszugsmehle bezeichnet.

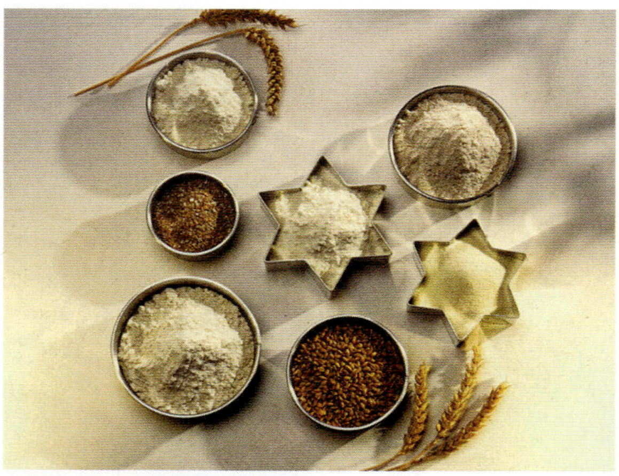

Verschiedene Getreideprodukte

Vollkornmehl: Dieses Mehl hat keine Mehltype, da das volle Korn (Mehlkörper, Keimling, Schale) enthalten ist.
Auszugsmehl (Weißmehl): Da nur Auszüge des Korns vorhanden sind, handelt es sich bei Auszugsmehlen um helle Mehle mit niedrigem Ausmahlungsgrad und niedriger Mehltype.
Instant-Mehl: Das ist ein vorbehandeltes, rieselfähiges Weißmehl, das nicht klebt und staubt und somit direkt in heiße Flüssigkeiten eingerührt werden kann.

Mehltype

Die Mehltype ist eine DIN-Norm, die den Grad der Ausmahlung angibt. Sie wird ermittelt, indem Mehlproben bei **ca. 900 °C** verglühen und verbleibende Mineralstoffrückstände gemessen werden. Je höher der Ausmahlungsgrad, desto mehr Randschichten (Mineralstoffe, Vitamine) sind enthalten, umso wertvoller und dunkler ist das Mehl und desto höher ist die Mehltype.

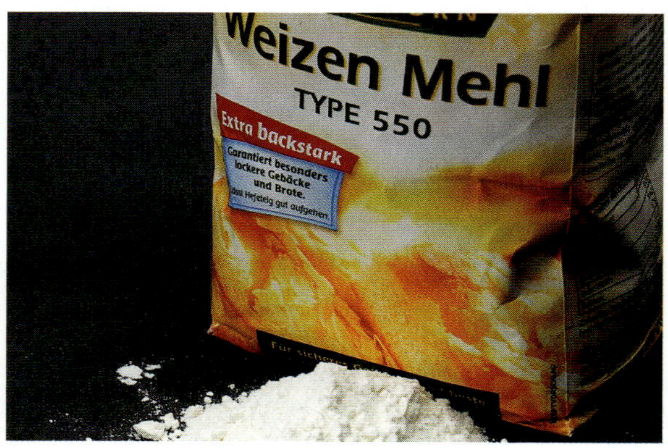

Merke ***Die Typenzahl 550 gibt an, dass in 100 g Mehltrockensubstanz 550 mg Mineralstoffanteile enthalten sind.***

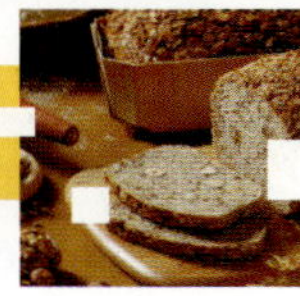

Gängige Weizenmehle sind:

Weizentype	Verwendung/Eigenschaften
405	Klassisches Haushaltsmehl für die Herstellung von Gebäck, Kuchen und für das Binden von Flüssigkeiten. Es weist gute Backeigenschaften mit hoher Bindefähigkeit auf.
550	Backstarkes Mehl für feinporiges, lockeres Gebäck (Brot, Brötchen, Kleingebäck) mit goldbrauner Kruste.
1050	Ist die mittlere Mehltype zwischen Weiß- und Vollkornmehl und besonders geeignet für herzhaftes Gebäck und dunkle Mischbrote.
1600	Mehl ohne Keimling für dunkle Mischbrote, das speziell für die Profibäckerei geeignet ist.
1700	Weizenbackschrot ohne Keimling für dunkle Mischbrote, speziell für Profibelange geeignet.
Vollkornmehl bzw. -schrot	Alle Kornteile sind enthalten. Sie können zu hellen Mehlen beigemischt oder für Vollkorngebäck verwendet werden. Das Gebäck erhält eine lockere Krume.

Lagerung:
Getreideerzeugnisse sollten trocken, bei Zimmertemperatur und nicht luftdicht gelagert werden.

Folgende Faustregel gilt:
Ganze Körner sind aufgrund ihres geringen Wassergehalts **ca. 2 Jahre** lagerfähig.

Flocken, Grütze, Graupen **ca. ½ Jahr.**

Je geringer die Mehltype, umso länger kann das Mehl gelagert werden:

- Helle Mehlsorten
  bis ca. 18 Monate
- Dunkle Mehlsorten
  bis ca. 8 bis 12 Monate
- Vollkornmehl und -schrot
  max. 6 Wochen

?

1. ***Welche Mehltypen gibt es für Roggen- und Dinkelmehle?***
2. ***Vergleichen Sie die Nährwerte der verschiedenen Mehlsorten miteinander. Welche Folgerungen können Sie daraus ableiten?***
3. ***Warum ist Vollkornmehl im Vergleich zu Mehlen mit geringerer Mehltype weniger lange haltbar?***

Tipp **_Exkursion Mühle_**

Erkundigen Sie sich, ob es in Ihrer Umgebung eine Mühle gibt, die Sie mit der Klasse besuchen können. So können Sie vor Ort die Herstellung von Getreideerzeugnissen hautnah miterleben und begreifen.

Küchentechnischer Umgang mit Getreideerzeugnissen

Einige Getreideerzeugnisse können in der Küche als pflanzliche Bindemittel für Soßen, Süßspeisen, Suppen, Mehlspeisen usw. verwendet werden. Sie verleihen Speisen die gewünschte **Stabilität** und **Festigkeit,** indem sie Flüssigkeit binden. Unterschieden werden **feine Bindemittel** (Speisestärke, feiner Grieß) von **mittelfeinen Bindemitteln** (Flocken, mittelfeiner Grieß) und von **groben Bindemitteln** (Graupen, Grütze, Sago, Reis). Anhand einer Versuchsreihe sollen das Lösungsverhalten und die Bindefähigkeit einiger Getreideerzeugnisse ermittelt und küchentechnische Folgerungen daraus abgeleitet werden.

Versuche ***Getreideerzeugnisse***

Versuch Nr.	Beobachtungen	Folgerungen
V. 1		
V. 2		
V. 3		
V. 4		

usw.

Tabelle für die Versuchsreihe

Versuchsanleitung
Führen Sie die aufgeführten Versuche der Reihe nach aus. Fertigen Sie sich eine Tabelle an (siehe Bsp.). Schreiben Sie Ihre Beobachtungen genau auf.

Welche Folgerungen können Sie aus Ihren Beobachtungen ableiten?

Was bedeutet das für die Küchenpraxis?

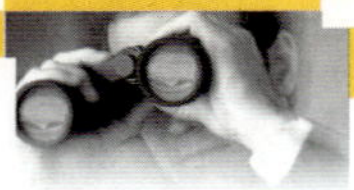

Versuch V. 1 bis V. 10

V. 1: Rühren Sie **1 gestr. EL Weizenstärke** in **100 ml kaltem Wasser** an.

V. 2: Erhitzen Sie langsam unter ständigem Rühren das Gemisch von **V. 1.**

V. 3: Rühren Sie **1 gestr. EL Weizenstärke** in **100 ml kochendes Wasser.**

V. 4: Rühren Sie **1 gestr. EL Weizenstärke** in **30 ml kaltem Wasser** an und rühren Sie es in **70 ml kochendes Wasser** ein. Lassen Sie das Gemisch für Vergleiche stehen.

V. 5: Rühren Sie **3 gestr. EL** mittelfeinen Hartweizengrieß in **100 ml kochendes Wasser** ein.

V. 6: Rühren Sie **3 EL Graupen** in **200 ml kochendes Wasser** ein.

V. 7: Was passiert mit der Masse von **V. 6** nach **etwa 5 Min.** Kochen?

V. 8: Wiederholen Sie **V. 4** und geben Sie am Ende **3 TL Mundspeichel** dazu.
Was beobachten Sie nach **10 Min.?**

V. 9: Wiederholen Sie **V. 4** und fügen Sie dem **kochenden Wasser 3 EL Zitronensaft** zu.
Vergleichen Sie das Ergebnis mit **V. 4.**

V. 10: Erhitzen Sie **1 gestr. EL Stärke** in einem kleinen Topf. Was beobachten Sie?
Fügen Sie unter ständigem Rühren **100 ml Wasser** zu. Vergleichen Sie das Ergebnis mit **V. 4.**

Küchentechnische Folgerungen der Versuchsreihe

V. 1: Stärke ist in kaltem Wasser **unlöslich** und setzt sich ab. Damit Stärke Flüssigkeit bindet, muss sie **erhitzt** werden.

V. 2: Stärke quillt bei **ca. 50 °C,** das heißt, sie nimmt Flüssigkeit auf.

V. 3: Die Zugabe von trockener Stärke in kochende Flüssigkeit führt zur **Klumpenbildung.** Das heißt, **feine Bindemittel** müssen zunächst mit **kalter Flüssigkeit** angerührt und danach in kochende Flüssigkeit eingerührt werden oder aber in kaltem Zustand angerührt und dann erhitzt werden.

V. 4: Stärke verkleistert bei **ca. 60 °C bis 70 °C,** dabei dringt Flüssigkeit ins Innere der Stärke ein und führt zur Verkleisterung. Die Flüssigkeit wird gebunden.

V. 5–6: Beim Einrühren von **mittelfeinen** und **groben** Bindemitteln bilden sich keine Klumpen. Sie können direkt in die kochende Flüssigkeit eingestreut, aber auch kalt zugesetzt werden. Je feiner das Bindemittel, umso größer ist die Bindefähigkeit.

V. 7: Durch **stetige Hitzezufuhr verliert** die Stärke an **Bindefähigkeit,** deshalb sollten gebundene Speisen nicht zu lange gekocht werden.

V. 8: Die im Mundspeichel enthaltenen Enzyme bewirken den **Abbau** von **Stärke.** Aus diesem Grund müssen getreidegebundene Speisen mit einem sauberen Löffel probiert werden.

V. 9: Säure verringert die Bindefähigkeit von Stärke, deshalb sollte Säure am Ende des Garprozesses zugegeben und langes Kochen sollte vermieden werden.

V. 10: Durch trockene Hitzezufuhr wird die Stärke zu braunem **Dextrin** abgebaut. Sie verliert dadurch an Bindefähigkeit.

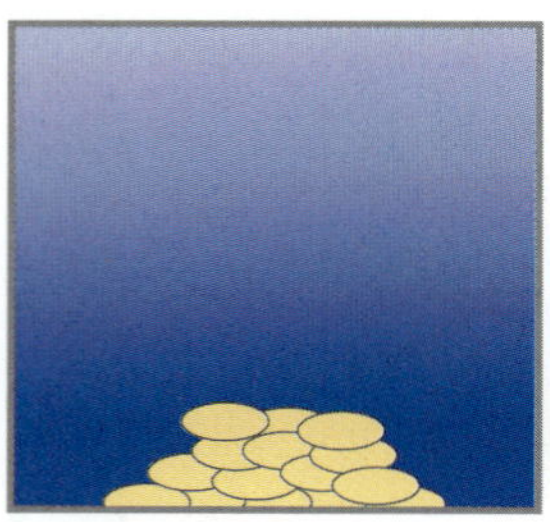

Bindemittel sind in kalter Flüssigkeit nicht löslich.

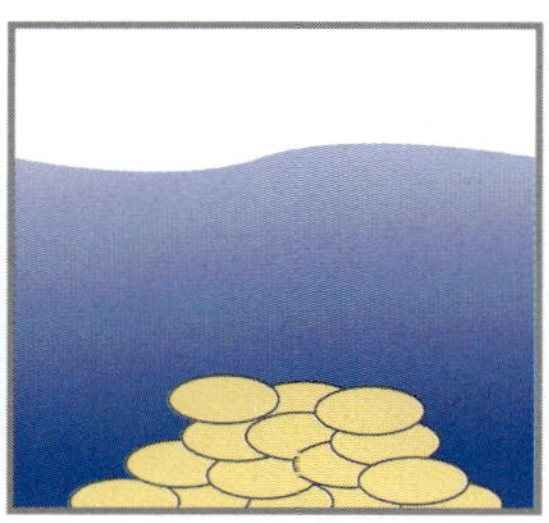

Bindemittel quellen in warmer Flüssigkeit.

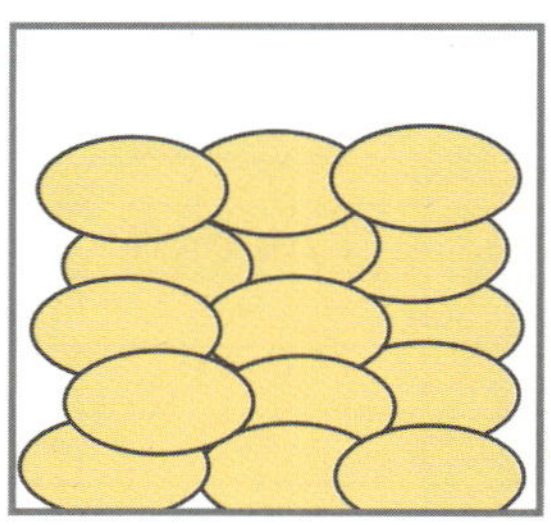

Bindemittel verkleistern bei ca. 70 °C und binden Flüssigkeit.

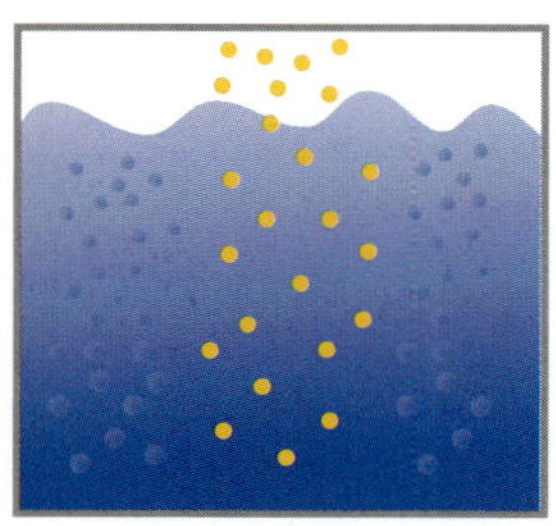

Grobe und mittelfeine Bindemittel in kalte oder kochende Flüssigkeit streuen.

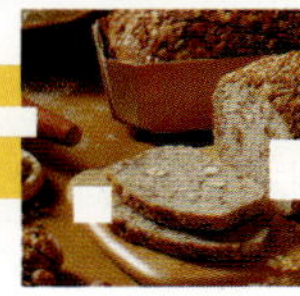

e) Brot

M/A Mindmap: Brot

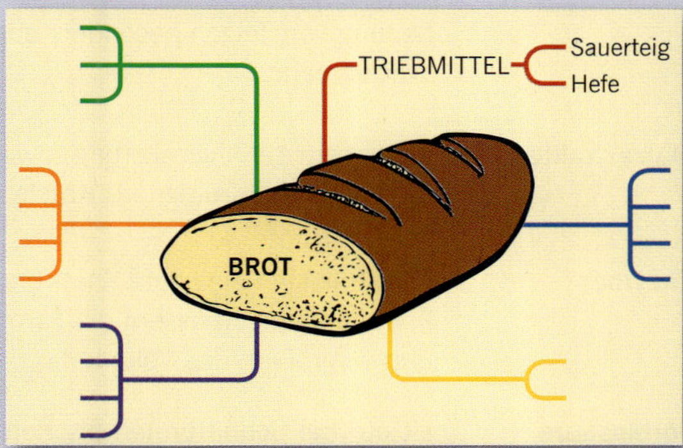

Aufgabe:
Entwickeln Sie an der Tafel (o. Ä.) eine Mindmap zum Thema **Brot** (siehe Bsp.). Überlegen Sie sich nun wichtige Teilbereiche und schreiben Sie diese in Blockschrift auf dicke geschwungene **Hauptäste** (z. B. Triebmittel). Die Hauptäste führen vom Thema weg. Finden Sie zu den **Hauptästen** passende Unterpunkte (z. B. Hefe, Sauerteig). Schreiben Sie diese auf **Zweige,** die von den Hauptästen wegführen. Versuchen Sie, so viele **Hauptäste** und **Zweige** wie nur möglich zu finden. Verwenden Sie dabei unterschiedliche Farben (siehe Bsp.).

Marktforschungen ergaben, dass **84 %** der Deutschen Brot und Brötchen als die wichtigsten Lebensmittel ansehen. Aus der gesamten Brotvielfalt gehören Roggen- und Roggenmischbrote sowie Vollkorn-/Schwarzbrote, aber auch Mehrkorn- und Spezialbrote zu der aktuellen Brot-Hitliste der Deutschen. Bei den Brötchen liegen Weizenbrötchen, Körnerbrötchen und Spezialbrötchen im Trend.

Brot und Brötchen zählen aufgrund ihres hohen Kohlenhydratanteils zu den wichtigsten Nährstofflieferanten unserer Nahrung. Der Nährstoffgehalt ist vom jeweiligen Ausmahlungsgrad des Getreides abhängig. Je mehr Randschichten im Mehl enthalten sind, desto ballaststoff-, mineralstoff- und vitaminreicher sind die Brote bzw. die Brötchen.

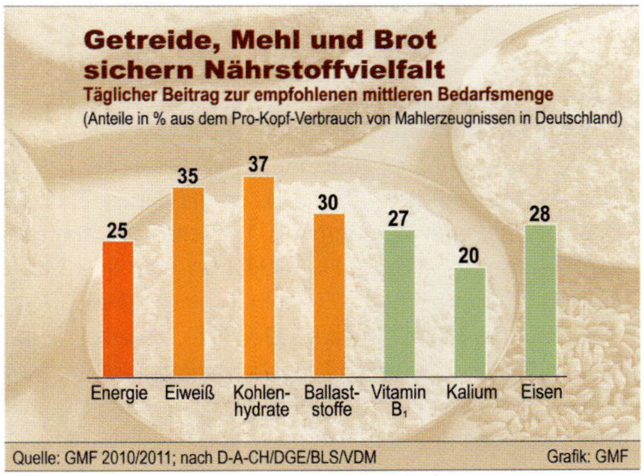

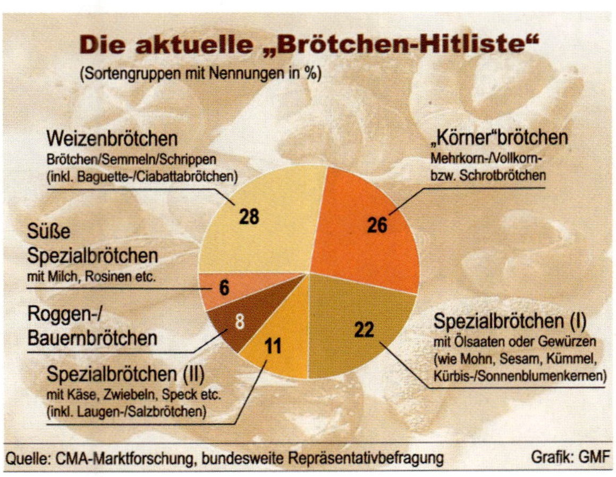

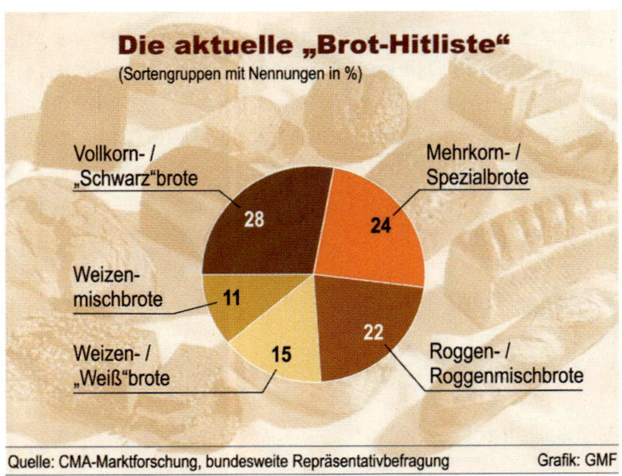

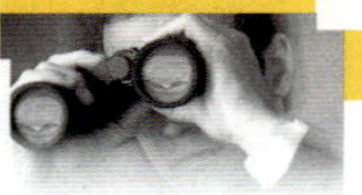

Die Brotherstellung

Für die **Herstellung** und **Aufbewahrung** von Broten sind **5** wesentliche Faktoren von entscheidender Bedeutung. Diese sind:

1. Wahl der Zutaten (Brotsorten)

2. Teigherstellung

3. Teiglockerung

4. Backen

5. Lagerung

Backmittel	Eigenschaften
Cystein	verbessert die maschinelle Verarbeitung von Teigen besonders aus Weizenmehl.
Malzextrakte	verbessern die Teiglockerung sowie die Farbe von Krume und Kruste.
Enzyme	gewährleisten eine gute Knet- und Formbarkeit, verbessern die Farbe und vergrößern das Volumen.
Sorbinsäure	ist nur bei Schnittbroten als Konservierungsmittel zugelassen und muss als solches auf der Packung ausgewiesen werden.

1. Wahl der Zutaten

Für die Herstellung eines Brotteigs werden zunächst nur wenige Grundzutaten wie z. B. gemahlenes Getreide (Roggen- und/oder Weizenmehl), Lockerungsmittel (Hefe oder Sauerteig), Salz und Flüssigkeit (Wasser oder Milch) benötigt. Darüber hinaus verleihen besondere Zutaten wie Milchprodukte, Zucker, Gewürze, Stärke, Fette, Ölsamen (Mohn, Sesam), Kartoffelerzeugnisse, Trockenfrüchte (Rosinen) dem Teig eine besondere geschmackliche Komponente.

Außerdem werden in der Backwarenindustrie zur Qualitätsverbesserung der Produkte sogenannte Backmittel eingesetzt. Hierbei handelt es sich um Mischungen von Lebensmitteln, einschließlich Zusatzstoffen, die die Herstellung von Backwaren vereinfachen und erleichtern, aber auch die unterschiedlichen Verarbeitungseigenschaften der Rohstoffe ausgleichen sollen. Die in den Backmitteln verwendeten Zusatzstoffe unterliegen strengsten gesetzlichen Kontrollen. Sie sind in der Zusatzstoff-Zulassungsverordnung geregelt.

Brotsorten

Derzeit werden im Handel mehrere Hundert Brotsorten angeboten. Die Sortenvielfalt wird durch die entsprechende Wahl der Zutaten sowie deren Mengenverhältnisse bestimmt. Hieraus ergeben sich für jede Brotsorte charakteristische Merkmale wie z. B. der Geschmack und die Krumen- und Krustenbeschaffenheit. Man unterscheidet prinzipiell 4 Grundbrotsorten. Diese sind:

- Weizenbrote
- Roggenbrote
- Mischbrote (Weizen- und Roggenmischbrote)
- Vollkornbrote

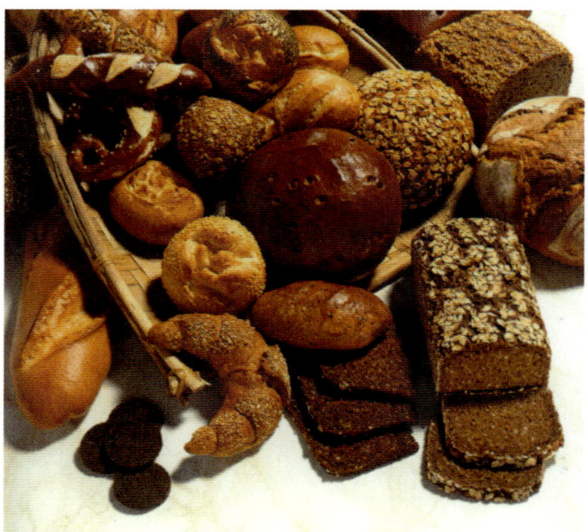

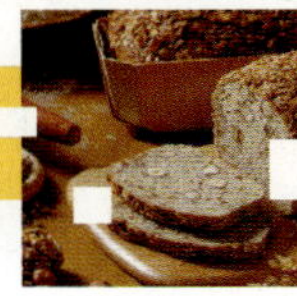

Grundbrotsorten

Grundsorten	Bestandteile	Charakteristische Merkmale	Beispiele
Weizenbrot 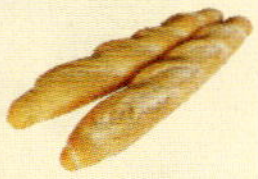	aus **mind. 90 %** Weizenanteil	**Krume:** hell **Kruste:** goldbraun **Geschmack:** von mild bis aromatisch	Weizentoastbrot, Baguette
Roggenbrot 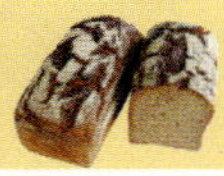	aus **mind. 90 %** Roggenanteil	**Krume:** dunkel **Kruste:** goldbraun **Geschmack:** kräftig säuerlich	Berliner Landbrot, Kommissbrot
Mischbrote: Weizenmischbrot (WM) Roggenmischbrot (RM) 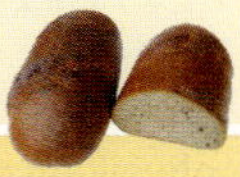	**51 % bis 89 %** Roggen- bzw. Weizenanteil	**Krume:** feucht elastisch, gut bestreichbar **Kruste:** meist stark **Geschmack:** mild aromatisch (WM), aromatisch säuerlich (RM)	Mecklenburger Landbrot (RM), Paderborner Brot (RM), Kasseler Brot (WM)
Vollkornbrote: Weizenvollkornbrot (WV) Roggenvollkornbrot (RV) Vollkornmischbrot 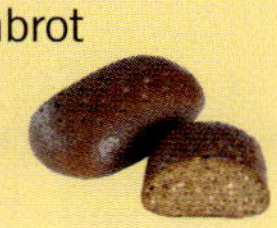	aus **mind. 90 %** Vollkornmahlerzeugnissen (Weizen und/oder Roggen)	**Krume:** grob körnig, jedoch elastisch **Kruste:** dunkelbraun und sehr gut ausgebildet **Geschmack:** von mild bis nussartig, von kräftig bis säuerlich	Grahambrot (WV), Hallesches Vollkornbrot (RV)

Spezialbrote
Außer den Grundbrotsorten gibt es noch sogenannte Spezialbrote. Sie müssen eine der unten aufgeführten Besonderheiten aufweisen und z. B.:

- mind. 3 verschiedene Getreidearten (zu je 5 %) enthalten.
- aus besonderen Mahlerzeugnissen bestehen.
- nach speziellen Backverfahren (Dampfkammern) hergestellt werden.
- aus tierischen und/oder pflanzlichen Zutaten bestehen.
- einen veränderten Nährwert (z. B. kalorienreduziert) besitzen.

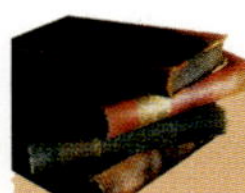

Krume und Kruste
Die Krume ist das elastisch feuchte Porengerüst im Inneren des Gebäcks, während sich an den Randschichten während des Backprozesses eine aromatische Gebäckkruste bildet.

2. Teigherstellung
Alle Zutaten werden entsprechend der Rezeptur abgewogen. Bei Teigen aus Weizenmehl wird zur Teiglockerung Backhefe, bei roggenhaltigen Teigen Sauerteig benötigt. Je nach Rezeptur sind die Festigkeit des Teigs, die Temperatur und die Knetzeit verschieden. Die Teige werden in großen Knetmaschinen hergestellt und müssen zum Quellen und Gären eine Ruhephase durchlaufen. Um eine starke Luftblasenbildung im Brot zu verhindern, werden die Teige nochmals kurz geknetet. Anschließend erfolgt das maschinelle Abwiegen und Ausformen der Teigstücke. Um ein lockeres Endprodukt zu erhalten, unterliegen die Rohlinge einer zweiten, exakt klimatisierten Ruhephase, der Stückgare.

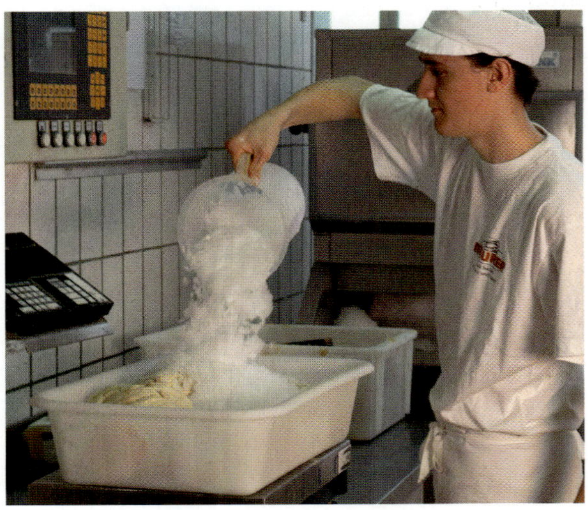

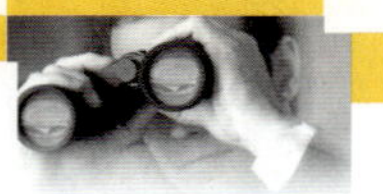

Was passiert während der Teigherstellung?

Weizenmehle sind sehr backfähig, da sie das **Klebereiweiß Gluten** besitzen. Dieses nimmt bei der Teigherstellung Flüssigkeit auf, quillt und bildet ein elastisches Netz aus Eiweißfäden. Hierbei werden die beim Kneten eingeschlossene Luft, das beim Gärvorgang der Hefe (siehe alkoholische Gärung) entstandene Kohlendioxid sowie die Stärke eingeschlossen. Die Gase sowie die eingeschlossene Luft dehnen während der Ruhephase das Klebergerüst aus. Der Teig gewinnt an Volumen.

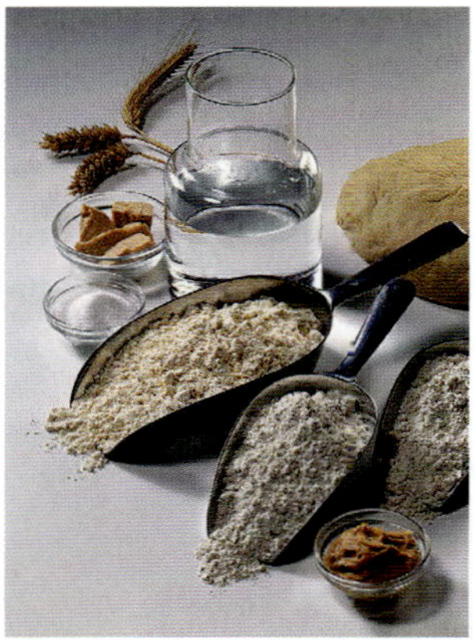

Roggenmehle enthalten kein Klebereiweiß, sondern quellfähige **Schleimstoffe (Pentosane),** die nur in Verbindung mit Säure ein Stärkegerüst bilden können. Deshalb muss Sauerteig als Lockerungsmittel verwendet werden. Die während des Gärprozesses entstandenen Gase (siehe Milchsäuregärung) werden vom Stärkegerüst gebunden, der Teig geht auf.

3. Teiglockerung

Lockerungsmittel, auch Backtriebmittel genannt, werden bei der Herstellung von Teigen und Massen eingesetzt, um das **Volumen** zu **vergrößern** und eine **lockere Krume** zu erzielen. Dabei werden **physikalische, biologische** und **chemische Lockerung** voneinander unterschieden.

Physikalische Lockerung	Chemische Lockerung	Biologische Lockerung
Eingeschlagene Luft: Durch das Kneten und Rühren von Teigen und Massen wird Luft eingeschlagen. Diese versucht, sich während des Backprozesses auszudehnen, und lockert so das Gebäck.	**Backpulver** bewirkt unter Hitze- und Feuchtigkeitseinfluss die Bildung von Kohlendioxid (CO_2). CO_2 versucht, während des Backprozesses zu entweichen, und treibt dabei den Teig bzw. die Masse in die Höhe. **Backpulver besteht aus:** a) **Trennmitteln,** z. B. Getreidemehl b) **Säureträgern,** z. B. Weinsäure c) **Natriumhydrogencarbonat:** Komponente, die während des Backprozesses CO_2 abspaltet	**Hefen (Press- und Trockenhefen)** gehören zu der Gruppe der Pilze, die bei der **alkoholischen Gärung** Kohlenhydrate (Traubenzucker) zu **Alkohol (Ethanol)** und CO_2 spalten. Beide Stoffe versuchen, während des Backprozesses zu entweichen, und lockern so den Teig. Hefen benötigen für diesen Vorgang bestimmte Lebensbedingungen wie Flüssigkeit, Wärme, Zucker und Sauerstoff.
Wasserdampf: Die in den Teigen und Massen vorhandenen Flüssigkeiten werden durch Hitzezufuhr gasförmig. Sie verdampfen und lockern so das Gebäck.	**Hirschhornsalz** wird meist bei der Zubereitung von Lebkuchenteigen, also flachem Gebäck, verwendet. Es setzt beim Backen CO_2, Wasser und Ammoniak frei. **Pottasche:** Organische Säuren bewirken die Freisetzung von CO_2 in hauptsächlich flachem Gebäck.	**Milchsäurebakterien** bewirken den Abbau von Traubenzucker (Glukose) zu **Milchsäure.** Das z. B. mit Sauerteig gebackene Brot wird durch die entstandene Milchsäure gelockert.

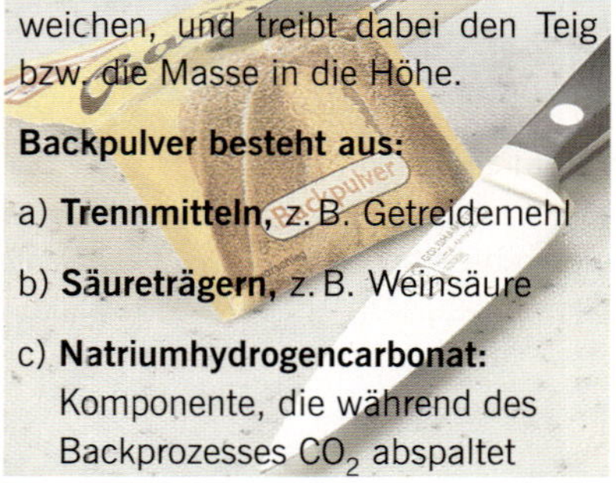

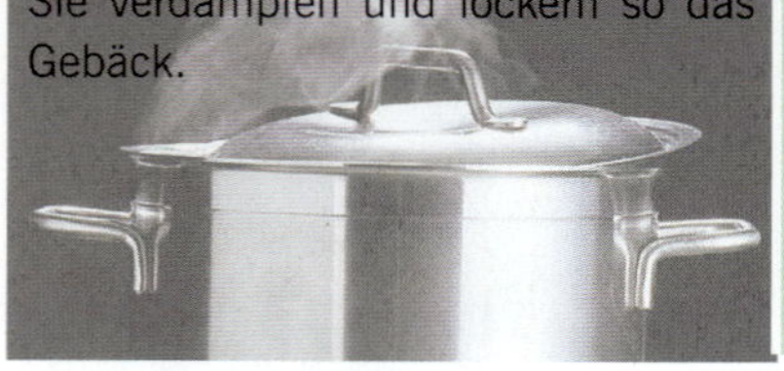

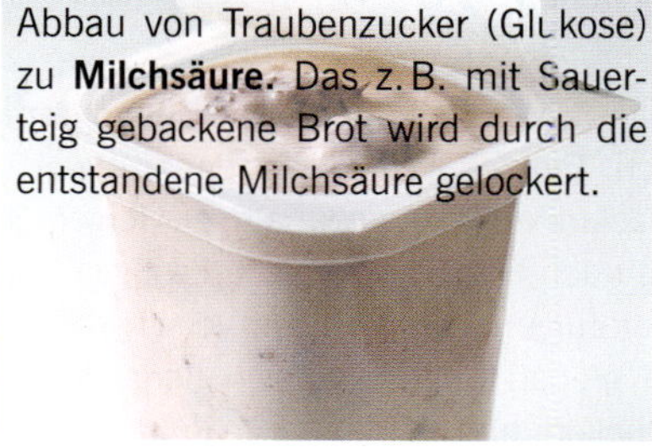

Biologische Lockerung

Für die Herstellung von Brot werden für die Teiglockerung Hefe oder Sauerteig verwendet. Hefe wird bei weizenreichen Teigen, Sauerteig hauptsächlich bei roggenhaltigen Teigen eingesetzt, da die roggenhaltigen Bestandteile nur in saurer Umgebung ihre Wirkung entfalten können.

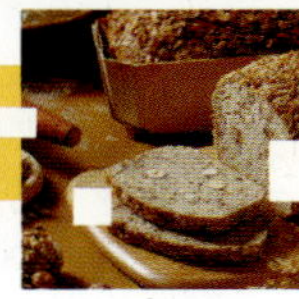

Hefen (alkoholische Gärung)
Hefen sind Pilzkulturen, die sich nur unter optimalen Lebensbedingungen vermehren können. Dabei spalten sie **Traubenzucker (Glukose)** zu **Alkohol (Ethanol)** und **Kohlendioxid (CO_2).** Dieser Vorgang wird als **alkoholische Gärung** bezeichnet. Während des Backprozesses versuchen der Alkohol und das entstandene **CO_2** zu entweichen, dies führt zur einer Lockerung des Backgutes.

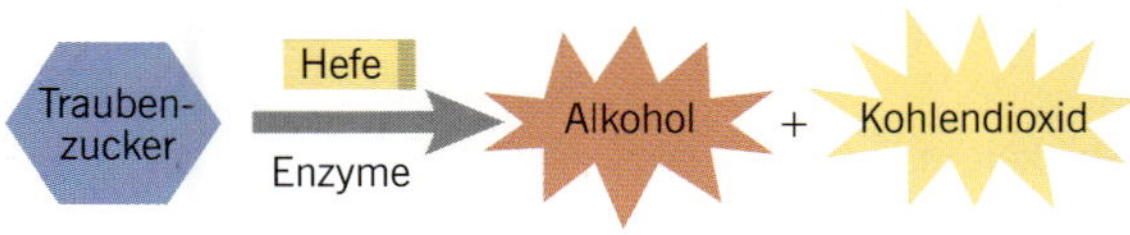

Alkoholische Gärung

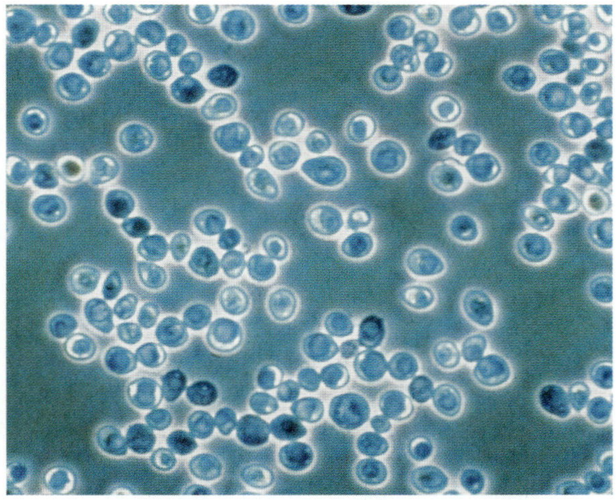

Lichtmikroskopische Aufnahme einer Hefezelle

Küchentechnischer Umgang mit Hefe

Anhand einer Versuchsreihe sollen die optimalen Lebensbedingungen von Hefe herausgefunden werden.

Versuche Hefe

Versuch Nr.	Beobachtungen	Folgerungen	Lebensbedingungen der Hefe
V. 1			
V. 2			
V. 3			
V. 4			

usw.

Tabelle für die Versuchsreihe

Versuchsanleitung

Führen Sie die aufgeführten Versuche der Reihe nach aus. Fertigen Sie sich eine Tabelle an (siehe Bsp.). Schreiben Sie nach **15 Min.** Ihre Beobachtungen genau auf. Welche Folgerungen und daraus resultierenden Lebensbedingungen benötigt Hefe? Welche Regeln können Sie daraus für die Herstellung von Hefeteig ableiten?

Versuch V. 1 bis V. 8:

Pro Versuch werden 10 g Würfelhefe verwendet.

V. 1: Hefe mit **50 ml eisgekühltem Wasser** und **1 TL Zucker** vollständig verrühren und **15 Min.** in den Kühlschrank stellen.

V. 2: Hefe mit **50 ml kochendem Wasser** und **1 TL Zucker** vollständig verrühren und zugedeckt **15 Min.** an einem warmen Ort stehen lassen.

V. 3: Hefe mit **50 ml lauwarmem Wasser** und **1 TL Zucker** vollständig verrühren und zugedeckt **15 Min.** an einem warmen Ort stehen lassen.

V. 4: Hefe mit **50 ml lauwarmem Wasser** und **4 TL Zucker** vollständig verrühren und zugedeckt **15 Min.** an einem warmen Ort stehen lassen.

V. 5: Über die Hefe **1 TL Zucker** streuen und zugedeckt **15 Min.** an einem warmen Ort stehen lassen.

V. 6: Hefe mit **50 ml lauwarmem Wasser** und **1 TL Salz** vollständig verrühren und zugedeckt **15 Min.** an einem warmen Ort stehen lassen.

V. 7: Hefe mit **50 ml lauwarmem Wasser** vollständig verrühren und zugedeckt **15 Min.** an einem warmen Ort stehen lassen.

V. 8: Hefe mit **50 ml lauwarmem Wasser, 1 TL Zucker** und **40 ml flüssiger Margarine** vollständig verrühren und zugedeckt **15 Min.** an einem warmen Ort stehen lassen.

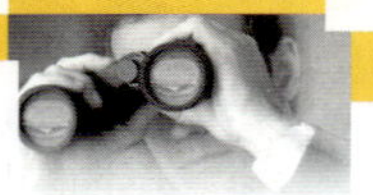

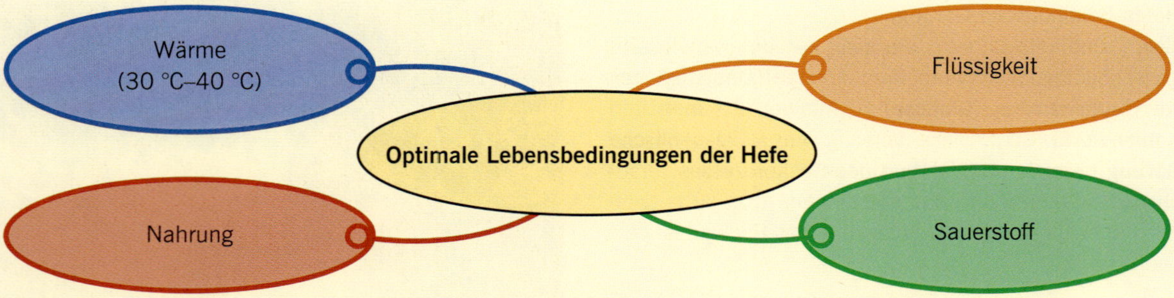

- **Wärme:** Bei zu kalten oder zu heißen Temperaturen findet **keine** Vermehrung der Hefezellen statt.
- **Flüssigkeit (lauwarm):** Hefen benötigen zum Wachsen Flüssigkeit in Form von Wasser oder Milch.
- **Nahrung:** Etwas Zucker fördert die Vermehrung der Hefen. Zu viel Zucker und Salz verhindern aufgrund der hygroskopischen (wasserbindenden) Wirkung die Vermehrung.
- **Sauerstoff:** Hefezellen vermehren sich rascher durch Sauerstoff.

Küchentechnische Folgerung der Versuchsreihe am Beispiel: Herstellung eines Hefeteigs

- In die Mehlmitte eine Mulde drücken. Hefe mit lauwarmer Flüssigkeit und etwas Zucker vollständig verrühren **(= Vorteig).**
- Vorteig zugedeckt an einem warmen Ort gehen lassen oder je nach vorhandener Zeit sofort weiterverarbeiten. Wärme beschleunigt das Wachstum der Hefezellen.
- Bei Temperaturen **über 50 °C gerinnt** das **Eiweiß** der Hefezellen. Deshalb sollte niemals heiße Flüssigkeit verwendet werden.
- Bei Temperaturen **unter 10 °C** findet ein **verlangsamtes Wachstum** der Hefezellen statt.
- Fett **nie direkt** zur Hefe geben, da es die Hefezellen umschließt und deshalb **kein Wachstum** stattfindet.
- Niemals Salz und zu viel Zucker zur Hefe geben. Aufgrund der **hygroskopischen Wirkung** beider Stoffe wird den Hefezellen Flüssigkeit entzogen.
- Hefeteig mit der Küchenmaschine (Knethaken) kneten, dabei wird Sauerstoff eingeknetet. Es muss ausreichend viel Flüssigkeit zugegeben werden.
- Teig vor dem Backen zugedeckt an einem warmen Ort gehen lassen, bis sich das Volumen verdoppelt hat.

Sauerteig (Milchsäuregärung)
Roggenmehle enthalten kein Klebereiweiß, sondern quellfähige **Schleimstoffe (Pentosane).** Sie können nur in Verbindung mit Säure ein Stärkegerüst bilden.

Wird Brotgetreide, das einen Roggenanteil von **mehr als 20 %** enthält, verwendet, muss Sauerteig eingesetzt werden. Der aus Mehl und lauwarmem Wasser hergestellte Natursauerteig besteht aus einer Mischung aus Milchsäurebakterien und Hefepilzen. Bei der Sauerteiggärung wird Zucker durch die **Milchsäurebakterien** zu **Milchsäure** bzw. **Essigsäure** abgebaut **(= Milchsäuregärung).** Dabei wird der Teig durchsäuert.

Gleichzeitig findet durch die Hefepilze eine **alkoholische Gärung** statt. Die hierbei frei werdenden Gase dehnen das Stärkegerüst aus und lockern so den Teig. Die bei der Sauerteiggärung entstandenen Säuren und Gärungsnebenprodukte sind für das typische Aroma der Sauerteigprodukte verantwortlich.

Die Backindustrie verwendet vor allem für roggenhaltige Brote ein industriell hergestelltes Teigsäuerungsmittel **(TSM „Kunstsauer“),** das auch in Kombination mit Natursauerteig eingesetzt werden kann.

@ ***Wie wird Natursauerteig hergestellt? Machen Sie sich im Internet kundig.***

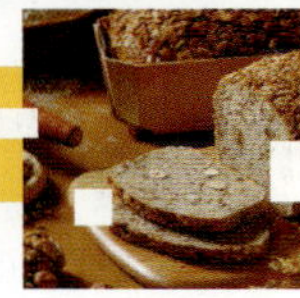

4. Backen

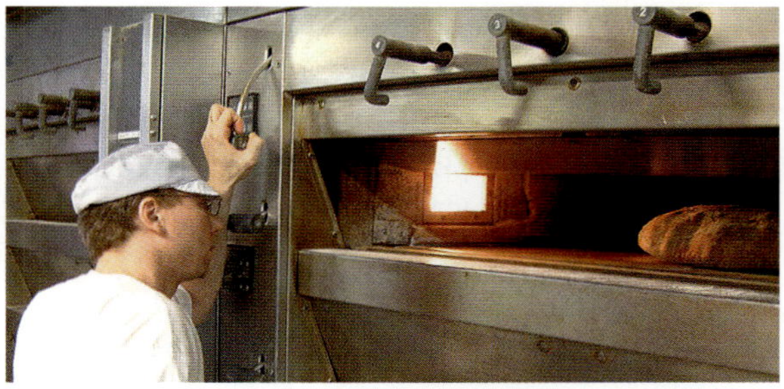

Durch den Backprozess wird das Brot genussfähig gemacht. Die gewählten Backtemperaturen sind vom jeweiligen Backverfahren und den entsprechenden Brotsorten abhängig. So unterscheidet man **freigeschobene** und **angeschobene Brote** von **Kastenbroten** und in der **Dampfkammer** gebackenen Broten.

Backverfahren	Erläuterung des Verfahrens	Brotsorten
Freigeschobene Brote 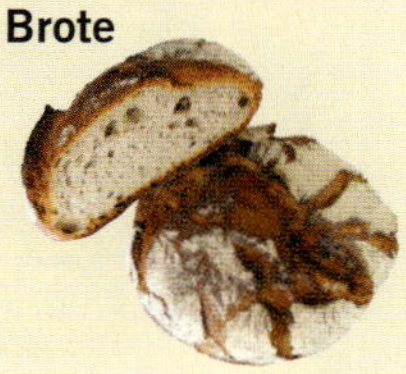	Die Teigstücke berühren sich im Ofen nicht. Damit sich schnell eine allseitige Kruste bilden kann, werden die Brote **ca. 3 Min. auf 350 °C** angebacken und anschließend mit reduzierter Hitze fertiggebacken.	Berliner Landbrot, Frankenlaib, Bauernbrot
Angeschobene Brote 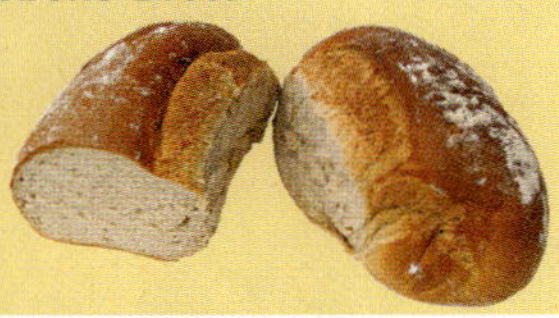	Die etwas festeren Teigstücke werden dicht aneinander geschoben, sodass sie sich an den Seiten berühren. Seitlich kommt es somit zu keiner Krustenbildung.	Paderborner Brot, Kommissbrot, erzgebirgisches Schrotbrot
Kastenbrote 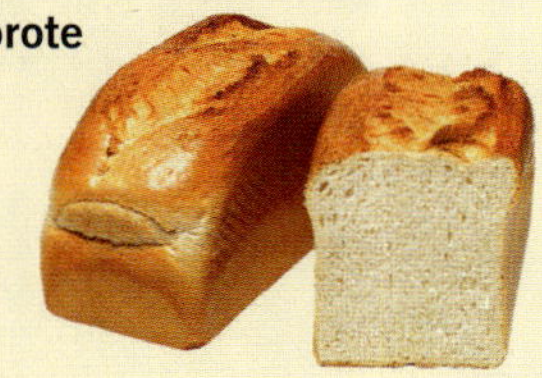	Weiche Teige werden häufig in Kästen gebacken. Hier bilden nur Teige aus Weizenmehl eine feste Kruste. Aufgrund der kastenartigen Form sind diese Brote für die Herstellung von Schnittbroten gut geeignet.	Toastbrot, Kastenweißbrot, Vollkornbrot
Dampfkammerbrote 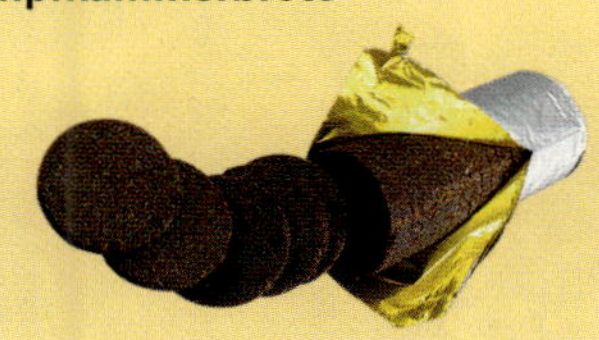	Die Teigstücke unterliegen bei niedrigen Temperaturen in Backröhren oder Dampfkammern einem sehr langen Backprozess. Bei den Spezialbroten kommt es zu keiner Krustenbildung.	Pumpernickel

Was passiert während des Backprozesses?

Durch die Backhitze verdampft der **Alkohol,** der bei der Gärung gebildet wurde. Das elastische Kleber- bzw. Stärkegerüst dehnt sich durch das **Kohlendioxid** aus. Bei **ca. 70 °C gerinnt** das gequollene **Klebereiweiß** und gibt die Flüssigkeit wieder ab. Die Stärkekörner des Mehls nehmen die abgegebene Flüssigkeit auf, sie **quellen** und **verkleistern.** Das Klebergerüst und die verteilte Stärke bilden im Teiginneren die **Krume** des Gebäcks.

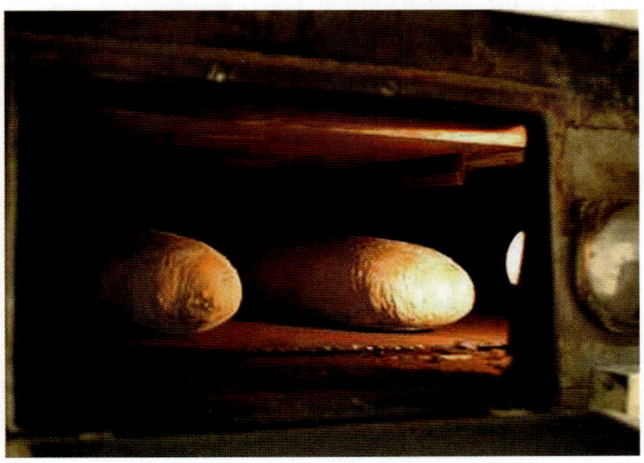

Auf der Gebäckoberfläche herrschen Temperaturen von **ca. 200 °C.** Durch die Hitze wird die **Stärke** zu **Dextrinen,** der **Zucker** zu **Karamell** und das **Eiweiß** zu **Röststoffen** abgebaut. Es entsteht eine braune aromatische **Kruste.**

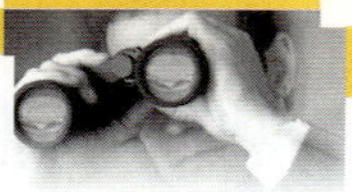

5. Lagerung

Brote sind bei unsachgemäßer Lagerung nicht sehr lange haltbar. Sie können austrocknen und hart werden. Bei warmen Temperaturen kommt es häufig zur Schimmelbildung oder zum Fadenziehen. Deshalb sollte man über die richtige Lagerung von Broten Bescheid wissen.

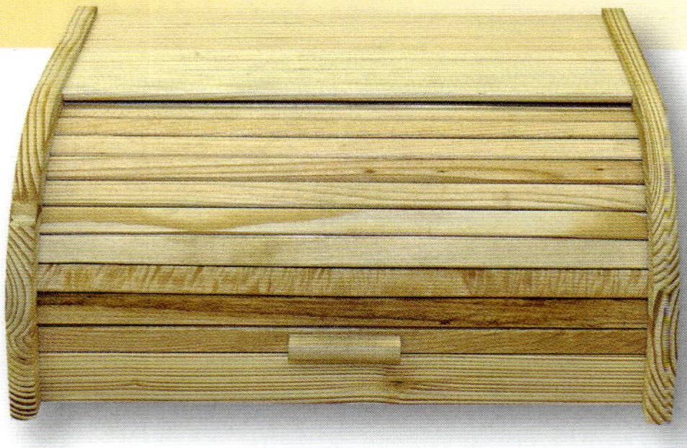

Tipp

Tipps zur Lagerung von Brot

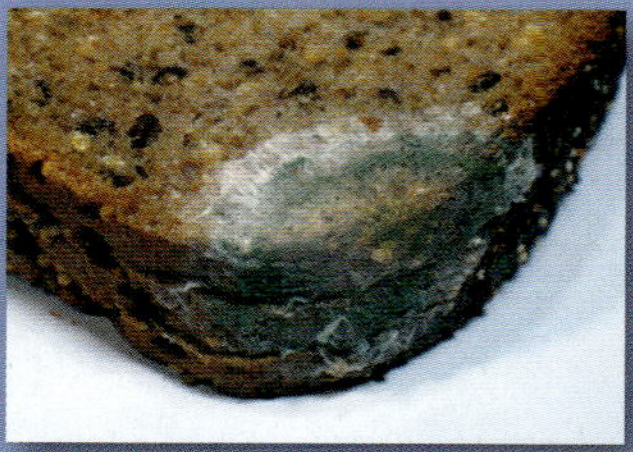

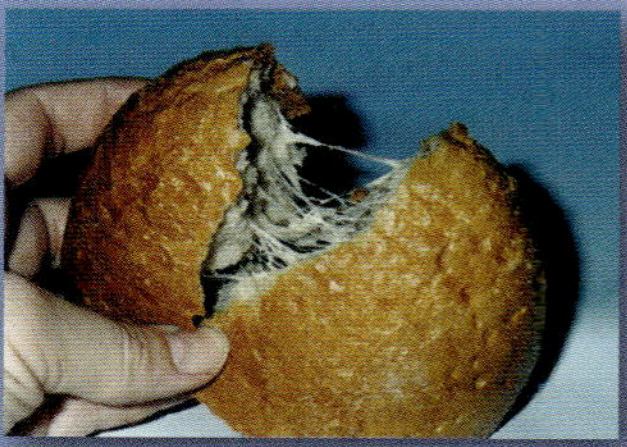

- *Um die Schimmelbildung bei Broten zu verhindern, muss es in trockenen, kühlen (ca. 12 °C bis 15 °C) und luftdurchlässigen Gefäßen gelagert werden (Ausnahme: Knäckebrot = luftdicht).*
- *Die Brote dürfen nur in sauberen Gefäßen liegen, die einmal wöchentlich mit Essigwasser gereinigt werden, um die Vermehrung von Mikroorganismen zu verhindern.*
- *Bei verpackten Broten muss auf das **Mindesthaltbarkeitsdatum** geachtet werden.*
- *Schnittbrote sollten am besten in der Verpackung zusammenbleiben und portionsgerecht entnommen werden.*
- *Brote können sehr gut bei **–18 °C ca. 3 Monate** eingefroren werden.*
- ***Schimmelbildung:** Schimmelt das Brot, sollte es entsorgt werden, da manche Schimmelarten giftige wasserlösliche und farblose **Giftstoffe (Alfatoxine)** bilden und somit benachbarte Stellen befallen können.*
- ***Das Fadenziehen:** Bakterien, die über das Mehl ins Brot gelangen, werden während des Backprozesses zwar zerstört, die Sporen bleiben jedoch erhalten. Sie können während der Lagerung im warmen Klima keimen. Das Brot riecht dann obstartig und schmeckt bitter. Die Krume verändert die Farbe, wird schmierig und zieht Fäden. Besonders anfällig sind Weizenbrote, weniger anfällig sauerteig-gesäuerte Brote.*

Merke

Altbackenes Brot

Wird Brot durch unsachgemäße Lagerung oder lange Lagerdauer altbacken, gibt die verkleisterte Stärke wieder Flüssigkeit ab. Die Stärkekörner lagern sich aneinander, sie kristallisieren. Ist in der Krume des Brotes die Flüssigkeit noch nicht verdunstet, kann der Vorgang des Altbackenwerdens kurzzeitig durch Hitzezufuhr (ca. 60 °C) rückgängig gemacht werden. Es bietet sich an, das Brot immer bedarfsgerecht einzukaufen, um eine lange Lagerdauer und das damit verbundene Altbackenwerden zu vermeiden.

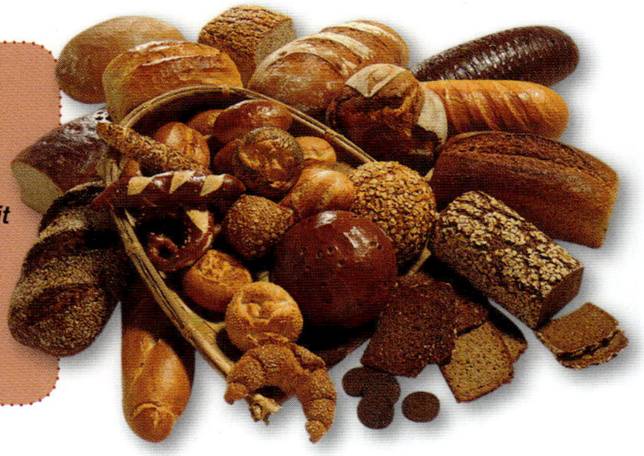

?

1. ***Wie lagern Sie zu Hause Brot? Finden Sie weitere Tipps zur sachgemäßen Lagerung.***
2. ***Nennen Sie die optimalen Lebensbedingungen von Hefe.***
3. ***Erläutern Sie die Unterschiede zwischen Schrot, Grieß, Dunst und Mehl.***
4. ***Welche Backverfahren von Broten kennen Sie?***
5. ***Was verstehen Sie unter dem Begriff der alkoholischen Gärung?***
6. ***Was sind Backmittel? Welche Backmittel kennen Sie?***

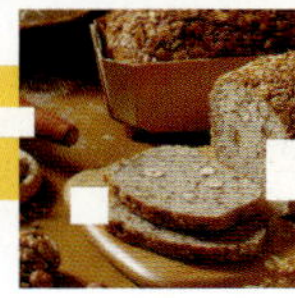

f) Kartoffeln

M/A Kartoffel-Bewegungsspiele

- Teilen Sie sich in der Klasse in **2** gleich große Gruppen auf.
- Wählen Sie einen Gruppensprecher, der die Kommandos gibt.

Spiel 1: Das Rücken-an-Rücken-Spiel
Finden Sie innerhalb Ihrer Gruppe einen Spielpartner. Eine Kartoffel wird Rücken an Rücken zwischen beide Spieler geklemmt. Sie müssen durch einen Hindernisparcours laufen. Die Kartoffel wird an das nächste Paar der gleichen Gruppe weitergegeben. Fällt die Kartoffel zu Boden, müssen alle Paare neu starten. Sieger ist die Gruppe, deren Paare den Parcours am schnellsten durchlaufen haben.

Spiel 2: Das Kartoffel-Transportspiel
Eine Kartoffel wird innerhalb der Gruppe mit den Schuhen (an den Füßen) weitergegeben. Dabei darf die Transportkette nicht reißen. Jeder Teilnehmer der Gruppe muss die Kartoffel zum nächsten Spieler transportieren. Fällt die Kartoffel zu Boden, muss nochmals von Neuem begonnen werden. Die Gruppe, die die Kartoffel am schnellsten transportiert hat, ist Sieger.

Die Geschichte der Kartoffel

Die Kartoffel gehört zur Familie der **Nachtschattengewächse,** deren verzehrbare Teile als Sprossknollen unterirdisch wachsen. Die oberirdisch wachsenden Beerenfrüchte sind nicht verzehrbar, da sie das giftige **Alkaloid Solanin** enthalten. Die Kartoffel stammt aus dem Hochgebirge Südamerikas (Peru), wo sie bereits im **3. Jahrhundert n. Chr.** gezüchtet und von spanischen Eroberern **1565** nach Europa gebracht wurde. **1588** wurde die Kartoffel in Deutschland kultiviert. Sie galt wegen ihrer schönen Blüten und des üppigen Laubes als Zier- und Gartenpflanze. Erst Mitte des **18. Jahrhunderts** erkannte **Friedrich II. von Preußen,** der **„alte Fritz" (1712–1786),** den Wert der Kartoffel als wichtiges Grundnahrungsmittel und ordnete per Gesetz den Anbau der Kartoffel an. Die Mitte des **19. Jahrhunderts** europaweit ausbrechende Kartoffelfäule vernichtete vielerorts die Ernten und führte zu zahlreichen Hungersnöten. Die Kartoffel, die zunächst als **Arme-Leute-Essen** angesehen wurde, geriet während des Wirtschaftswunders als **Dickmacher** (Pommes frites usw.) in Verruf. Aufgrund der wichtigen Inhaltsstoffe und vor allem vielfältigen industriellen Verarbeitungsverfahren erlebt die **Knolle** derzeit eine Renaissance.

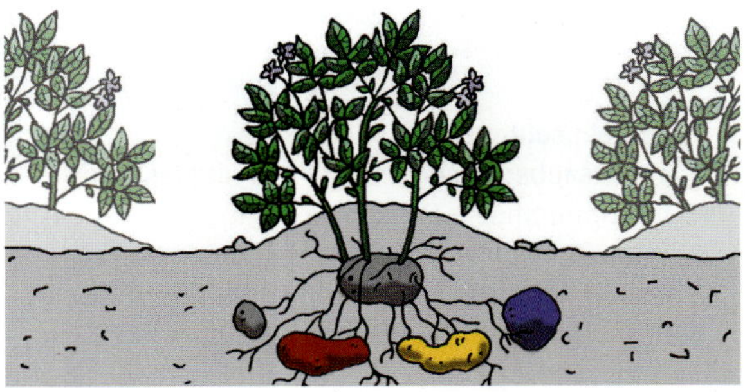

Farbe der Kartoffeln

Je nach Kartoffelsorte können die Schale und das Kartoffelinnere von Weiß über Gelb und Rot bis Blauviolett variieren. In Deutschland werden hauptsächlich Kartoffeln mit gelbem Inneren und gelbbrauner Schale verwendet, wobei vermehrt rot-violette Kartoffeln im Trend liegen. Werden die Kartoffeln zu lange dem **Licht** ausgesetzt, **keimen** sie und bekommen eine **grüne** Schale. Es kommt zur Bildung des **giftigen Steroidalkaloids,** dem sogenannten **Solanin.** Deshalb müssen grüne Stellen und vor allem Keime großflächig entfernt werden (siehe Lagerung).

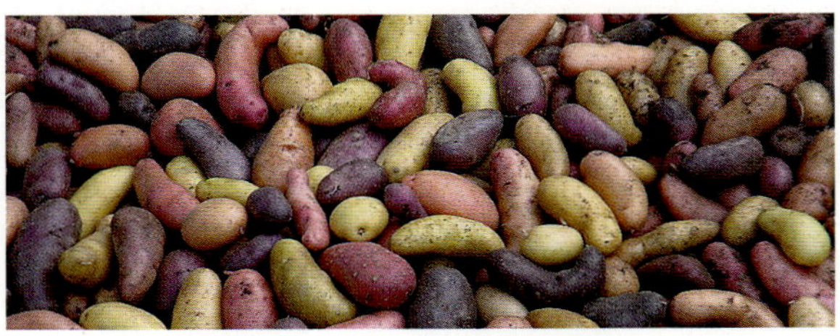

@ ***Wie können Kartoffeln noch genannt werden und was verbirgt sich hinter dem italienischen Begriff tartuffolo?***

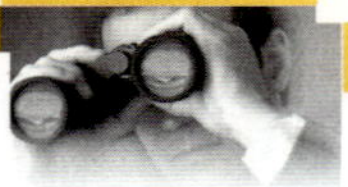

Inhaltsstoffe der Kartoffel

Die Kartoffel ist **sehr energiearm,** da sie in **100 g** essbarem Anteil nur **ca. 0,1 % Fett** und **ca. 77 % Wasser** enthält. Gleichzeitig liefert die Kartoffel **ca. 2 % biologisch hochwertiges Eiweiß,** wobei hauptsächlich die essenziellen Aminosäuren **Leucin** und **Lysin** vorhanden sind. Der Kohlenhydratanteil in Form von **Stärke** (Vielfachzucker) beträgt **ca. 15 %.** Spätreifende und mehligkochende Kartoffeln haben einen höheren Stärkeanteil als frühreifende und festkochende Kartoffeln. Der **Ballaststoffanteil** beträgt **ca. 2 %.** Zusätzlich ist die Kartoffel sehr vitamin- und mineralstoffreich, da die Vitamine **B_1, B_2, B_6** und das **Vitamin C** sowie die Mineralstoffe **Natrium, Kalium, Magnesium, Phosphor, Eisen** und **Zink** enthalten sind. Aufgrund der optimalen Nährstoffzusammensetzung nimmt die Kartoffel in der Ernährung einen hohen Stellenwert ein.

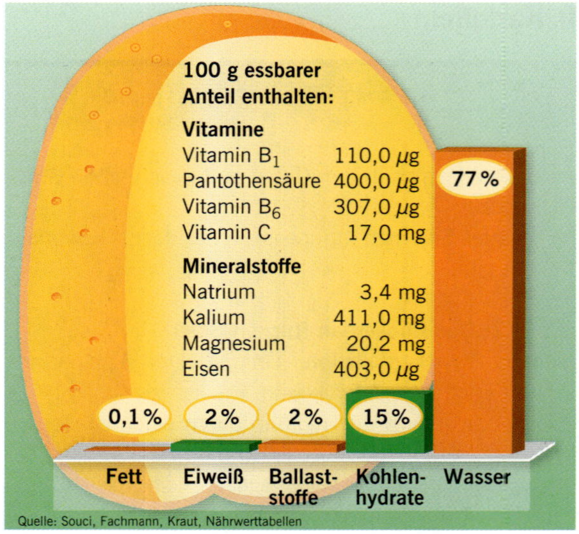

Inhaltsstoffe der Kartoffel

Gesetzliche Bestimmungen für Speisekartoffeln

Die Verordnung über die gesetzlichen Handelsklassen für Speisekartoffeln legt alle Bedingungen für qualitativ hochwertige Speisekartoffeln fest, die im Handel angeboten werden. Sie weist z. B. die gesetzlichen **Handelsklassen** (Handelsklasse I und Handelsklasse EXTRA), die **Güteeigenschaften,** die **Kochtypen,** die **Größensortierung** sowie bestimmte **Toleranzwerte** der Handelsklassen aus, die nachstehend ausschnittweise auf einen Blick dargestellt werden.

Gesetzliche Bestimmungen für Speisekartoffeln

GÜTEEIGENSCHAFTEN

Kartoffeln sollten:

- ganz, sauber, gesund, sortenrein und fest sein.
- frei von fremdem Geschmack sein.
- keine Keime über 2 mm Länge aufweisen.
- keine Fremdbestandteile (Erde, lose Keime) haben.
- frei von Beschädigungen sein, bei denen ein Schälverlust von über 10 % eintreten könnte.
- frei von Fremdgerüchen sein.
- frei von Krankheiten sein.
- keine Missbildungen (Knolle) haben.
- frei von abnormer Feuchtigkeit und Hitzeschäden sein.
- keine Grünstellen besitzen, wodurch ein Mehrabfall entstehen könnte.

GRÖSSENSORTIERUNG

- lang-ovale bis lange Kartoffeln = Ø nicht **unter 30 mm**
- runde bis ovale Kartoffeln = Ø nicht **unter 35 mm**
- Kartoffeln von **25 mm bis 35 mm** (lang-oval bzw. lang) und **25 mm bis 40 mm** (rund bzw. oval) = **Drillinge**
- Bei Packungen mit einem Füllgewicht von **5 kg** und weniger darf der **maximale** Größenunterschied der Kartoffeln **30 mm** betragen.

TOLERANZWERTE BEI DEN HANDELSKLASSEN

- **Handelsklasse I:** Anteil an mangelhaften Knollen bis **8 %** und Fremdbestandteile **max. 2 %**
- **Handelsklasse EXTRA:** Anteil an mangelhaften Knollen **bis 5 %** und Fremdbestandteile **max. 1 %**

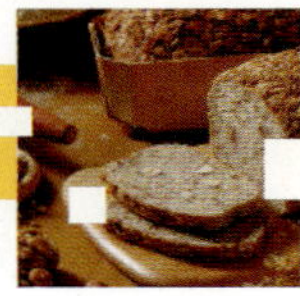

Kartoffelernte (Reifezeitpunkt)

Es gibt derzeit in der Bundesrepublik Deutschland weit über **150 Kartoffelsorten,** die zum Anbau zugelassen sind und entsprechend ihrer **Reifezeit** von **Anfang Juni bis Ende Oktober** geerntet werden können. Die Kartoffeln werden entsprechend der **Entezeit** in **sehr frühe Sorten** (Ernte: Juni), **frühe Sorten** (Ernte: bis Mitte August), **mittelfrühe Sorten** (Ernte: Mitte August bis September) und **späte Sorten** (Ernte: Ende September bis Oktober) eingeteilt. Während die Schale von sehr frühen Kartoffeln sehr zart ist und mitverzehrt werden kann, weisen späte Sorten eine kräftigere Schale (Pelle) auf, wodurch sie sehr gut gelagert werden können.

Kochtypen (Kocheigenschaften)

Nicht jede Kartoffelsorte ist für jedes Kartoffelgericht geeignet. Deshalb sind die Kochtypen von Kartoffeln für die Speisenzubereitung von entscheidender Bedeutung.

Merke

Je höher der Stärkeanteil einer Kartoffel ist, umso stärker platzt die Kartoffelschale beim Garen auf und umso mehliger bzw. trockener ist die Kartoffel.

Es gibt **drei Kochtypen:** die **festkochenden Kartoffeln,** die **vorwiegend festkochenden** Kartoffeln und die **mehlig kochenden** Kartoffeln. **Folgende Merkregel gilt:**

Bei Gerichten, bei denen der Formerhalt der Kartoffel eine entscheidende Rolle spielt, z. B. bei Salzkartoffeln, Kartoffelsalat, Bratkartoffeln usw., sollten festkochende Kartoffeln verwendet werden. Währenddessen bei Kartoffeln, die mit Flüssigkeiten gemischt werden, eher mehlig kochende Kartoffeln geeignet sind, da der höhere Stärkeanteil die Flüssigkeiten besser binden kann.

KOCHTYPEN (Kocheigenschaften)	**festkochend**	**vorwiegend festkochend**	**mehlig kochend**
	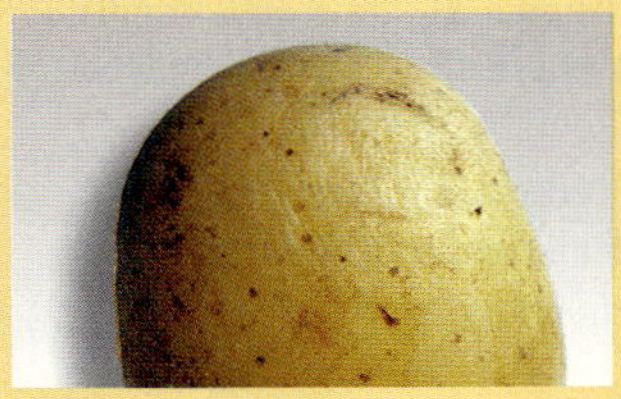	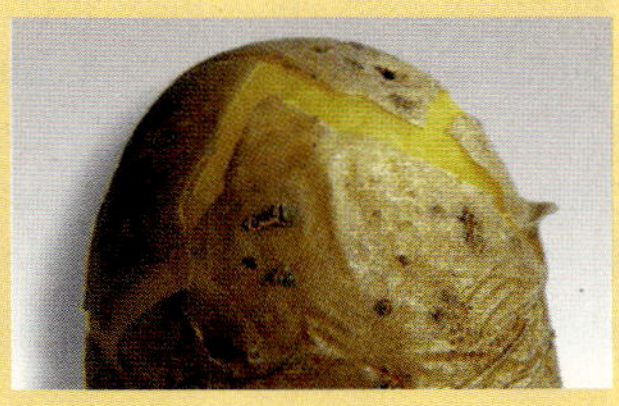	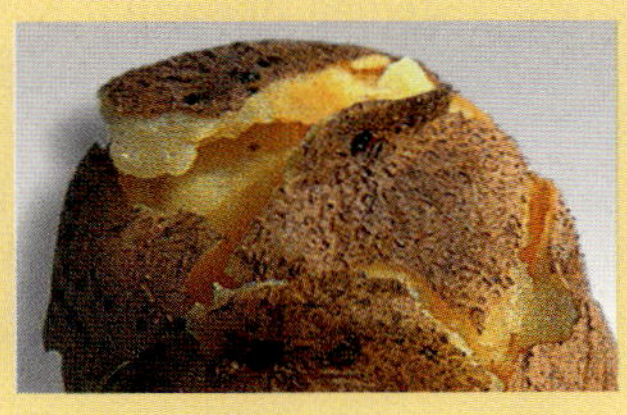
NACH DEM GARPROZESS	Schale ganz, feste Beschaffenheit, feucht, gut zu schneiden	Schale leicht rissig, leicht feuchte Beschaffenheit, feinkörnig	Schale aufgerissen, trockene Beschaffenheit, locker, grobkörnig
SORTEN	Sieglinde, Selma, Hansa	Granola, Grata, Hela	Irmgard, Aula, Datura
GERICHTE	Kartoffelsalat, Bratkartoffeln	Salzkartoffeln, Pellkartoffeln	Püree, Klöße
STÄRKEGEHALT	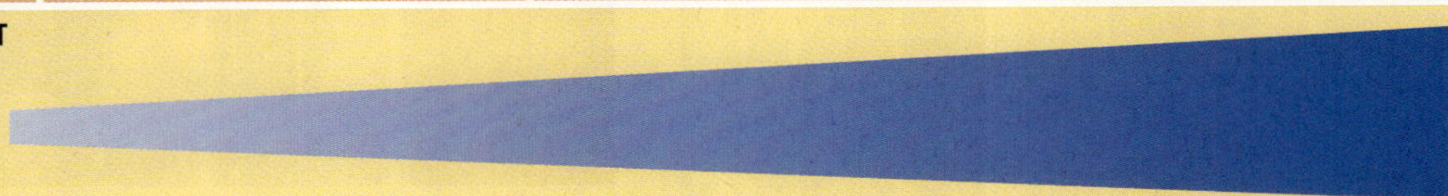		

ERNTEZEIT MIT MONAT	sehr frühe Sorten	frühe Sorten	mittelfrühe Sorten	späte Sorten
	Juni	**Juli**	**August**	**September** **Oktober**

Hauptangebot

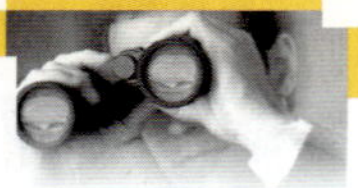

Lagerung/Einkellerung

Grundsätzlich sind nicht alle Kartoffelsorten für die Lagerhaltung bzw. Einkellerung geeignet. Sehr frühe und frühe Kartoffelsorten sollten aufgrund der zarten Schale nicht eingekellert werden. Mittelfrühe und späte Sorten eignen sich hingegen hervorragend zum Lagern. Sie entwickeln während der Lagerzeit das vollständige Aroma. Es sollten nur qualitativ hochwertige Kartoffeln entsprechend den Güteeigenschaften verwendet werden. Die Lagerung kann in gut belüfteten Holzkisten oder auf Lattenrosten erfolgen. Damit die Kartoffeln während der Lagerung keine Qualitätseinbußen aufweisen, das heißt, dass sie nicht keimen, keine grüne Stellen erhalten, keine großen Wasserverluste eintreten, keine Fleckenbildung stattfindet, müssen bei der Einlagerung Druckstellen vermieden und einige wichtige Lagerkriterien beachtet werden:

- Die Lagertemperatur beträgt **ca. +4 °C.**
- Die Lagerhöhe der Kartoffeln sollte **max. 30 cm bis 40 cm** betragen.
- Der Lagerraum muss **sehr gut belüftet, dunkel** und **trocken** sein.

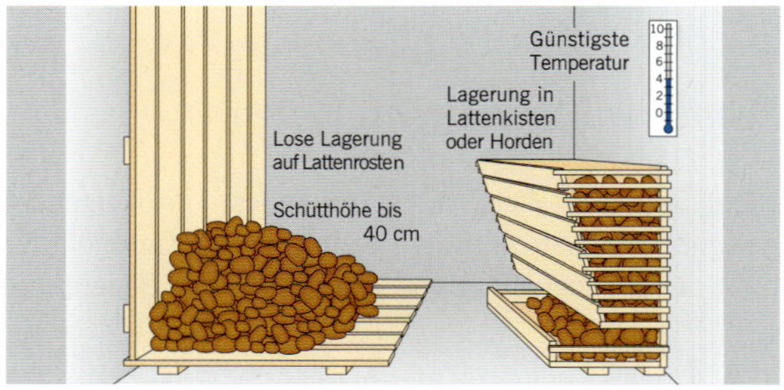

Lagerhaltung von Kartoffeln

Kartoffelerzeugnisse

Seit einigen Jahren ist der Verzehr von frischen Kartoffeln stark rückläufig, wobei der Verbrauch an vorgefertigten Kartoffelerzeugnissen (Convenience-Ware) gestiegen ist. Das liegt an dem geringeren Zeit- und Arbeitsaufwand, der erbracht werden muss, um Kartoffelerzeugnisse verzehrfertig zu machen. Sie sind tiefgekühlt, gekühlt oder auch als Nass- und Trockenware im Handel erhältlich und können sofort oder nach dem Mischen und/oder Erhitzen gegessen werden. Entsprechend den Leitsätzen für Kartoffelerzeugnisse gibt es **8** Produktgruppen. Diese sind:

- **Ungeschälte und geschälte Kartoffelerzeugnisse** (z. B. gekocht und vakuumierte Kartoffeln)
- **Pommes-frites-Erzeugnisse** (z. B. vorfrittierte Pommes frites)
- **Trockenspeisekartoffel-Erzeugnisse** (z. B. blanchierte, danach getrocknete Kartoffelscheiben)
- **Kartoffelpüree-Erzeugnisse** (z. B. Püreeflocken)
- **Erzeugnisse aus vorgeformtem Kartoffelteig** (z. B. Kroketten, Herzoginnenkartoffeln)
- **Gebratene Kartoffelerzeugnisse** (z. B. Kartoffelpuffer, Reibekuchen, Kartoffelplätzchen)
- **Kartoffelknödel-Erzeugnisse** (z. B. Klöße)
- **Kartoffelknabberei-Erzeugnisse** (z. B. Kartoffelchips, Kartoffelsticks)

Kartoffelerzeugnisse, die in Fett gebraten oder frittiert werden, weisen oftmals einen hohen Energiegehalt auf. Deshalb sollte auf den Nährwertgehalt der einzelnen Erzeugnisse geachtet werden. Dieser ist der Packungsrückseite oder der Nährwerttabelle zu entnehmen.

Nährwerte von Kartoffelprodukten

Lebensmittel je 100 g verzehrbarem Anteil	Energie kcal	Energie kJ	Eiweiß g	Fett g	Kohlenhydrate verwertbar g	Kohlenhydrate nicht verwertbar g
Kartoffeln (roh)	70	297	2,0	0,1	14,8	2,1
Chips	557	2318	5,5	39,4	45,1	4,2
Pellkartoffeln (gegart)	70	297	2,0	0,1	14,8	1,7
Pommes frites (verzehrfertig)	290	1215	4,2	14,5	35,7	–
Kartoffelflocken (trocken)	334	1403	7,1	0,5	75,0	6,0

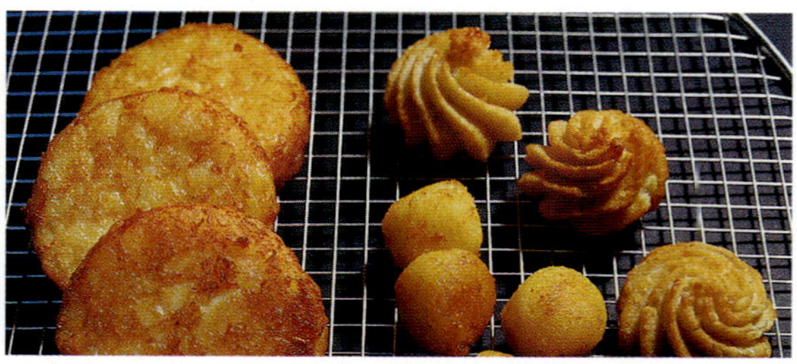

?

Vergleichen Sie die Nährwertangaben der Kartoffeln (roh) mit den Angaben der Kartoffelerzeugnisse. Welche Aussagen können Sie darüber machen? Welche Folgerungen ziehen Sie daraus?

Küchentechnischer Umgang mit Kartoffeln

Anhand einer Versuchsreihe soll der küchentechnische Umgang mit Kartoffeln herausgefunden werden.

@ ***Bevor Sie mit der Versuchsreihe beginnen, versuchen Sie, im Internet herauszufinden, welchen Stoff Sie mit der Chemikalie Jodkaliumiodid nachweisen können.***

Versuche **Kartoffeln**

Versuch Nr.	Beobachtungen	Folgerungen
V. 1		
V. 2		
V. 3		
V. 4		

usw.

Tabelle für die Versuchsreihe

Versuchsanleitung
Führen Sie die aufgeführten Versuche der Reihe nach aus. Fertigen Sie sich eine Tabelle an (siehe Bsp.). Schreiben Sie Ihre Beobachtungen genau auf. Welche Folgerungen können Sie aus Ihren Beobachtungen ableiten? Was bedeutet das für die Küchenpraxis?

Versuch V. 1 bis V. 8:

Nachweisreaktionen V. 1 und 2:

V. 1: Schneiden Sie eine gegarte Kartoffel auf. Geben Sie auf die Schnittfläche einen Tropfen Jodkaliumiodid. Welche Farbe ist **sofort** zu erkennen?

V. 2: Schneiden Sie eine rohe Kartoffel auf. Geben Sie auf eine Schnittfläche einen Tropfen Jodkaliumiodid. Spülen Sie nach **3 bis 4 Min.** die Kartoffel kurz unter fließendem Wasser ab. Welche Farbe ist zu erkennen?

Küchentechnischer Umgang mit Kartoffeln:

V. 3: **Reiben** Sie eine kleine Kartoffel (ohne Schale) und geben Sie diese in ein Becherglas. Bedecken Sie die Masse mit **100 ml Wasser.** Entnehmen Sie diese nach **10 Min.** Geben Sie in das verbleibende Wasser einen Tropfen Jodkaliumiodid. Welche Farbe hat die Flüssigkeit?

V. 4: Schneiden Sie eine kleine Kartoffel (ohne Schale) in **0,5 cm x 0,5 cm** große Würfel. Geben Sie diese in **100 ml Wasser.** Entnehmen Sie die Kartoffelstücke nach **10 Min.** Geben Sie einen Tropfen Jodkaliumiodid in das Wasser. Vergleichen Sie die Farbe der Flüssigkeit mit der von **V. 3.**

V. 5: Geben Sie eine kleine ungeschälte Kartoffel in **100 ml Wasser**. Entnehmen Sie die Kartoffel nach **10 Min.** Geben Sie einen Tropfen Jodkaliumiodid in das Wasser. Vergleichen Sie die Farbe der Flüssigkeit mit der von **V. 3** und **V. 4.**

V. 6: Bringen Sie **100 ml Wasser** zum Kochen und geben Sie unter ständigem Rühren **160 g fein geriebene Kartoffel** (ohne Schale) zu. Rühren Sie die Masse unter ständigem Kochen **ca. 3 Min.** Was beobachten Sie?

V. 7: Sie benötigen **ca. 160 g geriebene Kartoffeln** (ohne Schale). Lassen Sie die Kartoffelmasse **10 Min.** stehen. Drücken Sie diese danach aus und fangen Sie das Wasser auf. Sie sollten **ca. 30 ml Kartoffelsaft** erhalten. Rühren Sie in die Hälfte des Kartoffelsaftes **ca. 10 g Zitronensäurepulver** ein. Der restliche Kartoffelsaft bleibt unverändert. Vergleichen Sie nach **10 Min.** beide Flüssigkeiten miteinander.

V. 8: Teilen Sie die ausgedrückte Kartoffelmasse (siehe V. 7) in zwei Hälften. Mischen Sie eine Hälfte mit **4 EL Obstessig.** Die zweite Hälfte lassen Sie zum Vergleich stehen. Drücken Sie nach **10 Min.** das Wasser aus beiden Kartoffelmassen aus. Vergleichen Sie die Farbe der Kartoffelmassen.

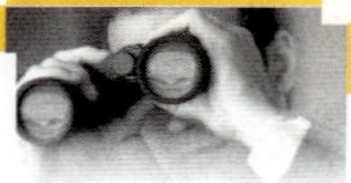

Auswertung der Nachweisreaktion

V. 1: Die gegarte Kartoffelhälfte färbt **sich** sofort blauviolett, hierbei wird Stärke nachgewiesen. Beim Garvorgang nimmt die Stärke Flüssigkeit auf, **quillt** und **verkleistert** bei **ca. 70 °C.** Die Zellwände, die die Stärkekörner umgeben, werden **weich** und zum Teil **zerstört.** Deshalb kann Jodkaliumiodid, aber auch die stärkeabbauenden Enzyme des Mundspeichels beim Verzehr von Kartoffeln **sofort** eindringen.

V. 2: Die rohe Kartoffelhälfte färbt sich braun. Rohe Kartoffeln enthalten zwar Stärke, die Nachweislösung kann jedoch nicht so schnell eindringen, da die Stärkekörner von den unzerstörten Zellwänden umgeben und dadurch geschützt sind.

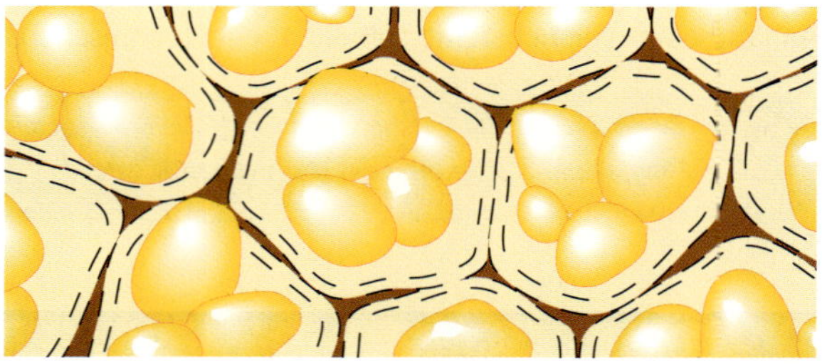

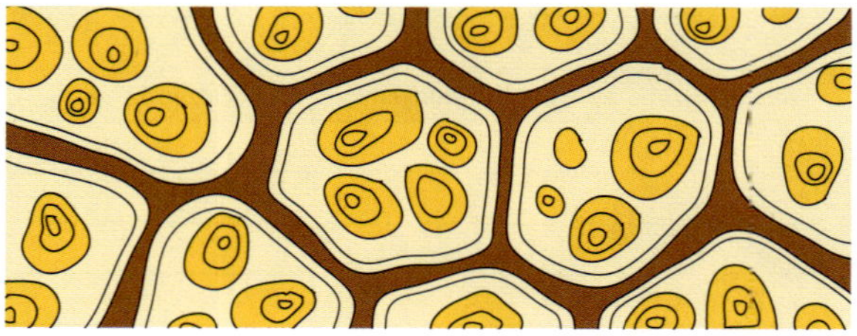

Küchentechnische Folgerungen der Versuchsreihen

V. 3–5: Je stärker der Zerkleinerungsgrad der Kartoffel ist, umso intensiver ist die Blaufärbung, umso mehr Stärke und wasserlösliche Vitamine sind im Wasser enthalten. **Küchentechnische Folgerung:** Um diese Verluste zu vermeiden, sollten die Kartoffeln nach Möglichkeit in der Pelle unter Zugabe von wenig Wasser nährstoffschonend gegart werden. Ist das aufgrund der Rezeptur nicht möglich, sollten die Kartoffeln sparsam geschält (Kartoffelschäler), entsprechend zerkleinert und sofort gegart werden. Geeignete Garverfahren sind Dämpfen, Kochen (wenn die Flüssigkeit mitverwendet wird, z. B. für Kartoffelsuppe) oder Dünsten.

V. 6: Das Wasser wird unter Zugabe der Kartoffel gebunden. Das heißt, die in der geriebenen Kartoffel enthaltene Stärke **quillt,** indem sie Flüssigkeit aufnimmt und bindet. Durch Hitzezufuhr **um 70 °C verkleistert die Stärke.** Sie hat die größtmögliche Flüssigkeitsmenge aufgenommen. **Küchentechnische Folgerung:** Mit Kartoffeln können bestimmte Speisen gebunden werden. Sauerkraut z. B. kann unter Zugabe von geriebener Kartoffel sämig gebunden werden.

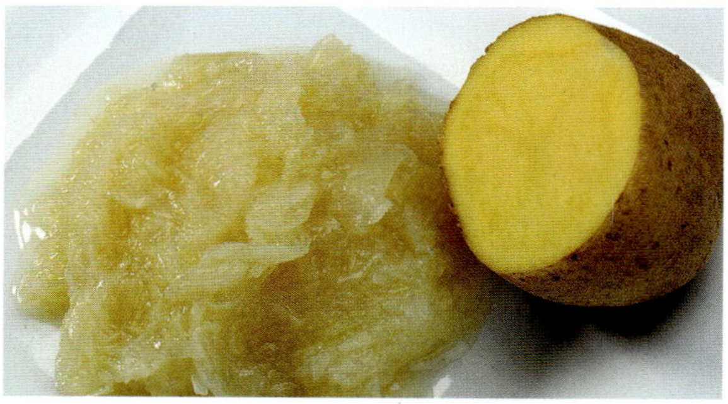

V. 7–8: Die geriebenen Kartoffeln und der entstandene Kartoffelsaft werden braun. Das geschieht, indem bestimmte **Wirkstoffe** der Kartoffel **(= Enzyme)** mit dem **Sauerstoff** der Luft reagieren. Dieser Vorgang wird als **biochemische Oxidation** bezeichnet. **Küchentechnische Folgerung:** Unter Zugabe von **Säure** (Essig- bzw. Zitronensäure) kann die Bräunungsreaktion rückgängig gemacht werden. Bei der Herstellung von z. B. Kartoffelpuffern kann eine Bräunungsreaktion durch Zugabe von etwas Säure verhindert werden.

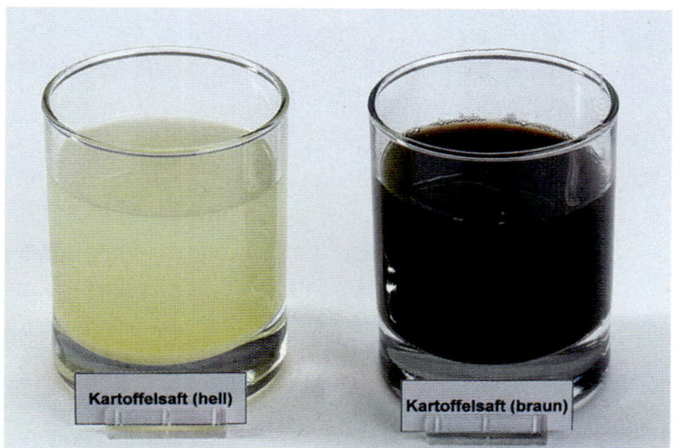

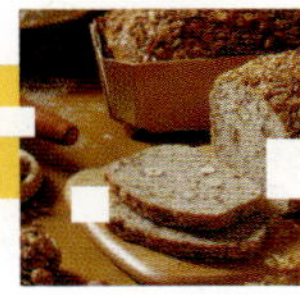

Herstellung von Kartoffelchips (Kartoffelmenge je nach Wunsch)

Acrylamid

Werden Kartoffel- und Getreideprodukte beim Garen (z. B. Braten, Backen und Frittieren) zu hohen Temperaturen ausgesetzt, kann es zur Bildung von Acrylamid kommen. Ein großer Teil an Acrylamid entsteht, indem die in stärkehaltigen Lebensmitteln enthaltene Aminosäure Aspargin mit Trauben- oder Fruchtzucker bei Temperaturen von knapp über 100 °C reagiert (= Kondensationsreaktion). Die Bildung von Acrylamid wird bei einem Temperaturanstieg beschleunigt. Acrylamid steht im Verdacht, erbgutschädigend bzw. krebserregend zu wirken. Deshalb sollten vor allem kohlenhydratreiche Produkte nur so hoch wie nötig und so niedrig wie möglich erhitzt werden.

Die gewaschenen und geschälten Kartoffeln werden in **1 mm** dünne Scheiben geschnitten. Damit es beim Frittieren zu keiner raschen Bräunung der Scheiben kommt, muss die auf den Kartoffelscheiben haftende Kartoffelstärke unter fließendem Wasser abgewaschen werden. Starkes Spritzen des Frittierfettes wird vermieden, indem die Scheiben vor dem Frittieren sehr gut trocken getupft werden. Das Frittierfett (Öl oder Plattenfett) wird in der Fritteuse oder einem Topf auf **max. 175 °C** erhitzt. Diese Temperatur sollte nicht überschritten werden, da es sonst zur Bildung des giftigen Stoffes **Acrylamid** kommt. Deshalb muss eine regelmäßige Temperaturkontrolle stattfinden. Die Kartoffelscheiben in kleinen Portionen goldbraun frittieren und je nach Wunsch sofort würzen. Guten Appetit! Da Kartoffelchips sehr energiereich sind, jedoch gut schmecken, sollten sie dennoch nicht zu häufig verzehrt werden.

?

1. ***Finden Sie heraus, wie und wo die Kartoffelchips entstanden sind.***
2. ***Welche wichtigen Arbeitsregeln müssen Sie beim Frittieren beachten, um eine Acrylamidbildung bzw. um Unfallgefahren zu vermeiden?***
3. ***Warum biegen sich Kartoffelchips beim Frittieren?***
4. ***Versuchen Sie, aktuelle Informationen über das Thema Acrylamid zu finden.***

g) Teigwaren

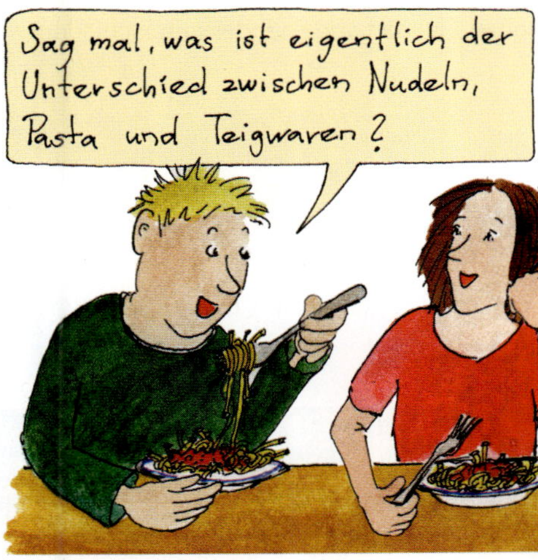

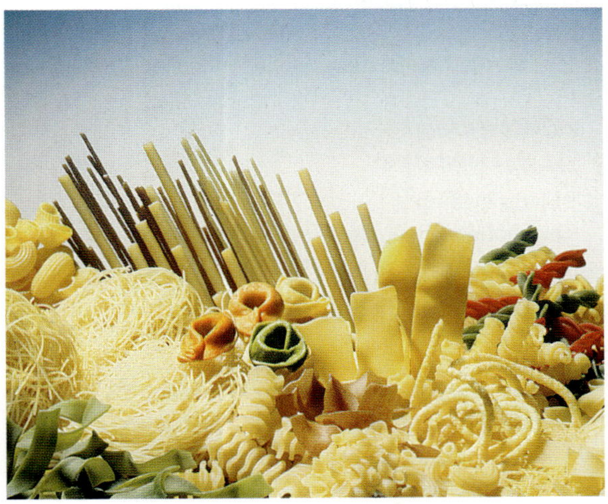

@

Finden Sie den Unterschied zwischen Nudeln, Pasta und Teigwaren heraus. Recherchieren Sie den geschichtlichen Hintergrund von Teigwaren. Wo kommen sie her? Zu welcher Zeit wurden sie in Deutschland bekannt? Finden Sie heraus, wie viel Nudeln ein Bundesbürger im Jahresdurchschnitt verzehrt.

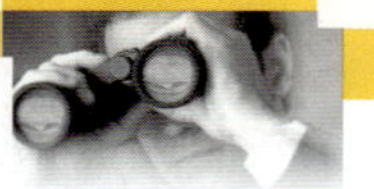

Unter Teigwaren versteht man laut den **Leitsätzen für Teigwaren** beliebig geformte Erzeugnisse, die aus Getreidemahlerzeugnissen mit oder ohne Verwendung von Hühnereiern und/oder anderen Zutaten durch Einteigen, Formen, Wasserbehandlung und Trocknen hergestellt werden. Frische Teigwaren (Frischteigwaren und Nudelteig) hingegen werden bei der Herstellung lediglich angetrocknet und mit heißem Wasser oder Wasserdampf behandelt, auch pasteurisiert, gekühlt oder tiefgefroren.

Inhaltsstoffe der Teigwaren

Teigwaren enthalten verschiedene Zutaten, die entsprechend den **Leitsätzen für Teigwaren** in bestimmten prozentualen Verhältnissen vorliegen müssen. Die Produktvielfalt wird ergänzt, indem zu den üblichen Grundzutaten, wie Getreidemahlerzeugnisse, Eier, Wasser und Salz, weitere Zutaten zugefügt werden können.

Grundzutaten von Teigwaren

- **Getreidemahlerzeugnisse (Hartweizen, Weichweizen, Dinkel, Roggen usw.):** Für die Herstellung von Trockenteigwaren wird hauptsächlich Hartweizen (Durumweizen) verwendet, der im Vergleich zu Weichweizen einen höheren Kleberanteil (Glutenanteil) aufweist und somit den Teigwaren eine besondere **Koch-** und **Bissfestigkeit** verleiht. Je nach verwendeter Getreideart und Menge unterscheidet man:

Hart- bzw. Weichweizenteigwaren und Dinkel- bzw. Roggenteigwaren	Sie bestehen aus dem Mahlerzeugnis, das im Namen aufgeführt ist.
Mehrkornteigwaren	Sie bestehen aus mind. 3 verschiedenen Mahlerzeugnissen, die zu je 5 % enthalten sein müssen.
Vollkornteigwaren	Sie bestehen ausschließlich aus Vollkornmahlerzeugnissen.

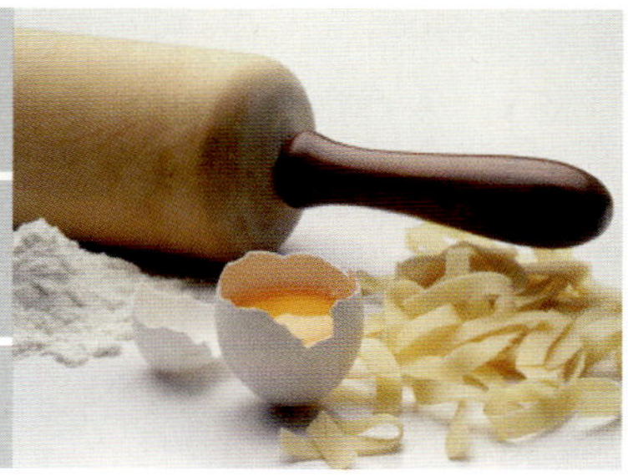

- **Vollei, Eigelb, Eiklar (auch tiefgefroren oder trocken möglich):** Eier tragen entschieden zur Farb- und Geschmacksgebung der Teigwaren bei. Sie verbessern gleichermaßen die Teigbeschaffenheit und erleichtern die Verarbeitung des Teiges. Bezogen auf **1 kg** Getreidemahlerzeugnis werden Eierteigwaren mit verschiedem hohen Eigehalt voneinander unterschieden:

Eierteigwaren (z. B. Eierspätzle)	müssen mind. **100 g** Vollei oder die entsprechende Menge Eigelb enthalten.
Eierteigwaren mit hohem Eigehalt	müssen mind. **200 g** Vollei oder die entsprechende Menge an Eigelb enthalten.
Eierteigwaren mit besonders hohem Eigehalt	müssen mind. **300 g** Vollei oder die entsprechende Menge Eigelb enthalten.

- **Wassergehalt** (Feuchte) beträgt **max. 13 % (Ausnahme:** frische Teigwaren und Nudelteig).
- **Speisesalzgehalt** beträgt **max. 1 %** (jodiertes Speisesalz, Meersalz).

Weitere Zutaten können z. B. sein:
- Milch, Milchpulver (in diversen Fettgehaltsstufen)
- Gemüse, Pilze, Kräuter und Gewürze (als Mark, Saft, Pulver, Konzentrat)
- Färbende Lebensmittel, Sojaerzeugnisse

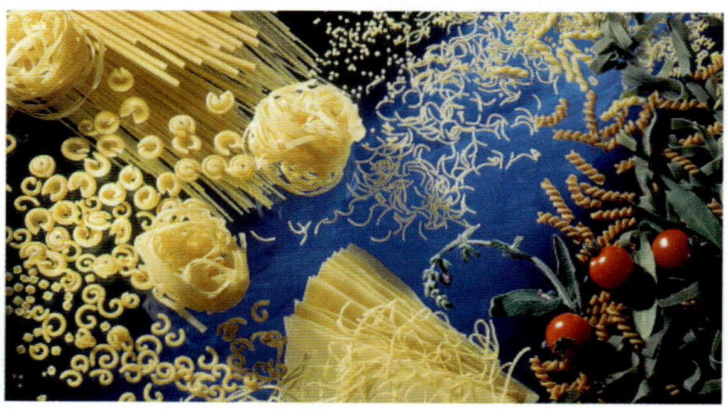

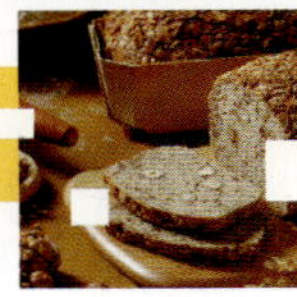

Nährstoffgehalt von Teigwaren

Die Teigwaren bestehen hauptsächlich aus Getreidemahlerzeugnissen, deshalb beträgt der Kohlenhydratanteil **ca. 70 %.** Je mehr Randschichten der Körner mitverwendet werden, umso höher ist der Ballaststoffanteil der Teigwaren. Teigwaren aus Vollkornmehl enthalten demnach mehr Ballaststoffe als Teigwaren, bei denen ausschließlich der Mehlkörper des Korns verwendet wird. Sie sind sehr fettarm. In **100 g** Rohware sind **ca. 3 g** Fett und **13 g** pflanzliches Eiweiß enthalten. Der Eiweißgehalt kann durch eine sinnvolle eiweißhaltige Speisekombination (z. B. Linsen mit Spätzle) ergänzt werden (siehe biologische Wertigkeit von Eiweiß). An Vitaminen und Mineralstoffen sind hauptsächlich **B_1**, **B_2** und **Niacin** sowie **Phosphor, Kalium, Magnesium** und **Eisen** enthalten.

Formen von Teigwaren

Teigwaren sind im Handel in verschiedenen Formen erhältlich. Unterschieden werden:

- **Langwaren**

Langwaren sind lange, draht- und röhrenförmige Teigwaren, die in Kombination mit verschiedensten Soßen, Gemüse- und Fleischspeisen als Hauptgericht oder Beilage angerichtet werden.

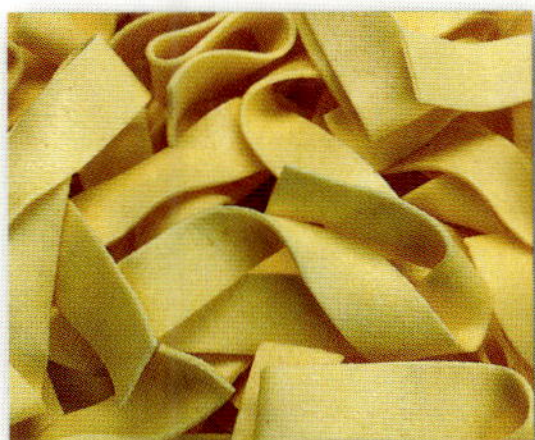

Bandnudeln

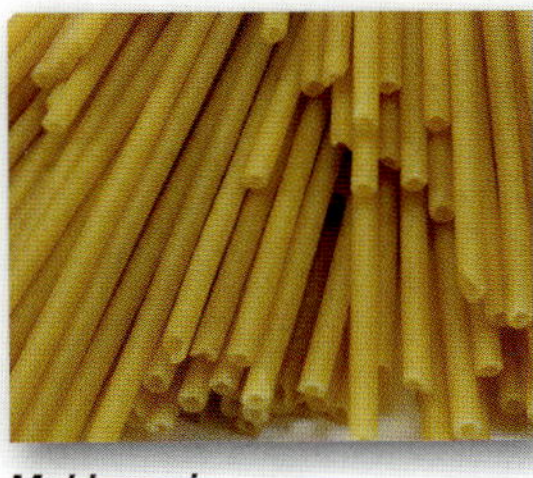

Makkaroni

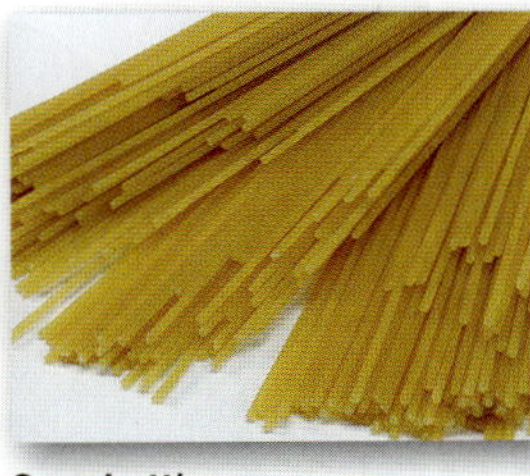

Spaghetti

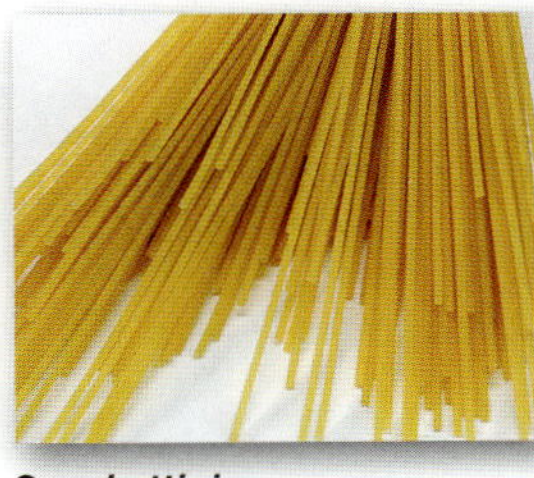

Spaghettini

- **Kurzwaren**

Kurzwaren sind kurze, gut teilbare, aber auch flache Teigwaren, die hauptsächlich als Beilage oder für Aufläufe verwendet werden.

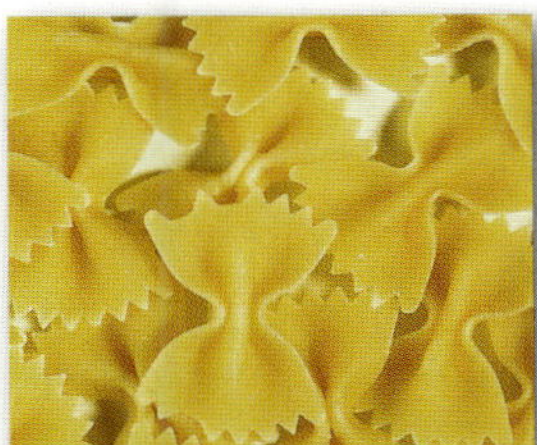

Farfalle

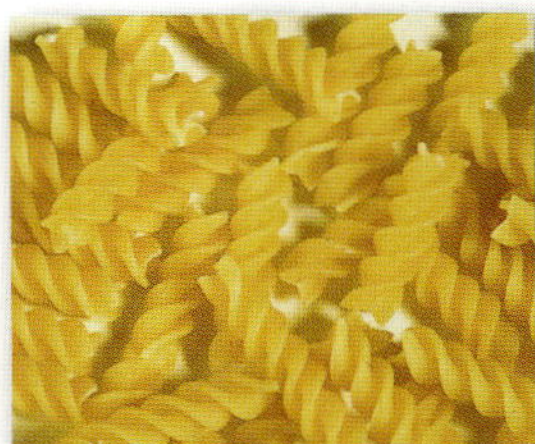

Fusilli

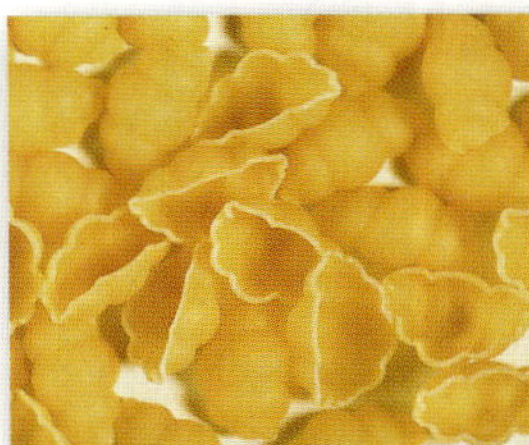

Gnocchi

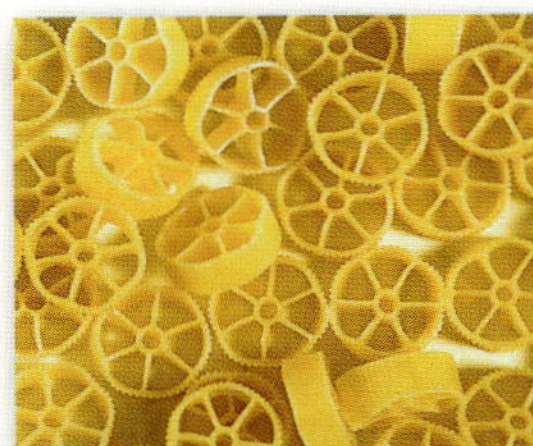

Rotelle

- **Suppennudeln**

Suppennudeln sind sehr kleine Teigwaren, die in diversen Formen gefertigt und ausschließlich in Suppen und Eintöpfen angeboten werden.

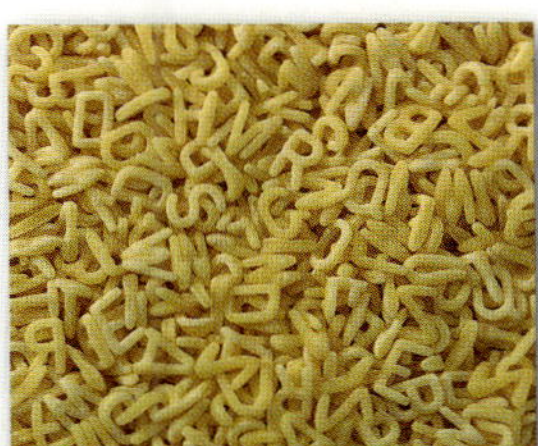

Buchstaben

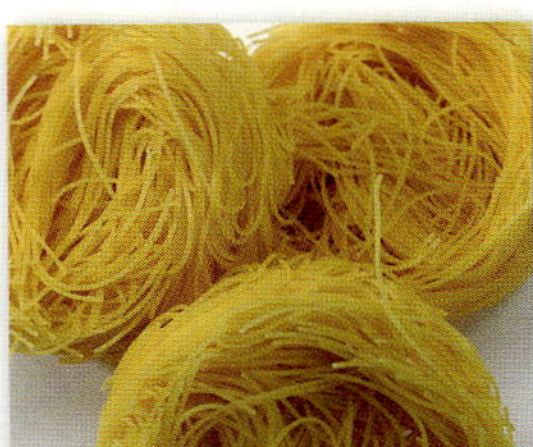

Fadennudeln

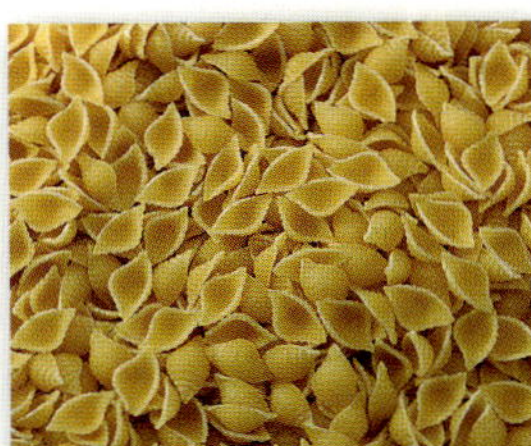

Muscheln

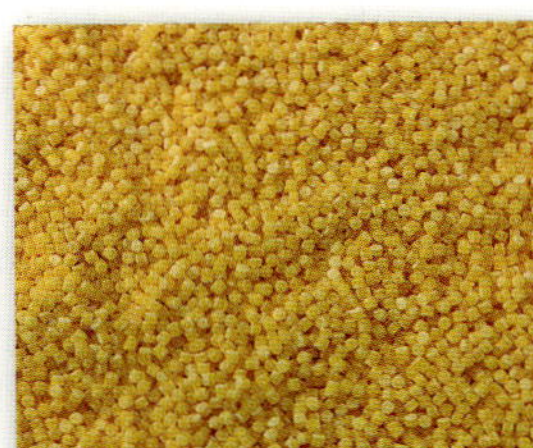

Acini di Pepe

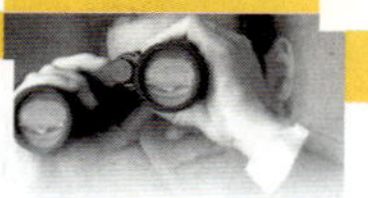

Herstellung von Teigwaren

1. Teigzubereitung
Mit vollautomatischen Knetmaschinen werden die Zutaten entsprechend der Rezeptur zu einem einheitlichen (homogenen) Teig geknetet. Um eine Blasenbildung zu vermeiden, wird die Luft in Vakuumkammern entfernt.

2. Pressung bzw. Walzung
Flache Teigwaren, z. B. Lasagneplatten, werden zwischen Walzen dünn ausgewalzt und geschnitten. Plastisch geformte Teigwaren werden unter hohem Druck durch die verschiedenen Matrizenformen gepresst und abgeschnitten (Ausnahme: Langwaren).

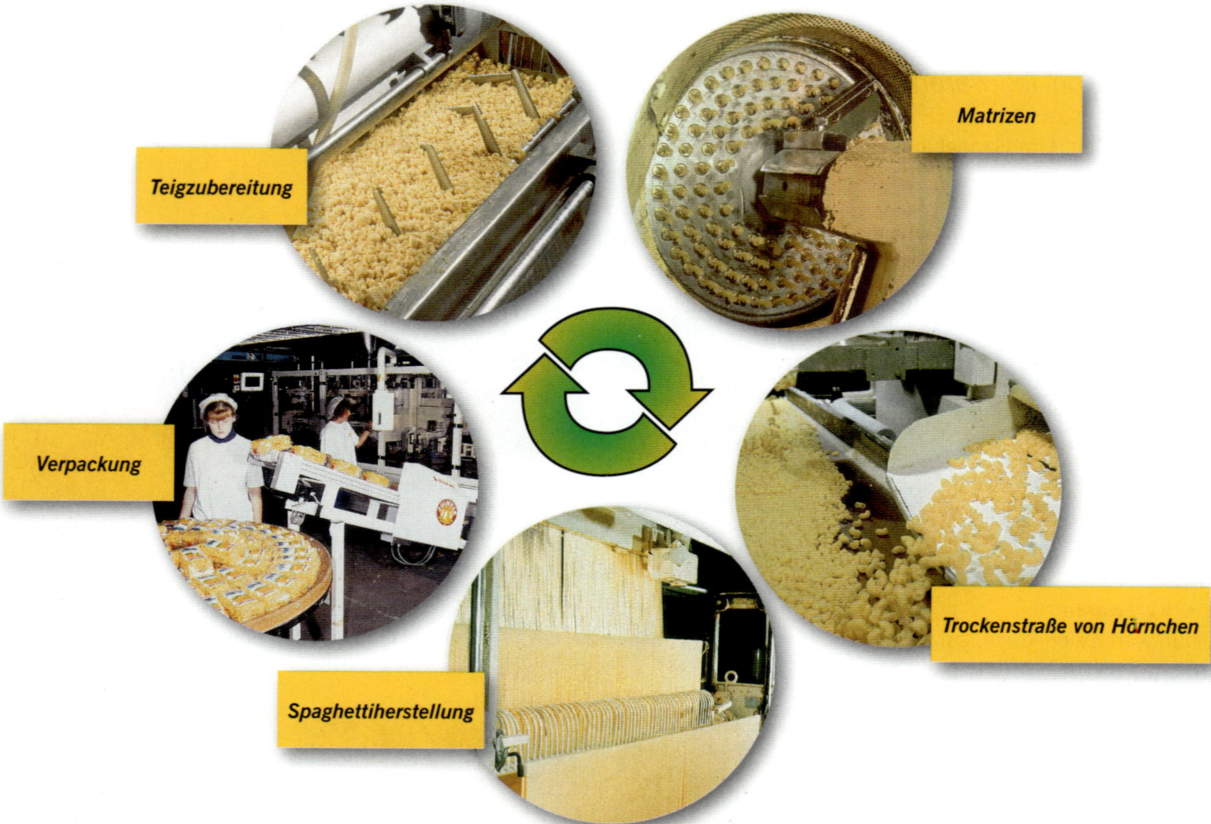

4. Verpackung
Die getrockneten Teigwaren werden sachgerecht verpackt, wobei sie ständigen Kontrollen unterliegen, um den Qualitätsstandard zu halten.

3. Trocknung
Damit die Teigwaren lange haltbar sind, müssen sie unmittelbar nach der Pressung getrocknet werden. Ziel ist es, das Brechen und die Rissbildung der Ware zu vermeiden. Deshalb durchlaufen die Teigwaren vollautomatische Trockenstraßen. Langwaren (z. B. Spaghetti) hingegen werden während des Trockenvorgangs über Stäbe gehängt und anschließend packungsgerecht gekürzt.

?

1. *Welche Zutaten und Mengen verwenden Sie in der Küche für die Herstellung von Nudelteig?*
2. *Schlagen Sie in Kochbüchern nach, welche wichtigen Regeln Sie bei der Herstellung und Verarbeitung von Nudelteig beachten müssen.*
3. *Bereiten Sie eine Lasagne mit selbst hergestellten Lasagneplatten zu.*

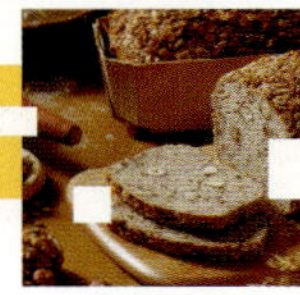

M/A 2.8 CHECKLISTE KLASSENARBEIT

Gemeinsam zu lernen ist besser! Bilden Sie mit einer Person Ihrer Klasse ein Lern-Tandem, in dem Sie gemeinsam für die bevorstehenden Klassenarbeiten lernen. Stellen Sie sich gegenseitig Fragen, hören Sie sich ab und ergänzen bzw. korrigieren Sie sich gegenseitig. Überlegen Sie, wie Sie dabei gewinnbringend vorgehen können. Die unten aufgeführten Fragen zum Thema Kohlenhydrate sollen Sie dabei unterstützen. Kopieren Sie sich diese Seite, wenn das Buch nicht Ihnen gehört. Wurde eine Frage richtig beantwortet, versehen Sie diese mit einem Haken. Ergänzen Sie die unten aufgeführten Fragen. Beachten Sie beim Lernen die Methode „Das kleine 1 x 1 der Vorbereitung auf eine Klassenarbeit“, Seite 48.

1. Wie werden Kohlenhydrate in der Natur gebildet? ☐
2. Welche Einfachzucker gibt es? ☐
3. Aus welchen Bausteinen bestehen die Zweifachzucker? Welche Vielfachzucker gibt es? ☐
4. Was sind Ballaststoffe? Erläutern Sie deren Wirkungsweise. ☐
5. Welche Krankheiten können bei einer ballaststoffarmen Ernährung auftreten? ☐
6. Welche 3 wichtigen Aufgaben haben Kohlenhydrate im menschlichen Organismus? ☐
7. Erläutern Sie, warum der Organismus täglich Kohlenhydrate benötigt. ☐
8. Wie können Kohlenhydrate in Lebensmitteln nachgewiesen werden? ☐
9. Wie wird Zucker gewonnen und welche Zuckersorten gibt es? ☐
10. Welche küchentechnischen Eigenschaften von Zucker gibt es? ☐
11. Was sind Süßstoffe und Zuckeraustauschstoffe? Worin liegen die wesentlichen Unterschiede? ☐
12. Welche wichtigen Inhaltsstoffe sind im Honig enthalten? Welche Handelsformen gibt es? ☐
13. Nennen Sie die Anbaugebiete, die Verwendungsmöglichkeiten und die Besonderheiten von 5 Getreidearten Ihrer Wahl. ☐
14. Erläutern Sie die Unterschiede zwischen Getreidekörnern und getreideähnlichen Körnern. ☐
15. Zeichnen und beschriften Sie den Aufbau eines Getreidekorns. ☐
16. Wie werden Getreideerzeugnisse in einer Mühle gewonnen? ☐
17. Erläutern Sie folgende Begriffe: Ausmahlungsgrad von Mehl, Mehltype, Auszugsmehl. ☐
18. Erklären Sie anhand von küchentechnischen Beispielen den Umgang mit Getreideerzeugnissen. ☐
19. Welche Grundbrotsorten gibt es? Was sind Spezialbrote? ☐
20. Erläutern Sie 3 verschiedene Methoden, Teige und Massen zu lockern. ☐
21. Nennen Sie die optimalen Lebensbedingungen von Hefe. Welche Vorgänge gehen während des Backprozesses vonstatten? ☐
22. Welche Güteeigenschaften von Kartoffeln gibt es? ☐
23. Welche Kochtypen kennen Sie? Was sagen diese aus? ☐
24. Welche Kartoffelerzeugnisse gibt es? ☐
25. Welche wichtigen Regeln sollten Sie bei der Verwendung von Kartoffeln in der Küche beachten? ☐
26. Was steckt hinter dem Begriff Acrylamid? ☐
27. Welche Maßnahmen sollten bei der Zubereitung von bestimmten Kartoffelerzeugnissen beachtet werden, damit die Bildung von Acrylamid verhindert wird? ☐
28. Welche Arbeitsschritte müssen bei der Herstellung von Teigwaren durchlaufen werden? ☐
29. Was verbirgt sich hinter den Begriffen Langwaren, Kurzwaren, Suppennudeln? ☐

Die Lösung des Ballaststoffquiz von S. 37 lautet: Ballaststoffe (siehe auch Lösungen S. 486).

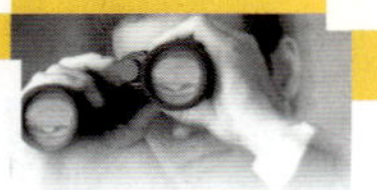

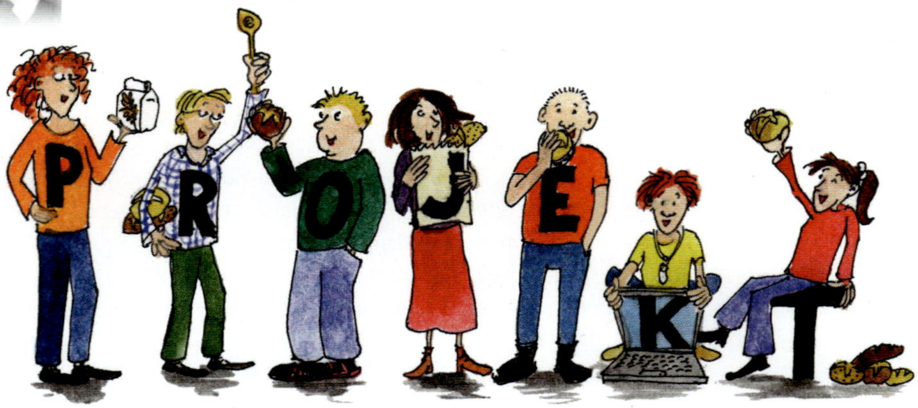

2.9 Projekt 1: Rezeptoptimierung von Brötchen

In Zeitschriften und Backbüchern gibt es eine Vielzahl von Brötchenrezepten, die beim Ausprobieren selten zu optimalen Ergebnissen führen. Deshalb müssen die Rezepte häufig verändert bzw. optimiert werden.

Projektaufgabe: Im Folgenden soll **1 Grundrezept (GR) Hefeteig (salzig)** so verändert werden, dass durch Zugabe, Reduzierung oder Auswechslung verschiedener Mengen und Zutaten eine optimale Hefeteigrezeptur für Brötchen entsteht. Backen Sie als Vergleichsgröße zunächst aus dem ausgewiesenen **GR Hefeteig (salzig) ca. 60 g** schwere Brötchen. Verändern Sie das GR Hefeteig (salzig) so, dass nach max. 4 Abwandlungsversuchen aus mindestens 1 GR optimale Brötchen entwickelt werden können. Die folgenden Anregungen dienen Ihnen als Hilfestellung. Beachten Sie bei der Durchführung der Projektaufgabe die im Leitfaden beschriebenen 5 Phasen eines Projekts.

Gruppengröße: **max. 4** Personen **pro Gruppe**

Zeitrahmen: Dieser wird von der Lehrkraft festgelegt.

Tipp ***Lesen Sie als Hausaufgabe das Kapitel e) Brot durch, bevor Sie das Projekt starten.***

GR Hefeteig (salzig)

Mengen	Zutaten	Zubereitung
250 g	Weizenmehl (Type 405)	Mehl in eine Mulde geben. Hefe in die Mulde bröckeln, Zucker zugeben. Etwas Flüssigkeit zur Hefe geben, diese mit der Gabel zu einem Teig (= Vorteig) verrühren und zugedeckt **10 Min.** an einem **warmen** Ort stehen lassen. Vorteig mit Mehl überdecken, die restlichen Zutaten zugeben und zu einem einheitlichen Teig kneten (Kochlöffel oder Knethaken/Handrührgerät). Den Teig so lange auf der Arbeitsfläche kneten, bis dieser eine glatte, glänzende Oberfläche aufweist. Aus dem Teig **60 g** schwere Brötchen formen und diese auf ein mit Backfolie ausgelegtes Backblech legen. Brötchen zugedeckt nochmals **10 Min.** gehen lassen. Diese je nach Wunsch vor dem Backen mit verquirltem Ei bestreichen und mit Mohn oder Sesam betreuen. Brötchen goldbraun backen.
½ Würfel	Hefe	
1 Prise	Zucker	
½ TL	Salz	
~140 ml	lauwarme Flüssigkeit	
25 g	Margarine oder Butter	
	Ei oder Mehl, Mohn, Sesam usw.	
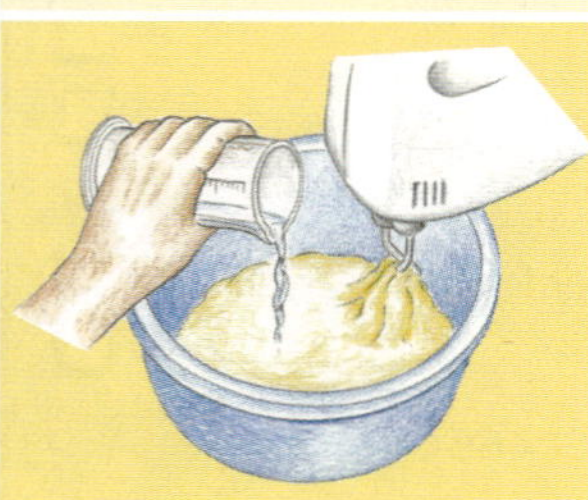	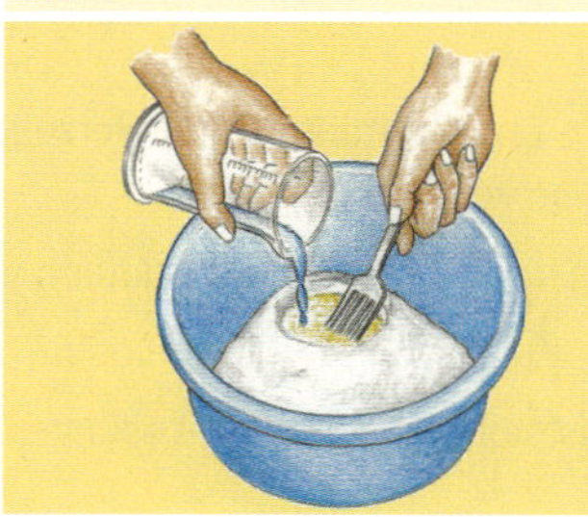	**Backzeit: ca. 20 bis 30 Min., Backtemperatur: 200 °C Ober- und Unterhitze/mittlere Schiene**

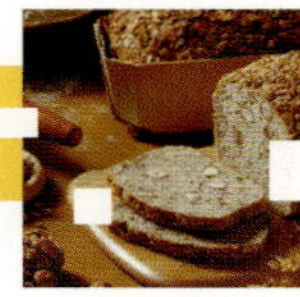

1. Welche Wirkung haben die einzelnen Zutaten in einem Hefeteig?

2. Versuchen Sie, in Fachbüchern nachzulesen, wie sich der Hefeteig verändert, wenn Sie von einer Zutat mehr oder weniger verwenden (alle anderen Zutaten bleiben gleich)? Fertigen Sie nach Vorlage 1 eine Tabelle an und notieren Sie die Veränderungen.

ZUTATEN	WIRKUNG DER ZUTATEN IM HEFETEIG	WIRKUNG BEI VERRINGERUNG DER ZUTATEN	WIRKUNG BEI ERHÖHUNG DER ZUTATEN
250 g Weizenmehl	Bindemittel	Teig wird weich, evtl. klebrig	Teig wird fest und hart (Beispiel)
½ Würfel Hefe			
1 Prise Zucker			
½ TL Salz			
140 ml Flüssigkeit			
25 g Butter			

Vorlage 1

3. Welche **Eigenschaften** sollte ein **sehr gutes** Brötchen aufweisen (= Soll-Zustand).

4. Erfassen Sie den Soll-Zustand in einer Tabelle (pro Eigenschaft ein Feld).

5. Probieren Sie die gebackenen Brötchen (1 GR Hefeteig). Analysieren Sie den Ist-Zustand anhand der gesammelten Eigenschaften. Halten Sie die Ergebnisse in der Tabelle unter der Rubrik Ist-Zustand fest.

EIGENSCHAFTEN	BESCHAFFENHEIT			
SOLL-ZUSTAND	locker			
IST-ZUSTAND	z. B. fest			
VERÄNDERUNGEN	Zugabe von Flüssigkeit oder Reduzierung des Mehls (Vergleich)			

Vorlage 2

6. Führen Sie einen Soll-Ist-Vergleich durch. Finden Sie anhand der Wirkung der Zutaten sowie der Eigenschaften heraus, welche Veränderungen der Mengen bzw. Zutaten durchzuführen sind. Halten Sie die Veränderungen fest (siehe Vorlage 2).

7. Erstellen Sie anhand der notierten Veränderungen max. 4 neue Hefeteigrezepte. Fertigen Sie hierfür der Vorlage 3 entsprechend (s. u.) 4 Tabellen an. Tragen Sie die veränderten Mengen und Zutaten in die Tabelle ein.

8. Probieren Sie die 4 Rezepte aus. Stellen Sie beim Ausprobieren fest, dass zur Verbesserung des Teiges evtl. nochmals eine Veränderung vorgenommen werden muss, so notieren Sie das in der Tabelle und führen es aus.

Rezeptoptimierung 1

Mengen	Zutaten

Rezeptoptimierung 2

Mengen	Zutaten

Rezeptoptimierung 3

Mengen	Zutaten

Rezeptoptimierung 4

Mengen	Zutaten

Vorlage 3

9. Vergleichen Sie die gebackenen Brötchen anhand des Soll-Zustands miteinander. Welche Brötchenvariation kommt dem Soll-Zustand am nächsten? Was hat sich – verglichen mit 1 GR Hefeteig – verändert?

10. Präsentieren Sie der Klasse die Rezeptoptimierung in einer ansprechenden Weise (siehe Präsentationen S. 256, 257).

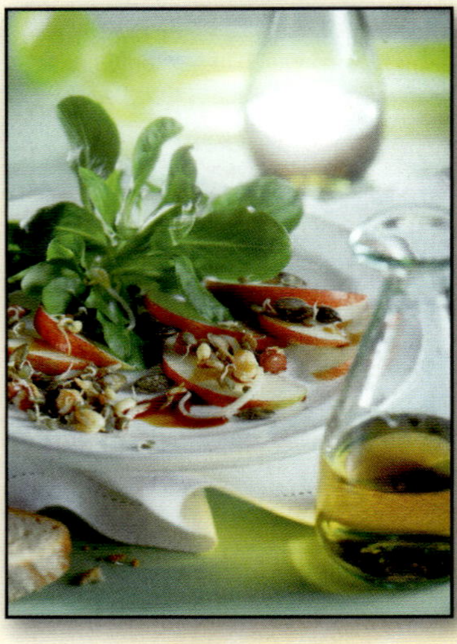

3.1 Einteilung der Fette
- *Einfache Fette*
- *Komplexe Fette*
- *Fettbegleitstoffe*

3.15 Projekt
- Vergleich und Bewertung von Speiseölen und -fetten

3.14 Checkliste Klassenarbeit

3.13 Küchentechnischer Umgang mit Speiseölen und -fetten

3.12 Einkauf und Lagerung von Speiseölen und -fetten
- *lichtgeschützt*
- *trocken*
- *gut verschlossen*
- *lebensmittelechte Behältnisse*
- *Mindesthaltbarkeit beachten*

3.11 Verderb von Speiseölen und -fetten
- *Hydrolytische Spaltung*
- *Autoxidation*
- *Oxidative Polymerisation*

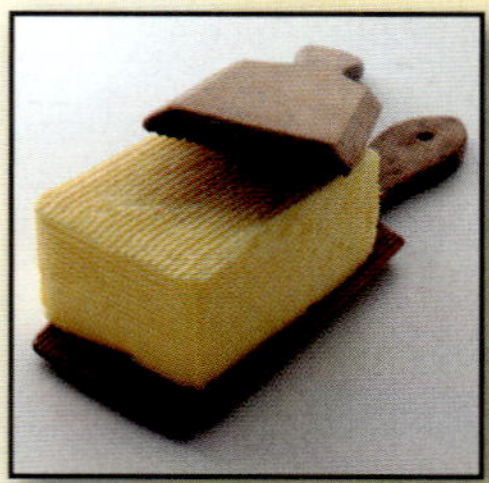

3.10 Speiseöle und Speisefette (tierischer Herkunft)
- *a) Milchfette*
- *b) Schlachtfette*
- *c) Fischöle*

3.9 Speiseöle und Speisefette (pflanzlicher Herkunft)
- *a) Pflanzenöle*
- *b) Pflanzenfette*
- *c) Emulsionsfette (Margarine)*

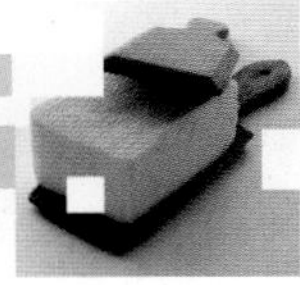

3 Fette (Lipide)

- **3.2 Aufbau und Eigenschaften von einfachen Fetten (= Neutralfette)**
  - *Aufbau*
    - *Glycerin*
    - *3 Fettsäuren*
  - *Eigenschaften*
    - *Lösungsverhalten*
    - *Schmelzbereich*
    - *Beschaffenheit*
- **3.3 Fettbegleitstoffe (fettähnliche Substanzen)**
  - *Carotinoide*
  - *Steroide*
- **3.4 Komplexe Fette (Lipoide)**
  - *Phospholipide*
  - *Lipoproteine*
- **3.5 Aufgaben der Fette im menschlichen Körper**
  - *Energielieferant*
  - *Energiespeicher*
  - *Schutzfunktion*
  - *Trägerfunktion*
- **3.6 Versteckte Fette**
- **3.7 Täglicher Bedarf an Fetten**

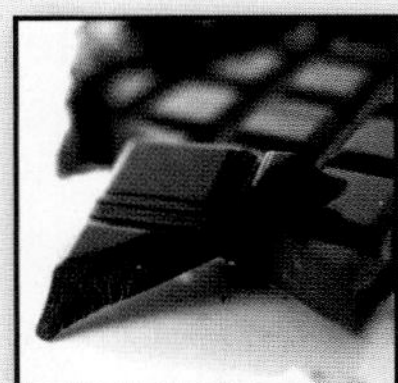

- **3.8 Überblick: pflanzliche und tierische Speiseöle und -fette**
  - *Pflanzenöle*
  - *Pflanzenfette*
  - *Emulsionsfette (Margarine)*
  - *Milchfette*
  - *Schlachtfette*
  - *Speiseöle (tierisch)*

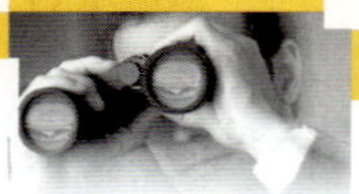

3 Fette (Lipide)

Fette werden in der Fachsprache als **Lipide** (griech.: lipos) bezeichnet. Sie bestehen ebenso wie die Kohlenhydrate aus den Elementen **Kohlenstoff (C), Sauerstoff (O)** und **Wasserstoff (H),** liegen jedoch in einer anderen Zusammensetzung vor. Fette sind **Brennstoffe,** da sie wie die Kohlenhydrate dem Körper Energie liefern, um die **Körpertemperatur** und wichtige Körpervorgänge aufrechtzuerhalten (siehe Aufgaben der Fette). Damit ernährungsbedingte Krankheiten verhindert werden, sollte entsprechend den D-A-CH-Referenzwerten eine Person über **15 Jahren** nicht mehr als **30 %** des **täglichen Nährstoffbedarfs** in Form von Fetten zuführen. Schwerstarbeiter können diesen Prozentsatz je nach körperlicher Arbeit überschreiten.

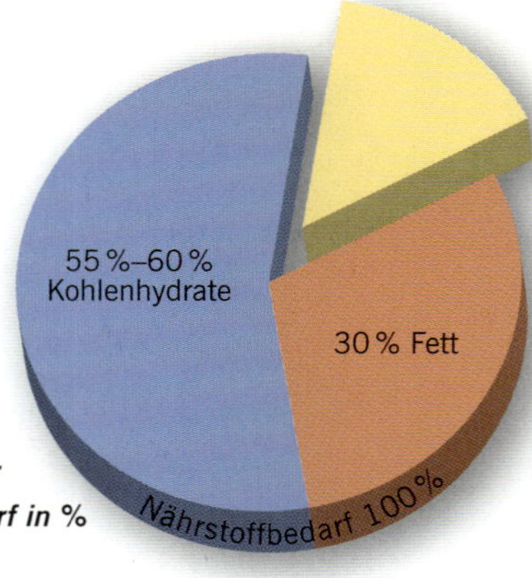

Täglicher Fettbedarf in %

Merke ***Fette bestehen aus den Elementen Kohlenstoff (C), Sauerstoff (O) und Wasserstoff (H).***

@ ***Welche Organisationen sind an der Festlegung von D-A-CH-Referenzwerten beteiligt? Welchen Nährstoffbedarf (Fettbedarf) haben Personen unter 15 Jahren?***

3.1 Einteilung der Fette

Fette können entsprechend dem chemischen Aufbau in **3** Hauptgruppen eingeteilt werden. Hierbei werden die **einfachen Fette (= Neutralfette),** die **komplexen Fette** (= Lipoide) und die **Fettbegleitstoffe** unterschieden. Alle **3 Gruppen** haben eines gemeinsam: Sie sind in **Wasser nicht löslich,** dafür aber in **organischen Lösungsmitteln (z. B. Benzol, Chloroform).** Im weiteren Verlauf werden die 3 Gruppen näher beschrieben.

	Einfache Fette (= Neutralfette)	**Komplexe Fette (= Lipoide)**	**Fettbegleitstoffe**
BEISPIELE	Glycerin + 3 Fettsäuren	• Phospholipide · Phosphatide • Lipoproteine · VLDL · LDL · HDL · Chylomikionen	• Carotinoide • Sterine • Fettlösliche Vitamine

Einteilung der Fette (nach dem chemischen Aufbau)

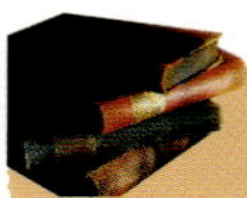

Neutralfett
Ein Neutralfett ist ein mit Fettsäuren vollständig verestertes Glycerid.

3.2 Aufbau und Eigenschaften von einfachen Fetten (= Neutralfette)

Aufbau von einfachen Fetten (= Neutralfette)

Einfache Fette werden auch als **Neutralfette** bezeichnet. Sie entstehen, indem sich **Glycerin (= dreiwertiger Alkohol)** unter **Abspaltung** von **Wasser** mit **3 Fettsäuren** verbindet. Dieser Vorgang wird als **Veresterung** bezeichnet. Die daraus entstehenden **Triglyceride** sind also sogenannte **Ester.** Etwa **98 %** der in der Nahrung vorkommenden Fette bestehen aus Triglyceriden. Werden nur **2** oder gar **1 Fettsäure** mit **Glycerin verestert,** entstehen **Mono-** bzw. **Diglyceride.** Sie spielen mengenmäßig jedoch eher eine untergeordnete Rolle.

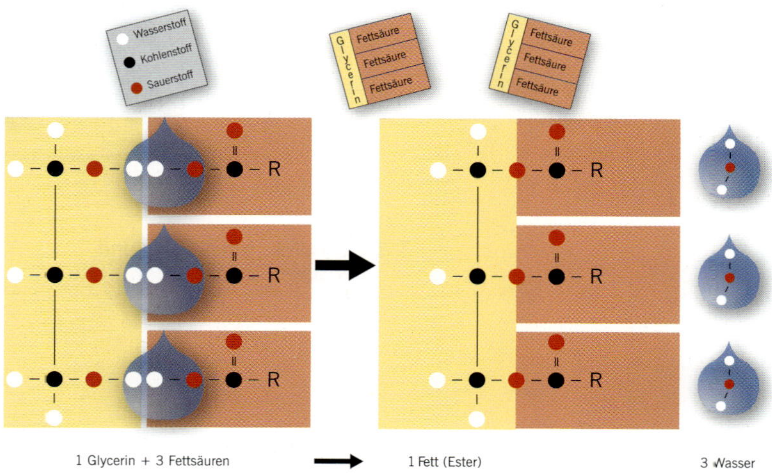

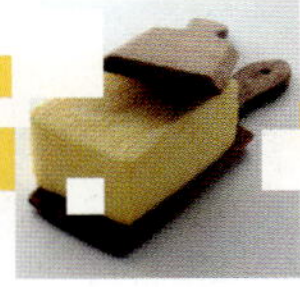

Eigenschaften von einfachen Fetten

Die **Eigenschaften** der Fette, also das **Lösungsverhalten,** der **Schmelzbereich** und die **Beschaffenheit,** werden hauptsächlich durch die im Fett vorhandenen Fettsäuren (FS) bestimmt. Hierbei sind die **Kettenlänge** und die **Bindungsart (= Sättigungsgrad)** einer Fettsäure von großer Bedeutung.

Kettenlänge

Je nach Anzahl der vorhandenen Kohlenstoffatome (C-Atome) werden **kurzkettige, mittelkettige** und **langkettige** Fettsäuren unterschieden.

Kurzkettige FS = bis 4 C-Atome, z. B. Buttersäure
Mittelkettige FS = 6 bis 10 C-Atome, z. B. Caprinsäure
Langkettige FS = über 10 C-Atome, z. B. Ölsäure

Für das **Lösungsverhalten** eines Fettes ist die Kettenlänge einer Fettsäure ausschlaggebend.

Fettsäuren	Anzahl der C-Atome
Buttersäure	4
Capronsäure	6
Caprylsäure	8
Caprinsäure	10
Laurinsäure	12
Myristinsäure	14
Palmitinsäure	16
Ölsäure	18
Linolsäure	18
Linolensäure	18

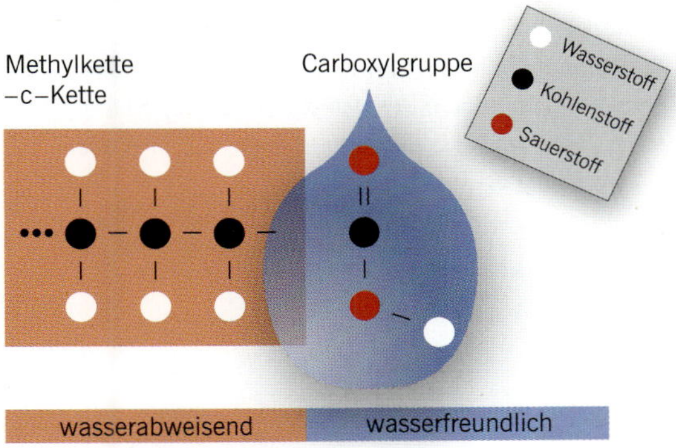

Nimmt man den Aufbau von Fettsäuren genau unter die Lupe, bestehen sie aus einem **wasserfreundlichen Teil (= Carboxylgruppe)** und einem **wasserabweisenden Teil (= Kohlenstoffkette).** Daraus lässt sich folgende **Merkregel** ableiten:

Merke ***Je länger die Kohlenstoffkette ist, umso schlechter ist die Fettsäure in Wasser löslich. Deshalb sind langkettige Fettsäuren ausschließlich in Fettlösungsmittel wie z. B. Benzin löslich.***

Bindungsart (= Sättigungsgrad)

Je nachdem, wie die Kohlenstoffatome einer Fettsäure gebunden sind, werden **3** Fettsäuregruppen unterschieden: die **gesättigten Fettsäuren,** die einfach **ungesättigten Fettsäuren** und die **mehrfach ungesättigten** Fettsäuren.

Gesättigte Fettsäuren
Alle C-Atome sind mit **2 H-Atomen abgesättigt.** Hierbei handelt es sich also ausschließlich um **Einfachbindungen,** die sehr stabil sind. Je mehr **gesättigte, langkettige Fettsäuren (FS)** in einem Fett enthalten sind, umso **fester** ist das Fett. Gesättigte Fettsäuren sind deshalb hauptsächlich in tierischen Produkten wie z. B. Butter, Rindertalg und Schweineschmalz enthalten (Ausnahme: Kokosfett ist ein Palmfett, das aus 90 % gesättigten FS besteht und eine sehr feste Beschaffenheit aufweist).

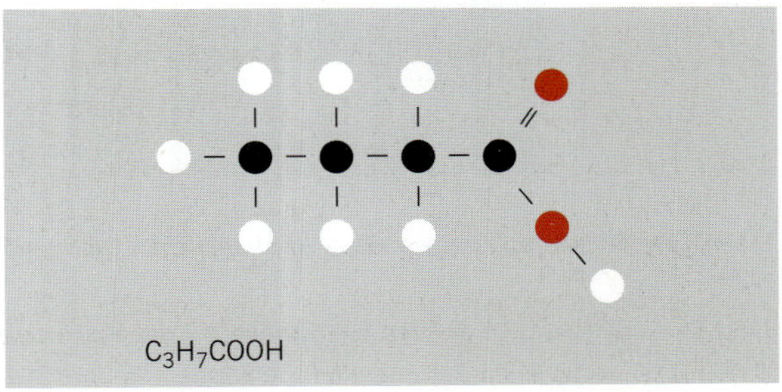

Buttersäure (C 4:0)

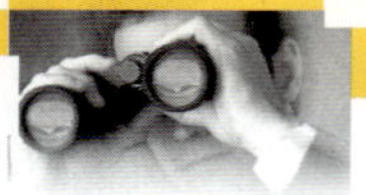

Einfach ungesättigte Fettsäuren

Sie bestehen aus **einer** Doppelbindung, das heißt, **2 benachbarte C-Atome** sind durch **eine Doppelbindung** verbunden. Hier können noch H-Atome aufgenommen werden, da an der Doppelbindung noch freie Bindekräfte vorhanden sind. Deshalb sind diese Fettsäuren **reaktionsfreudig.** Einfach ungesättigte Fettsäuren sind z. B. in Olivenöl, Erdnussöl und Rapsöl enthalten.

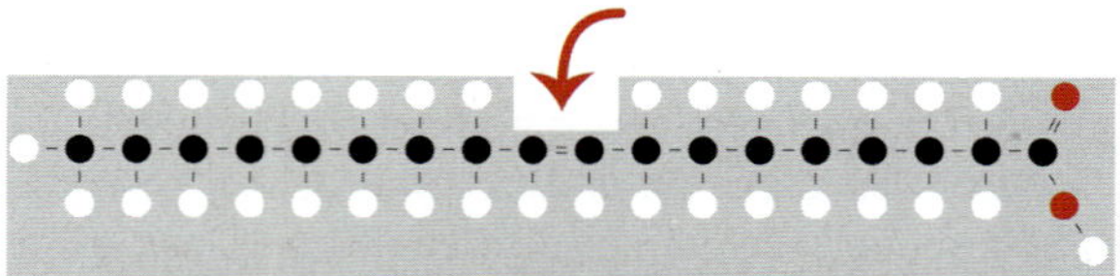

$C_{17}H_{33}COOH$ = Ölsäure (Omega-9-Fettsäure) (C 18 1)

Mehrfach ungesättigte Fettsäuren

Sie bestehen aus **2** oder **mehreren** Doppelbindungen und sind deshalb **reaktionsfreudiger** als die einfach ungesättigten FS. Zu den mehrfach ungesättigten Fettsäuren gehören auch die **essenziellen (= lebensnotwendigen) Fettsäuren.** Sie müssen mit der Nahrung zugeführt werden, da sie der Körper nicht selbst bilden kann.

Streng genommen gibt es nur **2** essenzielle FS. Das ist die **Linolsäure,** sie gehört zu den **Omega-6-Fettsäuren** (siehe Begriffslexikon) und die **Alpha-Linolensäure,** die aus der Familie der **Omega-3-Fettsäuren** stammt. Alle anderen mehrfach ungesättigten Fettsäuren können im Körper durch das ausreichende Vorhandensein von Linol- bzw. Linolensäure gebildet werden.

Merke *Je mehr essenzielle Fettsäuren in einem Speiseöl oder -fett enthalten sind, umso wertvoller ist es.*

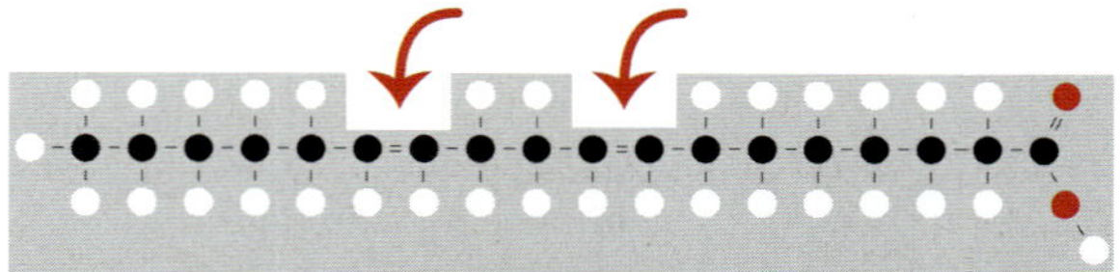

$C_{17}H_{31}COOH$ = Linolsäure (Omega-6-Fettsäuren) (C 18:2)

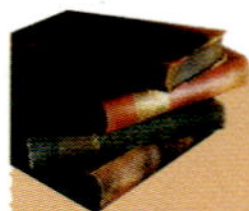

Mögliche Schreibweisen von Fettsäuren sind:

1. ***Zahlen in der Klammer: z. B. (C 18 : 1)***
   Erste Zahl = Anzahl der C-Atome
   Zweite Zahl = Anzahl der Doppelbindungen.
2. ***Omega-Zahl-Fettsäuren: z. B. Omega 3-, 6-, -9-Fettsäuren***
   Die Zählung startet am Omega (= Ende der C-Kette, = Metylende). Die Zahlen weisen die erste Doppelbindung aus. Das heißt, am dritten, sechsten oder neunten C-Atom befindet sich die erste Doppelbindung. Häufig wird auch die Kurzschreibweise n-3, n-6 oder n-9-Fettsäure verwendet.

Fettsäuregehalt ausgewählter Lebensmittel

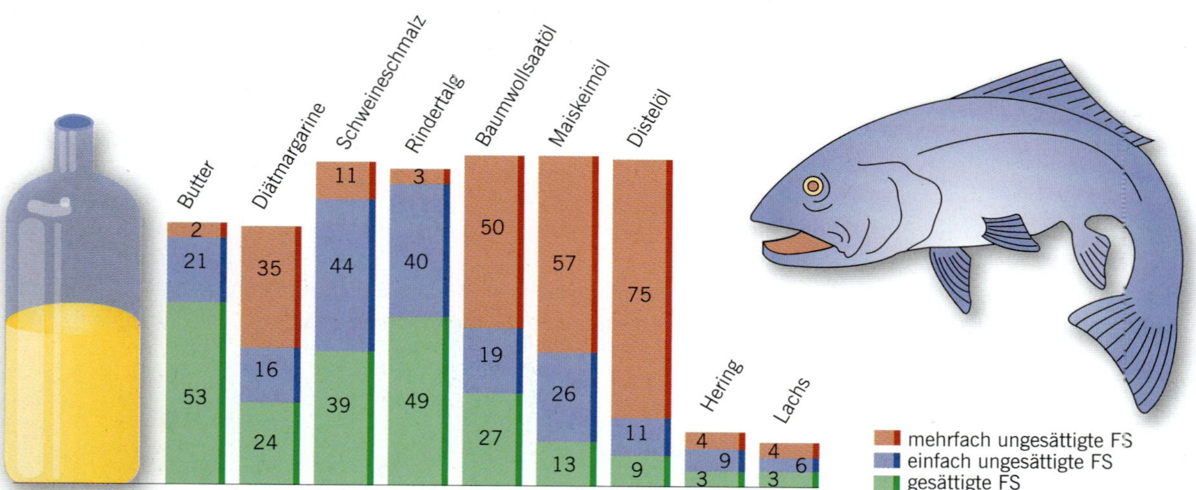

Essenzielle Fettsäuren sind vor allem in pflanzlichen Ölen und Kaltmeerfischen enthalten.

? ***Vergleichen Sie den Fettsäuregehalt der ausgewiesenen Lebensmittel. Ermitteln Sie anhand einer Hitliste die wertvollsten Lebensmittel. Begründen Sie Ihre Wahl. Beginnen Sie dabei mit den wertvollsten Lebensmitteln.***

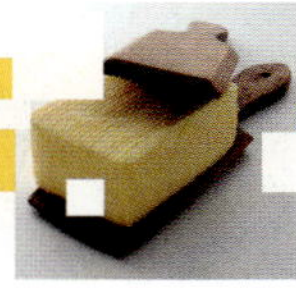

Schmelzbereich und Beschaffenheit von Fetten

Der **Schmelzbereich** und die **Beschaffenheit (Konsistenz)** von Fetten sind von der Art der Fettsäure abhängig, das heißt von deren **Kettenlänge** und der vorhandenen **Anzahl** an **Doppelbindungen.** Besteht ein Fett aus gesättigten, langkettigen **Fettsäuren,** muss **viel Energie, das heißt eine hohe Temperatur,** zugeführt werden, um das **stabile Molekülgitter** zu lösen. Diese Fette weisen bei Zimmertemperatur eine **feste** Beschaffenheit auf. Genau umgekehrt verhält es sich bei Fetten, die aus mehrfach ungesättigten FS bestehen. Sie sind aufgrund **mehrerer Doppelbindungen** sehr reaktionsfreudig und weniger stabil. Es muss also **weniger Energie** zugeführt werden, um die FS zu schmelzen. Deshalb haben sie einen **niedrigeren Schmelzbereich** und liegen in flüssiger Form vor. Daraus ergibt sich folgende Regel:

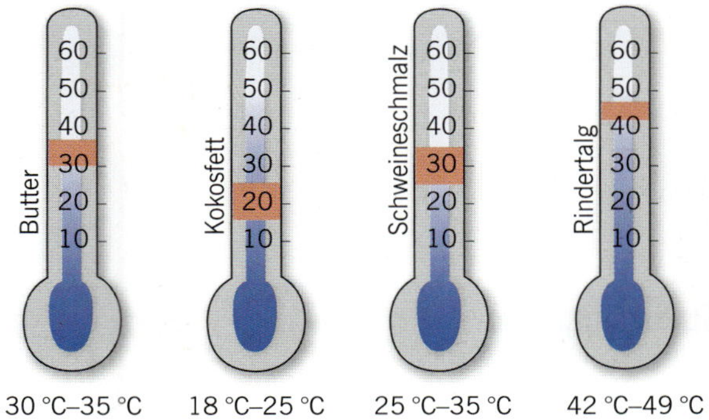

Merke ***Der Schmelzbereich steigt mit zunehmender Kettenlänge und abnehmender Anzahl an Doppelbindungen. Je mehr gesättigte Fettsäuren in einem Fett enthalten sind, umso härter ist das Fett.***

? ***Wann sinkt der Schmelzbereich? Finden Sie dafür einen Merksatz.***

Schmelzbereich

Natürliche Fette bestehen aus einem Gemisch verschiedener Fettsäuren. Aus diesem Grund kann beim Schmelzvorgang eines Fettes kein exakter Schmelzpunkt, sondern lediglich ein Schmelzbereich festgelegt werden.

Versuche ***Schmelzbereiche von Fetten***

Fette	Schmelzbereich °C
Butter	
Margarine	
Schweineschmalz	
Talg	
Kokosfett	

Tabelle für die Versuchsreihe

Versuchsreihe

Geben Sie die nachfolgenden Fette in je 1 Reagenzglas. Schmelzen Sie **langsam** die Fette. Messen Sie die Schmelzbereiche von:

- 15 g Butter
- 15 g Margarine
- 15 g Schweineschmalz
- 15 g Talg
- 15 g Kokosfett

Versuchsanleitung

Führen Sie die Versuchsreihe durch. Fertigen Sie sich eine Tabelle an (siehe Bsp.). Schreiben Sie die Schmelzbereiche der einzelnen Fette genau auf. Vergleichen Sie die Messdaten mit den Schmelzbereichen aus der obigen Tabelle. Worin liegen die Unterschiede der beiden Tabellen?

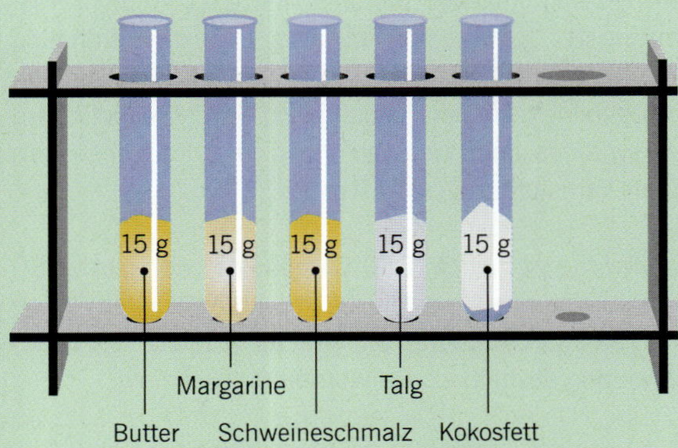

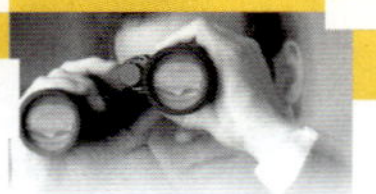

M/A Begriffsnetzwerk

Rahmenbedingungen:
Teilnehmer: pro Gruppe **ca. 8 Personen,** die Gruppenmitglieder sitzen im Kreis
Zeit: **5 Min.** für den Tauschhandel und für die Vergewisserung,
15 Min. für die Begriffserklärung

Anleitung:
Jeder Teilnehmer erhält 2 leere Karteikarten und notiert sich auf jeder Karte 1 wesentlichen Fachbegriff zu den vorangegangenen Kapiteln der Fette. Alle Karten werden gemischt. Jeder Teilnehmer erhält wiederum 2 Karten. Können die Teilnehmer die einzelnen Begriffe nicht erklären, so dürfen sie diese mit den Gruppenmitgliedern **tauschen.** Nach dem **Tauschhandel** sollte sich jeder Teilnehmer **vergewissern,** ob er der Gruppe beide Begriffe erklären kann. Nun beginnt ein Teilnehmer mit der Erklärung seines ersten Begriffs. Dabei wird der Begriff für jeden sichtbar in die Kreismitte gelegt. Der Teilnehmer erklärt als Nächster den Begriff, der glaubt, dass sein Begriff in Zusammenhang mit dem zuvor erklärten Begriff steht. Das Spiel ist beendet, wenn alle Teilnehmer ihre Begriffe erklärt haben. Es ist ein **Begriffsnetzwerk** entstanden.

3.3 Fettbegleitstoffe (= fettähnliche Substanzen)

Fettbegleitstoffe oder fettähnliche Substanzen sind Stoffe, die Fette begleiten. Die wichtigsten Vertreter sind die **Carotinoide (= sekundäre Pflanzenstoffe)**, die **Steroide** und die **fettlöslichen Vitamine A, D, E, K (siehe Vitamine).**

Carotinoide

Die Carotinoide, auch als **sekundäre Pflanzenstoffe** bekannt, bestehen aus einer Kette von zahlreichen Kohlenwasserstoffverbindungen, die sich entsprechend ihrem chemischen Aufbau in **sauerstofffreie Carotine** und **sauerstoffhaltige Xanthophylle** einteilen lassen. Während die **Carotine nicht hitzeempfindlich** sind, können die **Xanthophylle** beim **Kochprozess zerstört** werden. **Carotinoide** sind Pflanzenfarbstoffe, die in **orange-gelb-rotem Obst** und **Gemüse** aber auch in **grünem Blattgemüse** vorkommen. Lebensmittel wie Tomaten, Karotten, Kürbis, Wassermelonen, Spinat, Brokkoli und Grünkohl enthalten Carotinoide. Sie werden in Pflanzen, Bakterien, Pilzen und Algen gebildet, können jedoch auch auf biotechnischem bzw. synthetischem Weg gewonnen und den Lebensmitteln als Farbstoffe zugesetzt werden.

Gegenwärtig gibt es **ca. 650 Carotinoide,** wobei **etwa 50** davon in **Vitamin A** umgewandelt werden können. Diese bilden also die **Vorstufe** von **Vitamin A** (siehe Vitamine) und werden deshalb als **Provitamin A** bezeichnet.

Ferner wird angenommen, dass die Carotinoide vor einigen Krankheiten wie **Krebs** und **Herz-Kreislauf-Erkrankungen** schützen. Sie sollen **antioxidativ** wirken, das heißt, sie versuchen, den Körper vor freien Radikalen (= aggressive Teilchen) zu schützen. Radikale werden zum Teil im Körper gebildet, sind aber auch in der Luft enthalten. Sie können die Erbinformationen schädigen und das Immunsystem schwächen.

Es wird empfohlen, Carotinoide ausschließlich über **Obst** und **Gemüse,** nicht über hochkonzentrierte Carotinoidpräparate aufzunehmen. Sie stehen im Verdacht, das Krebsrisiko zu erhöhen. Im menschlichen Körper ist eine optimale Ausnutzung der Carotinoide nur in Gegenwart von **Fetten** und **Gallensäure** gewährleistet.

?

1. ***In welchen Lebensmitteln sind Carotinoide enthalten?***
2. ***Welche Aufgaben haben Carotinoide im menschlichen Körper?***
3. ***Warum sollten keine hochkonzentrierten Carotinoidpräparate aufgenommen werden?***

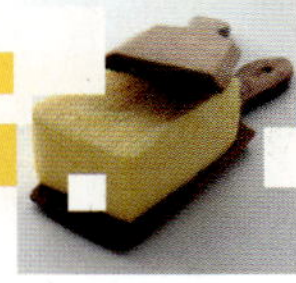

Steroide

Zu der Gruppe der **Steroide** gehören die Sterine, deren wichtigster Vertreter das **Cholesterin** ist. Cholesterin kommt hauptsächlich in **tierischen Nahrungsmitteln,** wie in **Eiern, Sahne, Butter, Butterschmalz, Innereien** und **fettreichen Fleischwaren** vor. Im menschlichen Körper ist es am Aufbau von **Zellwänden, Vitamin D, Nervengewebe, Gallensäure, Sexual-** und **Nebennierenrindenhormonen** beteiligt. Da Cholesterin in der Leber gebildet wird, ist es entgegen der landläufigen Meinung für den Körper in entspechendem Maße nicht schädlich. Dennoch sollte im menschlichen Körper der **Cholesterinwert** von **200 mg/dl** nicht überschritten werden.

Lebensmittel	Cholesterin mg	Lebensmittel	Cholesterin mg
H-Milch (3,5 % Fett)	11	Austern	260
Schlagsahne 30 % Fett	109	Aal	190
Hühnereigelb	1260	Kalbshirn	2000
Hühnereiklar	0	Rinderleber	260

(mg-Angaben je 100 g verzehrbarem Anteil)

Cholesteringehalt tierischer Lebensmittel

Da Cholesterin **nicht wasserlöslich** ist, muss es für den Transport im Blut mit Eiweiß (= Proteinen) zu sogenannten **Lipoproteinen** verbunden werden. Lipoproteine stellen die sogenannte **Transportform** des Cholesterins dar. Es gibt verschiedene Lipoproteine. Das Lipoprotein **HDL** wirkt sich **positiv** auf den Cholesterinspiegel aus, da es das Cholesterin aus den Zellen zum Abbau in die Leber transportiert. Das Transportcholesterin **LDL** hingegen transportiert Cholesterin in die Zellen. Ist dort genügend Cholesterin vorhanden, verbleibt das restliche **LDL** im Blut. Der Blutcholesterinspiegel steigt somit an (siehe Lipoproteine).

Nimmt ein gesunder Mensch zu viel Cholesterin mit der Nahrung auf, wird normalerweise die Bildung von Cholesterin in der Leber gedrosselt. Viele Ursachen können zu einem dauerhaft erhöhten Blutcholesterinspiegel führen. Dabei kann es zur Bildung von **Arteriosklerose** kommen. Hierbei lagert sich Cholesterin mit anderen Stoffen (z. B. Calcium) an den Arterienwänden an. Es kommt zur Arterienverengung. Schlaganfälle, Herzinfarkte und Thrombosen sind die Folgen. Deshalb muss ein dauerhaft erhöhter Blutcholesterinspiegel gesenkt werden. Eine cholesterinbewusste Ernährung kann sich dabei positiv auf den Cholesterinspiegel auswirken.

Regeln einer cholesterinbewussten Ernährung

- **Tierische Fette,** die viel Cholesterin und gesättigte FS enthalten, sollten durch **pflanzliche Fette ersetzt** werden. Tierische Fette **erhöhen** den **LDL-Gehalt** im Blut.

- Eine **ballaststoffreiche Ernährung** und eine **erhöhte Aufnahme** von **einfach** bzw. **mehrfach ungesättigten FS (= pflanzliche Fette/Öle)** führen zur Senkung des Cholesterinspiegels, da vermehrt Gallensäure ausgeschieden wird. Cholesterin ist am Aufbau von Gallensäure beteiligt.

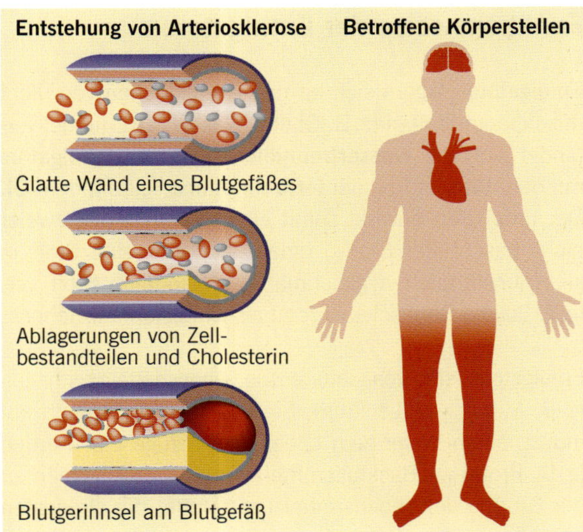

1. Welche Aufgaben hat Cholesterin im menschlichen Körper?
2. Welche Ursachen können zu einem dauerhaft erhöhten Cholesterinspiegel führen?
3. Finden Sie anhand einer Nährwerttabelle heraus, welche Nahrungsmittel wenig bzw. kein Cholesterin enthalten.
4. Erstellen Sie einen Tageskostplan (5 Mahlzeiten) für eine cholesterinarme Ernährung.

@ *In der Fachliteratur werden häufig die Begriffe gutes bzw. schlechtes Cholesterin verwendet. Versuchen Sie herauszufinden, was sich hinter den Begriffen verbirgt.*

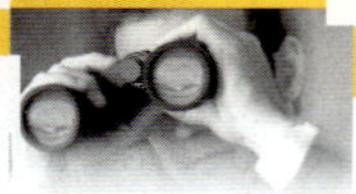

3.4 Komplexe Fette (= Lipoide)

Bei den komplexen Fetten handelt es sich um **komplizierte fettähnliche** Verbindungen, die auch als **Lipoide** bezeichnet werden. Es gibt verschiedene Gruppen von Lipoiden. Im folgenden Verlauf werden **2** wichtige Gruppen, die **Phospholipide** und die **Lipoproteine,** näher beschrieben.

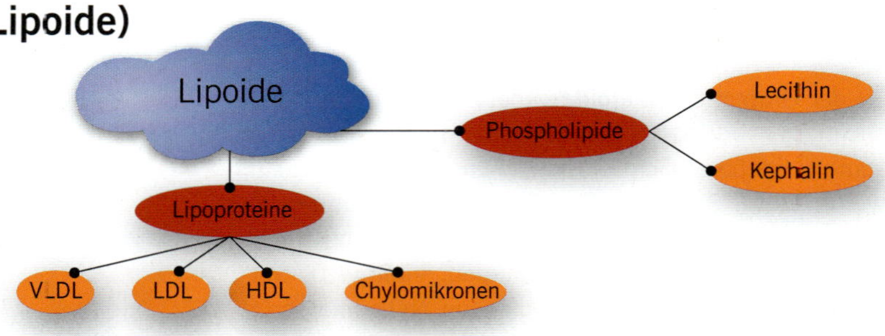

Überblick: komplexe Fette mit Beispielen

Phospholipide

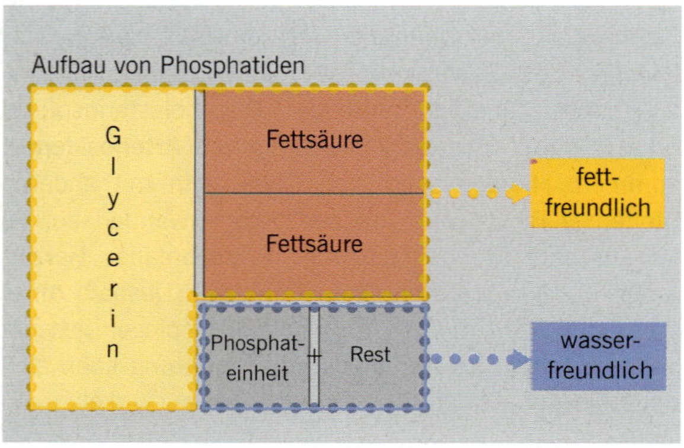

Die wichtigsten Vertreter der Phospholipide sind die **Phosphatide.** Sie gleichen in gewisser Weise dem Aufbau der **Triglyceride.** Hierbei wird lediglich eine Fettsäure durch eine **Phosphateinheit** ersetzt, an die ein **Rest** (z. B. eine Base) gebunden ist. Phosphatide weisen somit einen **fettfreundlichen (= lipophilen) Teil** auf, der aus **Glycerin** und den **2 Fettsäuren** besteht. Gleichzeitig ist ein **wasserfreundlicher (= hydrophiler) Teil** vorhanden; dieser besteht aus der Phosphateinheit **(inkl. Rest).** Phosphatide sind deshalb in der Lage, nicht mischbare Stoffe (z. B. Öl und Wasser) miteinander zu verbinden. Sie werden deshalb als **Emulgatoren** bezeichnet.

Funktionsweise der Emulgatoren

Emulgatoren lagern sich an den **Grenzflächen** von nicht mischbaren Stoffen (z. B. Öl und Wasser) an. Hierbei verbindet sich der **wasserfreundliche** Teil des Emulgators mit dem **Wasser** und der **fettfreundliche Teil** mit dem **Öl.** Der Emulgator bewirkt somit eine **Stabilisierung** zweier nicht mischbarer Stoffe, indem sich der eine Stoff in kleinsten Tröpfchen gleichmäßig im anderen Stoff verteilt. Solche Gemische werden als **Emulsion** bezeichnet.

Emulgatoren sind von Natur aus in Lebensmitteln enthalten (z. B. Milch —> Lecithin). Sie können jedoch auch auf industriellem Wege dem Lebensmittel zugesetzt werden (z. B. Brot —> Backhilfsmittel). Emulgatoren zählen zu der Gruppe der Lebensmittelzusatzstoffe, die strengsten gesetzlichen Kontrollen unterliegen und auf der Lebensmittelpackung kenntlich gemacht werden müssen.

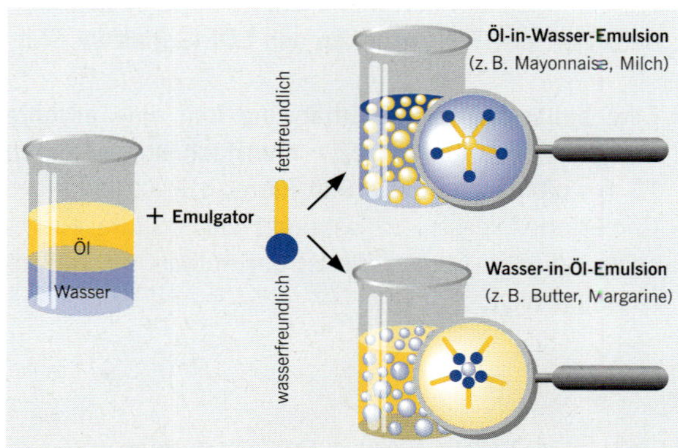

Bildung von Emulsionen

Merke ***Eine Öl-in-Wasser-Emulsion ist ein Gemisch, in dem das Öl in kleinsten Tröpfchen im Wasser verteilt ist (z. B. Milch, Sahne). Bei einer Wasser-in-Öl-Emulsion verhält es sich genau umgekehrt (z. B. Margarine, Butter).***

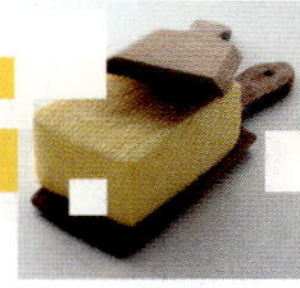

Gängige Phosphatide

	Phosphatide	Lecithin	Kephalin
Unterschiede	Aufbau	• Glycerin • Fettsäuren • Phosphorsäure	
		+ Cholin	+ Ethanolamin
Vorkommen	Lebensmittel	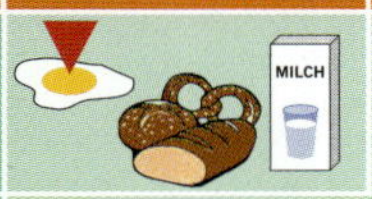	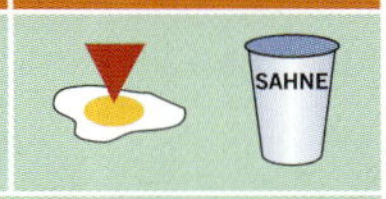
	Mensch	Zellmembrane, Gehirn- und Nervenzellen	

? *Beschreiben Sie in eigenen Worten den Unterschied zwischen einer Öl-in-Wasser-Emulsion und einer Wasser-in-Öl-Emulsion.*

@ *Recherchieren Sie im Internet, welche Emulgatoren in der Lebensmittelindustrie eingesetzt werden.*

Versuche *Emulgierung von Fetten*

Versuch Nr.	Beobachtungen	Folgerungen
V. 1		
V. 2		
V. 3		
V. 4		
usw.		

Tabelle für die Versuchsreihe

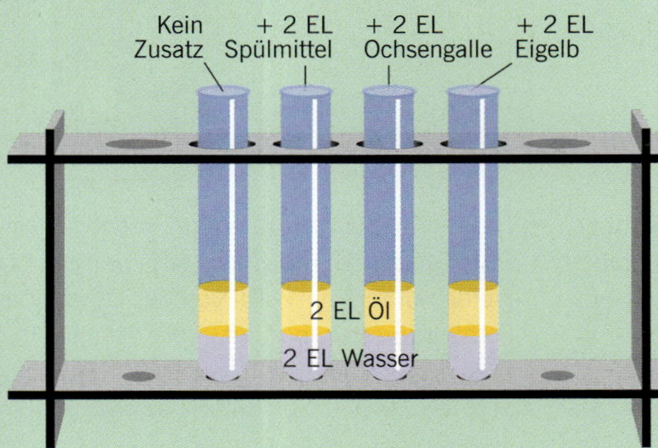

Versuchsanleitung

Führen Sie die aufgeführten Versuche der Reihe nach aus. Fertigen Sie sich eine Tabelle an (siehe Bsp.). Schreiben Sie Ihre Beobachtungen genau auf. Welche Folgerungen können Sie aus Ihren Beobachtungen ableiten? Was folgern Sie aus den Versuchen?

? *Warum wird zum Spülen Spülmittel verwendet?*

Versuch V. 1 bis V. 4:

V. 1: Geben Sie in ein Reagenzglas **2 EL Wasser** und **2 EL Öl.** Kräftig schütteln. Was passiert **nach 5 Min.?**

V. 2: Geben Sie in ein Reagenzglas **2 EL Wasser, 2 EL Öl** und **2 EL Spülmittel.** Kräftig schütteln. Was passiert nach **5 Min.?**

V. 3: Geben Sie in ein Reagenzglas **2 EL Wasser, 2 EL Öl** und **2 EL Ochsengalle.** Kräftig schütteln. Was passiert nach **5 Min.?**

V. 4: Geben Sie in ein Reagenzglas **2 EL Wasser, 2 EL Öl** und **2 EL Eigelb.** Kräftig schütteln. Was passiert nach **5 Min.?**

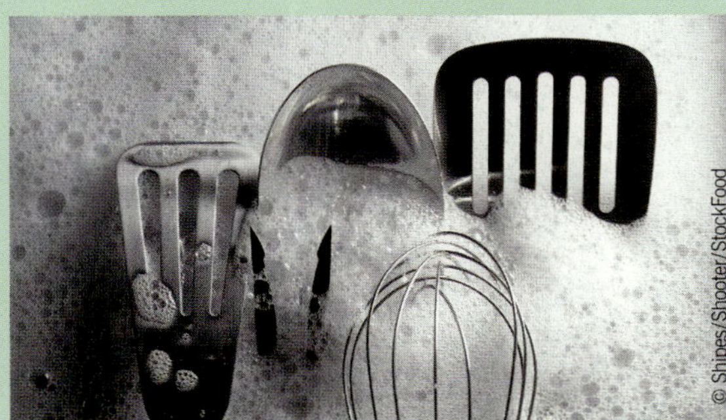

© Shipes/Shooter/StockFood

Auswertung der Versuchsreihe

V. 1: Wasser und Öl mischen sich nicht. Da Öl leichter ist als Wasser, schwimmt es an der Oberfläche (Fettfilm auf der eingeweichten Pfanne, Ölteppich im Meer). Es muss ein Stoff zugefügt werden, der beide Phasen mischt.

V. 2–4: Spülmittel, Ochsengalle und Eigelb sind sogenannte Emulgatoren. Der wasserfreundliche Teil des Emulgators bindet das Wasser, der fettfreundliche Teil des Emulgators bindet das Öl. Es entsteht eine tröpfchenartige Verteilung zweier ursprünglich nicht mischbarer Stoffe, eine sogenannte Emulsion.

Merke ***Lebensmittel wie Milch, Mayonnaise, Margarine und Butter sind Emulsionen.***

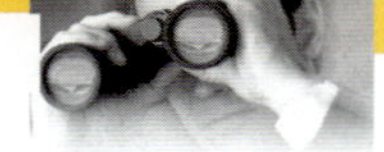

Lipoproteine

Triglyceride, Cholesterin und freie Fettsäuren können im Blut (= wässrige Lösung) nicht transportiert werden, da sie darin nicht löslich sind. Deshalb müssen sie sich für den Transport mit Eiweiß (= Proteinen) zu sogenannten Lipoproteinen verbinden. Sie bestehen also aus einer Eiweißhülle und dem Fettbestandteil im Inneren. Lipoproteine stellen somit eine Art **Transportfahrzeug** für Fette dar. Es gibt insgesamt **4** Lipoproteine: die **VLDL,** die **LDL,** die **HDL** und die **Chylomikronen.** Sie unterscheiden sich im Wesentlichen durch die **physikalische Dichte,** aber auch durch den **Aufbau,** die **Größe** und die **Aufgaben** voneinander.

VLDL (Very low density lipoproteins)

Aufbau:

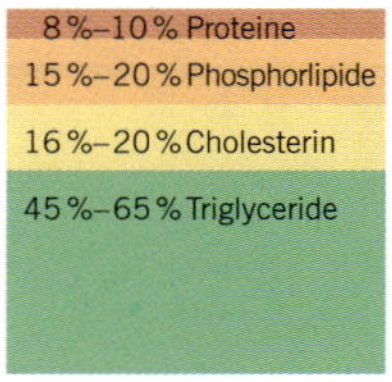

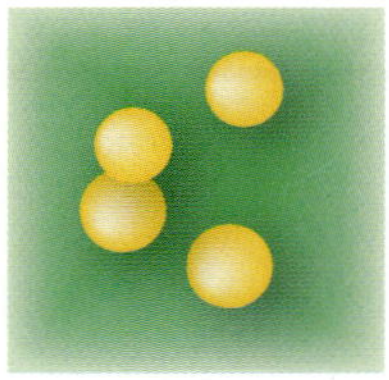

Merke ***VLDL (Very low density lipoproteins) ist die englische Bezeichnung für Lipoproteine, die eine sehr geringe Dichte (very low density) von ca. 0,94 bis 1,0 (g/cm^3) aufweisen. Der Partikeldurchmesser beträgt bis 0,08 µm. Sie stellen die zweitgrößte Fraktion dar.***

Bildung: • Die Bildung der VLDL erfolgt in der Leber.
Aufgaben: • Die Triglyceride, das Cholesterin und die Cholesterinester werden durch die VLDL von der Leber über das Blut in das Fettgewebe transportiert.
• Die verbleibenden VLDL werden zu LDL umgebaut.

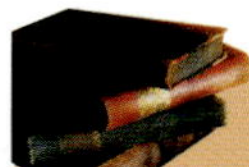

nm ist die Längenbezeichnung für Nanometer.
1 nm = 10^{-9} = 1 Milliardstel m.

LDL (Low density lipoproteins)

Aufbau:

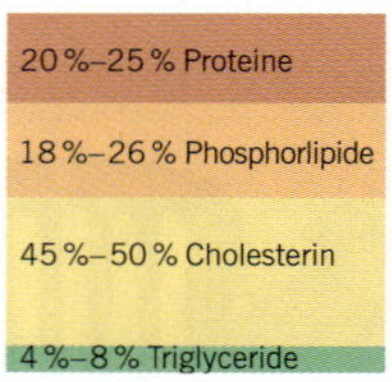

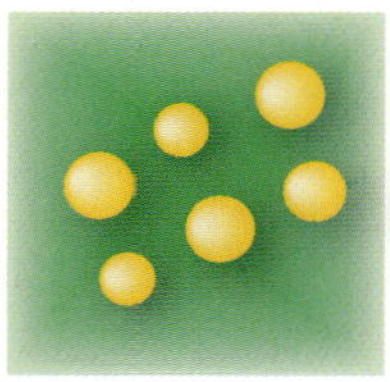

Merke ***LDL (Low density lipoproteins) ist die englische Bezeichnung für Lipoproteine, die eine geringe Dichte (low density) von 1,0 bis 1,06 (g/cm^3) aufweisen. Der Partikeldurchmesser beträgt bis 0,02 µm. Sie stellen somit die zweitkleinste Fraktion dar.***

Bildung: • Die Bildung der LDL erfolgt beim Abbau von VLDL.
Aufgaben: • LDL transportieren Cholesterin zum Körpergewebe.
Kann aus verschiedenen Gründen das Cholesterin nicht ins Körpergewebe eingelagert werden, kommt es zu einem erhöhten LDL und somit zu einem erhöhten Cholesterinspiegel im Blut. Das kann zu den unten beschriebenen Folgeerkrankungen führen.

Merke

Bei einem hohen Cholesteringehalt (= hoher LDL-Gehalt) im Blut, kann sich dieses an beschädigte Arterienwänden absetzen. Bleiben zusätzliche Substanzen (z. B. körpereigene Zellen, Calcium) daran haften, kann es zu Plaquebildung, einer Verengung und Verhärtung der Arterien (= Arteriosklerose) kommen.

Das führt dazu, dass die von diesen Arterien vesorgten Körperregionen unzureichend mit Blut und somit mangelhaft mit Nährstoffen und Sauerstoff versorgt werden. Je nach dem, welche Arterien betroffen sind, kann es zu einem Herzinfarkt, einem Schlaganfall (Gehirn), aber auch zu Thrombosen in den Beinen kommen.

① Gesunde Arterie

② Arterie mit ersten Gefäßveränderungen

③ Stark verengte Arterie

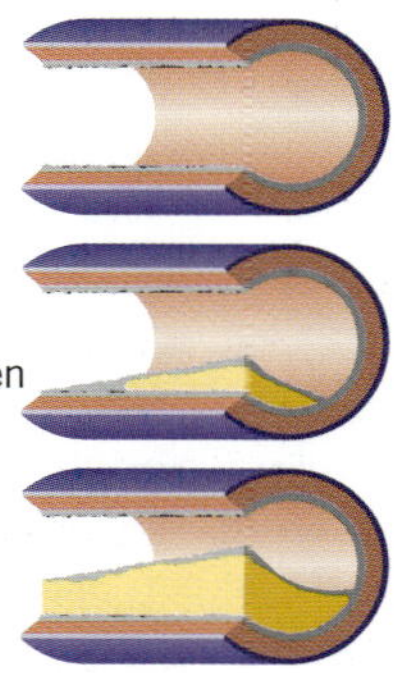

Stadien der Arteriosklerose

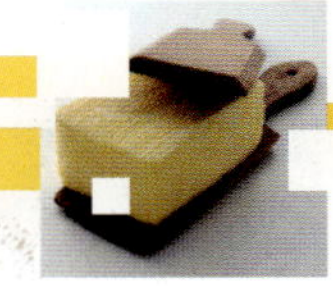

HDL (High density lipoproteins)

Aufbau:

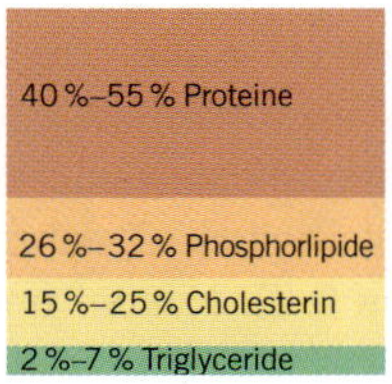

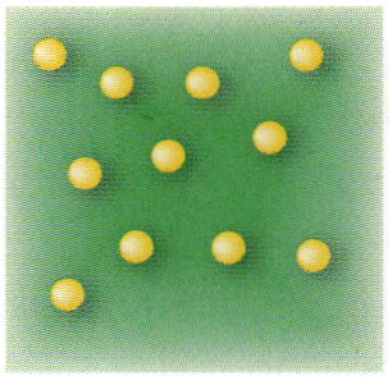

Merke ***HDL (High density lipoproteins) ist die englische Bezeichnung für Lipoproteine, die eine hohe Dichte (high density) von 1,06 bis 1,21 (g/cm³) aufweisen. Der Partikeldurchmesser beträgt bis 0,01 µm und stellt somit die kleinste Fraktion dar.***

Bildung: • Die Bildung der HDL erfolgt in der Leber und im Dünndarm.

Aufgaben: • Die HDL werden auch als **positive** Fraktion bezeichnet, da sie überschüssiges Cholesterin aufnehmen und zur Leber transportieren. Dort wird es zu Gallensäure abgebaut und ausgeschieden. Gleichermaßen sind sie fähig, die Zufuhr von LDL und damit die Cholesterinaufnahme im Gewebe zu drosseln. Sie beeinflussen somit positiv den Cholesterinspiegel mit einhergehenden Folgeerkrankungen.

Chylomikronen (CM)

Aufbau:

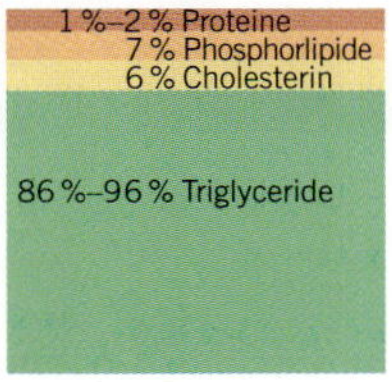

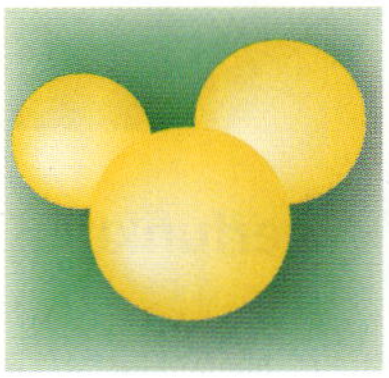

Merke ***Chylomikronen (CM) sind die Lipoproteine, die eine ähnlich hohe Dichte wie die VLDL aufweisen. Sie beträgt ca. 0,94 (g/cm³). Die Partikel sind die größten mit einem Durchmesser bis 1 µm.***

Bildung: • Die Bildung der CM erfolgt in der Dünndarmwand.

Aufgaben: • CM transportieren Triglyceride und Cholesterin über das Blut zum Fettgewebe.
• Dort werden die CM enzymatisch zu Fettsäuren und Chylomikronenresten abgebaut. Die Reste werden wieder zur Leber befördert und erneut in den Kreislauf eingeschleust.

?

1. ***Welche Lipoproteine gibt es und wo werden sie gebildet?***
2. ***Welche wesentlichen Aufgaben haben die 4 Lipoproteine im menschlichen Körper?***
3. ***Warum werden die „High density lipoproteins" auch als positive Fraktion bezeichnet?***
4. ***Ein dauerhaft erhöhter Cholesterinspiegel stellt eine schleichende Gefahr für den menschlichen Körper dar! Nehmen Sie dazu Stellung.***

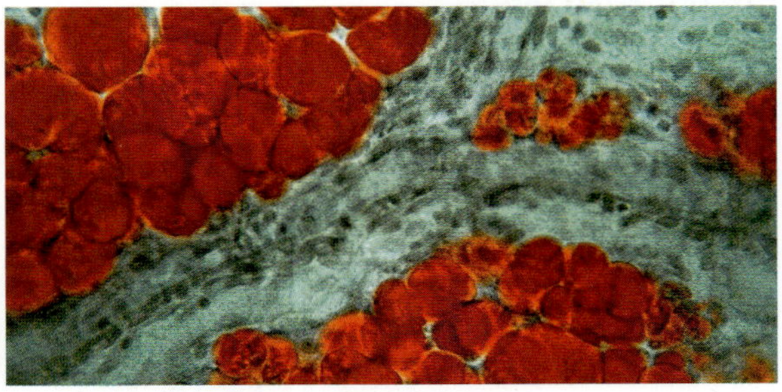

Fettgewebe unter dem Mikroskop

3.5 Aufgaben der Fette im menschlichen Körper

Die Fette erfüllen im menschlichen Körper eine Vielzahl von **wichtigen** Aufgaben: Sie liefern dem Körper **Energie** und dienen als Energiereserven für **Notzeiten.** Gleichzeitig sind sie **Träger** von **Geschmacks-** und **Aromastoffen** und von **fettlöslichen Vitaminen.** Fette versorgen den Körper mit **lebensnotwendigen (= essenziellen) Fettsäuren,** die für eine Vielzahl von wichtigen Funktionen notwendig sind. Sie müssen jedoch mit der Nahrung aufgenommen werden, da sie der Körper nicht selbst aufbauen kann. Im folgenden Verlauf werden die Aufgaben der Fette näher beleuchtet.

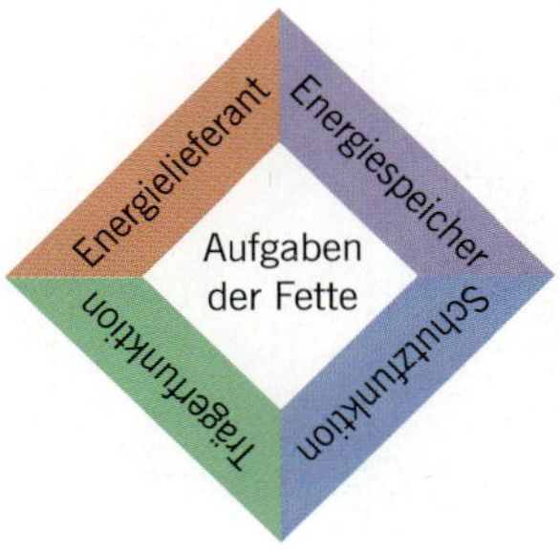

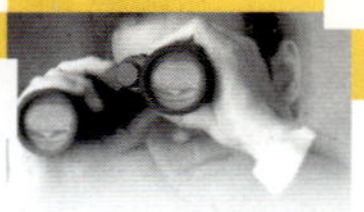

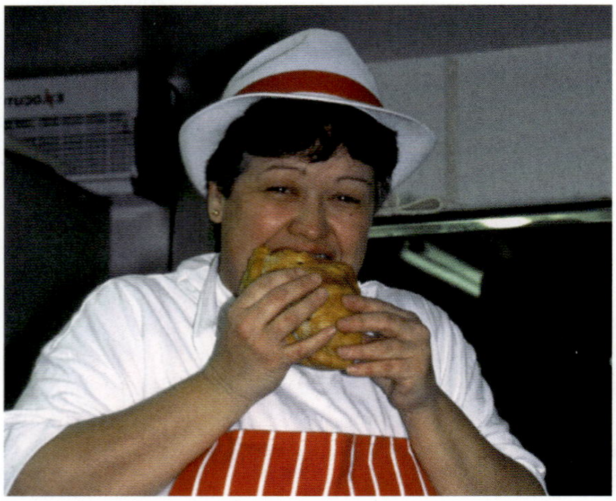

© Cephas, P. Barr/StockFood

Energielieferant

Fette werden als **Brennstoffe** bezeichnet, gleich wie die Kohlenhydrate. Da **1 g Fett —> 39 kJ/~ 9 kcal** liefert, besitzen die Fette im Vergleich zu den anderen Nährstoffen die höchste **Energiedichte.** Sie gelten somit als **Hauptenergielieferanten. 1 g Fett** liefert dem Körper mehr als **doppelt** so viel Energie wie **1 g** Kohlenhydrate **(= 17 kJ)** oder **1 g** Eiweiß **(= 17 kJ).** Daher führt ein zu hoher Fettkonsum über einen längeren Zeitraum mit einhergehendem Bewegungsmangel zu **Übergewicht.**

Energiespeicher

Fett wird im Fettgewebe als Depotfett gespeichert, wenn der Mensch mit der Nahrung mehr Fett aufnimmt, als der Körper tatsächlich benötigt. Durchschnittlich bestehen **12 % bis 24 %** der menschlichen Körpermasse aus Depotfett. Gleichzeitig werden überschüssige Kohlenhydrate, Alkohol und Eiweiße zu Fetten umgewandelt und im Fettgewebe eingelagert. Fette werden aus dem Depot nur dann aktiviert und für die Energiegewinnung herangezogen, wenn keine anderen Energiereserven (z. B. Glykogen) mehr zur Verfügung stehen. Sie stellen somit eine **langfristige Energiereserve** dar.

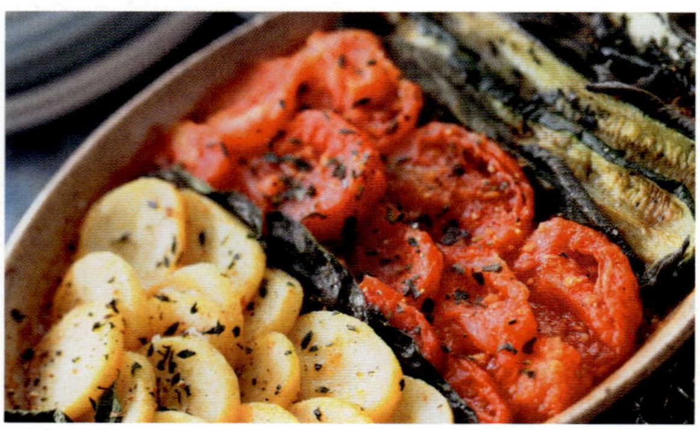

Schutzfunktion

Fette **schützen** den Körper vor **Kälte,** wie eine **Isolierschicht.** Sie lagern sich im Unterhautfettgewebe an, wobei sie somit die Wärmeverluste reduzieren und die Körpertemperatur aufrechterhalten. Gleichzeitig umhüllen sie die **inneren Organe** (z. B. Nieren) und bilden ein Polster, das vor Druck, Stoß und Verletzungen schützt.

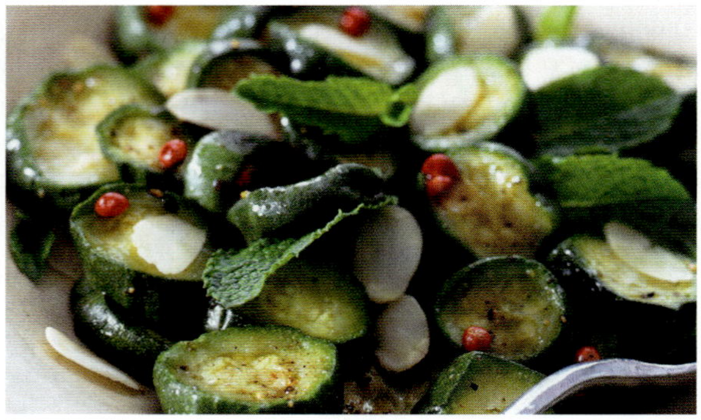

Trägerfunktion

Fette sind **Träger** und **Vermittler** von **Geschmacks-** und **Aromastoffen.** Sie sind maßgeblich an der Geschmacksbildung von Speisen beteiligt.

Die fettlöslichen **Vitamine A, D, E** und **K** können, wie der Name bereits ausdrückt, nur in Gegenwart von Fetten gelöst und verwertet werden (z. B. Rohkostsalate mit Essig-Öl-Marinade). Kritisch wird es mit der Verwertung der fettlöslichen Vitamine, wenn über einen längeren Zeitraum ausschließlich Obst und Gemüse verzehrt wird.

Fette können **Linolsäure** und **Linolensäure** enthalten. Wie bereits bekannt, sind beide Fettsäuren **lebensnotwendig (= essenziell).** Sie müssen mit der Nahrung aufgenommen werden, da sie der Körper nicht selbst bilden kann. **Essenzielle Fettsäuren** sind wichtig für:

- den Aufbau und die Stabilität von Zellmembranen,
- die Nervenzellen,
- die Entwicklung des Gehirns,
- für den Aufbau weiterer ungesättigter Fettsäuren, die für die Hormonbildung wichtig sind,
- die Senkung des Blutdrucks und Verbesserung des Blutflusses (Herz-Kreislauf-Erkrankungen).

Fassen Sie die wichtigsten Aufgaben der Fette stichwortartig zusammen.

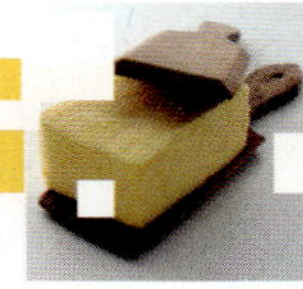

3.6 Versteckte Fette

Fettige Lebensmitttel hinterlassen auf einem Stück Papier oder einer Tischdecke einen Fettfleck. Das kann jedoch auch bei Lebensmitteln der Fall sein, bei denen der Fettgehalt nicht auf den ersten Blick ersichtlich ist. Die Fette, die in Lebensmitteln zwar vorhanden, jedoch nicht sichtbar sind, werden als versteckte Fette bezeichnet. Versteckte Fette sind sehr einfach durch einen Fettflecktest nachzuweisen.

Fettflecktest

Arbeitsgegenstände: Messer, Teelöffel, kleine Filterpapierstücke (ø 3 cm), Fön

Lebensmittel: 1 TL Sahne, 1 Stück Salami, 1 Scheibe Gouda, 1 TL Vollmilch, 1 TL Mayonnaise, 1 TL Limonade, 1 Chipsstück, 1 Kartoffelscheibe

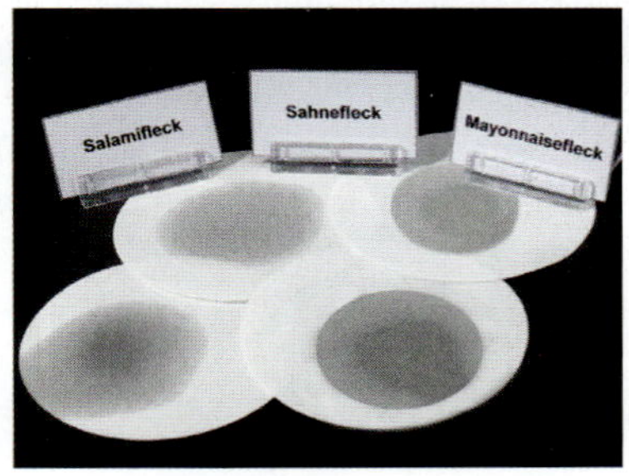

Arbeitsschritte

In welchen Lebensmitteln sind versteckte Fette enthalten? Welche Lebensmittel geben einen Fettfleck? Stellen Sie alle Arbeitsgegenstände bereit. Beschriften Sie die Filterpapiere mit den aufgeführten Lebensmitteln. So können Sie problemlos nachvollziehen, um welchen Fleck es sich handelt.

- Die festen Lebensmittel werden auf die entsprechenden Filterpapiere gerieben bzw. gedrückt.
- Die flüssigen Lebensmittel werden in die Mitte der Filterpapiere gegeben und anschließend mit dem Fön getrocknet.

Halten Sie alle getrockneten Papiere gegen das Licht. Welches Lebensmittel ergab einen Fettfleck? Schätzen Sie, in welchen der Lebensmittel viel Fett enthalten ist. Vergleichen Sie den Fettgehalt der einzelnen Lebensmittel miteinander. Verwenden Sie hierfür eine Nährwerttabelle.

Merke ***Bei der Nahrungsaufnahme muss besonders auf die versteckten Fette geachtet werden, da sie gleichermaßen wie die sichtbaren Fette zur Bedarfsdeckung der Fette beitragen.***

M/A *Margarine-Schätzspiel*

Der Fettgehalt einzelner Lebensmittel soll mit Margarinepackungen (eine Portionspackung = 20 g) verglichen werden. Alle aufgeführten Lebensmittel enthalten versteckte Fette. Schätzen Sie, wie viel Gramm Margarine dem Fettgehalt der aufgeführten Lebensmittel entsprechen. Ordnen Sie die einzelnen Großbuchstaben den Kleinbuchstaben zu. Die Auflösung finden Sie auf S. 486.

① 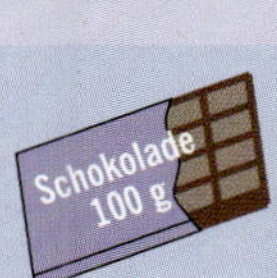 = 1 Tafel	c) 20 g 10 g = 30 g Margarine	② 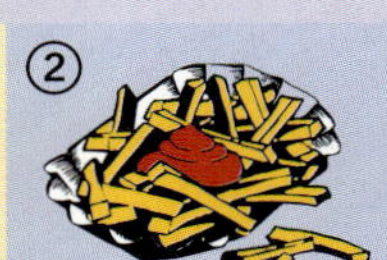 1 Portion Pommes = 150 g	a) 19 g = 19 g Margarine
d) 20 g 20 g 10 g = 50 g Margarine	③ 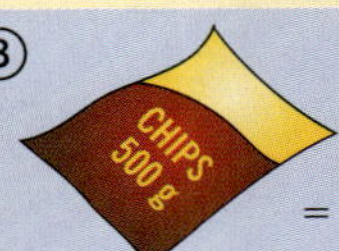 = 1 Tüte	b) = 200 g Margarine 20 g 20 g 20 g 20 g 20 g 20 g 20 g 20 g 20 g 20 g	④ 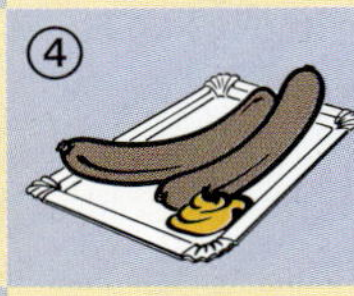 Kalbsbratwurst 200 g
⑤ 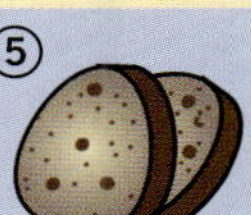 2 Stück Schokokuchen = 200 g	f) = 0,1 g Margarine	⑥ 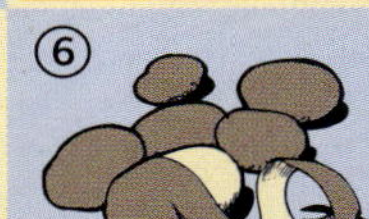 1 Portion Kartoffeln = 100 g	e) 20 g 20 g 10 g = 50 g Margarine

Welche Zuordnungen haben Sie überrascht?

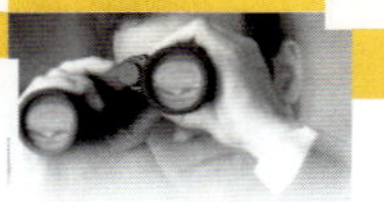

3.7 Täglicher Bedarf an Fetten

Entsprechend den Richtwerten der Deutschen Gesellschaft für Ernährung (DGE) sollten Erwachsene, die einer leichten bis mittelschweren Tätigkeit nachgehen, nicht mehr als **30 %** des täglichen Energiebedarfs in Form von Fetten zu sich nehmen. Bei Jugendlichen **(unter 15 Jahren)** und **körperlich schwer arbeitenden** Menschen liegt der tägliche Fettbedarf bei **ca. 35 %. Frauen** dürfen durchschnittlich **ca. 60 g Fett pro Tag** und **Männer ca. 80 g Fett pro Tag** aufnehmen. Gemessen am Gesamtenergiebedarf liegt derzeitig die tägliche Fettzufuhr bei leicht arbeitenden Menschen jedoch bei **ca. 33 % bis ca. 38 %.** Das bedeutet, dass in Deutschland zu viel Fett verzehrt wird. Ein erhöhter Fettkonsum mit einhergehendem Bewegungsmangel führt zu **Übergewicht** und **erhöhten Blutfettwerten.** Hieraus können **Diabetes mellitus** sowie **Fettstoffwechselkrankheiten** und **Herz-Kreislauf-Erkrankungen** entstehen.

Um das zu vermeiden, gelten für die tägliche Fettzufuhr folgende Empfehlungen:

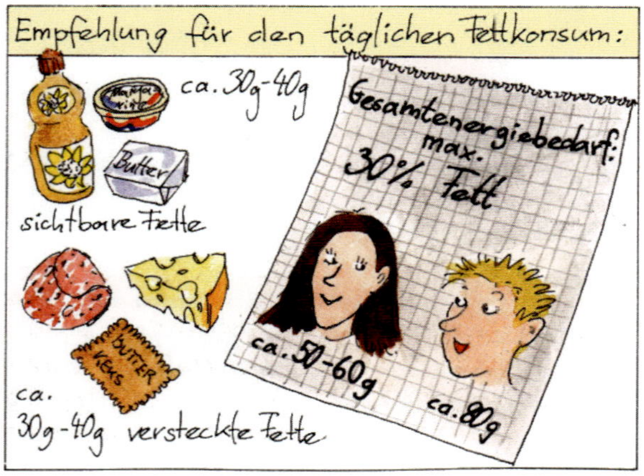
Empfehlung für den täglichen Fettkonsum:
ca. 30g-40g
Butter
sichtbare Fette
Gesamtenergiebedarf: max. 30% Fett
ca. 50-60g
ca. 80g
Butter Keks
ca. 30g-40g versteckte Fette

Es sollte auf eine optimale Fettsäurenzusammensetzung Wert gelegt werden:

Die Drittelregel:

- Die Zufuhr an gesättigten Fettsäuren sollte **nicht mehr als 10 %** betragen.
- Die Zufuhr von **einfach ungesättigten Fettsäuren** sollte **mehr als 10 %** sein.
- Es sollten **nicht mehr als 7 % bis 10 % mehrfach ungesättigte Fettsäuren** aufgenommen werden. Dabei wäre ein Verhältnis von **n-6-Fettsäuren** und **n-3-Fettsäuren von 5:1** wünschenswert.

6 wichtige Regeln für den täglichen Fettverzehr:

- Fettarme Lebensmittel wie Getreideprodukte und Obst sind zu bevorzugen.
- Tierische Fette enthalten oftmals viele gesättigte Fettsäuren. Diese sollten in Maßen verzehrt werden.
- Pflanzenöle und Pflanzenfette enthalten ungesättigte Fettsäuren und sind deshalb zu bevorzugen.
- Für den Garprozess sollten fettsparende Garverfahren (z. B. Dämpfen, Dünsten) ausgewählt werden. Beschichtete Pfannen helfen bei der Fetteinsparung.
- Ein besonderes Augenmerk ist auf die nicht sichtbaren Fette, die sogenannten versteckten Fette, zu richten. Es sollten **30 g bis max. 40 g** Fett in Form von versteckten Fetten aufgenommen werden. Sie sind in fettreichen Wurst- und Käsewaren, Torten, Bratensoßen etc. enthalten.

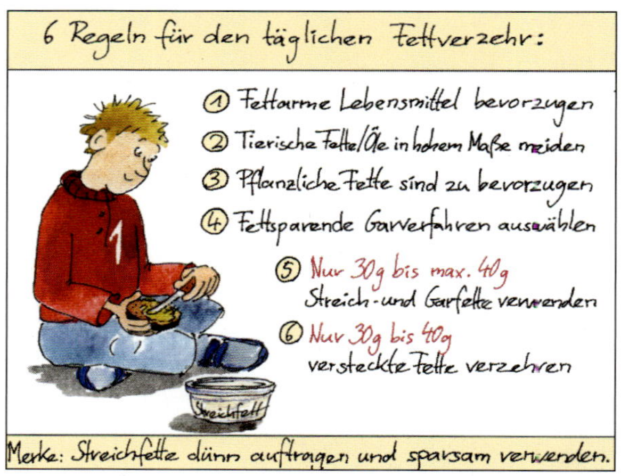
6 Regeln für den täglichen Fettverzehr:
① Fettarme Lebensmittel bevorzugen
② Tierische Fette/Öle in hohem Maße meiden
③ Pflanzliche Fette sind zu bevorzugen
④ Fettsparende Garverfahren auswählen
⑤ Nur 30g bis max. 40g Streich- und Garfette verwenden
⑥ Nur 30g bis 40g versteckte Fette verzehren
Streichfett
Merke: Streichfette dünn auftragen und sparsam verwenden.

- Es sollten **30 g bis max. 40 g** sichtbare Fette (Streichfette und Fette für die Speisenzubereitung) verwendet werden (z. B. fettreiche Brotaufstriche dünn auftragen).

3.8 Überblick: pflanzliche und tierische Speiseöle und -fette

Im Handel ist eine Vielzahl von Speisefetten und -ölen erhältlich. Sie sind laut den **Leitsätzen** für Speisefette und -öle Produkte, die aus **Samen** oder **Früchten** von **Pflanzen,** als aus tauglich beurteiltem **Fettgewebe** von **Schlachttieren** und **Schlachtgeflügel** oder **Fischen** hergestellt werden. Die Herkunft ist sowohl **tierischer** als auch **pflanzlicher** Natur. Wie bereits bekannt, sind die Hauptbestandteile von Fetten und Ölen **Triglyceride** und **Fettsäuren.** Sie können jedoch auch geringe Mengen anderer Stoffe, wie Emulgatoren, Phosphatide etc., enthalten. **Speisefette** sind bei Zimmertemperatur **(20 °C) fest** oder **halbfest, Speiseöle** hingegen bei dieser Temperatur **flüssig.** Das Kreismodell stellt die handelsübliche Aufteilung der Speiseöle und -fette anhand von verschiedenen Beispielen dar.

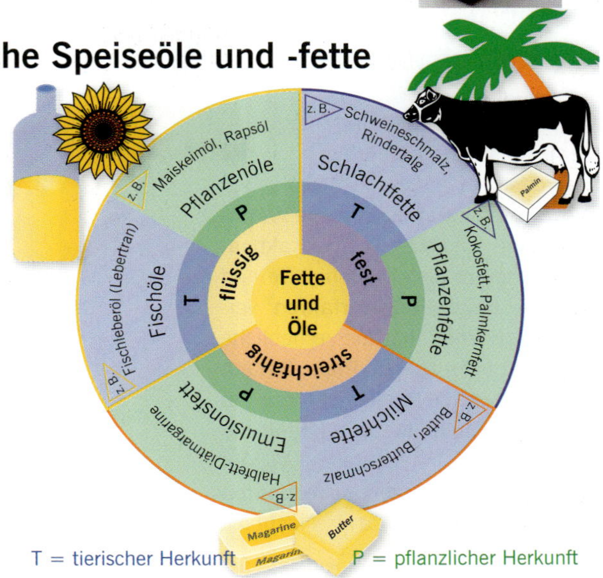

3.9 Speiseöle und -fette pflanzlicher Herkunft

Pflanzenöle und -fette stammen ausschließlich von Pflanzen. Pflanzenöle sind bei Zimmertemperatur **(ca. 20 °C) flüssig,** Pflanzenfette hingegen **streichfähig** bis **sehr fest.**

a) Pflanzenöle

Pflanzenöle finden hauptsächlich bei der Nahrungszubereitung Einsatz. Sie können jedoch ebenso für technische Zwecke, wie z. B. für die Herstellung von Seifen, Kerzen und Lacken verwendet werden. Viele Pflanzen speichern Fette in ihren **Samen, Kernen** und **Früchten.** Je nachdem, aus welchen Rohstoffen die Öle hergestellt werden, weisen sie unterschiedliche Geschmacks- und Farbnuancen auf. Da sie hauptsächlich aus **langkettigen, einfach** bzw. **mehrfach ungesättigten Fettsäuren** bestehen, sind sie wasserfrei und bei **Zimmertemperatur flüssig.** Die aufgeführten Rohstoffe geben einen Überblick, welche Speiseöle im Handel angeboten werden.

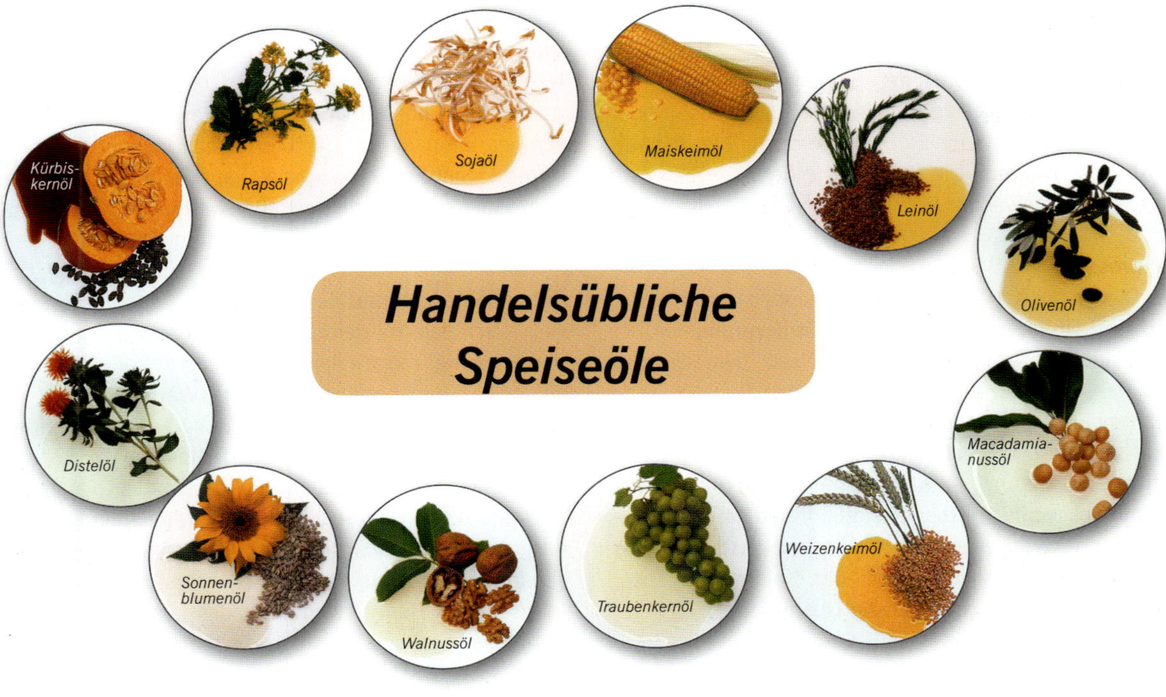
Handelsübliche Speiseöle
Kürbiskernöl
Rapsöl
Sojaöl
Maiskeimöl
Leinöl
Olivenöl
Macadamianussöl
Weizenkeimöl
Traubenkernöl
Walnussöl
Sonnenblumenöl
Distelöl

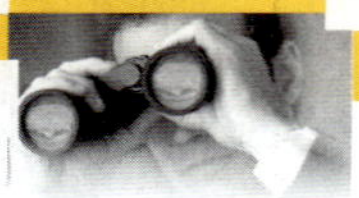

Herstellung von Pflanzenölen

Pflanzenöle können auf industriellem Weg auf mehrfache Weise gewonnen werden. Unterschieden werden die **Kaltpressung,** die **Warmpressung** und/oder die **Extraktion.** Je nachdem, welche **Rohstoffe** und welche **Herstellungsverfahren** verwendet werden, hat dies erhebliche Auswirkungen auf den **Preis, Geruch** und **Geschmack, jedoch nur in geringem Maße** auf die **Qualität** der Pflanzenöle. Im weiteren Verlauf werden die **Herstellungsverfahren** sowie deren Vor- bzw. Nachteile näher erläutert.

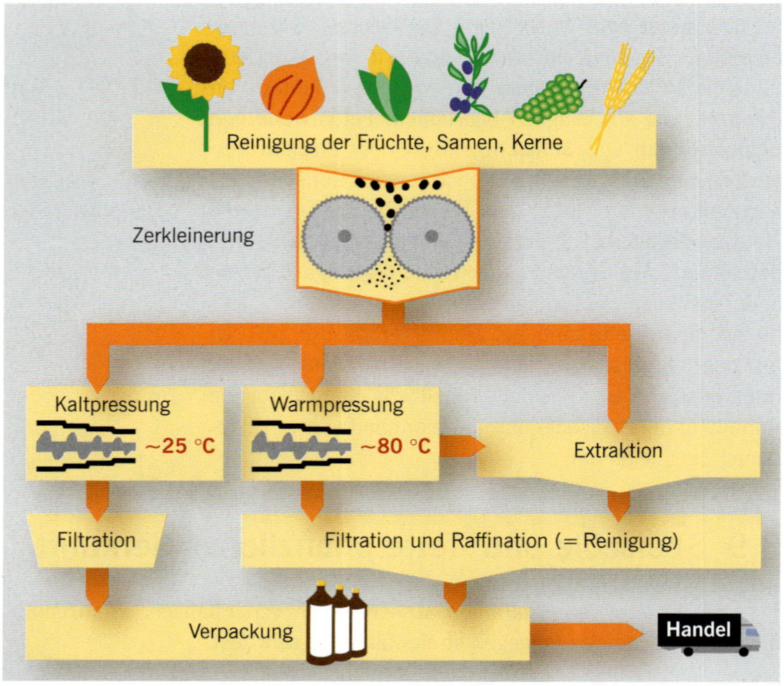

Herstellungsverfahren von Pflanzenölen

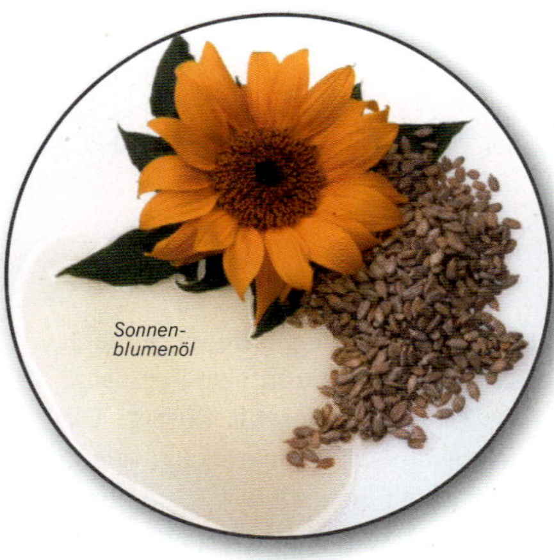

> **?** ***Sehen Sie sich die Abbildung „Herstellungsverfahren von Pflanzenölen" genau an. Versuchen Sie, Ihrem Tischnachbarn die einzelnen Arbeitsgänge der 3 Herstellungsverfahren der Reihe nach zu erklären.***

Reinigung und Zerkleinerung

Die ausgewählten Rohstoffe (Samen, Früchte, Kerne) werden **gesiebt, ggf. geschält** (z. B. Walnüsse) oder **gewaschen** und je nach Rohstoff **geröstet** und im Walzenstuhl **zerkleinert.** Die Reihenfolge der Arbeitsschritte kann je nach gewählter Rohware etwas variieren.

Kaltpressung

Das Öl wird aus den zerkleinerten Rohstoffen unter **mechanischem Druck, ohne** jegliche **Wärmezufuhr,** in der **Schneckenpresse** herausgedrückt. Nach dem Pressen wird das Öl meist durch eine schonende Dampfwäsche von den Enzymen befreit. Anschließend wird es **filtriert** und handelsüblich **verpackt.** Das **naturbelassene (= native)** Endprodukt enthält sämtliche **Geruchs- und Geschmacksstoffe, Fettbegleitstoffe, Vitamine,** aber auch die in der Rohware eventuell enthaltenen **Schadstoffe.** Aus diesem Grund müssen die bei der **Kaltpressung** ausgewählten Rohstoffe von **höchster Qualität** sein.

Warmpressung

Nach dem Reinigungs- und Zerkleinerungsvorgang wird das Öl unter **hohem Druck** ausgepresst. Hierbei werden Temperaturen von **ca. 80 °C** erreicht. Die hohe Temperatur ermöglicht eine maximale Ölausbeute. Anschließend wird das warm gepresste Rohöl **raffiniert (= gereinigt)** oder bei sehr ölreicher Rohware extrahiert.

Extraktion (= Herauslösung)

Bei Rohstoffen mit **geringem Ölanteil** erfolgt der **Extraktionsvorgang** meist gleich nach dem Zerkleinerungsvorgang. Eine Kombination von **Warmpressung** mit anschließender Extraktion wird häufig bei sehr **ölreicher Rohware** angewandt. Bei der Extraktion wird durch Zugabe von **Lösungsmittel (z. B. Hexan)** das Öl auf einen Restölgehalt von **unter 1 %** aus den Mahlprodukten herausgelöst. Das Lösungsmittel-Öl-Gemisch, auch **Miscella** genannt, durchläuft dabei eine **mehrstufige Verdampfungsanlage.** Hierbei verdampft das Lösungsmittel, das Rohöl bleibt zurück.

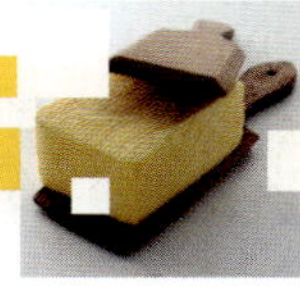

Raffination (= Reinigung)
Das aus der Warmpressung oder Extraktion stammende nicht genussfähige Rohöl muss **raffiniert (= gereinigt)** werden. Dabei werden **natürliche Verunreinigungen,** aber auch **Fettbegleitstoffe** und **Aromen** entfernt. Es entsteht ein **farbloses, neutral schmeckendes, lange haltbares Öl.** Die Raffination des Rohöls erfolgt in mehreren Stufen:

1. Entschleimung: Die Entfernung von Schleimstoffen und Phosphatiden (= Lecithin) erfolgt durch den Einsatz von Säurelösungen und Phosphaten.

2. Entsäuerung: Freie Fettsäuren sowie färbende Substanzen werden durch Natronlauge entfernt.

3. Entfärbung: Bleicherde und/oder Aktivkohle entfernen Farbstoffe und wertvolle Fettbegleitstoffe.

4. Dämpfung: Die Entfernung von Geruchs- und Geschmacksstoffen erfolgt im Hochvakuum.

Das genussfähige Speiseöl wird gefiltert und handelsüblich **verpackt.**

Merke ***Häufig werden Speiseöle noch winterisiert. Dabei werden Öle auf ca. 5 °C abgekühlt und die auskristallisierten Teile werden entfernt. Speiseöle entfalten bei kühler Lagerung somit keine Trübungen.***

Durch die Wahl des Herstellungsverfahrens und der Rohstoffe ergeben sich für Pflanzenöle gewisse **Vor-** und **Nachteile.** Sie sollten beim Einkauf berücksichtigt werden.

Kalt gepresste Speiseöle

Vorteile	Nachteile
• Alle natürlichen Stoffe (Fettbegleitstoffe, Vitamin E, Phosphatide, sekundäre Pflanzenstoffe) sind enthalten. • Enthält natürliche Geschmacks- und Geruchsstoffe.	• Geringere Ölausbeute im Vergleich zur Warmpressung. • Die verwendeten hochwertigen Rohstoffe sind sehr teuer. Das schlägt sich im Kaufpreis nieder. • Nicht erwünschte Stoffe, z. B. Schadstoffe, bleiben enthalten. Die Haltbarkeit ist begrenzt.

Raffinierte Öle (Warmpressung/Extraktion)

Vorteile	Nachteile
• Hohe Ölausbeute (Restölgehalt unter 1 %) = geringerer Preis. • Sehr lange haltbar, da unerwünschte Begleitstoffe herausgelöst sind. • Sehr hitzebeständig; die Öle sind daher zum Braten, Frittieren gut geeignet. • Vielseitig einsetzbar, da die Öle geschmacks- und geruchsneutral sind.	• Ernährungsphysiologisch wertvolle Stoffe wie Fettbegleitstoffe, sekundäre Pflanzenstoffe sind nur noch in geringerem Umfang vorhanden. • Der typische Geruch und Geschmack der ursprünglichen Rohware ist bedingt vorhanden.

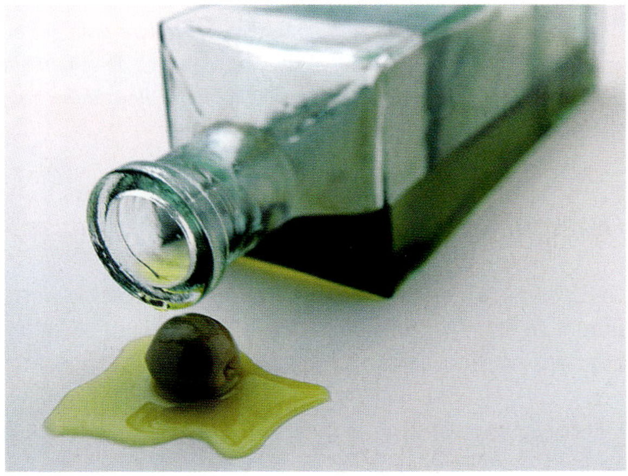

Bezeichnungen auf Speiseölflaschen
Pflanzenöl, Tafelöl, Salatöl, Frittieröl sind Gemische raffinierter Pflanzenöle. Ist der Name der Rohware (z. B. Distelöl) ausgewiesen, enthält das Öl **mind. 97 %** der Rohware.
Bezeichnungen wie **sortenrein** bzw. **rein** garantieren, dass das Öl ausschließlich aus der genannten Rohware besteht. Bei **nativen** Speiseölen handelt es sich um schonend kalt gepresste, nicht raffinierte Pflanzenöle, deren Rohware sorgfältig ausgesucht ist.

Merke

Der Gehalt an essenziellen Fettsäuren ist vom eingesetzten Rohstoff abhängig. Die Wahl von Speiseölen hängt meist vom Verwendungszweck und vom individuellen Geschmack ab. Grundsätzlich gilt: Speiseöle sollten farblich, geschmacklich und küchentechnisch auf die Speisen abgestimmt sein.

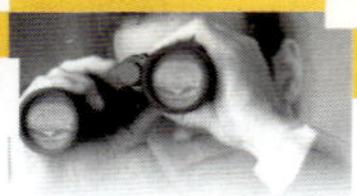

Inhaltsstoffe von Speiseölen

Je nach Rohstoffauswahl und Herstellungsverfahren sind in Speiseölen folgende Inhaltsstoffe in unterschiedlichem Maße enthalten:

- Gesättigte Fettsäuren
- Einfach ungesättigte Fettsäuren
- Mehrfach ungesättigte Fettsäuren
- Vitamin E und Vitamin C
- Sekundäre Pflanzenstoffe (= Carotinoide)
- Phosphatide (= Lecithin)

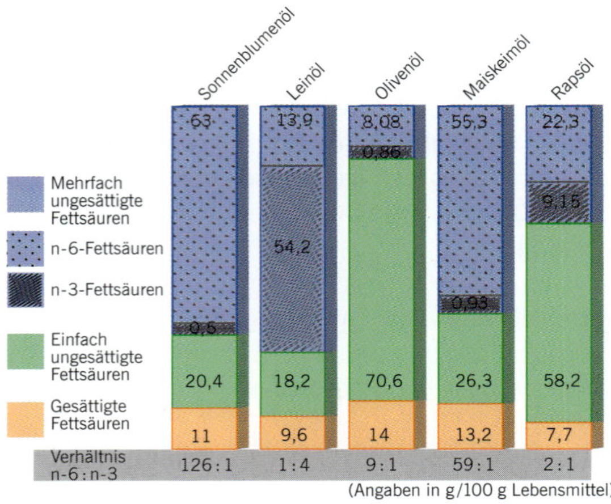

Pflanzenöle im Vergleich

?

1. ***Vergleichen Sie den Fettsäuregehalt der Pflanzenöle miteinander. Welche Öle sind hochwertiger, welche weniger hochwertig? Begründen Sie Ihre Aussage.***
2. ***Welche Herstellungsverfahren von Speiseölen sind Ihnen bekannt? Beschreiben Sie diese.***
3. ***Aus welchen Rohstoffen können Pflanzenöle hergestellt werden?***

Herstellung von aromatisierten Speiseölen

Geruchs- und geschmacksneutrale Speiseöle können durch verschiedene Zutaten wie Gewürze und Kräuter aromatisiert und in der Küche als Gewürzöle eingesetzt werden. Entsprechend den verwendeten Zutaten dauert der Aromatisierungsprozess **ca. 2 bis 3 Wochen.**

Arbeitsgegenstände:	dekoratives Glasgefäß (1 l) mit Verschluss, Trichter, Gabel, Mörser, Sieb
Zutaten:	3 rote Chilischoten, 1 TL schwarze Pfefferkörner, 1 Zweig Thymian, 1 Zweig Estragon, 1 Zweig Majoran, ca. ¾ l Sonnenblumenöl (vom Gefäß abhängig)

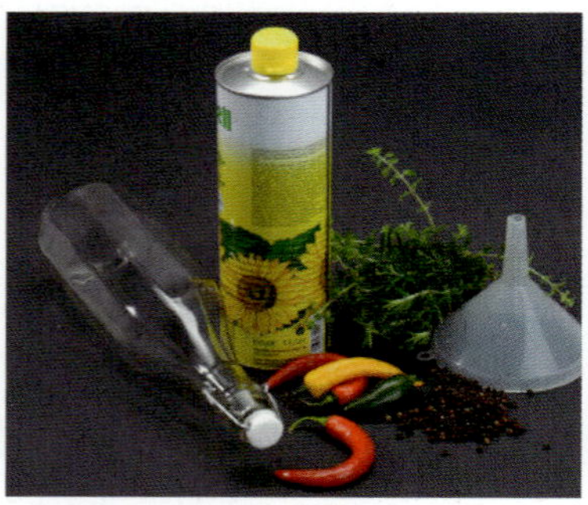

Chilischoten mit der Gabel einstechen. Kräuter waschen. Pfefferkörner im Mörser leicht zerstoßen. Alle Zutaten vorsichtig in das dekorative Glasgefäß geben.

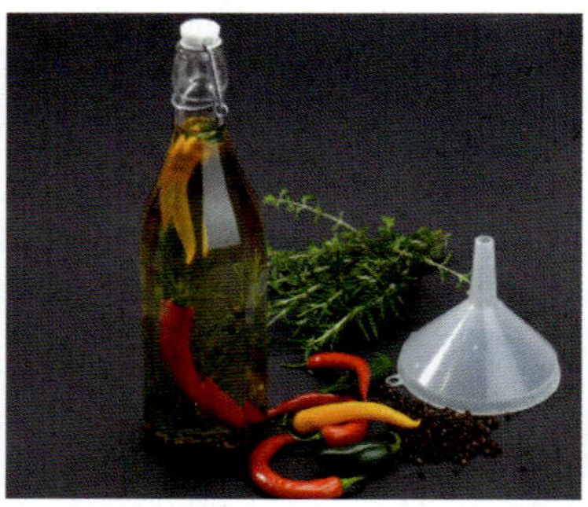

Sonnenblumenöl mit dem Trichter einfüllen und luftdicht verschließen. Hat das Öl nach **ca. 3 Wochen** das gewünschte Aroma, wird es gesiebt und in das gesäuberte Gefäß zurückgeleert. Es ist ein aromatisches Speiseöl entstanden.

Tipp

Es können weitere Aromen wie z. B. Schalen von unbehandelten Zitronen und Orangen, Senfkörner, Knoblauchzehen und andere Kräuter zugegeben werden. Da kalt gepresste Öle meist ein Eigenaroma aufweisen, sollten nur geruchs- und geschmacksneutrale Pflanzenöle aromatisiert werden.

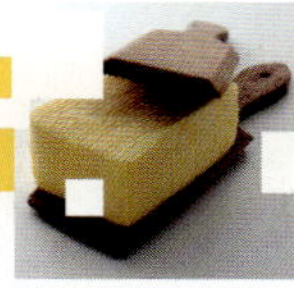

b) Pflanzenfette

Pflanzenfette sind bei Zimmertemperatur **(+20 °C) fest** oder **halbfest,** da sie hauptsächlich aus **gesättigten Fettsäuren** bestehen und somit einen **hohen Schmelzbereich** aufweisen. Es handelt sich also um **hitzebeständige** Fette, die in der Küche hauptsächlich zum Braten, Schmoren und Frittieren eingesetzt werden. Handelsüblich feste Pflanzenfette sind hauptsächlich **Kokosfett** und **Palmkernfett** bzw. **Palmfett** oder deren **Mischungen.**

- **Kokosfett** wird aus **Kopra** (getrocknetes Fruchtfleisch der Kokosnuss) gewonnen.
- **Palmkernfett** wird aus den **getrockneten Samenkernen** der Ölpalme gewonnen.
- **Palmfett (Palmöl)** wird aus dem **Fruchtfleisch der Ölpalme** gewonnen.

Die durch Pressung bzw. Extraktion entstehenden Fette werden meist zu Platten bzw. Blöcken gegossen und gekühlt. Feste Fette in Block- oder Plattenform werden handelsüblich auch als **Plattenfette** bezeichnet.

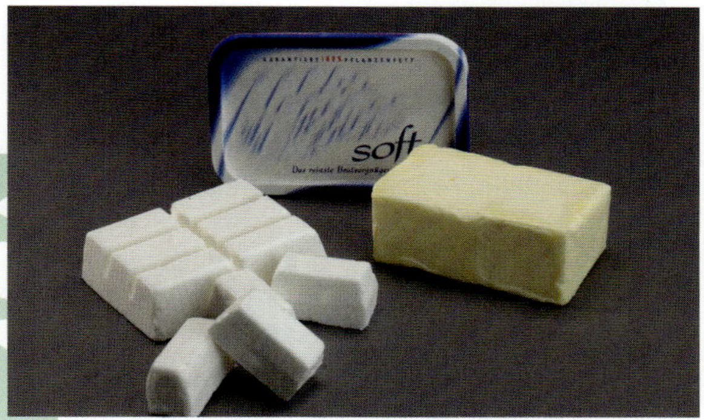

Bezeichnung auf Packungen

Pflanzliche Speisefette können auch als Speisefette, Pflanzenfette oder als Fette in Verbindung mit dem Verwendungszweck (z. B. Bratfett, Frittierfett) bezeichnet werden.

Ist der Name der Rohware (z. B. Kokosfett) ausgewiesen, enthält das Fett **mind. 97 %** der Rohware. Das heißt, es können **3 %** Fett aus anderen Rohwaren stammen.

c) Emulsionsfette (= Margarine)

Welches Produkt ist preiswerter als Butter?

Kaiser Napoleon III. stiftete für die Person einen Preis, die einen günstigen Butterersatz für die Armee und die Armen erfinden konnte. Das nahm der französiche **Chemiker Hippolyte Mège-Mouriés 1866** zum Anlass, die erste **Kunstbutter** aus Rindertalg und Magermilch zu entwickeln. Das streichfähige, perlartig schimmernde Produkt erhielt den Namen **Margarine (Entlehnung aus dem griech. márgaron = Perle). 1874** erfolgte die Margarineproduktion in Deutschland mit Fetten tierischen Ursprungs. Erst **1902** entwickelte Wilhelm Norman die **Fetthärtung.** Dieses Verfahren ermöglichte, aus **flüssigen Pflanzenölen** durch Anlagerung von Wasserstoff (= Hydrierung) **feste** bzw. **streichfähige Pflanzenfette** herzustellen. Somit war es möglich, aus rein pflanzlichen Produkten streichfähige Fette herzustellen. Erst **1970** fand die Margarine als eigenständiges Lebensmittel ihre Anerkennung.

Herstellung von Margarine

Hauptbestandteil der Margarine sind **pflanzliche Fette/Öle** wie Sojaöl, Sonnenblumenöl, Palmöl, Rapsöl, Palmkernfett und Baumwollsaatöl. Teilweise werden auch tierische Fette wie z. B. hochwertiges Fischöl eingesetzt. Bei der Margarine handelt es sich um eine **Wasser-in-Öl-Emulsion,** bei der die Wasserteilchen gleichmäßig im Fett verteilt sind und durch einen **Emulgator** in der Schwebe gehalten werden. Da flüssige Pflanzenöle keine streichfähige Margarine ergeben, müssen dem Herstellungsprozess feste Fette wie Kokosfett oder Palmkernfett hinzugefügt werden. Auf industriellem Weg werden die Pflanzenöle durch **physikalische Verfahren** wie z. B. durch **Fetthärtung** oder **Umesterung** verändert.

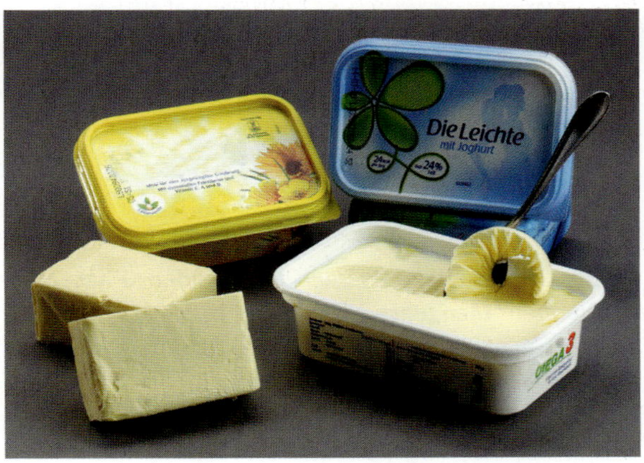

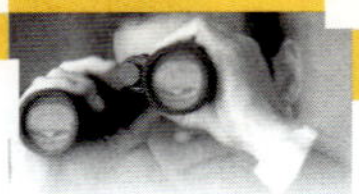

Herstellung von Margarine (Fortsetzung)

Fetthärtung (= Hydrierung)
Pflanzenöle sind flüssig, da sie viele **einfach-** bzw. **mehrfach ungesättigte** Fettsäuren enthalten. Bei der Fetthärtung, auch **Hydrierung** genannt, lagern sich mithilfe von Katalysatoren (z. B. Nickel) Wasserstoffatome an den Doppelbindungen der Fettsäuren an. Es entstehen feste Pflanzenfette bestehend aus **gesättigten FS** und einem **erhöhten Schmelzbereich.**

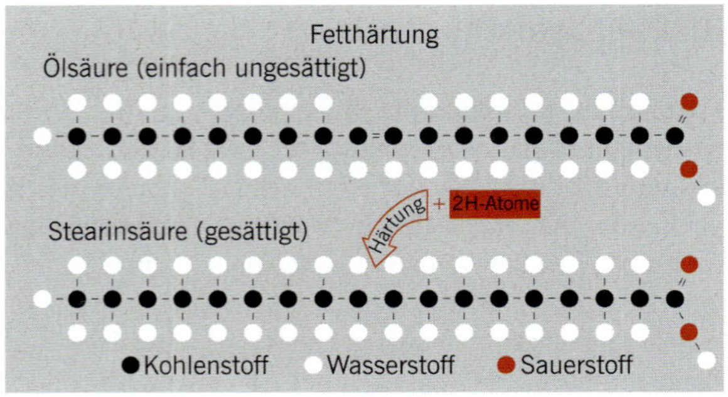

Umesterung
Bei der Umesterung werden alle Fettsäuren von den **Glycerinmolekülen** abgespalten. Sie **wechseln innerhalb** und **zwischen** den Fettmolekülen die Position. Die Anlagerung der FS erfolgt nach dem **Zufallsprinzip.** Es entstehen Fette mit **völlig neuer Fettsäurenbesetzung,** deren Verschiebung eine Veränderung der Beschaffenheit und des Schmelzbereichs bewirkt. Es entstehen **feste** Fette mit **erhöhten Schmelzbereichen.**

Merke ***Früher entstanden bei der Fetthärtung viele trans-Fettsäuren (= bestimmte chemische Form ungesättigter FS), die sich vermutlich negativ auf den Cholesterinspiegel auswirkten. Dank modernster Technik werden die Speiseöle heute nur noch teilweise bzw. auf schonendem Weg gehärtet, sodass nur sehr wenig bis keine trans-Fettsäuren gebildet werden.***

Die Margarine besteht aus einer **Fettphase** und einer **Milch-Wasser-Phase.**

Fettphase: Das ist ein **Gemisch** aus **Pflanzenölen** und **gehärteten Pflanzenfetten.** Zusätzlich werden die **fettlöslichen Inhaltsstoffe** wie fettlösliche Vitamine, Emulgatoren, Farb- und Aromastoffe zugefügt.

Milch-Wasser-Phase: Sie enthält **Milchbestandteile** (z. B. Magermilch, Dickmilch, Molke), **Wasser** und **wasserlösliche Bestandteile** (z. B. Salz, Speisesäure).

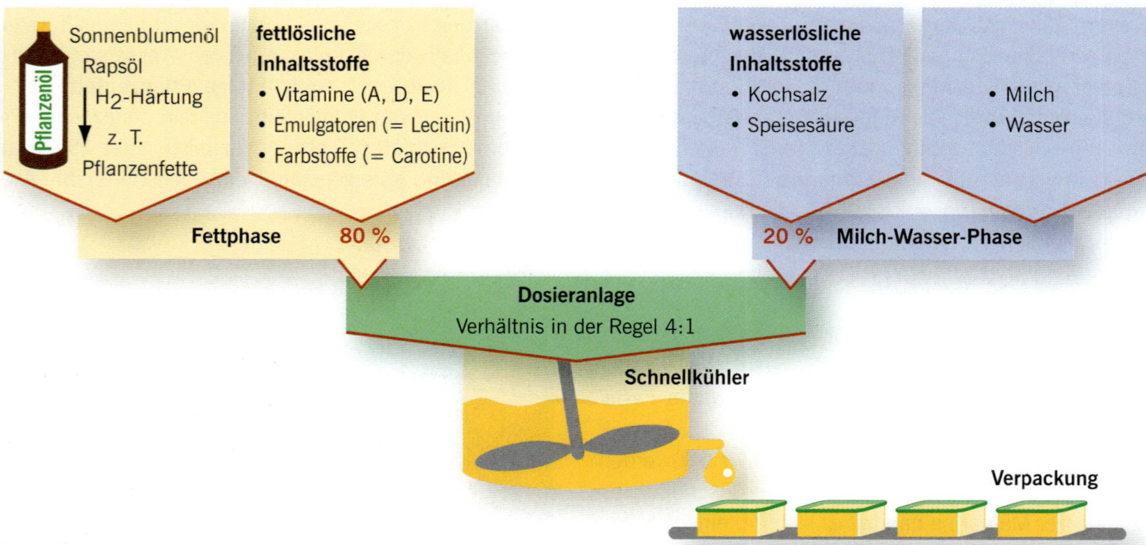

Herstellung von Margarine

In der **Dosieranlage** werden die **beiden Phasen** in bestimmten **Mengenverhältnissen** gemischt und dem **Schnellkühler** zugeführt. Die Mengenverhältnisse bestimmen die Konsistenz (= Beschaffenheit) der Margarine. Das heißt, je mehr **Pflanzenöle** verwendet werden, umso weicher ist die **Margarine.** Unter **Luftabschluss** werden beide Phasen durch Rühren, Kühlen und Kneten zu Margarine gemischt. Die kleinen festen Fettteilchen umschließen das flüssige Öl und Wasser. Emulgatoren stellen das Verbindungsglied der beiden Phasen dar. Es entsteht eine emulgierte Masse, die Margarine, die nach der Herstellung handelsüblich verpackt wird.

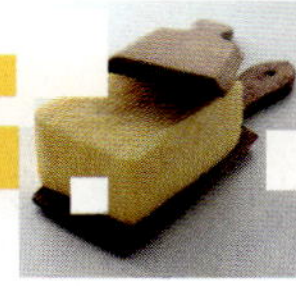

Kleine Margarinekunde

Welche Margarinesorte ist die richtige? Die zahlreichen Margarinesorten, die im Handel erhältlich sind, erschweren die Wahl beim Einkauf. Die kleine Margarinekunde verschafft einen Einblick, was hinter den entsprechenden Bezeichnungen steckt.

Haushaltsmargarine (Standardware)
Sie besteht aus pflanzlichen und/oder tierischen Fetten mit einem Fettgehalt von **80 % bis 90 %.**

Pflanzenmargarine
Mindestens 97 % des Fettanteils müssen aus Pflanzenfetten und **mind. 15 %** des Fettsäureanteils aus **Linolsäure** bestehen. Ebenso **muss mehr als die Hälfte** der im Ausgangsmaterial vorhandenen Fettsäuren in unveränderter Form vorliegen.

Pflanzenmargarine aus einer Pflanzenart
Besteht eine Pflanzenmargarine zu **mind. 97 %** aus einer Pflanzenart, so kann die Margarine den Namen der Pflanzenart tragen (z. B. Sonnenblumenmargarine).

Pflanzenmargarine „linolsäurereich"
Der Linolsäureanteil der Pflanzenmargarine beträgt **mind. 30 %.**

Halbfettmargarine
Sie besteht aus pflanzlichen und/oder tierischen Fetten mit einem Fettgehalt von **39 % bis 41 %.** Halbfettmargarine ist aufgrund des geringen Fettanteils und des erhöhten Wasseranteils nicht sehr lange haltbar. Deshalb werden meist Lebensmittelzusatzstoffe (z. B. Konservierungsstoffe) zugegeben. Sie unterliegen der Deklarierungspflicht auf Packungen. Halbfettmargarine ist in der Küche zum Braten ungeeignet, da sie aufgrund des hohen Wassergehalts beim Erhitzen spritzt.

Diätmargarine
Sie wird im Rahmen eines Diätplans bei speziellen Ernährungsformen eingesetzt und enthält ausschließlich pflanzliche Öle und keine gehärteten Pflanzenfette. Der Anteil an mehrfach ungesättigten Fettsäuren muss **mind. 40 %** betragen.

Natriumarme Diätmargarine
Enthält **max. 120 mg Natrium/100 g Margarine.**

Streng natriumarme Diätmargarine
Enthält **max. 40 mg Natrium/100 g Margarine.**

MKT-Margarine
Der FS-Anteil besteht ausschließlich aus **mittelkettigen Fettsäuren** (mit 8 bis 10 C-Atomen). Diese Margarine ist besonders bei Erkrankungen des Darms, der Gallenwege, aber auch der Bauchspeicheldrüse von Vorteil, da die FS vom Darm direkt in die Leber gelangen und nicht als Depotfett gespeichert werden.

Reformmargarine
Sie wird ausschließlich aus **ungehärteten** und **nicht veresterten** Pflanzenölen hergestellt. Die verwendeten Pflanzenöle sind meist kalt gepresst und nicht raffiniert.

Merke

Werden der Margarine fettlösliche Vitamine zugesetzt, unterliegen diese gesetzlichen Höchstmengen.
Das ist in der Vitamin-Verordnung geregelt.
Die Zugabe von Zusatzstoffen, z. B. Konservierungsstoffe, muss ebenfalls auf der Packung kenntlich gemacht werden.

?

Sammeln Sie mehrere Packungen verschiedener Margarinesorten. Vergleichen Sie die Inhaltsstoffe der einzelnen Margarinepackungen bzw. Margarinesorten sowie die Zusammensetzung der Fettsäuren miteinander. Welche Margarine würden Sie bevorzugen? Begründen Sie Ihre Aussage!

@

Pflanzenfette werden nicht nur im Haushalt, sondern ebenso im gewerblichen Bereich genutzt. Finden Sie heraus, was hinter diesen Begriffen steckt: Ziehmargarine, Crememargarine und Backmargarine.

Fettreduzierte Diätmargarine
Zutaten: pflanzliche Öle, Wasser, pflanzliche Fette, Emulgatoren (Lecithine, Mono- und Diglyceride von Speisefettsäuren), Vitamine (E, B_6, Folsäure, A, D, B_{12}), Säuerungsmittel, Zitronensäure, Aroma, Farbstoff Carotin.

Energie- und Nährstoffgehalt

	Pro 100 g:		Pro Tagesportion (20 g):	
Brennwert	2220 kJ/540 kcal		444 kJ/108 kcal	
Eiweiß	0 g		0 g	
Kohlenhydrate	0 g		0 g	
Fett	60 g	davon:	12 g	davon:
gesättigte Fettsäuren		12 g		2,4 g
einfach ungesättigte Fettsäuren		18 g		3,6 g
mehrfach ungesättigte Fettsäuren		30 g		6 g
davon Omega-3-Fettsäuren		4 g		0,8 g
davon Omega-6-Fettsäuren		26 g		5,2 g
Cholesterin		< 1,5 mg		< 0,3 mg
Vitamin E	37,5 mg = 375 %*		7,5 mg = 75 %*	
Vitamin A	800 µg = 100 %*		160 µg = 20 %*	
Vitamin D	7,5 µg = 150 %*		1,5 µg = 30 %*	

* der empfohlenen Tagesmenge

Herstellung von Margarine

Margarine lässt sich ganz einfach selbst herstellen, dabei muss sauber gearbeitet werden. Es empfiehlt sich, vor Beginn alle Arbeitsgegenstände und Zutaten bereitzustellen. Beachten Sie die rechtzeitige Herstellung der Eiswürfel!

Arbeitsgegenstände:	kleine Glasschüssel, Mikrowellengerät, Esslöffel, Handrührgerät (Schneebesen), Rührschüssel, Gummischaber, Metallschüssel
Zutaten:	100 g Kokosfett, 50 g Sonnenblumenöl, 2 EL gekühlte Sahne, 1 EL kaltes Wasser, 2 Prisen Salz, 1 Eigelb, einige Eiswürfel, eiskaltes Wasser, verschiedene Brotscheiben

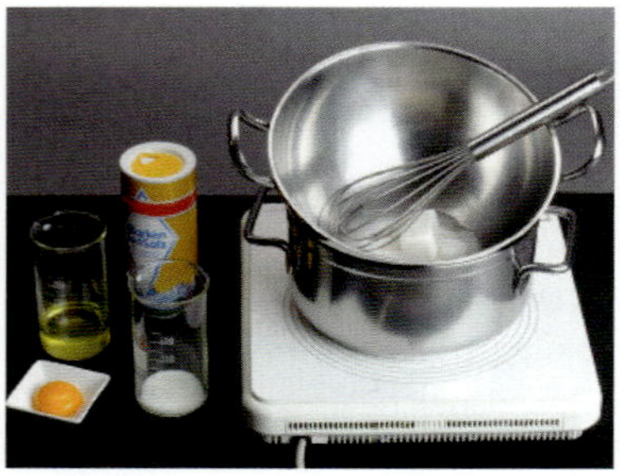

Kokosfett in die Glasschüssel geben und im Mikrowellengerät bei **ca. 300 W wenige Sek.** schmelzen (Alternative: Kokosfett in der Edelstahlschüssel im Wasserbad schmelzen). Kokosfett mit Sonnenblumenöl mischen und in eine mit kaltem Wasser und Eiswürfeln gefüllte Schüssel stellen.

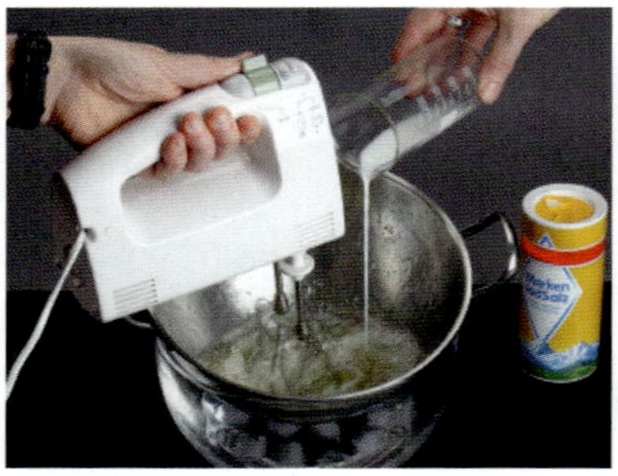

Wasser, Sahne, Salz, Eigelb unter ständigem Rühren zugeben. Masse **ca. 1,5 Std.** kalt stellen und nochmals aufschlagen, evtl. nachwürzen.

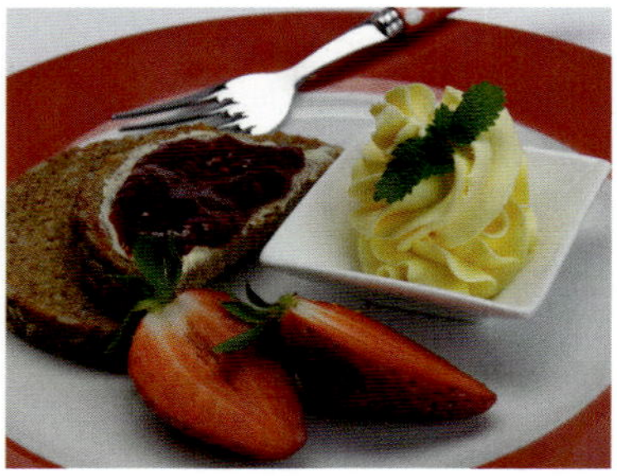

Bestreichen Sie die verschiedenen Brotscheiben mit selbst hergestellter Margarine. Dazu passt sehr gut selbst gemachte Konfitüre. Guten Appetit!

Tipp ***Die fertige Margarine kann sehr gut mit Gewürzen, wie getrocknetem Koriander und Majoran verfeinert werden.***

3.10 Speiseöle und -fette tierischer Herkunft

Tierische Speisefette können bei Zimmertemperatur **flüssig, streichfähig** oder **fest** sein. Sie stammen von Schlachttieren, Seetieren und Fischen. Unterschieden werden die **Milchfette** (z. B. Butter), die **Schlachtfette** (z. B. Rindertalg) und die **Fischöle.**

a) Milchfette (Butter, Butterschmalz, Milchstreichfett)

Butter

Die Butter ist ein **tierisches Produkt,** das bei Zimmertemperatur **streichfähig** ist. Für die Herstellung von Butter ist das Ausgangsprodukt laut Butterverordnung die Milch von Kühen oder die daraus gewonnene Sahne (Rahm) oder Molkesahne (Molkerahm). Um **250 g** Butter zu erzeugen, müssen **6,25 l Milch** oder **1,25 l Rahm** eingesetzt werden.

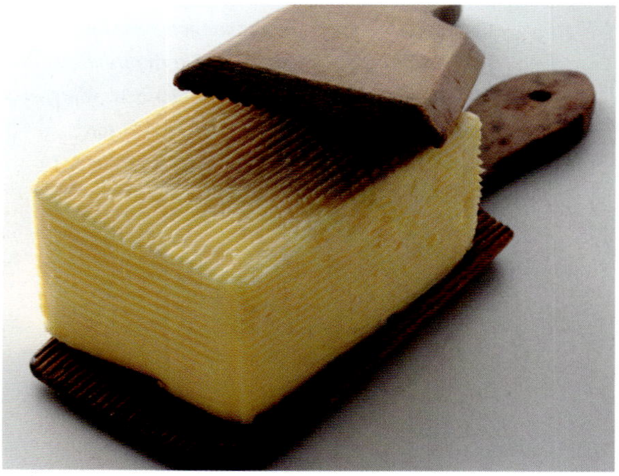

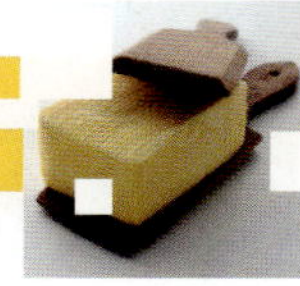

Herstellungsprozess von Butter

In der Molkerei findet zunächst eine **Reinheitsprüfung** der Milch statt. Anschließend gelangt sie zum **Separator (Zentrifuge).** Zentrifugen trennen den **Rahm (Fettgehalt 45 % bis 50 %)** von der **Magermilch.** Damit die Butter länger haltbar ist, wird der Rahm pasteurisiert. Hierbei werden die im Rahm enthaltenen Keime und Enzyme in wenigen Sekunden bei Temperaturen **von 72 °C bis 75 °C** inaktiviert. Entsprechend der jeweiligen Buttersorte wird der Rahm abgekühlt und muss unterschiedlich lange reifen.

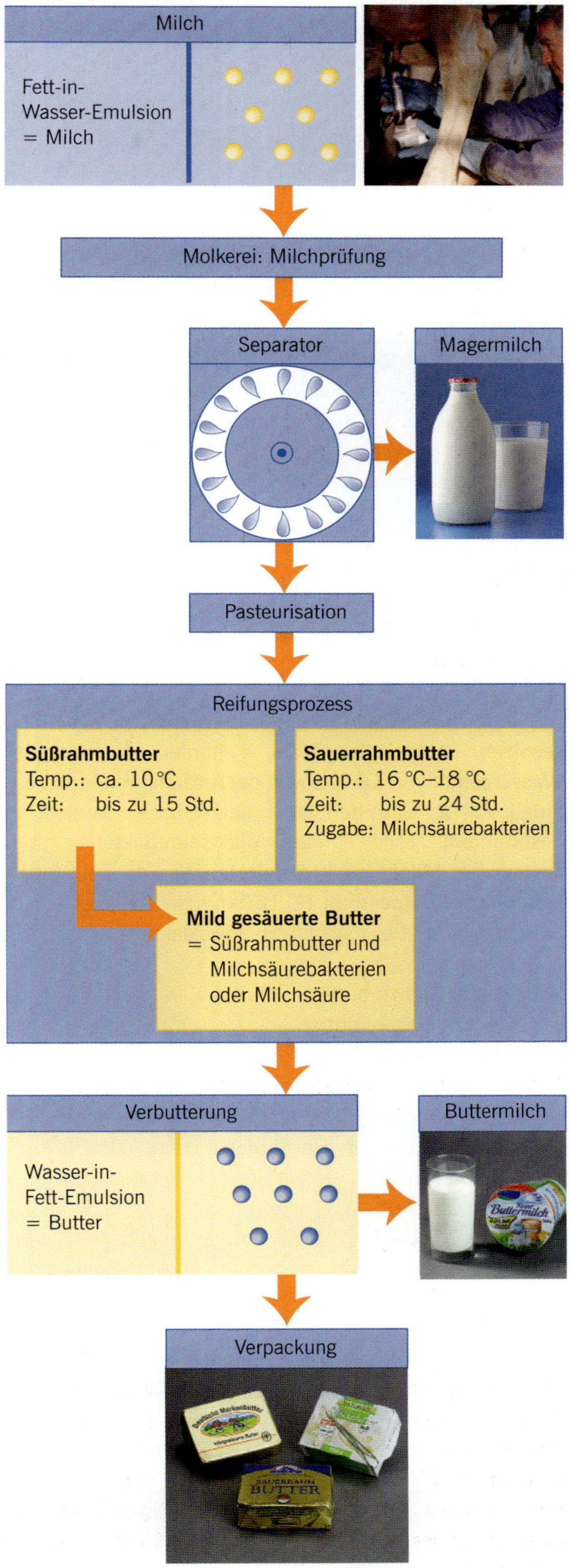

Handelsübliche Buttersorten

Sauerrahmbutter
Bei Temperaturen von **16 °C bis 18 °C** reift der Rahm unter Zugabe von Milchsäurebakterien **bis zu 24 Std.** Der pH-Wert sollte **nicht über 5,1** liegen. Der Geschmack ist leicht würzig und herzhaft.

Süßrahmbutter
Bei **10 °C** reift der Rahm ohne Zugabe von Milchsäurebakterien **bis zu 15 Std.** Der pH-Wert sollte **nicht unter 6,4** fallen. Die Butter schmeckt leicht rahmig und ist sehr mild.

Mild gesäuerte Butter
In die Süßrahmbutter werden Milchsäurebakterien oder Milchsäure (E 270) eingeknetet. Der pH-Wert liegt **zwischen 5,1** und **6,4.** Der Geschmack ist mild mit einer leicht säuerlichen Komponente.

Verbutterung
Im rotierenden Zylinder, dem sogenannten Butterfertiger, wird der Rahm geschlagen und gestoßen. Hierbei ballen sich die Fettteilchen zu kleinen Butterkörnern zusammen. Die Restflüssigkeit (Buttermilch) wird abgesiebt.

Phasenumkehrung
Bei der Verbutterung tritt eine Phasenumkehrung ein. Aus Rahm, einer ursprünglichen **Fett-in-Wasser-Emulsion,** entsteht eine **Wasser-in-Fett-Emulsion,** die Butter.

Durch das Kneten der gewaschenen Butterkörner bildet sich die streichfähige Butter, die keinerlei Buttermilch mehr enthält. Sie wird **portioniert** und **verpackt.**

? ***Erläutern Sie den Herstellungsprozess von Butter.***

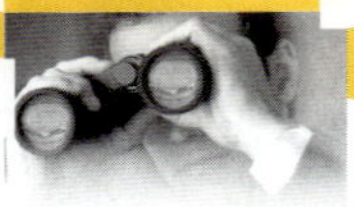

100 g Süßrahm- bzw. Sauerrahmbutter enthalten im Ø:			
Energie	754 kcal/3156 kJ	Vitamin A	653 µg
Eiweiß	0,7 g	Vitamin D	1,2 µg
Kohlenhydrate	0,7 g	Vitamin E	2,2 g
Wasser	15,3 g	Carotine	0,38 µg
Cholesterin	240 mg	Natrium	5 g
Fett*	83,2 g	Calcium	13 g
		Kalium	16 g
		Phosphor	21 g

*ca. 50 % gesättigte Fettsäuren, ca. 20 % einfach ungesättigte Fettsäuren, ca. 1,8 % mehrfach ungesättigte Fettsäuren

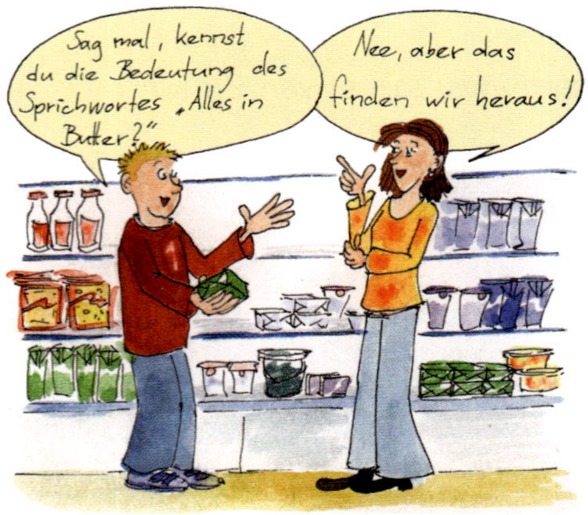

Merke ***Die Zusammensetzung der Butter ist je nach Jahreszeit und damit verbundener Fütterung der Kühe leichten Schwankungen unterworfen. Damit eine gleichbleibende Qualität gewährleistet ist, wird die vitaminreiche, streichfähigere Sommerbutter mit der etwas vitaminärmeren, festeren Winterbutter gemischt. Zur Farbverbesserung kann Betacarotin (E 160a) zugesetzt werden.***

Handelsklassen

Butter, die bestimmte Qualitätsmerkmale aufweist, kann in Handelsklassen eingruppiert werden. Sie unterliegt strengsten Qualitätskontrollen. Zur Qualitätsprüfung wird nur Butter zugelassen, die **ungesalzen mehr als 82 %** und **gesalzen mehr als 80 %** Fettanteil besitzt. Der **Wassergehalt** von **16 %** sowie der **fettfreie Milchtrockenanteil** von **2 %** dürfen nicht überschritten werden. In bestimmtem Maße können **Milchsäurebakterien** oder **gewonnene Milchsäurekonzentrate, Wasser, Salz (auch jodiert)** und **Betacarotin (E 160a)** zugesetzt werden. In Deutschland gibt es folgende Handelsklassen:

- Deutsche Markenbutter
- Deutsche Molkereibutter

Für die Prüfung der Handelsklassen gelten folgende Bewertungskriterien:

1. **Sensorik:** Aussehen, Geschmack, Geruch und Textur
2. **Wasserverteilung**
3. **Streichfähigkeit**
4. **pH-Wert:** Dieser wird durch eine vorhergehende Laborprüfung getestet und muss dem pH-Wert-Bereich der gewählten Buttersorte entsprechen.

Für jedes Kriterium werden **5 Punkte** vergeben. **4 Punkte pro Kriterium** müssen bei der **Deutsche Markenbutter, 3 Punkte pro Kriterium** bei der **Deutschen Molkereibutter** erreicht werden. Gleichermaßen muss die Butter je nach Handelsklasse folgende Anforderungen erfüllen:

Anforderungen	Deutsche Markenbutter	Deutsche Molkereibutter
Rohstoff	pasteurisierte Sahne	pasteurisierte Kuhmilch, Sahne oder Sahnemolke
Betrieb	Molkerei, die berechtigt ist, die Bezeichnung Deutsche Markenbutter auf der Packung zu führen	Molkerei
Verwertungskriterien (von 5 Punkten pro Kriterium)	4 Punkte pro Kriterium	3 Punkte pro Kriterium
Buttersorte	aus einer Buttersorte mit entsprechendem pH-Wert (Süß- oder Sauerrahmbutter oder mild gesäuerte Butter)	

Die qualitativen Unterschiede der Handelsklassen sind nicht sehr groß. Der Marktanteil an Deutscher Molkereibutter ist jedoch wesentlich geringer.

Butterpackungen mit Deutscher Markenbutter können mit einem Gütezeichen versehen sein. Das ovale Zeichen besteht aus einem stilisierten schwarzen Adler mit der Aufschrift „In Deutschland geprüfte Markenware“.

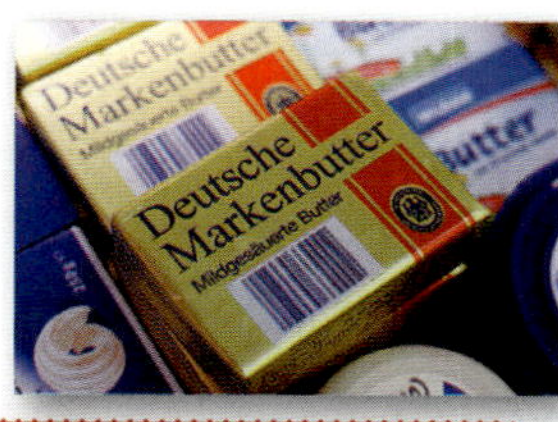

Merke ***Butter, die nicht den Qualitätskriterien der Handelsklassen entspricht, wird nur als Butter oder oft unter Fantasienamen wie Fassbutter oder Tafelbutter vermarktet.***

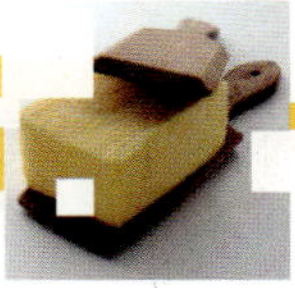

Weitere Milchfette

Milchfette	Milchfettgehalt		Eigenschaften
Dreiviertelfettbutter	60 % bis 62 %	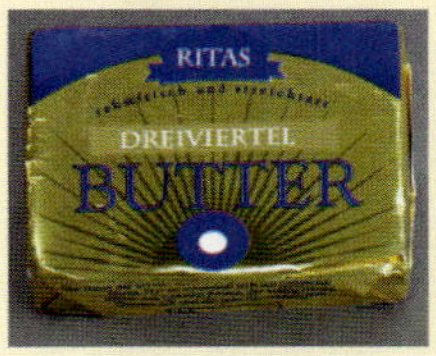	Bei fettreduzierter Butter ist der Wasseranteil höher, deshalb ist sie anfälliger gegen Mikroorganismen. Um eine bessere Haltbarkeit zu gewährleisten, ist die Zugabe einer begrenzten Menge an Konservierungsstoffen, Speisegelatine, Emulgatoren und Säuren (Zitronensäure) erlaubt. Zur Färbung kann Betacarotin zugegeben werden.
Halbfettbutter	39 % bis 41 %	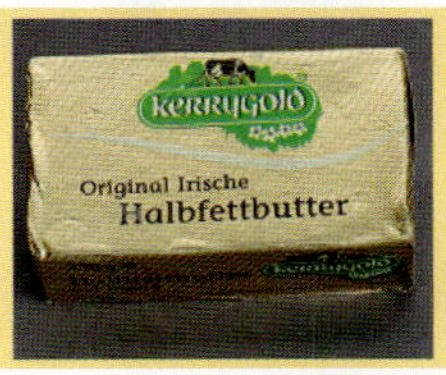	Die Packung darf mit den Bezeichnungen light, leichte Butter, fettarme Butter **oder** Halbfettbutter versehen sein. Es dürfen dieselben Stoffe wie bei der Dreiviertelfettbutter zugesetzt werden. Aufgrund des hohen Wasseranteils eignet sich die Halbfettbutter nicht zum Braten, da sie stark spritzt.
Milchstreichfett x %	< 39 % > 41 % und < 60 % > 62 % und < 80 %	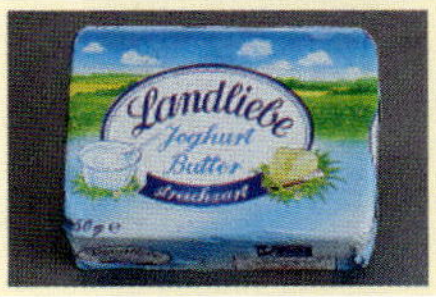	Besitzt ein Produkt einen Fettgehalt unter **oder** zwischen dem Fettgehalt von Butter, Dreiviertelfettbutter oder Halbfettbutter, so handelt es sich um ein Milchstreichfett. Anstelle des Buchstaben x wird der konkrete Fettgehalt eingesetzt.
Butterschmalz	99,8 % reines Butterfett	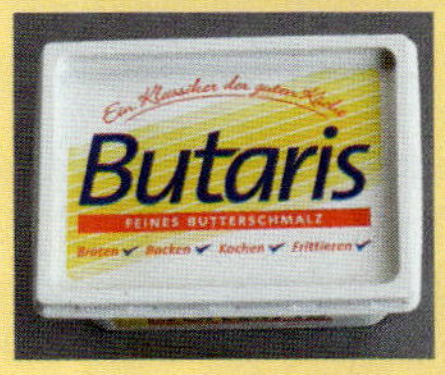	Die Butter wird bei **50 °C** geschmolzen und zentrifugiert, dabei werden Wasser, Milcheiweiß und Milchzucker abgetrennt. Die geklärte Butter wird erneut im Vakuum bei **60 °C** erhitzt, dabei verdampft das restliche Wasser. Der Restwassergehalt beträgt **0,1 %.** Die abgekühlte Masse wird zu einem geschmeidigen Butterschmalz aufgeschlagen. Butterschmalz eignet sich hervorragend zum Braten, Frittieren, Grillen und Backen.

? ***Vergleichen Sie 3 verschiedene Milchfettpackungen miteinander. Welche Aufschriften tragen sie? Finden Sie heraus, welche Aufschriften (Deklarationen) der Gesetzgeber vorschreibt.***

b) Schlachtfette

Schlachtfette sind Fette, die beim **Schlachten** von **tauglichen** Tieren (z. B. Rinder, Schweine, Gänse) gewonnen werden. Die Einteilung der Schlachtfette erfolgt nach deren Beschaffenheit, in **Schmalze (weiches Fett)** und **Talge (festeres Fett).** Bei der Bezeichnung der Schlachtfette wird die Tierart namentlich mit aufgeführt (z. B. Schweineschmalz, Rindertalg). Schmalz und Talg werden hauptsächlich durch das **Nassschmelzverfahren** gewonnen. Unter **Dampf (90 °C)** und **Druck** wird dem zerkleinerten Fettgewebe das Fett entzogen. Das flüssige Fett wird filtriert, geklärt und gekühlt. Schlachtfette sind länger haltbar, wenn sie trocken, dunkel und kühl aufbewahrt werden. Rindertalg bleibt unter diesen Bedingungen einige Monate frisch, Schmalz nur wenige Wochen.

Schweineschmalz stammt aus dem Bauchwandfettgewebe (Flomen) oder **Rückenspeck** des **Schweins.** Das perlmuttweiß glänzende Fett ist bei **Zimmertemperatur streichfähig.** Der Schmelzbereich liegt bei **30 °C** bis **40 °C**. Es besteht hauptsächlich aus gesättigten Fettsäuren und ist schwer verdaulich. Es passt zu Krautgerichten oder zu frisch gebackenem Brot.

Griebenschmalz stammt aus dem Rückenspeck oder Flomen und enthält ausgelassene **knusprige Fett-** und **Speckrückstände.**

Rindertalg stammt aus dem Depotfett des Rinds. Es ist bei Zimmertemperatur fest und weist einen etwas höheren Schmelzbereich als Schmalz auf. In geringen Mengen wird es für die Herstellung von Margarine (Ziehmargarine), hauptsächlich jedoch bei der Gewinnung von Seifen und Kerzen eingesetzt.

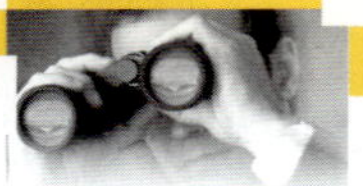

c) Fischöle

Fischöle werden aus Fischresten und Fischfleisch von Fettfischen (Hering, Lachs, Makrele) gewonnen. Die Öle sind reichhaltig an mehrfach ungesättigten Fettsäuren, hauptsächlich Omega-3-Fettsäuren. Aus diesem Grund werden Fischöle im Handel hauptsächlich als Nahrungsergänzungsmittel in Kapselform angeboten. Sie sind nicht notwendig, wenn genügend essenzielle Fettsäuren beim Nahrungsverzehr aufgenommen werden.

Fischleberöl (= Lebertran) wird durch Dampf aus der Leber von Fischen (Kabeljau, Dorsch) herausgeschmolzen und in **Separatoren** von **Wasser, Schleimstoffen** und **Schmutz** befreit. Lebertran ist reich an ungesättigten Fettsäuren und Vitamin A und D und wird deshalb für medizinische Zwecke (z. B. bei Rachitis oder zur Wundheilung) eingesetzt.

3.11 Verderb von Speiseölen und -fetten

Einflussfaktoren wie **Licht, Wärme, Sauerstoff, Enzyme, Mikroorganismen** und **Metallspuren** können den Verderb von Fetten und Ölen maßgeblich beschleunigen. Bei verdorbenen Fetten treten erhebliche Geruchs- und Geschmacksveränderungen sowie Nährwertminderungen auf. Sie schmecken ranzig, tranig, bitter, sauer und weisen einen stechenden Geruch auf. Gleichzeitig kann es zur Bildung von gesundheitsschädlichen Stoffen kommen.

Versuche ***Fettverderb***

Geben Sie jeweils **20 g** Butter und **20 g** Margarine auf je einen kleinen Teller und stellen Sie diese an einen warmen Ort (Fensterbank, Wärmeschrank bei **40 °C**). Riechen Sie nach einer Stunde an den Proben. Was fällt Ihnen dabei auf? Riechen Sie nach **24 Std.** an beiden Proben und messen Sie den pH-Wert (Indikatorstäbchen). Was hat sich verändert? Welche Schlüsse ziehen Sie daraus?

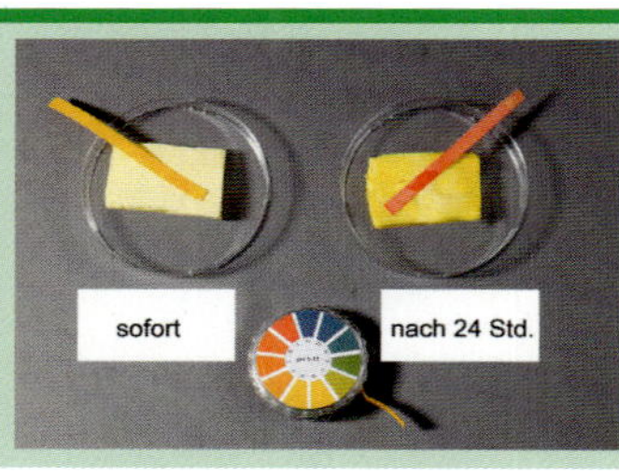

Verschiedene Arten des Fettverderbs

Hydrolytische Spaltung
Fette und Öle können durch den Einfluss von **Enzymen (Lipasen)** unter Wasseranlagerung zu Glycerin und Fettsäuren gespalten werden. Dieser Vorgang wird auch als **Verseifung** bzw. **hydrolytische Spaltung der Fette** bezeichnet. Je mehr Wasser in einem Fett enthalten ist, umso stärker ist der Einfluss der Mikroorganismen. Das ist vor allem bei Emulsionsfetten wie Butter und Margarine der Fall. Vor allem kurz- und mittelkettige FS lassen sich durch Wasseranlagerung leicht abspalten. Die freigesetzten Fettsäuren (z. B. Buttersäure) bewirken den ranzigen Geschmack und verdorbenen Geruch der Fette.

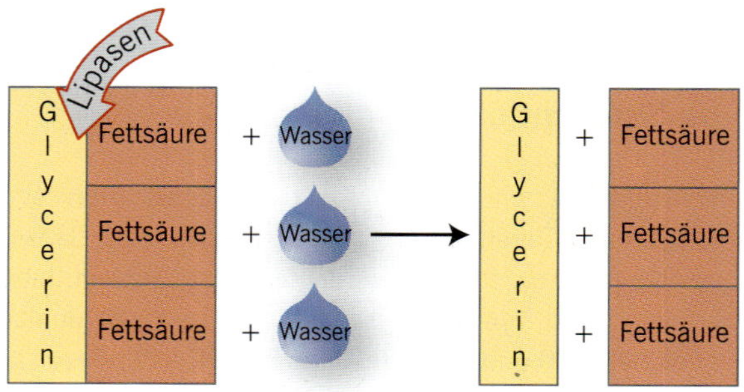

Autoxidation
Unter Einwirkung von Wärme und vor allem Sauerstoff können ungesättigte, freie Fettsäuren **spontan oxidieren.** Bei den daraus entstandenen Folgeprodukten handelt es sind um **Ketone** oder **Aldehyde.** Sie machen Fette und Öle bereits in geringen Konzentrationen genussuntauglich. Eine Autoxidation bei Fetten und Ölen kann durch **Antioxidanzien** wie z. B. Vitamin E verhindert bzw. verzögert werden. Zugesetzte Antioxidanzien sind deklarierungspflichtig.

Oxidative Polymerisation
Durch die Vernetzung einzelner Fettmoleküle bilden sich große Moleküle, sogenannte **Polymere.** Sie treten vor allem dann auf, wenn Fette oder Öle über einen längeren Zeitraum sehr hoch erhitzt werden. Das ist hauptsächlich beim Garverfahren Frittieren der Fall. Die gebildeten Polymere sind nicht nur schwer verdaulich, sondern sind für die Braunfärbung, Schaumbildung und Geschmacksveränderung der Fette und Öle verantwortlich.

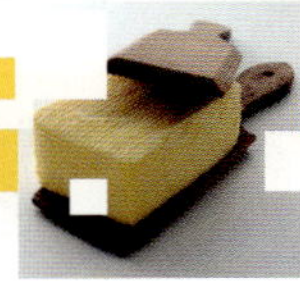

3.12 Einkauf und Lagerung von Speiseölen und -fetten

Speisefette und -öle müssen bei der Lagerung vor **Licht, Sauerstoff, Wärme** und **Mikroorganismen** geschützt werden, da diese Einflussfaktoren einen raschen Verderb hervorrufen können. Fette und Öle, die viele ungesättigte Fettsäuren enthalten, und Fette, deren Wasseranteil sehr hoch ist, können besonders schnell verderben. Aus diesem Grund muss bei der Lagerung und auch beim Einkauf Folgendes beachtet werden:

- Speiseöle, besonders kalt gepresste Öle, sind sehr lichtempfindlich. Sie sollten in eingefärbten Flaschen (z. B. Braunglas oder Grünglas) oder in lebensmittelechten Blechdosen kühl, trocken und gut verschlossen aufbewahrt werden. Die Haltbarkeit von Speiseölen ist nach dem Öffnen von dem jeweiligen Herstellungsverfahren, den verwendeten Rohstoffen und von den Lagerbedingungen abhängig. Kalt gepresste Öle sind schneller zu verbrauchen als warm gepresste Öle.
- Geöffnete Speiseöle sollten bei Temperaturen **um 4 °C bis 7 °C** gelagert werden. Bei nicht winterisierten Speiseölen kann es während des Kühlprozesses zu Schlierenbildungen kommen. Sie erhalten bei Zimmertemperatur jedoch wieder die ursprüngliche Konsistenz (Beschaffenheit).
- Emulsionsfette sind besonders anfällig gegen Mikroorganismen, da sie einen Wasser- und Eiweißanteil enthalten. Sie sollten deshalb in kleinen Mengen eingekauft und bei Temperaturen von **ca. 4 °C bis 7 °C** kühl gelagert werden. Die Lagerhaltung sollte in gut verschlossenen Gefäßen (Margarinebecher, Butterdose) erfolgen.

Merke ***Beim Kauf von Speisefetten und Speiseölen prinzipiell auf das Mindesthaltbarkeitsdatum achten. Speisefette haben aufgrund des Wassergehalts eine geringere Haltbarkeit. Bei Speiseölflaschen gilt das Haltbarkeitsdatum nur für geschlossene Behältnisse. Nach dem Öffnen muss das Öl rasch verbraucht werden. Sauer, ranzig und bitter riechende Fette und Öle dürfen nicht mehr verwendet werden.***

Speisefette und -öle sollten
- lichtgeschützt (dunkel),
- kühl **(ca. 4 °C bis 7 °C),**
- gut verschlossen,
- in lebensmittelechten Blechdosen oder eingefärbten Flaschen (abhängig davon ob Öl oder Fett) sowie in geeignetem Verpackungsmaterial aufbewahrt werden.

M/A ***Fragetechnik: Stimmt es, dass ...?***

Rahmenbedingungen

Teilnehmer: **2 Personen**
Zeit: **5 Min.** für das Überlegen der Fragen, **5 Min.** für die Fragestellungen und die Antworten

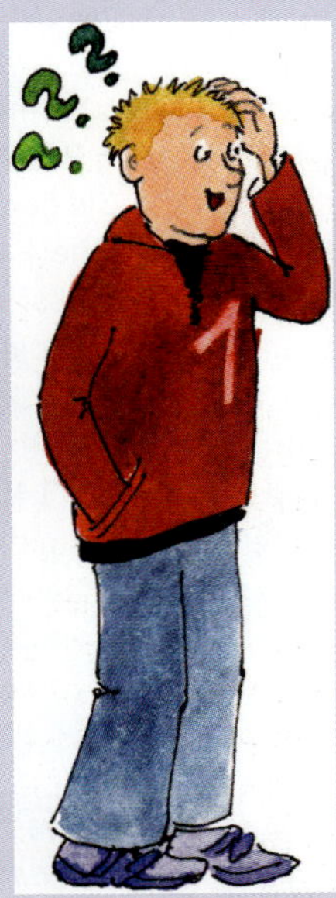

Anleitung:
Jeder Spieler notiert sich 10 Fragen zu den Kapiteln **3.1 bis 3.13** auf einem Blatt. Die Fragestellungen sollten folgendermaßen beginnen: **Stimmt es, dass ...?** Ein Teilnehmer beginnt und stellt seinem Mitspieler die erste Frage. Der Mitspieler beantwortet die Frage mit **Ja oder Nein.** Wird die Frage mit **Ja** beantwortet, darf der Mitschüler seine Frage stellen. Antwortet er mit **Nein,** muss er die richtige Antwort geben und darf danach seine Frage stellen. Das Spiel ist beendet, wenn alle Fragen gestellt und richtig beantwortet wurden.

Beispiel:
Stimmt es, dass die Butter eine Fett-in-Wasser-Emulsion ist? Nein! Beim Herstellungsprozess von Butter wird aus dem Ursprungsprodukt —> Milch (Fett-in-Wasser-Emulsion) durch Phasenumkehr die Butter. Butter ist somit eine Wasser-in-Fett-Emulsion.

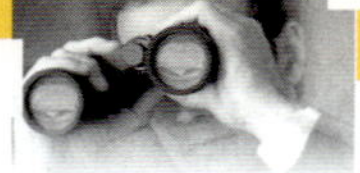

3.13 Küchentechnischer Umgang mit Speiseölen und -fetten

Versuche *Speiseöle und -fette*

Versuch Nr.	Beobachtungen	Folgerungen
V. 1		
V. 2		
V. 3		
V. 4		

usw.

Tabelle für die Versuchsreihe

Versuchsanleitung

Führen Sie die aufgeführten Versuche der Reihe nach aus. Fertigen Sie sich eine Tabelle an (siehe Bsp.). Schreiben Sie Ihre Beobachtungen genau auf. Welche Folgerungen können Sie aus Ihren Beobachtungen ableiten? Was bedeutet das für die Küchenpraxis? Legen Sie aus Sicherheitsgründen eine Löschdecke bereit.

Versuch V. 1 bis V. 6:

V. 1: Geben Sie 1 EL Schmalz, 1 EL Pflanzenöl, 1 EL Butter, 10 g Kokosfett, 1 EL Margarine in jeweils ein Becherglas o. Ä. und erhitzen Sie dieses langsam, bis es leicht zu rauchen beginnt. Wie verändern sich die Fette/Öle im Laufe des Erhitzungsprozesses? Entfernen Sie diese von der Hitzequelle. Messen Sie die Temperaturen der einzelnen Fette/Öle.

V. 2: Geben Sie jeweils 1 Würfel Toastbrot (genau 30 g) in **kaltes** Sonnenblumenöl und einen zweiten Würfel (genau 30 g) in die gleiche Menge **heißes** Sonnenblumenöl. Was passiert?

V. 3: Garen Sie die Toastwürfel so lange, bis eines der beiden Stücke eine goldbraune Farbe erhalten hat. Nehmen Sie beide Toaststücke aus dem Öl. Wiegen Sie diese. Vergleichen Sie das Gewicht mit dem Ausgangsgewicht von 30 g. Was hat sich verändert? Vergleichen Sie das **Aussehen** und den **Geschmack** der beiden Toastwürfel.

V. 4: Schlagen Sie 1 Ei auf und trennen Sie das Eigelb **exakt** vom Eiklar. Schlagen Sie das Eiklar mit dem Handrührgerät (Schneebesen) sehr gut auf. Was erhalten Sie?

V. 5: Schlagen Sie ein zweites Ei auf und trennen Sie das Eigelb **exakt** vom Eiklar. Geben Sie eine Messerspitze Eigelb in das Eiklar. Schlagen Sie das Eiklar mit dem Handrührgerät (Schneebesen) sehr gut auf. Vergleichen Sie die Massen von **V. 4** und **V. 5.** Welche Unterschiede stellen Sie fest?

V. 6: Stellen Sie im Praxisunterricht (Nahrungszubereitung) ½ Grundrezept Fleischbrühe (mit Knochen und Fleisch) her. Geben Sie die Brühe nach dem Erkalten zugedeckt einen Tag in den Kühlschrank. Was können Sie nach einem Tag beobachten?

Küchentechnische Folgerungen der Versuchsreihe

V. 1: Butter und Margarine rauchen bei **ca. 175 °C,** Kokosfett bei **ca. 200 °C,** Butterschmalz bei **ca. 200 °C** und raffinierte Öle bei **> 200 °C.**

Küchentechnische Folgerung: Butter und Margarine haben einen Wasser- und Eiweißanteil. Sie rauchen deshalb schneller, das heißt, sie haben einen niedrigen Zersetzungspunkt (= Rauchpunkt). Emulsionsfette können deshalb nur bei Garverfahren mit Gartemperatur **unter 140 °C** (z. B. Dünsten) eingesetzt werden. Wasser- und eiweißfreie Pflanzenfette, Talg, Schmalz sowie Pflanzenöle (warm gepresst/extrahiert) haben einen **hohen Zersetzungspunkt.** Sie werden bei Garverfahren (z. B. Frittieren, Braten, Schmoren) bei Temperaturen **über 150 °C** eingesetzt.

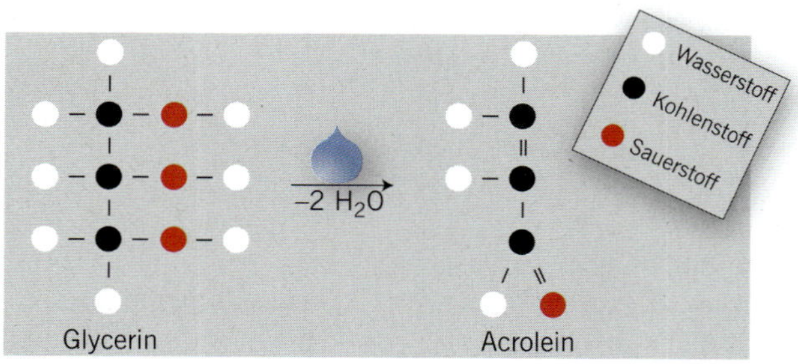

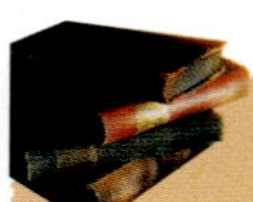

Der Rauchpunkt (= Zersetzungspunkt) ist die Temperatur, bei der sich ein Fett bzw. Öl unter Bildung von Rauch zu zersetzen beginnt.

Merke ***Beim Zersetzungsprozess eines Fettes wird Glycerin unter Abspaltung von Wasser zu Acrolein (= gesundheitsschädlicher Stoff) abgebaut. Deshalb dürfen Fette nicht über den Rauchpunkt erhitzt werden.***

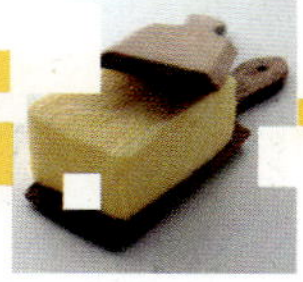

V. 2–3: Der in kaltes Öl gelegte Brotwürfel ist schwerer, er schmeckt fettig und ist nur leicht gebräunt. Der in heißes Öl gelegte Brotwürfel ist leichter, schmeckt nicht fettig, ist innen weich und außen knusprig braun.

Küchentechnische Folgerung: Das Gargut grundsätzlich in heißes Fett /Öl einlegen, da sich die Poren des Gargutes sofort schließen. Röststoffe entstehen, die Garflüssigkeit bleibt im Inneren erhalten.

V. 4–5: Die pure Eiklarmasse wird sehr steif. Das Eiklar mit dem Eigelbanteil wird bedingt steif.

Küchentechnische Folgerung: Soll eine feste Eiweißmasse entstehen, muss das Eiweiß exakt vom Eigelb getrennt werden. Das im Eigelb vorhandene Fett verhindert die Stabilität der Eiklarmasse.

V. 6: Kaltes Fett setzt sich auf der Brühe ab.

Küchentechnische Folgerung: Da Fett leichter ist als Wasser, setzt es sich beim Kühlungsprozess auf der Brühoberfläche ab. Suppen und Soßen können so einfach entfettet werden. Je nach Festigkeit des Fettes kann es mit einem Küchenpapier auf der Oberfläche abgezogen oder aber direkt abgenommen werden.

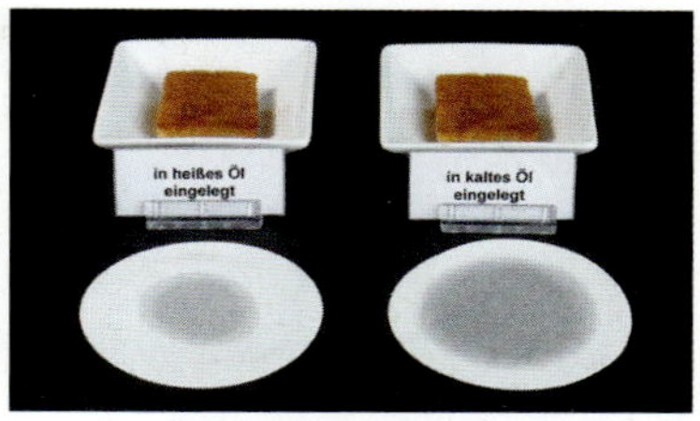

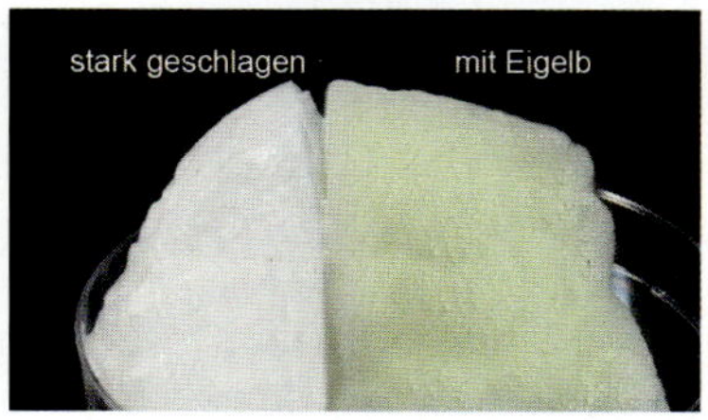

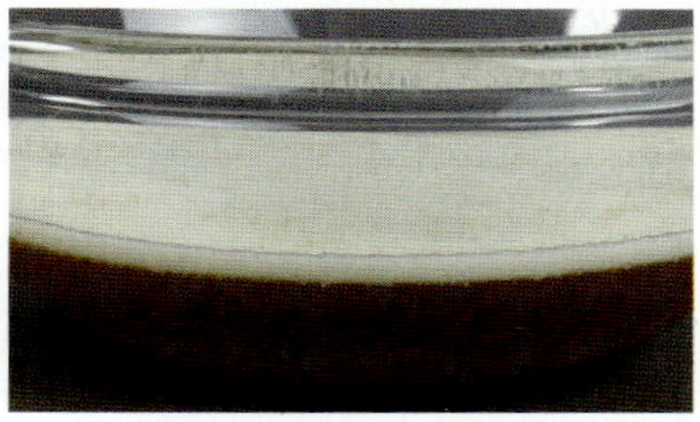

GV	Butter/Margarine	warm gepresst/extrahiert	kalt gepresst	Plattenfette/Talg
Erhitzbarkeit	ca. 130 °C	ca. 180 °C	ca. 130 °C	ca. 200 °C
Garverfahren (GV)	Dünsten, Backen	Braten, Schmoren, Frittieren, Grillen	Kurzbraten, Dünsten	Kurzbraten, Braten, Schmoren

Erhitzbarkeit von Fetten/Ölen

Frittieren von Speisen

Pflanzenfette und -öle sollten zum Frittieren **max. 3 x** verwendet werden, da sie sich beim mehrmaligen Erhitzen zersetzen und es zur Bildung von **Acrolein** kommt. Altes Frittierfett niemals mit neuem mischen.
Kalt gepresste Speiseöle enthalten Fettbegleitstoffe, die bei hohen Temperaturen entweder zerstört werden oder Geschmacksbeeinträchtigungen verursachen. Deshalb sollten sie **nicht höher als 130 °C** erhitzt werden.

Merke ***Da nur 30 % des täglichen Energiebedarfs in Form von Fetten zugeführt werden sollen, dürfen Fette/Öle im küchentechnischen Bereich nur sehr sparsam eingesetzt werden.***

? ***Warum fetten Sie eine Backform meist ein, bevor Sie einen Kuchen darin backen? Welche Funktion hat hierbei das Fett?***

Merke ***Werden Fette/Öle sehr hoch erhitzt, können sie sich entzünden. Es entsteht ein Fettbrand. Fettbrände niemals mit Wasser löschen (= meterhohe Stichflamme), sondern mit einem geeigneten Topfdeckel, einem dafür ausgelegten Feuerlöscher oder einer geeigneten Löschdecke ersticken.***

M/A Die Lernkartei

Der Einsatz einer Lernkartei bieten sich vor allem dann an, wenn sehr viel Wissensstoff gelernt werden muss und über einen längeren Zeitraum behalten werden soll.

1. **Arbeitsmaterial**
   Es werden folgende Arbeitsmaterialien benötigt: Karteikasten mit **3** oder **5** Fächern (siehe Fächersystem) und Karteikarten in der passenden Größe, Schreibstift.

2. **Fächersystem im Karteikasten**
   Müssen die Lerninhalte **schnell** gelernt werden, dann reicht es aus, wenn der Karteikasten mit **3 Fächern** ausgestattet ist. Sollen Lerninhalte **grundlegend** gelernt und über einen längeren Zeitraum behalten werden, dann sind **5 Fächer** im Karteikasten notwendig.

3. **Beschriftung von Karteikarten**
   Die Vorder- und Rückseiten der Karteikarten sollten **leserlich** beschriftet werden. Folgende Beschriftungsmöglichkeiten bieten sich dabei an:
   Vorderseite: Fragen über den Lernstoff
   Rückseite: passende Antworten

   Vorderseite: wichtige Fachbegriffe
   Rückseite: entsprechende Erläuterungen

4. **Richtiger Umgang mit der Lernkartei**
   Zu Beginn sind alle Karteikarten im **ersten Fach** untergebracht. Nun muss die Vorderseite der Karteikarten gelesen und richtig beantwortet werden. Dabei dient die Kartenrückseite der Kontrolle. Alle Karten, die richtig beantwortet werden, wandern in das **zweite Fach.** Falsch beantwortete Karten verbleiben im **ersten Fach.** Am folgenden Tag wird kontrolliert, ob die Karteikarten im **zweiten Fach** richtig beantwortet werden können. Die richtig beantworteten Karteikarten wandern nun in das **dritte Fach.** Falsch beantwortete Karteikarten wandern wieder zurück in das **erste Fach.**

   Grundsätzlich gilt:
   - Richtig beantwortete Karten wandern immer in das nächstfolgende Fach.
   - Falsch beantwortete Karten wandern immer in das **erste Fach** zurück.
   - Anfangs sollten die Fächer täglich durchgearbeitet werden, während sich die Zeitabstände während des Wiederholens auch verlängern können.
   - Neu erstellte Karteikarten werden immer in das **erste Fach** gelegt.
   - Im **dritten** bzw. **fünften Fach** findet die Endkontrolle statt. Richtig beantwortete Karten können aussortiert werden. Bei konsequentem Lernen ist davon auszugehen, dass die Lerninhalte im Gehirn abrufbar sind.

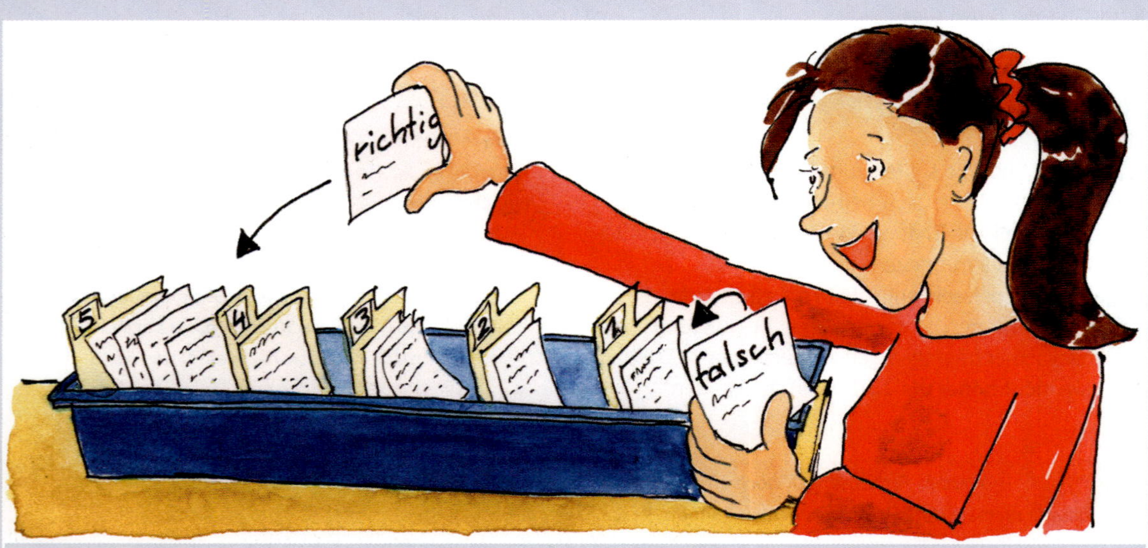

M/A 3.14 CHECKLISTE KLASSENARBEIT

Gemeinsam zu lernen ist besser! Bilden Sie mit einer Person Ihrer Klasse ein Lern-Tandem, in dem Sie gemeinsam für die bevorstehenden Klassenarbeiten lernen. Nähere Details finden Sie im Kapitel 2.8, Seite 81.

1. Erklären Sie folgende Begriffe: einfache Fette, komplexe Fette, Fettbegleitstoffe. ☐
2. Erläutern Sie stichwortartig, wie sich die Zusammensetzung der Fettsäuren auf das Lösungsverhalten und die Beschaffenheit von Fetten auswirkt. ☐
3. Was sind essenzielle Fettsäuren? Welche Aufgaben erfüllen sie im menschlichen Körper? ☐
4. Warum haben Fette keinen Schmelzpunkt, sondern einen Schmelzbereich? ☐
5. Welche Funktionen hat Cholesterin im Körper? Wie kommt es zur Entstehung von Arteriosklerose? ☐
6. Erläutern Sie die Funktionsweise eines Emulgators. Was ist eine Emulsion? ☐
7. Wie sind die Lipoproteine HDL und LDL aufgebaut? Wo werden sie gebildet? Welche Aufgaben erfüllen sie im menschlichen Körper? ☐
8. Welche Aufgaben haben Fette im menschlichen Körper? ☐
9. Was sind versteckte Fette und wie lassen sie sich nachweisen? ☐
10. Wie viel Fett darf ein Erwachsener, der eine leichte Tätigkeit verrichtet, täglich zu sich nehmen? ☐
11. Erläutern Sie 7 Regeln, die beim Verzehr von Fetten beachtet werden sollten. ☐
12. Welche Speisefette und -öle gibt es? Erläutern Sie diese anhand des Kreismodells. ☐
13. Aus welchen Rohstoffen können Pflanzenöle hergestellt werden? ☐
14. Erläutern Sie die Unterschiede zwischen einer Kaltpressung, Warmpressung und Extraktion von Pflanzenölen. ☐
15. Nennen Sie die wesentlichen Vor- und Nachteile von kalt bzw. warm gepressten Speiseölen. ☐
16. Welche wichtigen Inhaltsstoffe sind in Pflanzenölen enthalten? ☐
17. Erklären Sie den Vorgang der Fetthärtung. ☐
18. Nennen Sie 5 Margarinesorten und erläutern Sie die wesentlichen Unterschiede. ☐
19. Sauerrahmbutter, Süßrahmbutter und mild gesäuerte Butter sind handelsübliche Buttersorten. Wie werden sie hergestellt? ☐
20. Erklären Sie anhand von küchentechnischen Beispielen den Umgang mit Speisefetten und -ölen. ☐
21. Die Butter ist eine Wasser-in-Fett-Emulsion. Versuchen Sie, das zeichnerisch zu erklären. ☐
22. Welche Handelsklassen von Butter kennen Sie? Nach welchen Kriterien werden die Handelsklassen beurteilt? Wie wird Butterschmalz gewonnen? ☐
23. Welche Schlachtfette kennen Sie? Wie werden sie gewonnen? ☐
24. Fette und Öle verderben rasch. Wie erkennen Sie, dass Fette/Öle verdorben sind? Welche Arten des Fettverderbs kennen Sie? ☐
25. Worauf sollten Sie beim Einkauf und bei der Lagerung von Fetten/Ölen achten? ☐
26. Was ist der Rauchpunkt von Fetten? ☐
27. Erläutern Sie 5 Regeln, die Sie beim Umgang mit Fetten und Ölen in der Küche beachten sollten. ☐
28. Warum sollten Emulsionsfette beim Garprozess nicht über 140 °C erhitzt werden? ☐

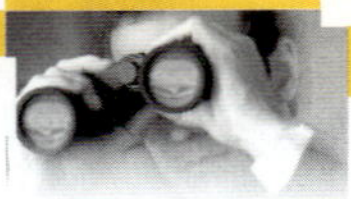

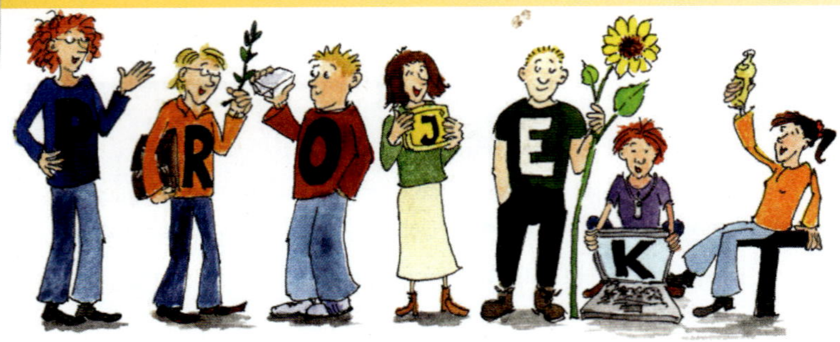

3.15 Projekt 2: Vergleich und Bewertung von Speiseölen und -fetten

Finden Sie sich im Einkaufsdschungel der Speiseöle und -fette zurecht? Im Handel gibt es eine große Auswahl davon zu kaufen. Welches Speiseöl und -fett ist zum Braten von Fleisch das richtige? Finden Sie es anhand des **6-Stufen-Modells einer Bewertung** heraus!

Projektaufgabe: Erforschen Sie das Marktangebot an Speiseölen und -fetten. Vergleichen und bewerten Sie insgesamt 8 Speiseöle und -fette. Wählen Sie für Ihre Bewertung 2 pflanzliche und 2 tierische Speiseöle sowie 2 pflanzliche und 2 tierische Speisefette aus. Verwenden Sie für Ihre Bewertung das aufgeführte 6-Stufen-Modell einer Bewertung. Starten Sie bei Stufe 1 und steigen Sie nacheinander bis Stufe 6 auf. Überspringen Sie dabei keine Stufe. Präsentieren Sie am Ende die Ergebnisse in einer angemessenen Form (siehe Präsentation).

Gruppengröße: **max. 4** Personen **pro Gruppe**

Zeitrahmen: Dieser wird von der Lehrkraft festgelegt.

Datenerhebung: Das 6-Stufen-Modell einer Bewertung (Bsp. Öle/Fette)

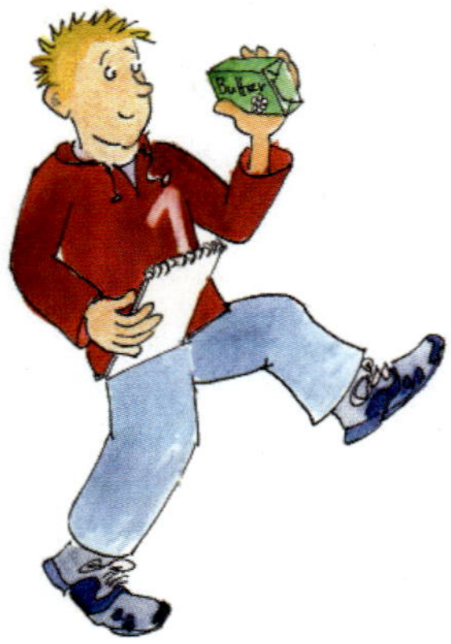

Stufe 1: Datenerhebung

- Finden Sie durch das Internet, den Supermarkt etc. heraus, welche tierischen und pflanzlichen Fette/Öle es gibt (keine Fantasie- und Firmennamen).
- Erstellen Sie 2 Tabellen (ähnlich wie Tabellen 1 und 2). Tragen Sie die Fette/Öle unter den entsprechenden Hauptgruppen ein.
- Sammeln und sichten Sie Informationsmaterial zu den ausgewählten Fetten/Ölen. Notieren Sie wichtige Informationen und Infoquellen stichwortartig in der Tabelle 1.

Stufe 2: Bewertungskriterien

- Erarbeiten Sie anhand der Informationen sogenannte Bewertungskriterien **(Bsp.: Info: 250 g Butter kosten ca. 90 Cent —> Bewertungskriterium: Preis).** Halten Sie diese in der Tabelle 1 fest.

Stufe 3: Datenauswahl treffen

- Wählen Sie **8** Fette und Öle (siehe Projektaufgabe) für die Bewertung aus.
- Wählen Sie **5** Bewertungskriterien für die Bewertung aus. Tragen Sie diese in Tabelle 1 ein.

Tabelle1

Tierische Fette	Informationsquelle
1 Butter	www.aid.de
2 Butterschmalz	Supermarkt
	www.butterschmalz.de

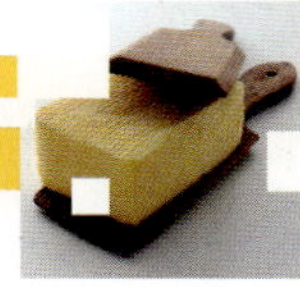

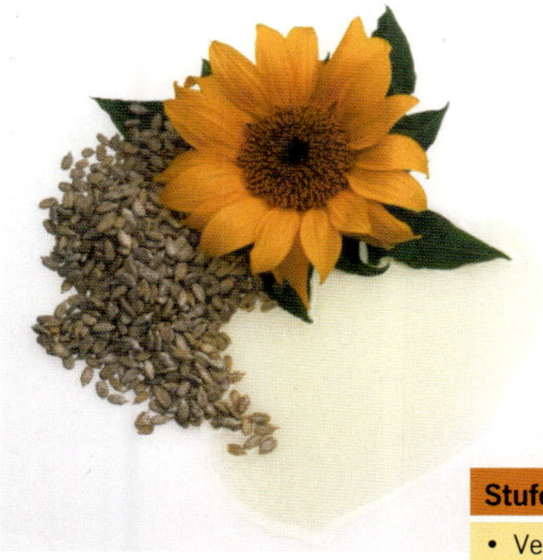

Stufe 6: Auswertung

- **Errechnung der Endnoten:** Addieren Sie die Noten des jeweiligen Fettes/Öles (= Gesamtpunktzahl). Teilen Sie die Gesamtpunktzahl durch den **Faktor 5** (= Anzahl der Bewertungskriterien).
- Vergleichen Sie die Noten und ermitteln Sie den Favoriten.

Berechnungsformel:

$$\textbf{Endnote:}\quad \frac{\text{Gesamtpunktzahl}}{\text{Anzahl der Bewertungskriterien}}$$

Stufe 5: Bewertung durchführen

- Vergleichen Sie die **8** Fette/Öle anhand der Informationen miteinander.
- Bewerten Sie nun anhand der Bewertungstabelle die einzelnen Fette/Öle. Machen Sie Noten und tragen Sie diese in die entsprechenden Spalten von Tabelle 1 ein.

Stufe 4: Bewertungstabelle erstellen

- Schreiben Sie in einer **zweiten** Tabelle die 5 ausgewählten Bewertungskriterien in die **Längsspalten** und die **Noten 1–6 (= Bewertungsskala)** in die **Querspalten.**
- Versuchen Sie in Worten, die Bewertungskriterien anhand der Noten zu gewichten **(Bsp.: Note 1 = sehr günstiger Preis, Note 6 = sehr teurer Preis).**

Präsentieren Sie die Ergebnisse der Klasse!

Tabelle 2: Bewertungstabelle	**Bewertungsskala: Noten 1 bis 6**					
Bewertungskriterien	1	2	3	4	5	6
1 Preis	sehr günstig	günstig	durchschnittlich	noch akzeptabel	teuer	sehr teuer
2 Verwendungszweck/ Garverfahren (GV)	6 GV	5 GV	4 GV	3 GV	2 GV	1 GV
3						
4						
5						

Informationen	Bewertungskriterien	1 Preis	2 Verwendungszweck	3	4	5	Gesamtpunktzahl	Endergebnisse
		5 ausgewählte Bewertungskriterien					**Auswertung**	
250 g = 90 ct	1 Preis	2					2	
Backen, Dünsten Mikrowelle	2 Verwendungszweck		④				+ 4	
	3 usw.						+	
	4						+	
	5						= 20	
							z. B. 20 : 5 = 4	
250 g = 1,70 €	1 Preis	3					3	
Braten, Dünsten, Kurzbraten, Backen, Mikrowelle	2 Verwendungszweck		②				+ 2	
	3 usw.						+	
	4						+	
	5						= 10	
							z. B. 10 : 5 = 2	

Stufe 5 Bewertung
Butter = 3 GV,
Butterschmalz = 5 GV
Vergleich!
Bewertungstabelle
Noten ablesen.

Vergleiche 8 Fette/Öle

Favorit!

Merke: Diese Tabelle genauso für tierische Öle und pflanzliche Fette/Öle erstellen. **Diese Zeile dient als Ersatzzeile.**

Werbeplakate für Firmen gestalten

4.12 Projekt

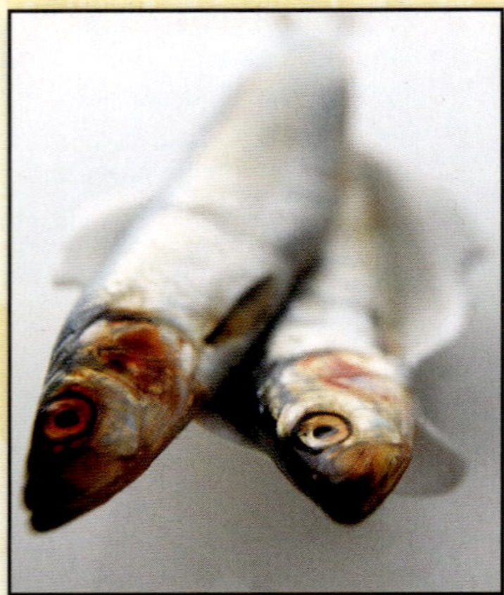

4.11 Checkliste Klassenarbeit

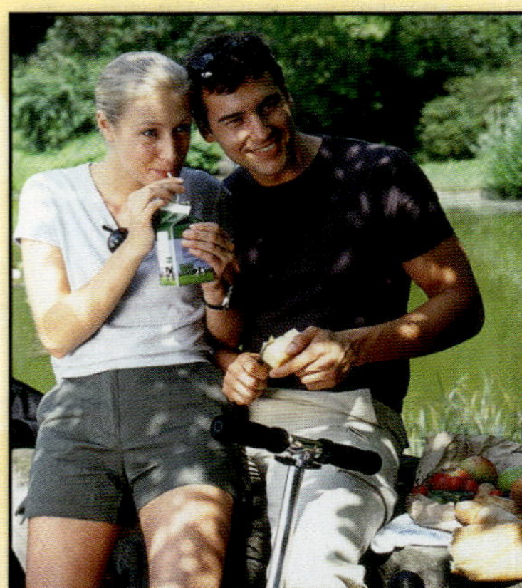

a) Milch

b) Milcherzeugnisse

c) Käse

d) Eier

e) Geflügel

f) Fleisch

g) Gelatine

h) Fisch

i) Hülsenfrüchte

4.10 Proteinhaltige Lebensmittel

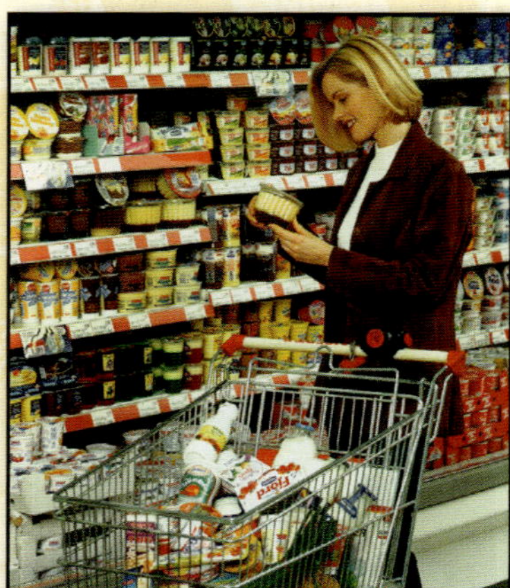

4.9 Täglicher Bedarf an Proteinen

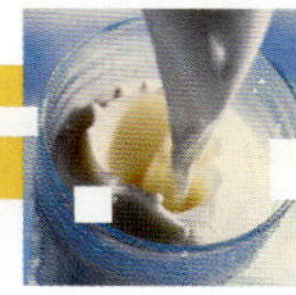

4 Eiweiße (Proteine)

- **4.1 Einteilung der Proteine**
- **4.2 Aufbau von einfachen Proteinen**
  - *Aminosäuren*
  - *Peptidbindungen*
- **4.3 Struktur der Proteine**
  - *Primärstruktur*
  - *Sekundärstruktur*
  - *Tertiärstruktur*
  - *Quartärstruktur*
- **4.4 Eingruppierung einfacher Proteine**
  - *Skleroproteine (fibrilläre Proteine)*
  - *Sphäroproteine (globuläre Proteine)*
- **4.5 Komplexe Proteine**
  - *Vorkommen*
  - *Aufgaben*
- **4.6 Biologische Wertigkeit (BW) von Proteinen**
  - *Grundsätzliches zur BW*
  - *Berechnung der BW*
- **4.7 Biologischer Ergänzungswert der Proteine**
  - *Berechnungsbeispiel*
  - *Lebensmittelkombinationen mit gutem biologischen Ergänzungswert*
- **4.8 Aufgaben der Proteine im menschlichen Körper**
  - *Energielieferant*
  - *Baustoffe*
  - *Transportproteine*
  - *Gerüst- und Stützfunktion*

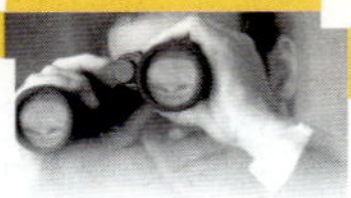

4 Eiweiße (Proteine)

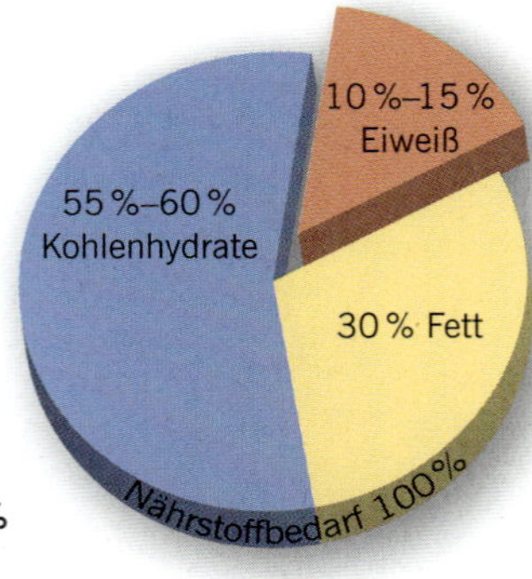

Täglicher Eiweißbedarf in %

Eiweiße werden in der Fachsprache als **Proteine** (griech. protos > Erster) bezeichnet. Hiermit wird die Wichtigkeit der Eiweiße verdeutlicht, die im Körper wesentliche Aufgaben übernehmen. Sie sind am Aufbau von **Körperzellen, Geweben, Hormonen, Enzymen** und **Antikörpern** beteiligt und werden deshalb auch als **Baustoffe** bezeichnet. Sie bestehen wie die **Kohlenhydrate** und **Fette** aus den Elementen **Kohlenstoff (C), Sauerstoff (O)** und **Wasserstoff (H)** und enthalten zusätzlich **Schwefel (S),** zum Teil **Phosphat (P)** sowie **Stickstoff (N).** Der in den Proteinen vorhandene Stickstoff ist für den Menschen die einzig verwertbare Stickstoffquelle. Ein Erwachsener sollte **10 % bis 15 %** seines **täglichen Nährstoffbedarfs** in Form von Proteinen decken.

Merke ***Proteine bestehen aus den Elementen Kohlenstoff (C), Sauerstoff (O), Wasserstoff (H), Stickstoff (N), Schwefel (S) und zum Teil aus Phosphat (P).***

@ ***Wie viel Gramm Eiweiß sollte ein Erwachsener pro Tag maximal aufnehmen, um eine zu hohe Eiweißzufuhr zu vermeiden?***

4.1 Einteilung der Proteine

Die Proteine lassen sich in **2** Hauptgruppen unterteilen: die **einfachen Proteine** und die **komplexen Proteine.** Die einfachen Proteine sind ausschließlich aus **Aminosäuren,** den kleinsten Bausteinen der Proteine, aufgebaut. Die **komplexen** Proteine enthalten neben den **Aminosäuren** einen zusätzlichen **Nichteiweißanteil.** Es handelt sich also um **zusammengesetzte Proteine,** die auch als **konjungierte Proteine** bezeichnet werden. Im folgenden Verlauf werden der **Aufbau,** die **Struktur** und die **Aufgaben** beider Gruppen näher erläutert.

4.2 Aufbau von einfachen Proteinen

Die Grundbausteine der einfachen Proteine sind die **Aminosäuren (AS).** Beim Aufbau von einfachen Proteinen sind **20 verschiedene AS** beteiligt. Da die **20** AS **unterschiedlich häufig** sowie in **vielfältiger Reihenfolge** miteinander kombiniert werden können, gibt es unzählig viele Proteine. Das lässt sich am Beispiel des Auffädelns einer Perlenkette verdeutlichen:

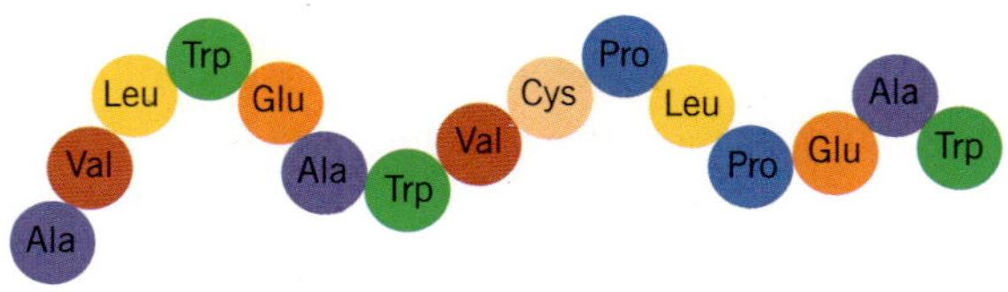

Allein die Tatsache, dass **1** der **20** Perlen **2, 3** oder **mehrere** Male in unterschiedlicher Reihenfolge verwendet werden kann, lässt erahnen, wie viele verschiedene Perlenketten hergestellt werden können.

Aufbau einer Aminosäure

1 AS besteht aus **2 funktionellen** Gruppen: einer **Aminogruppe (-NH_2)** und einer **Carboxylgruppe (-COOH).** Beide Gruppen sind an ein zentrales **Kohlenstoffatom (C)** gebunden. Die beiden restlichen Bindearme des Kohlenstoffatoms sind durch ein **Wasserstoffatom (-H)** und eine **Seitenkette,** einen **organischen Rest (R),** belegt. Die Reste sind aufgrund ihrer Struktur, Größe und elektrischen Ladung sehr unterschiedlich, woraus sich die Unterschiede der **20 verschiedenen AS** ergeben.

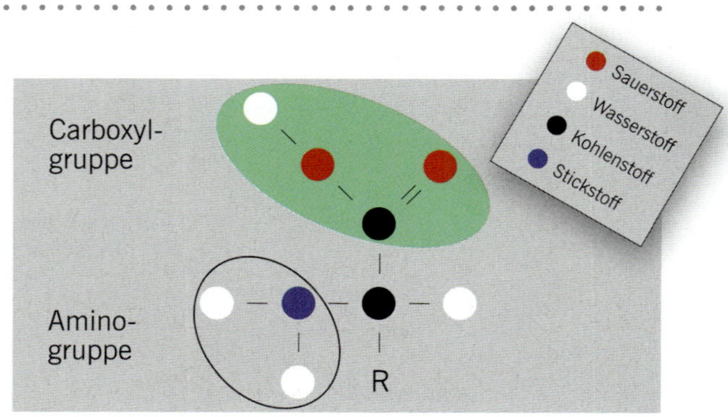

Aminosäuren sind die Bausteine der Proteine

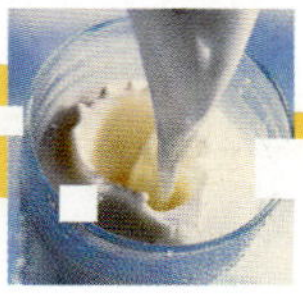

Peptidbindungen

Die funktionellen Gruppen der AS können unter **Abspaltung** von **Wasser** sogenannte **Peptidbindungen** eingehen. Verbindet sich also die **Carboxylgruppe einer AS** unter **Abspaltung** von **Wasser** mit der **Aminogruppe** einer **zweiten AS** entsteht ein **Dipeptid.**

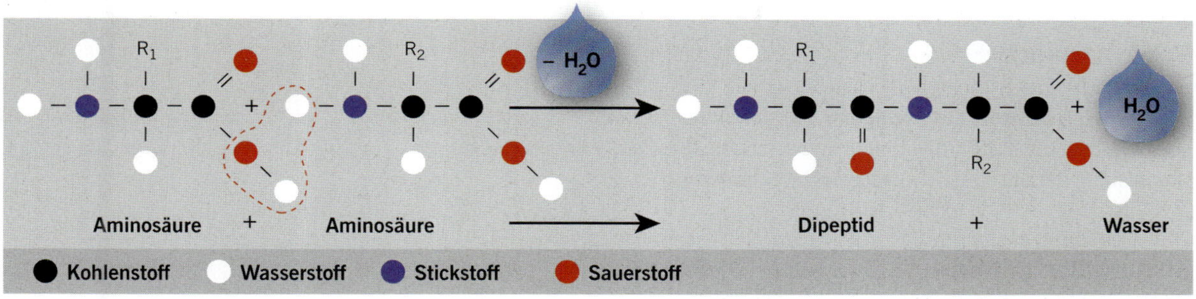

Verknüpfen sich unter Peptidbindung **weniger als 10 AS** miteinander, entsteht ein **Oligopeptid.** Verbinden sich unter Wasserabspaltung **10 bis 100 AS** miteinander, entstehen **Polypeptide.** Verknüpfen sich unter denselben Bedingungen über **100 AS,** entstehen **Proteine (Eiweiße).**

Hierbei sind die Verknüpfungsmöglichkeiten der einzelnen AS immens groß. Hierzu ein einfaches Beispiel: Sind am Aufbau eines kleinen Proteins, das aus **100 AS** besteht, nur **15** der **20** verschiedenen AS beteiligt, ergeben sich hieraus 15^{100} Verknüpfungsmöglichkeiten (siehe Bsp. Perlenkette, S. 120).

Merke *Verbinden sich unter Wasserabspaltung:*
- *unter 10 AS = Oligopeptide*
- *10–100 AS = Polypeptide*
- *über 100 AS = Proteine*

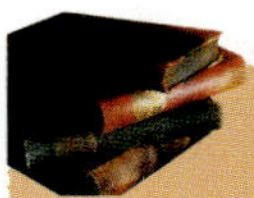

griech. Oligo... = wenig, gering
griech. Poly... = viel
essenziell = lebensnotwendig

Unentbehrliche Aminosäuren

Der menschliche Körper kann nicht jede der **20** AS selbst aufbauen. **8** der **20** AS sind für den Körper unentbehrlich **(= essenziell)**. Das heißt, sie müssen mit der Nahrung aufgenommen werden, da sie vom Körper nicht selbst aufgebaut werden können. Histidin ist möglicherweise eine bedingt essenzielle AS (semiessenziell).

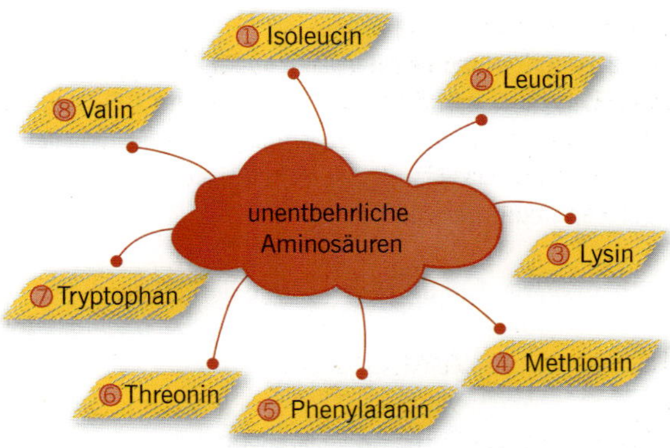

Bedingt unentbehrliche Aminosäuren

Diese AS können unter physiologischen Umständen vom Körper in ausreichendem Maß gebildet werden – durch bestimmte Bedingungen (z. B. Krankheit) kann jedoch ein Mangel entstehen. Beispielsweise wird Tyrosin zum Aufbau von Phenylalanin benötigt.

Entbehrliche Aminosäuren

Diese AS werden vom Körper aus Stickstoff- und Kohlenstoffverbindungen **selbst** aufgebaut, z. B. Serin, Alanin, Asparginsäure.

Merke *Ist der Körper durch Krankheit oder besonders bei Säuglingen und Kleinkindern nicht in der Lage, bestimmte AS in ausreichendem Maß zu produzieren, müssen diese mit der Nahrung zugeführt werden. Sie gelten dann als unentbehrliche (= essenzielle) oder bedingt essenzielle AS.*

4.3 Struktur der Proteine

Die Proteine liegen in verschiedenen Strukturen vor. Unterschieden werden die **Primärstruktur** von der **Sekundär-, Tertiär-** und **Quartärstruktur.**

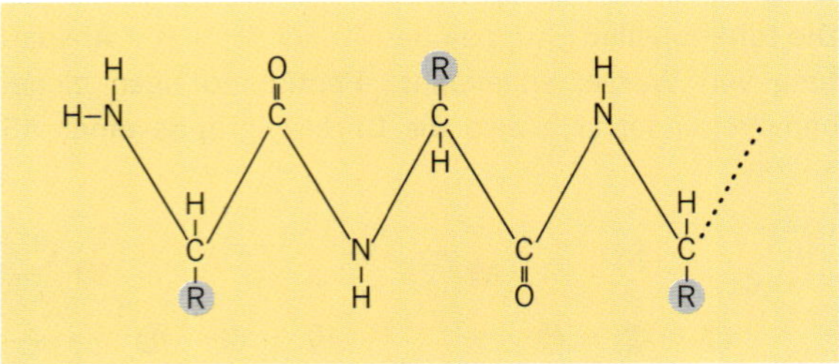

Primärstruktur

Primärstruktur

Die **Primärstruktur** ist die **Abfolge (= Sequenz)** der AS in einer Peptidkette. Die Primärstruktur ist bei jedem lebenden Organismus **genetisch** genau **festgelegt (= determiniert).**

Sekundärstruktur

Treten die **funktionellen Gruppen** der Peptidkette durch Ausbildung von **Wasserstoffbrücken** in Wechselwirkung zueinander, entsteht eine **räumliche Sekundärstruktur.** Es kommt zur Ausbildung einer **spiralförmig** gewundenen **Helixstruktur** oder einer **langgestreckten,** ziehharmonikaförmigen **Faltblattstruktur** (siehe Abbildungen).

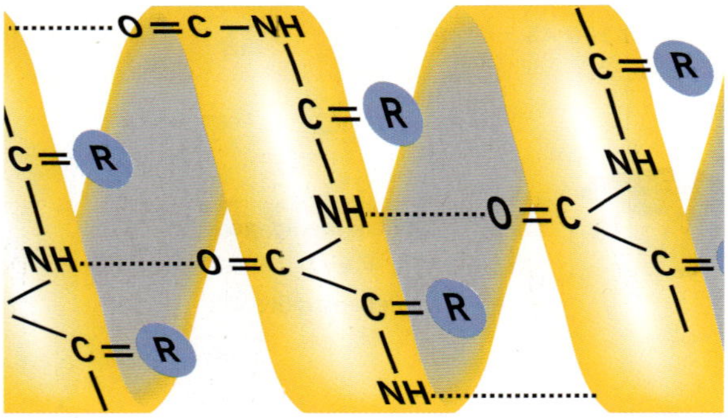

Alpha-Helix

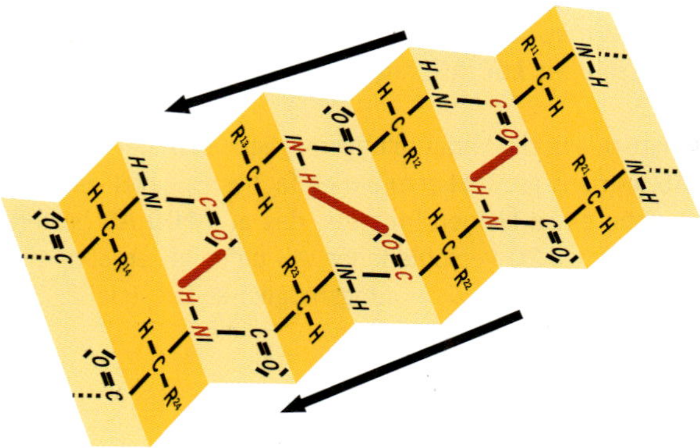

Beta-Faltblatt

Alpha-Helix: Hierbei bilden sich innerhalb **einer** Peptidkette zwischen den **NH-Gruppen** und den **CO-Gruppen Wasserstoffbrücken** (= **intra**molekulare Verbindungen). Die Seitenketten (Reste) stehen nach außen ab, hieraus ergibt sich eine **flexible** Struktur.

? ***Erläutern Sie stichwortartig die verschiedenen Strukturen und die Besonderheiten der Proteine.***

Beta-Faltblatt: Entstehen Wasserstoffbrücken zwischen den **NH-Gruppen** und **CO-Gruppen parallel** liegender **Peptidketten** (= **inter**molekulare Verbindungen), entsteht eine **Beta-Faltblattstruktur.** Bei nicht parallel liegenden Polypeptidketten ergibt sich eine **antiparallele Beta-Faltblattstruktur.** Hierbei handelt es sich beiderseits um **sehr stabile** Strukturen, da bei den Querverbindungen alle H-Atome beteiligt sind.

lat. intra. = innerhalb
lat. inter. = zwischen

Wasserstoffbrücken

Es entstehen Wasserstoffbrücken, wenn 2 Moleküle in Wechselwirkungen treten. Das H-Atom wird hierbei an ein elektronegatives Atom (z. B. O, N, F) gebunden. Da das elektronegativ geladene Atom eine stärkere Anziehungskraft auf das gemeinsame Elektronenpaar ausübt, erhält das H-Atom eine positive und der Bindungspartner eine negative Partialladung.

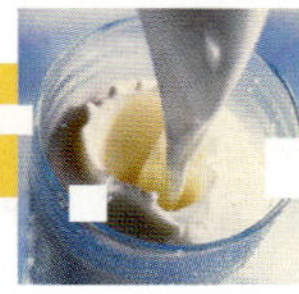

Tertiärstruktur

Räumlich gesehen ist die **Tertiärstruktur** der Sekundärstruktur übergeordnet. Hierbei werden zusätzlich die Seitenketten der Polypeptidkette gebunden (z. B. durch Disulfidbrücken). Es entstehen weitere Faltungen und Anordnungen.

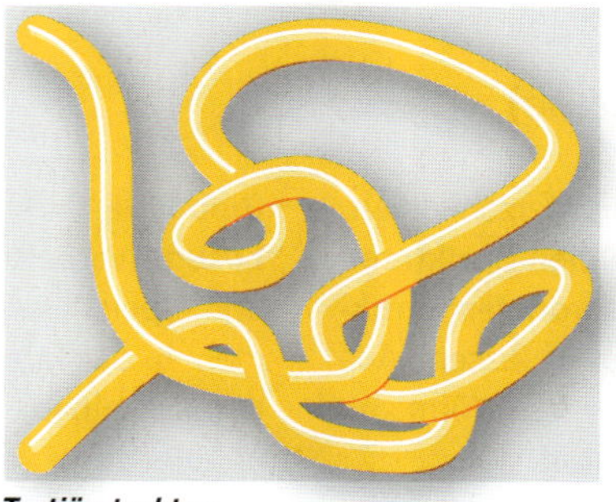

Tertiärstruktur

Quartärstruktur

Die **Quartärstruktur** entsteht, indem sich mehrere Tertiärstrukturen aneinanderlagern. Es bilden sich große **Proteinkomplexe.**

@ ***Finden Sie über das Internet heraus, was sich hinter dem Begriff Disulfidbrücken verbirgt. Versuchen Sie, diesen Begriff anhand der Proteine zu erklären.***

4.4 Eingruppierung einfacher Proteine

Einfache Proteine lassen sich aufgrund der räumlichen Strukturen in **2 Hauptgruppen** einteilen. Die **Skleroproteine,** auch **fibrilläre Proteine** genannt, und die **Sphäroproteine,** die als **globuläre Proteine** bezeichnet werden.

Merke ***Werden durch verschiedene Einflussfaktoren (z. B. Hitze, Säure) die Sekundär-, Tertiär- und somit auch die Quartärstrukturen der Proteine zerstört, sind sie nicht mehr in der Lage, bestimmte Aufgaben zu erfüllen. Es handelt sich hierbei um eine Denaturierung.***

Skleroproteine (fibrilläre Proteine)

Skleroproteine sind **faserförmige (= fibrillare),** linear angeordnete Moleküle, die in Wasser und Salzlösung praktisch **nicht löslich** sind. Die parallel angeordneten Polypeptidketten bilden lange Fasern, die aufgrund des Aufbaus eine sehr **hohe Zugfestigkeit** und **Stabilität** aufweisen. Es handelt sich hierbei um **Gerüst-** und **Stützproteine,** die hauptsächlich im Bindegewebe, in der Haut, der Muskulatur, den Haaren, im Blut und in den Sehnen vorkommen. In der Tabelle werden die einzelnen Skleroproteine, deren Aufbau, Vorkommen und Eigenschaften näher erläutert.

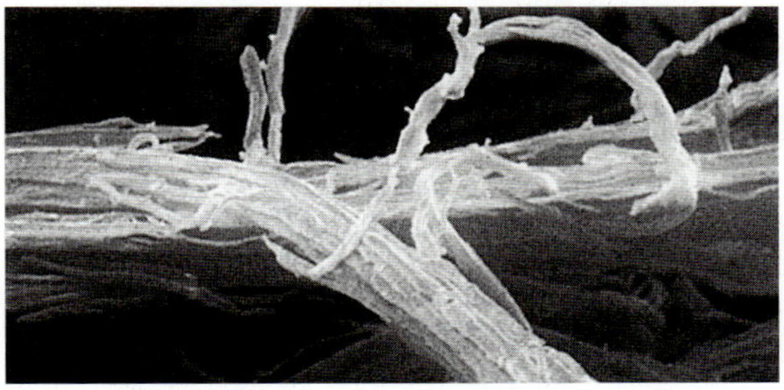

Mikroskopische Aufnahme von faserigem Kreatin

Bezeichnung	Aufbau	Vorkommen	Eigenschaften
Kollagene	3 Polypeptidketten sind zu einer Triple-Helix verdreht. Stabilisierung erfolgt durch Wasserstoffbrücken.	• Haut, Knochen • Bindegewebe • Sehnen, Bänder • Gelatine	• Kollagen kann beim Kochvorgang zu Gelatine überführt werden • sehr hohe Dehnbarkeit und Zugfestigkeit • sehr schwer enzymatisch abbaubar
Kreatine	Proteinketten sind über Disulfidketten fest vernetzt.	• Nägel, Haare (Hornsubstanz)	• nicht in Wasser, Säuren und Alkalien löslich • kein enzymatischer Abbau möglich
Elastine	verzweigte zweidimensionale Faserstruktur	• Bestandteile von elastischen Fasern, z. B. Stimmbändern, Bändern	• fast nicht verdaulich • quellen nicht in Säure, Wasser oder Basen
Myosin	6 Polypeptidketten zu faserförmigen Fibriellen	• Muskulatur	• nicht in Wasser löslich, nur in Salzlösung (verdünnt)

Skleroproteine (fibrilläre Proteine)

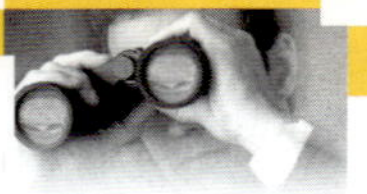

Sphäroproteine (globuläre Proteine)

Der Aufbau der Sphäroproteine ist sehr unterschiedlich. Sie bestehen sowohl aus **geordneten stabilen Strukturen** (**Helix** und **Faltblatt**) wie auch aus **ungeordneten Strukturen,** die sich flexibel biegen und knicken lassen. Aus diesem Grund sind Sphäroproteine nicht faserförmiger, sondern **kugel- bzw. elipsenförmiger Gestalt.**

Globuläre (= kugelförmige) Proteine weisen ein **gutes Lösungsverhalten** auf. Enzyme, Antikörper, Transport- und Speicherproteine zählen zu den globulären Proteinen. In der Tabelle werden die einzelnen Sphäroproteine, deren Aufbau, Vorkommen und Eigenschaften näher erläutert.

Bezeichnung	Aufbau	Vorkommen	Eigenschaften
Albumine	• Aufbau von Antikörpern • Serumprotein im Blutplasma • Trägersubstanz von Fettsäuren, Magnesiumionen	• Milch, Eiklar • Fisch, Fleisch • Getreidekörner	• in destilliertem Wasser und verdünnter Säure löslich • denaturieren (~70 °C)
Globuline	• Reserveprotein in Pflanzen • Trägersubstanz von Lipiden • Serumprotein im Blutplasma	• Milch, Eier • Fisch, Fleisch • Hülsenfrüchte	• in destilliertem Wasser nicht löslich • in Neutralsalzlösung löslich • denaturieren (~70 °C)
Kleberproteine	Glutenin und Gliadin bilden das Kleberprotein des Weizens = Gluten. Gluten beeinflusst die Elastizität des Teigs, die Krumen- und Krustenbildung sowie die Wasserbindung in Teigen.	• Getreidekörner	• quellen in Wasser • in verdünnter Säure und Basen löslich • denaturieren (~70 °C)

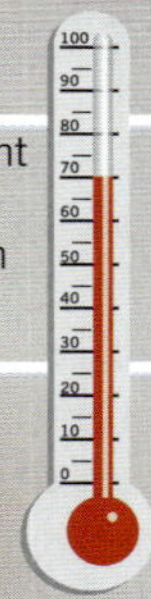

Sphäroproteine (globuläre Proteine)

4.5 Komplexe Proteine

Bei den komplexen Proteinen handelt es sich um Proteine, die mit einem **Nichteiweißanteil** verbunden sind. Aus der Wortbindung vor dem Proteinbegriff kann erschlossen werden, um welchen Nichteiweißanteil es sich handelt.

Beispiele:
Glykoproteine —> **Glyko** —> Kohlenhydratanteil
Lipoproteine —> **Lipo** —> Fettanteil

Es gibt folgende komplexe Proteine:

Bezeichnung	Nichteiweißanteil	
Lipoproteine	Fette (Lipide)	
Glykoproteine	Kohlenhydrate	+ Proteine
Chromoproteine	Farbstoffe	
Phosphorproteine	Phosphat	

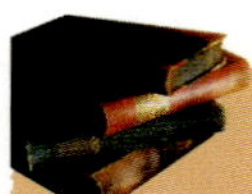

Zöliakie

Immer häufiger tritt bei Säuglingen und Kleinkindern eine Glutenunverträglichkeit auf. Durchfälle, Erbrechen, Mangelerscheinungen sowie Entwicklungsstörungen sind die Folgen. Bei einem an Zöliakie erkrankten Menschen zerstört das Klebereiweiß Gluten die Dünndarmzotten, wodurch Nahrungsbestandteile nur noch bedingt aufgenommen werden können. Um das zu verhindern, müssen sich die Betroffenen glutenfrei ernähren. Gluten ist hauptsächlich in Produkten, die aus Getreidekörnern wie Weizen, Roggen, Gerste, Grünkern, Dinkel und Hafer hergestellt werden, enthalten. Ein besonderes Augenmerk sollte auf die Zutatenlisten von Fertigprodukten, paniertem Fleisch und Teigwaren gerichtet werden.

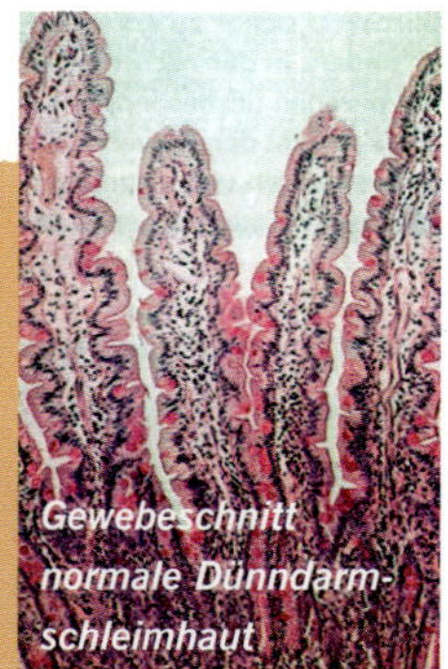

Gewebeschnitt normale Dünndarmschleimhaut

@ ***Informieren Sie sich bei der Deutschen Zöliakie-Gesellschaft (DZG) genau über das Krankheitsbild Zöliakie. Finden Sie heraus, welche Aufgaben die Darmzotten im menschlichen Organismus haben.***

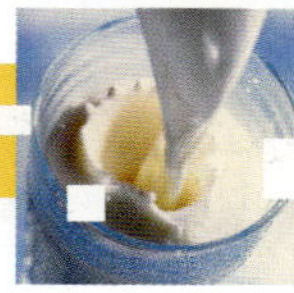

Die Tabelle gibt eine gute Übersicht über die komplexen Proteine, deren Vorkommen und Aufgaben.

Komplexe Proteine	Vorkommen	Aufgaben z. B.
Lipoproteine	Fraktionen im Blut: LDL, HDL, VLDL, Chylomikronen	• Träger von Fetten und fettähnlichen Stoffen (z. B. Cholesterin, Lecithin, ...)
Glykoproteine	• Mundspeichel • Zellmembranen • Enzyme	• verbessern die Gleitfähigkeit des Speichels • Aufbau von Bindegewebe • Aufbau von Zellmembranen
Chromoproteine	• Myoglobin (Muskelfarbstoff) • Hämoglobin (roter Blutfarbstoff)	• Sauerstofftransport im Körper
Phosphorproteine	• Caseine (Milch und Milchprodukte)	• Caseine können durch Enzyme oder Säuren ausfallen (Käseherstellung)

4.6 Biologische Wertigkeit (BW) von Proteinen

Wie bereits erwähnt, gibt es traditionell **8** unentbehrliche Aminosäuren, die der Körper bedingt selbst aufbauen kann. Sie müssen über die Nahrung aufgenommen werden. Diese Aminosäuren sind für den Aufbau von Körperproteinen **unverzichtbar (= essenziell).**

Um die **biologische Wertigkeit (BW), also die Qualität der Proteine,** zu ermitteln, muss ein **Vergleich** zwischen den Nahrungs- und Körperproteinen **(= AS-Mustervergleich)** stattfinden. Hierbei wird die Zusammensetzung **(Art** und **Menge)** der mit der Nahrung aufgenommenen unentbehrlichen Aminosäure mit der AS-Zusammensetzung **(Art** und **Menge)** der Körperproteine verglichen.

Merke ***Je ähnlicher das Aminosäuremuster zwischen den Nahrungs- und Körperproteinen ist, umso höher ist die biologische Wertigkeit (BW). Das heißt, je wertvoller ist es für den menschlichen Körper.***

Essenzielle AS	Abkürzungen
Isoleucin	Ile
Leucin	Leu
Lysin	Lys
Methionin	Met
Phenylalanin	Phe
Threonin	Thr
Tryptophan	Trp
Valin	Val

Essenzielle Aminosäuren auf einen Blick

Bei der **biologischen Wertigkeit (BW)** wird nach der **klassischen Definition** (nach Thomas) ermittelt, wie viel **Gramm Körpereiweiß** aus **100 g** mit der Nahrung zugeführtem Eiweiß gebildet werden kann. Dabei wird grundsätzlich von einem gesunden, erwachsenen Menschen ausgegangen. Weist ein Protein also eine hohe BW auf, wird es in geringerer Menge zur Bedarfsdeckung benötigt. Die biologische Wertigkeit nach Thomas wird entsprechend der nebenstehenden Formel errechnet.

Die BW stellt somit den Bewertungsmaßstab für die **Qualität eines Nahrungsproteins** dar. Die klassische Definition der biologischen Wertigkeit basiert auf Tierstudien und liefert daher nur tendenzielle Zahlenwerte.

$$\text{Biologische Wertigkeit (BW)} = \frac{\text{retinierter } N^{(1)}}{\text{absorbierter } N^{(2)}} \times 100$$

(1) im Körper zurückgehaltener Stickstoff
(2) Stickstoffmenge die nach der Proteinverdauung im Blut ist

Biologische Wertigkeit (nach Thomas)

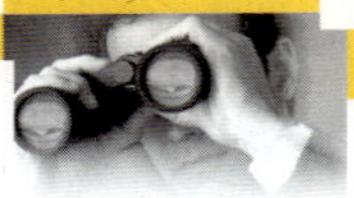

Gängige Methoden zur Bestimmung der Proteinqualität

Die Bestimmung der Proteinqualität kann durch biologische oder chemische Methoden erfolgen. Die Schwierigkeit dieser Messmethoden liegt darin, dass sehr selten gleiche Testergebnisse erreicht werden können. Folgend werden verschiedene Methoden für die Bestimmung der Proteinqualität dargestellt.

$$BW = \frac{N - \text{Bilanzminimum (Vollei)}}{N - \text{Bilanzminimum (Testprotein)}} \times 100$$

Biologische Methode (nach Kofrányi/Summer)

Bei dieser Formel wird das Stickstoff-Bilanzminimum von Vollei (0,50 g/kg/KG, BW 100) in das Verhältnis zum Stickstoff-Bilanzminimum eines Testproteins gesetzt.

Anmerkung: Da die biologische Wertigkeit von Vollei willkürlich ist, kann keine klare Aussage über die biologische Wertigkeit des Testproteins gemacht werden. Zahlenwerte von über 100 sind möglich.

$$CS = \frac{\text{\% Gehalt einer essenziellen AS im Testprotein}}{\text{\% Gehalt dieser essenziellen AS im Referenzprotein}}$$

Chemische Methode z. B. Chemical Score (CS)

Der **Chemical Score (CS)** wird auch als **Amino Acid Score (AAS)** bezeichnet. Hierbei wird der Gehalt der essenziellen Aminosäuren des Nahrungsproteins (= Testproteins) mit den Werten eines Referenzproteins (i. d. R. Vollei) verglichen. Je ähnlicher sich die Werte sind, umso hochwertiger ist das Nahrungsprotein. Ebenfalls begrenzt die am **geringsten** in der Nahrung vorhandene Aminosäure, den Umbau zu Körperproteinen. Die **begrenzende Aminosäure** wird auch als **limitierende AS** bezeichnet.

Anmerkung: Die CS-Werte werden rein rechnerisch ermittelt und können bei optimalen Bedingungen über dem Wert des Referenzproteins liegen (= Schaffung von Masse aus dem Nichts). Es erfolgt keine Berücksichtigung der Absorptionsquote. Die CS-Werte dürfen nicht mit den BW-Werten verwechselt werden.

Merke ***Aus der nebenstehenden Tabelle ist ersichtlich, dass je nach Formel unterschiedliche BW-Werte ermittelt werden. Der CS-Wert darf also nicht mit dem BW-Wert verwechselt werden.***

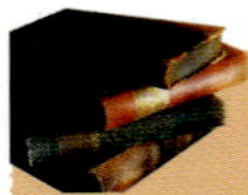

Referenzprotein, N-Bilanzminimum, Stickstoffbilanz

Damit sich die verschiedenen Methoden miteinander vergleichen lassen, hat die FAO/WHO das Hühnervollei (BW 100) als Referenzprotein eingeführt.

Bilanzminimum: Dies ist die geringste Menge an Stickstoff bei dem ein Stickstoffgleichgewicht aufrechterhalten werden kann.

Stickstoffbilanz: Differenz zwischen aufgenommenem und ausgeschiedenem Stickstoff.

$$BW\ 83{,}33 = \frac{0{,}50\ \text{g/kg KG Tag}}{0{,}60\ \text{g/kg KG Tag}} \times 100$$

Rechenbeispiel: BW von Rindfleischprotein (nach Kofrányi/Summer)

	Bilanzminimum (g/kg KG)
Milchprotein	0,55
Kartoffelprotein	0,56
Rindfleischprotein	0,60
Weizenprotein	0,85

Quelle: Ernährungslehre kompakt, A. Schek (Umschau Verlag)

@ ***Recherchieren Sie im Internet, was sich hinter dem Fremdwort Absorption verbirgt. Finden Sie gleichermaßen heraus, welche weiteren biologischen und chemischen Methoden es zur Bestimmung der Proteinqualität gibt. Recherchieren Sie die Vor- und Nachteile dieser Methoden.***

Proteinquelle	BW Thomas	BW Kofrányi	Chemical Score
Vollei	94	100	100
Milch	85	91	60–74
Fleisch	74–76	83	66–70
Soja	71	–	47
Getreide	52–65	59	28–53
Gemüse	55	–	28–68

Verschiedene BW-Werte/CS-Werte im Vergleich

Quelle: Ernährungslehre kompakt, A. Schek (Umschau Verlag)

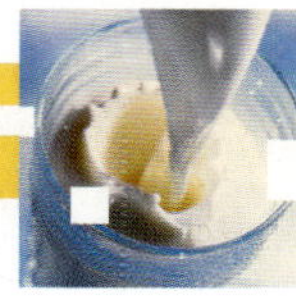

4.7 Biologischer Ergänzungswert der Proteine

Ein Vergleich zwischen den BW-Angaben von **tierischen** und **pflanzlichen** Produkten zeigt, dass **tierische Nahrungsmittel** in der Regel eine höhere BW aufweisen, als pflanzliche Nahrungsmittel. Aus diesem Grund ist eine Kombination von Eiweiß tierischen und pflanzlichen Ursprungs von Vorteil, da sich die essenziellen Aminosäuren beider Proteine gegenseitig ergänzen können **(= biologischer Ergänzungswert).** Werden bei der Nahrungszubereitung Lebensmittel kombiniert, die sich durch die Zusammensetzung der unentbehrlichen AS **ergänzen, erhöht** sich dadurch die biologische Wertigkeit. Durch diese Nahrungskombination ergibt sich eine Erhöhung der biologischen Wertigkeit, denn die AS werden gleichzeitig aus dem Darm aufgenommen. Es kommt somit zu einer besseren Körpereiweißsynthese (= Aufbau von Körpereiweiß).

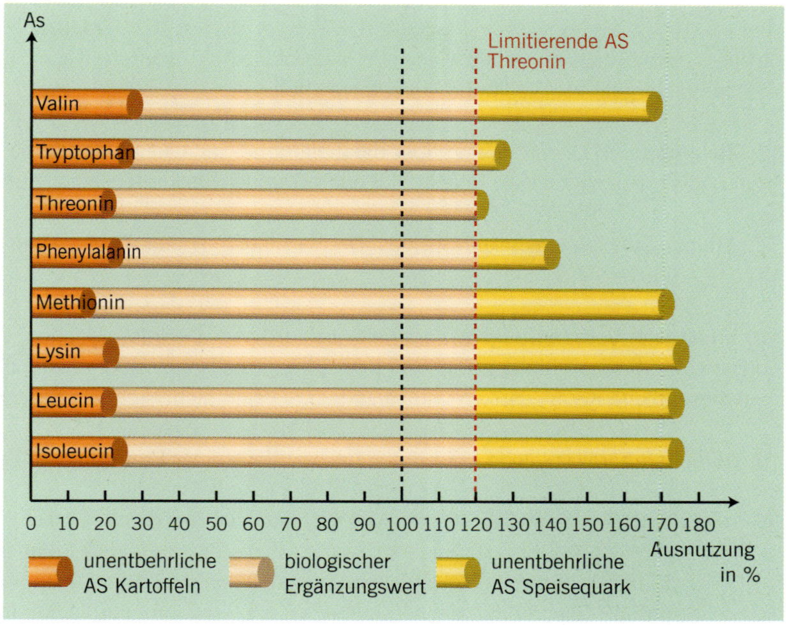

Biologischer Ergänzungswert beim gemeinsamen Verzehr von Kartoffeln mit Speisequark

Lebensmittelkombinationen	BW
36 % Vollei + 64 % Kartoffeln	136
75 % Milch + 25 % Weizenmehl	125
68 % Vollei + 32 % Weizenmehl	123

Quelle: Ernährungslehre, I. Elmadfa, C. Leitzmann (UTB)

Merke ***Durch den Verzehr einer gemischten Kost (tierische und pflanzliche Lebensmittel) können sich die Nahrungsproteine gegenseitig ergänzen (= biologischer Ergänzungswert). Dies hat eine Erhöhung der biologischen Wertigkeit zur Folge. Das heißt, es kann mehr Körperprotein aus dem Nahrungsprotein synthetisiert (= aufgebaut) werden, als wenn die Lebensmittel separat verzehrt werden.***

Lebensmittelkombinationen mit gutem Biologischen Ergänzungswert

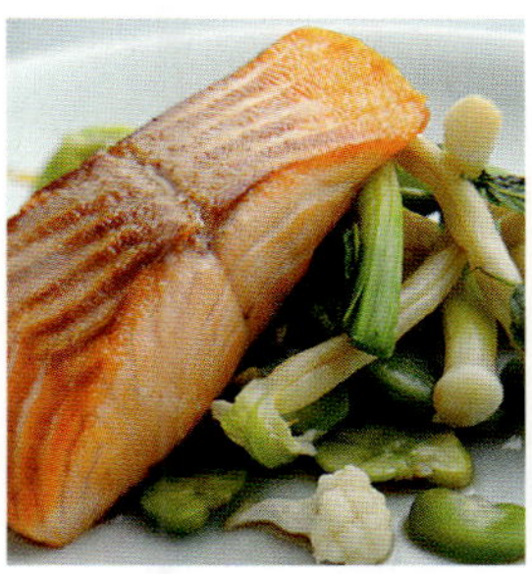

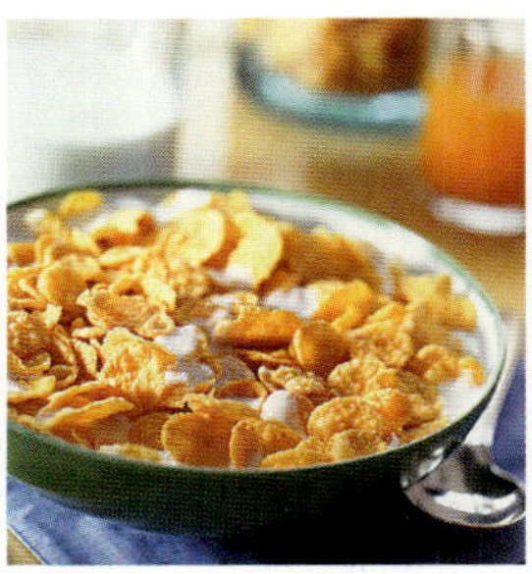

Biologischer Ergänzungswert
Von einem biologischen Ergänzungswert spricht man, wenn eine unentbehrliche AS eines Lebensmittels durch die gleiche unentbehrliche AS eines anderen Lebensmittels erhöht und damit ergänzt wird. Das hat einen Anstieg der BW zur Folge, wobei mehr Körperprotein aus Nahrungsprotein aufgebaut werden kann.

? ***Sie bereiten sich auf die nächste Klassenarbeit vor. Erklären Sie Ihrer Tischnachbarin, Ihrem Tischnachbarn alles was Sie über die biologische Wertigkeit und den biologischen Ergänzungswert wissen.***

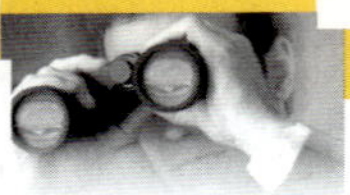

M/A Crashkurs Präsentation

In der Schule müssen immer wieder Projekte präsentiert werden. Nachfolgend erhalten Sie wichtigste Tipps, die Sie bei einer guten Präsentation beachten sollten.

1. Zielgruppe: Machen Sie sich über die Zielgruppe Gedanken, vor der Sie sprechen. Beachten Sie deren Interessen und Gemeinsamkeiten. Beachten Sie die Gruppenzusammensetzung und Teilnehmerzahl.

2. Thema/Ziele: Verwechseln Sie das Thema nicht mit den Zielen. Überlegen Sie, welche Ziele Sie mit Ihrem Thema erreichen möchten.

3. Inhaltliche Vorbereitungen: Sammeln Sie zunächst alle Informationen, die zum Thema passen und werten Sie diese aus. Stimmen Sie den Inhalt auf die Zielgruppe ab. Beschränken Sie sich bei der inhaltlichen Aufbereitung auf wesentliche Kerngedanken und verzetteln Sie sich nicht. Fertigen Sie evtl. Unterlagen (z. B. Handout) an.

4. Ablauf vorbereiten: Jede Präsentation besteht aus einer **Eröffnung,** einem **Hauptteil** und einem **Schluss.**

- **Eröffnung:** Überlegen Sie sich zur Eröffnung eine Grußformel und stellen Sie sich vor. Benennen Sie gleichermaßen den Anlass, das Thema und die Ziele. Zeigen Sie den Teilnehmern den Fahrplan auf (z. B. zeitlicher und inhaltlicher Ablauf). Händigen Sie den Teilnehmern die Unterlagen aus (z. B. Handout).
- **Hauptteil:** Gliedern Sie den Hauptteil logisch (Hauptpunkte, Unterpunkte). Die Inhalte müssen verständlich und nachvollziehbar sein, sodass die Zuhörer sich das Wesentliche merken können. Visualisieren Sie eindrücklich und wechseln Sie dabei wohl dosiert die Medien. Stellen Sie an die Zuhörer zwischendurch Fragen. Beenden Sie den Hauptteil mit einer prägnanten Zusammenfassung.
- **Schluss:** Wesentliche Kernpunkte sollten am Ende nochmals kurz zusammengefasst werden. Je nach Ziel kann ein Appell für ein Tun oder gleich die Abschiedsformel (...herzlichen Dank für Ihre Aufmerksamkeit und Ihr Kommen) gewählt werden.

5. Diskussion: Erfolgt im Anschluss der Präsentation eine Diskussion, so sollte dafür ein konkreter Zeitrahmen festgelegt werden. Überlegen Sie sich für den Diskussionseinstieg eine sinnvolle Frage. Machen Sie sich im Vorfeld bereits darüber Gedanken mit welchen Fragen, Aussagen, Widerständen usw. Sie zu rechnen haben. Reagieren Sie als Diskussionsleiter ausgeglichen. Vermeiden bzw. klären Sie Missverständlichkeiten und legen Sie die Reihenfolge der Wortmeldungen fest. Fassen Sie am Ende die Ergebnisse der Diskussion zusammen.

6. Organisation: Gut organisiert ist halb präsentiert!

- Legen Sie für die Präsentation rechtzeitig den Ort, Raum, Bestuhlung und zeitlichen Ablauf (Dauer, Pausen) fest. Erstellen Sie gleichermaßen rechtzeitig die Einladungen und die notwendigen Unterlagen.
- Wählen Sie Ihre Medien sorgfältig aus und kontrollieren Sie die Funktionstüchtigkeit (z. B. funktioniert der Beamer und Rechner). Denken Sie sich auch einen Plan-B aus, falls aus technischen Gründen ein Medium ausfällt. Tätigen Sie Überlegungen zu Lichtverhältnissen und der Stromversorgung.
- **Persönliches:** Lernen Sie die Eröffnungsworte auswendig. Machen Sie sich einen kleinen Spickzettel auf dem alle wesentlichen Punkte der Reihenfolge nach aufgeschrieben sind. Verschaffen Sie sich Sicherheit, indem Sie die Präsentation vor einem Probepublikum halten.

7. Nacharbeit: Reflektieren Sie Ihre Persönlichkeit und damit verbunden die gesamte Präsentation. Was haben Sie gut gemacht? Was müssen Sie besser machen? Worauf müssen Sie bei der nächsten Präsentation besonders achten?

- **Feedback:** Eine Rückmeldung (= Feedback) kann auch durch die Zielgruppe erfolgen. Das Feedback sollte dann zeitnah durchgeführt werden. Dabei ist zu beachten, dass Feedbacks grundsätzlich sachlich, eindeutig, verständlich, realistisch, beschreibend und nicht verletzend sind.

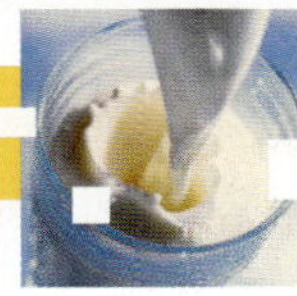

4.8 Aufgaben der Proteine im menschlichen Körper

Die Proteine erfüllen im menschlichen Körper eine Vielzahl von **wichtigen** Aufgaben. Sie liefern wie die Kohlenhydrate und Fette dem Körper **Energie** und sind am **Aufbau** von **Zellen, Geweben, Hormonen, Enzymen** und **Antikörpern** beteiligt. Gleichzeitig sind sie für die **Bildung** von **Transport-** und **Speichermolekülen (z. B. Hämoglobin)** im Blut verantwortlich. Ebenso sind sie bei der **Blutgerinnung** als **Gerinnungsfaktoren** beteiligt. Im folgenden Verlauf werden die Aufgaben der Proteine näher beleuchtet.

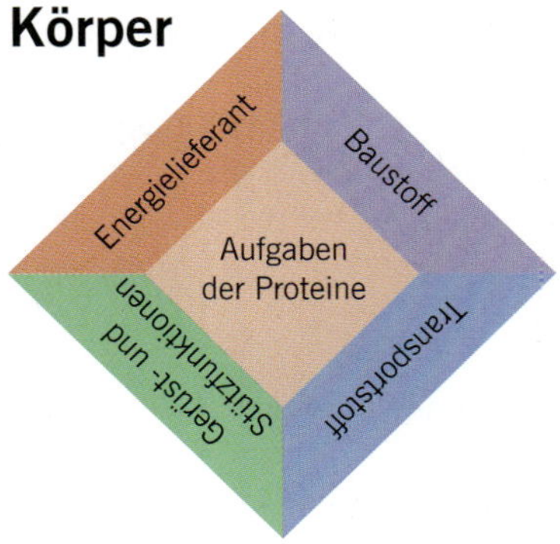

Aufgaben der Proteine

Energielieferant

Proteine werden zur Energiegewinnung nur im Notfall herangezogen. Das ist dann der Fall, wenn dem Körper **nicht genügend Kohlenhydrate** (Glukose) und **Fette** zur Verfügung stehen (z. B. beim Langzeitsport) oder durch die Nahrung mehr Proteine aufgenommen werden, als der Körper tatsächlich benötigt. **1 g Protein** liefert **ca. 4 kcal/ 17 kJ** Energie. Das entspricht der gleichen Energiemenge, die beim Abbau von Kohlenhydraten freigesetzt wird.

Baustoffe

- **Zellaufbau**

  Die Proteine sind am Aufbau aller lebenden Zellen beteiligt und sind für deren Funktion verantwortlich.

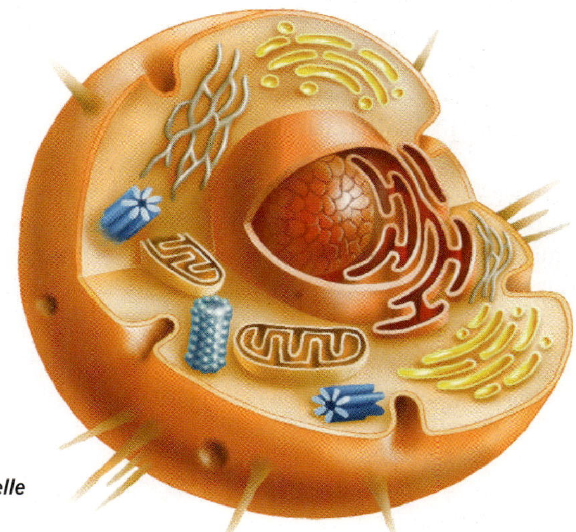

Zelle

- **Aufbau von Enzymen (= Biokatalysatoren)**

  Enzyme bestehen ebenfalls aus Proteinen. Sie beschleunigen chemische Reaktionen, da sie die **Aktivierungsenergie herabsetzen.** Deshalb werden sie als sogenannte **Biokatalysatoren** bezeichnet (siehe Kapitel Enzyme).

- **Aufbau von Hormonen**

  Einige Hormone (Peptid- und Proteinhormone) werden aus AS bzw. Proteinen aufgebaut. Hormone sind **Botenstoffe,** die wichtige Informationen über das Blut an die Zellen und das Gewebe transportieren. Sie steuern und regeln somit wichtige Körpervorgänge (z. B. Insulin —> Regulation des Blutzuckerspiegels).

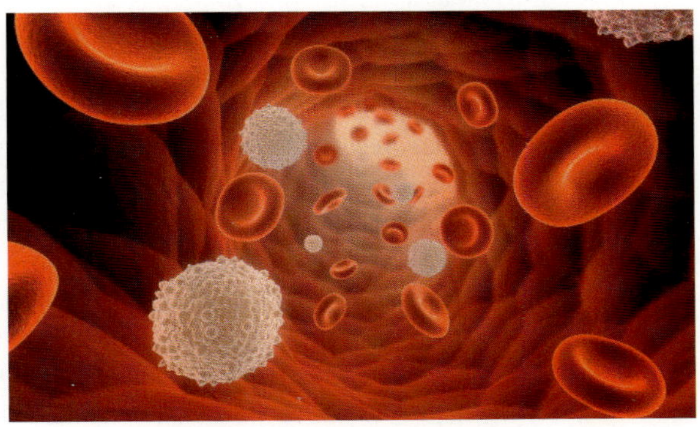

Hormone als Botenstoffe im Blut

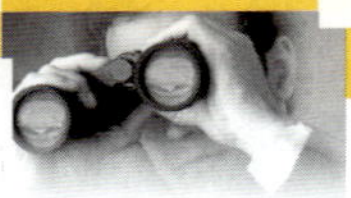

- **Aufbau von Antikörpern (Immunabwehr)**

  Antikörper sind aus Proteinen (Immunglobulinen) aufgebaut. Sie **vernichten** eingedrungene **Krankheitserreger** und sind somit für die Abwehr von Krankheiten und für den Schutz des Körpers verantwortlich.

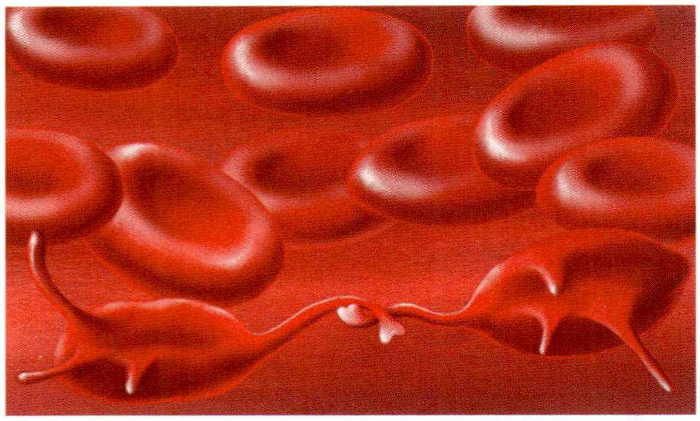

Blutgerinnung

- **Aufbau von Gerinnungsfaktoren**

  Für die Blutgerinnung sind Proteine unerlässlich, da sie zum **Aufbau** von **Gerinnungsfaktoren** (z. B. Thrombin) notwendig sind. Die Gerinnungsfaktoren sind mit an der Bildung von Blutgerinnseln (Blutpfropfen) beteiligt. Sie verhindern somit das Verbluten des Menschen. Gleichzeitig **regulieren** sie den **pH-Wert** des Blutes und versuchen, diesen konstant zu halten.

Transportproteine

Proteine transportieren wichtige Substanzen vom Blut durch die Membrane in die Zellen. Sie werden deshalb auch als **Transportproteine** bezeichnet (z. B. Hämoglobin —> Transport von Sauersoff im Blut).

Gerüst- und Stützfunktion

Proteine sind als **Gerüstsubstanz** in Form von **Kollagenen** im **Bindegewebe,** in den **Sehnen** und **Bändern** sowie als **Stützsubstanz** in Form von **Kreatin** in den **Haaren, Nägeln** und **Knochen** vorhanden.

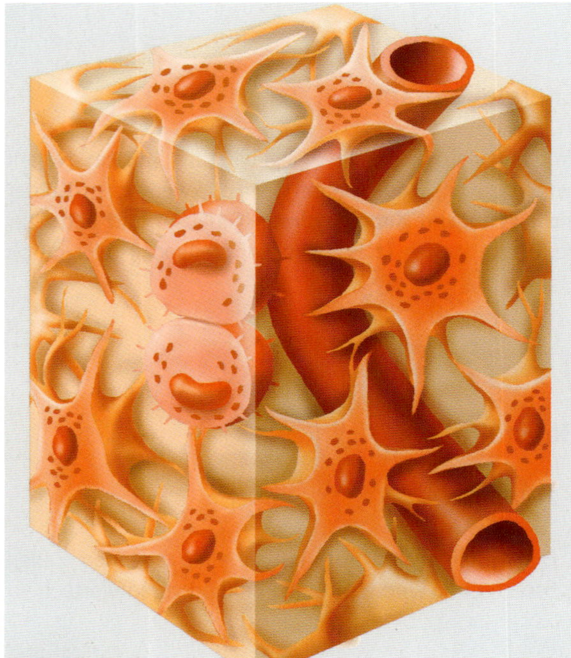

Bindegewebe

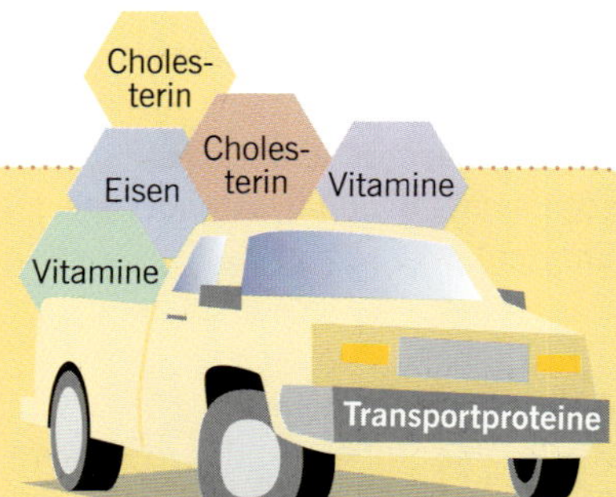

?

1. ***Aus welchen chemischen Bestandteilen ist eine AS aufgebaut? Zeichnen Sie den Aufbau einer AS auf.***
2. ***Was ist ein Dipeptid? Wie kommt es zur Bildung eines Dipeptides?***
3. ***Erläutern Sie diese Begriffe: Oligopeptide, Polypeptide, Proteine.***
4. ***In welche 2 Hauptgruppen können die einfachen Proteine eingeteilt werden?***
5. ***Erläutern Sie diese Begriffe: unentbehrliche Aminosäuren, biologische Wertigkeit, biologischer Ergänzungswert anhand eines Beispiels.***
6. ***Es gibt Menschen, die kein Gluten vertragen. An welcher Krankheit leiden sie? Erläutern Sie stichwortartig das Krankheitsbild. Welche Nahrungsmittel sollten diese Menschen meiden?***
7. ***Welche komplexen Proteine kennen Sie? Wo kommen sie vor? Welche Aufgaben haben sie?***
8. ***Erläutern Sie stichwortartig die 4 wesentlichen Aufgaben der Proteine.***

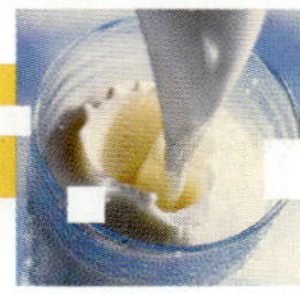

4.9 Täglicher Bedarf an Proteinen

Entsprechend den **D-A-CH-Referenzwerten** sollte eine gesunde Person **über 15 Jahren,** die einer **leichten**, überwiegend sitzenden Tätigkeit nachgeht, **ca. 10 % bis 15 %** des **täglichen Energiebedarfs** in Form von Proteinen zu sich führen. Der Proteinbedarf gestaltet sich wie folgt:

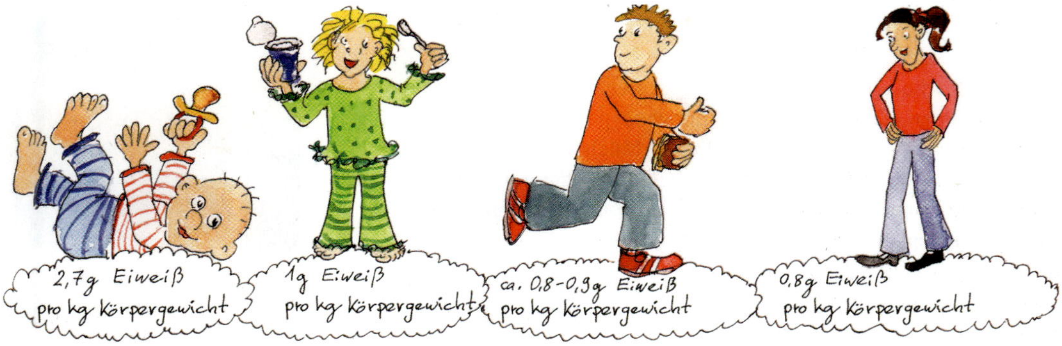

Aus der Darstellung ist ersichtlich, dass der Proteinbedarf im Alter abnimmt. Die Ausnahme stellen jedoch **schwangere** und **stillende Frauen** dar. Sie sollten **pro Tag ca. 10 g bis 15 g Eiweiß** mehr aufnehmen.

Tatsache ist jedoch, dass in den **Industrieländern** der **Proteinkonsum höher** ist, als der eigentliche Bedarf es erfordert. Das hat nach derzeitigem Stand der Wissenschaft keine negativen Auswirkungen auf den Körper. Zu bedenken gilt es jedoch, dass überschüssige Proteine zur Energiegewinnung in Glukose bzw. Fettsäuren umgewandelt werden können. Außerdem enthalten proteinreiche tierische Produkte häufig Fette, Cholesterin und Purine.

Proteinunterversorgung

In den Entwicklungsländern kommt es durch mangelhafte Ernährung oftmals zu einer **Proteinunterversorgung. Kwashiorkor** oder **Marasmus** können die Folgen sein. Bei Kwashiorkor treten vor allem bei Säuglingen und Kleinkindern massive Entwicklungsstörungen, Ödeme (z. B. aufgedunsener Bauch) und Muskelschwächen auf. Marasmus führt zu erheblichen Gewichtsverlusten und Haarausfällen bis hin zu Ausfällen aller Körperfunktionen.

Wie das Beispiel eines **70 kg** schweren Erwachsenen zeigt, ist es relativ einfach, die empfohlene Proteinzufuhr am Tag zu decken.
Berechnungsbeispiel: 70 kg x 0,8 g = 56 g Protein pro Tag

	Lebensmittel in g	Proteingehalt in g
Frühstück	150 g Joghurt mit Früchten	4,5 g
	100 ml Trinkmilch (3,5 % Fett)	3,3 g
	100 g Müslimischung	9,0 g
Mittagessen	150 g Rinderfilet	31,8 g
	100 g Kartoffeln (roh)	2,0 g
	100 g gegarte Erbsen	5,4 g
	Proteingehalt gesamt	**56 g**

Proteingehalt von Lebensmitteln in g

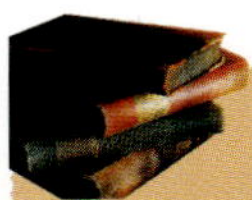

Purine

Purine sind vor allem in Innereien, Fleisch und Wurstwaren vorhanden. Sie sind für den Zellaufbau sowie die Erbsubstanz notwendig. Purine werden zu Harnsäure abgebaut und teilweise mit dem Urin ausgeschieden. Ist ein überhöhter Harnsäurespiegel im Blut vorhanden, kann Harnsäure auskristallisieren und somit zur Bildung von Gicht und Harnsteinen führen.

Für die tägliche Proteinzufuhr gelten folgende Empfehlungen:

- Es sollte auf eine **sinnvolle Proteinkombination** von **tierischen** und **pflanzlichen Produkten** Wert gelegt werden (siehe biologischer Ergänzungswert).
- Proteinreiche **tierische Produkte** (z. B. Eier, fetthaltiges Fleisch) enthalten **zusätzlich Fette, Cholesterin** und **Purine.** Diese sollten in geringerem Maß verzehrt werden.

Merke ***Bei dieser Auswahl der Speisekomponenten ist bereits nach dem Mittagessen der Gesamtproteinbedarf gedeckt.***

4.10 Proteinhaltige Lebensmittel

a) Milch

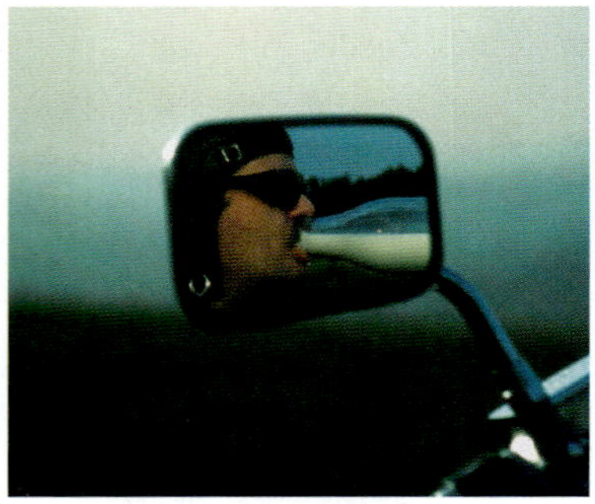

Seit **8000** Jahren ist die Milchwirtschaft von Ziegen, Schafen und Kühen im vorderen Orient bekannt. Milch symbolisierte bereits schon zu Moses', Zeiten Überfluss und Reichtum. Er wurde von Gott in ein fruchtbares Land geschickt, in dem Milch und Honig fließen sollte (2. Mose 3,8). Selbst die griechische Mythologie besagt, dass die Götter durch Milch Unsterblichkeit erlangen würden. Durch sämtliche Epochen galt also Milch als etwas Besonderes. Selbst im Volksmund heißt es: **„Milch macht müde Männer munter."** Milch kann von Pferden, Schafen, Kühen, Büffeln, Kamelen, Ziegen und sogar Rentieren gewonnen werden, wobei in hiesigen Breitegraden mengenmäßig mehr Kuhmilch verarbeitet wird.

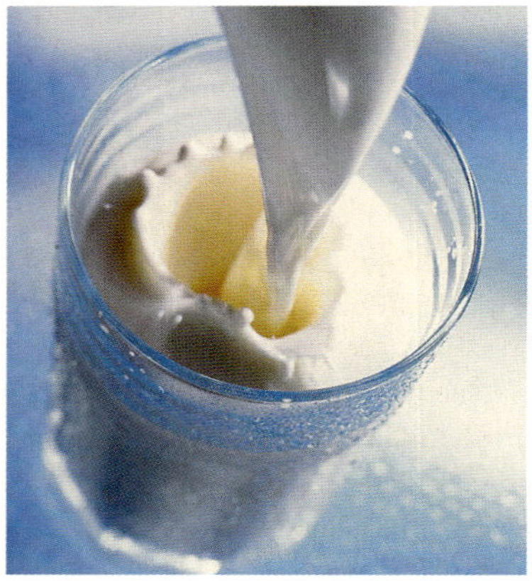

Milch enthält wichtige **Nährstoffe**:
- Wasser (hoher prozentualer Anteil)
- Hochwertiges Milcheiweiß (Caseine, Albumine, Globuline)
- Milchfett (leicht verdaulich, da es bereits emulgiert ist)
- Milchzucker (Laktose)
- Vitamine A, B_1, B_2, B_6, B_{12}, D, Folsäure
- Mineralstoffe: Calcium, Magnesium, Phosphor, Kalium, Zink, Jod, Fluor

Der hohe Calciumanteil der Milch wirkt sich besonders bei Kleinkindern positiv auf den Aufbau von Knochen und Zähnen sowie deren Stabilität aus. Aufgrund des höheren Eiweißbedarfs von Kindern, empfiehlt das Forschungsinstitut für Kinderernährung eine tägliche Milchzufuhr bei **2- bis 10-jährigen** Kindern von **ca. 350 ml**.

Wissen Sie, dass ...
Mitte des **19. Jahrhunderts** der französische Wissenschaftler **Louis Pasteur** das Pasteurisieren erforscht hat? Dabei wird die Milch **sekundenschnell** erhitzt. Die Temperatur schwankt je nach Verfahren zwischen **75 °C und 100 °C.** Die meisten hitzeempfindlichen Mikroorganismen werden abgetötet. Die keimreduzierte Milch ist länger haltbar.

Wissen Sie, dass ...
der mechanische Vorgang, bei dem Milch unter hohem Druck durch Ventilspalten gepresst wird, als **Homogenisieren** bezeichnet wird? Dabei werden die Fettteilchen gleichmäßig zerkleinert und verteilt. Nun setzt sich das Milchfett nicht mehr an der Packungsoberfläche ab. Homogenisierte Milch ist vollmundig im Geschmack und leichter verträglich.

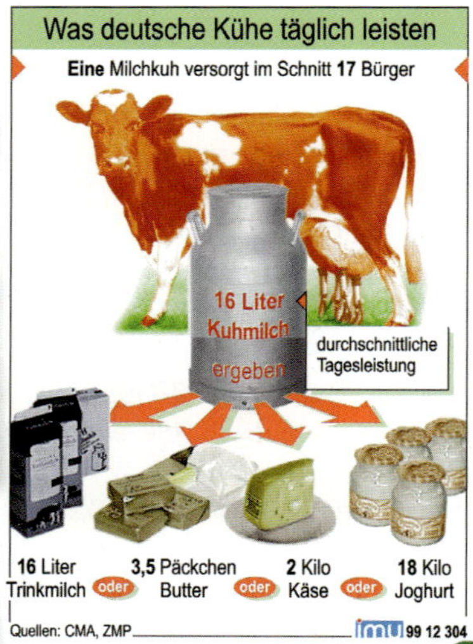

Was deutsche Kühe täglich leisten
Eine Milchkuh versorgt im Schnitt 17 Bürger
16 Liter Kuhmilch ergeben
durchschnittliche Tagesleistung
16 Liter Trinkmilch oder 3,5 Päckchen Butter oder 2 Kilo Käse oder 18 Kilo Joghurt
Quellen: CMA, ZMP
imu 99 12 304

Wissen Sie, dass ...
Milch, die über **75 °C** wärmebehandelt wird, einen Kochgeschmack aufweisen kann? Durch die hohen Temperaturen werden die Schwefelgruppen der schwefelhaltigen AS teilweise freigesetzt. Sie verursachen den Kochgeschmack. Bei Vollmilch tritt der Geschmack weniger stark zum Vorschein als bei fettarmer Milch (H-Milch, Sterilmilch).

Wissen Sie, dass ...
Milch überkocht, da während des Erhitzungsprozesses das gerinnende Milcheiweiß an die Oberfläche steigt und eine dünne Milchhaut bildet? Die Haut verhindert das Entweichen des Wasserdampfes im Topf. Der hierbei entstehende Druck hebt die Haut innerhalb kürzester Zeit nach oben. Die Milch kocht über.

Wissen Sie, dass ...
eine Milchkuh im Durchschnitt täglich **17** Bürger mit Milchprodukten versorgen kann?

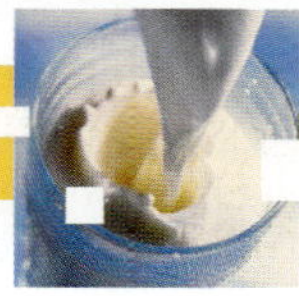

Vom Milcherzeugungsbetrieb zur Milchpackung

1. Vom Milcherzeugungsbetrieb zur Molkerei

Da Rohmilch einen günstigen Nährboden für Mikroorganismen darstellt, unterliegt sie beim Milcherzeugungsbetrieb (Tierhaltung, Fütterung, Milchgewinnung) und bei der Anlieferung in der Molkerei **strengsten Kontrollen.**

Die Rohmilch wird in gekühlten Milchtanks zur Molkerei transportiert und dort zunächst auf den Eiweiß-, Fett- und Mikroorganismengehalt geprüft.

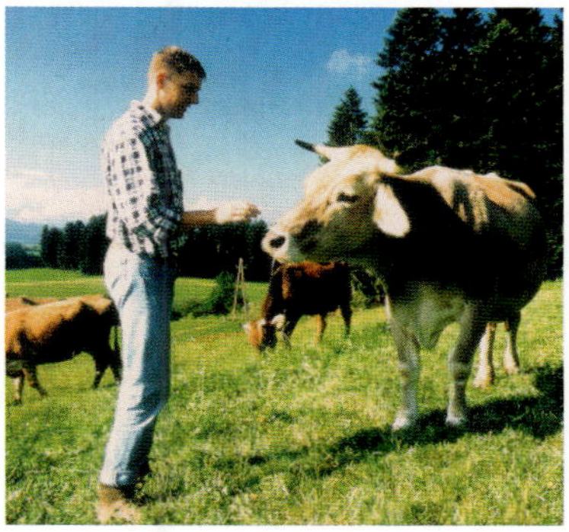

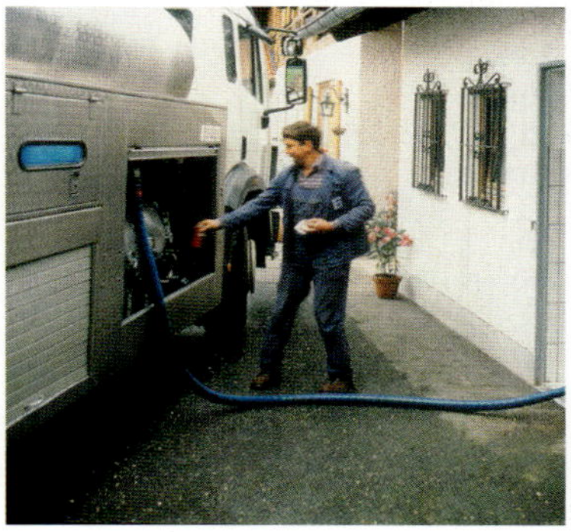

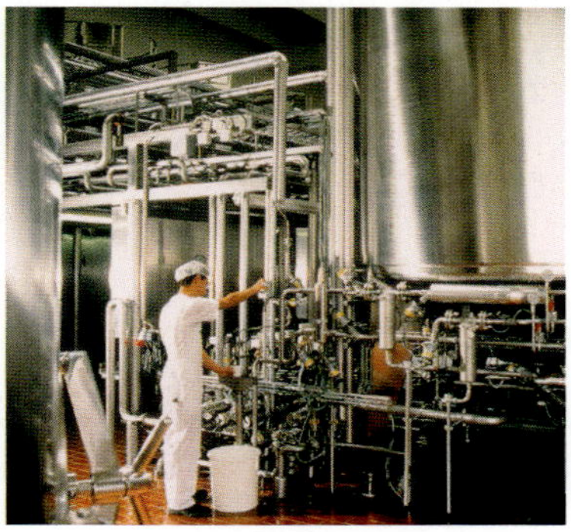

2. Reinigung und Separierung

In der Zentrifuge des Separators wird die Milch durch Zentrifugalkräfte vom Rahm separiert (= getrennt). Die schwerere Magermilch wandert nach außen, der leichte Rahm bleibt innen. Durch das Zentrifugieren wird die Milch gleichzeitig gereinigt, da die Schmutzteilchen und Mikroorganismen ebenfalls abgetrennt werden.

3. Bestimmung des Fettgehalts (Standardisierung)

Der Magermilch wird wiederum ein genau festgelegter Rahmgehalt zugeführt. Die Milch wird somit auf einen bestimmten Fettgehalt **standardisiert.** Es entsteht:

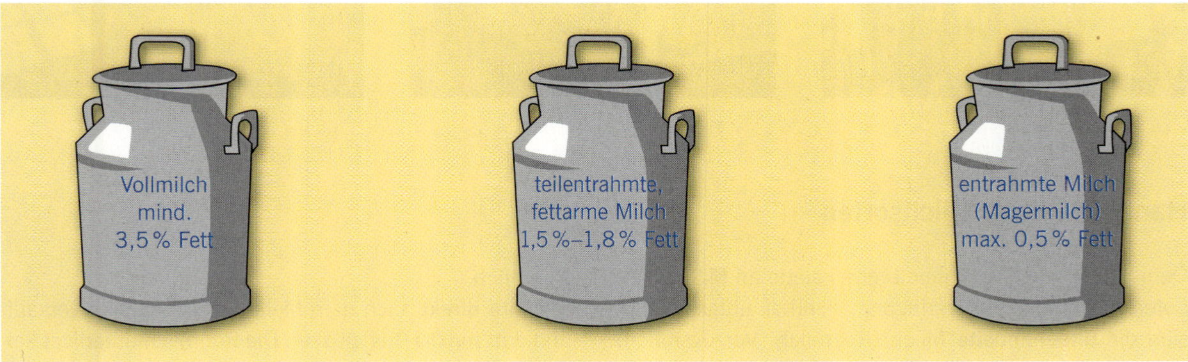
Vollmilch
mind.
3,5 % Fett
teilentrahmte,
fettarme Milch
1,5 %–1,8 % Fett
entrahmte Milch
(Magermilch)
max. 0,5 % Fett

4. Homogenisieren

Im **Hochdruckhomogenisator** wird die Milch unter hohem Druck durch die engen Spalten des Homogenisierungsventils gedrückt. Aufgrund von **Dehnungskräften** und **starken Turbulenzen** werden die ursprünglich **großen Fettteilchen fein zerkleinert** und **gleichmäßig** in der Milch verteilt. Durch das **Homogenisieren** wird das **Aufrahmen** der Milch verhindert. Das Fett setzt sich somit nicht mehr an der Milchoberfläche ab. Homogenisierte Milch ist **leichter verdaulich** und **vollmundiger** im **Geschmack.**

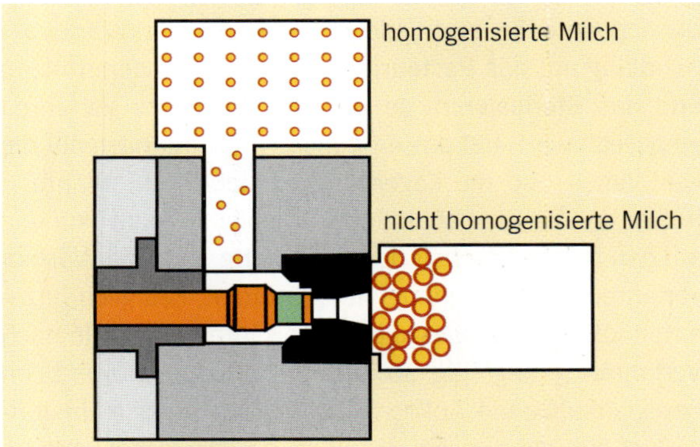

Ausschnitt eines Hochdruckhomogenisators

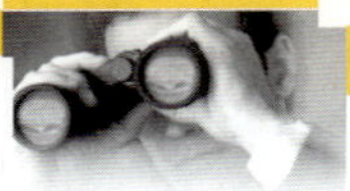

5. Wärmebehandlung

Mikroorganismen beschleunigen den Verderb der Milch. Deshalb wird die Milch einer Wärmebehandlung unterzogen. Da krankheitserregende Mikroorganismen abgetötet werden, ist sie länger haltbar. Übliche Hitzebehandlungsverfahren sind:

Eindampfen	Pasteurisation	Ultrahocherhitzen (UHT)	Sterilisation
Der Milch wird Wasser entzogen, d. h. der Siedepunkt wird durch **Unterdruck** von **100 °C bis auf 40 °C** gesenkt (z. B. Herstellung von Kondensmilch, Milchpulver)	**3 Möglichkeiten:** **1. Dauererhitzung:** **62 °C–65 °C, ca. 30 Min.** **2. Hocherhitzung:** **85 °C–125 °C, ca. 1–8 Sek.** **3. Kurzzeiterhitzung:** **72 °C–75 °C, ca. 15–30 Sek.**	**140 °C–150 °C,** wenige Sekunden	**110 °C–135 °C,** **ca. 20–30 Min.** im luftdicht geschlossenen Behältnis

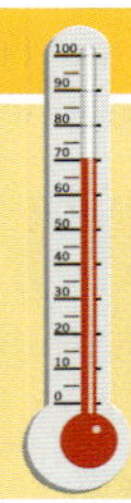

6. Abkühlung und Verpackung

Nach dem Wärmebehandlungsverfahren wird die Milch so schnell wie möglich abgekühlt und vollautomatisch luftdicht in Flaschen oder Tetrapacks abgepackt (Ausnahme: Sterilmilch, sie wird abgepackt wärmebehandelt).

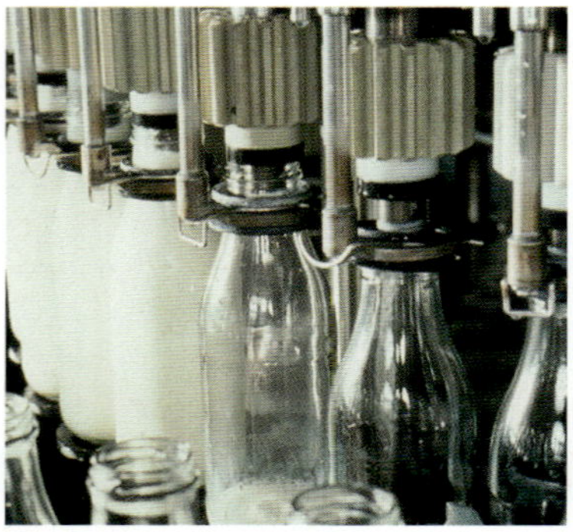

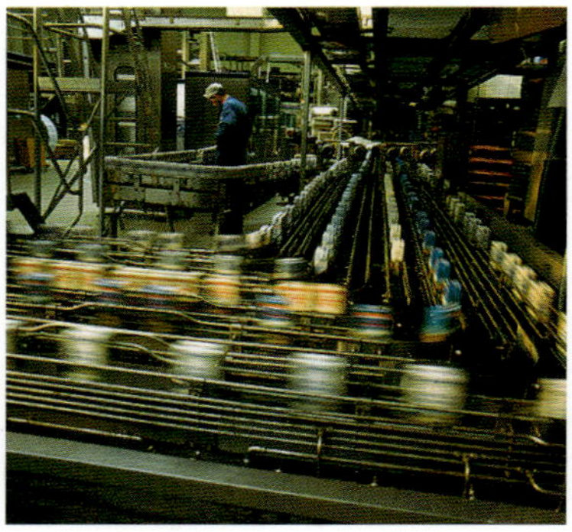

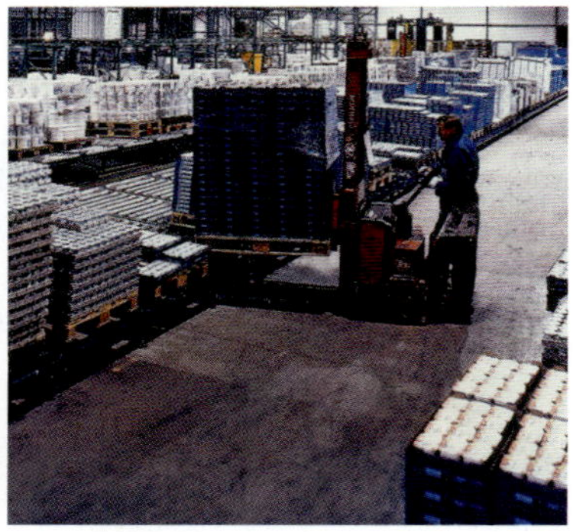

Handelsübliche Milchsorten

Dem Verbraucher steht eine breite Palette an Milchangeboten zum Kauf zur Verfügung. Hierbei unterscheidet sich die **unbehandelte** Milch (Rohmilch, Vorzugsmilch) von der **wärmebehandelten** Milch (Frischmilch, H-Milch, ESL-Milch, Sterilmilch). Wie bereits aufgezeigt, wendet die Industrie **3** verschiedene **Verfahren** der Wärmebehandlung an: das **Pasteurisieren,** das **Ultrahocherhitzen** und das **Sterilisieren**. Je nachdem, welches Verfahren eingesetzt wird, hat das erhebliche Auswirkungen auf die Haltbarkeit und die Lagerfähigkeit der Milch. Während früher die Wärmebehandlung erhebliche Auswirkungen auf den Nährstoffgehalt der Milch hatte, sind die Wärmeverfahren weitaus schonender geworden. Lediglich hitzeempfindliche Vitamine und die Folsäure nehmen je nach Verfahren geringfügig ab. So tritt beispielsweise beim haushaltsüblichen Abkochen der Milch mehr Nährstoffverlust ein, als dies bei der üblichen Wärmebehandlung in einer Molkerei der Fall ist.

Rohmilch

Sie wird **direkt** nach dem Melken **frisch** ab Hof verkauft und darf **max. 1 Tag** alt sein. Die Rohmilch unterliegt **keinem Wärmebehandlungsverfahren.** Der Landwirt ist gesetzlich verpflichtet, den Verbraucher schriftlich an der Ausgabestelle darauf hinzuweisen, dass die Milch **vor dem Verzehr abgekocht werden muss.** Hierbei werden die in der Milch enthaltenen Krankheitserreger abgetötet.

Vorzugsmilch

Bei Vorzugsmilch handelt es sich um verkaufsfertig verpackte Rohmilch, die strengsten hygienischen Kontrollen unterliegt. Sie darf über den Handel vertrieben werden. Damit bakteriologische Krankheiten vermieden werden, sollte die Vorzugsmilch vor dem Verzehr ebenfalls abgekocht werden. Sie ist gekühlt **max. 2 bis 3 Tage** haltbar. Der Landwirt darf Vorzugsmilch **96 Std.** nach der Milchgewinnung nicht mehr verkaufen.

Frischmilch

Die Frischmilch unterliegt einer besonderen Wärmebehandlung, dem sogenannten **Pasteurisieren.** Hierbei werden **3** Verfahren unterschieden: Beim **Kurzzeiterhitzen** wird die Milch **max. 30 Sek.** auf **72 °C bis 75 °C** erhitzt, beim **Hocherhitzen** wird die Milch **sekundenschnell (bis zu 8 Sek.)** auf **85 °C** erhitzt und beim **Dauererhitzen** wird die Milch **ca. 30 Min.** auf **62 °C bis 65 °C** erhitzt. Die möglichen Krankheitserreger werden weitestgehend abgetötet. Es treten fast keine Geschmacks- und Nährstoffverluste ein. Frischmilch wird in unterschiedlichen Fettgehaltsstufen im Handel angeboten. Die Haltbarkeit beträgt in gekühltem Zustand **ca. 4 bis 6 Tage.**

ESL-Milch (= Extended Shelf Life)

Frei übersetzt handelt es sich bei der ESL-Milch um eine **länger im Regal haltbare Milch.** Sie ist gekühlt zwischen **12** und **21 Tage** haltbar und schmeckt wie Frischmilch. Die lange Haltbarkeit beruht auf einem speziellen Behandlungsverfahren, bei dem die Milch mittels Dampfinjektion **sekundenschnell** auf **ca. 127 °C** erhitzt und danach **rasch abgekühlt** wird. Die Milchpackung muss mit dem Vermerk **hocherhitzt** versehen werden.

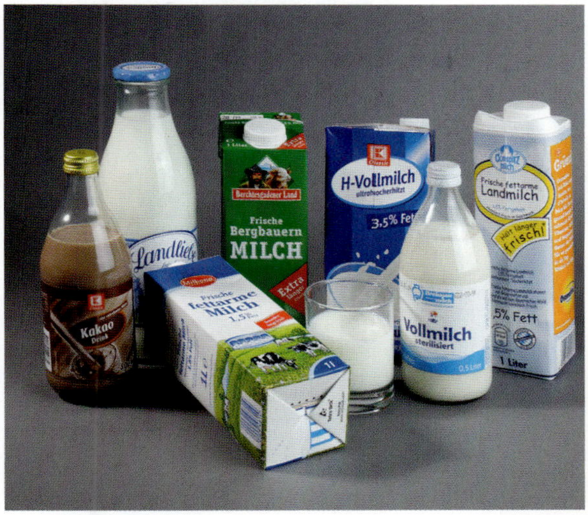

Recherchieren Sie, welche gesetzlichen Angaben auf einer Milchpackung bzw. Milchflasche vorhanden sein müssen.

H-Milch (UHT)

Das **H** steht als Abkürzung für haltbare Milch. Die Milch wird beim Ultrahocherhitzen **sekundenschnell** auf **ca. 140 °C** erhitzt. Es kommt zur Abtötung vermehrungsfähiger Keime, wobei in ungeöffnetem Zustand bei Zimmertemperatur eine Haltbarkeit von **ca. 6 bis 8 Wochen** gewährleistet ist. Geöffnet und gekühlt ist sie allerdings nur wenige Tage haltbar. Durch das Erhitzen verändert sich die Proteinstruktur. Die Milch ist besonders für empfindliche Personen leichter verdaulich. Sie kann jedoch einen leichten Kochgeschmack enthalten. Die Nachfrage des Verbrauchers an H-Milch ist sehr groß.

Sterilmilch

Sterilmilch wird gewonnen, indem die Rohmilch in einem luftdichten Behälter **ca. 30 Min.** auf **110 °C bis 135 °C** erhitzt wird. Durch das Sterilisieren werden Keime abgetötet. Deshalb ist die ungeöffnete Sterilmilch **bis zu 1 Jahr** in ungekühltem Zustand haltbar. Durch die lange Hitzebehandlung treten erhebliche Geschmacksveränderungen (Kochgeschmack) und Vitaminverluste ein.

Milchmischgetränke

In der Milch dürfen **bis zu 30 % Zusätze** wie z. B. Früchte, Aromen und Kakao enthalten sein. Sie weisen unterschiedliche Fettgehaltsstufen und Wärmebehandlungsverfahren auf.

Milchunverträglichkeit (Laktoseintoleranz)

Der in Milch vorhandene Milchzucker (Laktose) ist ein Zweifachzucker (siehe Seite 33), der im Dünndarm durch das Enzym Laktase abgebaut wird. Bei einer Laktoseintoleranz wird Laktose aufgrund eines Laktasemangels nicht mehr abgebaut. Der Milchzucker (Laktose) gelangt in den Dickdarm und verursacht Durchfälle, Blähungen und Druckgefühle. Ein Laktosemangel tritt hauptsächlich in Ländern wie Asien und Afrika auf, in denen fast keine Milchprodukte verzehrt werden. Ungefähr 15 % der Deutschen leiden unter dieser Lebensmittelunverträglichkeit. Da der Laktasemangel individuell verschieden ist, werden häufig gesäuerte Milchprodukte (Joghurt, Dickmilch etc.) vertragen, da die bei der Herstellung zugeführten Milchsäurebakterien die Laktose teilweise abgebaut haben. Hartkäse ist fast laktosefrei.

1. ***Welche Milchsorte(n) trinken Sie zu Hause? Warum bevorzugen Sie diese Milchsorte(n)?***
2. ***Wie und wo bewahren Sie zu Hause geöffnete und ungeöffnete Milch auf?***
3. ***Erläutern Sie stichwortartig, welche Wege die Milch zurücklegen muss, bevor sie in den Handel gelangt.***
4. ***Vergleichen Sie die Nährwertangaben von Muttermilch, Rohmilch, Trinkmilch (3,5 % Fett), H-Milch (entrahmt) in einer Nährwerttabelle. Welche Milch würden Sie einem Säugling und einem Kleinkind zu trinken geben? Begründen Sie Ihre Aussage.***

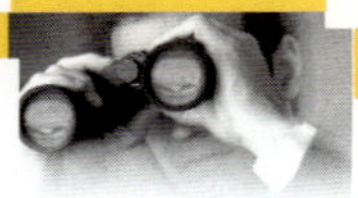

b) Milcherzeugnisse

Wird ein Produkt auf **Milchbasis** hergestellt, handelt es sich um ein **Milcherzeugnis.** Laut Milcherzeugnis-Verordnung wird zwischen **Standardsorten (Joghurt, Kefir, Sauermilch, Buttermilch)** und **Gruppenerzeugnissen (z. B. Joghurterzeugnisse)** unterschieden. Standardsorten unterliegen **strengsten Qualitätsanforderungen.** Diese Produkte dürfen nach der Fermentation (Milchsäuregärung) **keiner Wärmebehandlung** unterzogen werden, das heißt, eine Zugabe von Stärke, Speisegelatine und Dickungsmitteln etc. ist nicht gestattet. **Gruppenerzeugnisse** dürfen nach der Fermentation wärmebehandelt werden. Damit sich nach dem Erwärmungsprozess die flüssigen und festen Milchbestandteile nicht trennen, werden Dickungsmittel wie Stärke und Speisegelatine, aber auch Stabilisatoren und Emulgatoren zugesetzt.

Folgende Gruppen von Milcherzeugnissen sind zu unterscheiden:

- Gesäuerte Milchprodukte (Sauermilch, Kefir, Joghurt etc.)
- Sahneerzeugnisse
- Molkenerzeugnisse
- Trockenmilcherzeugnisse
- Kondensmilcherzeugnisse
- Milchmischerzeugnisse

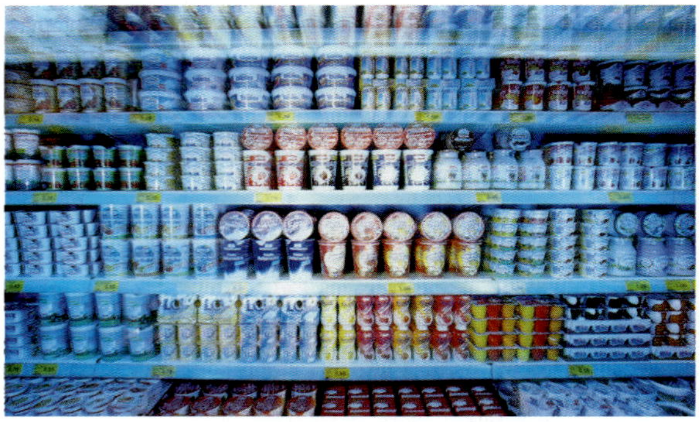

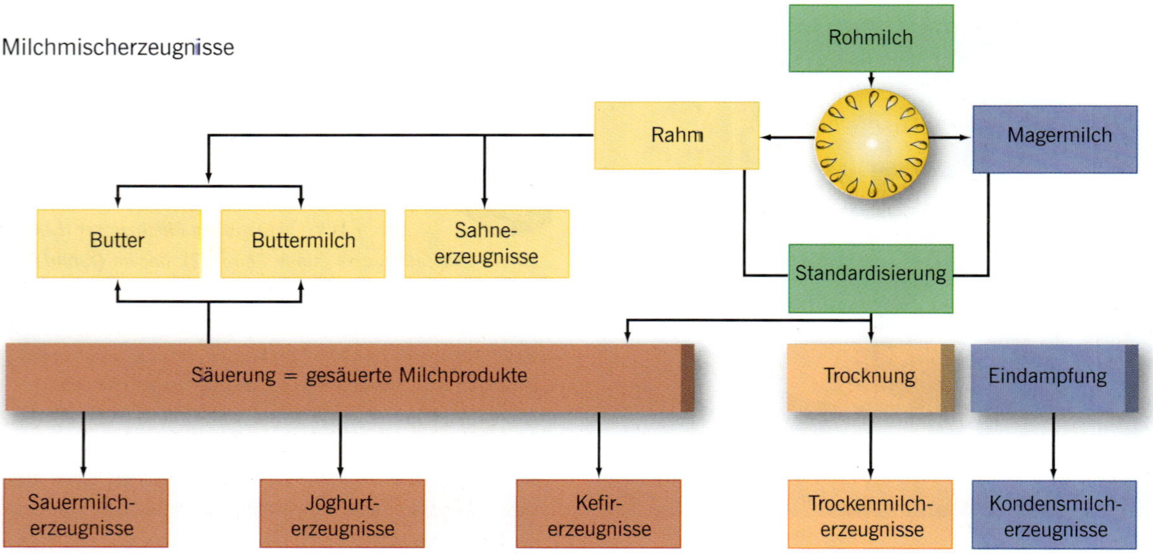

Milcherzeugnisse

Gesäuerte Milcherzeugnisse

Fermentation (Milchsäuregärung)

Werden der standardisierten Milch bzw. dem Rahm Kulturen von **Milchsäurebakterien** zugesetzt, kommt es zur sogenannten **Milchsäuregärung.** Die Milchsäuregärung ist neben der alkoholischen Gärung eines der ältesten Konservierungsverfahren. Hierbei wird der im Lebensmittel vorhandene **Milchzucker (= Laktose)** teilweise zu **Milchsäure** und **Kohlendioxid** abgebaut. Die Milchsäure bewirkt den sauren Geschmack. Gleichzeitig gerinnen die vorhandenen Eiweißbestandteile, was zur Andickung der Milch führt. Gesäuerte Milchprodukte haben einen frischen, leicht sauren Geschmack, sind bekömmlich und weisen neben der längeren Haltbarkeit eine dickflüssige bis feste Beschaffenheit auf.

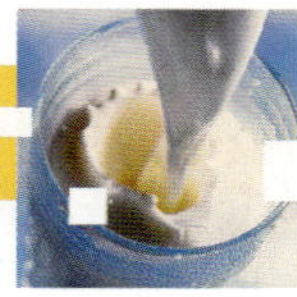

Sauermilch
Der standardisierten Milch oder der Sahne werden Milchsäurebakterien zugesetzt. Bei **ca. 20 °C bis 30 °C** läuft die Säuerung ab. Sauermilchprodukte sind von **flüssiger bis sämiger** (Sauermilch) bis **stichfester** (Dickmilch) Konsistenz und in unterschiedlichen Fettgehaltsstufen erhältlich.

Standardsorten und deren Fettgehaltsstufen:
- Sahnedickmilch bzw. Sahnesauermilch (saure Sahne, **mind. 10 % Fett)**
- Fettarme Dick- und Sauermilch **(1,5 % bis 1,8 % Fett)**
- Entrahmte Sauermilch **(max. 0,3 % Fett)**
- Crème fraîche **(mind. 30 % Fett)**

Gruppenerzeugnisse, z. B.:
- Zusatz von Milcheiweiß und Zusatzstoffen

Kefir
Der Milch oder der Sahne werden sogenannte **Kefirknöllchen** zugesetzt. Sie bestehen sowohl aus Milchsäurebakterien als auch aus Hefekulturen. Neben der **Milchsäuregärung** findet also auch eine **alkoholische Gärung** statt. Zucker wird zu Alkohol und Kohlendioxid abgebaut. Das verzehrfertige Produkt muss einen Alkoholgehalt von **0,05 %** aufweisen. Da die alkoholische Gärung nach der Abpackung des Kefirprodukts noch nicht voll abgeschlossen ist, wölbt sich häufig der Verpackungsdeckel. Gewölbte Deckel weisen somit nicht auf ein verdorbenes Produkt hin, sondern sind ein besonderes Qualitätsmerkmal.

Standardsorten und deren Fettgehaltsstufen:
- Kefir **(mind. 3,5 % Fett)**
- Fettarmer Kefir **(1,5 % bis 1,8 % Fett)**
- Kefir aus entrahmter Milch **(max. 0,3 % Fett)**
- Sahnekefir **(mind. 10 % Fett)**
- Milder Kefir **(mind. 3,5 % Fett)**
- Milder, fettarmer Kefir **(1,5 % bis 1,8 % Fett)**

Gruppenerzeugnisse, z. B.:
- Zusatz von Milcheiweiß

Joghurt
Joghurt kann aus standardisierter Milch oder Sahne durch **Milchsäuregärung** hergestellt werden. Die Säuerung läuft bei **42 °C bis 44 °C** innerhalb von **2 Std. bis 3 Std.** ab. Joghurt wird in unterschiedlicher Konsistenz (stichfest bis trinkfähig) und Fettgehaltsstufen angeboten. Werden dem Joghurt Früchte zugefügt, handelt es sich um ein Milchmischerzeugnis.

Standardsorten und deren Fettgehaltsstufen:
- Fettarmer Joghurt **(1,5 % bis 1,8 %)**
- Entrahmter milder Joghurt **(max. 0,3 % Fett)**
- Sahnejoghurt **(mind. 10 % Fett)**
- Joghurt **(mind. 3,5 % Fett)**

Gruppenerzeugnisse, z. B.:
- Zusatz von Milcheiweiß und bestimmten Zusatzstoffen

L(+)-Milchsäuren = rechtsdrehende Milchsäuren,
D(-)-Milchsäuren = linksdrehende Milchsäuren

Beide Milchsäuren sind optisch aktiv. Das heißt, sie drehen einen polarisierten Lichtstrahl entweder nach rechts oder nach links. L(+)-Milchsäuren kann der Körper schneller verwerten als D(-)-Milchsäuren. Bei gesunden Erwachsenen ist es jedoch unerheblich, welche Milchsäuren verzehrt werden. Anders verhält es sich bei Säuglingen, deren Stoffwechsel nicht in der Lage ist, linksdrehende Milchsäuren zu verwerten. Säuglingsnahrung sollte deshalb keine D(-)-Milchsäuren enthalten.

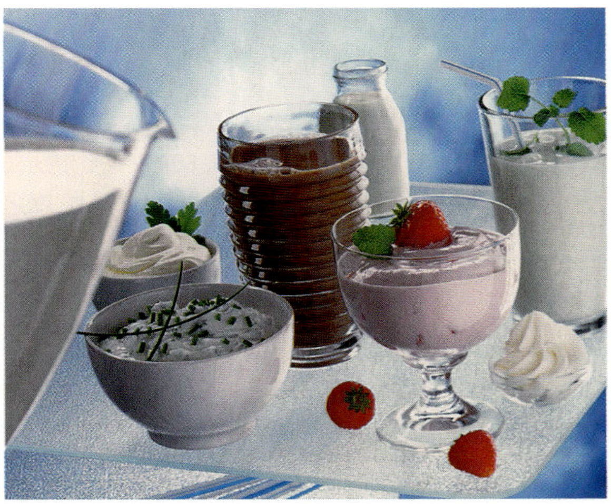

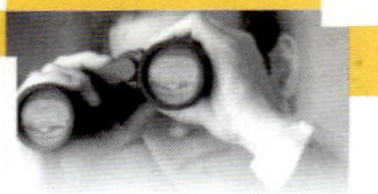

Buttermilch

Beim Verbuttern der Sahne oder des gesäuerten Rahms entsteht als Nebenprodukt die Buttermilch. Sie kann zusätzlich mit Milchsäurebakterien versetzt werden. Werden der Buttermilch noch Früchte zugefügt, entsteht ein Milchmischerzeugnis.

Standardsorten und deren Fettgehaltsstufen:
- Reine Buttermilch (ohne Wasser und Magermilch etc.)
- Buttermilch (herstellungsbedingter Wasseranteil **max. 10 %** und Magermilchanteil **max. 15 %**)

Gruppenerzeugnisse, z. B.:
- Zusatz von Milcheiweiß oder Sahne

Sahneerzeugnisse

Im Separator wird die Milch vom Rahm (Sahne) getrennt. Die Sahne hat einen Fettgehalt von **mind. 10 %.** Die Schlagfestigkeit von Sahne steigt mit zunehmendem Fettgehalt. Deshalb verwenden Konditoren häufig Sahne mit besonders hohem Fettanteil von **ca. 40 %.**

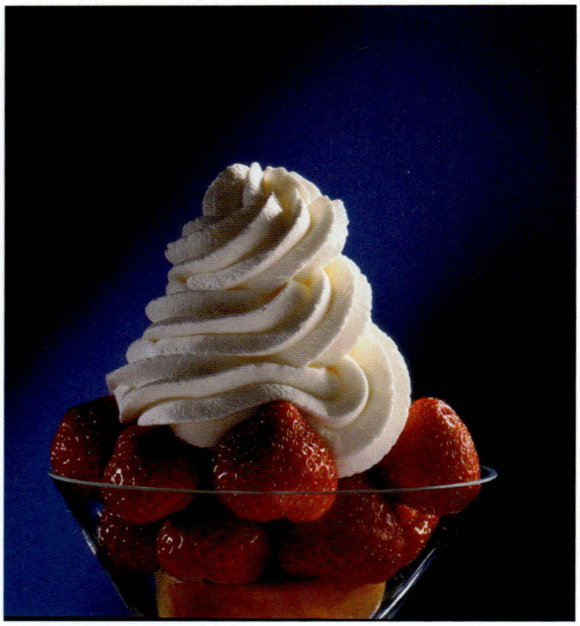

Standardsorten und deren Fettgehaltsstufen:
- Kaffeesahne **(mind. 10 % Fett)**
- Schlagsahne **(mind. 30 % Fett)**

Gruppenerzeugnisse, z. B.:
- Crème double **(ca. 42 % Fett)**
- Sahne **(40 % Fett für Konditoren)**

Molkeerzeugnisse

Bei der Herstellung von Lab- bzw. Sauermilchkäse fällt als Nebenprodukt die **Molke** an. So entsteht bei der Herstellung von **Labkäse** die **Süß-** oder **Labmolke.** Bei der Produktion von **Frisch-** und **Sauermilchkäse** entsteht die **Sauermolke.** Molke gibt es auch in getrockneter Pulverform sowie als Molkenmischerzeugnis im Handel zu kaufen. Hierbei wird die Molke meist mit Früchten versetzt.

Standardsorten und deren Fettgehaltsstufen:
- Süßmolke **(ca. 0,2 % Fett)**
- Sauermolke **(ca. 0,2 % Fett)**
- Molkensahne **(mind. 10 % Fett)**

Gruppenerzeugnisse, z. B.:
- Zusatz von Früchten, Sahne, Vitaminen

Trockenmilcherzeugnisse

Durch den Eindampfungsprozess bei **45 °C** bis **75 °C** im Vakuum wird der Milch bzw. den Milcherzeugnissen Wasser entzogen. Anschließend findet ein Trocknungsvorgang statt. Es werden folgende Vorgänge unterschieden: Bei der **Walzentrocknung** wird das Milchkonzentrat über eine heiße Oberfläche geführt. Das Wasser verdampft in Sekundenschnelle. Bei der **Sprühtrocknung** wird das Milchkonzentrat fein versprüht und mit Heißluft vermischt. Dabei verdunstet das Wasser. Bei beiden Vorgängen entsteht **Trockenpulver.** Trockenmilcherzeugnisse werden bei der Herstellung von Säuglingsnahrung, Instantgetränken und Süßwaren benötigt.

Standardsorten und deren Fettgehaltsstufen:
- Milchpulver/Vollmilch **(mind. 26 % Fett)**
- Magermilchpulver **(max. 1,5 % Fett)**
- Joghurtpulver **(mind. 26 % Fett)**

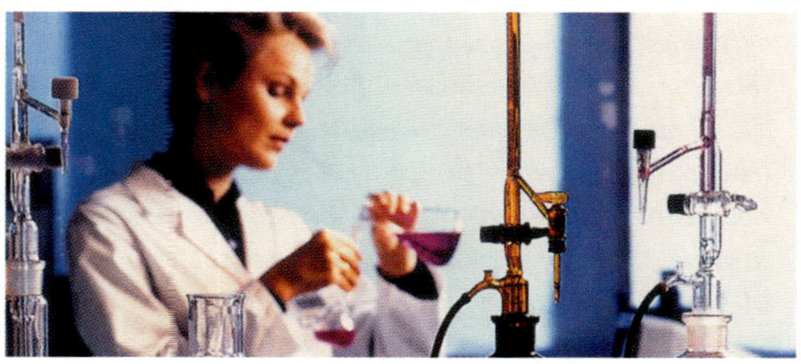

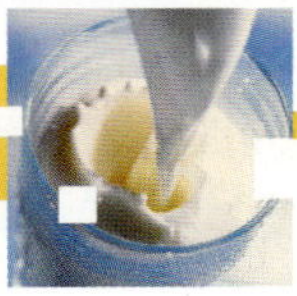

Kondensmilcherzeugnisse

Die standardisierte, wärmebehandelte Milch wird durch Verdampfung bei **ca. 60 °C bis 70 °C im Vakuum** eingedampft. Durch das Eindampfen kommt es zu Wasserverlusten und somit zum Eindicken der Milch. Gezuckerte Kondensmilch findet hauptsächlich in der Süßwarenindustrie Verwendung.

Standardsorten und deren Fettgehaltsstufen:
- Kondensmilch mit hohem Fettgehalt **(mind. 15 % Fett)**
- Kondensmilch/Vollmilch **(mind. 7,5 % Fett)**
- Kondensmagermilch **(max. 1 % Fett)**

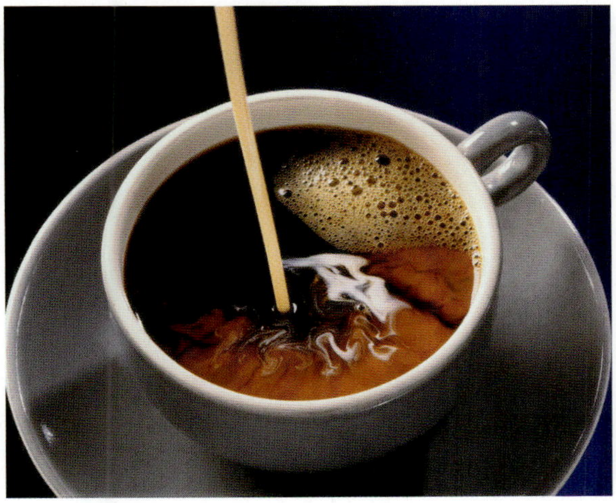

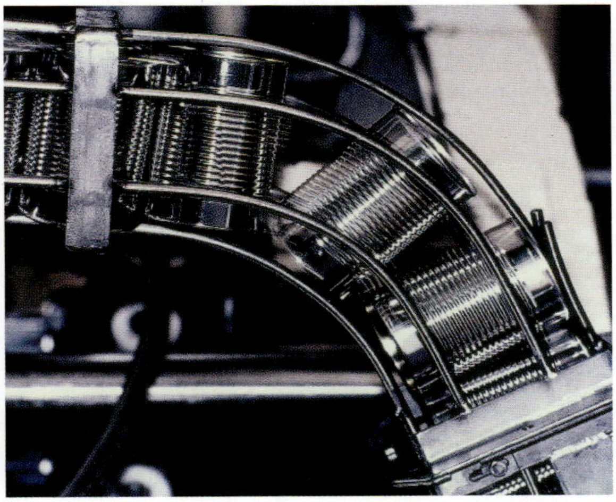

Mischmilcherzeugnisse

Wie der Name bereits sagt, handelt es sich hierbei um Mischprodukte. **30 %** des Produkts dürfen aus Lebensmitteln wie Früchten, Kakao und Zucker bestehen. Jedoch muss das Produkt einen Milch- oder Milcherzeugnisanteil von **70 %** aufweisen.

Standardsorten:
- Fruchtjoghurterzeugnisse (z. B. Beerenjoghurt)
- Milchmischgetränke (z. B. Schokomilch)
- Buttermilch oder Kefirerzeugnisse (z. B. mit Früchten)
- Sauermilcherzeugnisse (z. B. mit Kräutern)

Gruppenerzeugnisse, z. B.:
- Zusatz von geschmacksgebenden Produkten (z. B. Zucker, Früchte, Aromen)

Was passiert beim Schlagen von Sahne?

Beim Schlagen von Sahne wird Luft in die Sahnemasse eingeschlagen. Die Sahne wird fest, indem die Fettteilchen die Luftblasen umschließen und sich gleichmäßig verteilen. Je höher der Fettgehalt der Sahne ist, umso besser kann sie aufgeschlagen werden. Deshalb verwendet der Konditor für Sahnetorten meist eine Sahne mit einem Fettgehalt von **40 %**.

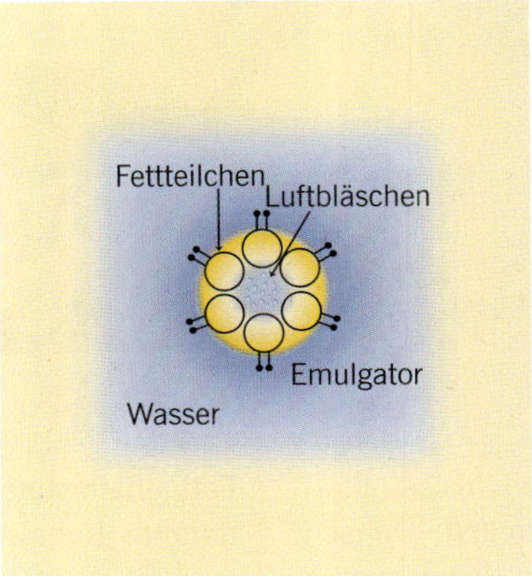

@ ***Finden Sie heraus, was sich hinter dem Begriff probiotische Milchprodukte verbirgt. In welchem Zusammenhang stehen diese Produkte zu der Bezeichnung Functional Food?***

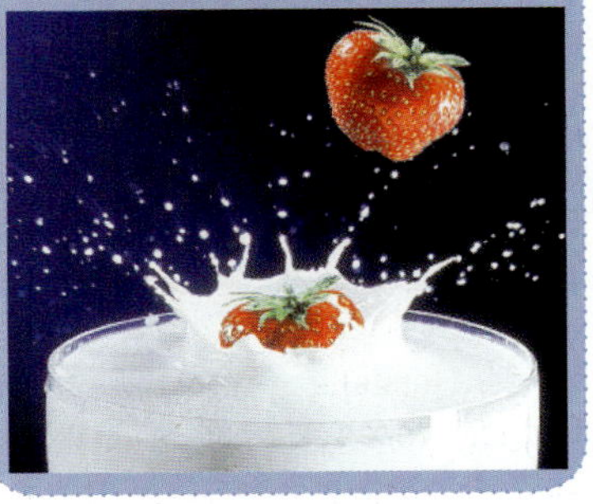

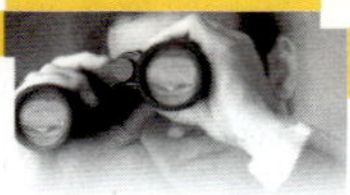

c) Käse

Käse ist sehr vielseitig verwendbar: Er eignet sich als Brotauflage, zum Überbacken von warmen Speisen (z. B. Käsespätzle, Toast), für Soßen und Suppen, aber auch als Käsefondue oder Raclette findet er großen Anklang. Es gibt weltweit **über 3000 Käsesorten,** die sich im Geschmack und in der Beschaffenheit stark voneinander unterscheiden. Die Käsepalette reicht von **würzig** bis **mild** sowie von **schnittfest** bis **weich.** Käse wird hauptsächlich aus **Kuhmilch,** aber auch aus **Ziegen-, Schaf-** und **Büffelmilch** gewonnen und enthält wichtige **Inhaltsstoffe** wie **leicht verdauliches Milcheiweiß (Casein), Milchfett, Milchzucker, Calcium, Kalium, Jod, Phosphor** sowie die **Vitamine A, B_1, B_2, B_{12}** und **D.**

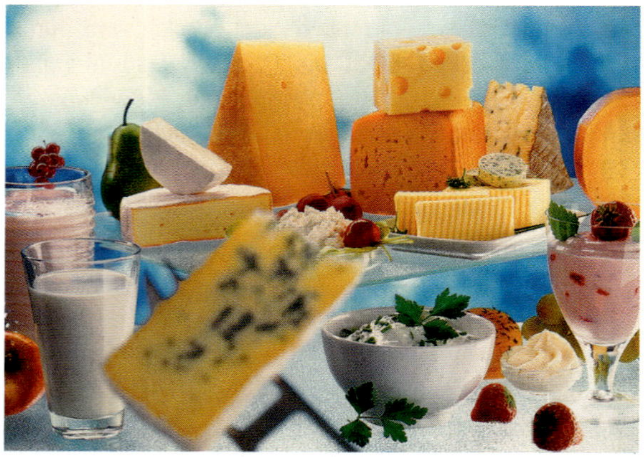

Herstellung von Käse

Wird bei der Käseherstellung hauptsächlich **Lab (Enzym)** verwendet, entsteht **Labkäse (z. B. Hart-, Schnitt-** und **Weichkäse).** Werden der Milch **größtenteils Säurekulturen (z. B. Milchsäurebakterien)** zugesetzt, entsteht **Sauermilchkäse, Frischkäse** und **Kochkäse.** Das Schaubild zeigt das vereinfachte Schema der Käseherstellung.

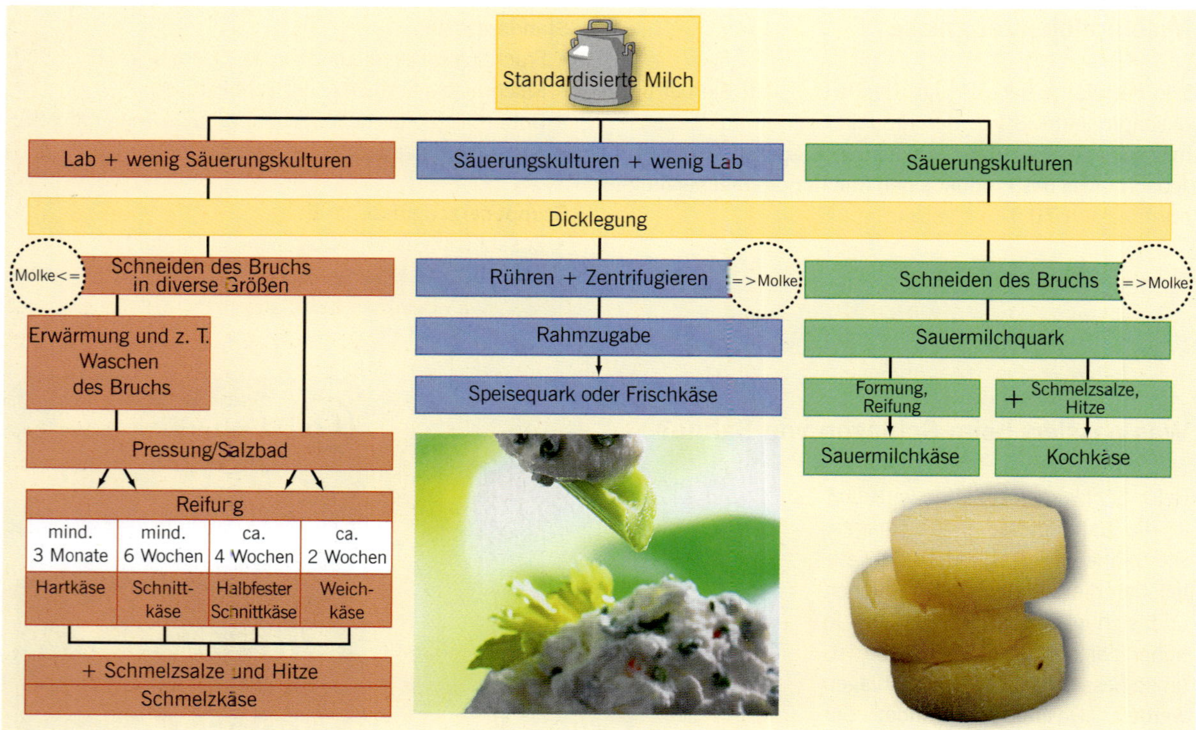

Bei der Herstellung von Lab- und Sauermilchkäse unterliegt die Milch strengsten Qualitätskontrollen. Danach wird sie **standardisiert,** das heißt auf die **gewünschte Fettgehaltsstufe** eingestellt und **wärmebehandelt (Ausnahme: Rohmilchkäse).** Ab dieser Stufe unterscheidet sich die Herstellung von Lab- bzw. Sauermilchkäse.

Herstellung von Labkäse

(= Hartkäse, halbfester Schnittkäse, Schnittkäse, Weichkäse)

Dicklegung

Die standardisierte Milch wird mit **Lab (Enzym)** und wenig Milchsäurebakterien versetzt. Hierbei kommt es zur **Gerinnung des Milcheiweißes.** Es entsteht nach **ca. 20 Min. bis 30 Min.** eine **Gallerte.**

Merke ***Bei der Herstellung von Weichkäse werden bei der Dicklegung Edelschimmelkulturen zugefügt.***

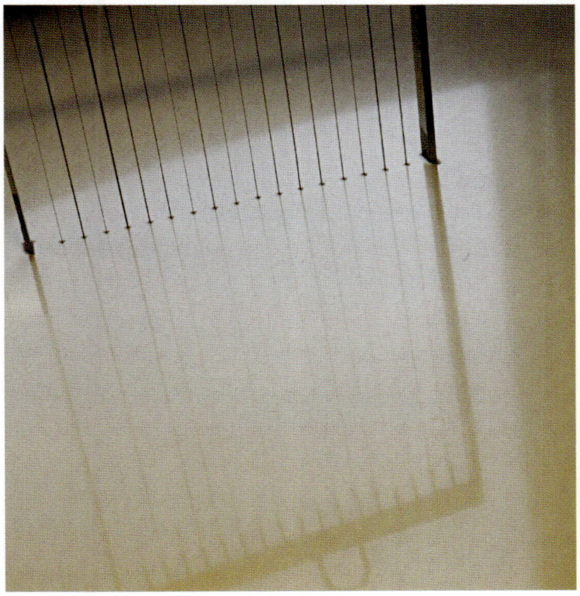

Käsebruch

Mit der **Käseharfe** wird die Gallerte in kleine Stücke zu **Käsebruch** geschnitten. Je nachdem, um welche Käseart es sich handelt, weisen die Bruchstücke **unterschiedliche Größen** auf (Hartkäse: weizenkorngroß, Schnittkäse: erbsengroß, Weichkäse: walnussgroß). Bei Hart- und Schnittkäse wird der Käsebruch nochmals unter Rühren erwärmt. Dabei kommt es zur vermehrten Abgabe von Flüssigkeit, die als Molke bezeichnet wird. Die Bruchstücke werden dabei noch kleiner.

Merke ***Es gilt folgende Regel: Je kleiner der Käsebruch ist, desto weniger Molke ist enthalten, desto fester wird der Käse.***

Bei Weichkäse wird der Bruch auf dem Molkelaufband entmolkt.

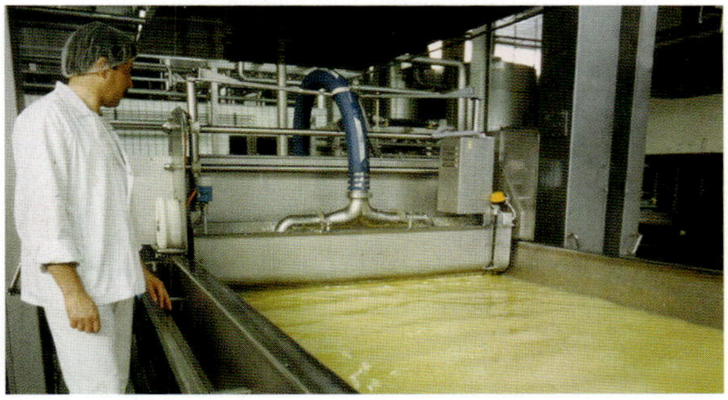

Ausformen/Pressen

Der Bruch wird in durchlässige Formen gefüllt und auf die gewünschte Höhe gepresst. Die Restmolke tropft dabei ab.

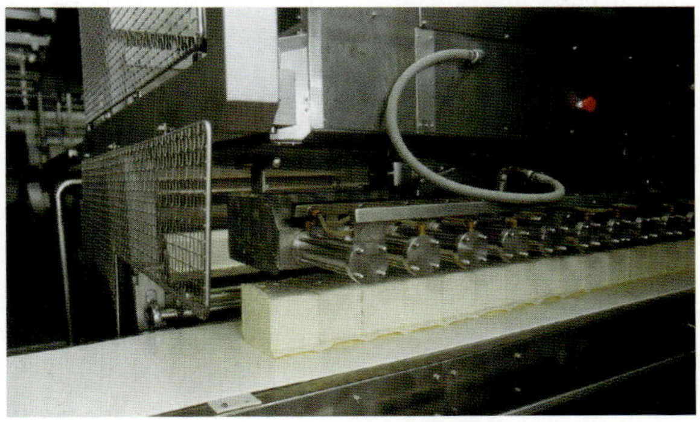

Salzbad

Das Salzbad entzieht dem Käse zusätzlich Feuchtigkeit. Es fördert die **Haltbarkeit** und gleichermaßen den Geschmack des Käses sowie bei Hart- und Schnittkäse die Bildung einer Rinde. Die Länge der Verweildauer ist je nach Käseart unterschiedlich: **Schnitt-** und **Hartkäse ca. 2 Tage, Weichkäse ca. 10 Std..** Danach muss der Käse trocknen.

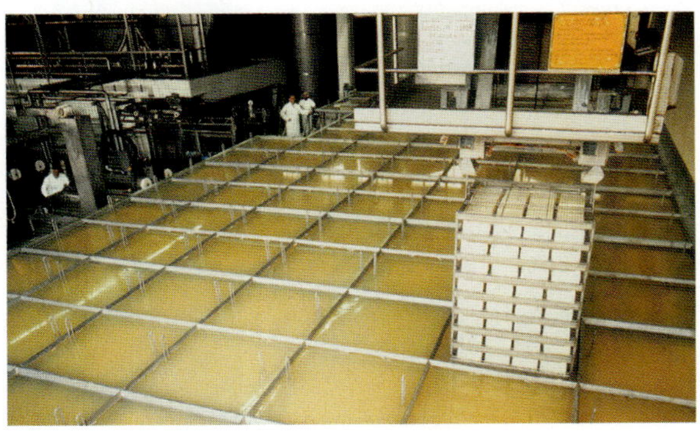

Reiferaum
Im Reiferaum ruht der Käse unter ständiger Kontrolle und Pflege je nach Käseart mehrere Wochen oder sogar Monate. Hart- und Schnittkäse reifen gleichmäßig, Weichkäse in der Regel von außen nach innen.

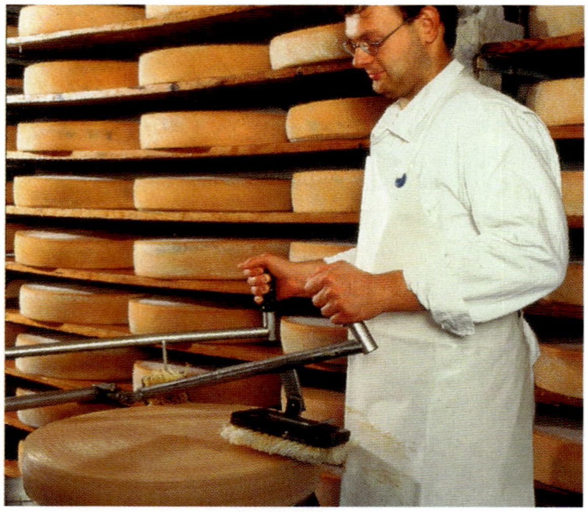

Merke

Schmelzkäse
Bei der Herstellung von Schmelzkäse wird in der Regel Hart- und Schnittkäse in bestimmten Verhältnissen wieder zerkleinert und mit anderen Zutaten (z. B. Kräutern) einige Minuten stark erhitzt. Durch das Erhitzen werden Mikroorganismen abgetötet, wodurch der Schmelzkäse eine lange Haltbarkeit erhält. Schmelzkäse wird portioniert, heiß verpackt und danach gekühlt.

Lab
Lab ist ein Enzym, das früher aus dem Magen von Kälbern, heute überwiegend auf mikrobiologischem und gentechnologischem Weg hergestellt wird. Durch Labzugabe wird das Milcheiweiß (Casein) gespalten. Es verliert die Stabilität und gerinnt.

Herstellung von Sauermilchkäse

Der pasteurisierten Milch werden **Milchsäurebakterien** zugefügt. Der Milchzucker wird zu Milchsäure umgewandelt. Es entsteht **Sauermilchquark,** der die Grundlage des Sauermilchkäses bildet. Dieser wird in haselnussgroße Bruchstücke geschnitten, gesalzen, in die entsprechenden Käseformen gepresst. Die meist kleinen Käse **reifen** bei **ca. 15 °C ca. 2 bis 3 Tage.** Hierbei kommt es zur **Hautbildung.** Die Käse werden mit entsprechenden Reifungskulturen besprüht, wodurch sie das **spezielle Aroma** und **Aussehen** erhalten. Damit sich der Geschmack voll ausbilden kann, muss der Käse weitere 3 Tage reifen.

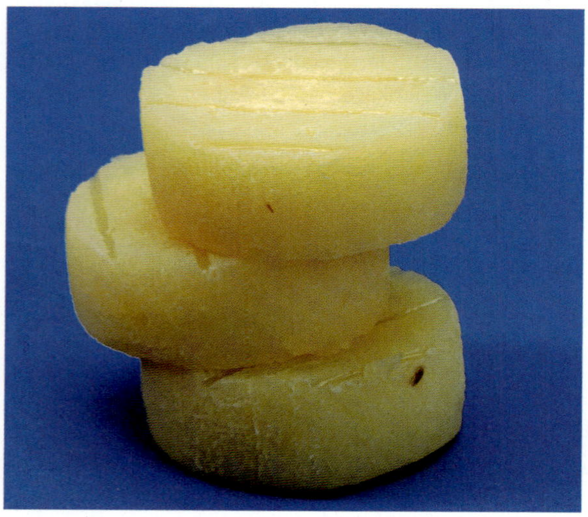

Kochkäse

Dem Sauermilchquark werden **Schmelzsalze** zugefügt. Die Masse wird **bis zu 100 °C** erhitzt, wobei ein lange haltbares Produkt entsteht.

Herstellung von Frischkäse/Speisequark

Der pasteurisierten Milch werden **Milchsäurebakterien** und **wenige Stunden später** etwas **Lab** zugefügt. Es erfolgt die Dicklegung. Die entstandene Gallerte wird gerührt und zentrifugiert. Hierbei trennt sich die Molke von der Bruchmasse. Entsprechend der **Rahmzugabe** entsteht **Frischkäse** oder **Speisequark** in verschiedenen Fettgehaltsstufen (z. B. Doppelrahmfrischkäse, Speisequark mit 40 % oder 20 %). **Frischkäse** und **Speisequark reifen nicht.**

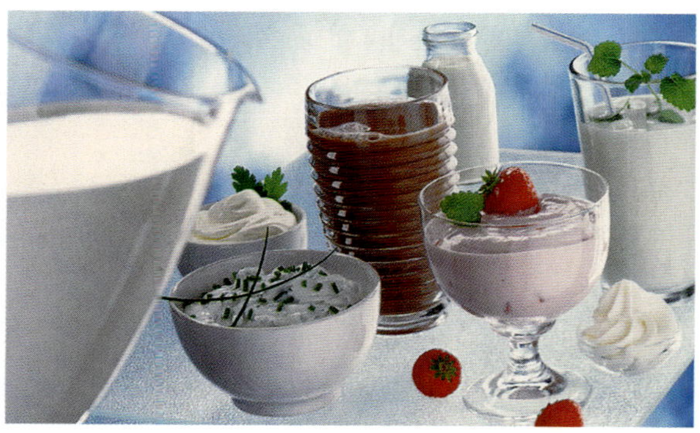

Käsegruppen

Käse wird laut **Käse-Verordnung** entsprechend dem **Wassergehalt in der fettfreien Käsemasse** in **6** Gruppen eingeteilt. Von der Käsemasse wird also der Fettanteil abgezogen, um die fettfreie Käsemasse zu erhalten.

Käsegruppen	Wassergehalt in der fettfreien Käsemasse	Käsegruppen	Wassergehalt in der fettfreien Käsemasse
Hartkäse[1], z. B. Bergkäse	**56 % oder weniger**	Halbfester Schnittkäse[1], z. B. Butterkäse	**61 % bis 69 %**
Schnittkäse[1], z. B. Edamer	**54 % bis 63 %**	Weichkäse[1], z. B. Camembert	**mehr als 67 %**
Sauermilchkäse[2], z. B. Harzer Käse	**61 % bis 73 %**	Frischkäse[2], z. B. Speisequark	**mehr als 73 %**

[1]Labkäse, [2]Sauermilchkäse

Fettgehaltsstufen

Während der Reifung verliert der Käse **Wasser** und ändert somit sein **Gewicht.** Deshalb wird bei der Festlegung der **Fettgehaltsstufen** von der **Käsetrockenmasse** ausgegangen. **Die Trockenmasse ist das Käsegewicht abzüglich des Wasseranteils.** Die Fettgehaltsstufen in der Trockenmasse sind gesetzlich genau vorgeschrieben und werden in Prozenten ausgedrückt.

Fettgehaltsstufe	Fettgehalt in der Trockenmasse
Doppelrahmstufe	max. 87 % und mind. 60 %
Rahmstufe	mind. 50 %
Vollfettstufe	mind. 45 %
Fettstufe	mind. 40 %
Dreiviertelfettstufe	mind. 30 %
Halbfettstufe	mind. 20 %
Viertelfettstufe	mind. 10 %
Magerstufe	weniger als 10 %

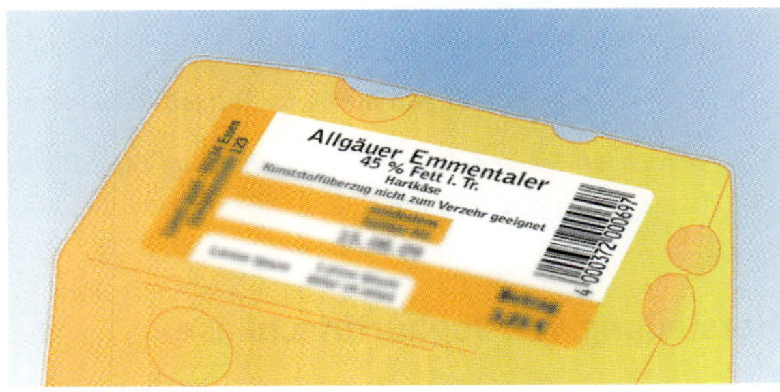

Merke *Ein Käse ist fettarm bzw. mager, wenn er einen hohen Wasseranteil (= geringe Trockenmasse) und eine geringe Fettgehaltsstufe besitzt.*

Was bedeutet die Angabe x % Fett i. Tr.?

Auf Käsepackungen ist die Angabe **x % Fett i. Tr.** ausgewiesen. Diese Abkürzung Fett i. Tr. steht für Fett in der Trockenmasse und wird in Prozenten angegeben. Die Trockenmasse entspricht, wie bereits erwähnt, dem Käsegewicht abzüglich des Wasseranteils. Anhand von **100 g** Edamer **45 % Fett i. Tr.** soll erläutert werden, was die Angabe konkret bedeutet.

Berechnungsbeispiel:
100 g Edamer mit 45 % Fett i. Tr. enthalten laut Nährwerttabelle 41,9 ml Wasser.

Berechnung der Trockenmasse
100 g Edamer – 41,9 ml Wasser = 58,1 g Trockenmasse

Berechnung des Fettanteils (45 %) in der Trockenmasse
$$\frac{58{,}1\text{ g} \times 45}{100} = 26{,}15\text{ g Fett}$$

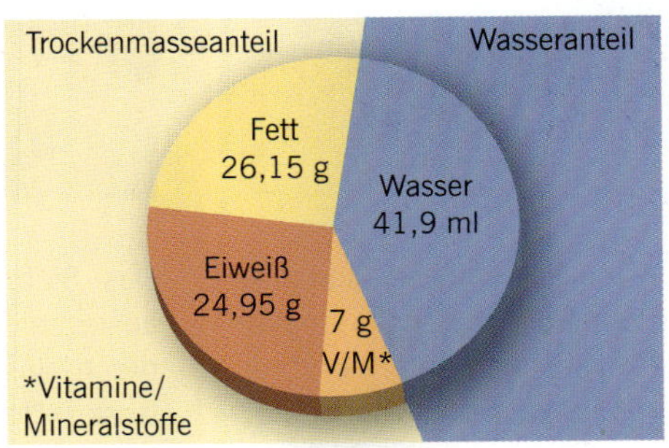

100 g Edamer (45 % Fett i. Tr.)

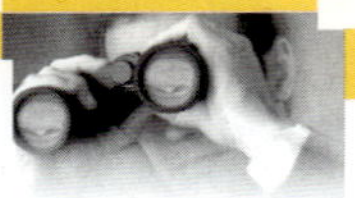

Absoluter Fettgehalt von Käse

Immer häufiger wird vom Hersteller der **absolute Fettgehalt** auf Packungen ausgewiesen. Dieser Wert kann mithilfe der Fettgehaltsstufen und Käsegruppen anhand der ausgewiesenen **Multiplikationsfaktoren** geschätzt werden.

Käsegruppe	Multiplikationsfaktor (MF) für den absoluten Fettgehalt
Frischkäse	0,3
Weichkäse	0,5
Schnittkäse	0,6
Hartkäse	0,7

Berechnung des absoluten Fettgehalts von 30 g Edamer **(45 % Fett i. Tr.):**
MF (Schnittkäse) x ...% i. Tr. = absoluter Fettgehalt
0,6 x 45 % = **27 % absoluter Fettgehalt**
Wie viel Gramm Fett sind in **30 g** Edamer enthalten?
$\frac{30\text{ g} \times 27}{100}$ = **8,1 g Fett**

1. *Erläutern Sie die Bezeichnung x % Fett i. Tr.*
2. *Welche Käsegruppen kennen Sie?*
3. *Finden Sie zu jeder Käsegruppe mindestens 3 Käsesorten heraus.*
4. *Erläutern Sie die Unterschiede zwischen Lab- und Sauermilchkäse.*
5. *Berechnen Sie von 150 g Emmentaler (45 % Fett i. Tr.) den Fettanteil in der Trockenmasse.*
6. *Was ist unter dem Begriff absoluter Fettgehalt zu verstehen?*
7. *Berechnen Sie den absoluten Fettgehalt von 60 g Tilsiter (45 % Fett i. Tr.).*

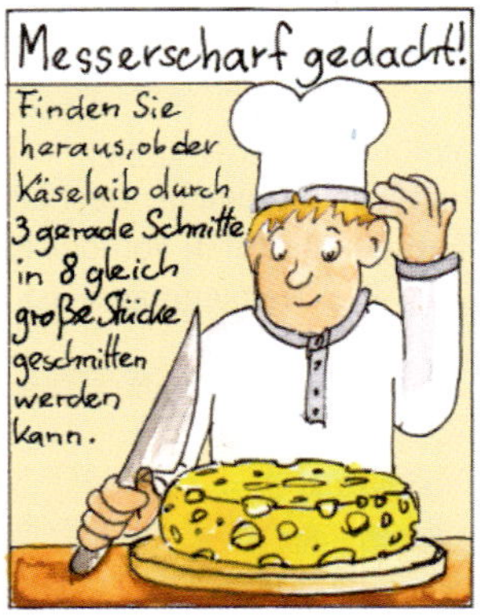
Messerscharf gedacht!
Finden Sie heraus, ob der Käselaib durch 3 gerade Schnitte in 8 gleich große Stücke geschnitten werden kann.

Herstellung von Joghurtfrischkäse

Joghurtfrischkäse kann im Unterricht zubereitet werden. Folgende Zutaten und Arbeitsgegenstände sind erforderlich.

Arbeitsgegenstände:	5-l-Edelstahltopf, Schneebesen, Förmchen, Sieb mit Baumwolltuch, Schüssel, Teller, Esslöffel
Zutaten:	600 g Joghurt (natur), 2 l Vollmilch (3,5 % Fett), 1 Labtablette, Obst der Saison, Kräuter

Tipp *Der Joghurtfrischkäse kann sehr gut mit fein zerkleinerten frischen Kräutern oder frischen zerkleinerten Früchten serviert werden.*

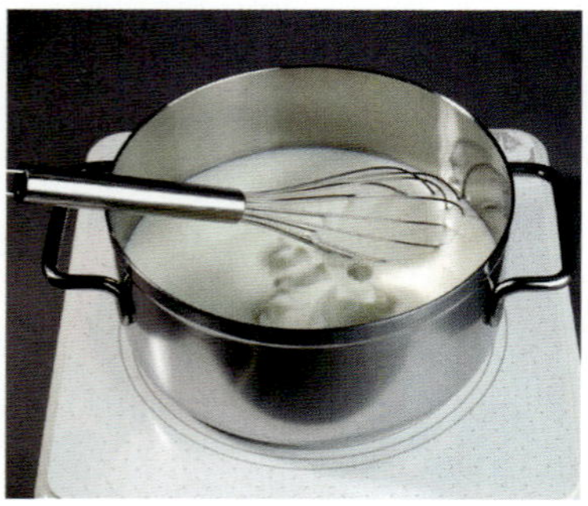

Milch in den Topf schütten und unter Rühren zum Kochen bringen. Joghurt mit dem Schneebesen einrühren, von der Herdplatte nehmen. 1 Labtablette auflösen, zugeben, Masse einen Tag zugedeckt stehen lassen.

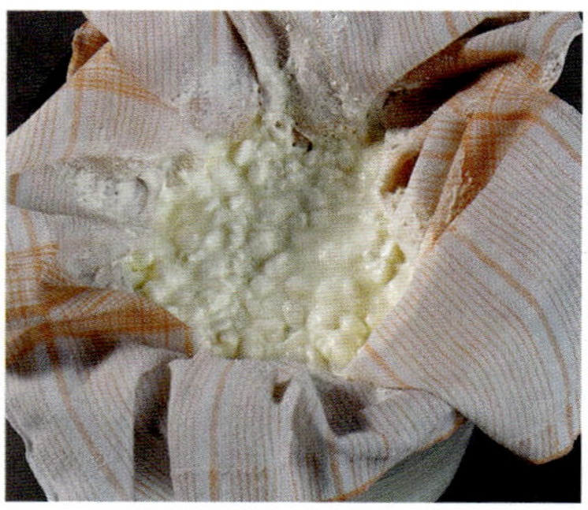

Das Sieb mit dem Baumwolltuch auslegen und den Molke-Frischkäsebruch einschütten. Molke abtropfen lassen. Joghurtfrischkäse mit dem Baumwolltuch gut ausdrücken, sodass die Restmolke abfließt.

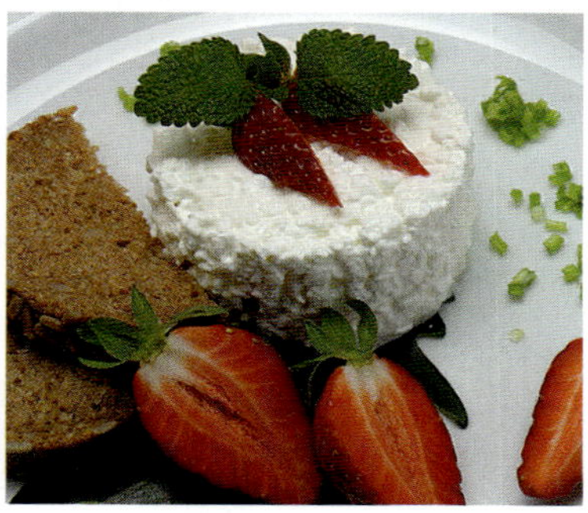

Joghurtfrischkäse je nach Wunsch in eine Form drücken und stürzen oder dekorativ auf einem Teller anrichten.

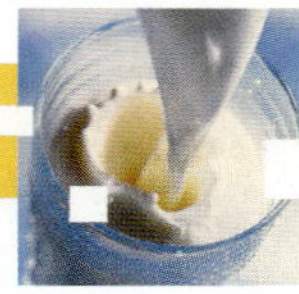

M/A **Buchstabensalat**

Welche Käsesorten gibt es an der Käsetheke?
Im Buchstabengitter sind **diagonal, senkrecht** und **waagerecht 10** Käsesorten versteckt. Finden Sie diese heraus und ordnen Sie die Käsesorten den **6** Käsegruppen zu. **Viel Spaß beim Knobeln!**

B	U	T	T	A	G	I	S	L	U
U	Q	S	I	T	O	U	P	M	S
T	G	F	L	E	U	D	E	C	C
T	H	I	S	J	D	D	I	A	K
E	B	R	I	E	A	N	S	M	L
R	O	P	T	M	Q	R	E	E	S
K	T	U	E	V	W	X	Q	M	Y
Ä	Z	R	R	A	B	C	U	B	D
S	B	R	I	N	Z	E	A	E	F
E	R	O	M	A	D	U	R	R	G
R	E	Z	R	A	H	W	K	T	N

Lösung siehe S. 486

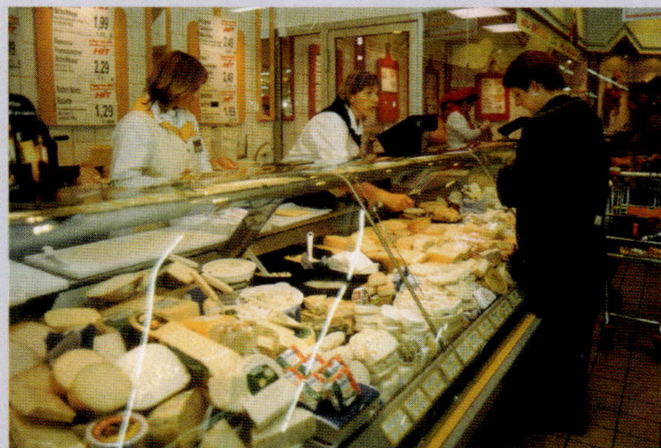

Wie gelangen die Löcher in bestimmte Käsesorten?
Während der Reifung spalten die zugesetzten Mikroorganismen den Milchzucker teilweise zu Milchsäure und Kohlendioxid (Gas). Da das Gas durch die Rinde nicht entweichen kann, bilden sich im Käseinneren verschieden große Hohlräume bzw. Lochungen.

d) Eier

Bei der Zubereitung von Speisen sind Eier vielfältig einsetzbar. Sie können in Form von Eierspeisen (z. B. Rührei, Omelett), aber auch zum Backen, für Aufläufe, Suppen und Puddings verwendet werden. In Deutschland verzehrt **eine Person im Jahresdurchschnitt ungefähr 220 Eier.** Ein Huhn legt bei artgerechter Tierhaltung ungefähr **280 Eier pro Jahr.**

Eier weisen einen hohen **Wasser-** und **Eiweißanteil** auf. Sie enthalten **Mineralstoffe** wie **Natrium, Kalium, Calcium, Phosphor, Magnesium, Eisen** sowie die **Vitamine A, E, B-Komplex,** aber auch **Fett** und **Cholesterin.**

Eier standen jahrelang im Verdacht, den Cholesterinspiegel stark zu erhöhen. Das wurde durch wissenschaftliche Langzeitstudien widerlegt. Forschungen ergaben, dass das im Ei vorhandene **Phosphatidylcholin** (= verwandter Stoff des **Lecithins**) in der Lage ist, die Aufnahme von Cholesterin im Darm zu hemmen. Der Organismus scheidet Cholesterin aus, sodass es nach dem Verzehr von Eiern zu keiner ernährungsbedingten Erhöhung des Cholesterinspiegels kommt.

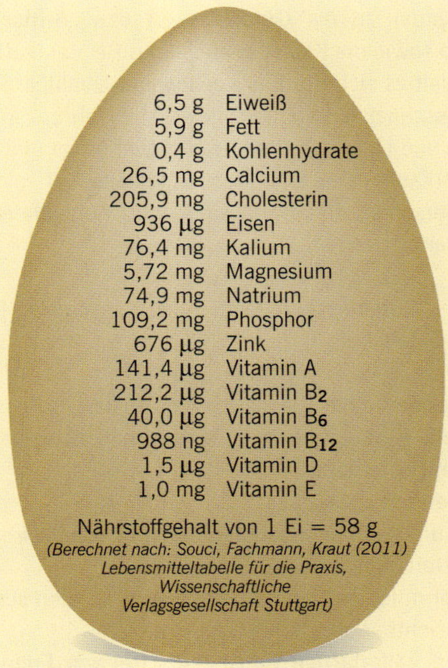

6,5 g	Eiweiß
5,9 g	Fett
0,4 g	Kohlenhydrate
26,5 mg	Calcium
205,9 mg	Cholesterin
936 µg	Eisen
76,4 mg	Kalium
5,72 mg	Magnesium
74,9 mg	Natrium
109,2 mg	Phosphor
676 µg	Zink
141,4 µg	Vitamin A
212,2 µg	Vitamin B_2
40,0 µg	Vitamin B_6
988 ng	Vitamin B_{12}
1,5 µg	Vitamin D
1,0 mg	Vitamin E

Nährstoffgehalt von 1 Ei = 58 g
(Berechnet nach: Souci, Fachmann, Kraut (2011) Lebensmitteltabelle für die Praxis, Wissenschaftliche Verlagsgesellschaft Stuttgart)

Nährstoffgehalt von 1 Ei = 58 g (Gewichtsklasse M)

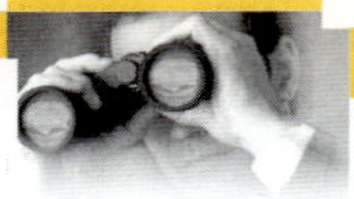

Aufbau eines Hühnereis

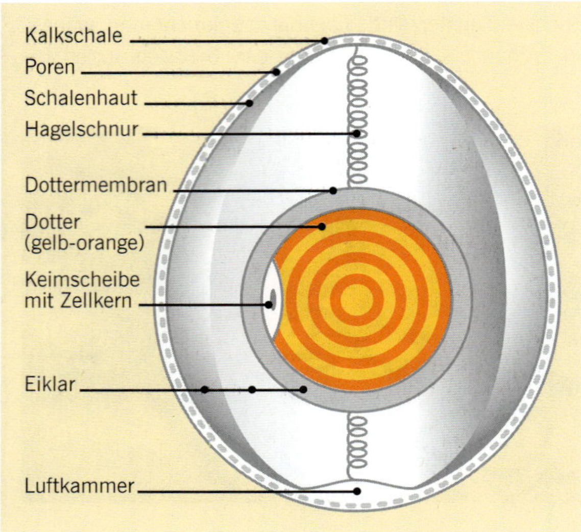

Merke ***Durchschnittlich besteht ein Ei aus:***
- ***ca. 60 % Eiklar***
- ***ca. 30 % Eigelb (Dotter)***
- ***ca. 10 % Schalenanteilen***

Die **Kalkschale** umhüllt das Innere des Eis. Sie hat, entsprechend der Hühnersorte, eine **braune** oder **weiße** Farbe. Durch die Poren der Schale ist ein natürlicher Luftaustausch gewährleistet.

Direkt auf der **Schaleninnenseite** befindet sich die **äußere Schalenhaut.** Die Luftkammer ist am stumpfen Eiende zwischen der **inneren** und **äußeren** Schalenhaut eingebettet, an der sich der Frischezustand des Eis ablesen lässt. **Je größer die Luftkammer ist, umso älter ist das Ei.**

Das **Eiklar,** das fälschlicherweise oft als Eiweiß bezeichnet wird, weist eine unterschiedliche Beschaffenheit auf. Am **Schalenrand** und um das **Eidotter** ist es dünnflüssig, in der **Mitte** eher von **dickflüssiger** Konsistenz.

Das **Eidotter** wird durch die **Hagelschnur** zusammengehalten und besteht wie eine Zwiebelpelle aus verschiedenen **gelben** und **weißen Dotterschichten.** Die Farbintensität des Dotters hängt vom Carotinanteil des Hühnerfutters ab. Oftmals werden dem Futter jedoch auch Farbstoffe zugesetzt. An der Farbe des Dotters kann also nicht erkannt werden, wie die Hühner gehalten werden. Im Eidotter ist seitlich die **Keimscheibe** mit dem **Zellkern** enthalten.

Kennzeichnungselemente von Eiern

Güteklassen

Eier werden in die **Güteklasse A** bzw. **A-frisch** oder **A-Extra** sowie die **Klasse B** eingeteilt. Bei der **Güteklasse B** handelt es sich um Eier von zweiter Qualität. Sie werden ausschließlich an die zugelassene Nahrungsmittelindustrie und Unternehmen der Nichtnahrungsmittelindustrie verkauft. Da Eier der **Güteklasse B** nicht für Privatpersonen zugänglich sind, wird auf nähere Informationen verzichtet.

Eier der **Güteklasse A** sind reine Konsumeier für den privaten Haushalt.

Gütemerkmale der Klasse A bzw. A-frisch
- **Schale sauber** (jedoch ungewaschen bzw. gereinigt) und **nicht verletzt**
- **Keine Fremdgerüche**
- Luftkammerhöhe **höchstens 6 mm**, das wird durch das Durchleuchten der Eier ermittelt
- Dotter muss **mittig** und beim Durchleuchten **schattenhaft** sichtbar sein
- Eiklar: **gallertartige Konsistenz, frei** von **Fremdpartikeln**

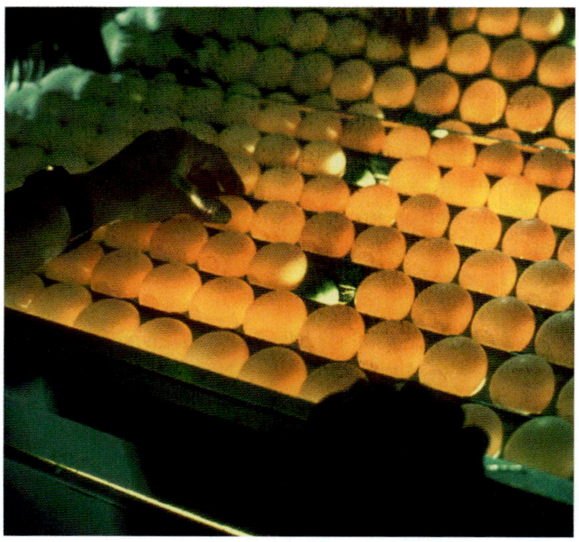

Güteklasse A-Extra
Hierbei handelt es sich um extrafrische Eier mit einer Luftkammerhöhe von **max. 4 mm** (Verpackungszeitpunkt). Die Güteklasse **A-Extra** ist auf einer **Banderole** ausgewiesen. Diese muss nach **7 Tagen** entfernt werden. Die Eier werden dann der **Güteklasse A** zugeordnet.

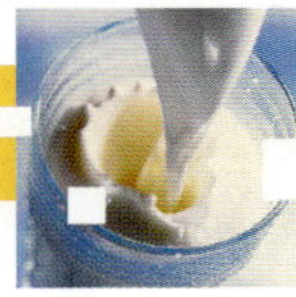

Gewichtsklassen

Die Eier der **Güteklasse A** werden, ähnlich wie es in der Bekleidungsindustrie praktiziert wird, in entsprechende Gewichtsklassen (= Größen) eingruppiert.

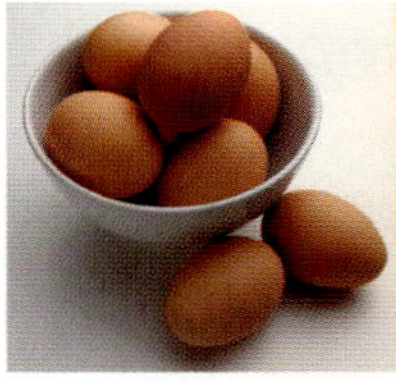

Gewichtsklassen

XL	=	sehr groß	=	73 g und mehr
L	=	groß	=	63 g–73 g
M	=	mittel	=	53 g–63 g
S	=	klein	=	unter 53 g

Merke ***Die Gewichtsklasse wird durch die Abkürzung Gew.-Kl. auf der Packung ausgewiesen, hinter der die Buchstaben (z. B. XL, L, M, S) angegeben werden.***

Erzeugercode
(= Eier-Kennzeichnung)

Eier der **Güteklasse A** müssen mit einem **Erzeugercode (= Stempel)** versehen sein. Durch diesen Code erhält der Verbraucher genaue Informationen über die **Haltungsform** der Hühner, das **Herkunftsland** und den **Erzeugungsbetrieb.** Die Kennzeichnung gewährleistet die ausnahmslose Rückverfolgbarkeit der Eier bis zum Hühnergelege.

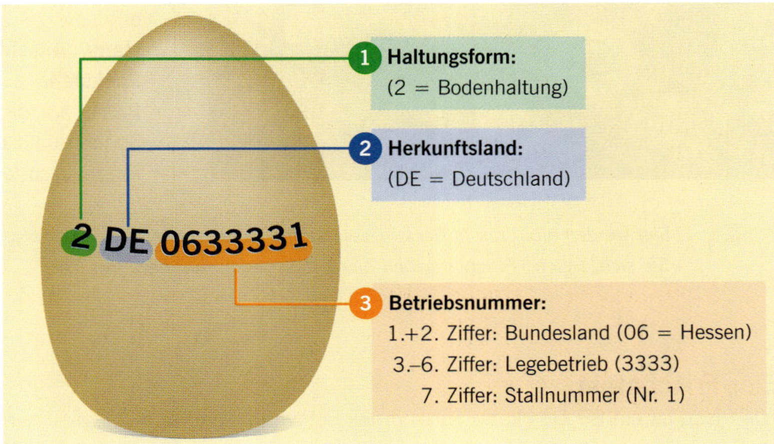

1. Haltungsform

Die **erste** Ziffer von links (= 0, 1, 2, 3) gibt Auskunft über die **Haltungsform** der Hühner.

0 = ökologische Eier = Bio: Die Hühner werden im Freiland gehalten. Die Betreiber müssen sich an die Richtlinien der europäischen EG-Öko-Verordnung halten, die genaue Standards vorschreibt.

1 = Freilandhaltung: Die Legehennen können sich sowohl im Stall als auch im Freiland bewegen. Die Freilandfläche muss genügend begrünt sein. Einem Huhn stehen mindestens **4 m²** Freiland zur Verfügung.

2 = Bodenhaltung: Die Legehennen bewegen sich frei in einem geschlossenen Stall. **Pro Quadratmeter** dürfen bis zu **9** Hennen gehalten werden.

3 = Kleingruppenhaltung: Die Gruppe besteht aus 20–60 Tieren; den Tieren steht Einstreufläche, Nest und Sitzstange zur Verfügung. Tiere unter 2 kg werden auf einer Fläche von 800 cm² gehalten; Tiere über 2 kg auf 900 m².

2. Herkunftsland

Nach den Ziffern der Haltungsform erfolgt die zweistellige Buchstabenkombination des Herkunftslandes, aus denen die Eier stammen. Auszugsweise einige Beispiele:

Herkunftsland	Abkürzungen
Österreich	AT
Belgien	BE
Deutschland	DE
Dänemark	DK
Spanien	ES
Finnland	FI

3. Betriebsnummer

Nach dem Herkunftsland kommt die Betriebsnummer. Bei deutschen Eiern geben die ersten beiden Ziffern über das Bundesland Aufschluss. Die folgenden 4 Ziffern weisen auf den Erzeugungsbetrieb hin. Die letzte Ziffer definiert die Stallnummer.

1.+2. Ziffer	Bundesland
01	Schleswig-Holstein
02	Hamburg
03	Niedersachsen
04	Bremen
05	Nordrhein-Westfalen
06	Hessen

Kennzeichnungspflicht auf Eierpackungen

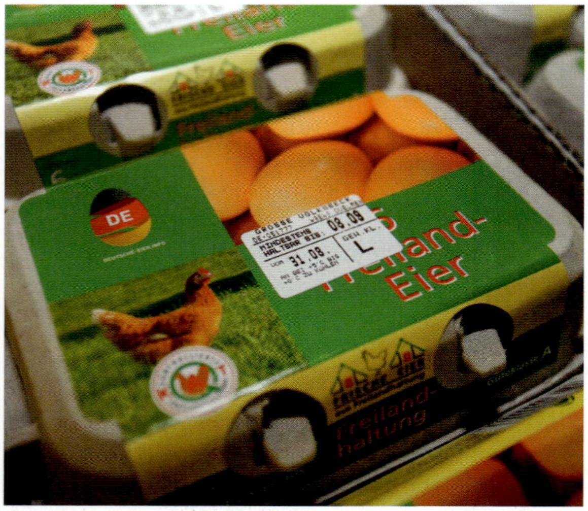

Pflichtangaben auf Eierpackungen

- **Erzeugungskennzeichnung: ökologische Eier, Boden-, Freiland- oder Käfighaltung**
- **Anzahl der Eier in einer Packung**
- **Güteklasse (A bzw. A-Frisch oder Extra – ...)**
- **Gewichtsklasse** (Gew. Kl.): z. B. XL, L, M, S
- **Mindesthaltbarkeitsdatum (MHD):** durch den Wortlaut **„mind. haltbar bis ...“**
- **Verbraucherhinweis:** Nach dem Kauf bei Kühlschranktemperatur aufbewahren. Nach Ablauf des MHD durcherhitzen.
- **Name, Anschrift und Kennnummer (PN-Nummer) der Packstelle**
- **Preis:** auf der Packung oder durch klar ersichtliches Schild direkt neben den Packungen
- **Erzeugercode:** Information auf Deckelinnenseite

? ***Eier werden nicht nur in Packungseinheiten, sondern auch als lose Ware, also stückweise, verkauft. Informieren Sie sich, welche Pflichtangaben hier auf Schildern auszuweisen sind.***

Eier-Frischetest

Wie frisch ist ein Ei? Das kann anhand des Schwimm- und Aufschlagtests ermittelt werden.

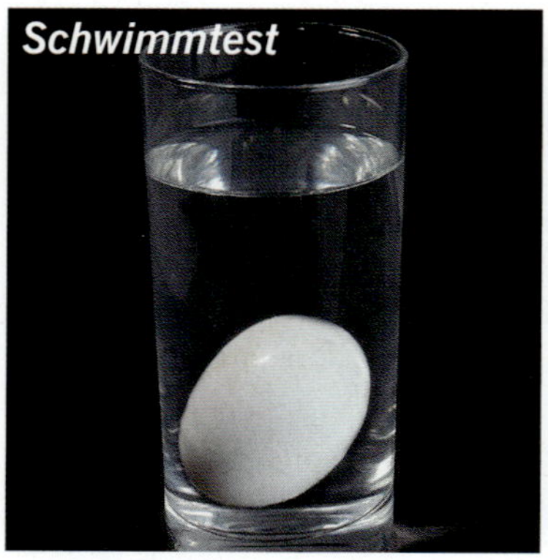

Ein **frisches Ei** liegt in einer Salzlösung (1 TL Salz auf 100 ml Wasser) auf dem Boden. Es hebt sich nicht ab.

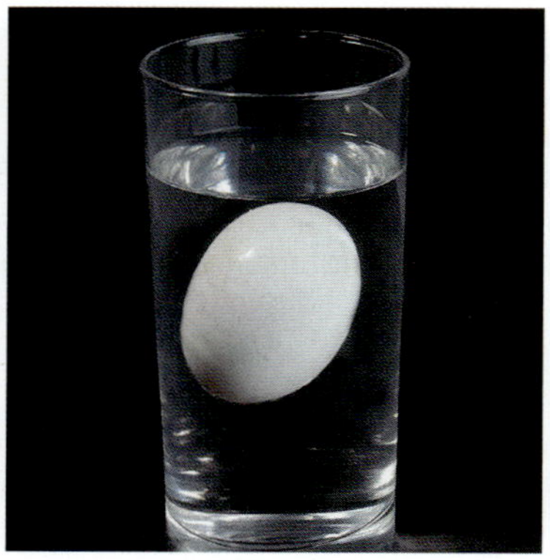

Ein Ei, das ungefähr **1 Woche** alt ist, hat eine vergrößerte Luftkammer. Es richtet sich in der Salzlösung auf.

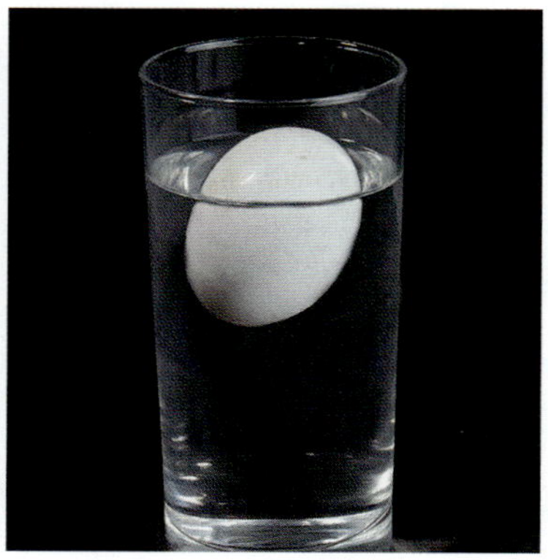

Ist das Ei **mehrere Wochen** oder sogar **Monate** alt, schwimmt es **vollständig** an der **Oberfläche,** da die Luftkammer sehr groß geworden ist.

Aufschlagtest

Ist das **Eidotter** des aufgeschlagenen Eis **gewölbt** und das **Eiklar gallertartig,** handelt es sich um ein **frisches Ei.** Das Ei ist **alt,** wenn das **Eidotter flach** und das **Eiklar flüssig** ist.

Merke ***Hat das Ei einen unangenehmen Geruch, ist es alt und zum Verzehr ungeeignet!***

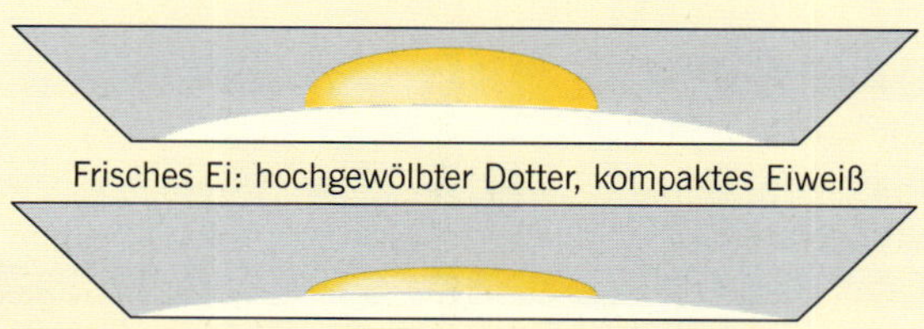
Frisches Ei: hochgewölbter Dotter, kompaktes Eiweiß

Älteres Ei: flacher Dotter, flüssigeres Eiweiß

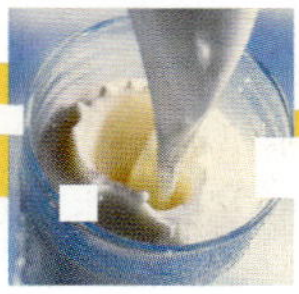

Küchentechnischer Umgang mit Eiklar

Versuche ***Eiklar***

Versuch Nr.	Beobachtungen	Folgerungen
V. 1		
V. 2		
V. 3		
V. 4		

usw.

Tabelle für die Versuchsreihe

Versuchsanleitung
Führen Sie die aufgeführten Versuche der Reihe nach aus. Fertigen Sie sich eine Tabelle an (siehe Bsp.). Schreiben Sie Ihre Beobachtungen genau auf. Welche Folgerungen können Sie aus Ihren Beobachtungen ableiten? Was bedeutet das für die Küchenpraxis?

Versuch V. 1 bis V. 3:

V. 1: Steif schlagen von Eiklar
Schlagen Sie **1 Ei** auf und trennen Sie sorgfältig das Eiklar vom Eigelb. Geben Sie das Eiklar in eine saubere Rührschüssel und schlagen Sie dieses mit einem sauberen Schneebesen (Handrührgerät) **ca. 4 bis 5 Min.**

V. 2: Steif schlagen von Eiklar mit Eigelb
Schlagen Sie **1 Ei** auf und trennen Sie das Eiklar vom Eigelb. Geben Sie **½ TL Eigelb** in das Eiklar. Schlagen Sie die Masse mit einem sauberen Schneebesen (Handrührgerät) **ca. 4 bis 5 Min.** auf.

V. 3: Steif schlagen von Eiklar mit Wasser
Schlagen Sie **1 Ei** auf und trennen Sie das Eiklar sorgfältig vom Eigelb. Geben Sie eine **Eierschalenhälfte kaltes** Wasser zum Eiklar. Schlagen Sie die Masse mit einem sauberen Schneebesen (Handrührgerät) **ca. 4 bis 5 Min.** Vergleichen Sie die Massen (V. 1 bis V. 3) nach **ca. 4 Min.** Was fällt Ihnen dabei auf?

Küchentechnische Folgerungen von V. 1 bis V. 3:

V. 1: Durch das Schlagen nimmt das Eiklar Luft auf (s. u.). Die Masse vervielfacht das Volumen. Die eingeschlagene Luft dient zur **Lockerung** der Speisen (z. B. Biskuitmasse). Obwohl dieser Eischnee von allen 3 Versuchen am stabilsten ist, geht auch dieser nach mehreren Minuten zu Eiklar über.

V. 2: Das im Eigelb enthaltene Fett verringert die Aufnahme von Luft. Das Eiklar wird nicht sehr fest und dient somit nur bedingt als Lockerungsmittel. Das Eiklar darf beim Aufschlagen nicht mit Fett in Berührung kommen, also kein Eigelb enthalten. Alle Arbeitsgegenstände müssen fettfrei sein. Die Masse fällt rasch zusammen.

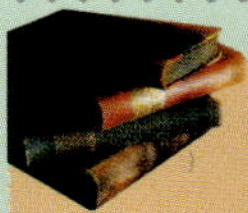

Reversibel und irreversibel
Eischnee, der mehrere Minuten steht, wird wieder zu Eiklar. Hierbei handelt es sich um einen reversiblen, also umkehrbaren Vorgang. Anders verhält es sich bei einem hart gekochten Ei. Das Eiklar gerinnt bei ca. 70 °C und wird fest. Hart gekochte Eier können nicht mehr roh gemacht werden. Der Vorgang ist irreversibel (= nicht mehr umkehrbar).

V. 3: Das Wasser erhöht das Volumen des Eiklars kurzfristig, die Stabilität nimmt jedoch sehr rasch ab. Der Eischnee muss deshalb sehr schnell weiterverarbeitet werden.

Wie kommt es zur Schaumbildung von Eiklar?

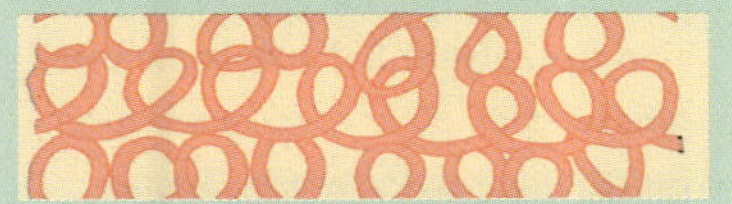

Das Eiklar enthält spiralförmige Eiweißknäuel, die während des Schlagprozesses **aufgedreht** und **netzartig** angeordnet werden.

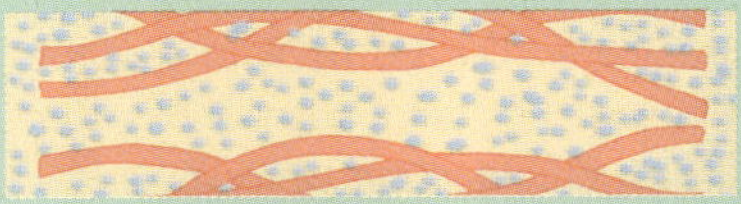

Durch das Schlagen bleiben viele kleine **Luftbläschen** im **Eiweißnetz hängen.** Teilweise **gerinnen** die Eiweißfäden. Der Eischnee wird fest.

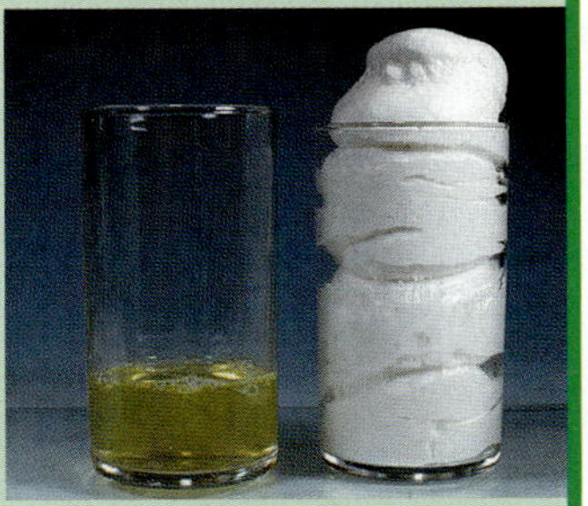

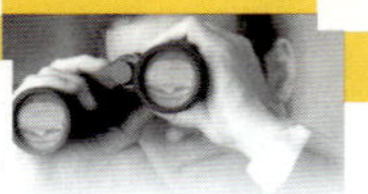

Küchentechnischer Umgang mit Eiern

In der Küche können Eier vielfältig eingesetzt werden. Eiklar ist ein **Lockerungsmittel** (siehe Versuche Eiklar). Es kann ebenso **Trübstoffe binden** und dient somit zur **Klärung** von klaren Suppen (z. B. Fleischbrühe). Durch das Eigelb können Suppen und Soßen eine **sämige, samtige Konsistenz** erhalten. Es hat ebenso emulgierende Wirkung. Eier können **Flüssigkeit binden** und sind zugleich **Färbemittel,** indem sie dem Gebäck ein schönes Aussehen verleihen.

Legieren

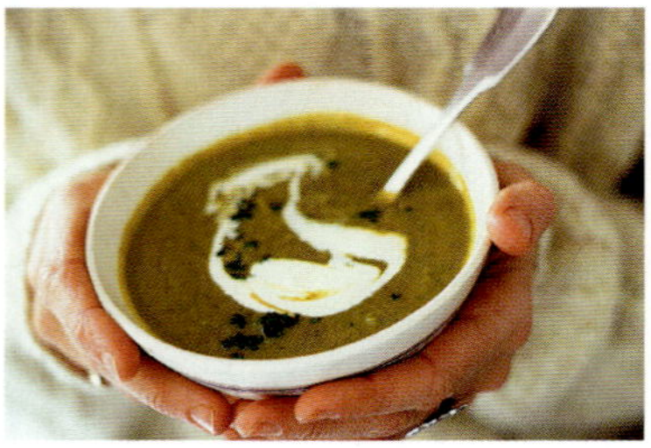

Durch das Legieren erhalten vor allem Suppen und Soßen eine sämige, samtige Beschaffenheit. Hierbei wird das Eigelb mit etwas Sahne vermischt und unter ständigem Rühren in die nicht mehr kochende Flüssigkeit eingerührt. **Beachte:** Kocht diese auf, flockt das Eigelb aus.

Binden

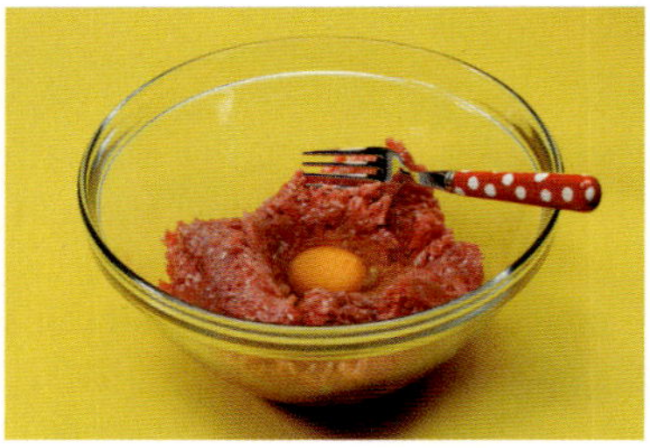

Eier können entsprechend ihrem Gewicht Flüssigkeit binden. Sie werden z. B. zur Bindung von Semmel-, Kartoffel- und Fleischteig eingesetzt.

Emulgieren

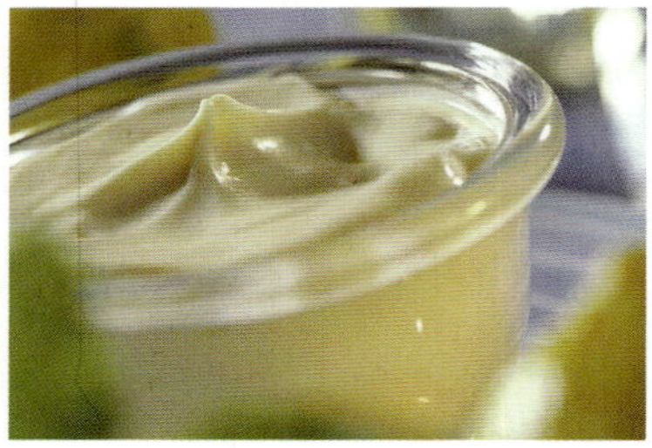

Eigelb enthält Lecithin als Emulgator. Emulgatoren haben die Fähigkeit, 2 ursprünglich nicht mischbare Stoffe (Fett, Wasser) miteinander zu verbinden. Das macht man sich bei der Herstellung von Mayonnaise zunutzen. Das frische Eigelb verbindet das Öl mit den restlichen Zutaten zu einer Emulsion.

Färben

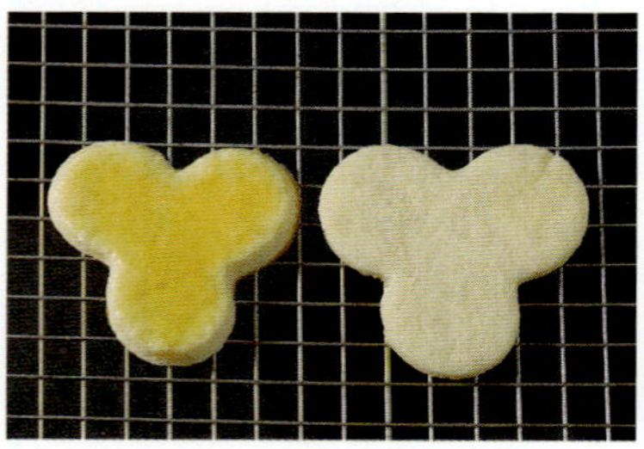

Wird das Gebäck vor dem Backen mit einem Eigelb-Milch-Gemisch (auf 1 Eigelb kommt 1 EL Milch) oder einem verquirlten Ei bestrichen, erhält es eine schöne Farbe und einen schönen Glanz. Das Ei ist somit Färbemittel.

Klären

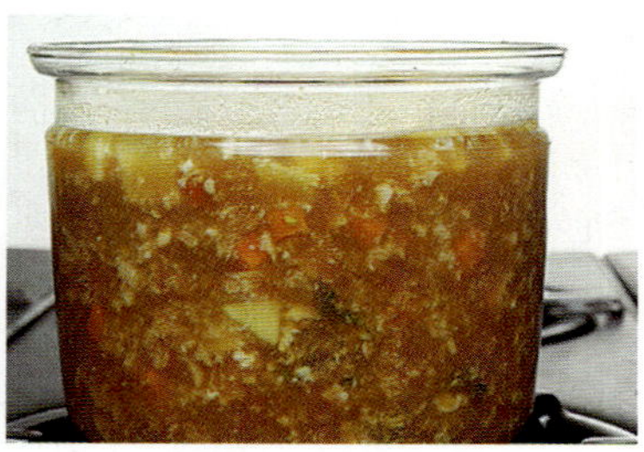

Brühen aus Knochen und Fleisch werden beim Kochvorgang trübe. Aufgeschlagenes Eiweiß, das in der Brühe aufgekocht wird, bindet die Trübstoffe. Die Brühe wird klar. Der Klärvorgang kann ebenso mit Klärfleisch durchgeführt werden.

Merke ***Salmonellen sind nicht nur in Eiern, sondern vor allem in Geflügel sowie in Fleisch (Hackfleisch) vorhanden. Auch hierbei ist ausreichendes Erhitzen und ausreichende Küchenhygiene unerlässlich.***

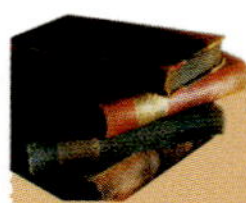

Salmonellen

Salmonellen sind Bakterien, die durch den Hühnerkot über die Schale oder durch den Eileiter der Hühner ins Eiinnere gelangen. Sie vermehren sich unter 6 °C geringfügig, bei Zimmertemperatur jedoch explosionsartig. Werden Eierspeisen verzehrt, die nicht ausreichend erhitzt wurden, kann das zu Salmonellen führen. Brechdurchfälle mit einhergehenden Wasserverlusten sowie starkes Fieber sind die Folgen. Salmonellenkranke müssen sich einer medikamentösen Behandlung unterziehen. Salmonellen werden bei über 60 °C nach ca. 10 Min. abgetötet. Deshalb sollten Eierspeisen entsprechend den Angaben erhitzt werden.

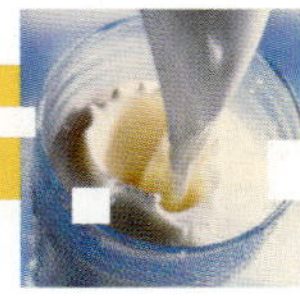

Wichtige Regeln im Umgang mit Eiern in der Küche

- Eier grundsätzlich getrennt von anderen Lebensmitteln bei **5 °C bis 8 °C** im Kühlschrank lagern.
- Beschädigte Eier sofort verbrauchen. Diese in einer Tasse aufschlagen und auf ihren Frischezustand kontrollieren. Schlecht riechende, trübe Eier müssen entsorgt werden.
- Gegenstände, die mit Eiern und Eierschalen in Berührung gekommen sind, **sofort** mit heißem Spülwasser reinigen.
- Rühreier sollten keinen flüssigen Anteil mehr enthalten **(= Salmonellengefahr).**
- Gekochte Eier müssen **8 Min. bis 10 Min.** gegart werden.
- Eier **grundsätzlich gut erhitzen (= Salmonellengefahr).** Beispiel: als Lockerungsmittel keinen Eischnee unter den fertigen Pudding rühren.
- Mayonnaise, Tiramisu etc. sollten mit **pasteurisiertem Ei** hergestellt werden. Hier besteht keine Salmonellengefahr.

?

1. ***Stellen Sie weitere Küchenregeln im Umgang mit Eiern auf.***
2. ***Finden Sie heraus, ob braune Eier qualitativ besser sind als weiße Eier.***
3. ***Welche Eier anderer Vogelarten gibt es? Welche Bedeutung haben sie in unserer Ernährung?***

e) Geflügel

Durch alte Überlieferungen ist bekannt, dass in Asien bereits schon **4500 v.Chr.** Geflügel verzehrt wurde. Auch die alten Ägypter betrieben Geflügelzucht. Heute ist Geflügelfleisch aufgrund der vielfältigen Zubereitungsmöglichkeiten (Grillen, Braten, Kochen, Dünsten, Schmoren, Frittieren) und Angebotsformen (frisch, gefroren, tiefgefroren) ein beliebtes Lebensmittel. Das Geflügel lässt sich in **2 Hauptgruppen** einteilen, nämlich in **Haus-** und **Wildgeflügel.** Werden die Tiere als Haustiere gehalten, handelt es sich um Hausgeflügel. Dazu zählen **Ente, Gans, Truthahn, Perlhuhn, Hähnchen** und **Taube.** Das **Wildgeflügel** hingegen lebt in freier Wildbahn. Im Handel werden hauptsächlich **Rebhuhn, Fasan** und **Wachteln** angeboten. Dieses Kapitel beschränkt sich ausschließlich auf das Hausgeflügel.

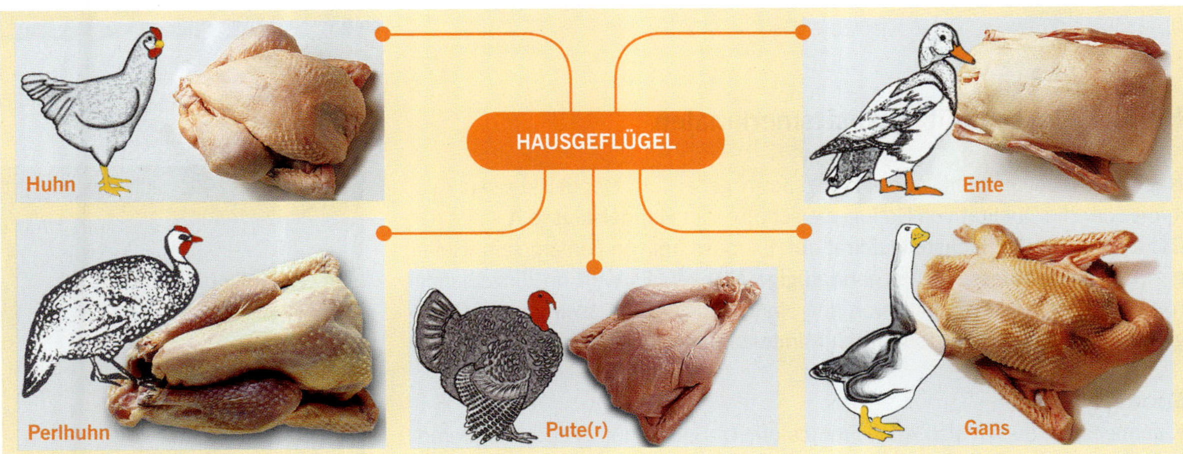

Nährstoffgehalt

Geflügelfleisch enthält durchschnittlich **ca. 20 % hochwertiges Eiweiß.** Der Fettgehalt jedoch unterliegt je nach Geflügelart starken Schwankungen. Wassergeflügel (Gans, Ente) ist in der Regel **fettreicher.** Diese Tiere benötigen die Fettschicht als Wärmeisolation. Da das Fett direkt unter der Haut sitzt, tritt es beim Garen häufig aus, sodass sich der Fettgehalt bei der Zubereitung verringert. Hühner und Puten sind eher fettarm, vor allem das Muskelfleisch ohne Haut. Des Weiteren ist Geflügelfleisch reich an **Vitamin A** und **B$_6$** sowie **Niacin. Mineralstoffe** wie **Magnesium, Kalium** und **Eisen** sind enthalten.

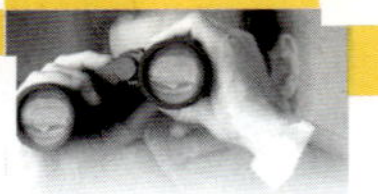

Verkehrsbezeichnung/Geflügelarten

Geflügel wird unter verschiedenen Verkehrsbezeichnungen – z. B. Ente, Gans, Huhn und Pute – in den Handel gebracht. In der Tabelle werden die unter den einzelnen Verkehrsbezeichnungen bekannten Geflügelarten sowie deren **Gewicht** und **Alter** ausgewiesen.

Verkehrsbezeichnung	Geflügelart	Gewicht	Alter
Ente 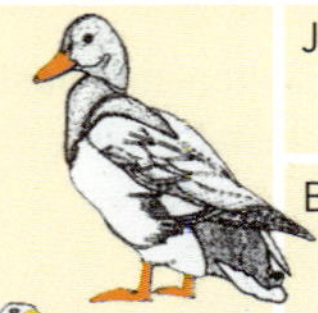	Junge Ente	1,5–2,0 kg	8–11 Wochen
	Barbarieente	m: 3,0–4,0 kg w: 1,8–2,0 kg	15–17 Wochen
Gans 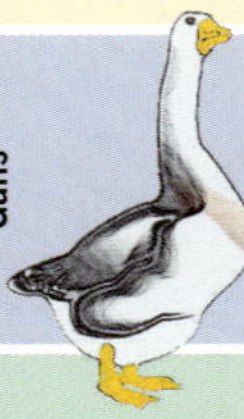	Frühmastgans	2,0–3,4 kg	10–12 Wochen
	Junge Gans	4,0–6,0 kg	9 Monate
	Gans	ca. 6,0 kg	1 Jahr
Huhn 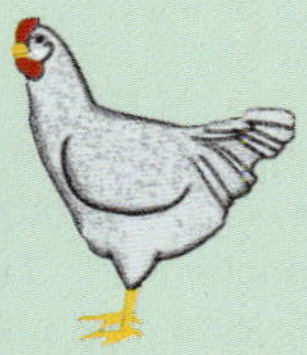	Hähnchen (m + w)	0,8–1,2 kg	5–6 Wochen
	Junger Hahn	1,8–2,5 kg	8–9 Wochen
	Suppenhuhn	1,0–2,0 kg	15 Monate
	Kapaun	1,5–2,0 kg	140 Tage
	Poularden	1,2 kg	6–7 Wochen
	Stubenküken	0,65–0,75 kg	28 Tage
Pute 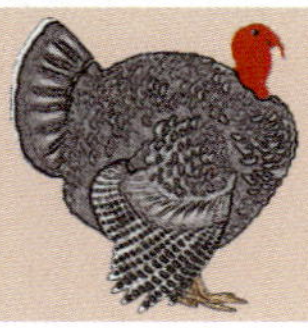	Junge Pute	3,0–4,0 kg	2 Monate
	Pute (w) Puter (m)	w: 12 kg m: 20–25 kg	w: 16–17 Wochen m: 21–22 Wochen

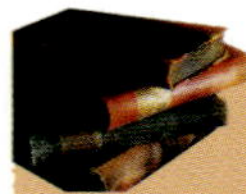

Pute(r) oder Truthahn bzw. -huhn?
Hierbei handelt es sich um Synonyme (= bedeutungsgleiche Bezeichnungen). In Norddeutschland wird hauptsächlich von Pute(r) gesprochen, während im süddeutschen Sprachraum eher die Bezeichnung Truthahn bzw. -huhn verwendet wird.

@ *Finden Sie heraus, was sich hinter den Begriffen Poularde und Kapaun verbirgt.*

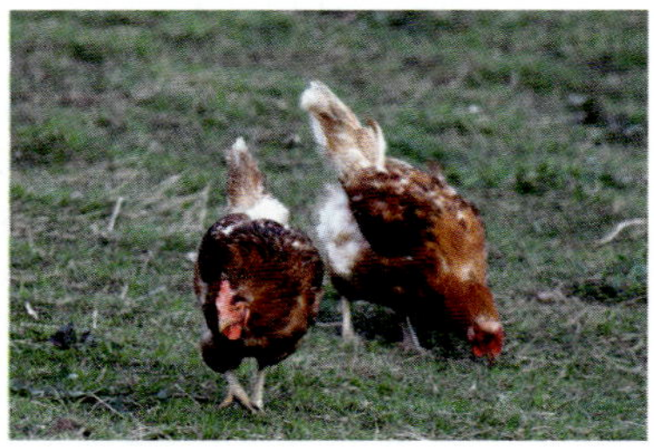

Handelsklassen mit Qualitätsmerkmalen

Nach der europaweiten Vermarktungsnorm geben die Handelsklassen Auskunft über die Qualität von Geflügelfleisch. Bei der **Handelsklasse A** weist das Geflügelfleisch **die höchste Qualität** auf. Es muss frei von Fehlern sein. Geflügel der **Handelsklasse B** hat **geringfügige Mängel.** Es wird im Einzelhandel nicht angeboten. Unabhängig von den Handelsklassen müssen ganzes Geflügel und Geflügelstücke bestimmten **Mindestanforderungen** entsprechen.

Sie müssen:
- sauber sein, dürfen also keine Fremdstoffe (z. B. Schmutz, Blut) und Fremdgerüche aufweisen,
- frei von Verletzungen (z. B. abstehende gebrochene Knochen) sein und
- dürfen keine starken Quetschungen aufweisen.

Qualitätsmerkmale der Handelsklasse A
• Unauffällige Beschädigung möglich (nicht an Brust und Schenkel)
• Fettansatz gleichmäßig gering (Ausnahme: Suppenhühner, Enten, Gänse)
• Kein Frostbrand
• Vollfleischigkeit
• Geringe Restanteile an Federkielen und Federn

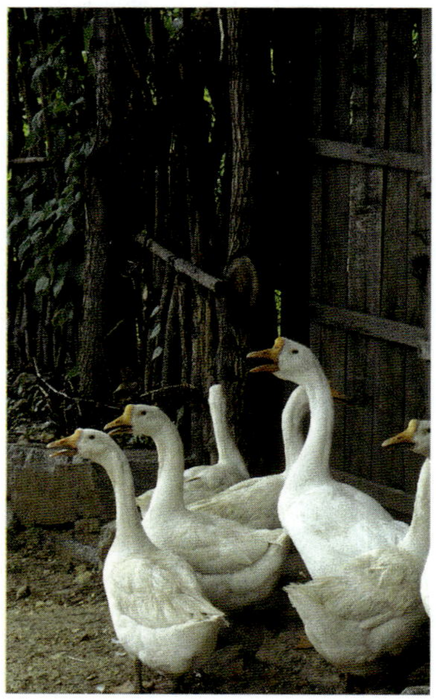

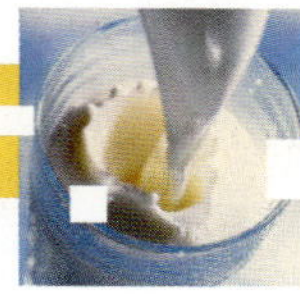

Angebotszustand

Geflügelfleisch wird **frisch, gefroren** und **tiefgefroren** im Handel angeboten.

Frisches Geflügel
Es wird unmittelbar nach der Schlachtung bzw. Zerlegung auf **0 °C bis 2 °C** gekühlt. Die gesamte Kühlkette, das heißt vom Geflügelbetrieb über den Handel bis hin zum privaten Haushalt, darf nicht unterbrochen werden. Bei einer **Kühltemperatur** von **max. 4 °C** bleibt das Geflügel **ca. 5 bis 7 Tage** frisch.

Tiefgefrorenes Geflügel
Direkt nach dem Schlachtvorgang wird das Geflügel bei **–40 °C schockgefroren** und anschließend bei **–18 °C tiefgefroren.** Die Kühlkette von **–18 °C** muss hier ohne Unterbrechung bis zum Haushalt eingehalten werden.

Gefrorenes Geflügel
Das Geflügel wird ebenfalls **schockgefroren** und bei einer Kerntemperatur von **–12 °C** aufbewahrt.

Tiefkühlkette

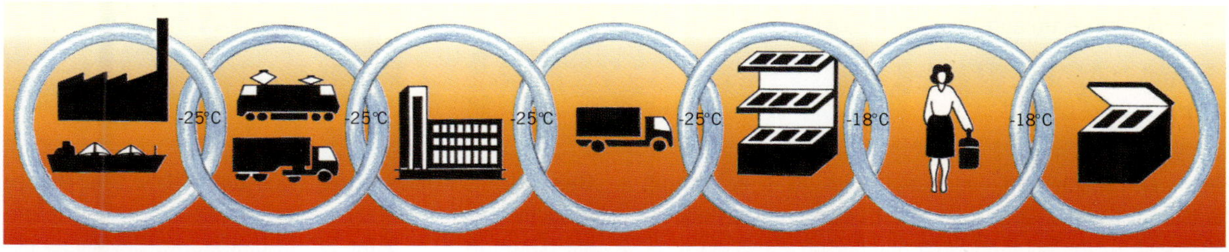

Merke
Die Tiefkühlkette und die Kühlkette dürfen zum Schutz des Verbrauchers nicht unterbrochen werden.

Kennzeichnungspflicht auf Geflügelpackungen

Verpacktes Geflügelfleisch muss durch ein **eindeutig lesbares Etikett** gekennzeichnet sein. Folgende Pflichtangaben informieren und schützen den Verbraucher:

1. **Verkehrsbezeichnung** (Geflügelart/Teilstückbezeichnung)
2. **Angebotsform** (frisch, gefroren, tiefgefroren) und **Herrichtungsform** (z. B. bratfertig)
3. **Handelsklasse (A oder B)**
4. **Gewicht, Preis pro kg, Gesamtpreis**
5. **Name, Anschrift des Herstellers, Verpackers oder des Verkäufer** im EG-Raum
6. **Verbraucherhinweis** (Frischware: „zu verbrauchen bis …“, Lagertemperatur, Frostware: Mindesthaltbarkeitsdatum)
7. **Zulassungsnummer des Schlacht- bzw. Zerlegungsbetriebs** und **Kennbuchstabe des Herkunftslandes**

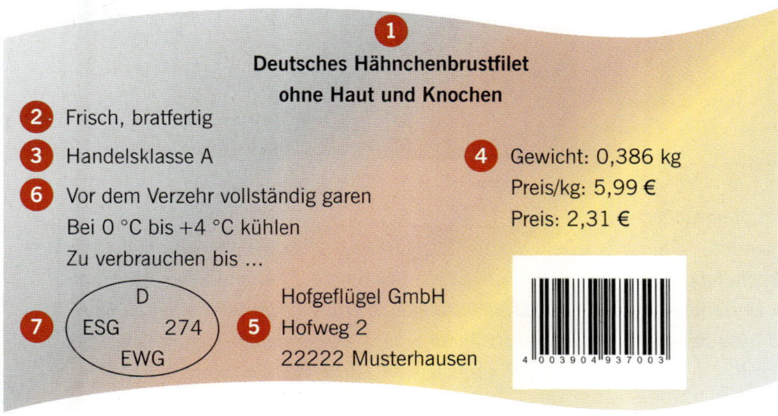

@ ***Betriebe können freiwillige Angaben, wie das QS-Prüfzeichen und das D/D/D-Herkunftskennzeichen auf Geflügelpackungen ausweisen. Finden Sie heraus, wie diese Zeichen aussehen und was sich dahinter verbirgt.***

? ***Diskutieren Sie in der Klasse die Vor- und Nachteile eines QS-Prüfzeichens und eines D/D/D-Herkunftskennzeichens.***

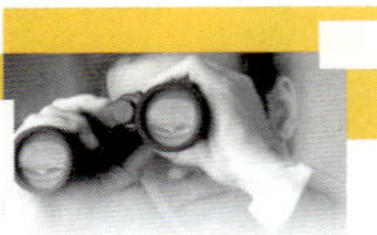

Umgang mit Geflügel in der Küchenpraxis

- Prinzipiell darf die **Kühlkette** nicht unterbrochen werden. Es empfiehlt sich, das Geflügel in der geschlossenen Kühltasche nach Hause zu transportieren; besonders während der heißen Monate.
- Frisches Geflügel sollte in einer abgedeckten Schüssel **unter +4 °C** kühl gelagert werden.
- Dieses muss spätestens bis zum **Verbrauchsdatum** zubereitet werden.
- Tiefgefrorenes Geflügel bei **–18 °C** lagern, gefrorenes Geflügel bei **mind. –12 °C** aufbewahren. **Mindesthaltbarkeitsdatum** beachten.
- (Tief-)gefrorenes Geflügel **vor dem Garen auftauen. Auftauvorgang:** Geflügel aus der Packung nehmen und in einer abgedeckten Schüssel mit Siebeinsatz im Kühlschrank **langsam** auftauen lassen. Der Vorteil ist dabei, dass der gefrorene Fleischsaft wieder in der Muskulatur aufgenommen wird. Aufgrund von **Salmonellengefahr** Auftau- und Abtropfwasser sorgfältig wegschütten.
- Bei der Geflügelverarbeitung ist aufgrund von **Salmonellengefahr** äußerste Hygiene geboten.
- Geflügel fachgerecht vorbereiten, danach alle benutzten Arbeitsflächen, -geräte und -gegenstände gründlich mit **heißem Spülwasser** reinigen. Danach Hände waschen.
- Geflügel grundsätzlich durchgaren **(= Salmonellengefahr).** Geflügel sollte im Kern **10 Min.** lang eine Temperatur von **70 °C** aufweisen. Garthermometer benutzen.
- Bei durchgegartem Geflügel tritt **klarer Geflügelsaft** aus.

f) Fleisch

Wie viel Fleisch von welcher Tierart im Durchschnitt konsumiert wird, ist von Land zu Land unterschiedlich. Während in Deutschland Schweinefleisch gegessen wird, bevorzugen die mediterranen Länder Ziegen- und Schaffleisch. In Amerika werden große Mengen an Rind- und Geflügelfleisch verzehrt. Diese Unterschiede sind häufig auf **ökonomische, ökologische** oder **religiöse Ursachen** zurückzuführen.

Beispiel: In Indien wurden noch **um 500 v. Chr.** Rinder gezüchtet, es wurde mit ihnen gehandelt und man verzehrte sie **(Ökonomie).** Später führte das starke Bevölkerungswachstum zu großen Rodungen, um den Wohnraum sowie den Anbau von Lebensmitteln und Futter zu sichern. Lange Dürreperioden sowie starker Monsunregen erschwerten die Züchtung der Tiere. Rinder wurden zum knappen und kostbaren Gut **(Ökologie/Ökonomie).** Zur Sicherung der Existenzgrundlage benötigt heute hauptsächlich die arme Bevölkerung das Rind als Zugtier. Hindus schlachten und verzehren keine Kühe, sie gelten als heilig **(Ökonomie/Religion).**

Nährstoffgehalt

Fleisch enthält folgende Nährstoffe:
- ca. 20 % hochwertiges Eiweiß
- Fett
- Vitamin-B-Komplex (B_1, B_2, B_6, B_{12}), Vitamine A, E
- Natrium, Kalium, Phosphor, Magnesium
- Eisen, Zink, Selen

- Fettbegleitstoff: Cholesterin
- Purine

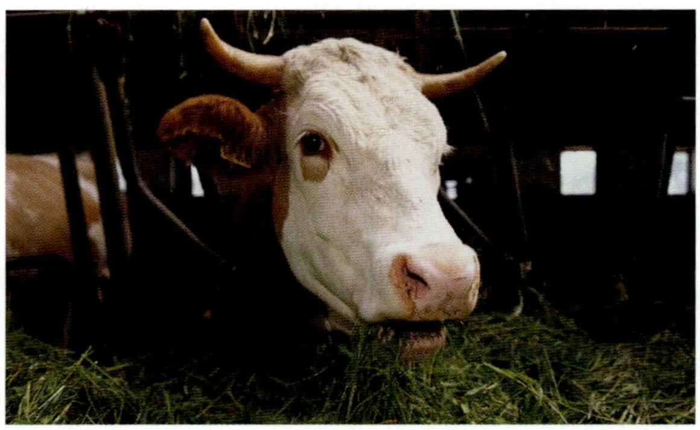

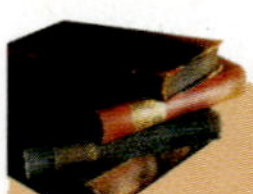

Selen

Selen ist ein Mineralstoff, der in pflanzlichen und tierischen Lebensmitteln in Spuren vorkommt. Das Spurenelement bindet schädliche Schwermetalle wie Kadmium, Blei und Quecksilber. Es ist auch Bestandteil der Enzyme, die am Stoffwechsel der Schilddrüse beteiligt sind. Es wirkt ebenso bei der Immunabwehr mit.

Merke ***Heutige Tierzüchtungen und Futtergaben begünstigen die Senkung des Fettanteils zugunsten des Muskelfleischanteils. Ebenso wird der Gehalt an ungesättigten Fettsäuren erhöht. Das bedeutet, dass sich der Fettanteil in den vergangenen Jahren deutlich reduziert hat.***

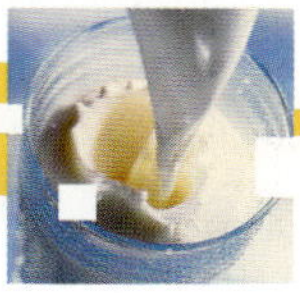

Fleisch verschiedener Tiere

In Deutschland werden hauptsächlich Schweine, Lämmer, Hammel und Schafe, aber auch Rinder und Kälber im Handel angeboten. Die Tiere werden unterschiedlich lange aufgezogen. Sie unterscheiden sich sowohl im **Schlachtgewicht** als auch in der **Fleischfarbe** und **-beschaffenheit.**

Schwein

Die Qualität des Fleisches ist nicht **geschlechtsspezifisch,** das heißt, die Qualität ist sowohl bei weiblichen als auch bei männlichen Tieren dieselbe. Schweine werden **ca. 7 bis 8 Monate** gemästet und weisen dann ein Schlachtgewicht von **ca. 80 kg bis 120 kg** auf. Schweinefleisch hat eine hellrote Farbe, feine Fasern und ist sehr saftig. Bevor das Fleisch in den Verkauf kommt, muss es reifen. Die Reifezeit beträgt ungefähr **2 Tage (= 48 Stunden).** Eine Delikatesse sind die **6 Wochen** alten und **ca. 15 kg** schweren Spanferkel, die meist am Stück auf einem Spieß gegrillt werden.

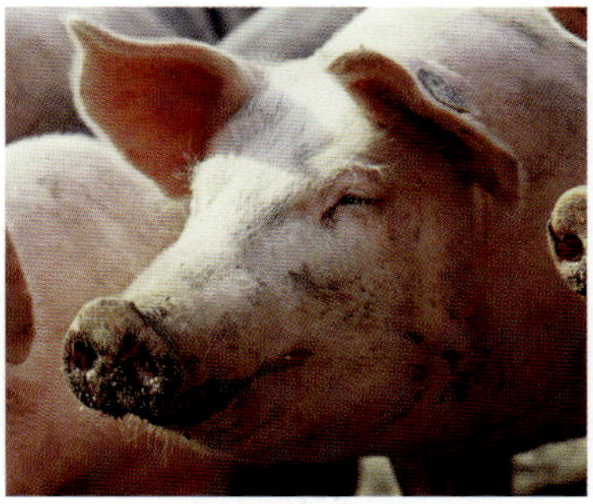

Die Teilstücke vom Schwein

1 Kopf/Backe
2 Nacken
3 Schulter/Bug
4 Rückenspeck
5 Kotelett
6 Filet
7 Schinken
8 Vorder- und Hintereisbein/Haxen
9 Bauch
10 Dicke Rippe/Brustspitze

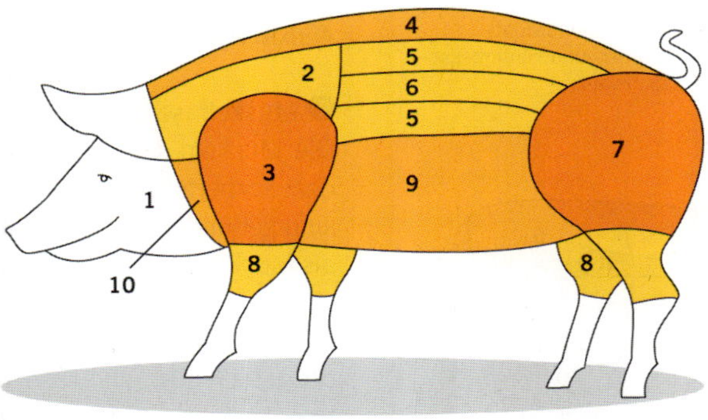

Teilstücke des Schweins

Fleischreifung
Wenige Stunden nach dem Schlachten verkürzen sich die Muskeln, es tritt eine Muskelstarre ein. Dieses Fleisch würde beim Garen zäh und hart. Aus diesem Grund muss das Fleisch abhängen bzw. reifen. Die Reifezeit ist von der jeweiligen Fleischsorte abhängig. Während des Reifens wird das Glykogen des Muskels zu Milchsäure abgebaut, gleichzeitig finden enzymatische Abbauprozesse des Eiweißes statt. Die Muskelstarre löst sich, das Fleisch wird mürbe.

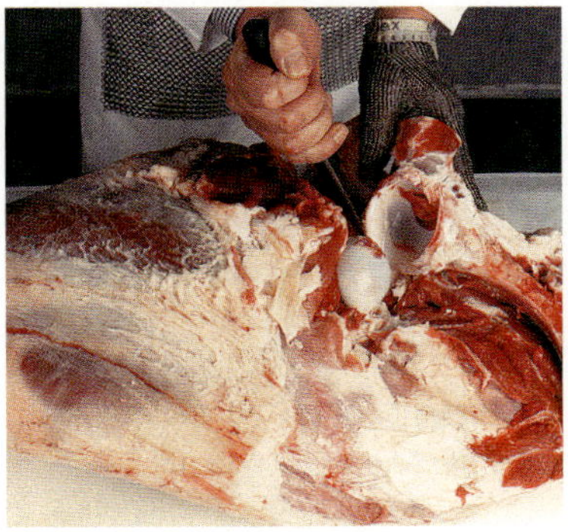

Lamm- und Schaffleisch

Tier	Schlachtzeit	Aussehen und Beschaffenheit des Fleisches
Mastlamm	max. 12 Monate, eher 8. Monat	dunkelrosa bis ziegelrote Fleischfarbe mit hohem Fleisch- und geringem Fettanteil
Schaf	max. 24 Monate	dunkelrotes Fleisch, grobfaserig und etwas fettdurchzogen

@ ***Findern Sie heraus, für welche Gerichte die Teilstücke des Schweins verwendet werden können. Welche Teilstücke sind teuer, welche eher günstiger?***

Merke ***Die Fleischreifezeit beträgt je nach Tier ca. 5 Tage bis 3 Wochen.***

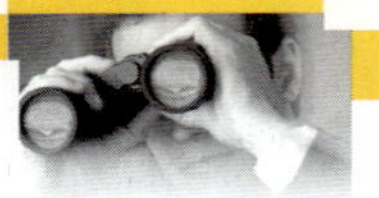

Rind

Tier	Schlachtzeit	Aussehen und Beschaffenheit des Fleisches	Besonderheiten
Jungbulle	zwischen 16 bis 22 Monaten	hellrote Farbe, kaum marmoriert	wird für Wurstware verwendet
Färse (F) Ochse (O)	zwischen 20 bis 30 Monaten	F.: gering marmoriert, saftig, zart O.: stark marmoriert, kräftiges Aroma	Färse ist das weibliche Tier, das kein Kalb geboren hat. Der Ochse ist das männlich kastrierte Tier.
Kuh	junge Kuh unter 5 Jahren, ältere Kuh über 5 Jahren	stark dunkelrote Farbe, mit intensivem Rindfleischaroma, gut marmoriertes Fleisch	Fleisch von jüngeren Kühen wird im Handel als Frischfleisch angeboten, das von älteren Tieren wird für die Wurstwarenindustrie verwendet.
Kalb	3 bis 4 Monate	zartrosa, geringer Bindegewebsanteil, zartes Fleisch	Das Gesamtgewicht darf 150 kg nicht übersteigen.

Fleischarten	Reifungsdauer
Schweinefleisch	ca. 2 Tage
Lammfleisch	ca. 4–5 Tage
Rindfleisch Kochfleisch Bratenfleisch Steaks	 ca. 5 Tage ca. 14 Tage ca. 4 Wochen
Kalbfleisch	ca. 4–5 Tage

Fleischarten/Reifungsdauer

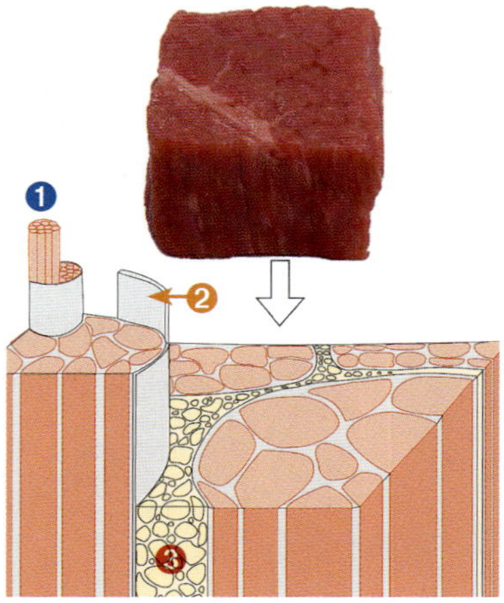

Aufbau von Fleisch

Die Teilstücke vom Rind

1 Kamm/Nacken/Hals
2 Fehlrippen/Hohe Rippe
3 Hochrippe/Roastbeef
4 Filet
5 Hüfte/Blume
6 Unter- und Oberschale
7 Kugel
8 Dünnung
9 Brust/Brustspitze/Brustkern
10 Spannrippe/Querrippe
11 Bug/Schulter/Blatt
12 Vorder- und Hinterhesse
13 Schwanz

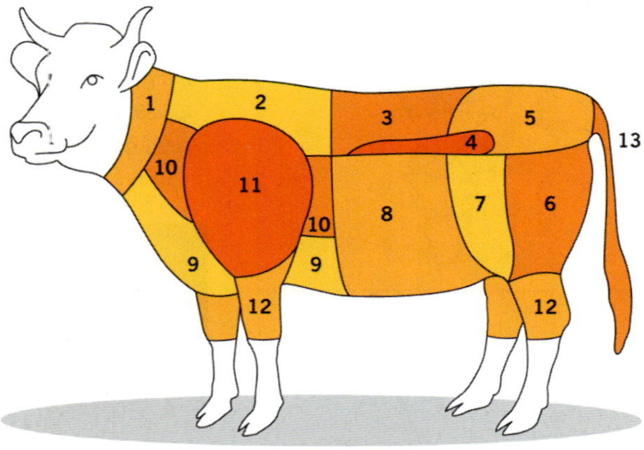

❶ Muskelfaser

Die Muskeln sind für die Bewegung der Körperteile verantwortlich. Sie sind gebündelt und liegen im Fleisch als Muskelfaserbündel vor. Die Faserstruktur ist beim zubereiteten Fleisch deutlich zu erkennen. Fleisch wird prinzipiell quer zur Faser geschnitten, da es sonst auseinanderfällt.

❷ Bindegewebe

Das Bindegewebe umschließt die Muskelfaser und hält diese zusammen.

❸ Fettzellen

Sind die Muskeln von feinen Fettadern durchzogen, weist das Fleisch eine Marmorierung auf. Beim Kurzbraten bleibt es zart und saftig.

Bei **durchwachsenem** Fleisch lagern sich die Fettzellen zwischen den Muskelsträngen und dem Bindegewebe ein. Das Fleisch ist **fettreicher als marmoriertes** Fleisch. Es eignet sich besonders gut zum Grillen.

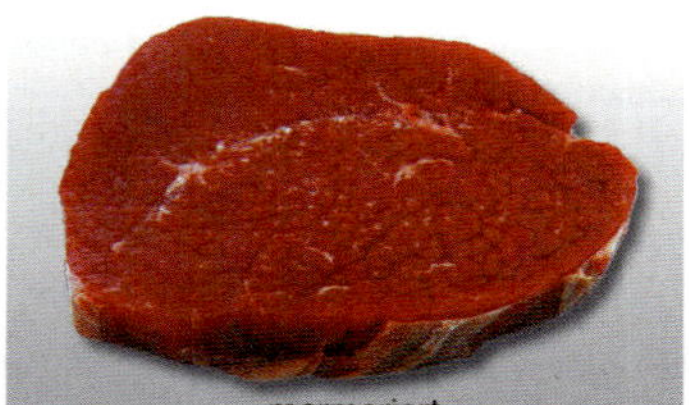
marmoriert

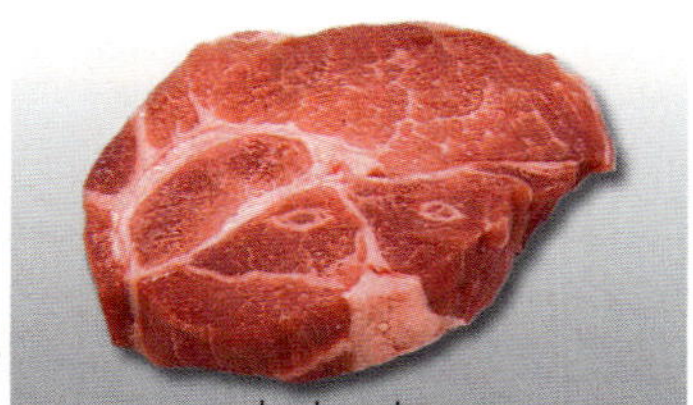
durchwachsen

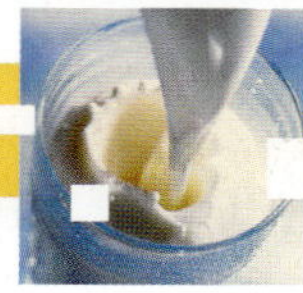

Qualitätsmängel bei Fleisch

Fehler, die bei der **Züchtung, Fütterung, Tierhaltung,** aber auch beim **Tiertransport** und bei der **Schlachtung** und **Lagerung** gemacht werden, können zu **Qualitätseinbußen** bei Fleisch führen.

PSE-Fleisch (Abkürzung für engl.: pale, soft, exudative)

Dieses Fleisch kommt von Schweinerassen, die durch Züchtung viel Muskelfleisch, einen geringen Fettanteil und zwei Rippenpaare mehr haben. Außerdem sind die Schweine stressanfälliger, was sich bei der Massentierhaltung, aber auch dem Transport der Tiere zum Schlachthof bemerkbar macht. Bei stressausgesetzten Schweinen wird vermehrt das Hormon Adrenalin ausgeschüttet. Es kommt hauptsächlich im Muskelfleisch zum enzymatischen Abbau von Glykogen zu Milchsäure. PSE-Fleisch ist die Folge. Hierbei handelt es sich um **blasses (pale), weiches (soft)** und **wässriges (exudative)** Schweinefleisch. Es verliert beim Garen **ca. 1/3 Wasser,** das heißt, es **schrumpft** erheblich, wird **hart** und **zäh.**

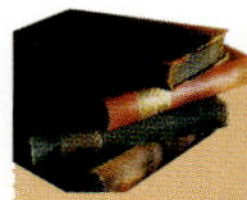

PSE-Fleisch:
blasses (pale), weiches (soft) und wässriges (exudative) Schweinefleisch

DFD-Fleisch:
dunkles (dark), festes (firm) und trockenes (dry) Fleisch

DFD-Fleisch (Abkürzung für engl.: dark, firm, dry)

Fehler, die vor und während des Schlachtens bei **stressanfälligen** Rindern gemacht werden, können zu **dunklem (dark), festem (firm)** und **trockenem (dry)** Fleisch führen. Das Fleisch schmeckt **sehr fade** und ist **extrem anfällig** für **Mikroorganismen.**

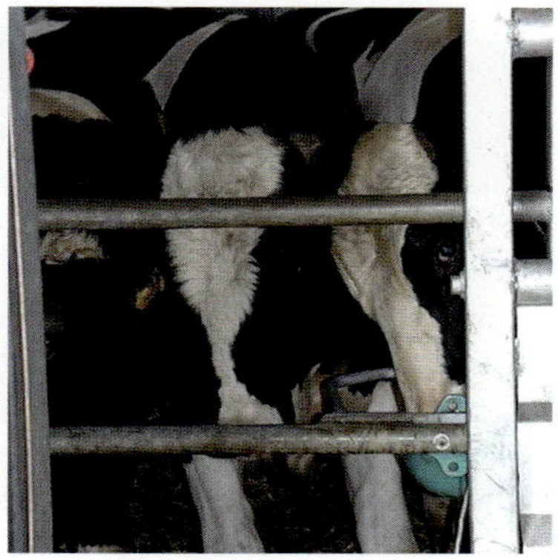

Tiertransport

Cold Shortening Effect

Wird Rindfleisch unmittelbar nach der Schlachtung, bevor die Totenstarre eintritt, zu **schnell auf 8 °C bis 10 °C temperiert,** kommt es zu einem **Cold Shortening Effect – zu verkürzten Muskelfasern.** Das Fleisch wird beim Garen **zäh.**

Gefrierbrand (Frostbrand)

Wird Fleisch zum Tiefgefrieren **unsachgemäß verpackt** bzw. weist die **Packung Mängel** auf, kann das zu **Gefrierbrand (= Frostbrand)** führen. Die Randschichten des Fleisches trocknen an den beschädigten Stellen aus. Das Fleisch wird **weiß.** Gefrierbrandgeschädigtes Fleisch wird beim Garen **zäh** und **ledrig** und somit **ungenießbar.**

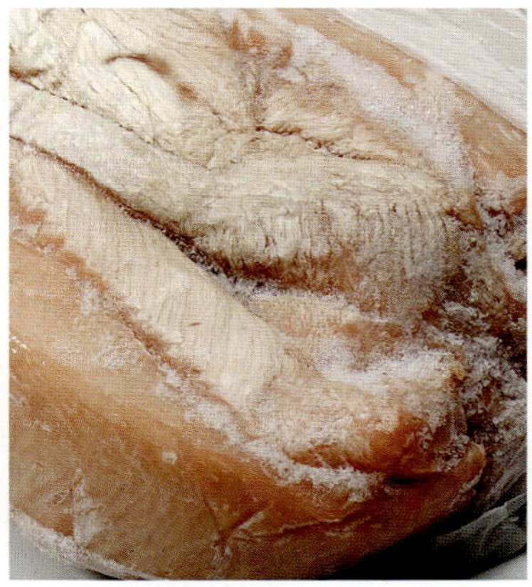

Gefrierbrand

?

1. ***Welche Nährstoffe sind im Fleisch enthalten?***
2. ***Weshalb muss ein Fleischstück reifen? Was passiert bei der Fleischreifung?***
3. ***Zeichnen Sie den Aufbau und die einzelnen Teilstücke bei einem Schwein auf.***
4. ***Für welche Gerichte können die einzelnen Teilstücke beim Rind verwendet werden?***
5. ***Was sind die Unterschiede zwischen Färse, Lamm, Hammel, Kalb und Ochse?***

Merke

PSE-Fleisch, DFD-Fleisch und Fleisch mit verkürzten Muskelfasern sind von minderer Qualität, aber nicht gesundheitsschädlich.

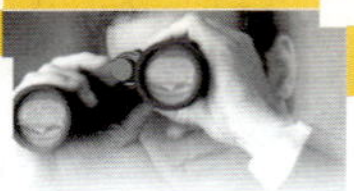

Tierkrankheiten

Häufig haben Tiererkrankungen unmittelbaren Einfluss auf den Verzehr von Fleisch. Anbei erhalten Sie durch kurze Steckbriefe wichtige Informationen über 3 Tierkrankheiten. Wählen Sie eine Tierkrankheit aus und halten Sie darüber ein 15-minütiges Kurzreferat. Auf den Seiten 159 und 160 erhalten Sie wichtige Tipps, die Ihnen bei der Erarbeitung des Referats helfen können.

Maul- und Klauenseuche (MKS)
Klauentiere wie Rinder, Schafe, Büffel, Schweine und Ziegen können eine fieberhafte Viruserkankung bekommen. Es kommt zur Bläschenbildung sowie zur Zerstörung der Schleimhäute und nicht behaarter Körperteile. Bei ausgewachsenen Tieren ist der Krankheitsverlauf meist nicht tödlich, bei Jungtieren hingegen kann es zu Herzschädigungen kommen.

Fragen für das Kurzreferat können z. B. sein:

- Ist MKS auf den Menschen übertragbar?
- Ist MKS-infiziertes Schweinefleisch für den menschlichen Verzehr geeignet?

Schweinepest
Bei der Schweinepest handelt es sich ebenfalls um eine Viruserkrankung. Sie kann durch infizierte Tiere, mit dem Virus belastete Gegenstände, aber auch durch Fütterung nicht erhitzter Küchenabfälle (was verboten ist) ausgelöst werden. Die Schweine bekommen Fieber, Hautblutungen, Rotfärbungen und nervöse Störungen. An Schweinepest erkranken Tiere innerhalb kürzester Zeit und verenden.

Fragen für das Kurzreferat könnten z. B. sein:

- Ist Schweinepest für den Menschen gefährlich?
- Können die Tiere gegen das Virus geimpft werden?

BSE (Bovine Spongiforme Enzephalopathie = schwammartige Erkrankung des Rinderhirns):
Landläufig ist die Krankheit unter dem Begriff **Rinderwahnsinn** bekannt. Derzeit gibt es einige Hypothesen, wie es zu dieser Krankheit kommen kann. So wird z. B. angenommen, dass infektiöse Prionen (= körpereigene Eiweißmoleküle) sich an Nervenzellen des Rinderhirns absetzen und dieses zerstören. Auslöser hierfür könnte durch Prionen infiziertes Futtermittel sein. BSE-erkrankte Tiere weisen ein nervöses, aggressives Verhalten auf, schwanken im Gang und sind im Endstadium unbeweglich.

Kann BSE auf den Menschen übertragen werden?
1996 wurde eine neue **V**ariante der **C**reutzfeldt-**J**akob-**K**rankheit (vCJK) entdeckt. Zwischen dem Erreger dieser Krankheit und dem BSE-Erreger bestehen gewisse Zusammenhänge. Die vCJK ist eine neurologische Erkrankung, die beim Menschen schnell fortschreitend zum Tod führt.

Weitere Fragen für das Kurzreferat könnten z. B. sein:

- Erläutern Sie den aktuellen wissenschaftlichen Stand zu BSE.
- Welche Maßnahmen werden bei BSE-Verdacht getroffen?

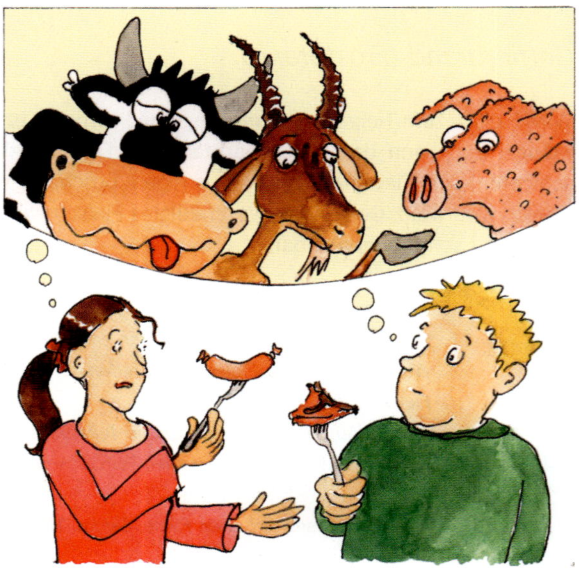

M/A Kurzreferat

Bei einem Kurzreferat werden grundlegende Informationen über ein bestimmtes Thema **kurz** und **bündig** in **wenigen Minuten (max. 15 Min.)** der Klasse vorgetragen. Hierbei muss **Wesentliches** gesagt und **Unwesentliches** weggelassen werden! Im Folgenden erhalten Sie stichwortartige Hilfestellungen, die Ihnen das Erarbeiten und Vortragen eines Kurzreferats erleichtern können.

1. Informationen beschaffen

Recherchieren Sie gründlich! Versuchen Sie, alle wichtigen aktuellen Informationen zu Ihrem Thema zusammenzutragen.

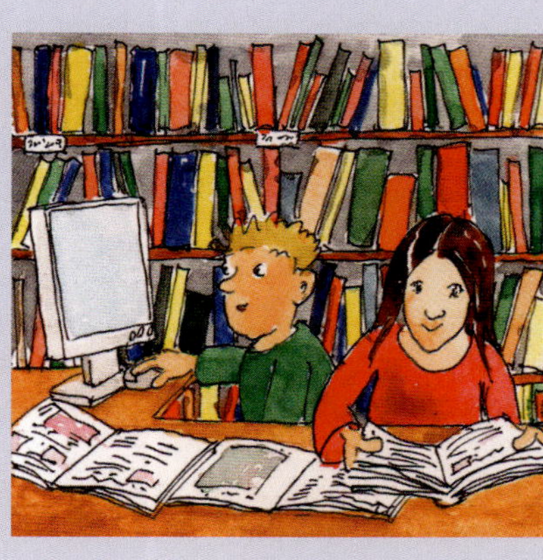

Recherchemöglichkeiten sind beispielsweise:

- Internet
- Fachzeitschriften (Forschungsberichte)
- Interview mit Experten
- Lektüre der Standardwerke
- Museum, Messen, Ausstellungen
- Bibliotheken (Schule, Stadtbücherei, Unibibliothek)

2. Informationen ordnen und auswerten

Lesen Sie alle Informationen durch. Welche Informationen sind vermutlich **sachlich richtig** und **objektiv?** Markieren Sie Wichtiges und schreiben Sie dieses **stichwortartig** (mit Quellenangaben) auf **Karteikarten.** Klären Sie gleichzeitig unbekannte Begriffe.

Auswertung der Karteikarten

- Welche Informationen auf den Karteikarten sind besonders wichtig? Versuchen Sie, hierfür passende Hauptüberschriften für das Kurzreferat zu finden.
- Welche Informationen sind weniger wichtig? Sie bilden die Teilüberschriften des Referats und können zunächst weggelegt werden.

Gliederung für das Kurzreferat erstellen

- Die Hauptüberschriften müssen logisch geordnet werden. Hierbei bietet Ihnen das Bild eines Berges eine visuelle (optische) Hilfestellung.

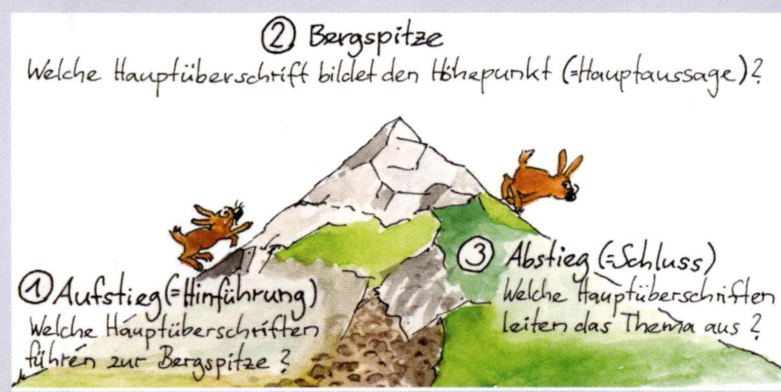
② Bergspitze
Welche Hauptüberschrift bildet den Höhepunkt (=Hauptaussage)?
① Aufstieg (=Hinführung)
Welche Hauptüberschriften führen zur Bergspitze?
③ Abstieg (=Schluss)
Welche Hauptüberschriften leiten das Thema aus?

- Ordnen Sie nun den entsprechenden Hauptüberschriften den zuvor zur Seite gelegten Teilüberschriften zu.

Gliederungsbeispiel:

1 **Aufstieg (= Hinführung)**
1.1 Teilüberschrift bezogen auf den **Aufstieg**
1.2 Teilüberschrift bezogen auf den **Aufstieg** mit **Steigerung** zum **Höhepunkt**
2 **Bergspitze (= Höhepunkt)**
2.1 Teilüberschrift bezogen auf den Höhepunkt
2.2 Teilüberschrift bezogen auf den Höhepunkt
3 Abstieg (= Schluss)
3.1 Teilüberschrift bezogen auf den **Abstieg**
3.2 Teilüberschrift bezogen auf den **Abstieg**

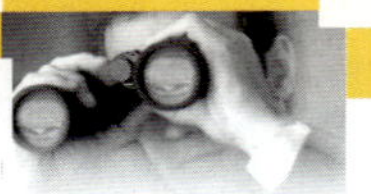

3. Kurzreferat erstellen

Ein **Kurzreferat** besteht aus der **Einleitung,** dem **Hauptteil** und dem **Schluss.**

Einleitung

Nachdem das Thema des Kurzreferats genannt wird, muss die Aufmerksamkeit und die Neugierde der Zuhörer geweckt werden. Das kann durch eine **provozierende** Fragestellung, durch ein **verblüffendes Ergebnis** oder durch einen **starken Aktualitätsbezug** erfolgen. Danach wird den Zuhörern die Gliederung des Themas vorgestellt.

Hauptteil

Im Hauptteil wird das Thema anhand der Haupt- und Teilüberschriften logisch entfaltet. Dabei müssen Informationen

- **sachlich richtig** und **vollständig,**
- mit **eigenen Worten** und
- **kurz** und **bündig**

weitergegeben werden.

Schluss

Es folgt eine **kurze inhaltliche Zusammenfassung.** Das Kurzreferat kann mit einer **offenen** oder **weiterführenden** Frage enden. Diese bietet Anlass zur anschließenden Diskussion in der Klasse.

4. Anschauungsmaterial vorbereiten

Damit der Zuhörer durch **mehrere Lernkanäle** angesprochen wird, bietet es sich an, wichtige Ergebnisse bzw. Informationen während des Referats kurz zu präsentieren. Dies kann durch

- eine **Folie** (OHP-Projektor),
- die **Tafel** (wichtige Zusammenhänge skizzieren),
- **Fotos** oder **Bilder** (Beamer) etc. erfolgen.

5. Kurzreferat halten

Das Kurzreferat wird nun wie vorbereitet gehalten. Dabei muss der Referent möglichst:

- **lebendig, laut** und **deutlich** sprechen,
- **frei reden,** die stichwortartigen Karteinotizen sind lediglich Gedächtnisstützen,
- **Blickkontakt** zu den Zuhörern **halten,**
- das **Anschauungsmaterial richtig** und **gekonnt** einsetzen,
- die **Dauer** des Kurzreferats **(max. 15 Min.) nicht überschreiten,**
- auf seine **Mimik** und **Gestik** achten (**Tipp:** Referat vor dem Spiegel zur Probe halten) und
- offen sein für anschließende **Fragen** und **Diskussionen.**

Tipp ***Damit das Referat besser verstanden wird, sollte dem Zuhörer die angefertigte Gliederung als Arbeitspapier (= Handout) ausgehändigt werden. Lassen Sie zwischen den Gliederungspunkten Platz für eigene Notizen.***

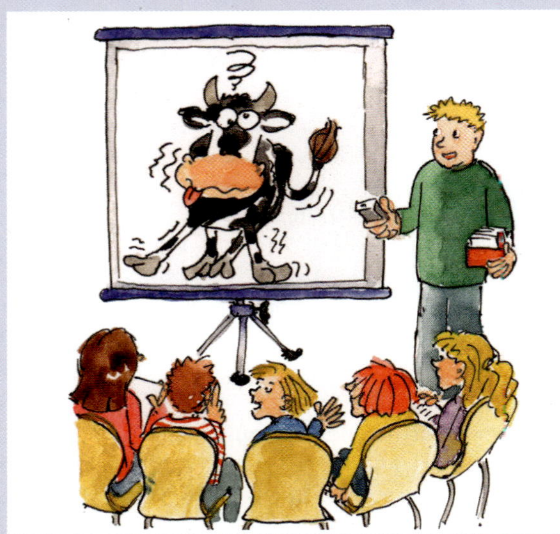

Tipp ***Um das Kurzreferat möglichst frei zu halten, genügt es, die Gliederung des Referats und die wichtigsten Stichworte auf Karteikarten zu notieren.***

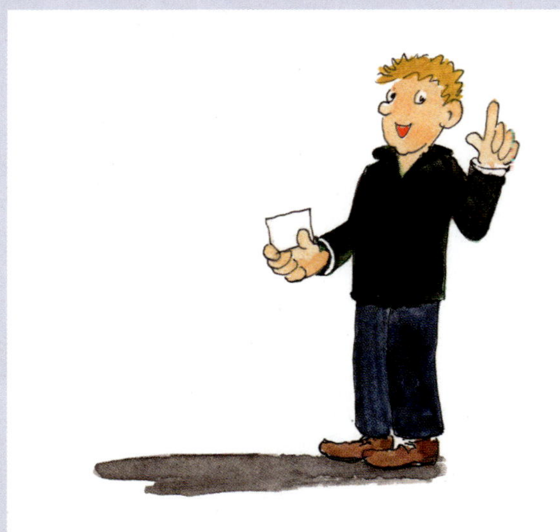

6. Reflexion

Reflektieren Sie gemeinsam mit Ihren Zuhörern das Kurzreferat (siehe Projekte Reflexion).

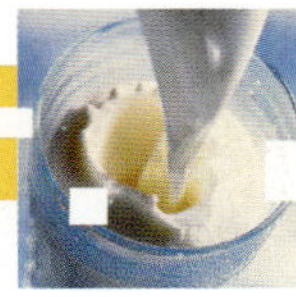

Fleischqualität

Eine gute **Fleischqualität** ist anhand **verschiedener Kriterien** zu erkennen.

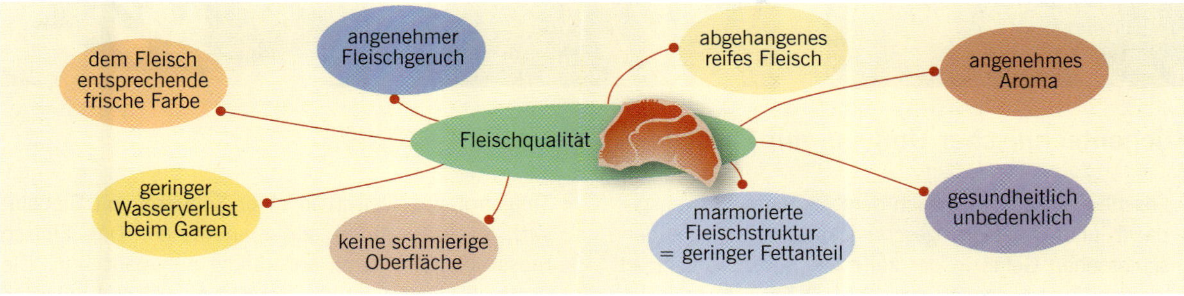

Versuche Fleisch

Versuch Nr.	Beobachtungen	Folgerungen
V. 1		
V. 2		
V. 3		
V. 4		

usw.

Tabelle für die Versuchsreihe

Versuchsanleitung
Führen Sie die aufgeführten Versuche der Reihe nach aus. Fertigen Sie sich eine Tabelle an (siehe Bsp.). Schreiben Sie Ihre Beobachtungen genau auf. Welche Folgerungen können Sie aus Ihren Beobachtungen ableiten? Was bedeutet das für die Küchenpraxis?

Versuch V. 1 bis V. 3

V. 1: Erhitzen Sie in einer Pfanne **2 bis 3 EL Öl** und geben Sie Schweinefleischwürfel in das **heiße** Öl. Wenden Sie diese mehrmals. Was können Sie nach **ca. 4 Min.** beobachten?

V. 2: Geben Sie **2 bis 3 EL Öl** und Schweinefleischwürfel in die kalte Pfanne. Erhitzen Sie das Öl. Was können Sie nach **ca. 4 Min.** beobachten?

V. 3: Erhitzen Sie in einer Pfanne **2 bis 3 EL Öl.** Geben Sie eine kleine gewürfelte Zwiebel und Schweinefleischwürfel hinzu. Was können Sie nach **ca. 4 Min.** beobachten? Vergleichen Sie die Fleischwürfel aller Versuche miteinander.

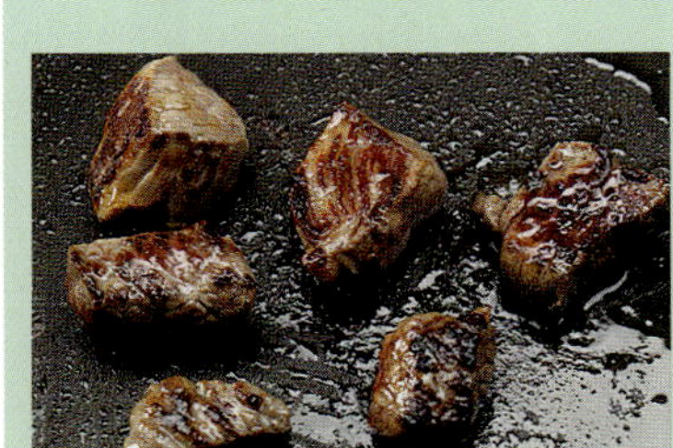

V. 1: von allen Seiten angebratene Fleischwürfel

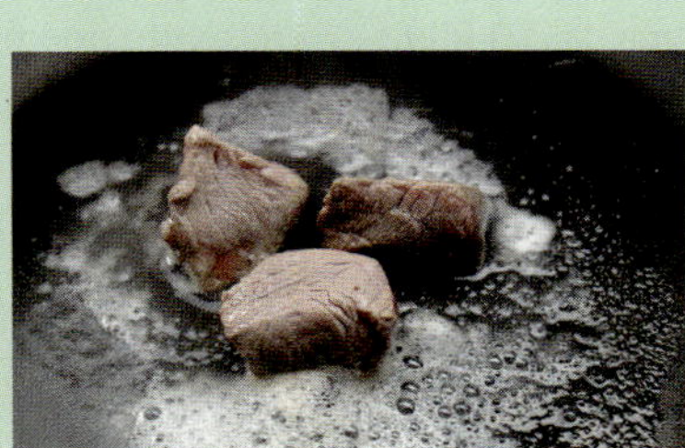

V. 2: Fleischwürfel bleiben hell und geben viel Flüssigkeit ab.

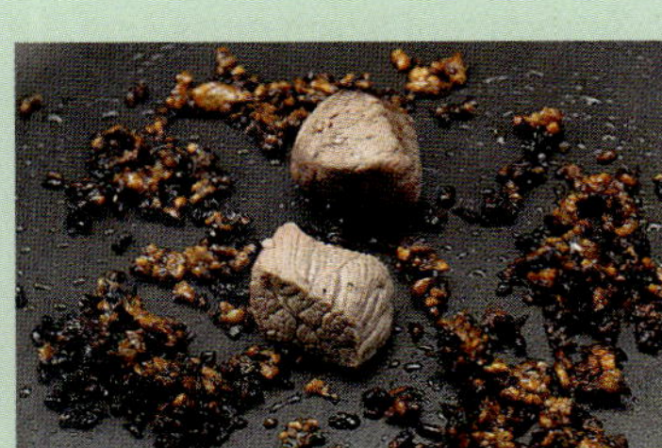

V. 3: Fleischwürfel haben keine Bräunung.

Küchentechnische Folgerungen von V. 1 bis V. 3

V. 1: Fleisch sollte in heißem eiweiß- und wasserfreien Fett angebraten werden. **Grund:** Fleischporen schließen sich sofort, der Fleischsaft bleibt erhalten —> Röststoffbildung.

V. 2: Fleisch niemals in kaltem Öl anbraten. **Grund:** Die Poren schließen sich sehr langsam, es geht viel Fleischsaft verloren und das Fleisch wird zäh.

V. 3: Das Fleisch erhält keine Bräunung. **Grund:** Der Wassergehalt der Zwiebel verhindert die Bräunung, deshalb muss das Fleisch zuerst angebraten werden, erst dann erfolgt die Zwiebelzugabe.

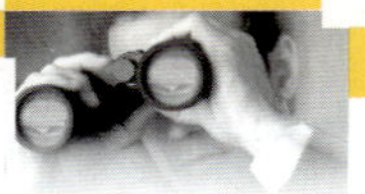

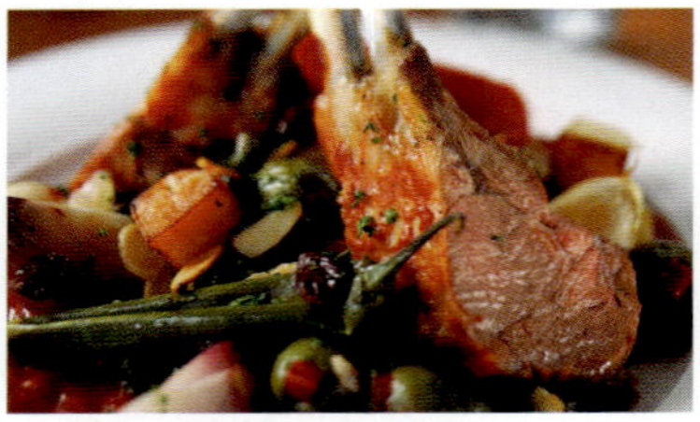

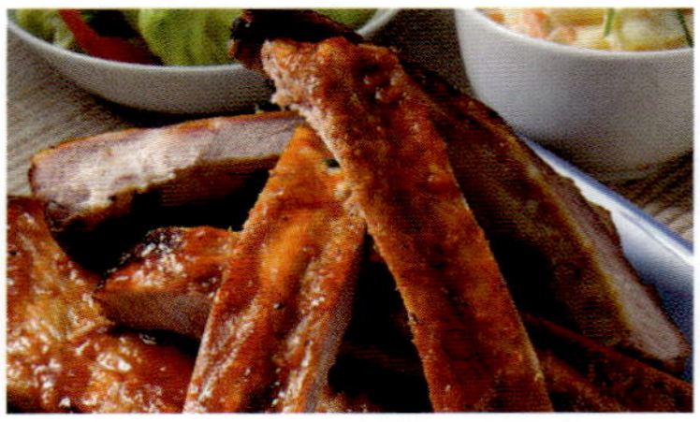

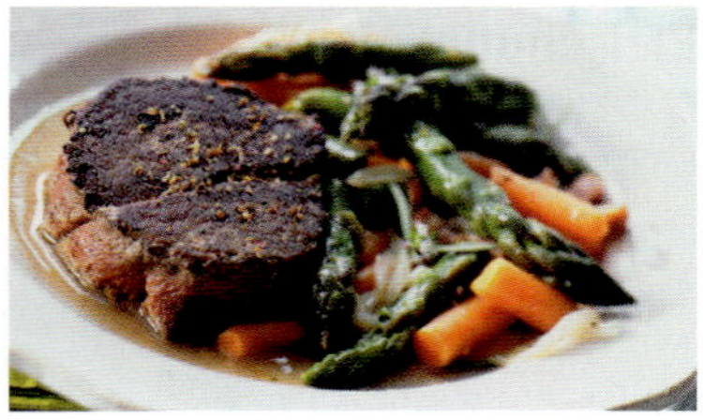

Küchentechnischer Umgang mit Fleisch

- Frisches Fleisch sollte nach dem Einkauf **sofort** ausgepackt und in einem geschmacksneutralen, gut verschlossenen Gefäß in der kältesten Kühlzone gelagert werden. Aufbewahrung **max. 2 bis 3 Tage (Ausnahme: Hackfleisch).**
- Hackfleisch ist Fleisch, das durch einen Fleischwolf zerkleinert wird. Die vergrößerte Oberfläche macht es anfälliger gegen Mikroorganismen. Hackfleisch muss deshalb am **gleichen Tag** verarbeitet werden **(= Salmonellengefahr).**
- Vor dem Garen werden große Bratenstücke **pariert,** das heißt, Sehnen, Häute und Fettränder werden entfernt.
- Große Bratenstücke müssen vor dem Garen, kleine Bratenstücke **nach** dem Garen gewürzt werden.
- Alle Arbeitsgeräte, -flächen und -gegenstände sollten nach der Fleischverarbeitung gründlich mit **heißem Spülwasser** gereinigt werden.
- Tiefgefrorenes Fleisch in einer Schüssel mit Siebeinsatz im Kühlschrank auftauen lassen. Das Fleisch muss vor dem Garen vollständig aufgetaut sein. Die Auftauflüssigkeit muss **sorgfältig** entsorgt werden **(= Salmonellengefahr).**
- Damit das Fleisch saftig bleibt, sollte für jedes Fleischstück das passende Garverfahren ausgewählt werden.
- Geschnittene Fleischstücke können **plattiert (= geklopft)** werden. Die Fleischfaser wird dabei gestaucht, das Bindegewebe reißt und zieht sich beim Garen nicht zusammen. Der Fleischsaft bleibt erhalten.
- Große zubereitete Fleischstücke werden immer **quer zur Faser** aufgeschnitten, sodass das Fleisch nicht auseinanderfällt.

Garstufen von Fleisch

Grundsätzlich ist die Garzeit sowohl vom **Gewicht** als auch von der **Fleischart** und von der **Fleischdicke** abhängig. Deshalb gilt folgende Faustregel:

Pro Zentimeter Fleisch muss eine Garzeit von ca. 10 Min. berechnet werden!

Fleisch kann in unterschiedlichen Garstufen (stark blutig, blutig, rosa, durchgebraten) zubereitet werden. Hierzu ist die **Kerntemperatur (= Temperatur die in der Fleischmitte herrscht)** von Bedeutung. Diese kann durch einen **Fleischthermometer** oder einer **Druckprobe** (Fleischgabel oder Daumen) ermittelt werden.

Bezeichnung der Garstufen	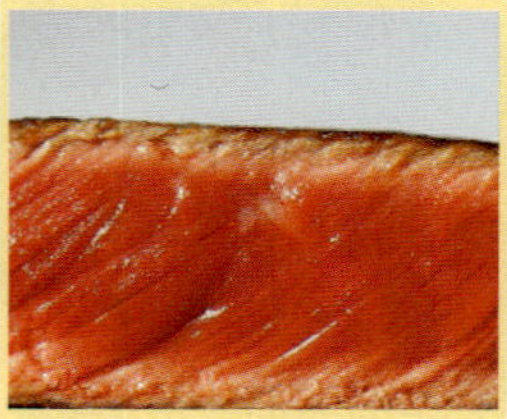	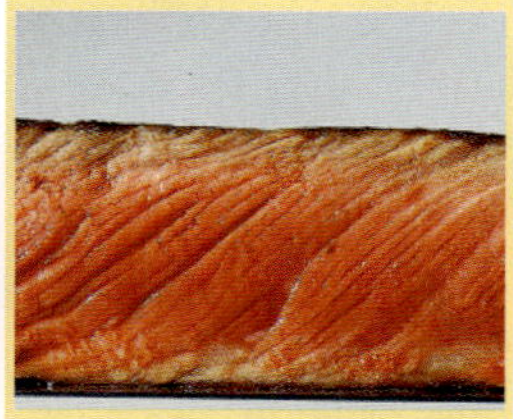	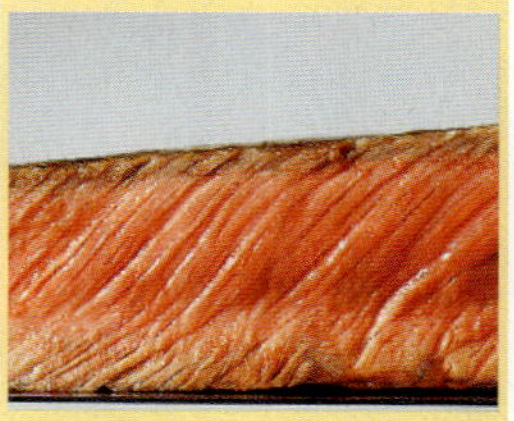	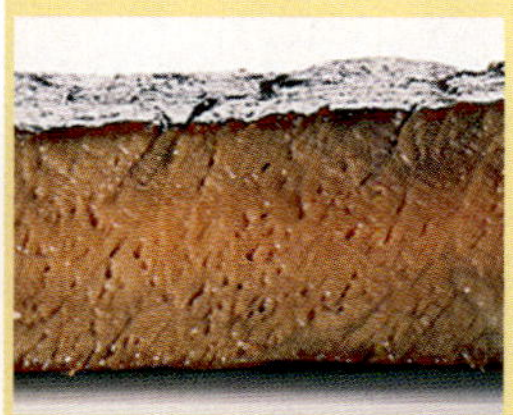
frz. engl. **dt.**	bleu rare **stark blutend**	saignant medium rare **blutig**	rosé medium **halb durch**	bien cuit well-done **ganz durch**
Fleischarten	Schlachtfleisch	Schlachtfleisch	Schlachtfleisch Wild	Schlachtfleisch, Geflügel, Kalb, Schwein
Kerntemperatur	45 °C–47 °C	50 °C–55 °C	60 °C–68 °C	bis zu 85 °C
Fleischsaft	rot	rötlich	rosa	hell/klar

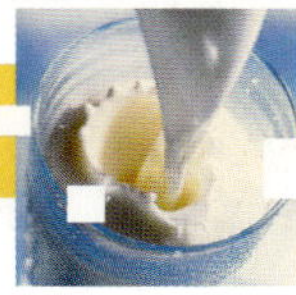

g) Gelatine

Gelatine besteht aus **kollagenem Eiweiß,** das durch hochtechnisierte mehrstufige Verfahren aus Schweineschwarten, Kalbs- und Rinderhäuten und aus deren Knochen und Knorpel herausgelöst wird. Die Rohmaterialien unterliegen strengsten veterinärmedizinischen Kontrollen. Wie die Grafik zeigt, wird Gelatine in verschiedenen Industriezweigen eingesetzt.

Gelatine enthält:

- 84 % bis 90 % Eiweiß (Kollagene)
- 1 % bis 2 % Mineralstoffe
- Restanteil Wasser
- Kein Fett
- Keine Kohlenhydrate
- Farbstoffe (rote Gelatine)

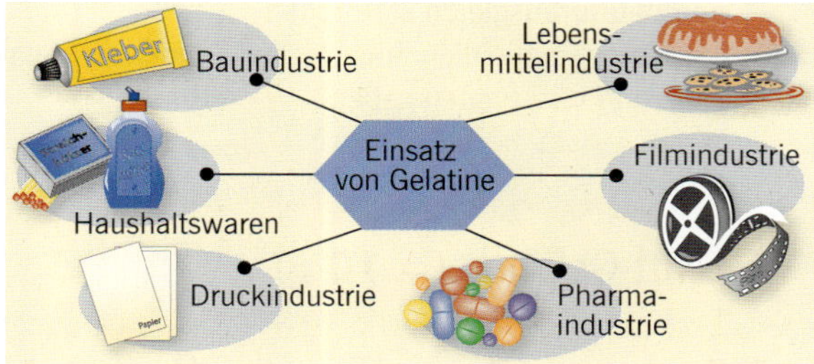

Einsatz von Gelatine

Angebotsformen Gelatine

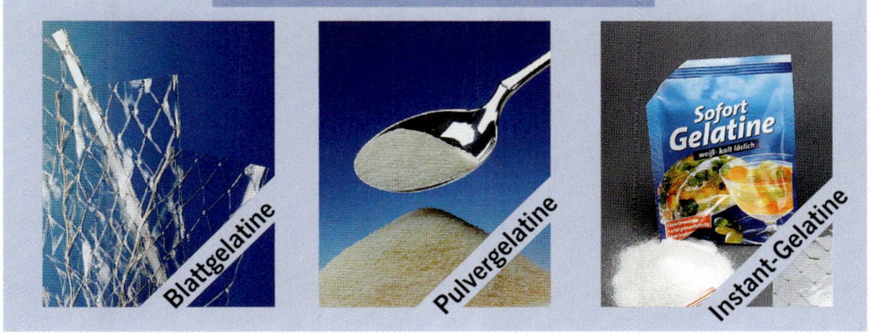

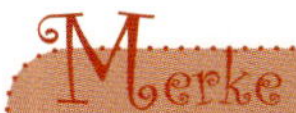

Durch den hohen Kollagenanteil wirkt die Gelatine stabilisierend, indem sie Flüssigkeit bindet. Gelatine ist also ein tierisches Bindemittel.

Gelatine ist **geruchs-** und **geschmacksneutral** und somit für **pikante** und **süße** Speisen geeignet. Sie ist in **roter** und **weißer (klarer)** Farbe erhältlich. Rote Gelatine färbt Speisen rot. Im Handel werden 3 verschiedene Gelatinearten angeboten: Die **Instant-Gelatine** kann ohne Vorbereitung **sofort** in die Speisen eingerührt werden, da sie außer **gemahlener Gelatine** noch **Maltodextrin** enthält. **Blatt-** und **Pulvergelatine** müssen vor der Verarbeitung eingeweicht werden.

Küchentechnische Versuche mit Gelatine

Versuche ***Gelatine***

Versuchsanleitung und Tabelle siehe S. 112

Versuch V. 1 bis V. 3

V. 1: Geben Sie **1** Blatt **rote Gelatine** in **kaltes** Wasser. Lassen Sie es **5 Min.** stehen. Vergleichen Sie die Gelatine mit den Gelatineblättern aus der Packung.

V. 2: Geben Sie **1** Blatt **rote Gelatine** in eine Tasse mit kochendem Wasser. Rühren Sie kräftig um; was passiert?

V. 3: Wiederholen Sie **V. 1.** Drücken Sie die Gelatine aus und lösen Sie diese in der Mikrowelle **(ca. 360 W, wenige Sek.)** auf. Rühren Sie die Gelatine in **7 EL kalten Joghurt** ein. Was passiert?

V. 4: Wiederholen Sie **V. 1.** Lösen Sie die Gelatine in der Mikrowelle auf (siehe V. 3.), geben Sie **2 EL kalten Joghurt** unter ständigem Rühren in die Gelatine. Rühren Sie nun die Gelatine in **ca. 5 EL kalten Joghurt.** Was passiert?

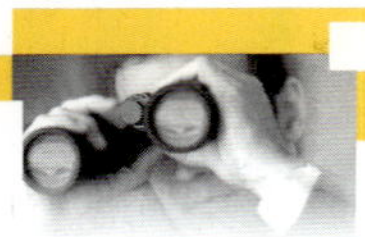

Küchentechnische Folgerungen V. 1 bis V. 4

V. 1: Die Gelatine wird weich und quillt in kaltem Wasser. Blattgelatine muss vor der Verarbeitung **ca. 5 Min.** in kaltem Wasser eingeweicht werden.

V. 2: Gelatine löst sich vollständig auf. Diese niemals in heiße Flüssigkeiten geben. Sie verliert die Bindefähigkeit.

V. 3: Es bilden sich Klümpchen. Aufgelöste Gelatine niemals direkt in kalte Massen/Flüssigkeiten geben. Es muss ein **Temperaturausgleich** stattfinden.

V. 4: Masse ist einheitlich rot, ohne Klümpchen. Aufgelöste Gelatine immer unter **Temperaturausgleich** in kalte Massen/Flüssigkeiten geben.

6 Blatt Gelatine **(= 10 g)**

1 Packung Pulvergelatine **(= 9 g)**

1 Packung Instant-Gelatine **(= 30 g)**

binden

1/2 l

Flüssigkeit

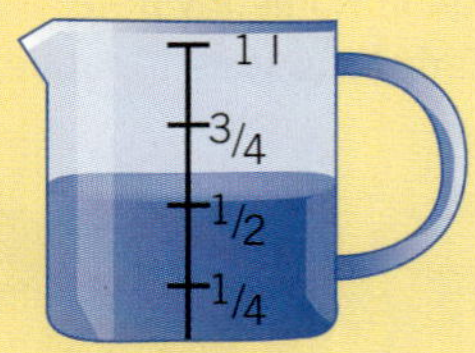

Weitere küchentechnische Tipps für die Verwendung von Gelatine

- Pulvergelatine wird anders verarbeitet als Blattgelatine (siehe Packungsrückseite).
- Gequollene Gelatine kann **direkt** in **warme Flüssigkeiten** eingerührt werden. Sie löst sich darin auf.
- Gelatine **nicht über 60 °C** erhitzen, da sie sonst die Bindefähigkeit verliert.
- Es gibt **Instant-Gelatine,** die **nicht eingeweicht** und **aufgelöst** werden muss. Sie kann **direkt** in die Masse eingerührt werden. Die Masse darf jedoch **nicht eiskalt** sein.
- Gelatinespeisen kühl stellen, damit sie fest werden (**Ausnahme:** Instant-Gelatine).
- Frische Ananas, Papaya, Mango und Kiwi enthalten **eiweißspaltende Enzyme.** Sie verhindern die Bindefähigkeit der Gelatine. Diese Früchte nur in konservierter Form verwenden.

Herstellung von Fruchtis

Fruchtis können im Unterricht sehr schnell zubereitet werden. Folgende Zutaten und Arbeitsgegenstände sind erforderlich:

Arbeitsgegenstände:	Schüssel, Topf, Schneebesen, Förmchen (z. B. Adventskalender), Öl, Pinsel, Messbecher, Waage
Zutaten:	10 g Gelatine, 75 ml Wasser, 70 g Zucker, 70 g Apfelsirup (Reformhaus) oder andere Siruparten, ¼ TL Apfelsäure

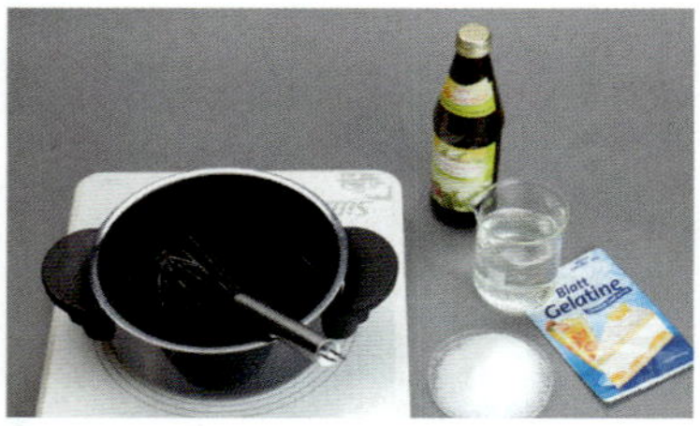

Gelatine in **50 ml** kaltem Wasser einweichen. Zwischenzeitlich **70 g** Zucker in **25 ml** Wasser einmal aufkochen lassen. Topf von der Herdplatte nehmen.

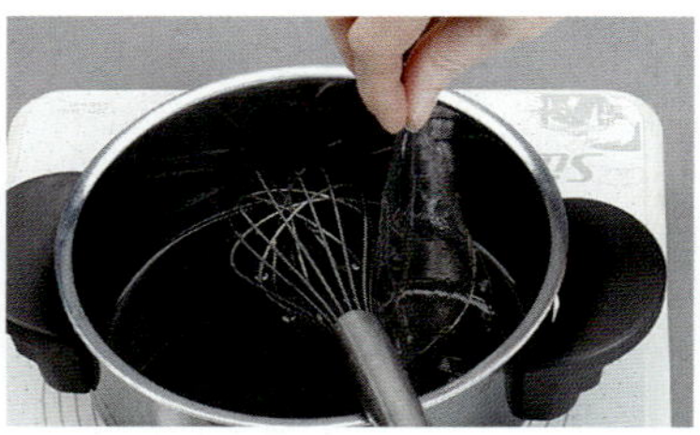

Das Zuckergemisch mit Sirup und Apfelsäure mischen. Gelatine unter Rühren zugeben. Damit die Bläschen verschwinden, Masse etwas stehen lassen.

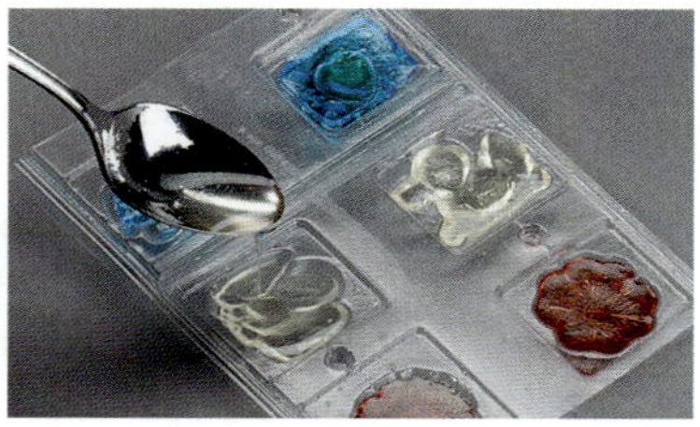

Masse löffelweise in die eingefetteten Förmchen füllen, kühl stellen, bis diese fest ist. Förmchen stürzen. Fruchtis **vorsichtig** herausnehmen. **Guten Appetit!**

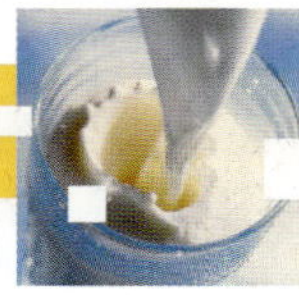

h) Fisch

Weltweit werden **ca. 100 000 Mio. Tonnen** Fisch **im Jahr** gefangen (Tendenz steigend). Meernahe Länder weisen einen deutlich höheren Fischkonsum auf, als dies beispielsweise in Deutschland der Fall ist. So werden in Island **ca. 90 kg Fisch pro Kopf/Jahr** gegessen, während die Deutschen **ca. 14,5 kg pro Kopf/Jahr** verzehren. Fische atmen durch die Kiemen und bewegen sich mit Flossen fort. Die wechselwarmen Tiere passen ihre Körpertemperatur an die entsprechende Wassertemperatur an. Sie werden nach der Herkunft in **Süßwasserfische** und **Seefische (= Salzwasserfische),** aber auch nach dem **Fettgehalt** in **Magerfische (< 1 % Fett)** und **Fettfische (> 10 % Fett)** gruppiert.

Herkunft

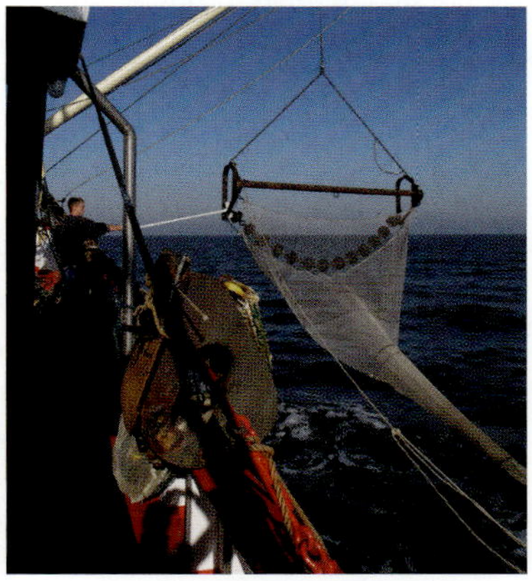

Süßwasserfische kommen ausschließlich in **Binnengewässern** wie Bächen, Seen und Flüssen vor. Häufig werden sie in Becken bzw. künstlich angelegten Teichen **(= Aquakulturen)** gezielt gezüchtet.

Seefische, die auch als Salzwasserfische bezeichnet werden, halten sich in Küstennähe, in Zuchtanlagen im Meer **(= Marikulturen),** aber auch auf hoher See auf.

Merke ***Es gibt jedoch auch Fische, die sich sowohl in Binnengewässern als auch im Salzwasser aufhalten. Sie werden als Wanderfische bezeichnet. Typische Wanderfische sind z. B. Lachse und Aale.***

Fettgehalt von Fischen

Magerfische haben einen Fettgehalt von **weniger** als **1 %** Fett. Das Fett ist fast ausschließlich in den **Eingeweiden (z. B. Leber)** eingelagert und wird beim Ausnehmen der Fische entfernt.

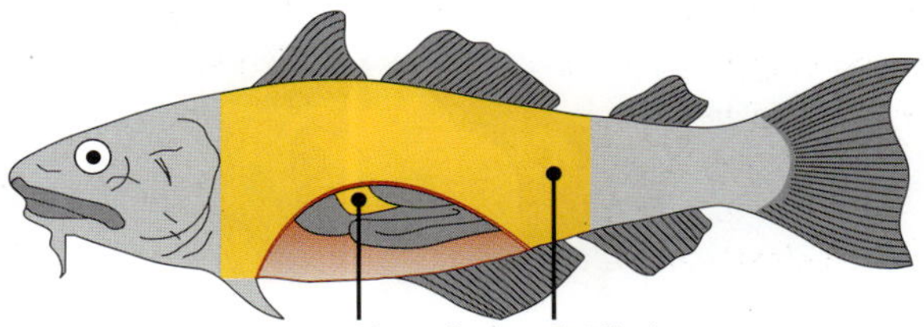

Bei **Fettfischen** beträgt der Fettanteil **über 10 %.** Das Fett ist im **gesamten** Fischfleisch eingelagert und wird somit mitverzehrt.

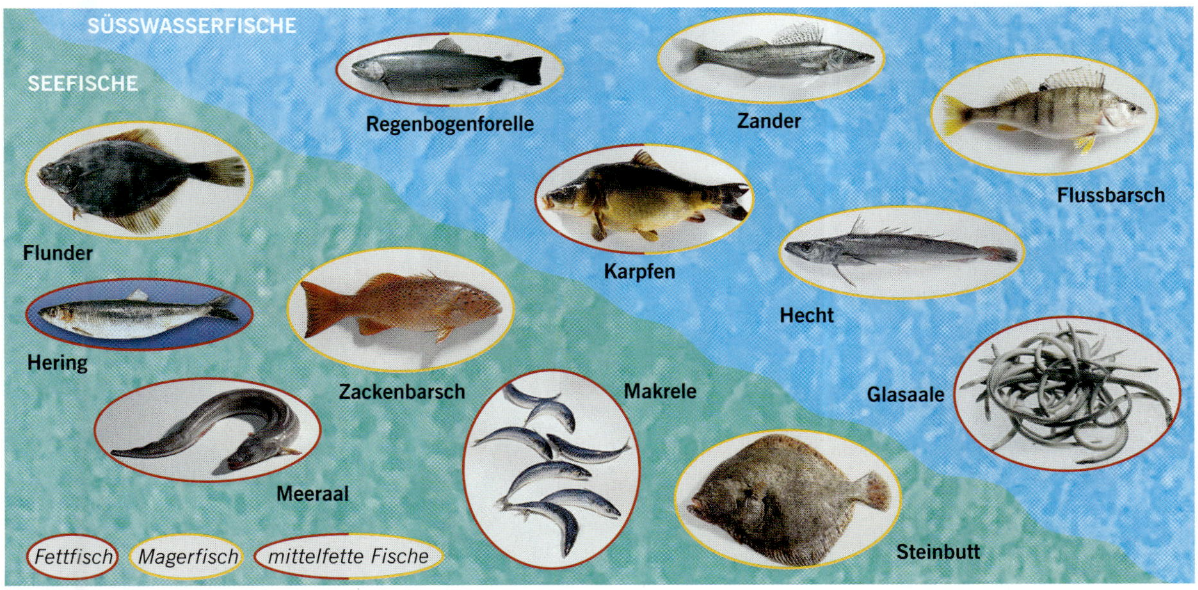

Seefische und Süßwasserfische

Nährstoffgehalt von Fischen

Fische enthalten folgende Nährstoffe:

- Hochwertiges Eiweiß **(15 % bis 20 %)**
- Fettgehalt ist von der Fischart abhängig (jedoch reich an essenziellen FS)
- **Mineralstoffe:** Jod, Fluor, Kalium, Phosphor, Eisen
- **Vitamine:** B-Komplex, D, A

Durch den geringen Anteil an Bindegewebe ist Fisch **leicht verdaulich,** aber auch besonders anfällig für **Mikroorganismen.** Fisch **verdirbt** also **rasch.**

Merke ***Schadstoffe***

Durch stark umweltbelastetes Wasser (z. B. in industriebesiedelten Gewässern oder Mündungsgebieten) nehmen die Fische vermehrt Schadstoffe wie Blei, Cadmium und Quecksilber auf. Besonders betroffen sind Fischarten von langer Lebensdauer (z. B. Thunfisch, Hecht).

Jodmangel

Jod ist ein Mineralstoff, der vor allem zum Aufbau der Schilddrüsenhormone notwendig ist. Ein Jodmangel kann somit einen Hormonmangel auslösen. Die Aktivität der Schilddrüse wird gestört, der Stoffwechsel ist dabei stark herabgesetzt. Bei einem langfristigen Jodmangel kommt es zur krankhaften Vergrößerung der Schilddrüse. Es entsteht ein Kropf (= Struma).

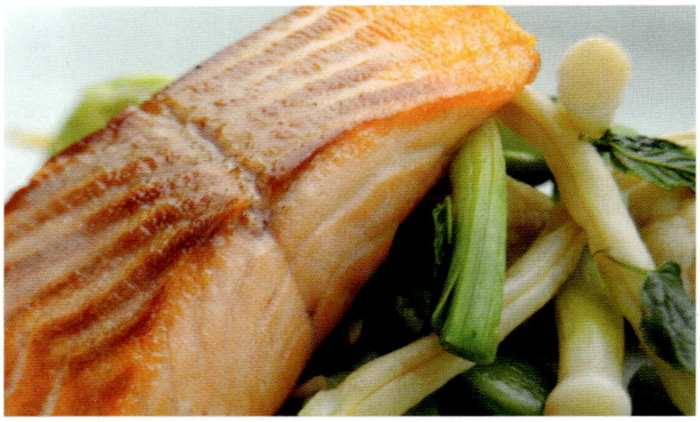

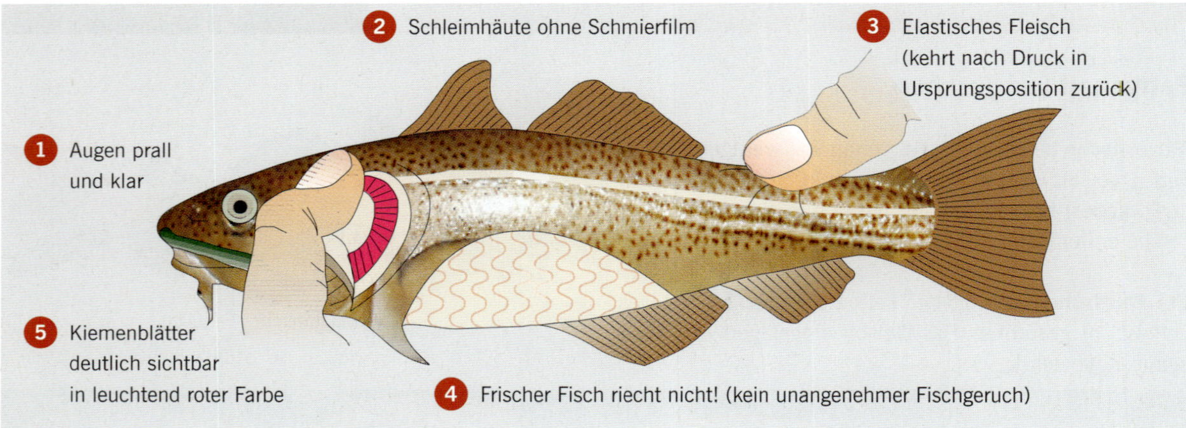

1 Augen prall und klar
2 Schleimhäute ohne Schmierfilm
3 Elastisches Fleisch (kehrt nach Druck in Ursprungsposition zurück)
4 Frischer Fisch riecht nicht! (kein unangenehmer Fischgeruch)
5 Kiemenblätter deutlich sichtbar in leuchtend roter Farbe

Fischprodukte

Wie aus der Grafik ersichtlich ist, gibt es eine Vielzahl von Fischprodukten im Handel zu kaufen. Besonders begehrt sind die tiefgekühlten Produkte, dicht gefolgt von den Konservenwaren und den Marinaden. Einen geringeren Beliebtheitsgrad weisen Krebs- und Weichtiere, Frischfische, sonstige Fischerzeugnisse und Räucherfische auf. Das Schlusslicht bilden eindeutig die Fischsalate.

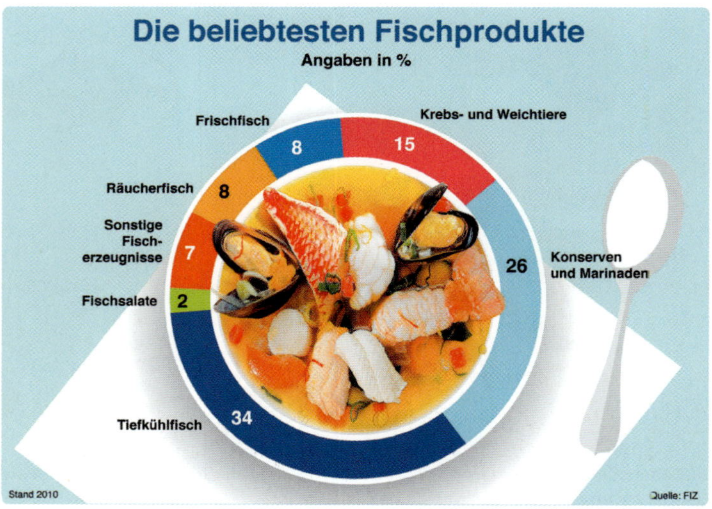

Die beliebtesten Fischprodukte
Angaben in %
Frischfisch 8
Krebs- und Weichtiere 15
Räucherfisch 8
Sonstige Fisch-erzeugnisse 7
Konserven und Marinaden 26
Fischsalate 2
Tiefkühlfisch 34
Stand 2010
Quelle: FIZ

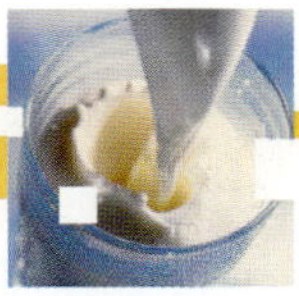

Fischkonserven

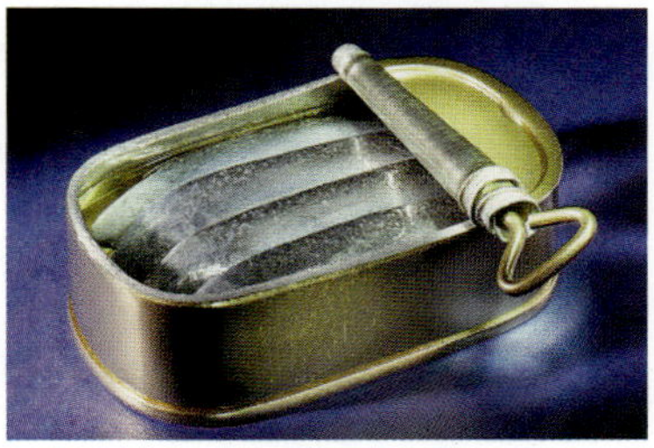

Bei Konserven werden die **Dauerkonserven** von den **Halbkonserven** unterschieden. **Dauerkonserven** sind **sterilisierte Fischprodukte,** die in Öl oder im eigenen Saft, aber auch in Soßen eingelegt sind. In **ungekühltem** Zustand beträgt die **Haltbarkeit über ein Jahr.** Die Fischhalbkonserven sind nur eine begrenzte Zeit, meist in kühlem Zustand, haltbar. Zu beachten ist das **Mindesthaltbarkeitsdatum (MHD).**

Fischsalate

Der vorbereitete Fisch kann mit verschiedenen Soßen mariniert und mit diversen Kräutern gewürzt werden.

Marinaden

Die vorbereiteten Fischteile werden nur durch Salz, Säuren und ohne Einfluss von Wärme gar. Das Marktangebot ist vielfältig und beinhaltet z. B. Fisch in Tunken und Remouladen.

Räucherfisch

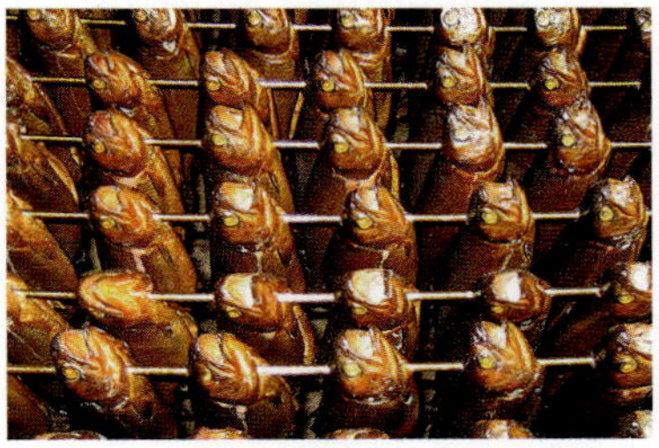

Durch Räuchern im Holzrauch (naturbelassene Buche, Birke) wird dem Fisch Wasser entzogen. Die Tätigkeit der Mikroorganismen wird nur teilweise gehemmt. Das Räuchergut wird oftmals gesalzen, erhält eine typische Räucherfarbe und ein besonderes Aroma.

Kalträuchern: 20 °C bis 28 °C, 3 bis 14 Tage
Heißräuchern: 60 °C bis 80 °C, 1 bis 2 Std.

Tiefkühlfisch

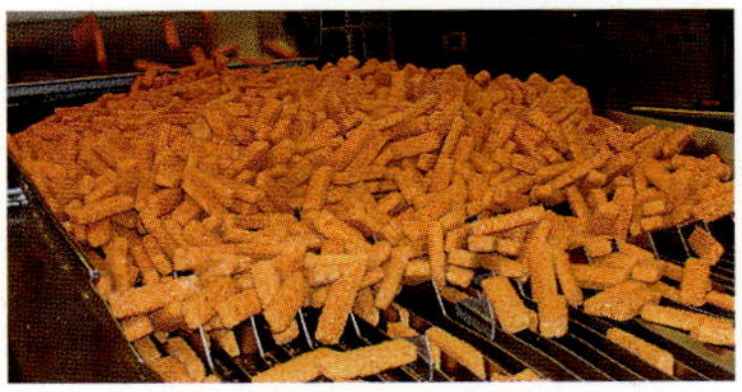

Die ausgenommenen Fische werden gehäutet, portioniert und bei **–30 °C schockgefroren.** Die tiefgefrorenen Filets können weiter mit Panade oder mit Ausbackteig umhüllt, frittiert und danach nochmals gefroren werden.

Krebs- und Weichtiere

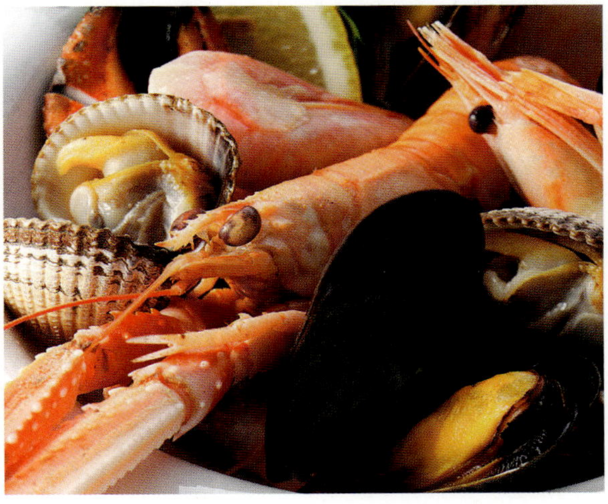

Krebstiere (= Krustentiere) sind am Kopf und am Brustbereich gepanzert. Bei langschwanzigen Arten handelt es sich z. B. um Hummer, Langusten und Garnelen. Kurzschwanzige Arten sind z. B. Königskrabben und Taschenkrebse. Sie müssen sehr frisch verarbeitet werden, da sie **schnell verderben** und an **Gewicht** verlieren.

Die wirbellosen Weichtiere unterscheiden sich durch den unterschiedlichen Aufbau. Während Schalentiere wie Muscheln und Schnecken eine kalkhaltige Schale und ein weiches Inneres besitzen, haben Tintenfische keine Schale, aber eine Rückenplatte.

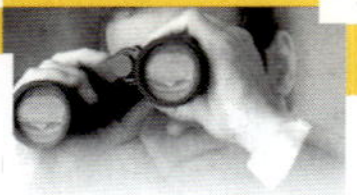

Sonstige Fischerzeugnisse

Kaviar

Als **echter Kaviar** wird der vom **Stör** stammende **Rogen** bezeichnet. Rogen sind Fischeier, die nicht abgelaicht wurden. Sie sind je nach **Störart** in **unterschiedlichen Größen** erhältlich. Störe sind hauptsächlich im **Kaspischen** und **Schwarzen Meer** beheimatet. Doch nicht nur der Rogen vom Stör, sondern ebenso vom **Kreta-Lachs (Kreta-Kaviar),** von **Forellen (Forellen-Kaviar)** und vom **Seehasen (Deutscher Kaviar)** sind im Handel erhältlich. Stilgerecht wird Kaviar meist im eisgekühlten Gefäß mit einem **Perlmuttlöffel, Hornlöffel** oder **Goldlöffel** angeboten. Kaviar darf aufgrund der **oxidativen Wirkung** niemals mit dem **Silberlöffel** und auch nicht unbedingt mit dem **Edelstahllöffel** verzehrt werden. Nach dem Öffnen sollte der Kaviar rasch verbraucht werden.

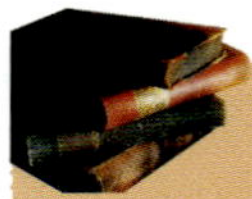

Nemathoden

Fische nehmen Nemathoden durch das Futter auf. Das sind kleine Larven von Fadenwürmern, die sich zumeist im Magen-Darm-Trakt der Fische ansiedeln. Um die Gefahr zu unterbinden, unterliegt der Fischfang strengsten Lebensmittelüberwachungen. Den Fischen werden sofort nach dem Fang die Eingeweide entnommen und sorgfältigen Prüfkriterien unterzogen. Ebenso werden beim Tiefkühlen und Garen die Larven abgetötet. Wird nicht ausgenommener Fisch gekauft, muss dieser auf Nemathoden geprüft werden.

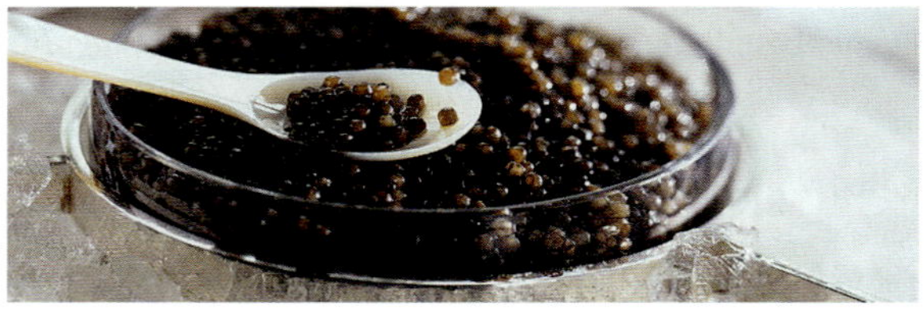

Küchentechnischer Umgang mit Fisch

- Frischer Fisch sollte möglichst **am Tag des Einkaufs** zubereitet und verwertet werden.
- Fettreiche Fische sind **max. 4 Monate** tiefzukühlen, fettarme Fische hingegen **bis zu 8 Monate.**
- Da Fisch einen **geringen Bindegewebsanteil** besitzt, muss dieser nach dem **3-S-System** vorbereitet werden: Der Fisch wird zuerst gesäubert, danach gesäuert und dann gesalzen.
- Wird das **3-S-System** nicht eingehalten, kommt es zu starken **Form-**, **Vitamin-** und **Mineralstoffverlusten.**

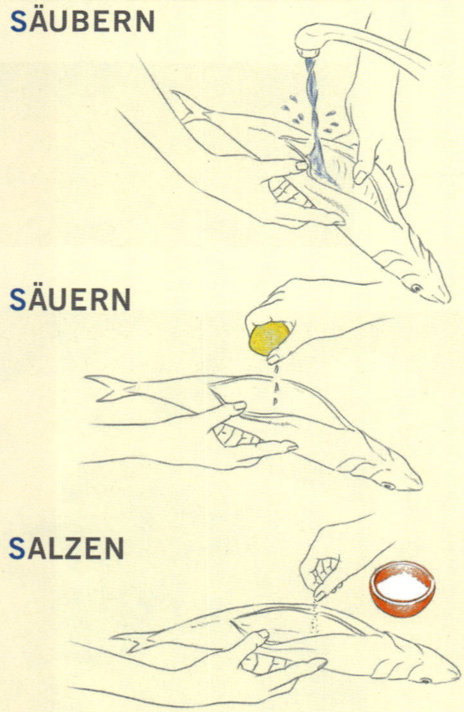

Zubereitung von Fisch: 3-S-System

Fisch schuppen und ausnehmen. Kurz unter fließendem Wasser waschen. Fisch nie im Wasser liegen lassen, da die wasserlöslichen Vitamine ausgeschwemmt werden. Das Fischfilet kurz unter fließendes Wasser heben, sofort mit Küchenpapier abtupfen.

Fisch mit Essig **oder** Zitronensaft **(ca. 2 EL für 200 g Fisch)** beträufeln und **ca. 10 Min.** einziehen lassen. Durch die Säure wird der Fischgeruch gebunden. Das Fischgewebe fällt nicht auseinander. Die Farbe des Fisches bleibt erhalten.

Kurz vor dem Garen sollte der Fisch gesalzen werden, da Salz dem Fisch sonst zu viel Wasser entzieht **(hygroskopische Wirkung).** *Für ein Fischfilet* **(200 g)** *wird* **ca. ½ TL Salz (= 2 große Prisen)** *verwendet.*

Salzzugabe kann nach Belieben variiert werden

Das **3-S-System** sollte eingehalten werden; ansonsten kommt es zu Form-, Vitamin- und Mineralstoffverlusten.

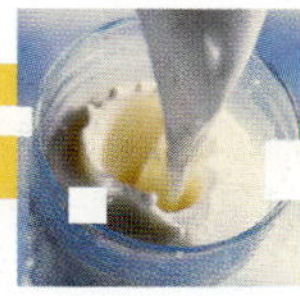

i) Hülsenfrüchte

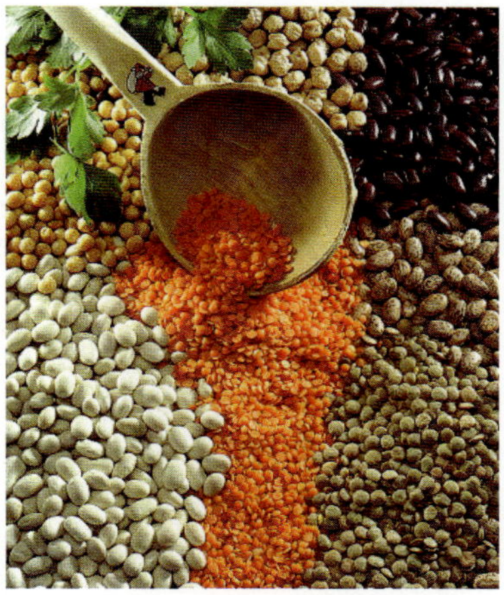

Hülsenfrüchte sind **getrocknete, reife Samen,** die in **Fruchthülsen** heranwachsen und nur in gegartem Zustand zum Verzehr geeignet sind. Rohe Hülsenfrüchte enthalten **Giftstoffe** (z. B. Hämagglutinine), die jedoch durch das Garen abgebaut werden können. Sie stammen aus der Familie der **Schmetterlingsblütler** und werden botanisch auch als **Leguminosen** bezeichnet. Von allen Lebensmitteln weisen sie den **höchsten pflanzlichen Eiweißgehalt (20 % bis 34 %)** auf und stellen somit für Vegetarier eine echte Alternative zu Fleisch dar. Zu den Hülsenfrüchten gehören Linsen, Erbsen, Bohnen und Erdnüsse. Mit Ausnahme von Erdnüssen und Sojabohnen enthalten die Hülsenfrüchte **wenig Fett.** Zudem sind sie sehr **stärke-** und **ballaststoffreich,** enthalten aber auch **wichtige Mineralstoffe** wie **Eisen, Calcium, Phosphor, Magnesium** und die **Vitamine** $\mathbf{B_1}$, $\mathbf{B_2}$, **C, E** und **K.**

Wichtige Hülsenfrüchte

Linsen

Linsen stammen hauptsächlich aus den **USA, Kanada, Vorderasien, Türkei** und **Chile.** Sie werden nach Größen sortiert. Mittellinsen haben einen **Ø von 4,5 mm bis 6 mm**, Tellerlinsen einen **Ø von 6 mm bis 7 mm** und Riesenlinsen einen **Ø von 7 mm**. Durch den großen Schalenanteil sind kleine Linsen aromatischer als große Linsen.

Tellerlinsen	Rote Linsen	Pardina-Linsen
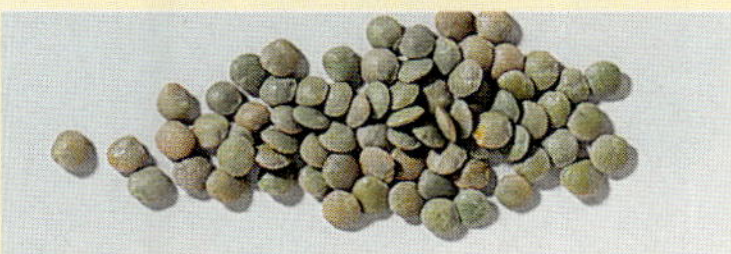	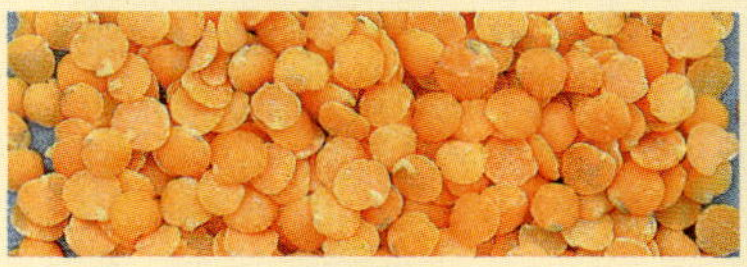	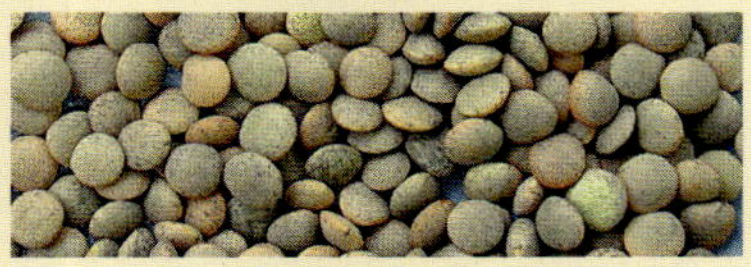
Bei Tellerlinsen handelt es sich um die meistgekaufte Linsensorte mit einem **Ø** von **ca. 6 mm bis 7 mm.** Die ursprünglich olivgrüne Tellerlinse färbt sich bei langer Lagerung und in gegartem Zustand gelbbraun bis braun.	Die harte Außenschale ist entfernt, deshalb ist die Garzeit verkürzt. Rote Linsen sind besonders für exotische Salate, Suppen und Pfannkuchengerichte geeignet.	Die spanischen Linsen haben eine grau-braune Schale und ein gelbes Inneres. Der **Ø beträgt 4 mm bis 5 mm.** Pardina-Linsen sind sehr aromatisch. Das Einweichen vor dem Garen entfällt. Sie eignen sich z. B. für Suppen, Eintöpfe und Salate.

Bohnen

Die Bohnen stammen ursprünglich aus den **Anden.** Heutige Hauptanbaugebiete sind **Ungarn, Niederlande, Belgien** und **Frankreich.** Diese einjährigen Hülsenfrüchte bestechen hauptsächlich durch das vielfältige Farbangebot (grün, blau, gelb, weiß, schwarz, bunt, gesprenkelt). Bohnen werden gesteckt und wachsen an Stangen (= Stangenbohnen) oder als Buschwerk (= Buschbohnen) heran.

Rote Kidney-Bohnen	Wachtelbohnen	Sojabohnen
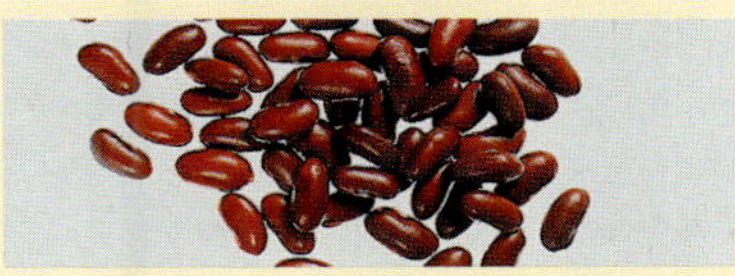	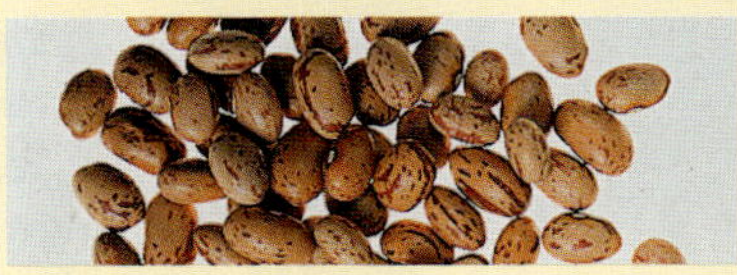	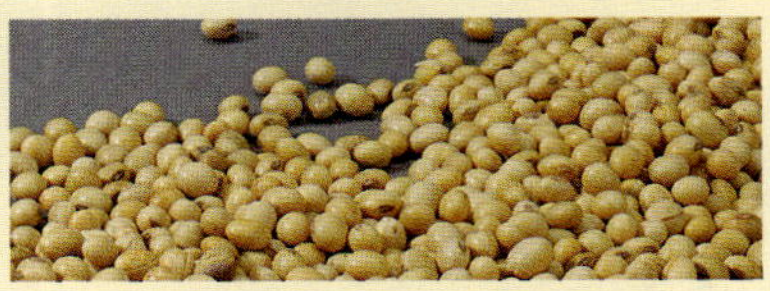
Die nierenförmigen roten Bohnen haben eine harte Schale mit mehligem Kern. Aufgrund des würzigen Geschmacks eignen sie sich hervorragend für scharfe Gerichte.	Die wie Wachteleier aussehenden, leicht gesprenkelten Bohnen haben einen nussartigen Geschmack. Sie wirken vor allem in Salaten sehr dekorativ.	Sie werden selten als Bohnen, sondern am meisten in verarbeiteter Form als Sojamehl, Sojaquark oder Sojaöl angeboten.

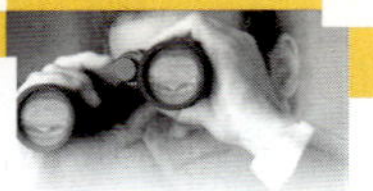

Erbsen

Erbsen unterscheiden sich im Wesentlichen durch die **Größe,** die **Form** und vor allem die **Farbe.** Im Handel sind sie meist ohne Schale, **poliert** und **geschliffen** erhältlich. Geschälte Erbsen sind leicht verdaulich und weisen eine **geringere Garzeit** auf. Erbsen haben einen **Ø von 4 mm bis 7,5 mm.** Die heutigen Hauptanbaugebiete sind die **Niederlande, Belgien, Ungarn, Dänemark** und **Tschechien.**

Grüne Erbsen	Gelberbsen	Kichererbsen
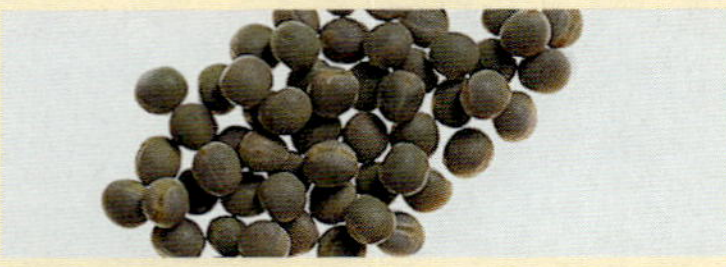	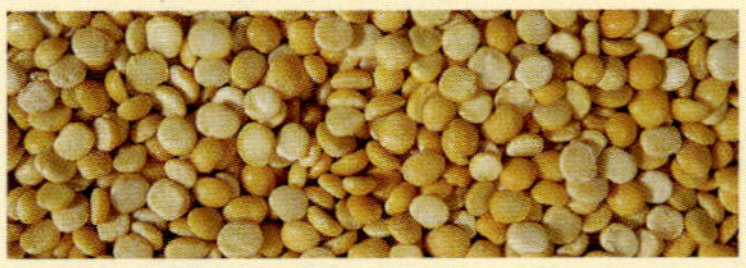	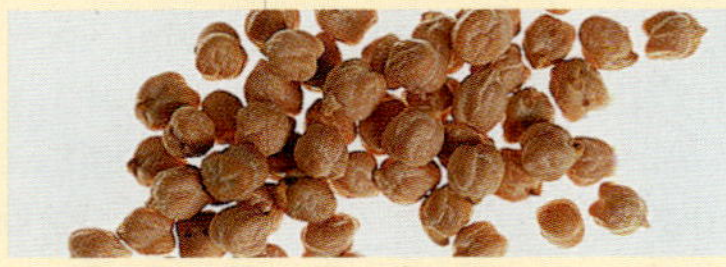
Grüne und gelbe Erbsen sind besonders stärkehaltig. Sie werden deshalb sehr weich. Damit sie wenig blähend wirken, wird die cellulosehaltige Schale der getrockneten Erbsen etwas abgeschliffen. Sie eignen sich hervorragend für Erbsenpüree, Erbsensuppe und als Gemüsebeilage.		Sie sind haselnussgroß, leicht nussig schmeckend und eignen sich besonders gut für Suppen und Eintöpfe.

Küchentechnischer Umgang mit Hülsenfrüchten

- Da getrocknete Hülsenfrüchte einen **sehr geringen Wasseranteil** haben, sind sie ungefähr **1 Jahr** bei trockener Lagerung haltbar. Danach muss auf Schädlingsbefall geachtet werden.
- Hülsenfrüchte müssen **verlesen** werden, da evtl. Steinchen oder Schalen vorhanden sein können.
- Aufgrund der **cellulosehaltigen** Schale müssen **getrocknete** Hülsenfrüchte vor dem Garen in Wasser eingeweicht werden **(Ausnahme: Linsen).**
- Die **Einweichzeit** und die **Garzeit** sind auf allen Packungen ausgewiesen, diese sind einzuhalten.
- Da das Einweichwasser **Vitamine** und **Mineralstoffe** enthält, ist dieses beim Garen mitzuverwenden.
- Eine verkürzte Einweichzeit wird erreicht, indem die Hülsenfrüchte mit kochendem Wasser übergossen werden.
- Die Hülsenfrüchte **quellen** beim **Garen.** Sie **nehmen** also **Wasser auf,** deshalb sollte beim Garen ungefähr **4 x** mehr Wasser als Hülsenfrüchte verwendet werden.
- Hülsenfrüchte **kochen häufig über** und **schäumen** auf, deshalb muss der **Garprozess kontrolliert** werden.
- Es bietet sich an, die Hülsenfrüchte im **Dampfdrucktopf** zu garen, da über die Hälfte der Garzeit eingespart wird.
- Hülsenfrüchte erst kurz vor dem Garen würzen, da sie sonst **leicht hart bleiben.**
- Für die schnelle Zubereitung können sterilisierte Hülsenfrüchte in Dosen und Gläsern oder tiefgefrorene Waren verwendet werden.

?

1. ***Welche wichtigen Nährstoffe sind in Hülsenfrüchten enthalten?***
2. ***Welche Gruppen von Hülsenfrüchten gibt es? Nennen Sie zu jeder Gruppe einen wichtigen Vertreter.***
3. ***Sie möchten ein vegetarisches Gericht zubereiten. Im Mittelpunkt sollen die Hülsenfrüchte stehen. Stellen Sie ein ausgewogenes Mittagessen zusammen.***
4. ***Was müssen Sie bei der Zubereitung von Hülsenfrüchten beachten?***

Merke ***Erdnüsse sind ebenfalls Hülsenfrüchte. Handelsüblich werden sie jedoch wie die Haselnüsse unter der Rubrik Schalenobst gehandelt.***

M/A 4.11 CHECKLISTE KLASSENARBEIT

Gemeinsames Lernen ist besser! Bilden Sie mit einer Person Ihrer Klasse ein Lern-Tandem, in dem Sie gemeinsam für die bevorstehenden Klassenarbeiten lernen. Nähere Details finden Sie im Kapitel 2.8, Seite 81.

1. Aus welchen chemischen Elementen bestehen die Eiweiße? ☐
2. In welche 2 Hauptgruppen können die Proteine eingeteilt werden? ☐
3. Erläutern Sie den Aufbau eines einfachen Proteins. ☐
4. Wie kommt es zur Bildung von Dipeptiden? Fertigen Sie eine Skizze an. ☐
5. Erläutern Sie den Begriff unentbehrliche Aminosäuren. ☐
6. Welche Proteinstrukturen gibt es? Welche jeweiligen Besonderheiten weisen Sie auf? ☐
7. Nennen Sie stichwortartig den Aufbau, das Vorkommen und besondere Eigenschaften von zwei Sklero- und zwei Sphäroproteinen. ☐
8. Erläutern Sie anhand eines Beispiels die biologische Wertigkeit (BW) von Proteinen. ☐
9. Was versteht man unter dem biologischen Ergänzungswert von Proteinen? ☐
10. Welche wesentlichen Aufgaben haben die Proteine im menschlichen Körper? ☐
11. Erläutern Sie den täglichen Proteinbedarf eines Säuglings, eines Kleinkindes, eines Jugendlichen und eines Erwachsenen. ☐
12. Welche Inhaltsstoffe sind in der Milch enthalten? Welche handelsüblichen Milchsorten gibt es? ☐
13. Erklären Sie den Herstellungsprozess von Labkäse und Sauermilchkäse. ☐
14. Was bedeutet die Angabe 45 % Fett i. Tr. auf einer Käsepackung? ☐
15. Zeichnen und beschriften Sie den Aufbau eines Hühnereis. ☐
16. Welche Güteklassen von Eiern gibt es? ☐
17. Welche Informationen erhält der Verbraucher über den Eiercode? ☐
18. Wie können Sie feststellen, ob ein Ei alt oder frisch ist? ☐
19. Wie kommt es zur Schaumbildung von Eiklar? ☐
20. Erläutern Sie anhand von 5 Beispielen den küchentechnischen Umgang mit Eiern. ☐
21. Welche Pflichtangaben müssen auf Geflügelpackungen ausgewiesen sein? ☐
22. Welche wichtigen Nährstoffe sind im Fleisch enthalten? ☐
23. Erläutern Sie folgende Begriffe: Fleischreifung, Mastlamm, Jungbulle, Färse, Ochse, Kalb, PSE-Fleisch, Cold Shortening Effect, DFD-Fleisch, BSE, Gefrierbrand. ☐
24. Welche wichtigen Punkte müssen Sie in der Küche beim Umgang mit Fleisch beachten? ☐
25. Welche wichtigen Kriterien müssen Sie bei der Vorbereitung eines Kurzreferats berücksichtigen? Was sollten Sie beim Vortragen des Kurzreferats beachten? ☐
26. Gelatine ist in verschiedenen Formen auf dem Markt erhältlich. Welche gibt es? ☐
27. Sie verwenden für die Herstellung eines Desserts Blattgelatine. Wie verhindern Sie die Klümpchenbildung bei der Zubereitung des Desserts? ☐
28. Fische können in verschiedene Gruppen eingeteilt werden. Welche Gruppen gibt es? Nennen Sie für jede Gruppe 3 Fischarten. ☐
29. Fische werden in der Küche nach dem 3-S-System zubereitet. Erläutern Sie dieses System. ☐
30. Hülsenfrüchte gehören zu den wichtigsten pflanzlichen Eiweißlieferanten. Welche Hülsenfrüchte gibt es? Was müssen Sie im küchentechnischen Umgang beachten? ☐

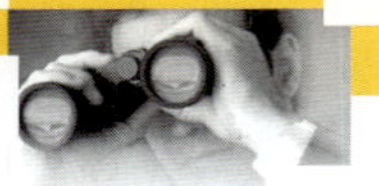

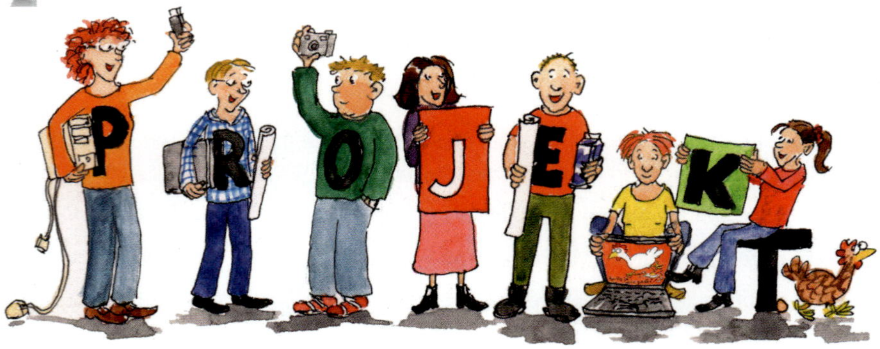

4.12 Projekt 3: Werbeplakate für Firmen gestalten

Viele Firmen und Institutionen machen sich Werbeflächen zunutze, um eine gezielte Personengruppe durch werbepsychologische Tricks von ihrer Werbebotschaft (z. B. von Produkten, Sachverhalten) zu überzeugen.

Projektaufgabe: **Gestalten Sie ein Werbeplakat. Wählen Sie aus dem Kapitel Eiweiß ein Produkt** (z. B. Milch, Käse) aus, für das Sie werben möchten, oder thematisieren Sie einen Sachverhalt (z. B. Kampagne gegen BSE), der die Öffentlichkeit zum Nachdenken, Umdenken und Handeln auffordert. Versuchen Sie, Firmen (Milchwerk, Krankenkasse) zu finden, die Ihre Werbeidee aufgreifen, umsetzen und veröffentlichen. Tipp: Hin und wieder schreiben Firmen diese Art der Projektaufgabe als Wettbewerb aus.

Gruppengröße: Partnerarbeit

Zeitrahmen: Dieser wird von der Lehrkraft festgelegt.

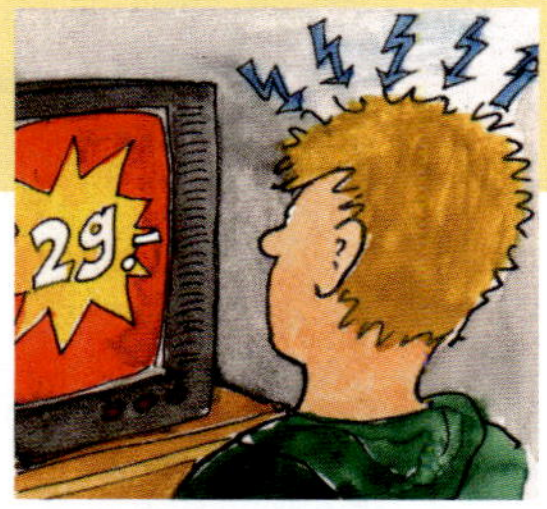

Werbeplakate – Gedankenblitze in Wort und Schrift – müssen:
- ins Auge stechen und den Betrachter fesseln (z. B. Umdenken fördern),
- eine Idee/Botschaft aussenden,
- einen wirkungsvollen Slogan (= einprägsame Redewendung) haben.

M/A *Wichtige Schritte für die Gestaltung von Werbeplakaten*

1 Sensibilisierung für das Thema
- Vergleichen Sie in Zeitungen, Magazinen, im Internet etc. die verschiedenen Werbeplakate und diskutieren Sie darüber. Was fällt Ihnen auf?
- Rufen Sie sich Internetseiten zum Thema Werbeslogan auf und informieren Sie sich über den Aufbau eines Slogans.
- Überlegen Sie, für welches Produkt und für welche Firma Sie das Werbeplakat erstellen wollen bzw. welchen Sachverhalt Sie thematisieren und welche Institution Sie kontaktieren wollen.

2 Material
- Papier (für einen Prototypen DIN-A3)
- PC, DIN-A3-Farbdrucker
- Fotos und Abbildungen in digitalisierter Form

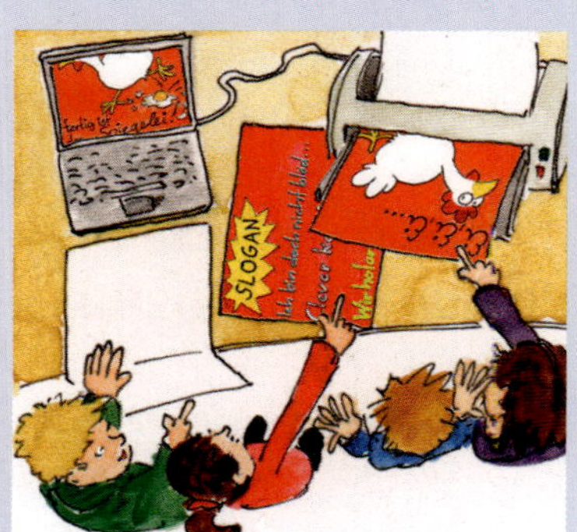

3 Größe/Einteilung

Plakate an Werbewänden und Litfasssäulen werden bereits aus großer Entfernung wahrgenommen. Trotzdem kann der Prototyp eines Werbeplakats auf einem DIN-A3-Blatt entwickelt werden. Dabei ist zu beachten:
- Der Werbeslogan, das Produkt und die Marke, für die geworben wird, nehmen eine zentrale Stellung ein.
- Der Plakatrand bleibt frei.

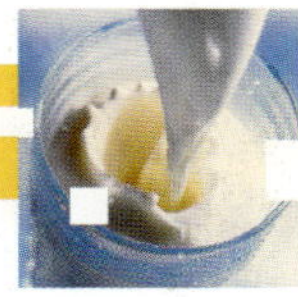

4 Farbauswahl/Kontraste (= Gegensätze)

- Um den Wiedererkennungseffekt zu steigern, müssen Farben und Werbebotschaften eng miteinander verknüpft werden (z. B. lila-weiße Kuh = Schokolade einer bestimmten Firma, lila-weißer Elefant = Schokolade derselben Firma).
- Es werden hauptsächlich **Komplementärfarben** und **Primärfarben** für Werbezwecke eingesetzt. Sie erhöhen die Sichtbarkeit.
- Komplementärfarben (gelb/lila, orange/blau, rot/grün) haben einen starken Aufforderungscharakter.
- Grundfarben (gelb, rot, blau) haben starke Signalwirkung.

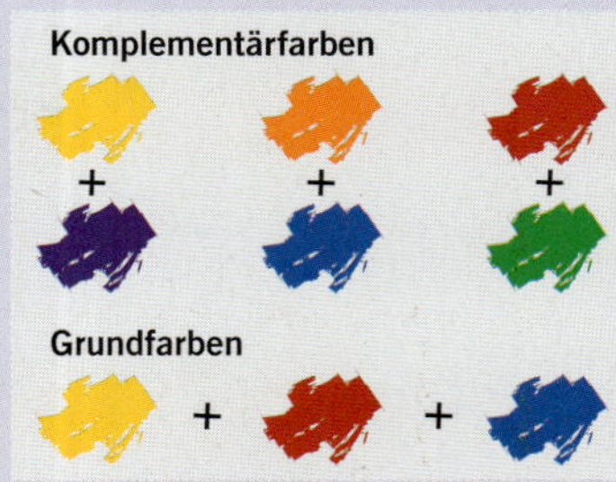

5 Text, Bild (Motiv)

Da der Betrachter im Regelfall nur wenige Sekunden das Plakat wahrnimmt, z. B. bei einem Ampelstopp, muss der Text (= die Werbebotschaft):

- **kurz** und **einfach (max. 7 Worte),**
- **griffig** und **eingängig** sein.

Bild und **Text** müssen sich **gegenseitig steigern,** das heißt, das Bild sollte nicht den Text wiederholen.
Falsches Beispiel: Bild = Eier, Text: Kaufen Sie Eier!
Richtiges Beispiel: Bild = Eier, Text: Kauf clever!
Bilder (Motive) **sparsam** einsetzen (= keine Collagen!).

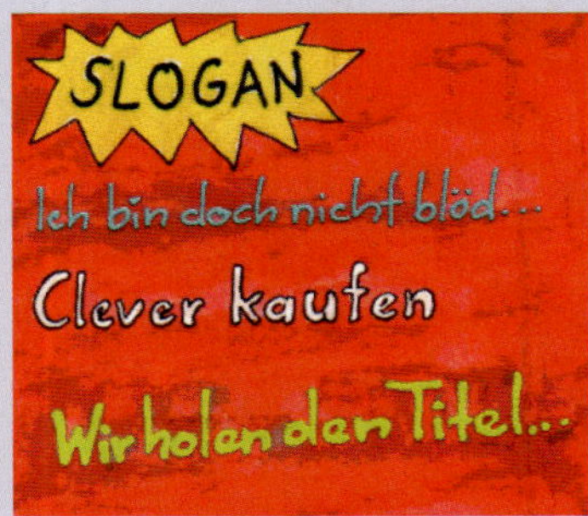
SLOGAN
Ich bin doch nicht blöd...
Clever kaufen
Wir holen den Titel...

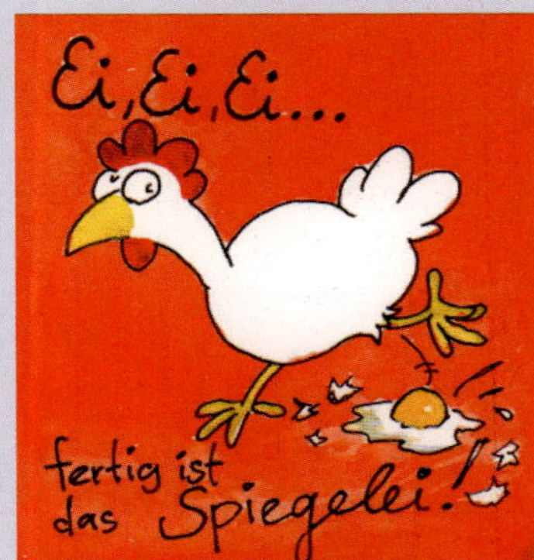
Ei, Ei, Ei...
fertig ist das Spiegelei!

6 Schrift

Die Lesbarkeit der Plakate ist das A und O, deshalb:

- **Max. 2** gut lesbare Schriften verwenden
- Druckbuchstaben mit Groß- und Kleinschreibung
- Keine Silbentrennung (z. B. bei Überschriften)
- Schriftgrößen so wählen, dass Sie den Text auf einem **DIN-A3-Blatt** aus **7 m** Entfernung lesen können

7 Symbole

Sie lösen beim Betrachter Assoziationen (= Verknüpfungen von Vorstellungen) aus. Beispiel: Bierglas mit Luftschlangen —> Party, Stimmung, Durst, Lust auf Bier!

8 Erinnerungswert

Finden sich Werbeelemente eines TV-Werbespots auf einem Werbeplakat derselben Marke, tritt beim Betrachter ein Erinnerungseffekt ein. Diese Media-Mix-Kampagnen (TV + Zeitung + Plakat) haben eine hohe Erfolgsquote.

Wie können Fehler im Werbeplakat behoben werden?

Bevor Sie den Firmen, Institutionen, Agenturen Ihre Werbeidee vorstellen, präsentieren Sie Ihre Werbeplakate der Klasse. Fangen Sie ein Meinungsbild ein. Es wäre ebenso denkbar, eine kleine Plakatausstellung im Schulhaus zu organisieren und ein Meinungsbild über einen Feedback-Bogen (= Rückmeldebogen) einzuholen.

Werten Sie die Meinungen und Rückmeldebögen aus. Besprechen Sie in der Projektgruppe, ob Anregungen oder Kritik zur Verbesserung Ihres Werbeplakats/Ihrer Werbeidee beitragen. Wenn ja, dann führen Sie die entsprechenden Änderungen durch.

Überlegungen zur Kontaktaufnahme mit Firmen

- Wie wollen Sie zu den entsprechenden Firmen etc. einen Erstkontakt herstellen?
- Wie bereiten Sie sich auf einen Erstkontakt vor und wie präsentieren Sie dabei das Plakat?

5.5 Checkliste Klassenarbeit

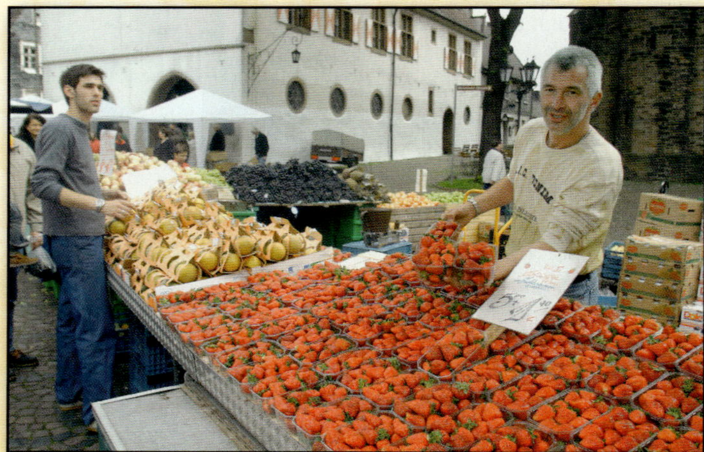

5.4 Fettlösliche Vitamine

- *Vitamin A (Retinol)*
- *Vitamin D (Calciferol)*
- *Vitamin E (Tocopherol)*
- *Vitamin K (Phyllochinon)*

5 Vitamine

5.1 Aufgaben der Vitamine

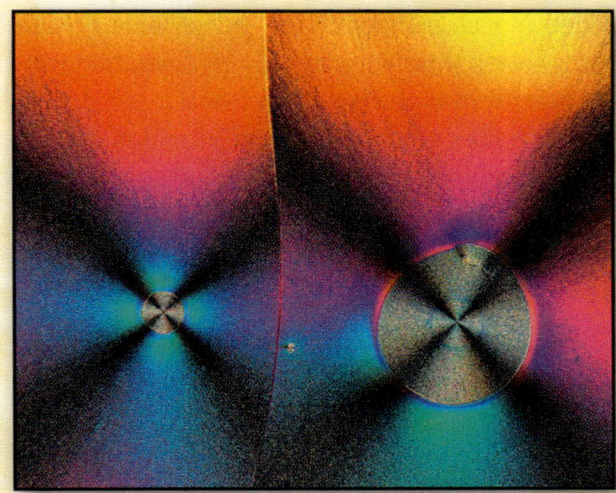

Foto: P. Woitschikowski

5.2 Einteilung der Vitamine

- *Wasserlösliche Vitamine*
- *Fettlösliche Vitamine*

5.3 Wasserlösliche Vitamine

- *Vitamin C (Ascorbinsäure)*
- *Vitamin-B-Komplex*

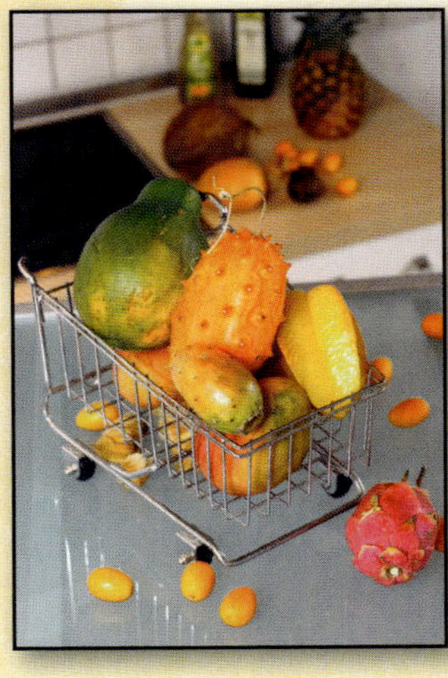

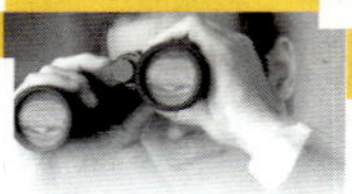

5 Vitamine

Vitamine sind **organische Substanzen,** die für den Menschen **lebenswichtig,** also **essenziell** sind. Da sie vom Körper nur sehr begrenzt selbst gebildet werden können, muss der Hauptteil der Vitamine mit der Nahrung aufgenommen werden. Durch eine ausgewogene gemischte Kost wird der Körper aber ausreichend mit Vitaminen versorgt. In den Industrieländern kann jedoch eine **Fehlernährung** (z. B. einseitige Ernährung) einen **Vitaminmangel (= Hypovitaminose)** auslösen. In den Entwicklungsländern tritt eine **Hypovitaminose** meist durch eine mangelnde Nahrungszufuhr auf. **Fehlen ein** oder **mehrere Vitamine** vollständig, wird von einer **Avitaminose** gesprochen. Während Hypovitaminosen meist durch entsprechende Vitamingaben reguliert werden können, kann eine Avitaminose bleibende Schädigungen (z. B. neurologische Störungen) hervorrufen.

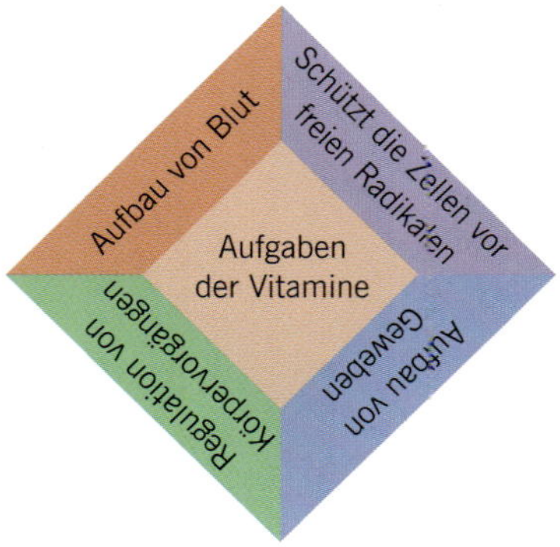

Aufgaben der Vitamine

5.1 Aufgaben der Vitamine

Vitamine zählen zu den Nährstoffen, die dem Körper **keine Energie** liefern. Sie werden auch als **Wirkstoffe** bezeichnet, da sie an zahlreichen Aufgaben wie z. B. der Regulation von Körpervorgängen, dem Knochenaufbau und der Blutbildung mitwirken.

5.2 Einteilung der Vitamine

Es sind derzeit **13** verschiedene Vitamine bekannt. Sie lassen sich entsprechend dem **Löseverhalten** in **2 Gruppen** einteilen: Die **wasserlöslichen Vitamine** (z. B. Vitamine der B-Gruppe, Vitamin C) lösen sich in **Wasser,** die **fettlöslichen Vitamine** (Vitamin A, D, E, K) lösen sich in **Verbindung mit Fetten.** Sind überschüssige wasserlösliche Vitamine im Körper vorhanden, werden diese über den Harn ausgeschieden. Die fettlöslichen Vitamine können im Körperfett gespeichert werden. Sie sind als Vitaminreserven vorhanden bzw. können jedoch auch einen Vitaminüberschuss **(Hypervitaminose)** auslösen. Aus der Tabelle ist die Einteilung der Vitamine sowie deren Lösungsverhalten ersichtlich.

Vitamine
Im Jahr 1911 prägte der Biochemiker K. Funk den Begriff Vitamine —> Vita = Leben, Amine = Stickstoffverbindungen. Er fand heraus, dass es sich bei den Vitaminen um lebensnotwendige, stickstoffhaltige Verbindungen handelt.

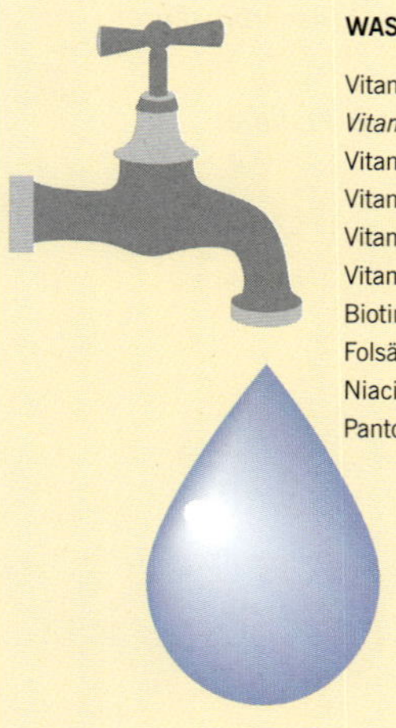

WASSERLÖSLICHE VITAMINE	FETTLÖSLICHE VITAMINE
Vitamin C	Vitamin A (Retinol)
Vitamine des B-Komplexes:	Vitamin D (Calciferol)
Vitamin B_1 (Thiamin)	Vitamin E (Tocopherol)
Vitamin B_2 (Riboflavin)	Vitamin K (Phyllochinon)
Vitamin B_6 (Pyridoxin)	
Vitamin B_{12} (Cobalamin)	
Biotin	
Folsäure	
Niacin	
Pantothensäure	

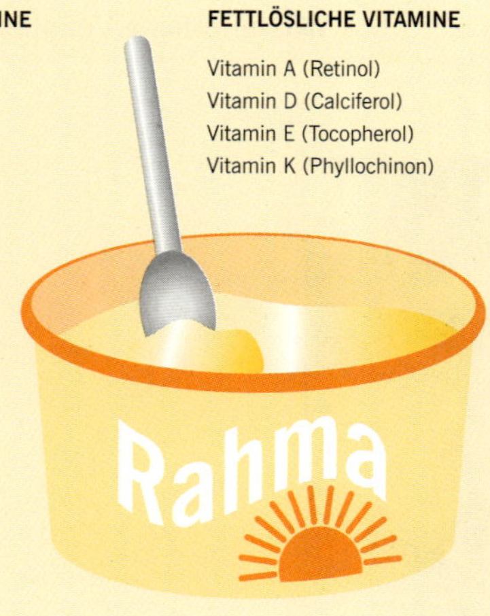

Merke

Hypovitaminose = leichter Vitaminmangel, der in der Regel durch Vitamingaben behoben werden kann

Avitaminose = vollständiges Fehlen eines oder mehrerer Vitamine

Hypervitaminose = Vitamine sind im Überschuss vorhanden, das tritt jedoch nur bei den fettlöslichen Vitaminen auf, da die wasserlöslichen Vitamine mit dem Harn ausgeschieden werden.

Im folgenden Verlauf werden sowohl die wasserlöslichen als auch die fettlöslichen Vitamine näher beschrieben. Hierbei werden deren **Aufgaben** im Körper, der **tägliche Vitaminbedarf** sowie auftretende Störungen bei einem Vitaminüberschuss oder -mangel stichwortartig erläutert. Ebenso werden die Lebensmittel, die in besonders hohem Maß das entsprechende Vitamin enthalten, aufgeführt.

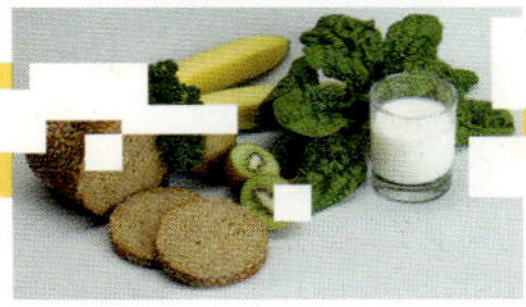

5.3 Wasserlösliche Vitamine

Vitamin C (Ascorbinsäure)

In der Bevölkerung ist das **wasserlösliche Vitamin C** wohl das bekannteste Vitamin. Im menschlichen Körper übernimmt es maßgebliche Aufgaben.

Aufgaben der wasserlöslichen Vitamine

- Wirkt als Antioxidanz, indem es den Körper vor freien Radikalen schützt und vermutlich vorbeugend gegenüber Krebs und Arteriosklerose wirkt
- Ist am Aufbau von Knochen, Knorpeln, Bindegewebe (Kollagene) und Zähnen beteiligt
- Beteiligt an der Regulation der Sauerstoffzufuhr der Zellen
- Fördert die Wundheilung und schützt vor Infektionskrankheiten
- Steigert die Aufnahme von Eisen, das für die Blutbildung notwendig ist
- Hemmt die Bildung von krebserregenden Nitrosaminen

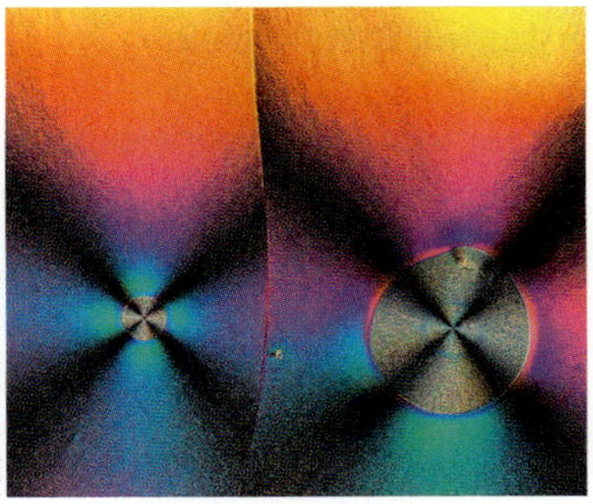
Foto: P. Woitschikowski

Vitamin-C-Kristall

Lebensmittel, die Vitamin C enthalten

- Schwarze Johannisbeeren
- Gemüsepaprika, Brokkoli, Tomaten, Grünkohl
- Sanddorn
- Zitrusfrüchte, Kiwis

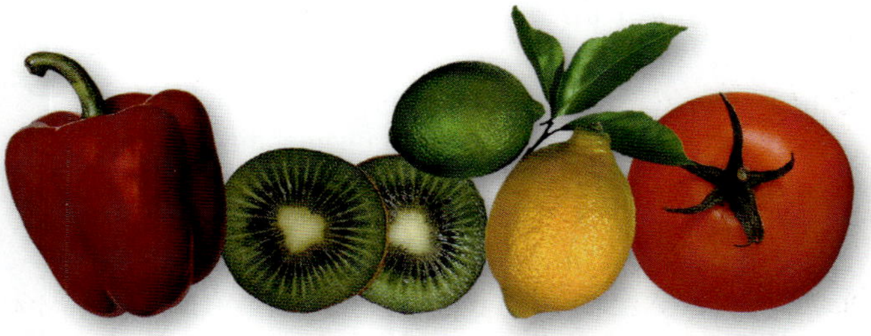

Merke ***Vitamin C ist besonders empfindlich gegenüber Wasser, Sauerstoff und Hitze. Um den Vitamin-C-Gehalt so hoch wie möglich zu halten, sollten diese Lebensmittel bei der Verarbeitung nicht zu lange im Wasser liegen bleiben bzw. nicht zu hoch erhitzt werden.***

Bedarf

- **Pro Tag** sollten **Jugendliche ca. 90 mg** (schwankt je nach Alter) und **Erwachsene ca. 100 mg** Vitamin C aufnehmen. Damit der hohe Vitamin-C-Bedarf gedeckt werden kann, empfiehlt die Deutsche Gesellschaft für Ernährung (DGE) den Verzehr von **5 Portionen Obst** und **Gemüse** am Tag.
- Besonders **starke Raucher** sollten **50 % mehr Vitamin C** zuführen, da durch das Rauchen im Körper vermehrt freie Radikale vorhanden sind.
- **Körperlich belastete Menschen** (Schwerstarbeiter, Hochleistungssportler) haben ebenfalls einen erhöhten Vitamin-C-Bedarf.

Vitamin-C-Mangel

Seefahrerkrankheit (Skorbut)

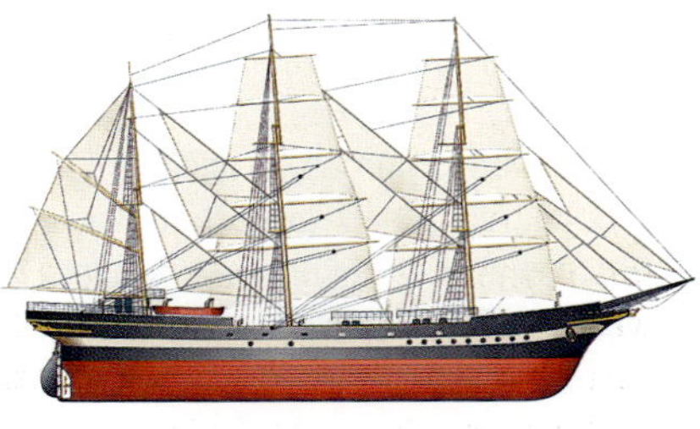

Früher gingen den Seefahrer auf der langen Reise oftmals die frischen Vorräte (z. B. Obst und Gemüse) aus. Sie litten meist an der Seefahrerkrankheit **Skorbut.** Die **Avitaminose** führte zu Zahnfleischbluten, Zahnausfall, Infektionen, körperlichen Schwächen und Spontanblutungen in Armen, Beinen, Augen und Gelenken. Skorbut führte im Endstadium zum Tod. In den Industrieländern ist Skorbut so gut wie nicht mehr existent.

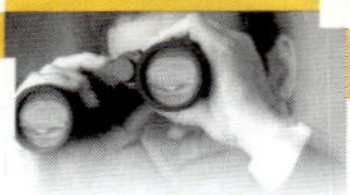

Leichter Vitamin-C-Mangel

Bei einem **leichten Vitamin-C-Mangel** treten Müdigkeit, Reizbarkeit, Knochen- und Gliederschmerzen sowie ein erhöhtes Infektionsrisiko auf. Dieser Mangel kann durch eine Blut- oder Urinuntersuchung nachgewiesen werden und ist durch Vitamin-C-reiche Lebensmittel zu beheben.

@ ***Häufig werden Vitamin-C-reiche Präparate im virtuellen Handel angeboten. Diskutieren Sie die Vor- und Nachteile dieser Präparate.***

Vitamin-B-Komplex

Zu den **wasserlöslichen** Vitaminen gehören ebenso die Vitamine des **B-Komplexes.** Hierbei handelt es sich um die **Vitamine B_1 (Thiamin), B_2 (Riboflavin), B_6 (Pyridoxin)** und **B_{12} (Cobalamin), Niacin, Pantothensäure, Folsäure** und **Biotin.** Im Verlauf werden die Vitamine B_1 und B_2 näher beschrieben, die restlichen Vitamine des B-Komplexes werden überblicksweise tabellarisch dargestellt.

Vitamin B_1 (Thiamin)

Das Vitamin B_1, auch Thiamin genannt, übernimmt im menschlichen Körper folgende Aufgaben:

Aufgaben von Vitamin B_1

- Ist Bestandteil der Enzyme, die beim Kohlenhydratstoffwechsel wichtige Funktionen übernehmen
- Beteiligt an den Nervenerregung

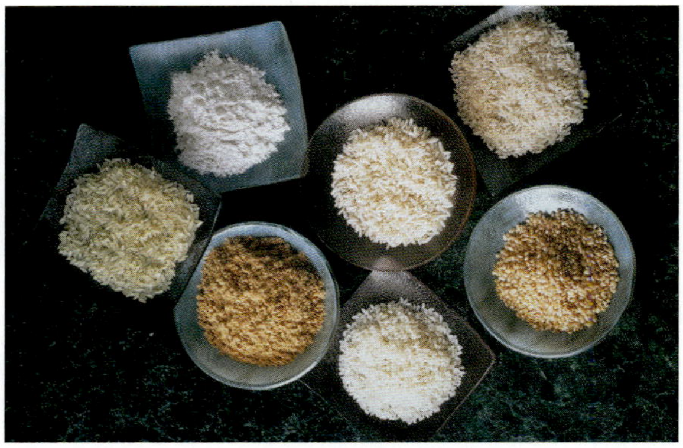

Lebensmittel, die Vitamin B_1 enthalten

- Vollgetreide (mit Keimling und Aleuronschicht)
- Vollkornprodukte (z. B. Haferflocken)
- Fisch (z. B. Scholle, Aal, Lachs)
- Mageres Schweinefleisch (z. B. Muskelfleisch, Filet)

Bedarf

- **Pro Tag** sollten **Jugendliche** und **Erwachsene ca. 1,0 mg bis 1,3 mg** Vitamin B_1 aufnehmen.
- Schwangere (ab dem 4. Monat) 1,2 mg
- Stillende 1,4 mg

Merke ***Hitze, Licht und Wasser zerstören Vitamin B_1. Diese Einflussfaktoren müssen bei der Lagerung und der Zubereitung von Vitamin-B_1-haltigen Speisen berücksichtig werden. Ansonsten muss mit einem Vitaminverlust von ca. 30 % gerechnet werden.***

Vitamin-B_1-Mangel (Hypovitaminose)

Bei einem leichten Vitamin-B_1-Mangel kommt es häufig zu Müdigkeit, Übelkeit, Erbrechen, Muskelschwäche, Herzbeschwerden und psychischen Problemen (Depressionen etc.).

Beriberi (Avitaminose)

Bei Beriberi handelt es sich um eine **Avitamionse,** die z. B. durch einen gestörten Kohlenhydratstoffwechsel, durch eine Erkrankung des Magen-Darm-Traktes, durch starken Alkoholkonsum oder durch Leberfunktionsstörungen verursacht werden kann. Es wird die **trockene** und **feuchte** Beriberi unterschieden:

Trockene Beriberi
- Teilnahmslosigkeit, Reflexstörungen
- Nervenlähmungen, Muskelschwächen

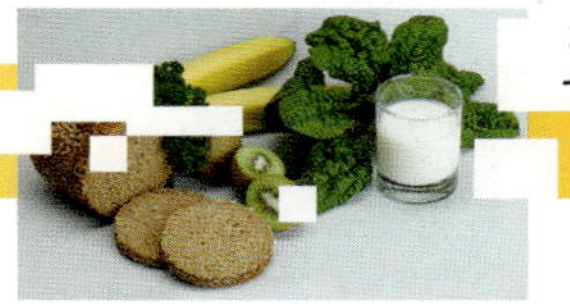

Feuchte Beriberi

- Herz-Kreislauf-Störungen (Herzrasen, Beschleunigung der Pulsfrequenz)
- **Fortgeschrittenes Stadium:** Herzvergrößerung, Herzinsuffizienz
- Ödembildungen

Beriberi kann durch eine B_1 Gabe und einer Ernährungsumstellung (ungeschälter Reis, Vollkornbrote ...) behandelt werden.

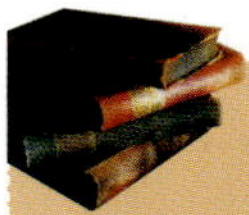

Beriberi

Nachdem in Asien durch den Einsatz von Reismühlen die Randschichten des Reises entfernt wurden, erkrankten Tausende Asiaten durch den Verzehr von geschältem, poliertem Reis an Beriberi. 1886 sollte der Holländer Chr. Eijkman die Krankheit näher erforschen. Er bemerkte, dass nicht nur seine Patienten im Krankenhaus nach dem Verzehr von geschältem, poliertem Reis an Beriberi erkrankten, sondern ebenso seine Hühner. Bei seinen Patienten äußerte sich die Krankheit durch Lähmungen und Körperzittern. Im fortgeschrittenen Stadium waren sie nicht mehr in der Lage, aufrecht zu gehen, sie liefen wie Schafe (Beriberi = Schafsgang). Verabreichte er jedoch im Anfangsstadium ungeschälten Reis, konnten die Symptome vollständig behoben werden. Also musste in der Reisschale ein Stoff enthalten sein, der dieses Krankheitsbild verhindern konnte. Beriberi wurde als Vitaminmangelerkrankung (= B_1***-Mangel) diagnostiziert.***

Vitamin B_2 (Riboflavin)

Das Vitamin B_2, auch Riboflavin genannt, übernimmt im menschlichen Körper folgende Aufgaben:

Aufgaben von Vitamin B_2

- Ist am Aufbau der Myelinschicht (Schutzschicht der Nervenbahnen) beteiligt
- Ist für das Wachstum von Embryonen mitverantwortlich
- Wird für die Energiegewinnung aus Fetten, Kohlenhydraten und Eiweißen benötigt

Lebensmittel, die Vitamin B_2 enthalten

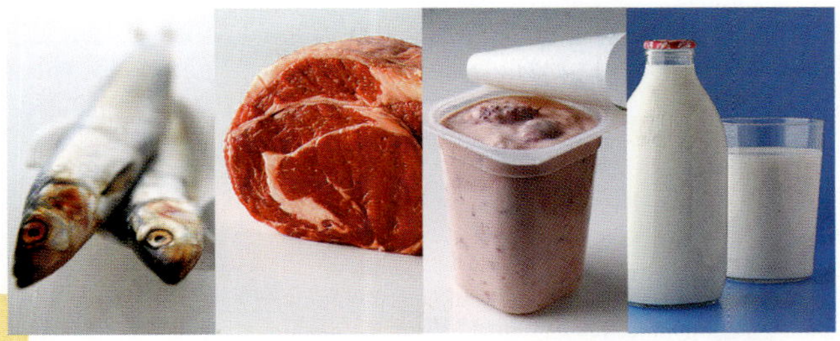

- Milch, Milchprodukte
- Grünes Blattgemüse
- Eier
- Fleisch, Fisch

Bedarf

- **Pro Tag** sollten **Jugendliche** und **Erwachsene ca. 1,2 mg bis 1,5 mg** Vitamin B_2 aufnehmen.
- Schwangere, Stillende und Schwerstarbeiter haben einen leicht erhöhten B_2-Bedarf (1,5 mg bis 1,6 mg).

Merke ***Vitamin*** B_2 ***ist hitzestabil, aber wasserlöslich und empfindlich gegenüber Licht. Deshalb sollten*** B_2***-haltige Lebensmittel dunkel gelagert und werden nicht zu lange im Wasser liegen bleiben.***

Vitamin-B_2-Mangel

In den Industriestaaten kommt es selten zu einem schweren Vitamin-B_2-Mangel. Risikogruppen, bei denen ein B_2-Mangel auftreten kann sind Schwerstarbeiter, Personen mit starkem Alkoholkonsum, Drogensüchtige und Personen mit Dünndarm- oder Stoffwechselerkrankungen. Bei einem Vitamin-B_2-Mangel kommt es zu:

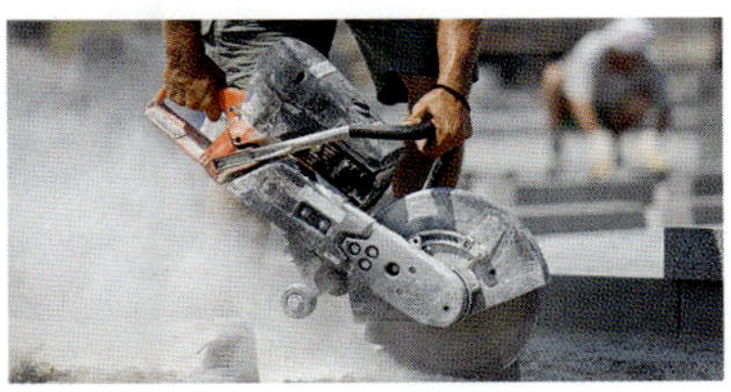

- Entzündungen der Schleimhäute (Mund und Rachen), Juckreizen, aufgerissenen Mundwinkeln
- Konzentrationsstörungen und Wachstumsstörungen bei Kindern
- Im fortgeschrittenen Stadium kommt es zu Anämien (= akuter Blutmangel)

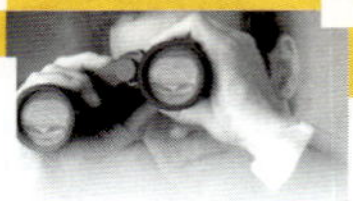

Überblick: weitere Vitamine des B-Komplexes

B-Komplex	Aufgaben	Vorkommen z. B.	Bedarf J. u. E.* pro Tag	Mangelerscheinungen
Vitamin B_5 (Pantothensäure)	Energiestoffwechsel	Milch, Vollkornprodukte, Leber, Fleisch	6 mg	Hautreizungen, Herzklopfen, niedriger Blutdruck, Gastritis, Enteritis, Reflexstörungen
B_6 (Pyridoxin)	ist mitbeteiligt am Eiweißstoffwechsel. Bildung des roten Blutfarbstoffs, beteiligt am AS-Stoffwechsel	Hefe, Leber, Bananen, Fleisch, Fisch, Kartoffeln, Kuhmilch	1,2 mg–1,6 mg	Übelkeit, Durchfall, Erbrechen, Müdigkeit, im schlimmsten Fall Lähmungen sowie gestörte Bewegungsabläufe
B_{12} (Cobalamin)	ist mitbeteiligt an der Bildung der roten Blutkörperchen und am Aufbau der Myelinschicht. ist am Aufbau der DNS (Erbinformation) beteiligt.	Fleisch, Fisch, Leber, Eier, Käse	3 µg	Die Leber kann sehr viel Vitamin B_{12} speichern, deshalb wird ein Mangel häufig sehr spät festgestellt. Es kann zur Anämie (= Blutarmut mit vergrößerten roten Blutkörperchen) kommen.
Niacin	ist am Auf- und Abbau von Kohlenhydraten, FS und AS beteiligt.	Fleisch, Innereien, Eier, Milch, Kartoffeln	13 mg–17 mg	Veränderungen der Schleimhäute des Magen-Darm-Traktes, Diarrhö, Pellagra (= raue Haut)
Folsäure	Zellbildung, Blutbildung, Eiweißstoffwechsel	Tomaten, Kohl, Spinat, Gurken, Eier	400 µg	gestörtes Blutbild, Blutarmut, Veränderungen der Haut
Biotin	ist am Aufbau von Kohlenhydraten, FS und AS beteiligt und wirkt im Stoffwechsel als Koenzym.	Leber, Eier, Nüsse, Haferflocken, Hülsenfrüchte	30 µg–60 µg	Übelkeit, Depressionen, Angstzustände, Veränderungen der Haut

*J. u. E.: Jugendliche und Erwachsene (nach DGE)

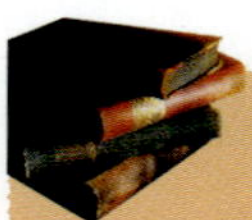

1 µg (Mikrogramm) = 0,001 mg = 0,000001 g

?

Schlagen Sie in einem Ernährungslexikon nach, was sich hinter den Begriffen Pellagra, Diarrhö, Gastritis und Enteritis verbirgt.

@

Die Europäische Behörde für Lebensmittelsicherheit (EFSA) hat einen Tolerable Upper Intake Level für 16 Vitamine und Mineralstoffe festgelegt. Finden Sie heraus, was sich dahinter verbirgt.

5.4 Fettlösliche Vitamine

Vitamin A (Retinol)

Es gibt mehrere Formen von **Vitamin A** (z. B. Retinol, Retinal). Die bekannteste Form ist das Retinol. Vitamin A ist ein **fettlösliches Vitamin,** das nur in Verbindung mit **Fetten** seine Wirkung entfalten kann. Der Körper kann jedoch auch aus **Carotinoiden** (v. a. Betacarotin) Vitamin A aufbauen. Diese Stoffe, die eine sogenannte **Vorstufe** der **Vitamine** bilden, werden auch als **Provitamine** bezeichnet. So wird z. B. Betacarotin im Darm zu Vitamin A umgewandelt.

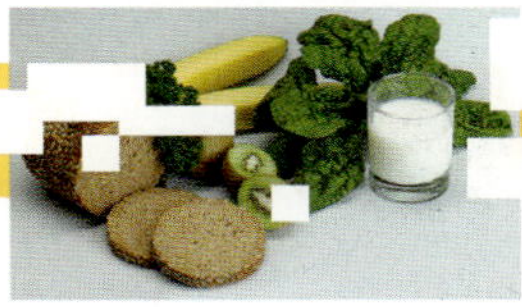

Aufgaben von Vitamin A

- Ist am Aufbau des Sehpurpurs (Rhodopsin) beteiligt und somit für das Hell-Dunkel-Sehen wichtig
- Ist für die Regulation der Zellen und die Entwicklung von Embryonen notwendig
- Ist für die Erhaltung der Haut und der Schleimhäute unerlässlich
- Stärkt die Immunabwehr
- Betacarotin wirkt als Antioxidanz, indem freie Radikale (= aggressive Teilchen) abgewehrt und somit Schädigungen verhindert werden

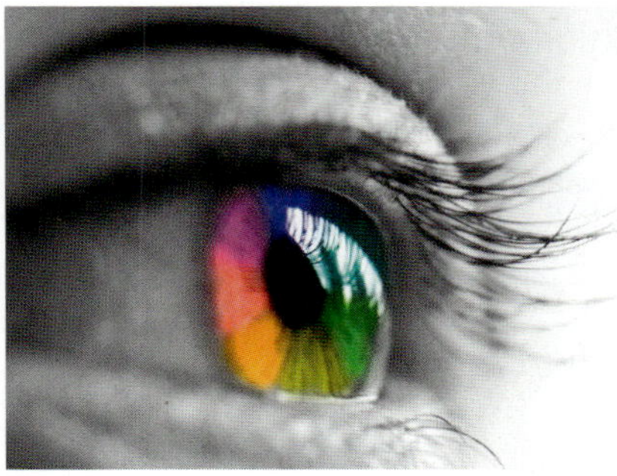

Auge

Merke ***Da Vitamin A besonders empfindlich gegenüber Licht und Sauerstoff ist, sollten Vitamin-A-haltige Lebensmittel möglichst dunkel aufbewahrt werden. Der Vitamingehalt kann sich innerhalb kürzester Zeit um ein Drittel reduzieren.***

Lebensmittel, die Vitamin A enthalten

- Rinder-, Kalbs- und Schweineleber,
- Tomaten, Grünkohl, Karotten, Spinat, Feldsalat,
- Aal, Butter.

Bedarf

- **Pro Tag** sollten **Jugendliche** und **Erwachsene ca. 0,8 mg bis 1,0 mg** Vitamin A aufnehmen.
- Da Vitamin A an der Entwicklung von Embryonen beteiligt ist, haben Schwangere einen um ein Drittel höheren Bedarf.

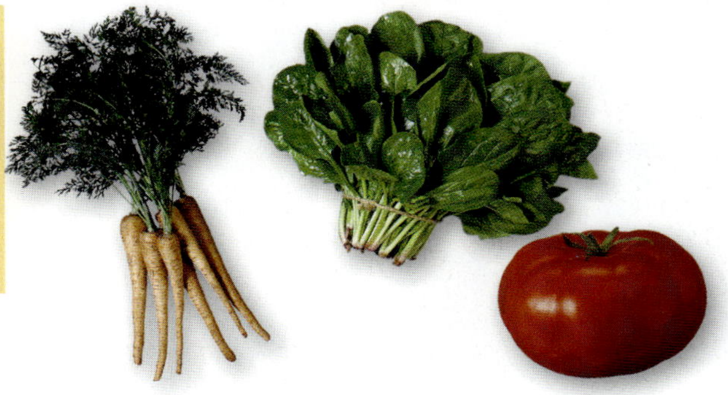

Vitamin-A-Mangel

Ein Vitamin-A-Mangel ist in den Industriestaaten eher selten, in Ländern, in denen Nahrungsmangel herrscht, aber durchaus vorhanden.

Nachtblindheit

Bereits schon bei einem geringen Vitamin-A-Mangel kann es bei Eintritt der Dunkelheit zu Sehstörungen kommen. Hierbei hat das Auge erhebliche Probleme, sich den nächtlichen Verhältnissen anzupassen. Ein akuter Vitamin-A-Mangel kann in fortgeschrittenem Stadium zur Erblindung führen.

Hautveränderungen

Ein Vitamin-A-Mangel kann zur Austrocknung der Haut und auch der Schleimhäute führen. Juckreiz und Schuppenbildungen auf der Haut sind die Folgen.

Überschuss an Vitamin A

Da Vitamin A im Körper gespeichert wird, kann eine erhöhte Vitamin-A-Aufnahme (z. B. durch Vitaminpräparate) zu einem Überschuss führen. Übelkeit, Schlaflosigkeit und Appetitlosigkeit wären mögliche Symptome. Bei Schwangeren kann ein Vitamin-A-Überschuss in der Anfangszeit der Schwangerschaft zu Missbildungen am Kind führen.

Tipp ***Da sich Vitamin A nur in Verbindung mit Fetten löst, sollte bei der Nahrungszubereitung darauf geachtet werden, dass Karotten, Tomaten etc. immer mit etwas Fett zubereitet bzw. verzehrt werden. Beispiel: Tomatensalat mit Essig-Öl-Marinade.***

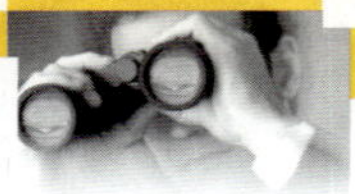

Vitamin D (Calciferol)

Vitamin D kann vom Körper zum größten Teil selbst gebildet werden, indem die Haut unter Einwirkung von UV-Strahlen aus Cholesterin Vitamin D produziert.

Da der Körper in den Wintermonaten weniger stark dem Sonnenlicht ausgesetzt ist, muss in diesen Monaten mehr Vitamin D durch die Nahrung zugeführt werden.

Aufgaben von Vitamin D

- Regulation des Calcium- und Phosphatstoffwechsels
- Ist am Aufbau der Knochen beteiligt

Lebensmittel, die Vitamin D enthalten

- Fischleber (Lebertran), Steinpilz
- Kuhmilch, Käse (Schmelzkäse 45 % Fett i. Tr.)
- Fettreiche Seefische (z. B. Hering, Bückling, Sardine)

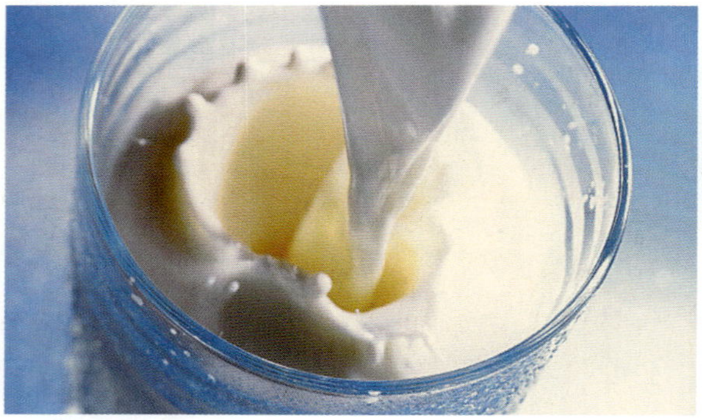

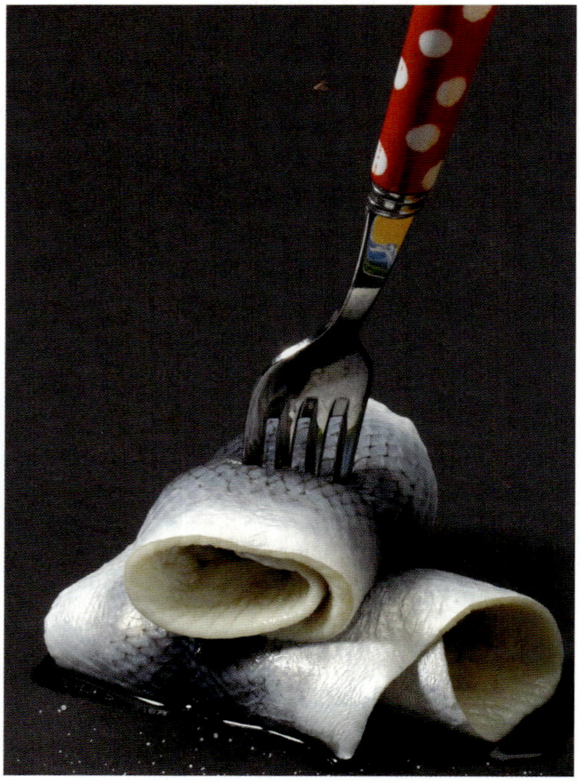

Bedarf

- **Pro Tag** sollten **Jugendliche** und **Erwachsene bis zum 65. Lebensjahr ca. 5 μg** Vitamin D aufnehmen.
- Da Vitamin D an der Entwicklung von Embryonen beteiligt ist, haben Schwangere einen um ein Drittel höheren Bedarf.

Merke ***Da Vitamin D ein fettlösliches Vitamin ist, muss es in Verbindung mit etwas Fett aufgenommen werden, da sonst das Vitamin D für den Organismus schlecht verfügbar ist.***

Vitamin-D-Mangel

In den Industriestaaten tritt ein Vitamin-D-Mangel nur selten auf. Zu einem Vitaminmangel kann eine unzureichende Sonneneinstrahlung, Erkrankungen an den Nieren, der Bauchspeicheldrüse oder der Leber führen.

Rachitis/Knochenerweichung

Bei Kleinkindern, deren Knochen noch sehr weich sind, kann ein Vitamin-D-Mangel **Knochenverformungen (= Rachitis)** auslösen. Bei älteren Menschen können sich die Knochen erweichen und spontan brechen. Meistens geht einem Vitamin-D-Mangel ein **niedriger Kalzium-** und **Phosphatspiegel** voraus.

Überschuss an Vitamin D

Ein zu hoher Vitamin-D-Spiegel kann zu Appetitlosigkeit, Erbrechen und Nierenerkrankungen führen. Gleichzeitig kann **Arteriosklerose** begünstigt werden. Kinder können durch einen Überschuss an Vitamin D Wachstumsstörungen erlangen.

@ ***Recherchieren Sie im Internet, wie ein an Rachitis erkranktes Kind aussieht.***

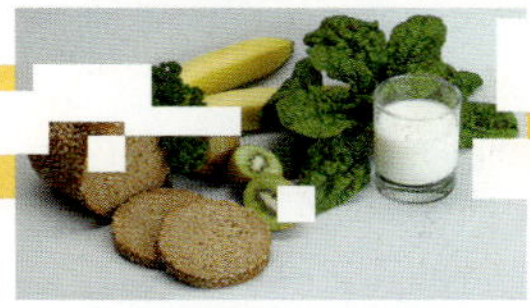

Vitamin E (Tocopherol)

Das Vitamin E gilt als Schutzvitamin, das gemeinsam mit **Vitamin C** und den **Carotinoiden** die Zellen schützt.

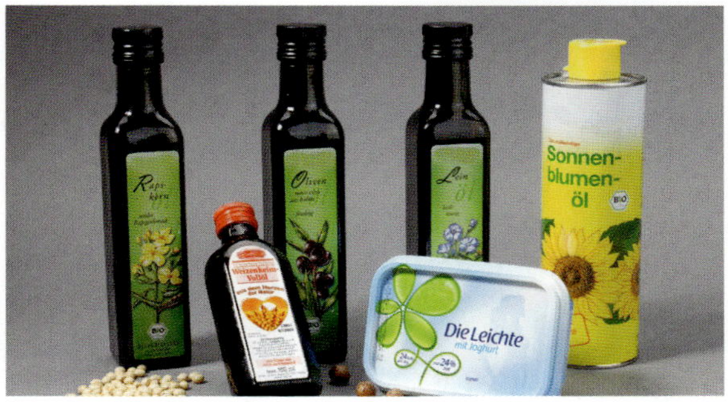

Aufgaben von Vitamin E

- Ist für die Gerinnungsfähigkeit des Blutes unentbehrlich
- Wirkt als Antioxidanz, indem es die Zellen vor freien Radikalen schützt
- Beeinflusst die Aktivität der Enzyme
- Schützt vor Krebs und beugt der Bildung von Arteriosklerose vor
- Hemmt entzündungswirkende Herde im Körper

Merke ***Da Vitamin E ein fettlösliches Vitamin ist, muss es in Verbindung mit etwas Fett aufgenommen werden, da es sonst schlecht verwertet werden kann. Es handelt sich um ein sehr licht- und hitzebeständiges Vitamin.***

Lebensmittel, die Vitamin E enthalten

- Pflanzliche Öle (u. a. kalt gepresste Öle)
- Haselnüsse, Weizenkeime, Diätmargarine

Bedarf

- **Pro Tag** sollten **Jugendliche** und **Erwachsene ca. 12 mg bis 15 mg** an **Vitamin E** verzehren.

Vitamin-E-Mangel

In den Industriestaaten tritt ein Vitamin-E-Mangel nur selten auf. Zu diesem Mangel kann es bei Erkrankungen im Magen-Darm-Trakt, durch starken Alkoholmissbrauch, durch eine gestörte Fettverdauung, aber auch durch Einnahme von medikamentösen Blutverdünnungsmitteln und bei Erkrankung der Bauchspeicheldrüse kommen. Ein Vitamin-E-Mangel kann sich durch Konzentrationsstörungen, Müdigkeit und Leistungsminderung bemerkbar machen. Im schlimmsten Fall kann es zur Schädigung der Immunzellen kommen, was eine Tumorbildung begünstigen könnte.

Überschuss an Vitamin E

Ein ernährungsbedingter Vitamin-E-Überschuss ist so gut wie unmöglich.

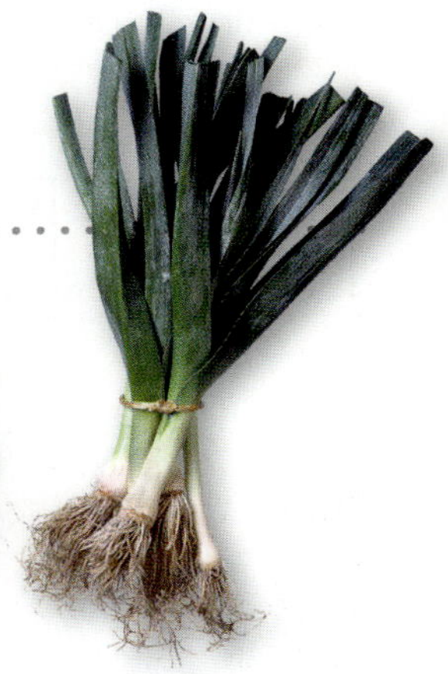

Vitamin K (Phyllochinon)

Bei Vitamin K handelt es sich um eine Gruppe (K_1, K_2, K_3, K_4) von **fettlöslichen** Vitaminen, die je nach Art in den Pflanzen (Chloroplasten), aber auch durch Bakterien (z. B. Darmbakterien) aufgebaut werden können.

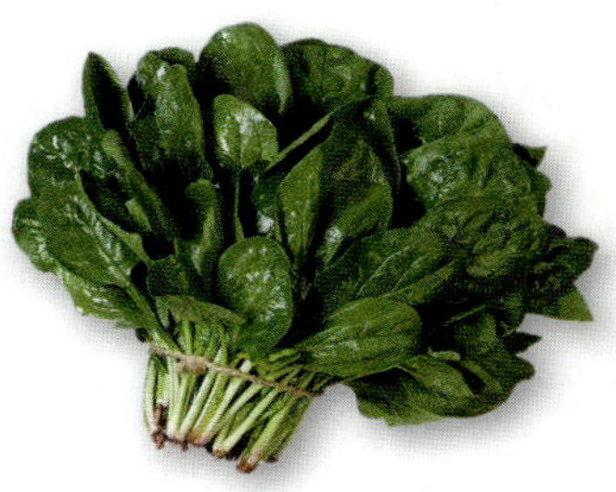

Aufgaben von Vitamin K

- Am Aufbau von Gerinnungsfaktoren (z. B. Prothrombin) beteiligt
- Ist an der Gesunderhaltung des Gewebes beteiligt

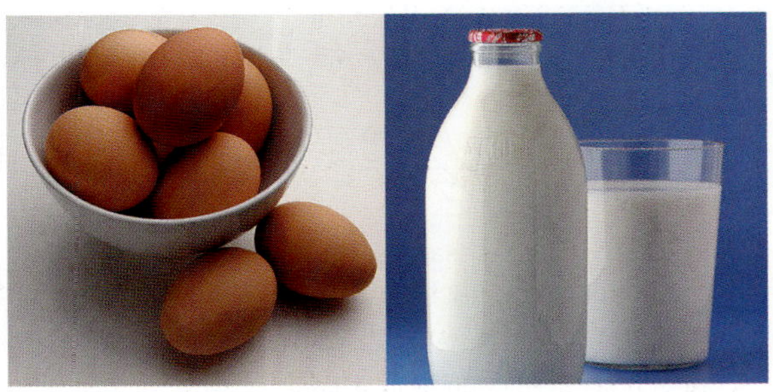

Lebensmittel, die Vitamin K enthalten

- Grünes Gemüse (Brokkoli, Spinat, Lauch, Grünkohl)
- Milchprodukte, Eier, Getreide

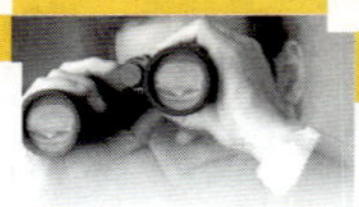

Bedarf

- **Pro Tag** sollten **Jugendliche** und **Erwachsene bis zu 60 µg bis 70 µg** an Vitamin K verzehren.

Merke ***Da es sich hier um eine Gruppe von fettlöslichen Vitaminen handelt, müssen Vitamin-K-haltige Lebensmittel mit etwas Fett verzehrt werden. Vitamin K ist unempfindlich gegenüber Hitze und Sauerstoff. Es wird jedoch durch Licht zerstört. Vitamin-K-haltige Lebensmittel sollten deshalb möglichst dunkel gelagert werden.***

Vitamin-K-Mangel

In den Industriestaaten tritt ein Vitamin-K-Mangel nur selten auf. Zu diesem Mangel kann es bei Leber-, Magen- und Darmerkrankungen kommen. Ebenso können blutgerinnungshemmende Medikamente einen Vitamin-K-Mangel auslösen.

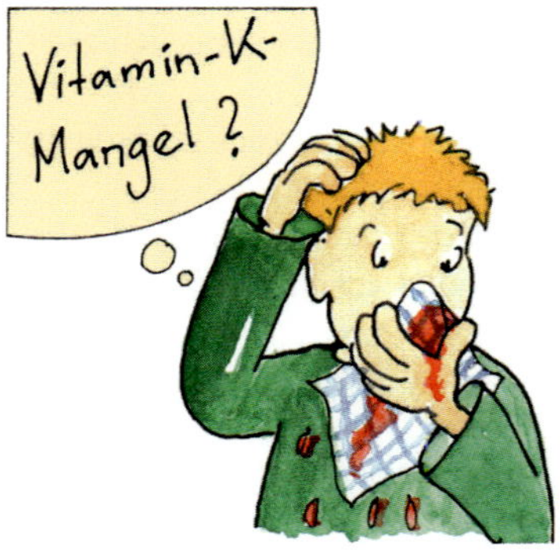

Bei Vitamin-K-Mangel kommt es zu einer gestörten Blutgerinnung. Es kann zu Nasen- und Zahnfleischblutungen und bei Neugeborenen zu Hirnblutungen kommen.

Überschuss an Vitamin K (Hypervitaminose)

Es tritt selbst bei einer erhöhten Überdosierung von Vitamin K kein Überschuss auf.

M/A ***Arbeitsplan erstellen!***

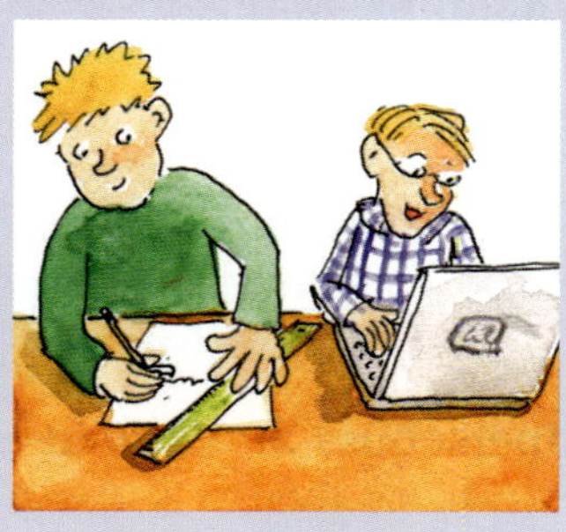

Rahmenbedingungen:

Teilnehmer: **Gruppenarbeit**
Zeit: **10 Min. bis 15 Min.**
Arbeitsmaterial: PC oder Blatt Papier, Lineal und Stifte
Anleitung: Sie kommen müde um 14:00 Uhr von der Schule nach Hause und haben den Tag über folgende Tätigkeiten zu erledigen

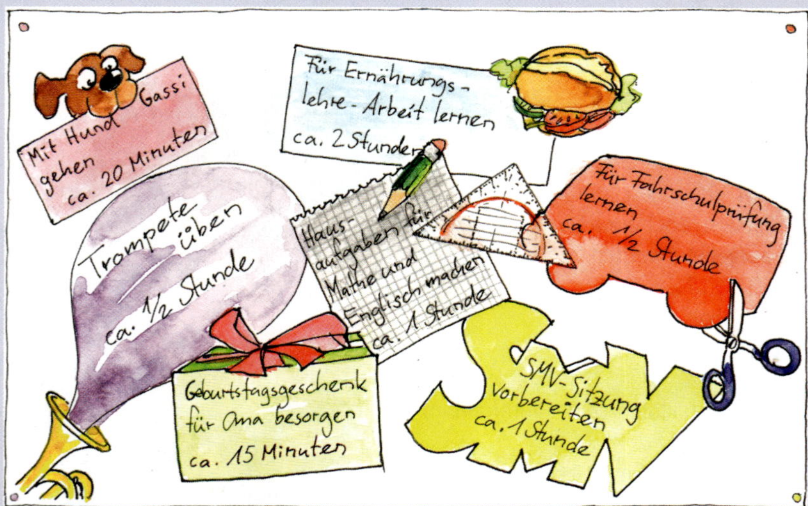

Erstellen Sie gemeinsam einen sinnvollen Ablaufplan, in dem Sie die Tätigkeiten mit den ensprechenden Zeiten sinnvoll der Reihe nach aufführen. Planen Sie regelmäßige Pausen ein. Den Beginn und das Ende des Ablaufplans bestimmen Sie selbst. Begründen Sie anschließend, warum Sie den Ablauf- und Zeitplan genau so erstellt haben.

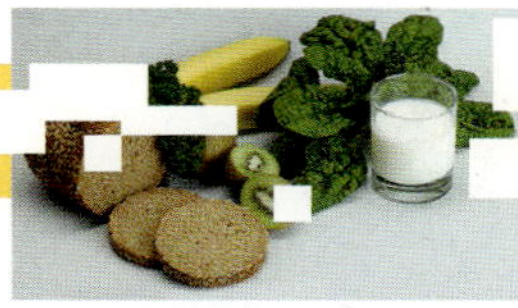

M/A 5.5 CHECKLISTE KLASSENARBEIT

Gemeinsames Lernen ist besser! Bilden Sie mit einer Person Ihrer Klasse ein Lern-Tandem, in dem Sie gemeinsam für die bevorstehenden Klassenarbeiten lernen. Nähere Details finden Sie im Kapitel 2.8, Seite 81.

1. Definieren Sie den Begriff Vitamine.
2. In welche Gruppen lassen sich die Vitamine einteilen, geben Sie hierfür zu jeder Gruppe alle Möglichkeiten an.
3. Welche Aufgaben haben Vitamine im menschlichen Körper?
4. Erläutern Sie an jeweils einem konkreten Beispiel die Begriffe Hypovitaminose, Avitaminose, Hypervitaminose.
5. Welche Aufgaben hat das Vitamin C im menschlichen Körper?
6. Früher bekamen Seefahrer oft Skorbut; erläutern Sie dieses Krankheitsbild.
7. Welche Aufgaben hat Vitamin B_1 im menschlichen Körper?
8. Geben Sie einen kurzen Überblick (Aufgaben, Vorkommen, Bedarf, Mangelerscheinungen) über die Vitamine des B-Komplexes.
9. Welche Folgen ergaben sich für die asiatische Bevölkerung, als durch Reismühlen die Randschichten der Reiskörner entfernt wurden?
10. Erläutern Sie stichwortartig das aus Frage 9 resultierende Krankheitsbild.
11. Erläutern Sie den Begriff Provitamin und geben Sie hierzu ein Beispiel.
12. Erläutern Sie die Aufgaben von Vitamin A.
13. Welche Lebensmittel enthalten sehr viel Vitamin A?
14. Welche Krankheiten können bei einem Vitamin-A-Mangel auftreten?
15. Erläutern Sie die Aufgaben von Vitamin D. In welchen Lebensmitteln ist es enthalten?
16. Wie viel Vitamin D sollte ein Jugendlicher und Erwachsener täglich zu sich nehmen?
17. Zu welchem Krankheitsbild kann ein Vitamin-D-Mangel führen?
18. Erläutern Sie die Aufgaben der Vitamine E und K.
19. Welche Krankheiten können bei einem Vitamin-E- und -K-Mangel auftreten?
20. In welchen Lebensmitteln ist besonders viel Vitamin E und K enthalten?
21. Es gibt Menschen, die ihren Vitaminbedarf mit Vitaminpräparaten decken; nehmen Sie dazu Stellung.
22. Erläutern Sie folgende Begriffe: Pellagra, Diarrhö, Gastritis, Enteritis.
23. Weshalb sollten Tomaten und Karotten immer in Verbindung mit Fetten/Ölen verzehrt werden?
24. Überlegen Sie anhand von 6 praktischen Beispielen, wie Sie bei der Nahrungszubereitung starke Vitaminverluste von Obst und Gemüse verhindern können.
25. Sie sind für das Frühstück in einem Kinderheim verantwortlich und müssen für eine Woche einen Frühstücksplan erstellen. Ihr Chef legt besonders Wert auf vitaminreiches Frühstück. Erstellen Sie für 7 Tage einen Frühstücksplan (Frühstück und Zwischenmahlzeit). Begründen Sie Ihre Auswahl. Werden Sie kreativ! Machen Sie sich auch darüber Gedanken, wie Sie das Frühstück den Kindern in einer kindgerechten, ansprechenden Weise servieren können.
26. Was ist der Tolerable Upper Intake Level?

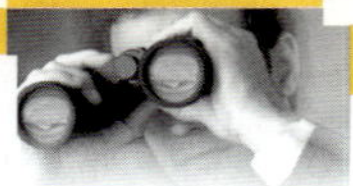

Lernen mit und von Senioren!
Herstellung und Vermarktung von Konfitüre

6.13 Projekt

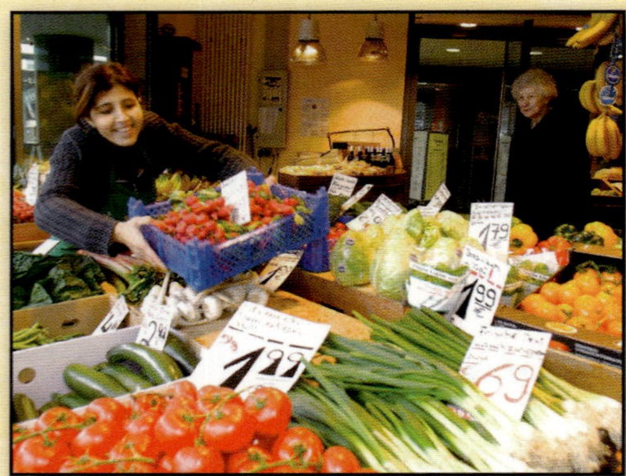

6.12 Checkliste Klassenarbeit

6.11 Veränderung der Nahrungsbestandteile durch Vorbereitungs- und Garverfahren

Benzpyrene
Acrylamid
Nitrosamine
Acrolein

6.10 Schadstoffe, die bei falscher Zubereitung von Lebensmitteln entstehen

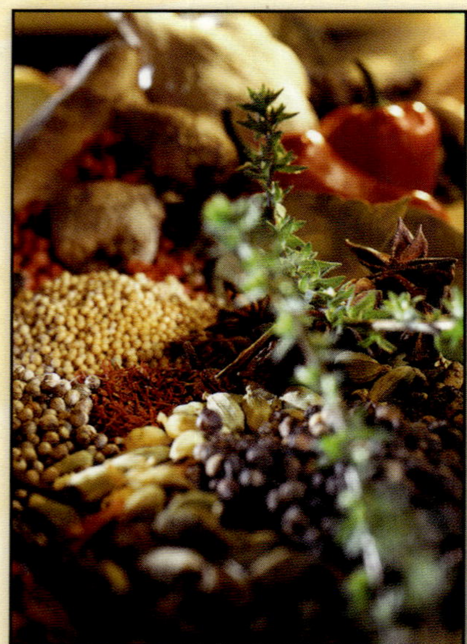

6.9 Garverfahren (GV)

6.8 Zerkleinerungsmethoden von Lebensmitteln

6.7 Vorbereitungstechniken von Lebensmitteln

6 Mineralstoffe

6.1 Aufgaben der Mineralstoffe

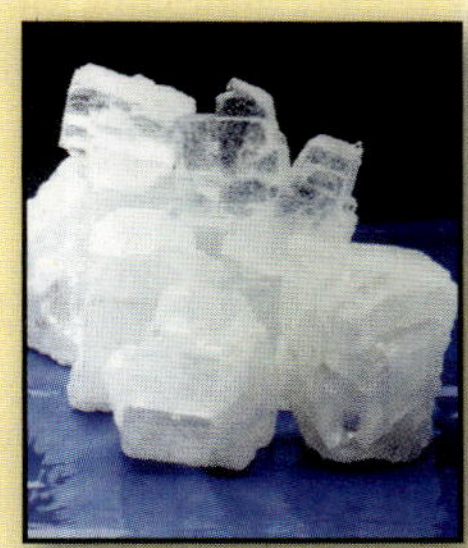

6.2 Einteilung der Mineralstoffe

- *Mengenelemente*
- *Spurenelemente*

6.3 Mengenelemente

- *Natrium (Na)*
- *Kalium (K)*
- *Chlor (Cl)*
- *Calcium (Ca)*
- *Phosphat (P)*
- *Magnesium (Mg)*

6.4 Spurenelemente

- *Eisen (Fe)*
- *Jod (J)*
- *Fluorid (F)*
- *Zink (Zn)*
- *Selen (Se)*

6.5 Mineralstoff- und vitaminreiche Lebensmittel

- *a) Obst und Gemüse*
- *b) Kräuter*
- *c) Reis*
- *d) Gewürze und Samen*

6.6 Verfahren der Haltbarmachung

- *Physikalische Verfahren*
- *Chemische Verfahren*

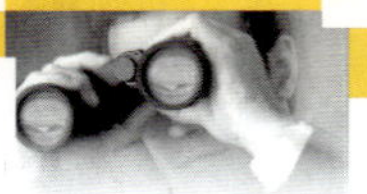

6 Mineralstoffe

Die Mineralstoffe sind **anorganische Substanzen,** die sowohl in tierischen, als auch in pflanzlichen Lebensmitteln vorkommen. Sie sind wie die Vitamine **essenzielle Stoffe**, die mit der Nahrung aufgenommen werden müssen, aber dem Körper **keine Energie** liefern.

6.1 Aufgaben der Mineralstoffe

Die Mineralstoffe haben im Körper folgende Aufgaben:

- **Regelstoffe:** Sie regeln lebensnotwendige Körpervorgänge (Kalium- und Natriumionen —> regeln den osmotischen Druck, Wasserhaushalt).
- **Baustoffe:** Sie sind am Aufbau von körpereigenen Substanzen (Calcium —> Knochen- und Zahnaufbau, Eisen —> Blutaufbau) beteiligt.
- **Wirkstoffe:** Sie aktivieren die Enzymtätigkeit und bewirken die Übertragung der Reize im Nervensystem.

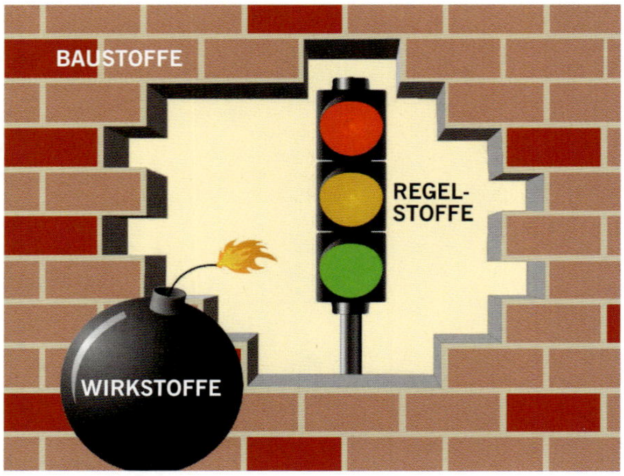

Aufgaben der Mineralstoffe

6.2 Einteilung der Mineralstoffe

Die Mineralstoffe werden in **Mengen-** und **Spurenelemente** eingeteilt. Als **Mengenelemente** wird die Gruppe von Mineralstoffen bezeichnet, deren **Konzentration > 50 mg/ pro kg** Körpergewicht vorhanden ist. **Spurenelemente** hingegen kommen im Körper nur in **Spuren**, also **< 50 mg/ pro kg** Körpergewicht vor.

Mengenelemente z. B. (>50mg pro kg KG)	**Spurenelemente z. B.** (<50mg pro kg KG)
Calcium	Chrom
Chlor	Eisen
Kalium	Fluorid
	Jod
Magnesium	Kobalt
Natrium	Kupfer
Phosphat	Selen
	Zink

Mengen- und Spurenelemente von Mineralstoffen

6.3 Mengenelemente

Natrium (Na), Kalium (K), Chlor (Cl)

Im Körper liegt Natrium als **positiv geladenes Ion (= Na^+)** und Chlor als **negativ geladenes Ion (= Cl^-)** vor. Sowohl die Natrium- als auch die Chlorionen sich hauptsächlich im **extrazellulären Raum** (= außerhalb der Zelle, Blutflüssigkeit) lokalisiert. Sie sind im Zellinnern nur in sehr geringem Maß vorhanden. Die positiv geladenen Kaliumionen befinden sich hauptsächlich in der Zelle **(= intrazellulärer Raum).** Die Natrium- und Kaliumionen sind für die **Osmoseregulation in der Zelle,** sowie der **Regulation** des **Wasserhaushalts** verantwortlich. Natriumionen binden das Wasser im Körper, während Kaliumionen die Wasserausscheidung über die Nieren fördern.

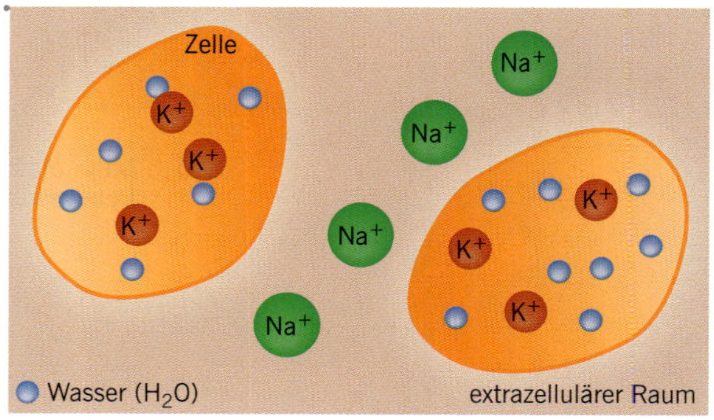

Verteilung Na- und K-Ionen in und außerhalb der Zelle

Hieraus wird ersichtlich, dass der Transport von Natrium- und Kaliumionen eng miteinander verknüpft ist. Die vorhandenen Konzentrationsunterschiede werden über die **Kalium-Natrium-Pumpe** in der Membran aufrechterhalten. Durch das vorherrschende Spannungsgefälle der Ionen kommt es zur Entstehung von **elektrischen Impulsen** und somit zur **Übertragung von Reizen im Nervensystem.** Ferner wird Natrium für die Resorption von Einfachzuckern und Aminosäuren benötigt. Während Kalium Bestandteil der Herzmuskulatur ist, findet sich Chlor in der Magensalzsäure wieder.

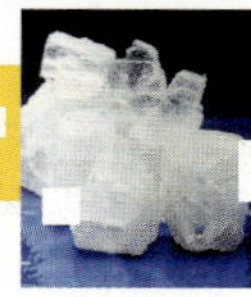

Mineralstoffreiche Lebensmittel

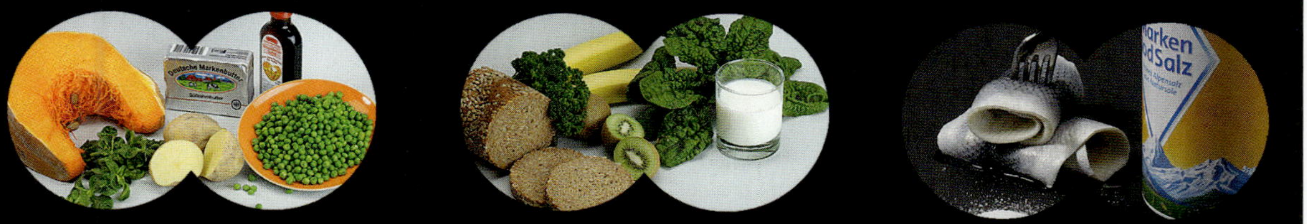

natriumreich — *kaliumreich* — *chlorreich*

Hohe Natrium- und Kaliumverluste

Durch **starkes Schwitzen, starke Durchfälle** oder **Erbrechen** sowie **starke körperliche Anstrengungen** (z. B. bei Bauarbeitern, im Hochleistungssport) treten verstärkt **Wasser-, Kalium-** und **Natriumverluste** auf. Das kann zu **starken Muskelkrämpfen** und **niedrigem Blutdruck** sowie **Herzstörungen** führen. Die Symptome können behoben werden, indem dem Körper genügend mineralstoffhaltiges Wasser zugeführt wird. Reines Wasser würde umgehend mit dem Harn ausgeschieden.

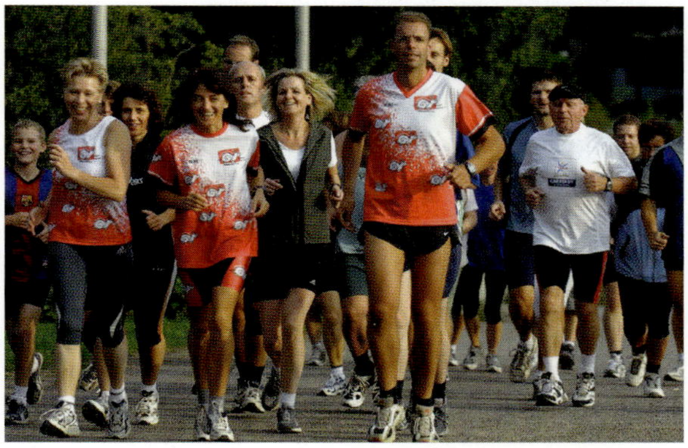

?

1. ***Warum sollten Menschen während einer Wüstentour nicht nur Wasser, sondern stark mineralstoffreiche Getränke, in denen z. B. Salztabletten gelöst sind, trinken?***
2. ***Warum essen Menschen häufig bei einem Kater einen Salzhering zum Frühstück?***

Überschuss an Natrium

Ein Erwachsener nimmt **pro Tag** im **Durchschnitt ca. 9 g** Kochsalz (NaCl) über die Nahrung auf, obwohl der tägliche Bedarf an Natrium und Chlor bei **ca. 6 g** liegt. Hieraus resultiert ein häufig durch falsche Essgewohnheiten bedingter **Natriumüberschuss.** Da Natrium das Wasser im Körper bindet, kommt es bei einem Natriumüberschuss automatisch zum Anstieg der Wassermenge bzw. Blutmenge im extrazellulären Raum. Dabei werden hauptsächlich das **Herz** und die **Nieren** stark beansprucht. Es ist ebenfalls davon auszugehen, dass bei anlagebedingten Personen ein hoher Kochsalzkonsum **Bluthochdruck** verursachen kann. Risiken wie **Schlaganfälle** und **Herzinfarkte** sind nicht auszuschließen.

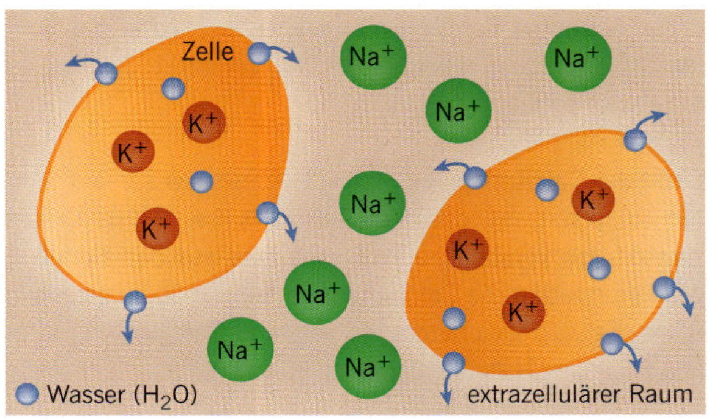

@ ***Was geht im Körper bei einem Schlaganfall vor sich? Finden Sie es im Internet heraus.***

Salze

Bei einer Reaktion zwischen einem Metall und einem Nichtmetall kommt es zu Ionenbindungen, es entstehen Salze. Ein typisches Beispiel hierfür ist das Natriumchlorid, das umgangssprachlich auch als Kochsalz bezeichnet wird. Kochsalz besteht aus positiv geladenen Natriumionen und negativ geladenen Chlorionen.

Wie kann ein Natriumüberschuss verhindert werden:

- Da Kalium blutdrucksenkend wirkt, sollte auf eine verstärkte kaliumreiche Kost geachtet werden (siehe Lebensmittel).
- Speisen nur wenig salzen, Kräuter und andere Gewürze bieten beim Abschmecken eine echte Alternative.
- Bevor gesalzen wird, sollten die Speisen zunächst probiert werden. Jodiertes Speisesalz beim Salzen verwenden.
- Fertigprodukte sparsam einsetzen. Sie enthalten meist einen hohen Salzanteil und sind stark gewürzt.
- Viele frische, nicht bearbeitete Lebensmittel verzehren (z. B. Obst, Gemüse).

Resorption
Resorption ist Aufnahme von gelösten oder flüssigen Stoffen in die Blut- oder Lymphbahn.

Calcium (Ca)

Calcium ist ein Mineralstoff, der mengenmäßig, im Vergleich zu allen anderen Mineralstoffen, am meisten im Körper vorhanden ist. Bei einem erwachsenen Mann ist **ca. 1 kg Calcium,** bei einer **erwachsenen Frau 800 g bis 900 g Calcium** im Organismus vorhanden. Etwa **99 %** des Calciums ist vornehmlich in den Knochen und Zähnen gebunden, nur etwa **1 %** im Blut.

Calcium-Stoffwechsel

Das über die Nahrung aufgenommene Calcium wird im **Dünndarm** resorbiert, das heißt vom Dünndarm ins Blut aufgenommen. Von dort wird es zu den Knochen transportiert und bei Bedarf über den Stuhl bzw. Harn ausgeschieden. Das Schilddrüsenhormon **Calcitonin** und das von der Nebenschilddrüse produzierte **Parathormon** bewirken eine Konstanthaltung des **Blutcalciumspiegels** von **100 mg pro Liter Blut**.

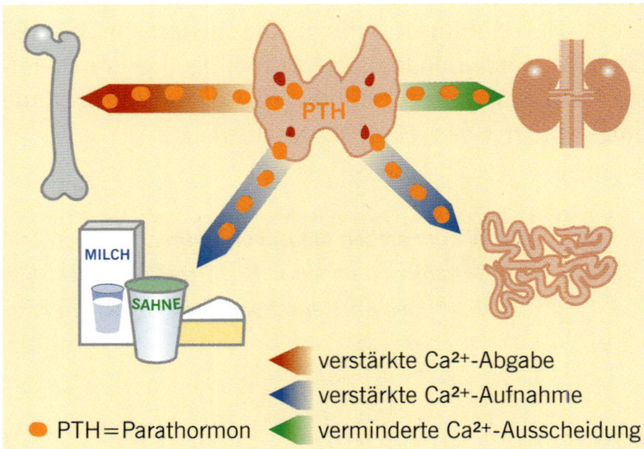

Wie wird der Calciumspiegel im Blut erhöht?

Konstanthaltung des Calciumspiegels im Blut

Steigt der **Calciumspiegel** im Blut an, **schüttet** die Schilddrüse **vermehrt Calcitonin aus.** Dieses bewirkt die **Senkung** des Calciumspiegels, indem verstärkt Calcium in die Knochen eingelagert wird.

Sinkt der **Calciumspiegel** im Blut, kommt es zur vermehrten Ausschüttung des **Parathormons (= PTH).** Dieses bewirkt den **verstärkten Calciumabbau** aus den Knochen bzw. vermindert die Calciumausscheidung über den Harn/Stuhl. Es wird gleichermaßen verstärkt Calcium und Vitamin D aus der Nahrung und dem Dünndarm aufgenommen.

Calcitonin
Das Calcitonin, das in der Schilddrüse produziert wird, ist ein Peptid, das aus 32 Aminosäuren besteht. Derzeit werden Patienten, die an Osteoporose (= krankhaftem Knochenschwund) leiden, mit synthetisch hergestelltem Lachs-Calcitonin behandelt. Dieses gleicht leider nur bis zu 50 % dem Human-Calcitionin. Wissenschaftler sind jedoch auf dem besten Weg, verbesserte synthetische Analogien zu entwickeln.

Verbesserte Calciumaufnahme

Bei **Vitamin D, Milchsäure** und **Vitamin K** handelt es sich um Stoffe, die die Calciumaufnahme und -einlagerung im Knochen verbessern.

? ***Verdeutlichen Sie anhand eines ähnlichen Schemas, wie es zur Senkung des Calciumspiegels im Blut kommt.***

Verringerte Calciumaufnahme

Oxalsäure (z. B. in Spinat und Roten Beten) und **Phytinsäure** (z. B. in den Randschichten von Getreide) verbinden sich mit dem Calcium zu komplexen Verbindungen und behindern so die Calciumresorption.

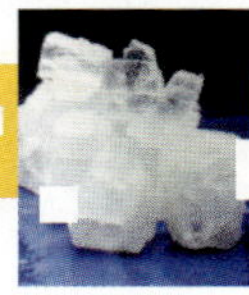

Aufgaben von Calcium

- Calcium ist Baustein von Zähnen und Knochen (Stützfunktion). Es verleiht diesen die nötige Festigkeit und Stabilität.
- Calcium: Ist als Kofaktor von Enzymen an der Blutgerinnung beteiligt.
- Calcium ist an der Reizleitung im Nervensystem beteiligt.
- Calcium stabilisiert die Zellmembrane.

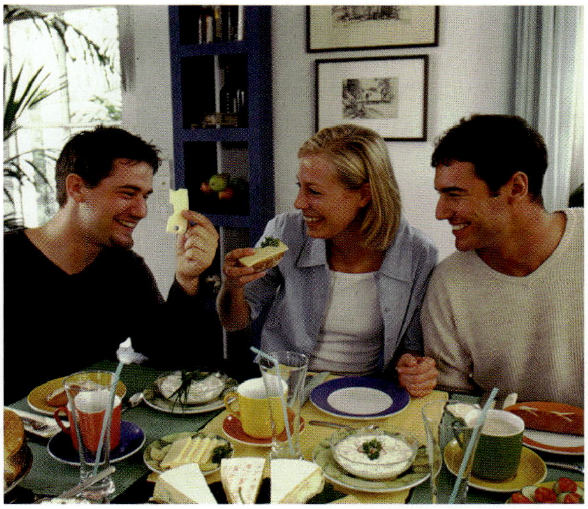

Calciumreiche Lebensmittel:

- Milch, Milchprodukte
- Grünes Blattgemüse (Spinat, Grünkohl)
- Einige Mineralwässer

Empfohlene Zufuhr pro Tag

Erwachsener (ab 19 Jahre): 1 g, **Jugendliche (15 bis 19 Jahre):** 1 g bis 1,2 g

Unterversorgung an Calcium (Hypocalcämie)

Schwangere, Stillende, junge Frauen und vor allem Senioren gehören zu dem Personenkreis, der häufig an einer Calciumunterversorgung leidet.

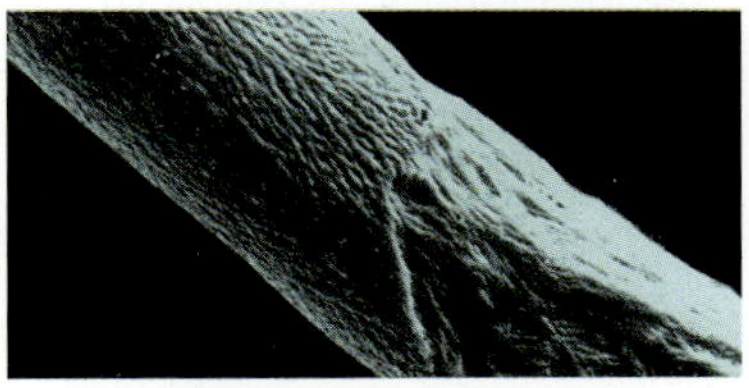

Knochenbälkchen im elektronenmikroskopischen Bild mit Zeichen des beginnenden Abbaus

Gründe einer Calciumunterversorgung können sein

- Unzureichende Calciumzufuhr über die Nahrung (z. B. mangelhafte Aufnahme von Milchprodukten)
- Aufnahme von calciumhemmenden Stoffen (z. B. Oxalsäure)
- Darmerkrankungen (z. B. Morbus Crohn, Colitis ulcerosa)
- Störungen des Vitamin-D-Stoffwechsels
- Bauchspeicheldrüsen- und Lebererkrankungen
- Hormonveränderungen bei Frauen (Wechseljahre)

Ein geringer Calciumgehalt im Blut kann zu Muskelkrämpfen (= Tetanie) führen. Tritt ein Calciummangel im Blut auf, wird dem Knochengewebe Calcium entzogen. Kommt es zu einer dauerhaften Calciumunterversorgung, kann es zur Verringerung der Knochendichte und im fortgeschrittenen Stadium zur **Brüchigkeit der Knochen (= Osteoporose)** führen. Bei Kleinkindern kommt es zu **Rachitis (= Knochenerweichung und Knochenverformung, z. B. O-Beine, Wirbelsäulenschäden).**

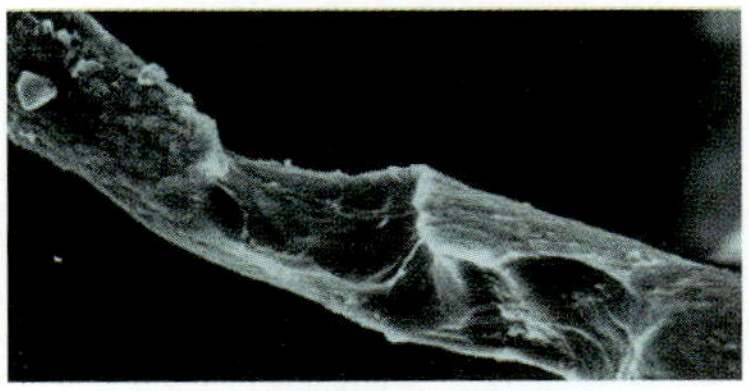

Verdünntes Knochenbälkchen, stark vergrößert, mit Zeichen des fortgeschrittenen Abbaus

Merke ***Um eine optimale Knochendichte zu erhalten, benötigt der Körper während des Wachstums (Säugling bis zur Pubertät) ausreichend Calcium. Der Mensch erreicht bei optimaler Calciumzufuhr im Alter von 30 bis 35 Jahren die größte Knochendichte. Danach wird Calcium zur Stabilisierung der Knochen benötigt. Aufgrund von Alterungsprozessen findet ein natürlicher Abbau der Knochenmasse statt. Zur vorzeitigen Osteoporose (= Knochenbrüchigkeit) kommt es nur dann, wenn in jungen Jahren der Körper unzureichend mit Calcium versorgt wurde. Deshalb sollte schon sehr früh auf eine optimale Calciumzufuhr Wert gelegt werden.***

Überversorgung an Calcium

Eine erhöhte Calciumzufuhr bzw. eine erhöhte Vitamin-D-Aufnahme durch die Nahrung kann einen erhöhten Calciumgehalt im Blut verursachen. Symptome wie Verkalkungen in der Lunge und den Nieren (z. B. Nierensteine) können auftreten.

> ***Morbus Crohn***
> ***ist eine chronisch entzündliche Erkrankung des Dünn- und/oder auch des Dickdarms.***
> ***Colitis ulcerosa***
> ***ist eine Entzündung der Darmschleimhaut.***

Phosphat (P)

Phosphat gehört ebenfalls zu den Mengenelementen. Es wird sehr häufig Lebensmitteln zugesetzt und ist somit ein Zusatzstoff, der in der Zusatzstoff-Zulassungsverordnung gelistet ist.

Aufgaben von Phosphat

- Ist mit Calcium am Aufbau und der Stabilisierung von Knochen und Zähnen beteiligt
- Beteiligt an der Aufrechterhaltung des pH-Werts
- Bestandteil von organischen Verbindungen in den Zellen (ATP —> Adenosintriphospat, Lecithin)

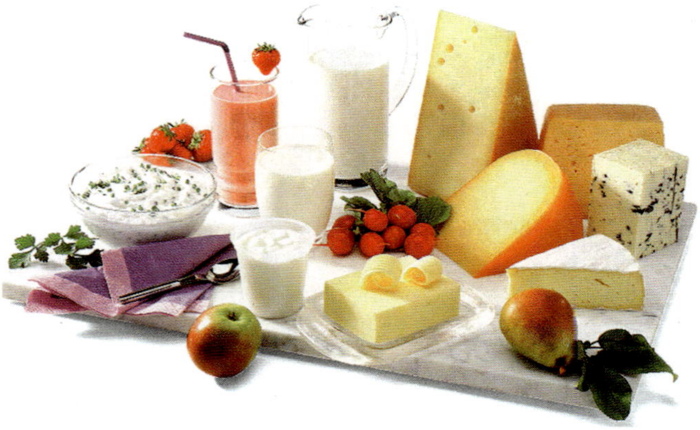

Phospatreiche Lebensmittel

- Milchprodukte (Zusatzstoff von Schmelzsalzen in Käse)
- Eier
- Fleisch, Wurstwaren, Fischprodukte

> *Empfohlene Zufuhr pro Tag*
>
> **Erwachsene:** 700 mg (ab 19 Jahre)
> **Jugendliche:** 1,25 g (15 Jahre bis 19 Jahre)

Unterversorgung an Phosphat

Eine Unterversorgung an Phosphat ist bislang nicht bekannt.

Überversorgung an Phosphat

Wird mit der Nahrung zu viel Phosphat aufgenommen **(1,5 g bis 2,5 g pro Tag),** kommt es zu einer Absinkung des Calciumspiegels im Blut. Nach derzeitigem wissenschaftlichem Stand wird davon ausgegangen, dass das keinerlei Auswirkungen auf die Calciumbilanz und somit auf den Abbau der Knochendichte hat.

Magnesium (Mg)

Magnesium ist ein Mengenelement, das im Körper bis zu **60 %** im **Skelett** und zu **ca. 40 %** in den **weichen Geweben** (z. B. Muskelgewebe) vorkommt. Ungefähr **30 %** des mit der Nahrung zugeführten Magnesiums werden über den Dünndarm resorbiert, der Rest wird ausgeschieden. Laktose beeinflusst die Magnesiumaufnahme positiv, hingegen kann hoher Alkoholkonsum die Resorption hemmen.

Aufgaben von Magnesium

- Aktivierung von Enzymen im Kohlenhydrat-, Eiweiß- und Fettstoffwechsel
- Beteiligt an der Reizübertragung von den Nerven auf die Muskel
- Wird für den Aufbau von Knochen und Zähnen benötigt
- Kann die Kaliumaufnahme in die Gefäß- und Herzzellen blockieren

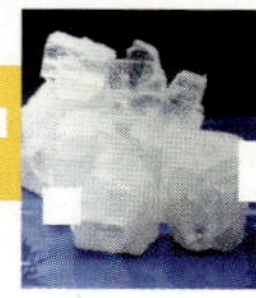

Magnesiumreiche Lebensmittel

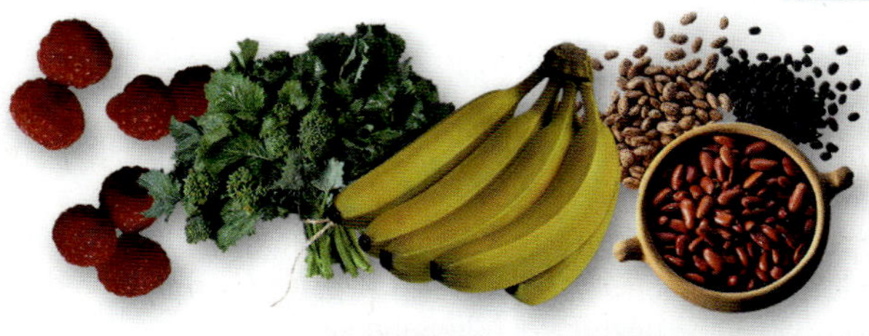

- Vollkornprodukte, Hülsenfrüchte
- Grünes Gemüse (z. B. Spinat)
- Fleisch, Fisch, Geflügel
- Bananen, Beerenfrüchte, Nüsse

Empfohlene Zufuhr pro Tag

Erwachsene und **Jugendliche** 300 mg bis 400 mg.

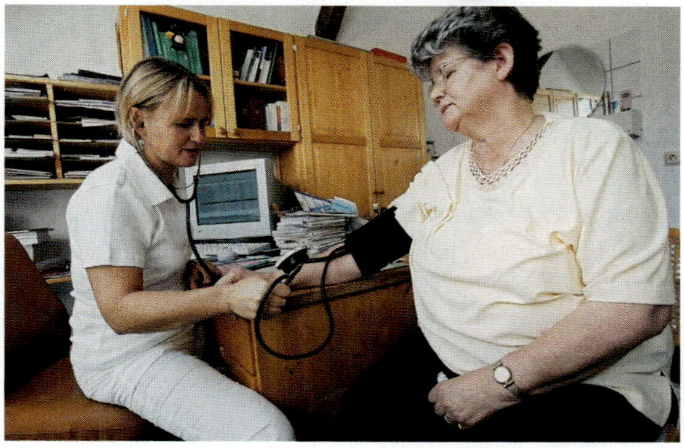

Blutdruckmessung

Unterversorgung an Magnesium

Es kann durch Alkoholismus, Missbrauch von Abführmitteln, Durchfallerkrankungen zu einem Magnesiummangel kommen. Das kann zu Herzrhythmusstörungen, Muskelkrämpfen, Gefühllosigkeit oder zu Kribbeln in den Armen und Beinen führen.

Überversorgung an Magnesium

Wird mit der Nahrung oder durch Magnesiumpräparate zu viel Magnesium zugeführt, wird dieses über den Stuhl ausgeschieden. Jedoch kann eine Funktionsstörung der Nieren zu einem Magnesiumüberschuss führen. Folgeerscheinungen sind niederer Blutdruck und Müdigkeit sowie im schlimmsten Fall Atemlähmungen.

6.4 Spurenelemente

Eisen (Fe)

Im Körper sind **ca. 4 g bis 5 g Eisen** vorhanden. Eisen ist ein Spurenelement, das über den Dünndarm ins Blut aufgenommen wird. Es gibt Substanzen, die die Aufnahme von Eisen hemmen; dazu zählen **Oxalsäure (Spinat, Rhabarber), Chlorogensäure (Kaffee), Phytinsäure** und **Ligine (Hülsenfrüchte, Vollkornprodukte)** sowie **Polyphenole (Schwarztee).** Lebensmittel wie Fisch, Fleisch und Geflügel sowie das Vitamin C fördern die Resorption von Eisen. Um eine optimale Eisenaufnahme zu gewährleisten, muss darauf geachtet werden, dass eisenhaltige Lebensmittel mit Vitamin-C-reichen Lebensmitteln verzehrt werden. Eisen wird hauptsächlich in der Leber, in der Milz, im Knochenmark und in der Darmschleimhaut gespeichert. Nur sehr geringe Mengen Eisen gehen über den Stuhl verloren.

Aufgaben von Eisen

- Bildung des roten Blutfarbstoffs (Hämoglobin). Das Hämoglobin transportiert Sauerstoff, der für die Energiegewinnung benötigt wird, in die Zellen bzw. Kohlendioxid aus den Zellen in die Lunge.
- Aufbau des roten Muskelfarbstoffs (Myoglobin) —> Myoglobin speichert Sauerstoff. Aufbau von Enzymen.

Eisenhaltige Lebensmittel

- Vollkornprodukte, Spinat, Erbsen
- Leber, Blutwurst, Bohnen

Empfohlene Zufuhr pro Tag

Männer: 10 mg, **Frauen:** 15 mg (höherer Bedarf besonders bei Schwangeren und Stillenden)

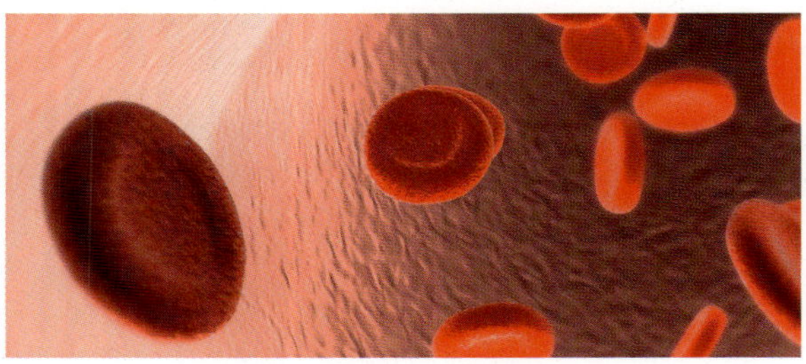

Blutkörperchen (Erythrozyten)

Unterversorgung an Eisen

Ein **Eisenmangel** tritt häufig bei Frauen während der Schwangerschaft, nach der Geburt und während der Stillzeit auf. Ebenfalls kann ein Eisenverlust durch einen hohen Blutverlust (z. B. bei der Menstruation, bei Operationen und Verletzungen) auftreten. Wird der Körper nicht mit Eisen aus der Nahrung oder durch Eisenpräparate versorgt, kann das zu einem starken Eisenmangel und somit zur **Anämie (= Blutarmut)** führen. Gemeint ist eine unzureichende Bildung von **Hämoglobin,** was eine unzureichende Sauerstoffversorgung der Organe zur Folge hat. Personen, die an einer **Eisenanämie** leiden, sind oftmals sehr **müde, blass** und leiden häufig an **Atemnot.**

Überversorgung an Eisen

Zu einer Überversorgung an Eisen kann es bei starkem **Alkoholmissbrauch,** aber auch durch eine genetisch bedingte Eisenspeicherkrankheit kommen. Obwohl bei dieser Krankheit die Eisenspeicher bereits voll sind, wird Eisen aus dem Magen-Darm-Trakt aufgenommen und in den Organen (z. B. Leber, Bauchspeicheldrüse, Herzmuskel) eingelagert. Das kann zu einer **Leberzirrhose,** zu **Diabetes mellitus,** aber auch zu Störungen des **Herzmuskels** führen. Die betroffenen Personen müssen sich einer ständigen ärztlichen Behandlung unterziehen. Es bietet sich an, eine eisenarme Kost bzw. Lebensmittel, die die Eisenaufnahme hemmen (Spinat, Rhabarber), zu verzehren. Auf Lebensmittel, die die Aufnahme von Eisen fördern, sollte verzichtet werden.

Jod (J)

Das Spurenelement Jod wurde um **1800** aus Braunalgen isoliert. Der größte Anteil an Jod ist in der **Schilddrüse** lokalisiert, aber auch im **Blut** und im **Gewebe** ist Jod vorhanden. Da die Lebensmittelindustrie mittlerweile stark auf den Einsatz von Jodsalz achtet und die Nutztiere vermehrt mit jodiertem Futter gefüttert werden, bewegt sich die durchschnittliche Jodversorgung in Deutschland im **unteren optimalen** Bereich. Trotzdem muss in Deutschland immer noch ein besonderes Augenmerk auf die Jodversorgung gelegt werden. An den Küstengebieten ist eine gute Jodversorgung durch das **Salzwasser, die Luft,** die **Seefische** und **Meeresfrüchte** gewährleistet.

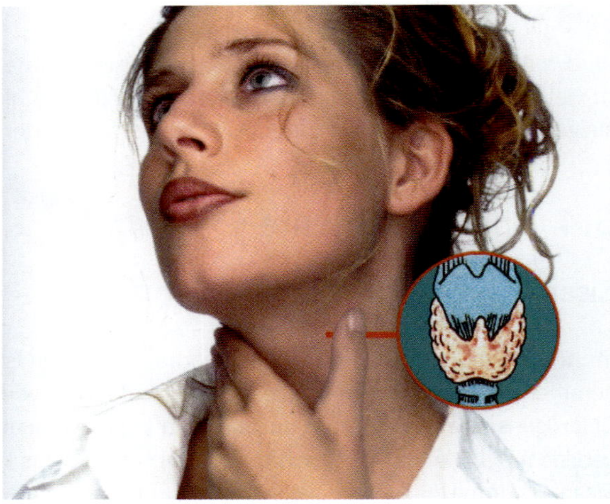

Schilddrüse im Querschnitt

Aufgaben von Jod

- Bestandteil der Schilddrüsenhormone, die am Energiestoffwechsel, an der Regulation des Wasserhaushalts und an der Konstanthaltung der Körpertemperatur beteiligt sind
- Am Zellwachstum und an der Gehirnentwicklung beteiligt

Jodhaltige Lebensmittel

- Seefische, Meeresfrüchte, Algen, Jodsalz
- Milch und Eier (bei jodhaltiger Futtergabe)

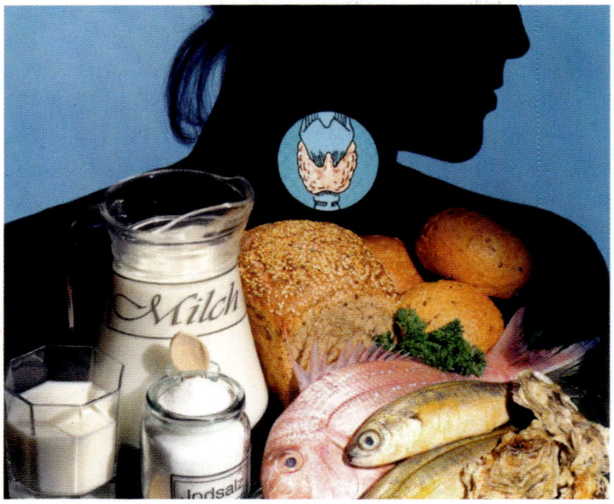

Jodreiche Lebensmittel

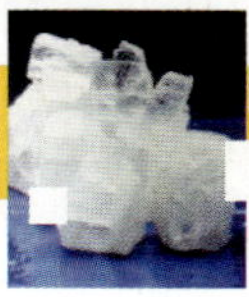

Empfohlene Zufuhr pro Tag

Zufuhr µg pro Tag	Personen
40–80	Gestillte Säuglinge
100–140	Kinder (1 bis 9 Jahre)
180–200	Jugendliche und Erwachsene
230–260	Schwangere, Stillende

(nach DGE)

Merke ***Werden die Speisen mit Jodsalz gewürzt, wird die Jodzufuhr verbessert. Jodsalz ist gewöhnliches Salz, das mit Jod angereichert ist. Mittlerweile gibt es im Handel auch Jodsalz mit Fluor zu kaufen. Fluor schützt die Zähne zusätzlich vor Karies.***

Unterversorgung an Jod

Erhält der Körper über die Nahrung zu wenig Jod, werden zur Herstellung der Schilddrüsenhormone von der Schilddrüse alle Jodspeicher im Körper aufgebraucht. Das hat zur Folge, dass der Hormonspiegel im Blut sinkt. Die Schilddrüse versucht, diesen **Mangel auszugleichen,** indem sie sich **krankhaft vergrößert.** Es kommt zur **Kropfbildung (= Struma).** Hierbei kann der **Kropf** durchaus auf die **Luft- und Speiseröhre** drücken und **Schluck- und Atemprobleme** auslösen. Ebenfalls kann es zu einer **Knotenbildung** in der Schilddrüse kommen. Um **krebsartigen Entgleisungen** vorzubeugen, müssen Personen, die an der Schilddrüse erkrankt sind, sich in ärztliche Behandlung begeben. Ein akuter Jodmangel während der Schwangerschaft kann beim Säugling zu Entwicklungsstörungen, Kropfbildung und Störungen des zentralen Nervensystems (Kretinismus) führen.

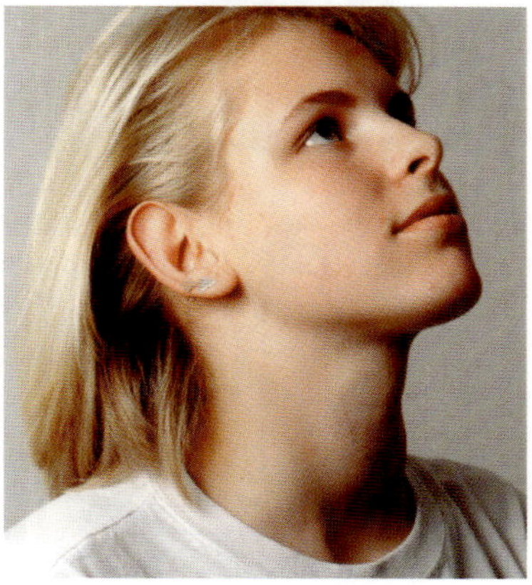

Junge Frau mit Kropf

Erste Anzeichen eines Jodmangels sind:
- Ausgetrocknete Haut und brüchiges, sprödes Haar
- Antriebslosigkeit, Müdigkeit, Konzentrationsschwierigkeiten
- Verstopfung (= Obstipation), Infektionsanfälligkeit

Überversorgung an Jod

Wird mit der Nahrung vermehrt Jod aufgenommen, so produziert eine gesunde Schilddrüse nicht mehr Schilddrüsenhormone als notwendig. Anders verhält es sich, wenn die Funktion der Schilddrüse gestört ist. So kommt es z. B. bei einer Schilddrüsenüberfunktion, einhergehend mit großen Jodmengen, zu einer vermehrten Produktion von Schilddrüsenhormonen.

Symptome einer Schilddrüsenüberfunktion

- Nervosität, Schlafstörungen
- Muskelschmerzen, feuchte und warme Haut
- Haarausfall, Zittern der Hände

@ ***Finden Sie im Internet heraus, welche Ursachen zu einer Schilddrüsenüberfunktion führen können. Klären Sie in diesem Zusammenhang folgende Begriffe: heiße Knoten, Adenome, Morbus Basedow.***

Überblick über weitere Spurenelemente

Mineralstoffe	Bedarf pro Tag*	Vorkommen	Aufgaben
Fluorid (F)	2,9 mg bis 3,8 mg	Seefisch, Schwarztee, fluoridiertes Jodsalz	Stabilisierung der Zähne und Knochen, Zahnschmelzhärtung
Zink (Zn)	7 mg bis 10 mg	Fleisch, Eier, Milch	Aktiviert Enzyme, Hormone, Immunsystem
Selen (Se)	30 µg bis 70 µg	Eier, Fisch, Fleisch	Baustein der Enzyme, stärkt die Abwehrkräfte, Schutz vor Zellschäden

*Jugendliche und Erwachsene (nach DGE)

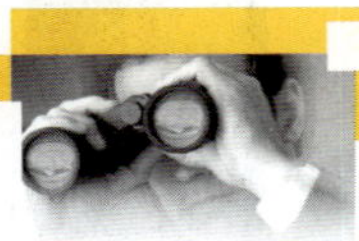

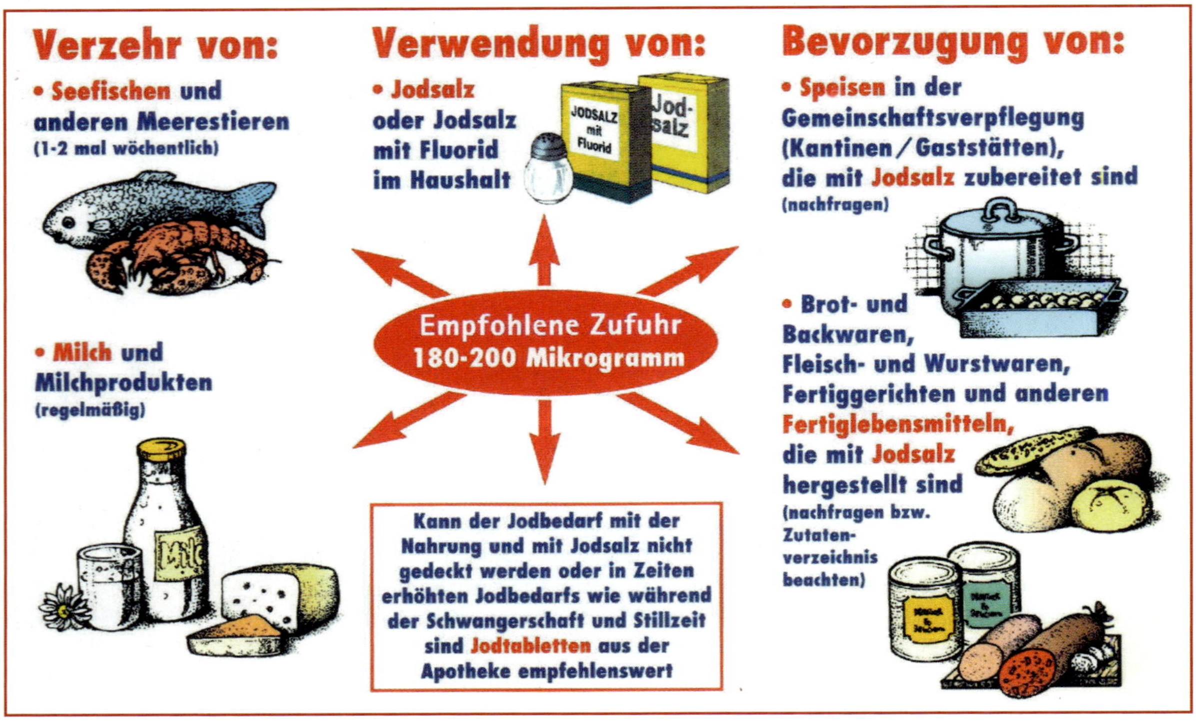

Empfehlungen zur Jodversorgung

M/A Sachtexte erschließen

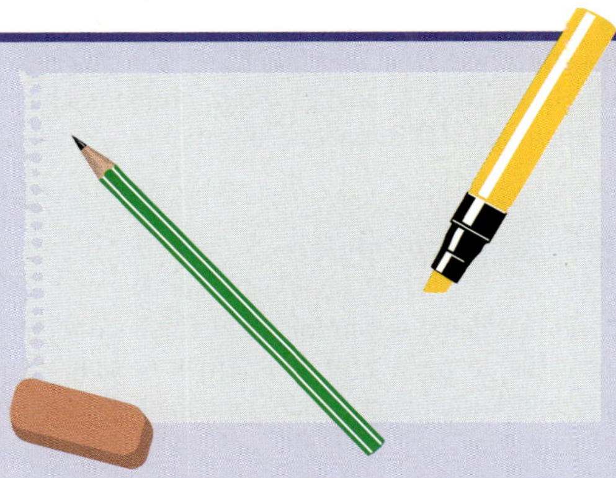

Um die wesentlichen Inhalte von Sachtexten zu erfassen, empfiehlt es sich, die Texte **richtig** zu **lesen** und anschließend zu **markieren.** So können wichtige Informationen kurz und bündig zusammengefasst werden. Hierfür bietet es sich an, die folgenden Tipps entsprechend der Reihenfolge anzuwenden.

5 Tipps für das Erschließen von Texten

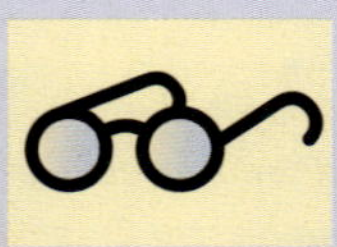

Überblick über den Text gewinnen
Lesen Sie den Text **rasch** durch. Versuchen Sie, sich zunächst einen **Überblick** über den Inhalt des Textes zu verschaffen. Sie erhalten beim **Flächenlesen** einen ersten Eindruck über den **Schwierigkeitsgrad** des Textes.

Auftretende Fragen und unbekannte Wörter klären
Was haben Sie bis jetzt aus dem Text verstanden bzw. nicht verstanden? Notieren Sie sich das in Stichworten. **Unbekannte Wörter** sollten **nachgeschlagen** (z. B. im Lexikon) oder können aus dem **Zusammenhang erschlossen** werden. Schreiben Sie neben das unbekannte Wort das bekannte Wort.

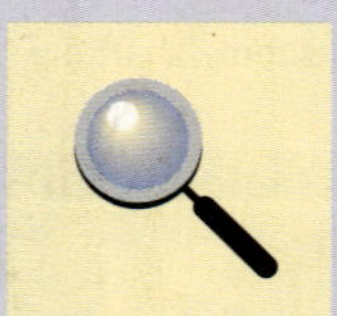

Textabschnitte lesen
Nun wird der Text ein **zweites** Mal unter die Lupe genommen. Hierbei bietet es sich an, den Text in **kleinen Abschnitten** zu lesen und **gründlich** zu bearbeiten. Beachten Sie dabei besondere **Schlüsselwörter.** Schlüsselwörter sind wichtige Wörter, die Ihnen den Text aufschlüsseln, Ihnen zeigen, worum es geht. Diese Wörter sollten **sichtbar markiert** werden.

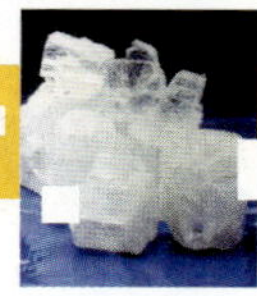

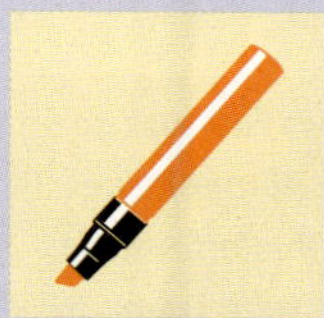

Markierungshilfen

- Markieren Sie die Schlüsselwörter zunächst mit Bleistift und Lineal, so sind Änderungen jederzeit möglich. Informationen, die die Schlüsselwörter erklären, werden ebenfalls mit Bleistift und Lineal unterstrichen.
- Als Ergänzung können Abkürzungen und Symbole am Blattrand notiert werden.
- Stellen Sie nun durch ein wiederholtes Durchgehen des Textes sicher, dass Sie die richtigen Schlüsselwörter markiert haben. Streichen Sie diese nun mit dem Textmarker an. Radieren Sie überflüssige Bleistiftmarkierungen aus.

Markierungsbeispiel (Textausschnitt)

Welches Produkt ist preiswerter als Butter?

Kaiser Napoleon III. stiftete für die Person einen Preis, die einen günstigen Butterersatz für die Armee und die Armen erfinden konnte. Das nahm der französische Chemiker Hippolyte Mège-Mouriés 1866 zum Anlass, die erste Kunstbutter aus Rindertalg und Magermilch zu entwickeln. Das streichfähige, perlartig schimmernde Produkt erhielt den **Namen Margarine.**

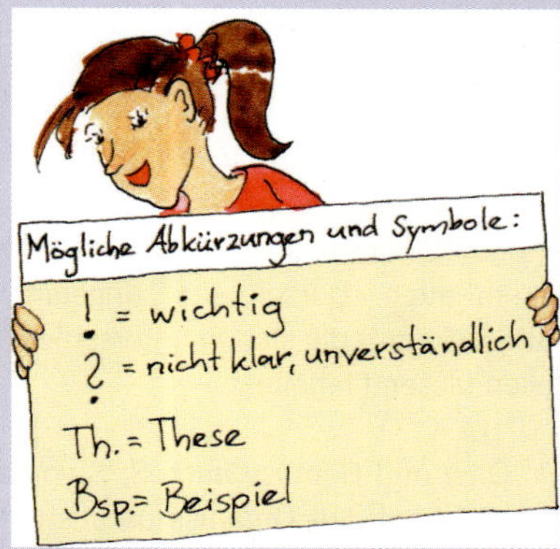
Mögliche Abkürzungen und Symbole:
! = wichtig
? = nicht klar, unverständlich
Th. = These
Bsp. = Beispiel

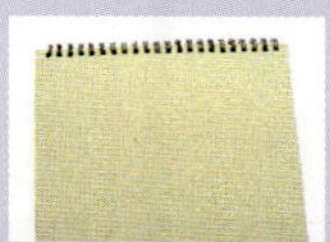

Textinhalt in eigene Worte fassen

Schreiben Sie nun die markierten Worte auf ein separates Blatt Papier und versuchen Sie, den **Textinhalt kurz** und **bündig zusammenzufassen** und **wiederzugeben.**

@ ***Schließen Sie sich zu zweit zusammen. Suchen Sie sich im Internet einen wissenschaftlichen Text über Vitamine oder Mineralstoffe. Der Text sollte nicht länger als eine DIN-A5-Seite sein. Fassen die wesentlichen Inhalte kurz und bündig zusammen. Tragen Sie der Klasse Ihre Zusammenfassung vor.***

6.5 Mineralstoff- und vitaminreiche Lebensmittel

a) Obst und Gemüse

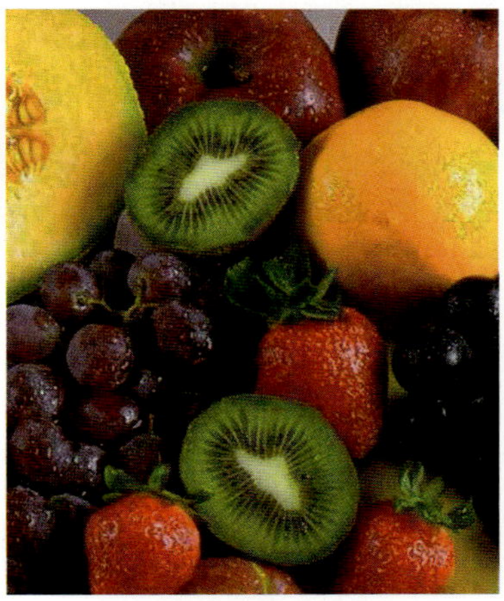

Kulturpflanzen **mehrjähriger Obstgehölze** werden als **Obst** bzw. **Früchte** bezeichnet. Aufgrund des hohen Wassergehalts ist Obst meist sehr **saftig,** häufig von **fleischiger Beschaffenheit (Konsistenz)** und weist in frischem Zustand einen **fruchtigen Geschmack** auf.

Bei **Gemüse** handelt es sich um meist **einjährige Kulturpflanzen.** Es wird Gemüse mit feiner Zellstruktur – Feingemüse (z. B. Salate) – von Gemüse mit grober Zellstruktur – Grobgemüse (z. B. Kohl) – unterschieden.

Aus küchentechnischer Sicht wird Obst und Gemüse als **Oberbegriff** für die **Pflanzenteile** verwendet, die in **roher, gegarter** oder **konservierter Form** verzehrt werden können.

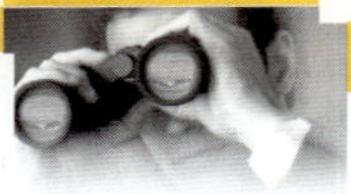

Inhaltsstoffe von Obst und Gemüse

Obst und Gemüse enthält viel:
- Wasser, **ca. 80 %** (schwankt je nach Obst- und Gemüsegruppe)
- Vitamine (z. B. Vitamin C, Folsäure, B-Komplex)
- Mineralstoffe (z. B. Kalium, Calcium, Magnesium, Eisen)
- Kohlenhydrate (z. B. Fruchtzucker), Ballaststoffe (z. B. Cellulose)
- Sekundäre Pflanzenstoffe (z. B. Betacarotin)

Merke ***Da Obst und Gemüse kein Fett und so gut wie kein Eiweiß enthält, liefert es dem Körper keine Energie, jedoch viele lebensnotwendige Nährstoffe sowie gesundheitsfördernde sekundäre Pflanzenstoffe (siehe SPS).***

Sekundäre Pflanzenstoffe (SPS)

In Obst und Gemüse sind sekundäre **Pflanzenstoffe (= SPS)** enthalten. Derzeit sind ungefähr **6000 bis 10000** SPS bekannt, die sich in unterschiedlichen Gruppen einteilen lassen (Tabelle).

Obwohl in Obst und Gemüse auch SPS vorhanden sind, die sich negativ auf den Organismus auswirken können (z. B. Blausäure in Mandeln, Solanin —> grüne Stellen der Kartoffel), ist dem größten Teil der SPS eine **gesundheitsfördernde** Wirkung zuzuschreiben.

Positive Wirkungsweise der SPS auf den Organismus:
- Fangen freie Radikale ein und hemmen somit die Entstehung von Krebs
- Verringern das Risiko der Herz-Kreislauf-Erkrankungen
- Antioxidative Wirkung
- Wachstumshemmende Funktion bei speziellen Bakterien, Pilzen und Viren
- Blutdrucksenkende Wirkung

Hauptgruppen SPS	Vorkommen z. B.
Carotinoide	Karotten
Flavonoide	rote, gelbe Gemüse
Glukosinolate	Brokkoli
Monoterpene	Orangen
Phytosterine	Sonnenblumenkerne
Protease-Inhibitoren	Weizen
Saponine	grüne Bohnen
Sulfide	Knoblauch

Merke ***Sekundäre Pflanzenstoffe schützen jedoch in erster Linie die Pflanzen z. B. vor UV-Strahlen, und vor Insekten, die Fraßschäden hervorrufen können.***

Einteilung von Obst

Obst lässt sich in verschiedene **Gruppen** einteilen. Es gibt **Beerenobst, Steinobst, Kernobst, Schalenobst** und **exotische Früchte**.

Beerenobst	Kernobst	Steinobst	Schalenobst	Exotische Früchte
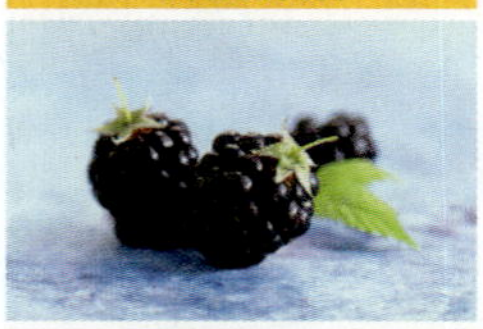	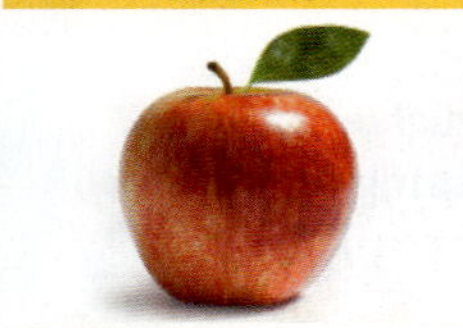	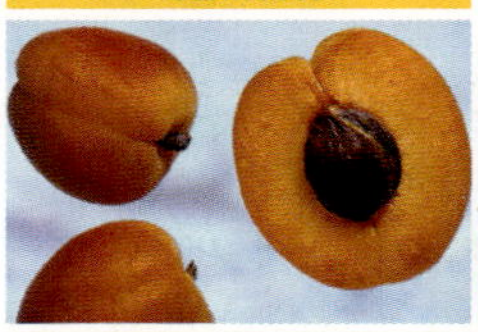	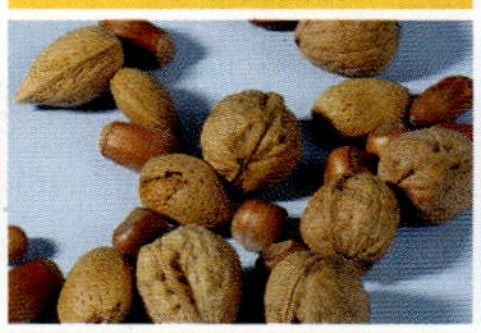	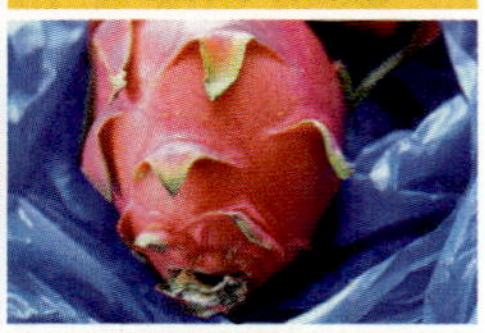
Brombeeren, Heidelbeeren, Himbeeren	Apfel, Birnen	Pfirsich, Mirabelle, Pflaumen, Kirschen	Haselnüsse, Walnüsse, Cashew-Nüsse	Papaya, Mango, Physalis
Enthält meist im Namen das Wort Beere. Sie enthalten auf der Oberfläche oder im Beereninneren viele kleine Kerne.	Die Fruchtmitte besteht aus einem Kerngehäuse, in dem sich meist mehrere kleine Kerne befinden.	Enthält in der Fruchtmitte einen harten großen Stein (= einsamige Früchte).	Alle Arten von Nüssen. Die Schale muss geknackt werden.	Früchte aus heißen, südlichen Ländern (z. B. Tropen, Subtropen).

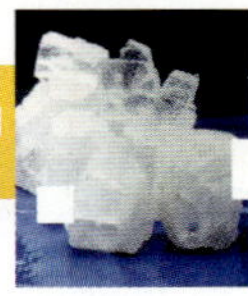

M/A Wachsende Gruppe (Schneeballsystem)

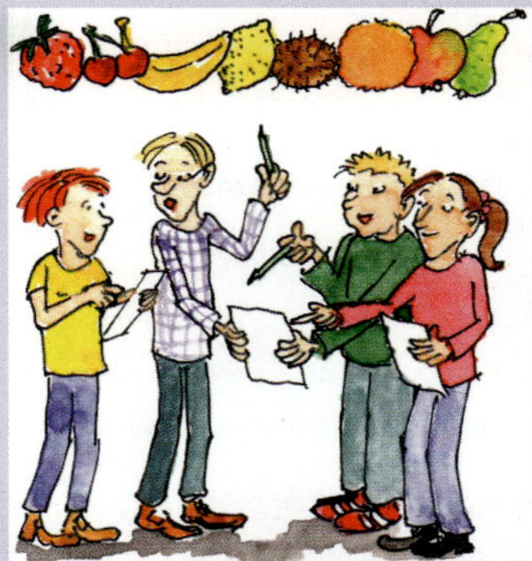

Früchte-Wirrwarr

Zeitrichtwerte: **Schritte 1, 2, 3 = ca. 3 bis 5 Min.**
Schritt 4 = ca. 10 Min.
Arbeitsmaterial: Papierstreifen, dicke Stifte, Pinnwand mit Stecker, Tageslichtprojektor, Folien mit Stiften
Teilnehmer: Eine wachsende Gruppe besteht aus **8 Personen (8er-Team).**

Arbeitsauftrag:

1. Einzelarbeit: Wie heißen die Früchte? Versuchen Sie, zunächst jeder Frucht den passenden Namen zu geben. Ordnen Sie dann die Früchte den passenden Fruchtgruppen zu.
Suchen Sie sich nun einen Partner Ihrer Wahl und führen Sie Schritt 2 aus.

2. Zweierteam: Vergleichen Sie Ihre Ergebnisse. Finden Sie nun die richtige Variante heraus.
Schließen Sie sich dann mit einem weiteren Zweierteam zusammen.

3. Viererteam: Wiederholen Sie Schritt 2. Einigen Sie sich auf eine Variante.
Schließen Sie sich dann mit einem weiteren Viererteam zusammen.

4. Achterteam: Wiederholen Sie Schritt 2. Präsentieren Sie Ihre Ergebnisse im Plenum.

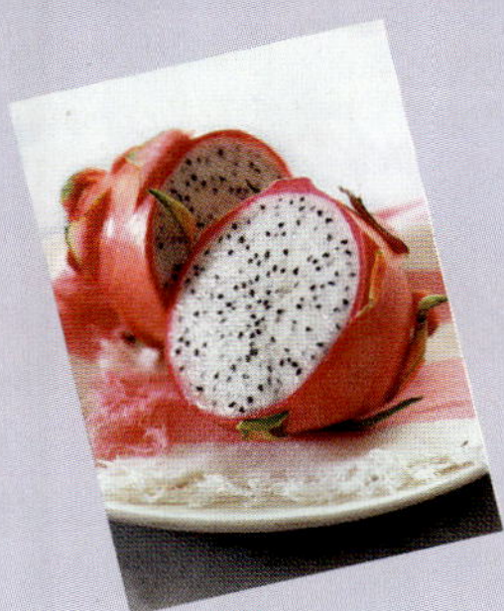

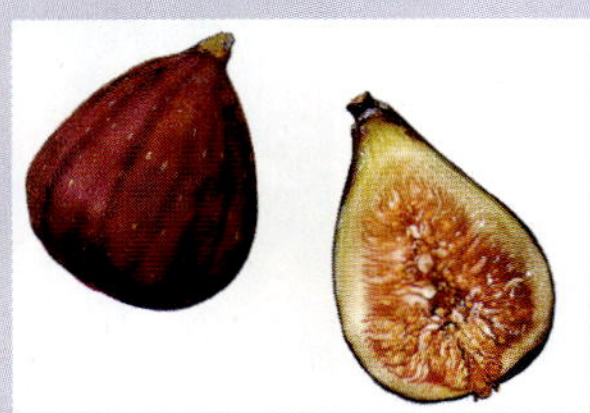

Karambole

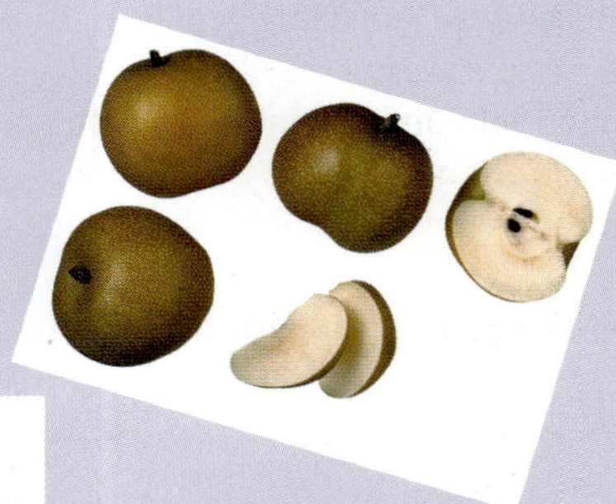

Apfel

Granatapfel

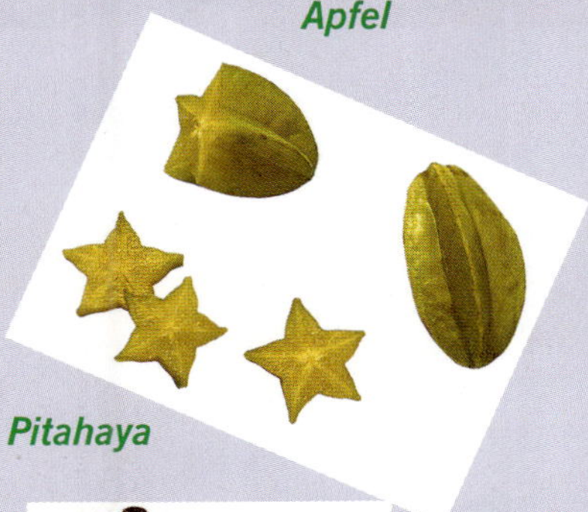

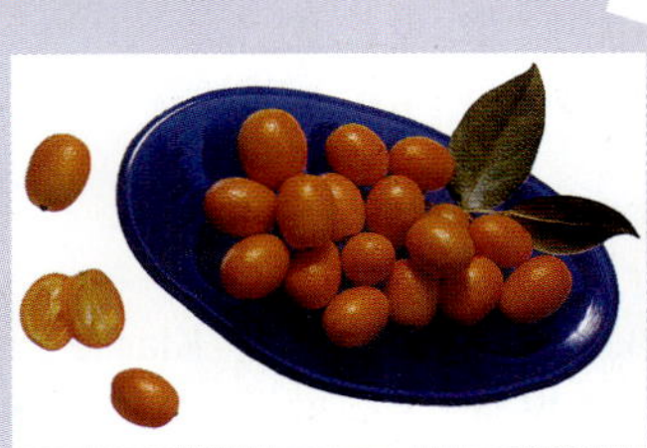

Himbeere

Pitahaya

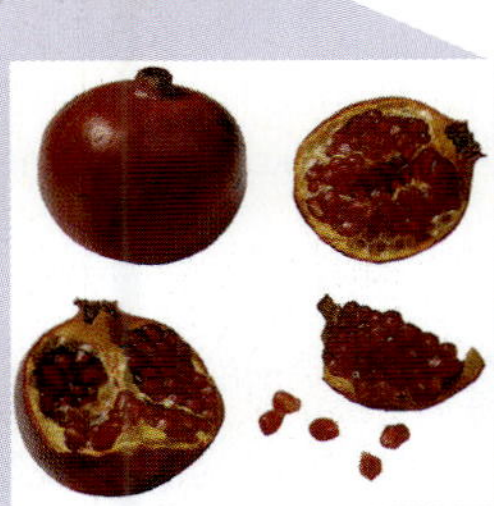

Physalis

Kumquat

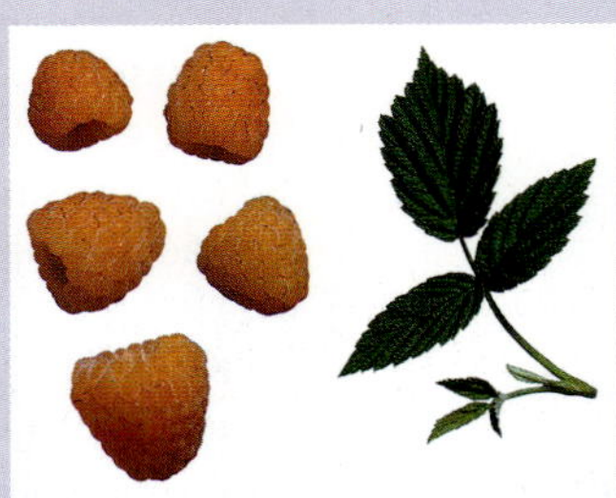

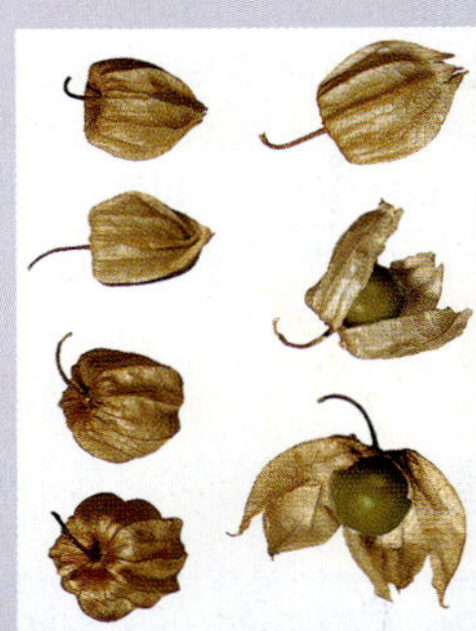

Feige

Einteilung von Gemüse

Gemüsegruppen	Beispiele
Wurzel- und Knollengemüse	Karotten, Sellerie, Kohlrabi, Kartoffeln
Zwiebelgemüse	Lauch, Schalotten, Knoblauch
Stängel- und Sprossengemüse	Spargel, Bambussprossen, Rhabarber
Blattgemüse	Spinat, Mangold, Salate
Frucht- und Samengemüse	Kürbis, Paprika, Tomaten
Blütengemüse	Artischocken, Zucchiniblüten

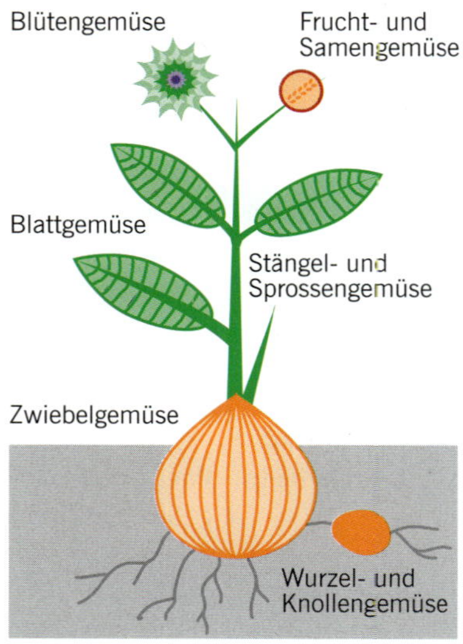

Skizze einer Pflanze

Einkauf von Obst und Gemüse

Obst und Gemüse, das im Handel verkauft wird, muss gewisse **Mindesteigenschaften** aufweisen. Diese werden auszugsweise wiedergegeben. Es muss:

- genügend reif, sorgfältig gepflückt, sauber sein,
- gesund sein und sortentypische Merkmale aufweisen,
- frei von fremdem Geruch, Geschmack sein,
- frei von Packungsmaterial und Schädlingen sein.

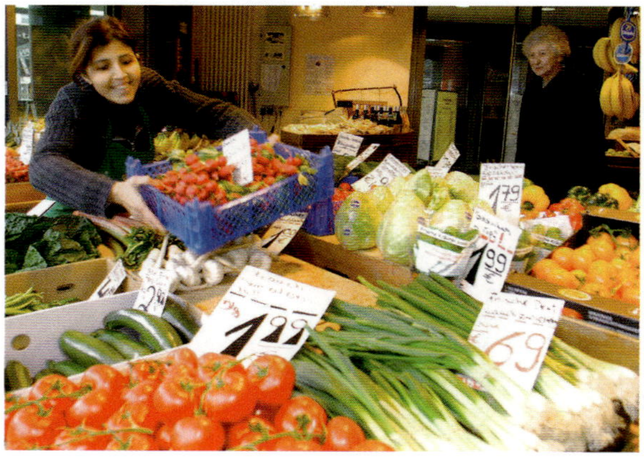

Europäische Vermarktungsnorm

Die **europäische Vermarktungsnorm** klassifiziert Obst und Gemüse in **3 Güteklassen**. Diese sind **Klasse Extra, Klasse I** und **Klasse II.** Sie informieren den Verbraucher genau über die Qualität der Ware.

> @ ***Finden Sie heraus, was sich hinter dem Begriff Handelklassen für Obst und Gemüse verbirgt.***

Klasse Extra:
von höchster Qualität, sortentypische Eigenschaften, fehlerfrei.

Klasse I:
von guter Qualität, mit leichten Form-, Farb- und Entwicklungsmängeln, wobei die Haltbarkeit nicht beeinträchtigt werden darf.

Klasse II:
marktfähige Qualität, wobei die Ware nicht in eine höhere Klasse eingestuft werden kann. Die Mindesteigenschaften müssen gewährleistet sein (s. o.).

Saisonkalender für einheimisches Obst

Obst / Monate	Jan.	Feb.	März	April	Mai	Juni	Juli	Aug.	Sep.	Okt.	Nov.	Dez.
Äpfel	Hauptsaison	Hauptsaison	Hauptsaison	Nebensaison	Nebensaison	Nebensaison	Nebensaison	Nebensaison	Hochsaison	Hochsaison	Hauptsaison	Hauptsaison
Birnen	Nebensaison	Nebensaison	Nebensaison	Nebensaison				Hauptsaison	Hochsaison	Hauptsaison	Hauptsaison	Nebensaison
Brombeeren							Hochsaison	Hochsaison	Hauptsaison			
Erdbeeren					Nebensaison	Hochsaison	Hochsaison	Hauptsaison	Nebensaison			
Heidelbeeren						Nebensaison	Hochsaison	Hauptsaison				
Himbeeren						Hauptsaison	Hochsaison	Hochsaison	Nebensaison			
Johannisbeeren						Hauptsaison	Hochsaison	Hauptsaison				
Kirschen (süß)						Hauptsaison	Hochsaison	Hauptsaison				
Pflaumen						Nebensaison	Hochsaison	Hauptsaison				
Weintrauben								Nebensaison	Hochsaison	Hochsaison		
Zwetschgen							Nebensaison	Hochsaison	Hauptsaison			

Nebensaison · *Hauptsaison* · *Hochsaison*

Saisonkalender für Obst

Alles hat seine Zeit?

1. ***Welche Vorteile bietet Ihnen der saisonale Einkauf von regionalen Produkten?***
2. ***In welchen Monaten wird das meiste Obst geerntet?***
   Welche Folgerungen lassen sich daraus für die Vorratshaltung in einem Haushalt ziehen?
3. ***Erstellen Sie einen regionalen Saisonkalender für Gemüse.***

b) Kräuter

Bei Kräutern handelt es sich um schwach holzende Pflanzen, die sich in 2 Gruppen, in **Küchen-** und **Heilkräuter,** einteilen lassen. Weitere werden für Heilzwecke eingesetzt. Die Küchenkräuter hingegen werten, entsprechend den Inhaltsstoffen, eine Mahlzeit erheblich auf.

Frische Küchenkräuter enthalten folgende Inhaltsstoffe:
- Vitamine und Mineralstoffe
- Sekundäre Pflanzenstoffe (z. B. organische Säuren, ätherische Öle, Bitter-, Aroma-, Duft- und Schleimstoffe)

Da Kräuter eine Vielzahl von **sekundären Pflanzenstoffen** enthalten, wirken sie **gesundheitsfördernd.** Sie können auf dem Feld, in Kräuterbeeten und im Blumentopf gezielt angebaut werden. Kräuter, die an Weg- und Feldrändern bzw. im Dickicht also wild wachsen, tragen die Bezeich-nung **Wildkräuter.** Auch sie eignen sich hervorragend zur Verarbeitung in der Küche. Die Haupterntezeit frischer Kräuter sind die Sommermonate.

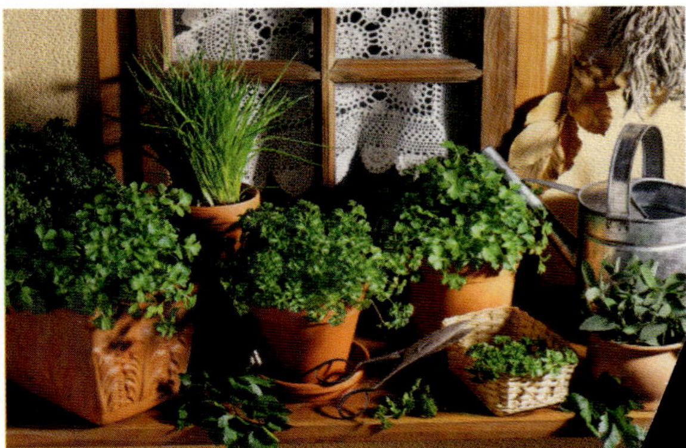

Küchenkräuter

Handelsüblich werden die Küchenkräuter entweder **ganz** oder **zerkleinert** in **frischer Form** in Töpfen bzw. als Bundware oder in **konservierter Form** als **Tiefkühl-** oder **Trockenware** angeboten. Die im Handel angebotenen frischen Kräuter sind aufgrund der ätherischen Öle sehr empfindlich gegenüber **Licht, Hitze** und **Sauerstoff.** Sie sollten rasch verarbeitet werden.

Küchenkräuter

Im Folgenden sind einige wichtige Küchenkräuter, deren Verwendung und gesundheitliche Wirkung aufgeführt.

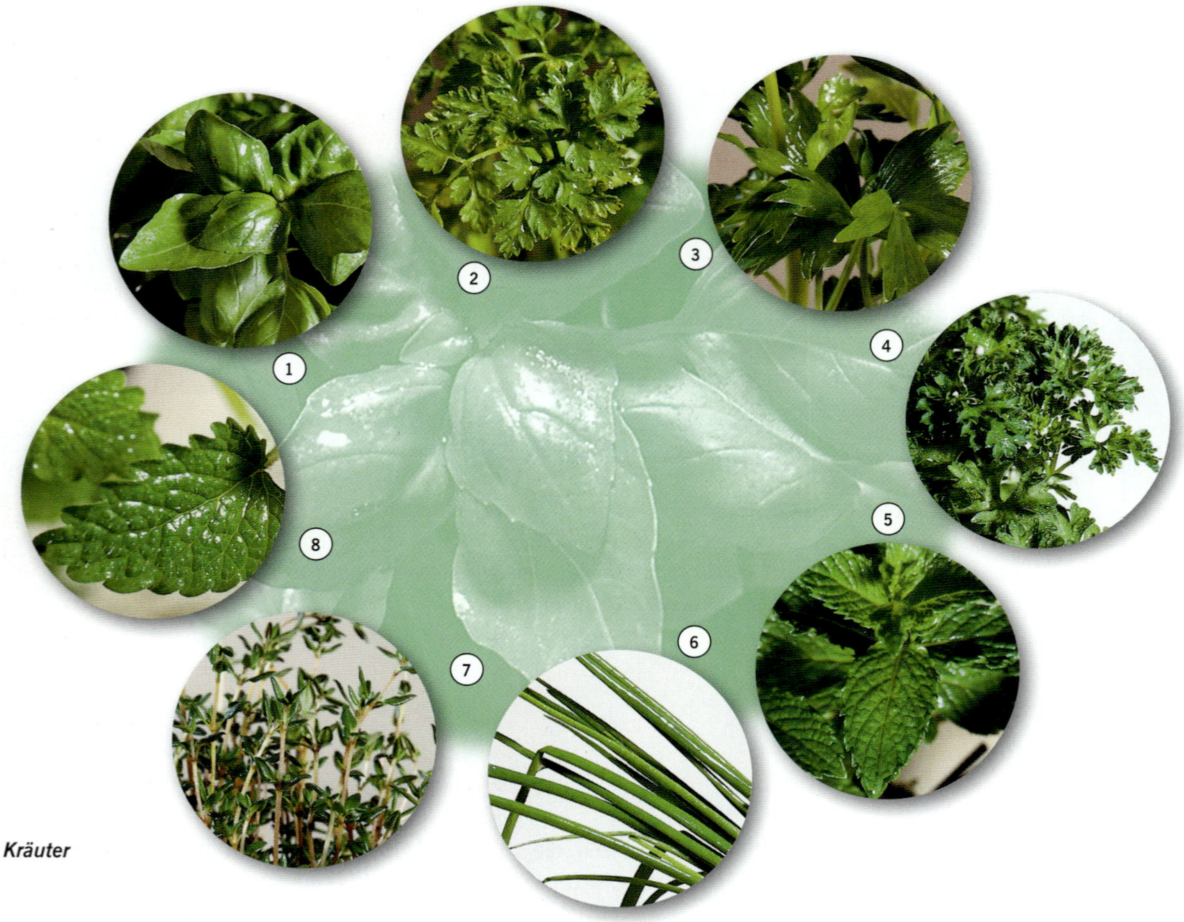

Kräuter

Name	Verwendung	Gesundheitsfördernde Wirkung
...ilikum	Tomate, Blattsalate, Hammel	wassertreibend, verdauungsfördernd, krampflösend
	Suppen, Tomate, Käse	harntreibend, blutreinigend, verdauungsfördernd
	Suppen, Eintöpfe, Soßen	verdauungsfördernd, entwässernd, krampflösend
	...ämtliche Speisen	appetitanregend, entwässernd, blutreinigend
	...ert, Quark, Eier, Essig	blähungshemmend, schmerzlindernd
	...Soßen, Salate, Eierspeisen, Kartoffeln	verdauungsfördernd, appetitanregend
	...Essig, Risotto, Tomate	durchblutungsfördernd, entzündungshemmend im Mund- und Rachenraum
	...koration	mindert Schlafstörungen, magenstärkend, wirkt beruhigend auf das Herz-Kreislauf-System

Mojo verde (kanarische Soße)
Eine Knoblauchknolle häuten, durch die Knoblauchpresse drücken, ca. 1 TL Salz, 140 ml kalt gepresstes Olivenöl, 100 ml Weißwein, 1 Bund fein geschnittene Petersilie, 1 Prise Kreuzkümmel zugeben, mit dem Pürierstab mixen.
Die Mojo verde kann sehr gut zu Fisch, Fleisch, Gemüse sowie Kartoffelvariationen gereicht werden.

Merke **Werden Gerichte mit passenden Kräutern zubereitet und verfeinert, kann die Verwendung von Salz als Würzmittel drastisch reduziert werden.**

Allgemeine Regeln zur Verarbeitung und Lagerung von Kräutern

- Grundsätzlich sollten zu jedem Gericht die passenden Kräuter ausgewählt werden.
- Um Nährwertverluste zu verhindern, sollten frische Kräuter nach dem Kauf baldmöglichst verwendet werden.
- Frische Kräuter waschen, nicht zu lange im Wasser liegen lassen (= Nährwertverluste), Blättchen vom Stiel entfernen und je nach Gericht weiterverarbeiten.
- Kräuter auf einem trockenen Küchenbrett hacken (Kochmesser).
- Kräuter für die Garnitur erst kurz vor dem Anrichten zerkleinern.
- Große und derbe Kräuter (z. B. Liebstöckel, Thymian) können mit den Speisen mitgegart werden, während feine, empfindliche Kräuter (z. B. Schnittlauch) erst am Ende des Garprozesses hinzugefügt werden sollten.
- Tiefgekühlte Kräuter können kurz vor Ende der Garzeit in der heißen Flüssigkeit aufgetaut werden.
- Getrocknete Kräuter sollten lichtgeschützt, kühl und in gut verschlossenen Gefäßen aufbewahrt werden. Tiefkühlkräuter nur bedarfsweise auftauen und sofort verwenden.

Tipp ***Der Schüttel-Riech-Test***
Es handelt sich um frische Kräuter, wenn diese geruchsintensiv sind und beim Schütteln keine Blättchen abfallen bzw. diese nicht gelb verfärbt oder ausgetrocknet sind.

c) Reis

Vor **ca. 5000 Jahren** entwickelte sich das wild wachsende Rispengras zur Kulturpflanze, dem Reis. Heute gilt Reis weltweit als wichtigstes Grundnahrungsmittel, das hauptsächlich in Indien, Thailand, Vietnam und den USA angebaut wird. Das Spelzgetreide wird **ca. 1 m hoch,** hat **ca. 20 Rispen** und enthält **pro Halm ca. 200 Reiskörner.**

Aufbau eines Reiskorns

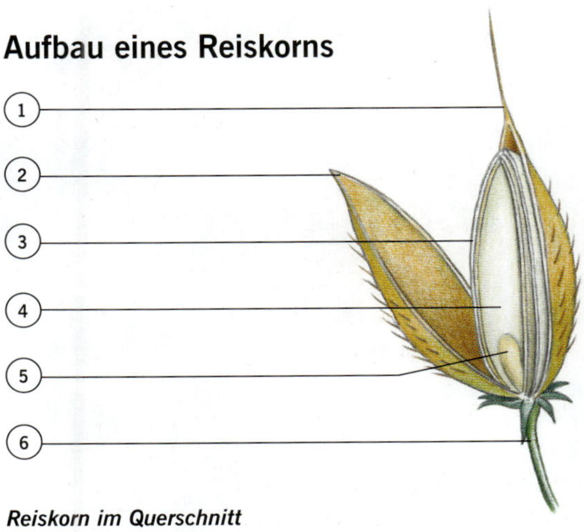

Reiskorn im Querschnitt

1 Bart oder Granne (= Kornspitze)

2 Spelz (= schützende Hülle des Reiskorns)

3 Silberhaut mit verschiedenen Schichten (= Frucht- und Samenschale mit eiweißreicher Aleuronschicht)

4 Mehlkörper (= stärkehaltiges Inneres)

5 Keimling (= sehr fettreich)

6 Reishalm

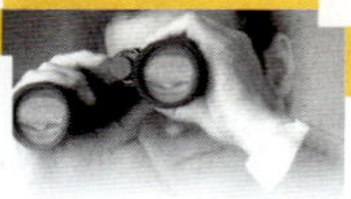

Reisformen

Reis wird je nach Korngröße in **3 verschiedene Gruppen** eingeteilt: Es wird der Langkornreis vom Mittel- und Rundkornreis unterschieden.

Grundformen	Größe	Form	Beschaffenheit des Kerns
Langkornreis	6 mm – 8 mm	lang	hart, glasig im Kern
Mittelkornreis	5 mm – 6 mm	nicht ganz so lang wie Langkornreis, aber etwas dicker	weich, weniger kalkig als Rundkornreis
Rundkornreis	4 mm – 5 mm	rund und dicklich	weich, kalkig im Kern

Bearbeitungsunterschiede

Je nachdem, wie der Reis bearbeitet wird, hat dies erhebliche Auswirkungen auf die **Kocheigenschaften** und den **Nährstoffgehalt** des Reises. Je nach Bearbeitungsgrad wird der **braune** und **weiße Reis,** aber auch der **parboiled Reis** und der **schnellkochende Reis** unterschieden.

Brauner Reis (Naturreis)	Weißer Reis	Schnellkochender Reis
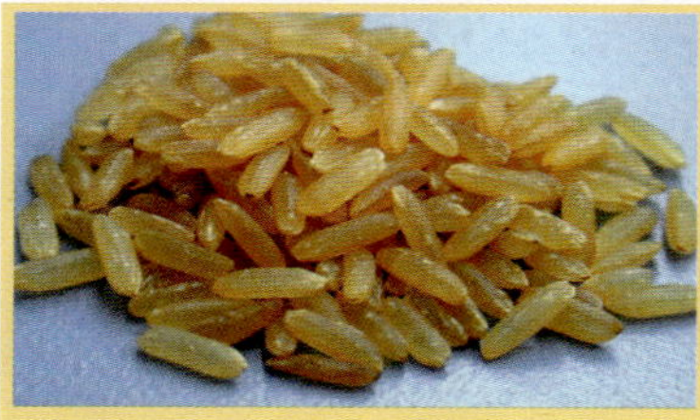	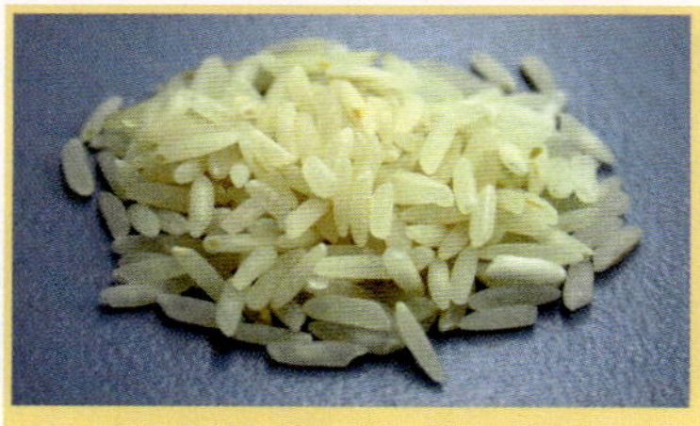	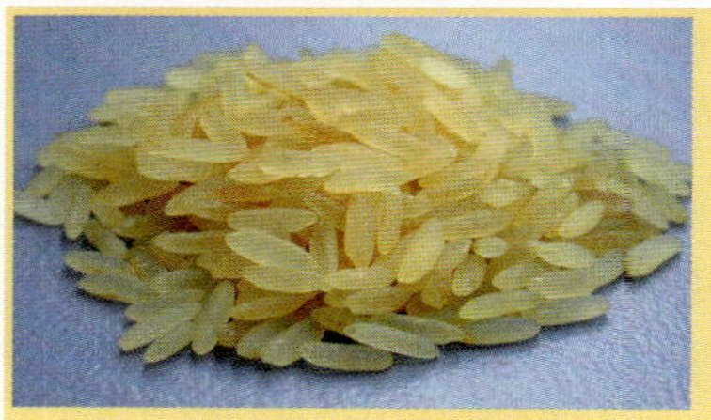
Der Reis wird gereinigt, verlesen und entspelzt. Er ist sehr **vitamin-** und **mineralstoffreich,** da die Frucht- und Samenschale sowie die Silberhaut und die Aleuronschicht erhalten bleiben. Die Garzeit beträgt im **normalen Topf ca. 45 Min.**	Enthülster, geschälter, polierter Reis **ohne Silberhaut, Keimling** und **Aleuronschicht.** Weißer Reis hat einen wesentlich geringeren Vitamin- und Mineralstoffanteil. Wird dieser trocken gelagert, ist er sehr lange haltbar. Die Garzeit beträgt im **normalen Topf ca. 15 Min. bis 20 Min.**	Bearbeiteter **vorgegarter** und wieder **getrockneter** weißer Reis. Die **Restgarzeit** ist stark **reduziert.** Sie beträgt im **normalen Topf ca. 5 Min. bis 7 Min.**

?

1. ***Zeichnen und beschriften Sie den Aufbau eines Reiskorns.***
2. ***Welche Reisformen kennen Sie? Machen Sie Angaben über die Größe, die Form und die Beschaffenheit des Kerns.***
3. ***Was sind die wesentlichen Unterschiede zwischen weißem und braunem Reis?***

…läutern Sie in Stichworten das Parboiled-Verfahren.

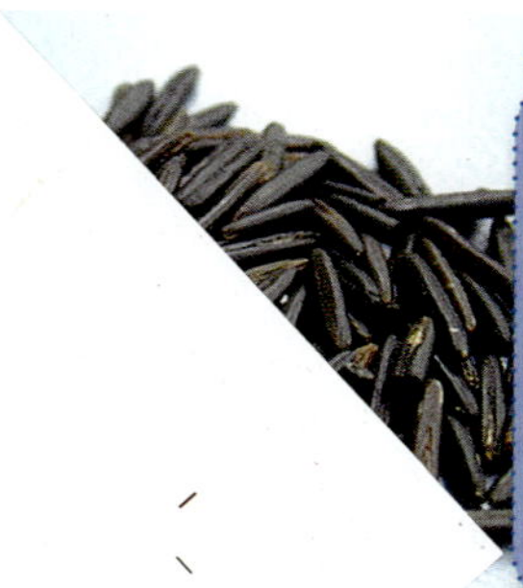

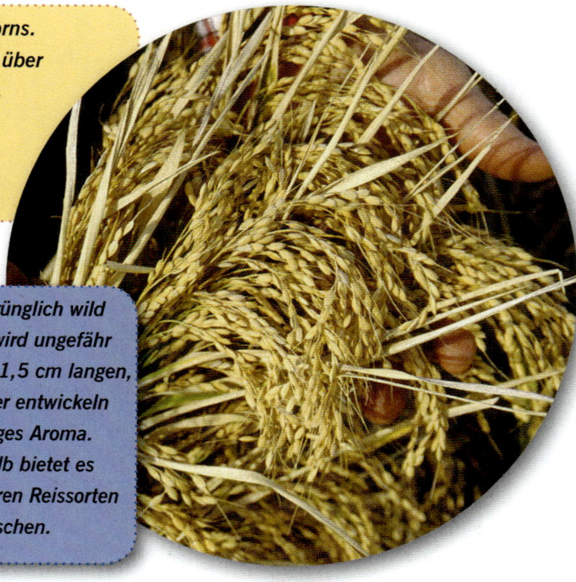

Tipp *Das ursprünglich wild wachsende Wassergras wird ungefähr 2 bis 3 m hoch. Die ca. 1,5 cm langen, schwarzen Wildreiskörner entwickeln beim Garen ein nussartiges Aroma. Wildreis ist teuer, deshalb bietet es sich an, diesen mit anderen Reissorten (z. B. weißer Reis) zu mischen.*

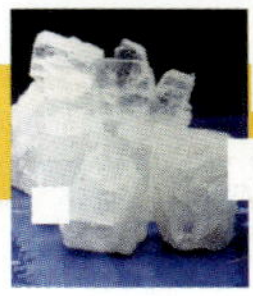

Parboiled Reis

Vor **ca. 50 Jahren** wurde in den USA das **Parboiling-Verfahren** entwickelt. Bei diesem Verfahren bleiben **ca. 80 %** der Vitamine und Mineralstoffe trotz der Bearbeitung des Reiskorns erhalten. Der Reis erhält eine **bessere Körnigkeit** und **bessere Kocheigenschaften.** Bevor das **vierstufige Parboiling-Verfahren** angewandt wird, muss der Reis gereinigt werden.

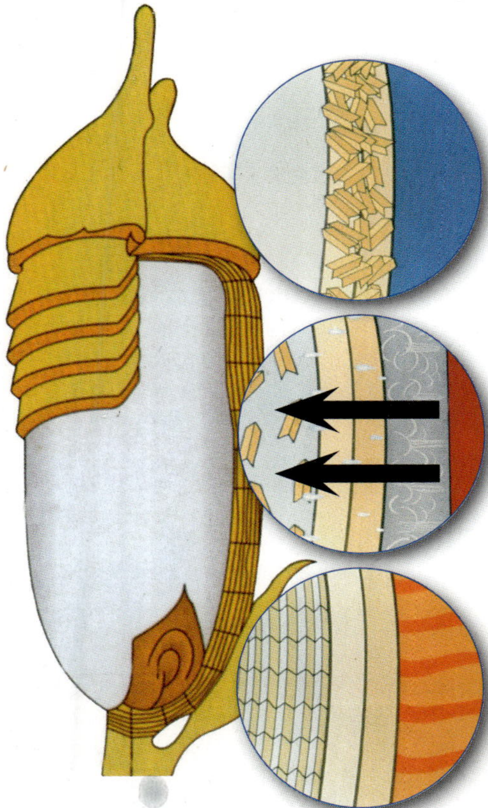

4-stufiges Parboiling-Verfahren (Reisveredelung)

Stufe 1:
Im Vakuumbehälter wird dem Rohreis (ungeschälter Reis) unter Druck Wasser entzogen.

Stufe 2:
Die Vitamine und Mineralstoffe, die sich in der Silberhaut und im Keimling befinden, werden durch heißes Wasser angelöst.

Stufe 3:
Die angelösten Bestandteile werden unter hohem Druck ins Reisinnere gepresst; der zugeführte Dampf versiegelt die Nährstoffe im Korninneren.

Stufe 4:
Der Reis wird getrocknet, wobei die Stärke gehärtet wird. Abschließend wird der Reis geschält.

Merke ***Parboiled Reis klebt nach dem Garen nicht, sondern bleibt körnig. Sowohl brauner als auch weißer Reis können mit diesem Verfahren behandelt werden.***

d) Gewürze und Samen

Gewürze und Samen werden seit mehreren Tausend Jahren als **Geruchs-** und **Geschmacksstoffe** in der Küche eingesetzt. Um in den Besitz von Gewürzen zu kommen, wurden Länder erobert, Kriege geführt und Handelsmonopole geschaffen. Gewürze und Samen sind Aromastoffe, die den Geruch und Geschmack einer Speise verbessern. Sie sind meist Teile einer Pflanze, die in der Erde oder oberhalb der Erde reifen und wachsen.

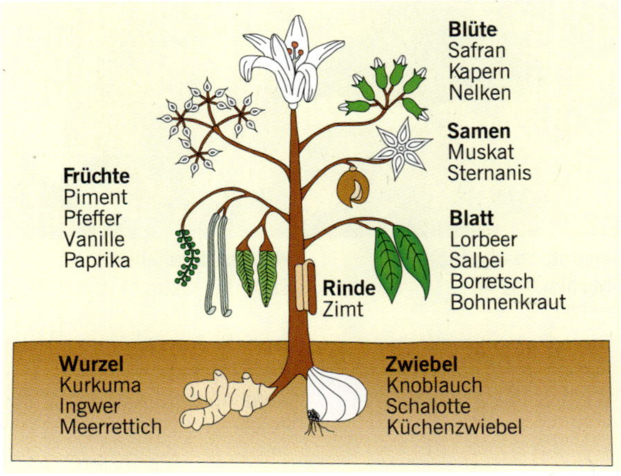

Aufbewahrung und Lagerung von Gewürzen

- Gewürze verlieren im gemahlenen Zustand schnell das Aroma, da die äußere Hülle, die durch ätherische Öle geschützt wird, zerstört wird. Deshalb empfiehlt es sich, die Gewürze im Ganzen zu kaufen und bedarfsgerecht zu mahlen bzw. zu zerkleinern.
- Damit die Aromastoffe nicht verloren gehen, sollten sie in einem fest verschlossenen, dunklen Gefäß leicht gekühlt gelagert werden. Sie sind bis zu einem halben Jahr haltbar, im unangebrochenen Zustand bis zu 3 Jahren.
- Keine großen Mengen einkaufen, durch langes Lagern treten Qualitätsverluste ein.

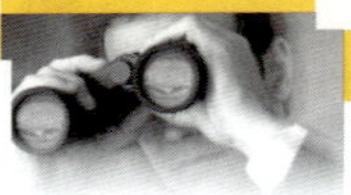

Wichtige Gewürze für die Küche

1. Pfeffer

Pfeffer sind die Körner einer tropischen Kletterpflanze, die bis zu **15 cm lange** Ähren entwickeln kann. Die Körner werden in unterschiedlichen Reifegraden geerntet. **Hauptanbaugebiete:** Asien, Brasilien.

Im Handel wird grüner, schwarzer, roter und weißer Pfeffer unterschieden.

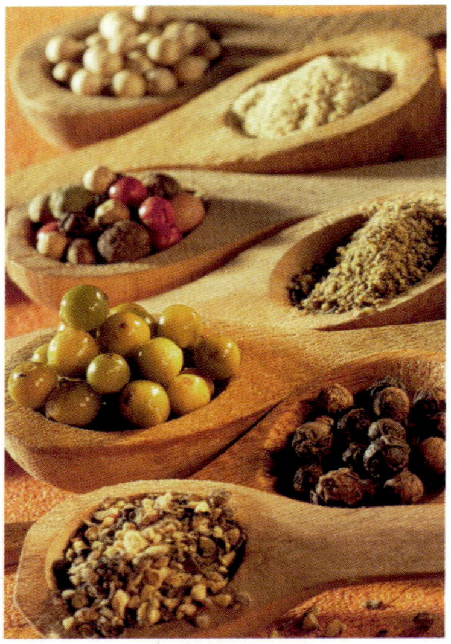

Grüne Pfefferkörner:
Aroma: fruchtig. Unreife Pfefferbeeren in Salzlake eingelegt oder tiefgefroren.

Schwarze Pfefferkörner:
Aroma: kräftig scharf. Grüne Beeren, die in der Sonne getrocknet werden.

Rote Pfefferkörner:
Aroma: kräftig scharf. Reifen die grünen Beeren aus, dann werden sie rot.

Weiße Pfefferkörner:
Aroma: sehr mild. Rote Beeren, die fermentiert, geschält und getrocknet werden.

Pfeffer passt z. B. zu: Soßen, Fleisch-, Fischgerichten und Eierspeisen.

2. Kümmel

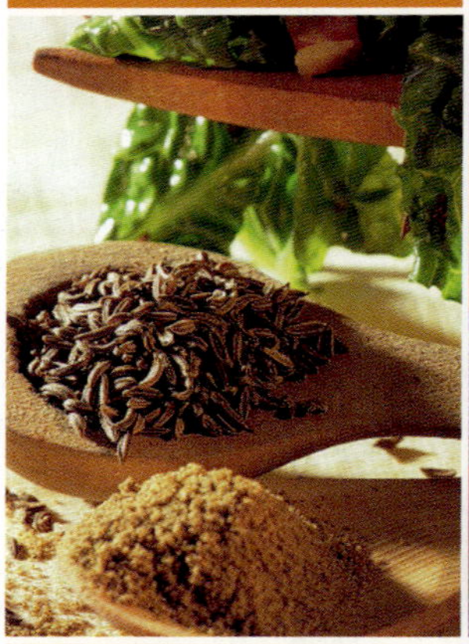

Hauptanbaugebiete:
Mexiko, Indien.

Getrocknete sichelförmige Samen der Kümmelpflanze. Wirkt Blähungen entgegen.

Aroma: stark würzig.

Passt z. B. zu: Kohl- und Zwiebelgerichten.

3. Paprika

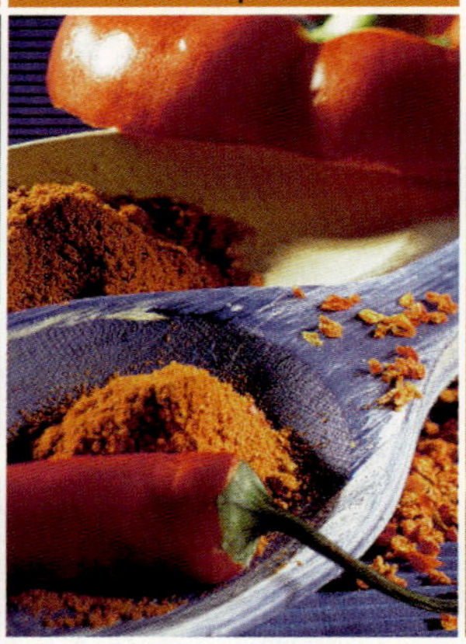

Hauptanbaugebiete:
Süd- und Osteuropa.

Je mehr Samenkörner mit der Paprikaschote gemahlen werden, desto schärfer ist das Pulver.

Aroma: süß bis scharf.

Passt z. B. zu: Fleisch, Lamm, Gemüse.

4. Chilischoten

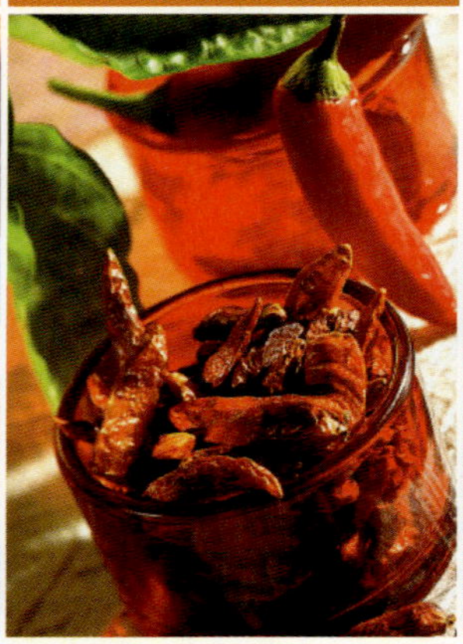

Hauptanbaugebiete:
Indonesien, Mexiko.

Kleine Paprikaschoten, die **ca. 20-mal** so scharf sind wie die Paprika. Deshalb muss das Gewürz sparsam verwendet werden.

Aroma: scharf bis sehr scharf.

Passt z. B. zu: scharfen Speisen.

5. Gewürznelken

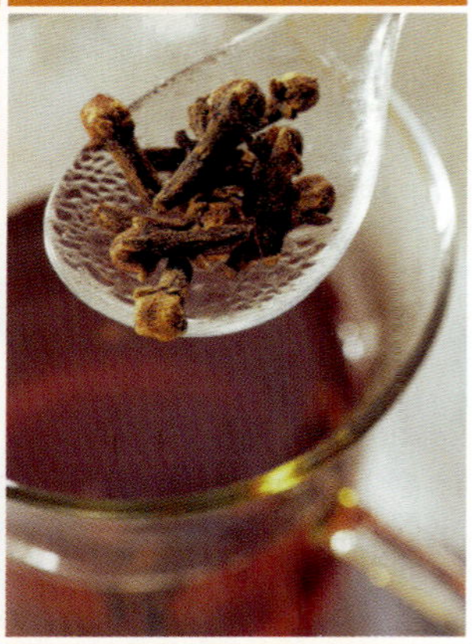

Hauptanbaugebiete:
Sansibar, Madagaskar.

Getrocknete Blütenknospen des Nelkenbaumes, die Nelken schmecken würzig, feurig.

Aroma: süßlich bis bitter.

Passt z. B. zu: Rotkohl, Hülsenfrüchten, Gebäck.

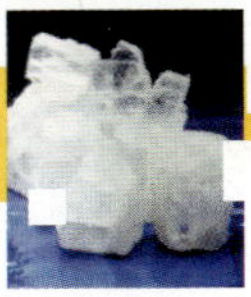

6. Ingwer

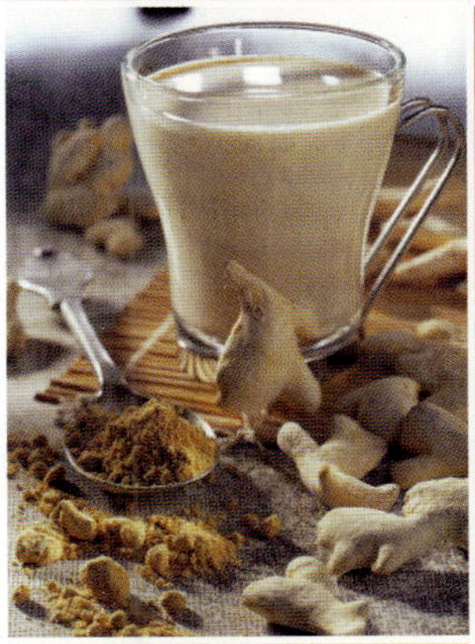

Hauptanbaugebiete:
Südostasien, Australien.

Spross einer Schilfpflanze mit fleischartigem Wurzelstock.

Aroma: pikant bis sehr scharf.

Passt z. B. zu: Geflügel, Fisch, Kuchen.

7. Curry

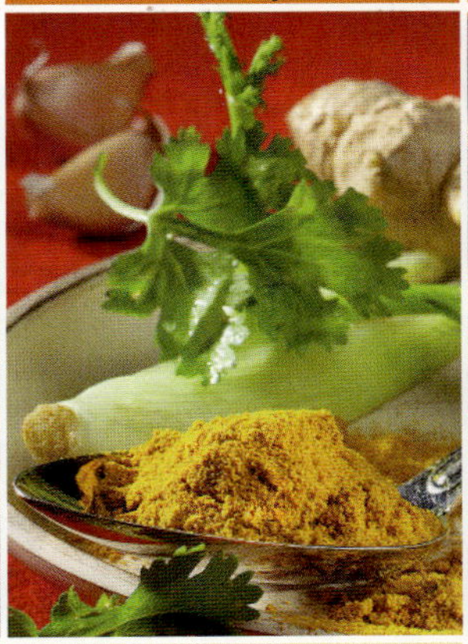

Hauptanbaugebiete:
Asien, Südamerika.

Gewürzmischung aus **ca. 15 Gewürzen,** z. B. Pfeffer, Anis, Ingwer, Nelken, Kurkuma.

Aroma: pikant, würzig.

Passt z. B. zu: Fleisch, Lamm, Gemüse.

8. Muskatnuss

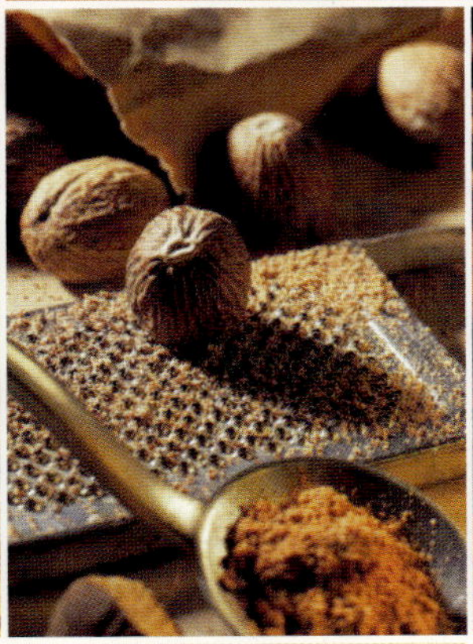

Hauptanbaugebiete:
Indien, Südamerika.

Getrockneter Samenkern einer aprikosenähnlichen Frucht.

Aroma: würzig.

Passt z. B. zu: Kartoffelgerichten, Brühen.

9. Zimt

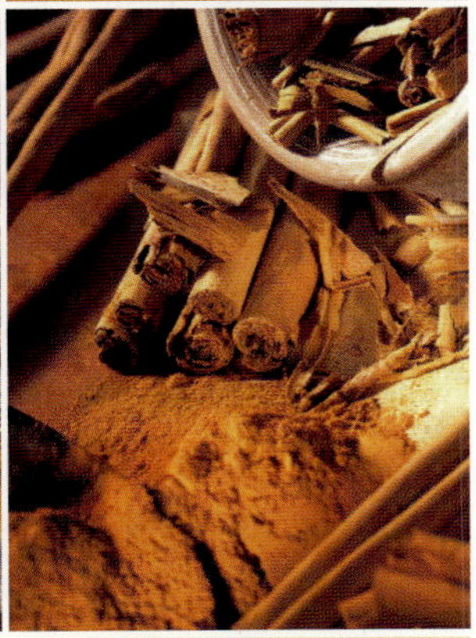

Hauptanbaugebiete:
Sri Lanka, Brasilien.

Getrocknete Rinde des Zimtbaumes.

Aroma: würzig.

Passt z. B. zu: Gebäck, Apfelspeisen.

10. Kurkuma

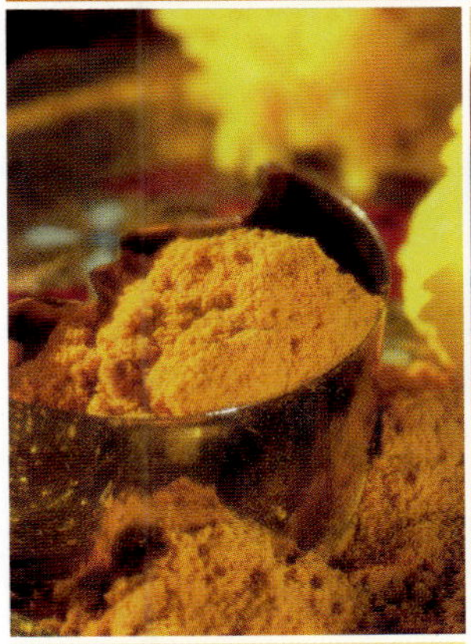

Hauptanbaugebiete:
Indien, Südostasien.

Die Gelbwurzel stammt aus der Familie des Ingwers. Getrocknete, gemahlene Wurzelstöcke ergeben das gelbe Pulver. Stellt das Grundwürzmittel des Currypulvers dar.

Aroma: scharf.

Passt z. B. zu: Reis, Fisch.

11. Vanilleschoten

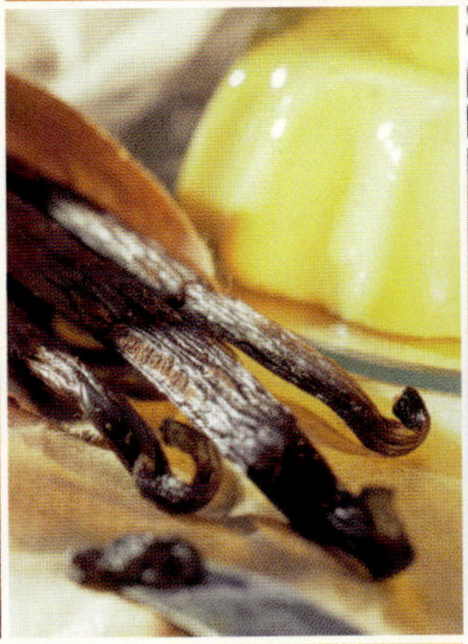

Hauptanbaugebiete:
Mexiko, Zentralafrika.

Früchte einer Kletterorchidee. Die Schoten werden getrocknet und unterliegen einem komplizierten Gärvorgang. Deshalb sind sie sehr teuer.

Aroma: blumig-herb

Passt z. B. zu: Kuchen, Desserts.

12. Lorbeeren

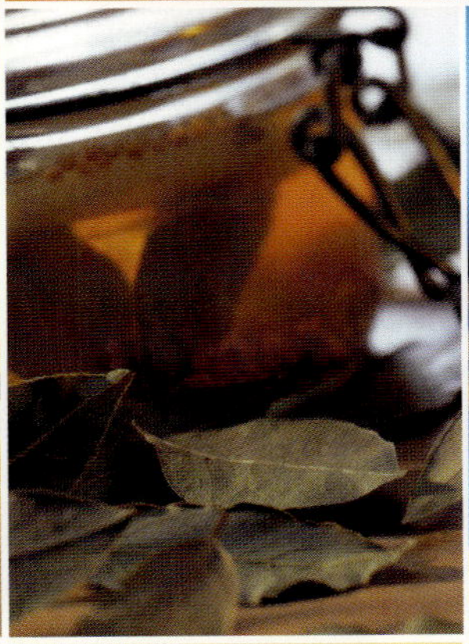

Hauptanbaugebiete:
Mittelmeerraum.

Blätter des immergrünen Lorbeerbaumes. Sie entfalten nur langsam das Aroma, deshalb empfiehlt es sich, sie mitzugaren.

Aroma: fein herb, leicht bitter.

Passt z. B. zu: Hülsenfrüchten, Suppen.

13. Senf

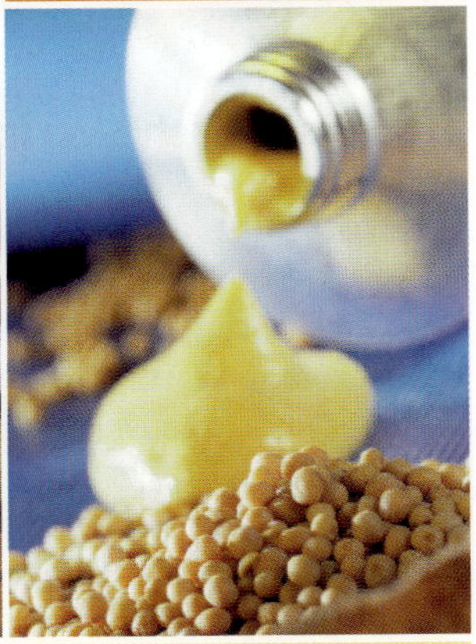

Hauptanbaugebiete:
Mittelmeerraum.

Samen der Senfpflanze. Es gibt **ca. 40** verschiedene Senfarten. Die Senfvielfalt erhält man durch die unterschiedlichen Samen.

Aroma: würzig, pikant.

Passt z. B. zu: Soßen, Wild, Fleisch, Wurstware.

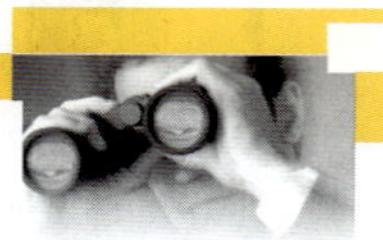

6.6 Verfahren der Haltbarmachung

Die aus Obst und Gemüse hergestellten Erzeugnisse werden durch **physikalische** (z. B. Trocknen, Pasteurisieren, Sterilisieren, Tiefkühlen) und **chemische Verfahren** (z. B. Zuckern, Salzen) unterschiedlich lange haltbar gemacht. Diese Verfahren werden im Folgenden näher beschrieben.

Verfahren der Haltbarmachung im Überblick

Verfahren der Haltbarmachung

1. Physikalische Verfahren
a) Trocknen
b) Sterilisieren/Pasteurisieren
c) Gefrieren
d) Kühlen
e) Bestrahlen

2. Chemische Verfahren
a) Zuckern
b) Salzen
c) Einlegen
d) Zugabe von Konservierungsstoffen
e) Säuern
f) Pöckeln und Räuchern

Die Verfahren beruhen darauf, dass die Mikroorganismen (z. B. Bakterien, Pilze) zum Teil **abgetötet** werden oder das Wachstum **verzögert** bzw. **gehemmt** wird. Hierbei spielen Faktoren, die das Wachstum der Mikroorganismen beschleunigen oder hemmen, eine entscheidende Rolle (siehe Lebensmitteltoxikologie).

Die Wachstumsfaktoren der Mikroorganismen sind:
- Frei verfügbares Wasser (a_w-Wert)
- Sauerstoff
- Temperatur
- Milieu (pH-Wert)
- Nahrung

1. Physikalische Verfahren der Haltbarmachung

a) Trocknen

Beim Trockenvorgang wird dem Obst und Gemüse durch **Wärmezufuhr Wasser** entzogen. Der **absolute** Wassergehalt bei Trockenobst (= Dörrobst) und -gemüse beträgt nur noch **ca. 10 % bis 20 %.** Dieses Wasser liegt jedoch nicht nur in freier Form vor, sondern ist meist mit anderen Stoffen gebunden. Da viele Mikroorganismen zum Wachstum Wasser benötigen, ist von Bedeutung, wie viel freies Wasser in einem Lebensmittel vorhanden ist. Als Maßzahl wird hierfür die **Wasseraktivität**, abgekürzt der **a_w-Wert,** festgelegt. Der **a_w-Wert** reicht von **0 bis 1.** Bei **0** ist kein Wasser frei verfügbar, während mit steigendem a_w-Wert, also steigendem freien Wasseranteil, die Aktivität der Mikroorganismen zunimmt. Der **a_w-Wert** von **Schimmelpilzen** liegt zwischen **0,65 bis 0,87,** der von **Hefen** zwischen **0,65 bis 0,91** und der von **Bakterien** zwischen **0,93 bis 0,96.** Aus den Zahlenwerten ist zu ersehen, dass Lebensmittel mit **a_w-Werten** unter **0,6** weniger schnell verderben.

Zusammenhänge zwischen dem a_w-Wert von Lebensmitteln und der Vermehrung von Mikroorganismen

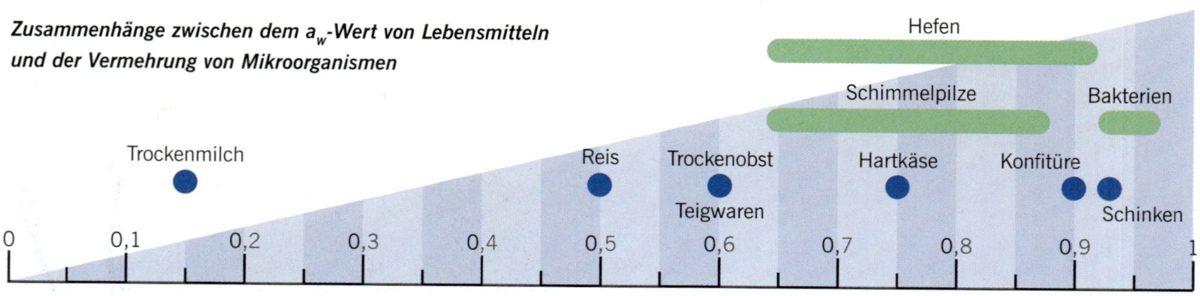

Wasseraktivität (a_w-Wert): 0 = kein frei verfügbares Wasser im Lebensmittel, 1 = reines Wasser

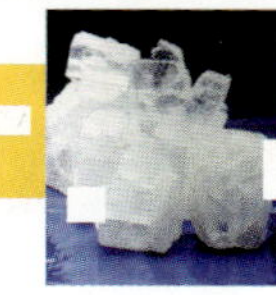

Vergleichen Sie den a_W-Wert von Trockenobst und Konfitüre. Welche Schlüsse lassen sich hieraus für die Haltbarkeit der Produkte ziehen?

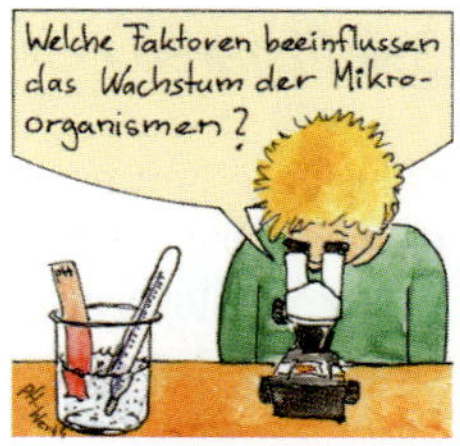

Verfahren der Trocknung

Es gibt mehrere Verfahren, Lebensmittel wie Obst und Gemüse zu trocknen. Unterschieden werden die **industriellen Trockenvorgänge** wie das **Gefrier-, Walzen-** und **Sprühtrocknen** von der **Freilandtrocknung** und dem **haushaltsüblichen Trocknen** mit dem **elektrischen Dörrgerät.**

Gefriertrocknung	Walzentrocknung	Sprühtrocknung	Freilandtrocknung/ elektrisches Dörrgerät
Die Lebensmittel werden bei **ca. –30 °C** tiefgefroren. Im Hochvakuum wird das Eis durch Unterdruck sofort in Dampf überführt, ohne dabei flüssig zu werden **(= sublimieren).** Hierbei handelt es sich um ein nährstoffschonendes Verfahren. **Beispiele:** Trockenobst, Kräuter, Pilze	Die zerkleinerten Lebensmittel werden über heiße Walzen geführt, wobei die Flüssigkeit verdampft. **Beispiel:** Kartoffelpüree 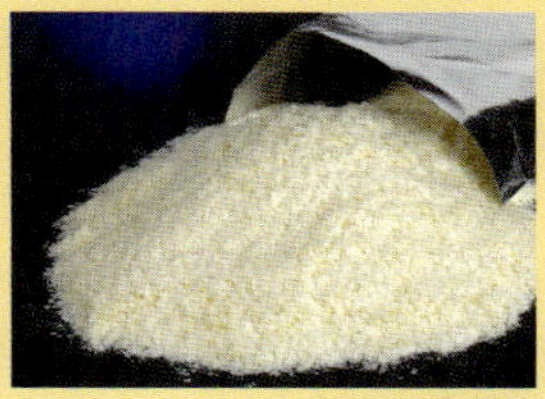	Die durch Düsen gepressten flüssigen Lebensmittel werden durch Heißluft meist im Vakuum getrocknet. Das führt zu starken Nährstoff-, Form- und Farbverlusten. **Beispiele:** Kaffee, Milchpulver	Viele Bio-Farmen und vor allem Anbieter aus heißen Ländern (Afrika) bevorzugen das Trocknen im Freien, was sehr zeitintensiv ist und sich auf den Preis der Ware auswirkt. Für den Hausgebrauch eignen sich elektrische Dörrgeräte. Das Dörrgut wird in Sieben gestapelt und durch Luftzirkulation getrocknet. **Beispiele:** Apfel-, Orangen-, Ananasringe

Merke *Um den Schädlingsbefall zu verhindern, wird Trockenobst häufig mit Antioxidationsmitteln (z. B. Schwefeldioxid) behandelt. Das muss auf der Packung ausgewiesen werden.*

a_w-Wert
Dieser Wert gibt den für Mikroorganismen frei verfügbaren Anteil an Wasser an. Die Maßzahl reicht von 0 bis 1. Bei 0 ist kein Wasser frei verfügbar.

b) Sterilisieren und Pasteurisieren

Es gibt Obst- und Gemüsekonserven, die unzerkleinerte oder zerkleinerte Früchte/Gemüse mit Aufgussflüssigkeit oder aber auch in pürierter Form ohne Aufgussflüssigkeit (z. B. Apfelmus) in Dosen oder Gläsern beinhalten. Die Zugabe von Zucker bzw. Salz und Säure sowie Lebensmittelzusatzstoffen (z. B. Farbstoffe) ist unter bestimmten Voraussetzungen erlaubt. Die Konserven werden entweder **sterilisiert** (= Vollkonserven) oder **pasteurisiert** (= Halbkonserven bzw. Präserven). Je nach verwendetem Verfahren hat das erhebliche Auswirkungen auf die **Haltbarkeit, Form, Farbe** und den **Nährstoffgehalt** der Produkte.

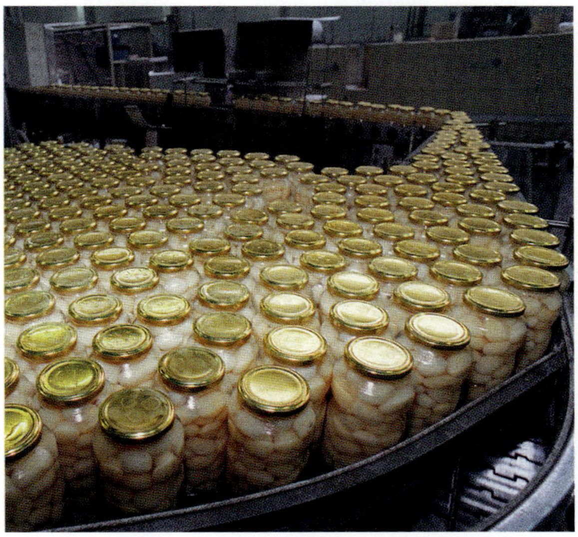

In Reih und Glied verlassen die Gläser die Schließmaschine

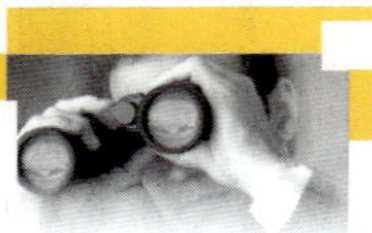

Sterilisieren

Industrielle Konserven werden **luftdicht** verschlossen und entweder bei **feuchter Hitze (ca. 120 °C) mind. 15 Min.** in einem Autoklaven (= Druckbehälter) oder bei **trockener Hitze (ca. 135 °C)** erhitzt. Die Mikroorganismen (z. B. Pilze, Bakterien und Sporen) werden dabei abgetötet, die Enzyme inaktiviert. Das führt zu einer langen Haltbarkeit der Konserven. Bei der Sterilisation müssen jedoch erhebliche Qualitätseinbußen (Form-, Farb- und Nährwertverluste) in Kauf genommen werden.

Pasteurisieren

Es werden **3** verschiedene Pasteurisationsverfahren unterschieden (siehe Milch). Pasteurisierte Konserven sind begrenzt haltbar, da die Enzymtätigkeit zwar gestoppt, die Aktivität der Mikroorganismen aber nur zum Teil gehemmt ist. Die **Nährstoff-**, **Form-** und **Farbverluste** sind wesentlich geringer als bei sterilisierter Ware.

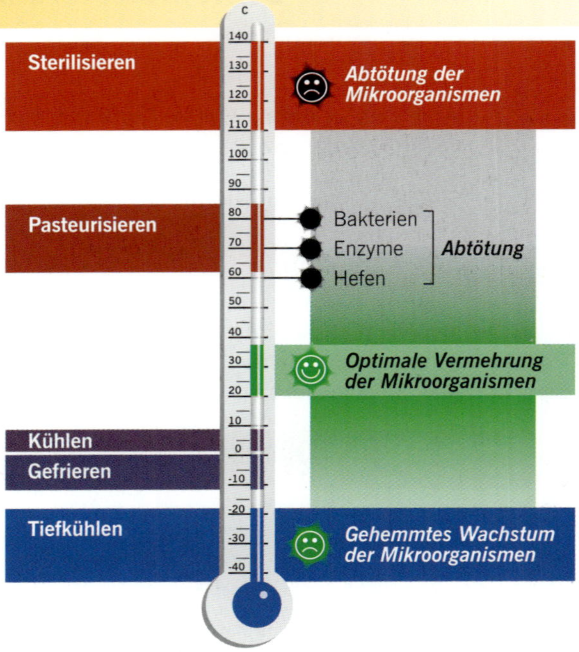

Konservierungsverfahren in Bezug zum Wachstum der Mikroorganismen

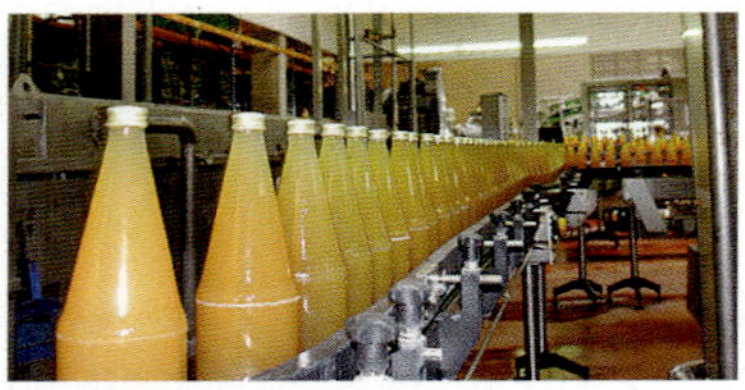

Fruchtsäfte auf dem Fließband

Frucht- und Gemüsesäfte sind unvergorene Säfte, die zu **100 %** aus erntereifem, frischem oder kältebehandeltem Obst bzw. Gemüse gepresst werden. Der meist durch **Pasteurisieren** haltbar gemachte Saft ist in klarer oder trüber Form in Flaschen erhältlich. Frucht- und Gemüsesäfte sind im Handel in unterschiedlichen Produktgruppen zu kaufen (siehe Säfte).

c) Gefrieren

Mit steigenden Minusgraden **verlangsamt** sich die **Aktivität** der **Mikroorganismen** und der **Enzyme.** Beim Gefriervorgang kristallisiert das Wasser im Lebensmittel. Werden die Lebensmittel bei Temperaturen von **–0,5 °C bis –5 °C** langsam eingefroren, bilden sich in den Zellzwischenräumen **große Eiskristalle.** Das entstandene Konzentrationsgefälle bewirkt die Abgabe von Zellwasser in die Zellzwischenräume. Die **Eiskristalle vergrößern** sich und **beschädigen** die **Zellstruktur.** Beim Auftauen dringt das Wasser durch die beschädigten Zellen aus dem Lebensmittel. Deshalb muss das Gefriergut den kritischen Temperaturbereich von **–5 °C** so schnell wie möglich durchlaufen. Es wird bei tiefen Temperaturen eingefroren **(= schockgefroren).** Beim Schockgefrieren bilden sich in der Zelle und in den Zwischenräumen gleichmäßig große Eiskristalle. Die Zellwände bleiben unbeschädigt. Es kommt zu keinen Wasserverlusten beim Auftauen.

Schockfrosten

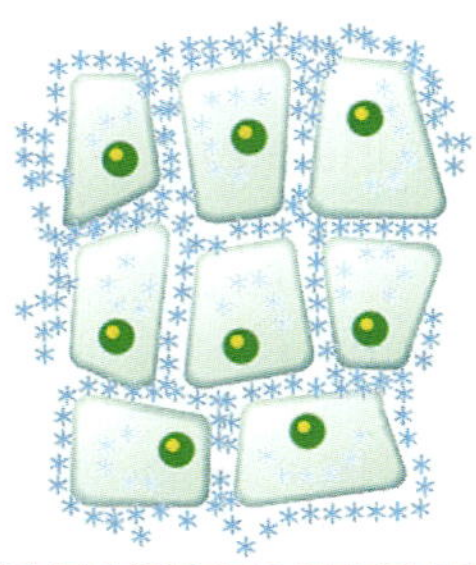

Die **schnelle Schockfrostung**, wie sie bei den Tiefkühlherstellern eingesetzt wird, verhindert, dass sich in und zwischen den Zellen des Gefriergutes größere Eiskristalle bilden können. Kleine Eiskristalle beschädigen nicht die Zellwände, die intakt bleiben und den Zellsaft in der Zelle halten. Vitamine, Mineralien, wichtige Inhaltsstoffe und Geschmack bleiben geschützt. Die Saftigkeit des Lebensmittels wird erhalten.

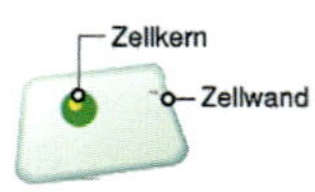

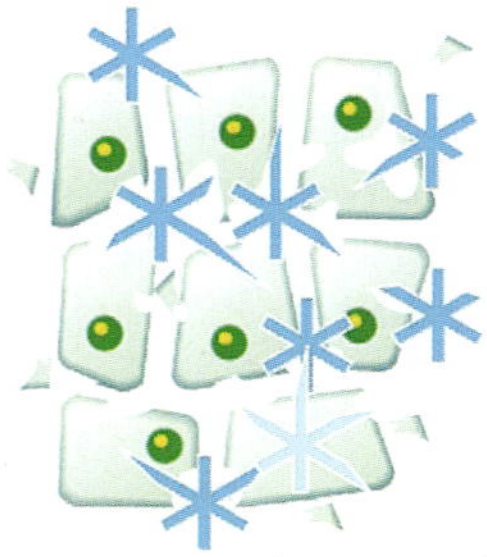

Beim **Einfrieren zu Hause** in handelsüblichen Gefriergeräten hingegen bilden sich langsam wachsende und deshalb relativ große Eiskristalle. Diese großen Kristalle können die empfindlichen Zellwände aufbrechen und die Zellstrukturen zerstören. Qualitätsverlust ist die Folge. Beispielsweise Saftverlust beim Auftauen, das Lebensmittel wird strohig. Wichtige Inhaltsstoffe fließen ab, Vitamine und natürliche Aromen werden schneller abgebaut.

Quelle: Deutsches Tiefkühlinstitut

Das Schockgefrieren wird in **haushaltsüblichen Gefriergeräten** durch eine **Schnellfrosteinstellung (–25 °C bis –32 °C)** und auf industriellem Weg **bei –40 °C** durch **3 verschiedene Verfahren** erreicht.

Kaltluftgefrieren

Das Gefriergut wird mit eiskalter Luft **(–40 °C)** entweder in einem **Gefriertunnel** oder in einer **-kammer** umgeben.

Gefriertunnel
Entweder wird das Gefriergut durch einen Luftstrom erfasst und in schwebendem Zustand gefroren (Flow-Freezing-System) oder auf einem Fließband von einem Luftstrom umgeben tiefgefroren.

Gefrierkammer
Das Gefriergut wird in Gefrierwagen in Kammern geschoben und von einem eisgekühlten Luftstrom umgeben.

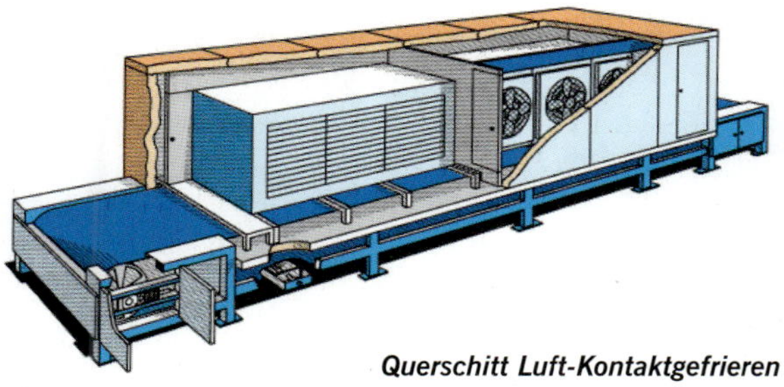

Querschitt Luft-Kontaktgefrieren

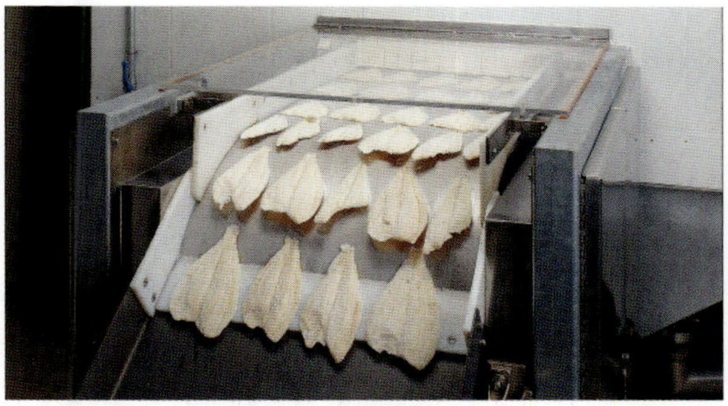

Fischfilets gefroren auf Stahlbandanlage

Kontaktgefrieren

Das flache Gefriergut (gepresster Spinat, Fischfilets) wird zwischen **–40 °C** kalten Kontaktplatten tiefgefroren.

Flüssiggasgefrieren (= kryogenes Verfahren)

Das auf Förderbändern liegende Gefriergut wird durch flüssige Gase (Kohlendioxid oder Stickstoff) tiefgefroren. Da das Gefriergut bei diesem Vorgang Wärme abgibt, verändert das Flüssiggas den Aggregatzustand. Es wird gasförmig, vom System abgesaugt und erneut verflüssigt.

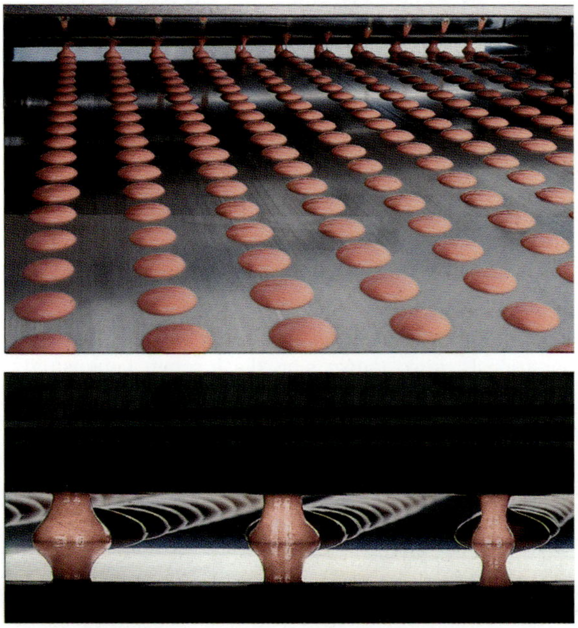

Kontaktgefrierer für Pastillen

Das kleine 1 x 1 des Tiefgefrierens

Damit die Qualität des Gefrierguts (Nährstoffe, Form und Farbe) erhalten bleibt, müssen im Haushalt einige Dinge beim Tiefkühlen beachtet werden:

- Grundsätzlich **gefriergeeignetes** Verpackungsmaterial verwenden (z. B. Gefrierbeutel, -dosen).
- Flüssigkeiten dehnen sich beim Gefrieren aus, deshalb Gefäße nur zu ¾ füllen.
- Das Gefriergut muss **luftdicht** verpackt sein.
- Das Gefriergut muss **frisch** und von **höchster** Qualität sein. Nicht gefriergeeignet sind wasserreiche Lebensmittel: rohe Eier, Blattsalate, rohe Kartoffeln.
- Sorgfältiges Waschen und Putzen von Obst und Gemüse ist erforderlich. **Ausnahme:** Beeren mit lockerer Zellstruktur.

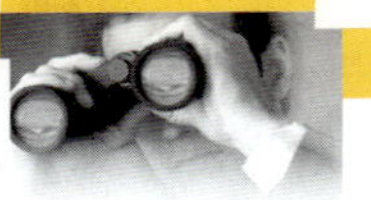

- Beeren und Kräuter können einzeln auf einem Gefriertablett eingefroren und anschließend portionsweise gelagert werden.
- Durch das Blanchieren (siehe Garverfahren) einiger Obst- und Gemüsesorten, z. B. Spinat und Birnenstücke, wird die **Enzymtätigkeit** verringert. Gleichzeitig treten nur geringe **Form-, Farb-** und **Geschmacksverluste** ein. Die **Vitamine** bleiben dadurch weitestgehend erhalten (siehe Grafik).
- Grundsätzlich sollten dem Personenhaushalt angepasste Portionen eingefroren werden. Die Lebensmittelmenge, die auf einmal eingefroren werden kann, hängt vom jeweiligen Gefriervermögen des Geräts ab (Typenschild bzw. Geräteinformation beachten). Das Einfrieren erfolgt entsprechend der Gebrauchsanweisung des Geräts.
- Das bereits eingefrorene Gefriergut sollte nicht in Berührung mit der frischen Ware kommen (= Auftaurisiko der gefrorenen Ware durch Abgabe von Wärme).
- Auf der Verpackung sollten der Inhalt (evtl. Sorte), die Menge bzw. die Stückzahl, das Gefrier- und Verbrauchsdatum vermerkt werden. Die Lagerzeiten der jeweiligen Produkte sind dem Infosystem der Geräte zu entnehmen.
- Beim Einkauf von Tiefkühlprodukten sollte die Tiefkühlkette nicht unterbrochen werden (= Qualitätserhalt).
- Eine **Lagerkartei** schafft einen Überblick über das vorhandene Gefriergut. Überlagerungen werden vermieden.

Lagerkartei

Gruppe	Menge/ Stück	Inhalt, evtl. Sorte	Gefrier-datum	Verbrauchs-datum (ca.)	Entnahme
Obst	500 g	Erdbeeren	12.06.13	Jan. 14	Dez. 13
	1 kg	Zwetschgen	06.09.13	Jan. 14	Nov. 13

d) Kühlen

Lebensmittel sind im Kühlschrank kurzfristig haltbar. Durch die Kühlung werden die mikrobielle und die enzymatische Tätigkeit im Lebensmittel verlangsamt. Die Kühltemperaturen schwanken je nach Modell und Einstellung zwischen **0 °C bis +8 °C.** Je tiefer die Kühltemperatur ist, umso länger sind die frischen Lebensmittel haltbar. Deshalb liegen sogenannte Mehrzonenkühlgeräte voll im Trend. Sie verfügen über mehrere Kühlzonen, in denen unterschiedliche Kühltemperaturen vorhanden sind. Das Kühlgut kann genau auf die Kühltemperatur abgestimmt werden und bleibt somit lange frisch.

Sie sind folgendermaßen aufgebaut:

1. **Kühlzone: Temperatur ca. +4 °C bis +8 °C**
2. **Frischkühlzone: Temperatur ca. 0 °C bis +2 °C**
   trocken: Luftfeuchtigkeit **max. 50 %**
   für verpackte tierische Lebensmittel
   feucht: Luftfeuchtigkeit **max. 95 %**
   für unverpackte pflanzliche Lebensmittel

Je nach Modell kann die Zone 3 variiert werden:

3. **Gefrierzone: unter –18 °C** für Tiefkühlware und/oder
   Kellerzone: ca. +8 °C bis +12 °C für Weine, Kartoffeln

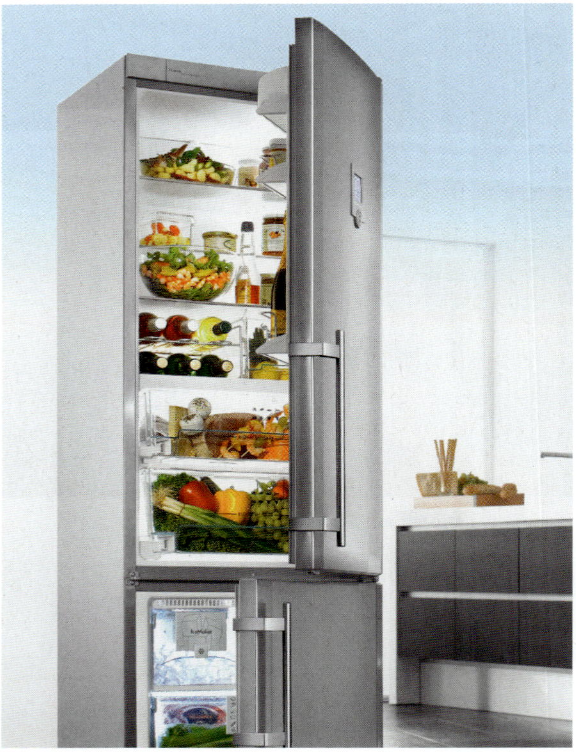

Mehrzonengerät

Merke ***Die Qualitätsverluste der Lebensmittel in der Frischkühlzone sind um das Doppelte bis Dreifache geringer, als wenn sie in der Kühlzone gelagert werden. Kälteschäden werden vermieden, wenn kälteempfindliches Obst/Gemüse (Auberginen, Zucchini, Ananas) im Fach der Kühlzone und nicht in der Frischkühlzone gelagert werden.***

Entwicklung des Vitamin-C-Gehalts von grünen, unzubereiteten Bohnen

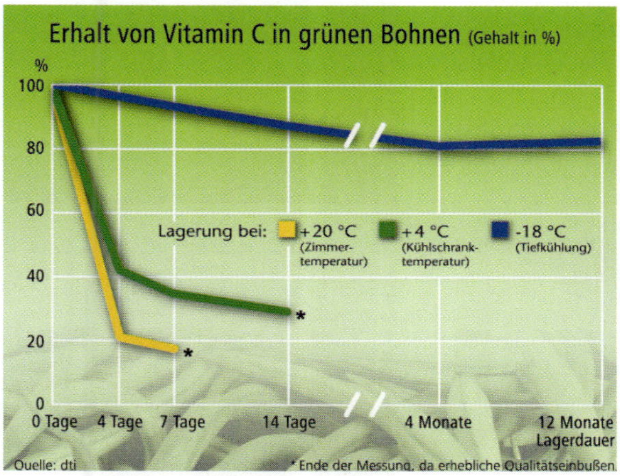

Entwicklung des Vitamin-C-Gehalts von unzubereitetem Spinat

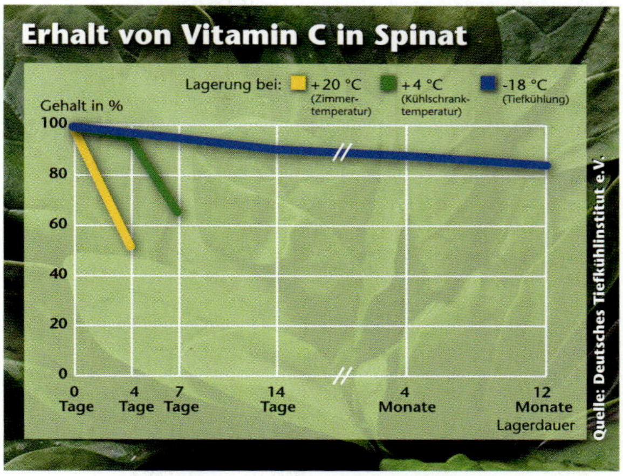

1. ***Erläutern Sie die Grafik. Wie verändert sich der Vitamin-C-Gehalt (in %) von grünen Bohnen bei unterschiedlicher Lagerhaltung und Lagerdauer?***
2. ***Erläutern Sie die Grafik. Wie verändert sich der Vitamin-C-Gehalt (in %) von Spinat bei unterschiedlicher Lagerung und Lagerdauer?***
3. ***Welche küchentechnischen Folgerungen ziehen Sie aus den vorliegenden Grafiken?***

e) Bestrahlen

Beim Bestrahlen wirkt Strahlungsenergie auf Lebensmittel ein, um deren Haltbarkeit und die lebensmitteltypischen Eigenschaften (z. B. Reifezustand) zu verbessern. Hierbei kommen Röntgenstrahlen, Gammastrahlen und UV-Strahlen zum Einsatz. Röntgen- und UV-Strahlen werden in Maschinen erzeugt, während Gammastrahlen von radioaktiven Isotopen (Kobalt-60) ausgesendet werden. Bestrahlte Lebensmittel sind nicht radioaktiv, da die eingesetzte Strahlungsenergie im niedrigen und mittleren Dosisbereich viel zu gering ist, um eine Radioaktivität auszulösen.

Ziele der Bestrahlung	Lebensmittel
Verbesserung der Haltbarkeit	frische Erdbeeren, frischer Fisch
Verbesserung des Reifungsprozesses	Südfrüchte (Mango, Papaya)
Schädlingsbekämpfung (Insekten)	Getreide, Hülsenfrüchte, Trockenobst
Verhinderung der Auskeimung	Kartoffeln, Zwiebelgemüse
Keimhemmung	Gewürze, getrocknetes Gemüse
Inaktivierung von Mikroorganismen	Meeresfrüchte, Gewürze, getrocknetes Gemüse
Verbesserte technische Eigenschaften	Saftausbeute bei Trauben

Merke ***In Deutschland ist nach § 1 Lebensmittelbestrahlungs-Verordnung nur die Behandlung von getrockneten, aromatischen Kräutern und Gewürzen unter bestimmten Bedingungen erlaubt. Sie sind gleichermaßen wie Kräuter und Gewürze aus Drittlandländern durch folgenden Vermerk „bestrahlt" oder „mit ionisierenden Strahlen behandelt" zu kennzeichnen.***

2. Chemische Verfahren der Haltbarmachung

a) Zuckern

Werden Früchte unter bestimmten Bedingungen mit Zucker gemischt, können kandierte Früchte, aber auch Konfitüren, Marmeladen ö. A. hergestellt werden.

Merke ***Beim Zuckern und Einlegen von Obst und Gemüse ist die Aktivität der Mikroorganismen stark gehemmt, da durch die Konservierung das Wasser anderweitig gebunden ist und somit nur bedingt frei zur Verfügung steht.***

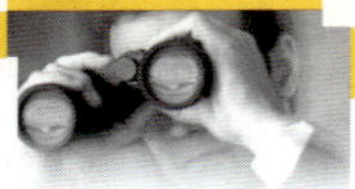

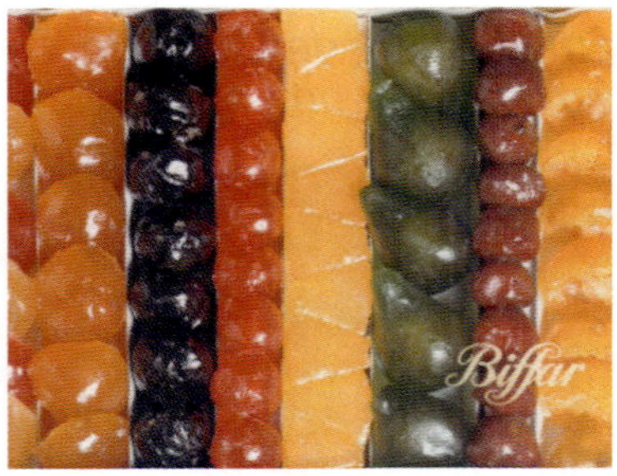

Kandierte Früchte: Die Zellflüssigkeit der Früchte wird durch eine spezielle Zuckerlösung so lange ausgetauscht, bis eine Konzentration erreicht ist, die eine Haltbarkeit der Früchte gewährleistet. Dieser Vorgang beruht auf **Diffusionsvorgängen.** Industriell werden die Früchte im Autoklaven kandiert. Hierbei wird die Zuckerlösung auf **60 °C** erhitzt, wobei unter Vakuumeinfluss der Wasserdampf entzogen wird. Der Vorgang wird so lange wiederholt, bis die richtige Konzentration erreicht ist. Die anschließende Ruhephase gewährleistet den Konzentrationsausgleich **(Osmose)** zwischen Frucht und Sirup.

Konfitüren, Marmeladen, Gelees, Chutneys

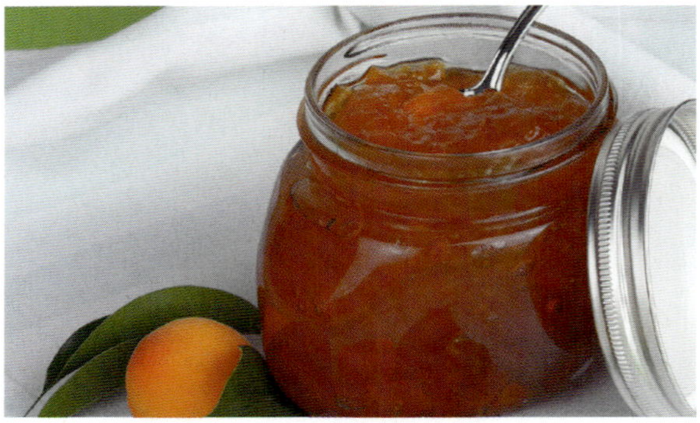

Der in Konfitüren, Marmeladen und Gelees vorhandene Frucht- bzw. Fruchtsaftgehalt ist gesetzlich genau festgelegt. Die vorbereiteten Früchte bzw. Fruchtsäfte werden in bestimmten Mengenverhältnissen mit einem Gelierprodukt (z. B. Fruchtzucker, Zucker) gemischt und unter Hitzezufuhr haltbar gemacht. **Chutneys** sind würzigsaure ostindische Tafelsoßen, die meist aus Gemüse, Früchten und orientalischen Gewürzen unter Verwendung von Geliermittel und Hitzeeinwirkung haltbar gemacht werden.

b) Salzen

Bei einer sogenannten **Nasssalzung** werden die vorbereiteten Lebensmittel wie z. B. Gemüse, Fisch und Fleisch in eine **15 %ige** Kochsalzlösung gelegt. Bei der **Trockensalzung** wird die Ware mit Salz eingerieben. Da Salz Wasser bindet, ist der **a_w-Wert** der Produkte gesenkt, wobei die Aktivität der Mikroorganismen sehr stark eingeschränkt wird. Beim Salzen treten erhebliche **Geschmacks-, Nährstoff-** und **Farbveränderungen** ein.

c) Einlegen

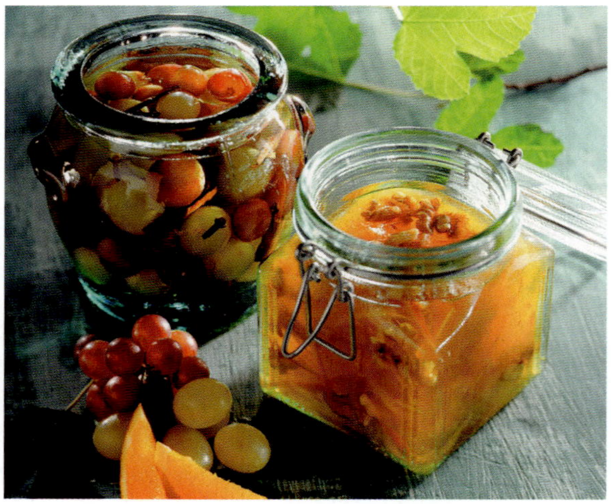

Einlegen in Alkohol

Die sauberen Früchte werden meist mit Zucker gemischt und in Alkohol **(14 Vol. % bis 20 Vol. %)** eingelegt. Durch den Alkoholgehalt wird das Wachstum der Mikro-organismen extrem gehemmt. Da Zucker **hygroskopisch** wirkt, setzt dieser den **a_w-Wert** des Wassers herab. Den Mirkoorganismen steht wenig freies Wasser zum Wachstum zur Verfügung. Bei einem Alkoholgehalt **unter 14 %** kommt es zu Gärungsprozessen, während ein Alkoholgehalt **über 20 Vol.-%** zum Wasserentzug der Früchte führt, diese werden hart. Besonders geeignet sind Rum, Weinbrand und Arrak.

Einlegen in Öl

Vor allem Gemüse (z. B. getrocknete Tomaten, Oliven) werden in wasserfreiem Öl eingelegt und somit vor dem Wachstum von Mikroorganismen geschützt. Die Haltbarkeit der in Öl eingelegten Produkte ist begrenzt, meist wird dieses Verfahren mit einer Hitzebehandlung kombiniert. Die Produkte sind somit längere Zeit haltbar.

d) Konservierungsstoffe

Durch die Zugabe von Konservierungsstoffen werden die Lebensmittel länger haltbar gemacht, da sie das Wachstum der Mikroorganismen verzögern oder hemmen. Zu den gängigsten Stoffgruppen zählen die Schwefelbindungen (Trockenobst, Wein, Kartoffeln), die Nitrat- und Nitritverbindungen (Fleisch- und Wurstwaren) und die Sorbinsäureverbindungen (Käse, Obst, Wein). Bei den Konservierungsstoffen handelt es sich somit um **Zusatzstoffe,** die in der **Zusatzstoff-Zulassungsverordnung** genau geregelt und aufgeführt sind. Hinter jedem Konservierungsstoff steht in der Regel die 3- bis 4-stellige E-Nummer, ein europäischer Code für zugelassene Verbindungen.

Zusatzstoffe
Hierbei handelt es sich um ca. 300 Stoffe, die Lebensmitteln zugesetzt werden, um diese z. B. in der Farbe, der Beschaffenheit, der Haltbarkeit, dem Nährwert und dem Geschmack zu verändern. Die Zusatzstoffe werden in verschiedene Kategorien eingeteilt, wie z. B. Farbstoffe, Konservierungsstoffe, Verdickungsmittel, Säureregulatoren, Emulgatoren/Stabilisatoren und Antioxidanzien, Trennmittel, Süßstoffe/Zuckeraustauschstoffe und Geschmacksverstärker.

e) Säuern

Fisch, festes frisches Obst und Gemüse können entweder durch Zugabe von Genusssäuren (z. B. Essigsäure, Wein- und Zitronensäure) oder durch die im Lebensmittel bereits vorhandenen Bakterien gesäuert werden. Bei beiden Verfahren kommt es zu einer Verschiebung des pH-Werts in den sauren Bereich. Die Tätigkeit der Mikroorganismen ist dadurch eingeschränkt.

Der pH-Wert

Die Abkürzung **pH** stammt aus dem Lateinischen. Das **p** steht für **potentia (= Kraft, Macht),** das **H** bedeutet **hydrogenii (= Wasserstoff (H)).** Bei dem **pH-Wert** wird somit die **Konzentration** von **Wasserstoffionen** in einer Lösung festgelegt. Die Maßskala reicht von **0 bis 14.** Der **pH-Wert** kann sehr genau mit Messgeräten oder weniger genau mit Teststreifen (Indikatorpapier) gemessen bzw. abgelesen werden. Lösungen mit einem **pH-Wert von 7,** wie beispielsweise reines Wasser, sind **neutral.** Bewegt sich der **pH-Wert unter 7,** ist die Lösung **sauer,** während es sich bei einem **pH-Wert über 7** um eine **basische Lösung** handelt. Das Wachstum von Mikroorganismen sinkt mit sinkendem **pH-Wert.**

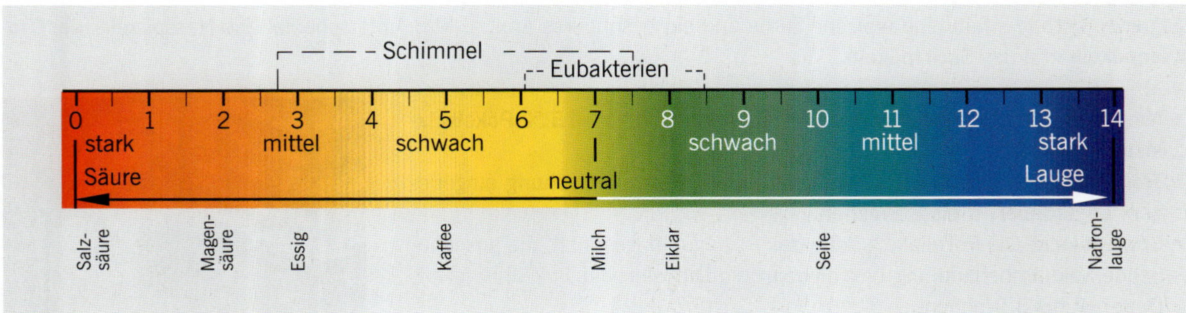

pH-Wert-Skala

Säuern mit Genusssäure

Gemüse wie z. B. Essiggurken und Maiskölbchen werden mit Genusssäuren versetzt und erhalten dadurch einen säuerlichen Geschmack und ein typisches Aroma. Um ein genussfähiges Produkt zu erhalten, sollte der Säuregehalt von **0,5 % bis 3 %** nicht unter- bzw. überschritten werden. Dieser Säuregehalt reicht jedoch nicht aus, um eine optimale Konservierung und somit Hemmung der Mikroorganismen zu erreichen. Deshalb werden gesäuerte Produkte meist mit anderen Konservierungsverfahren (Sterilisieren, Pasteurisieren) kombiniert, wie das bei der Herstellung von Essiggurken oder Mixed Pickles der Fall ist.

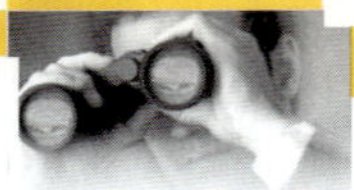

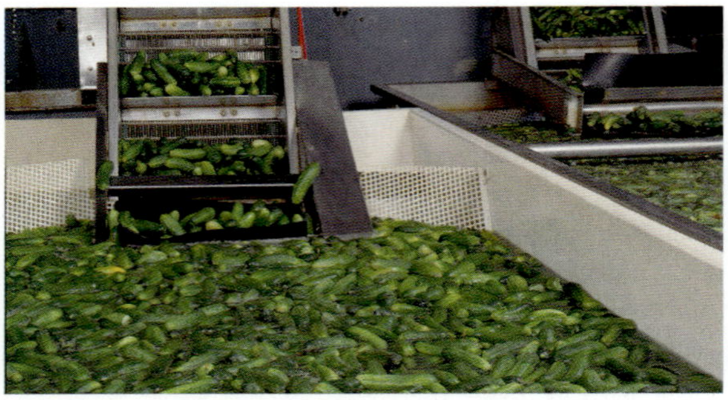

Essiggurken in der Waschanlage

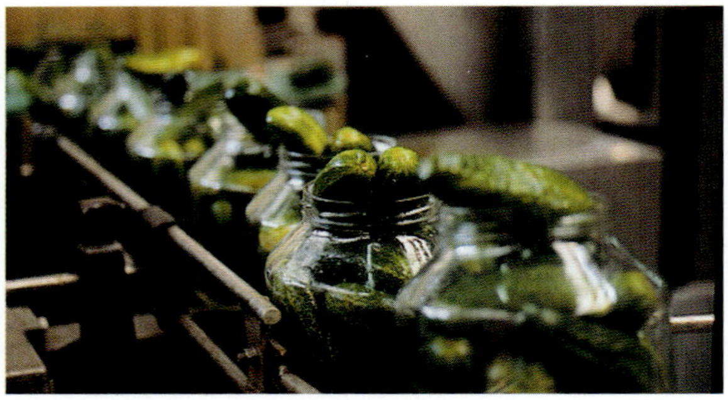

Gurken werden in das Gurkenglas gefüllt.

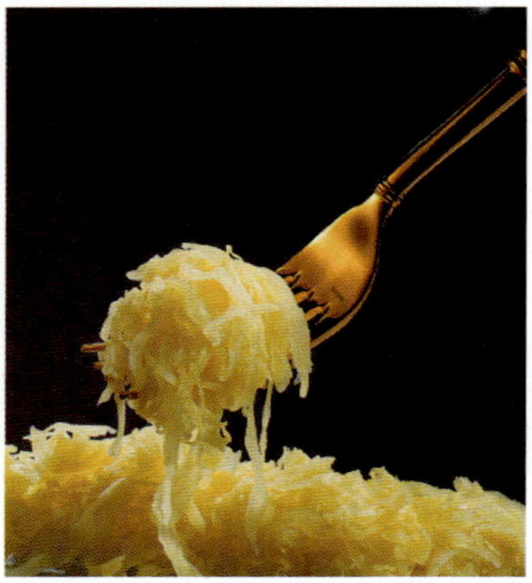

Sauerkraut

Natürliches Säuern (= Milchsäuregärung)

Wird durch Bakterien (z. B. Milchsäurebakterien) der im Lebensmittel vorhandene Zucker zu Milchsäure abgebaut, kommt es zu einer **enzymatischen Säuerung (= Milchsäuregärung),** was eine **pH-Wert-Senkung** und somit eine **Hemmung der Mikroorganismen** zur Folge hat. Eine Milchsäuregärung findet vor allem bei der Herstellung von Sauerkraut und Milchprodukten statt.

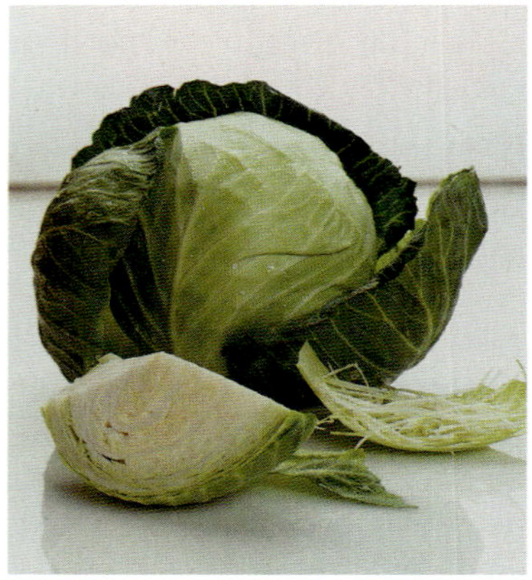

Weißkraut

f) Pökeln und Räuchern

Gepökelt wird in der Regel kein Obst und Gemüse, sondern vielmehr Fisch- und Fleischprodukte. Beim Pökeln werden Nitritpökelsalz **(Salz + max. 0,5 % Nitrit)** und **Pökelhilfsstoffe** (Vitamin C, Gewürze) verwendet. Das Pökelgut ist begrenzt haltbar, erhält eine typische Farbe und ein besonderes Aroma. Man unterscheidet das **Nasspökeln,** das **Trockenpökeln** und das **Spritzpökeln.**

- **Nasspökeln:** Das Pökelgut wird **ca. 4 Wochen** in eine **ca. 15 %-Pökelsalzlösung** eingelegt.
- **Trockenpökeln:** Das Pökelgut wird mit einer **Pökelsalzmischung** eingerieben, **Lagerdauer: 4 bis 8 Wochen.**
- **Spritzpökeln:** Die Pökellake wird in das Pökelgut eingespritzt, die anschließende Vakuumbehandlung beschleunigt die Diffusion der Pökelflüssigkeit. **Dauer: 2 bis 3 Wochen.**

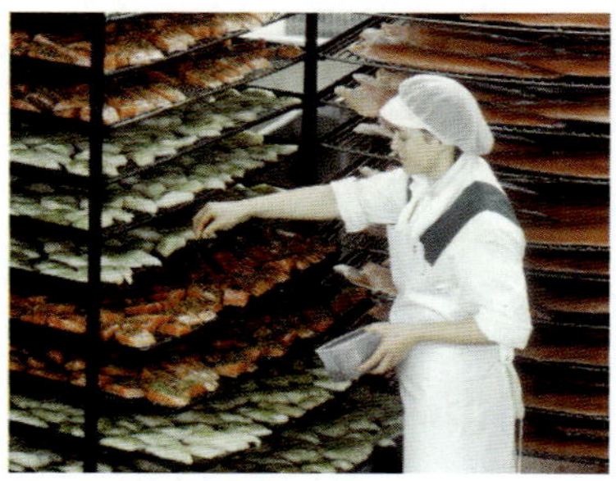

Räuchern

Geräuchert wird im Holzrauch (naturbelassene Buche, Birke etc.), dadurch wird dem Räuchergut (Fleischerzeugnisse, Fisch, Käse) Wasser entzogen. Die Tätigkeit der Mikroorganismen wird dabei teilweise gehemmt. Das Räuchergut ist oftmals gepökelt. Es entsteht eine typische Räucherfarbe und ein ganz besonderes Aroma.

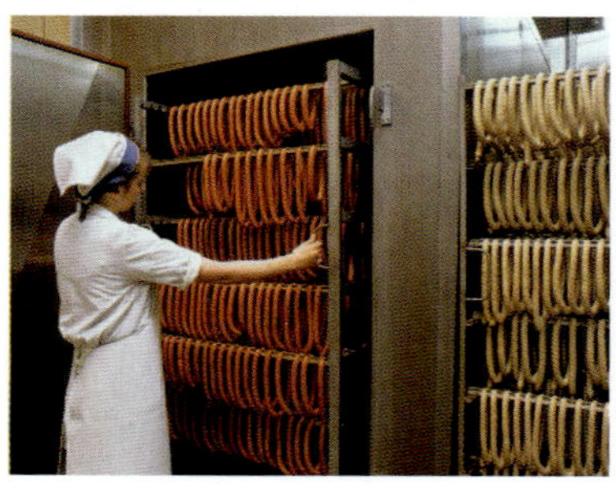

Man unterscheidet:
Kalträuchern: 20 °C bis 28 °C, ca. 3 bis 14 Tage für Rohwürste, Lachs, Käse
Heißräuchern: 60 °C bis 80 °C, ca. 1 bis 2 Std. für Brühwürste, Fisch

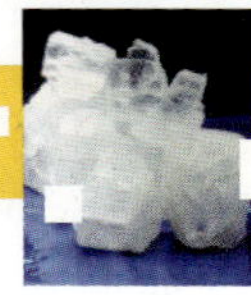

6.7 Vorbereitungstechniken von Lebensmitteln

Lebensmittel müssen vor dem Garprozess meistens vorbereitet werden. Die Vorbereitungsarbeiten dienen dazu, dass **nicht essbare** bzw. **nicht verwertbare Bestandteile** sowie **Schmutzstoffe** entfernt werden. Bei allen Vorbereitungsarbeiten sollte darauf geachtet werden, dass der **Nährstoffverlust,** insbesondere der **Verlust** von **Vitaminen und Mineralstoffen,** so gering wie möglich gehalten wird.

Vorbereitungstechnik	Erklärung	Merke
1. Blanchieren/Abwällen 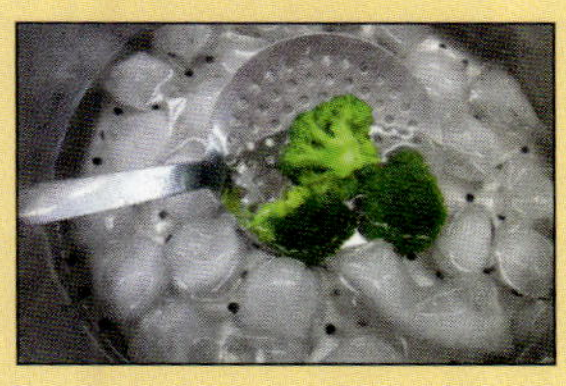	Das Gargut wird kurz in kochende Flüssigkeit gegeben und danach kurz in Eiswasser gelegt.	Beim Blanchieren wird die Struktur der Lebensmittel gelockert und Bräunungsprozesse werden verhindert, wobei es zu Verlusten von **hitzeempfindlichen Vitaminen** kommen kann.
2. Schaben 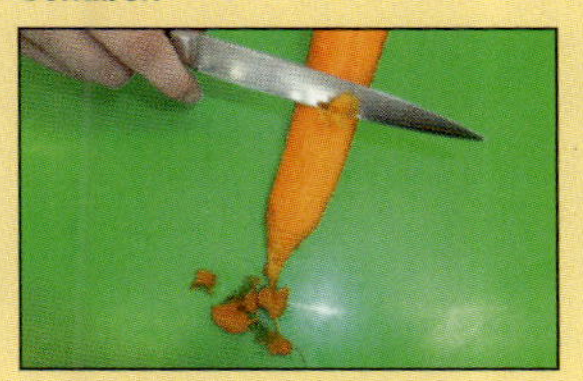	Geschabt wird mit dem Gemüsemesser, hierbei wird die Schale der Lebensmittel fein abgerieben.	Da beim Schaben die Schalen sehr sparsam entfernt werden, treten nur sehr geringe **Vitamin-** und **Mineralstoffverluste** ein.
3. Schälen/Pellen 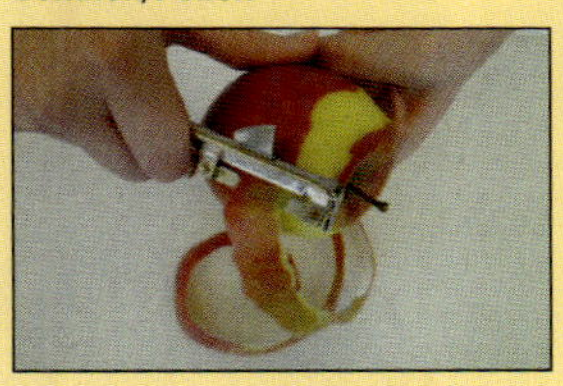	Harte Schalen und Häute werden mit einem Sparschäler oder mit einem scharfen Messer sparsam entfernt.	Nach dem Schälen können enzymatische Bräunungen auftreten (z. B. bei Äpfeln und Birnen). Um **Bräunungsreaktionen** und **Vitamin-** und **Mineralstoffverluste** zu verhindern, müssen sie **sofort weiterverarbeitet** und mit Säure behandelt werden.
4. Putzen 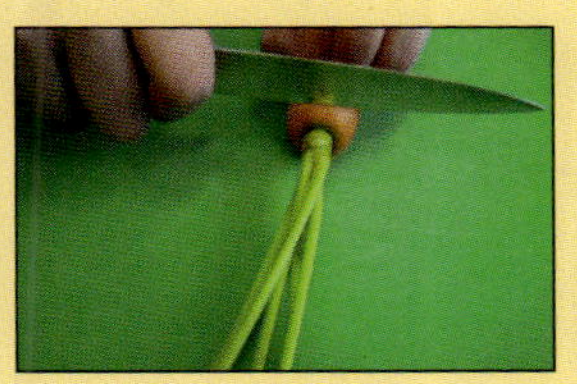	Alle schadhaften und nicht verzehrbaren Stellen (Steine, Kernhäuser, z. T. Stiele, Stängel) werden entfernt.	Lebensmittel nicht zu großzügig putzen, nur so viel wie nötig entfernen **(Vitamin- und Mineralstoffverluste).**
5. Waschen 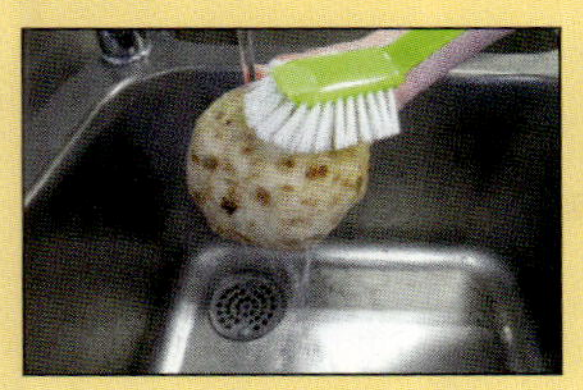	Staub, Erde, Kleintiere und Schadstoffe werden durch das Waschen der Oberfläche entfernt. Empfindliche Nahrungsmittel (z. B. grüne Salate) werden in stehendem Wasser, weniger empfindliche Lebensmittel (z. B. Lauch) unter fließendem Wasser gewaschen.	Bei hartnäckig haftendem Schmutz empfiehlt es sich, eine Gemüsebürste zu verwenden (z. B. Sellerie mit haftender Erde). Um die **Nährstoffverluste** so gering wie möglich zu halten, sollten Lebensmittel nicht zu lange in stehendem Wasser liegen bleiben.
6. Wässern 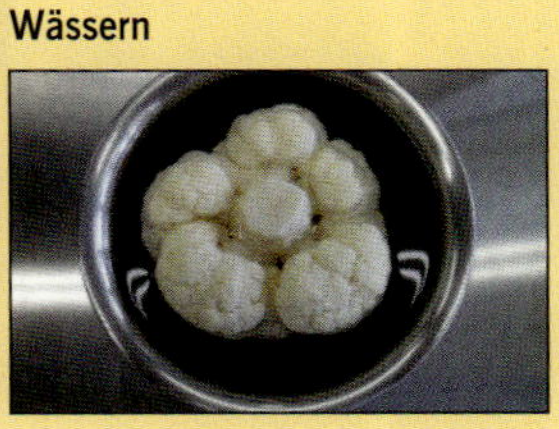	Die Nahrungsmittel werden kurze Zeit ins Wasser gelegt, dabei werden dem Lebensmittel unerwünschte Geschmacksstoffe (z. B. Bitterstoffe) entzogen.	Nahrungsmittel nur so lange wie nötig im Wasser liegen lassen, da beim Wässern erhebliche **Vitamin-** und **Mineralstoffverluste** auftreten können.

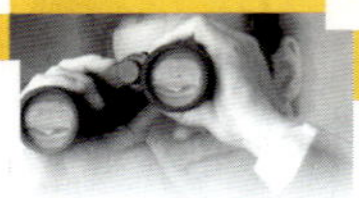

In den meisten Fällen wird bei den Vorbereitungsarbeiten folgende Reihenfolge eingehalten:

1. **Putzen**
2. **Waschen oder Wässern**
3. **Schälen oder Schaben**

Merke ***Will man starke Auslaugverluste vermeiden, z. B. bei Kernobst o. Ä., empfiehlt es sich, die Nahrungsmittel zuerst zu waschen und dann zu putzen (Bsp.: Zwetschgen —> waschen, danach putzen, das heißt Stiele und Kerne entfernen).***

M/A ***Feedback***

Bei einer Arbeitssitzung, einer Gruppenarbeit, einer Präsentation etc. sollte am Ende eine Feedback-Runde stehen. Ein Feedback kann auf verbale oder nonverbale Art erfolgen. Ziel eines Feedbacks ist es, dass störende Verhaltensweisen korrigiert werden können bzw. die Zusammenarbeit effektiver gestaltet werden kann. In einer Feedback-Runde gibt es bestimmte Regeln, an die sich alle Beteiligten halten sollten, z. B. sollte ein Feedback so zeitnah wie möglich erfolgen oder eindeutig und sachlich richtig, also nachprüfbar, sein. Es gibt vielerlei Feedback-Methoden. Welche davon für die Feedback-Runde die geeignetste ist, muss ausprobiert werden. Die Einführung einer Methode muss prozessartig verstanden werden, das heißt, der Aufbau einer Feedback-Kultur bedarf Zeit und muss eingeübt werden.

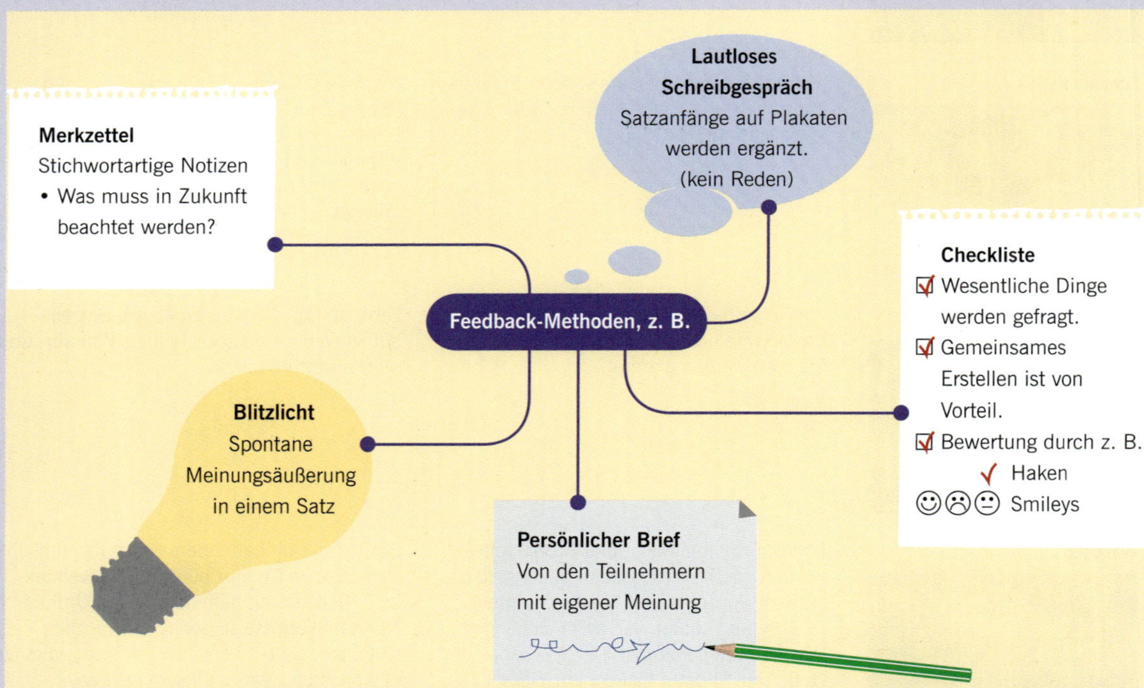

Zeitrichtwerte: **60 Min.**
Arbeitsmaterial: Papier, Stifte, Karton, Flipchart, Moderationskarten etc.
Teilnehmer: Feedback-Runde
Arbeitsauftrag:
1. Stellen Sie für die Feedback-Geber und -Nehmer Feedback-Regeln auf.
2. Wählen Sie eine Feedback-Methode aus, üben Sie diese ein und verändern Sie die Methode entsprechend Ihren Bedürfnissen.

6.8 Zerkleinerungsmethoden von Lebensmitteln

Zerkleinern heißt, die Form eines Lebensmittels zu verändern! In welcher Form und in welchem Zustand (roh/gar) Lebensmittel zerkleinert werden, hängt meistens von der jeweiligen Rezeptur ab. Da die Oberfläche der zerkleinerten Lebensmittel vergrößert ist, können **Einflussfaktoren** wie **Sauerstoff, Wärme** und **Licht** den **Vitamin-** und **Mineralstoffgehalt stark mindern** und **Mikroorganismen** einen **schnelleren Verderb** hervorrufen.

Wichtige Regeln, die beim Zerkleinern von Lebensmitteln beachtet werden müssen, um Vitamin- und Mineralstoffverluste zu verhindern:

- Lebensmittel (Lm) erst kurz vor der Verwendung zerkleinern. Lange Liegezeiten verhindern.
- Entstehen Liegezeiten, sollten die Lebensmittel abgedeckt und kühl gelagert werden.
- Kein abgepacktes, zerkleinertes Gemüse kaufen (z. B. geputzter Salat im Plastikbeutel).
- Süße und salzige bzw. pikante Lebensmittel sollten nicht auf ein und demselben Brett zerkleinert werden, da leicht Geschmacksübertragungen möglich sind.

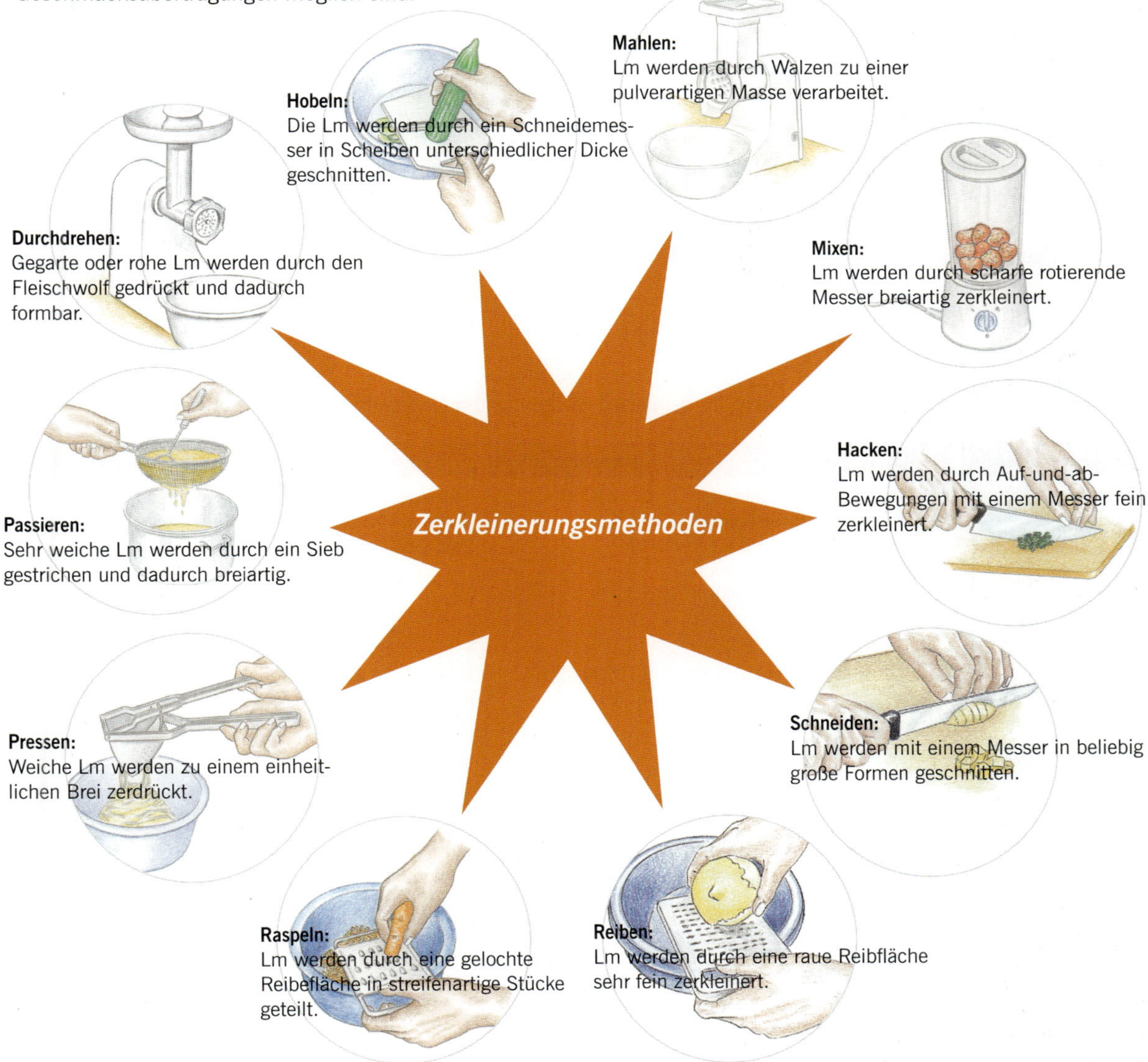
Zerkleinerungsmethoden
Mahlen:
Lm werden durch Walzen zu einer pulverartigen Masse verarbeitet.
Hobeln:
Die Lm werden durch ein Schneidemesser in Scheiben unterschiedlicher Dicke geschnitten.
Durchdrehen:
Gegarte oder rohe Lm werden durch den Fleischwolf gedrückt und dadurch formbar.
Mixen:
Lm werden durch scharfe rotierende Messer breiartig zerkleinert.
Hacken:
Lm werden durch Auf-und-ab-Bewegungen mit einem Messer fein zerkleinert.
Passieren:
Sehr weiche Lm werden durch ein Sieb gestrichen und dadurch breiartig.
Schneiden:
Lm werden mit einem Messer in beliebig große Formen geschnitten.
Pressen:
Weiche Lm werden zu einem einheitlichen Brei zerdrückt.
Raspeln:
Lm werden durch eine gelochte Reibefläche in streifenartige Stücke geteilt.
Reiben:
Lm werden durch eine raue Reibfläche sehr fein zerkleinert.

?

1. ***Finden Sie weitere Regeln, die beim Zerkleinern von Lebensmitteln wichtig sind.***
2. ***Küchenpraxis! Welche Lebensmittel können mit welcher Methode zerkleinert werden? Finden Sie zu jeder Zerkleinerungsmethode mindestens 2 passende Lebensmittel.***

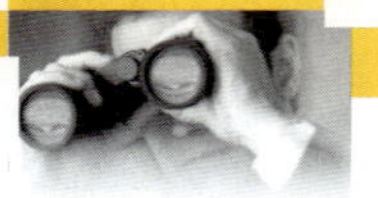

6.9 Garverfahren (GV)

Die **Garverfahren (GV)** können in 3 Kategorien eingeteilt werden. Beim Garprozess kann die Wärme durch **Strömung bzw. Konvektion, Strahlung** oder **Leitung bzw. Kontakt** übertragen werden.

Strömung oder Konvektion (S./K.)

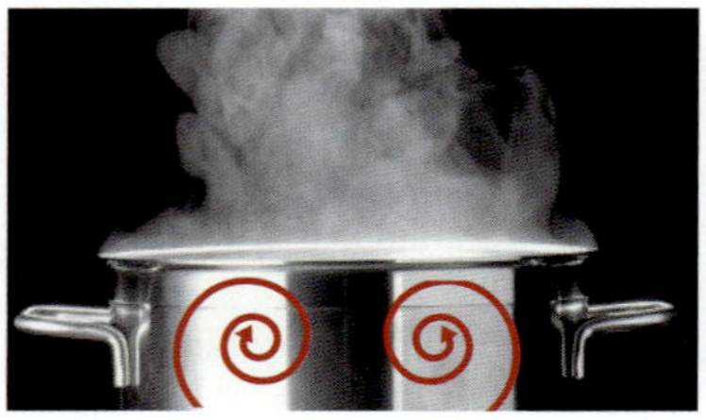

Wird ein Medium (z. B. Flüssigkeit) erwärmt, dehnen sich die erwärmten Teilchen aus und steigen aufgrund der geringeren Dichte nach oben, während die kälteren Teilchen aufgrund der höheren Dichte nach unten sinken. Es entsteht eine zyklische, temperaturbedingte Strömung.

Strahlung (St.)

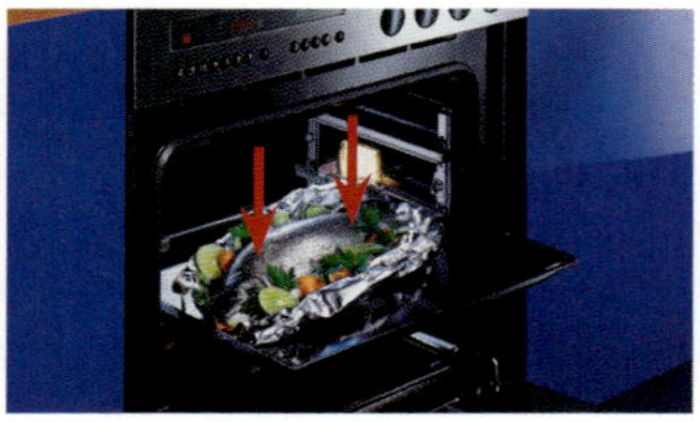

Die von der Wärmequelle ausgehenden **Strahlen** (z. B. Heizwendel im Backofen) dringen **direkt** in das Gargut ein und erwärmen es.

Kontakt oder Leitung (K./L.)

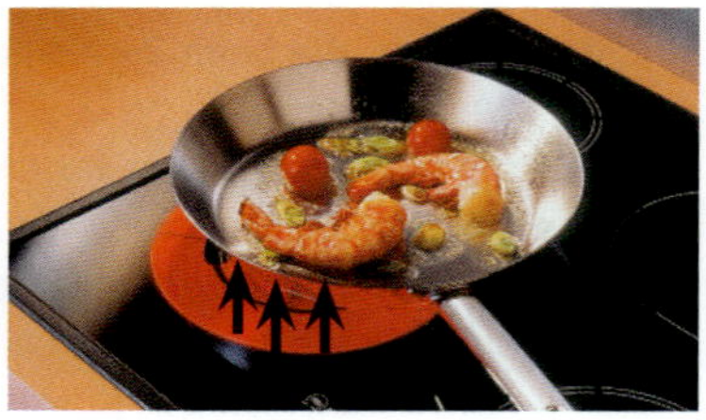

Hat das Gargut **direkten Kontakt** mit der Wärmequelle (Pfanne —> Gargut), wird die Wärme unmittelbar an das Gargut weitergeleitet.

Garverfahren (GV) im Überblick

Prinzipiell sollten die GV ausgewählt werden, bei denen die geringsten Nährstoffverluste entstehen.

Garverfahren	Erklärung	Temperatur/Gruppe	Lebensmittel	Beurteilung
Kochen 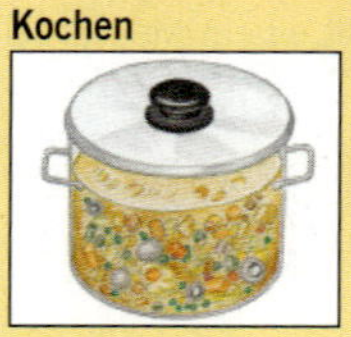	Das Gargut ist mit kalter oder heißer Flüssigkeit vollständig bedeckt und wird zum Kochen gebracht (GV Kochen ist auch im Dampfdrucktopf möglich).	ca. 100 °C (S./K.)	Teigwaren, Suppen, Brühen, Eier, Geflügel	Vitamine, Mineralstoffe gehen in die Garflüssigkeit über, diese sollte mit verwendet werden.
Garziehen 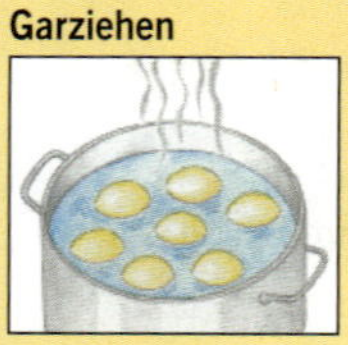	Garen in siedender Flüssigkeit	80 °C bis 90 °C (S./K.)	Klöße, Fisch, Reis, Eier, Getreideerzeugnisse	hoher Nährstoffverlust, jedoch Formerhalt des Garguts
Dämpfen 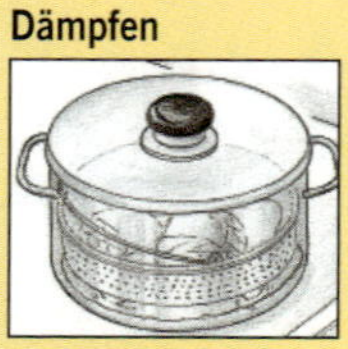	Garen in strömendem Wasserdampf mit Siebeinsatz, auch im Dampfdrucktopf möglich	ca. 100 °C (S./K.)	Kartoffeln, Gemüse, Fisch, Obst	geringe Nährstoffverluste, Formerhalt des Garguts, schonendes GV
Dünsten 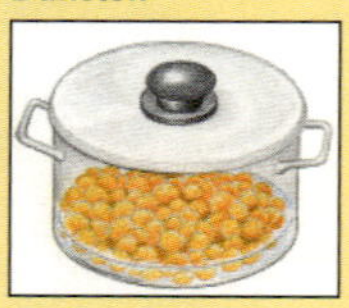	Garen im eigenen Saft unter evtl. Zugabe von wenig Flüssigkeit und Fett	95 °C bis 100 °C (S./K.)	Gemüse, Obst, Fisch,	nährstoffschonendes Garverfahren mit Aromaerhalt

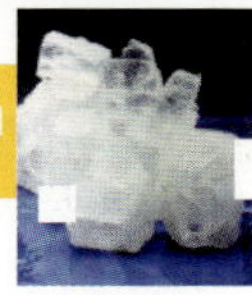

Garverfahren	Erklärung	Temperatur/Gruppe	Lebensmittel	Beurteilung
Druckgaren 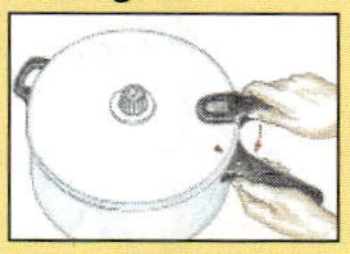	Das Gargut wird in einem hermetisch (luft- und wasserdicht) verschlossenen Topf unter Druck (0,4 bar bis 0,8 bar) gegart.	104 °C bis 119 °C (S./K.)	Gemüse, Suppen, Brühe, Fleisch, Geflügel, Wild	zeit- und energiesparendes GV
Frittieren 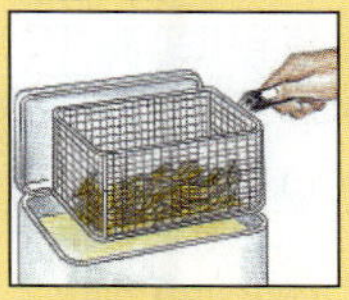	Das Gargut wird in ein heißes Fettbad gegeben und schwimmend ausgebacken.	ca. 170 °C (S./K.)	Kartoffelerzeugnisse, Kleingebäck, Fisch, Fleisch	Röststoffbildung, Gargut i. d. R. schwer verdaulich, fettreich
Kurzbraten 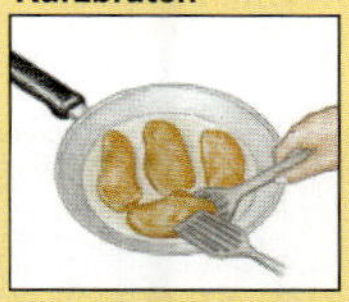	Das Gargut wird unter Röststoffbildung kurz in der Pfanne o. Ä. angebraten.	120 °C bis 180 °C (K./L.)	kleine Fleisch-, Fisch-, Geflügelportionen	schnelles Garen von kleinen Portionen unter schmackhafter Röststoffbildung
Braten im Backofen 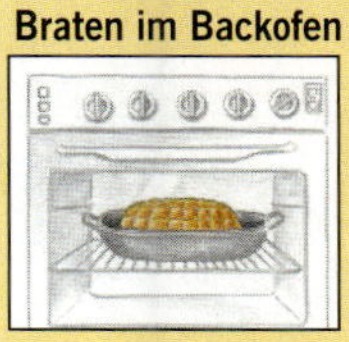	Das Gargut wird meist in der Pfanne angebraten, abgelöscht und im Backofen bei geringerer Hitze fertig gegart.	150 °C bis 200 °C (St.)	Fleisch, Geflügel, Wild	hitzeempfindliche Vitamine werden teilweise zerstört, Röststoffbildung
Schmoren 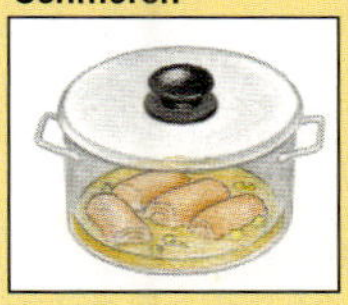	**Kombiniertes Verfahren:** Das Gargut wird zunächst im offenen Gefäß angebraten, mit Flüssigkeit übergossen und im geschlossenen Topf fertig gegart.	**zuerst:** 160 °C bis 180 °C, (K./L.) **dann:** 80 °C bis 100 °C, (S./L.)	Fleisch, Wild, Geflügel, Gemüse	Röststoffbildung
Grillen 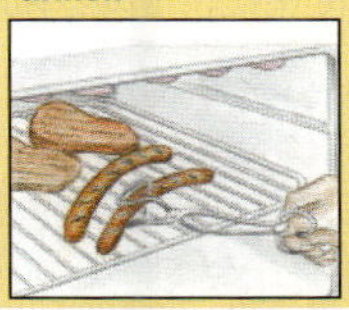	Durch Strahlung oder Kontaktwärme wird das marinierte Gargut auf einem Rost, Grillblech oder einem Drehspieß gebräunt und gegart.	200 °C bis 250 °C (K./L. bzw. St.)	Fleisch, Geflügel, Gemüse, Fisch	Röststoffbildung, bei Pökelware kann es zur Bildung von krebserregenden Nitrosaminen kommen
Backen 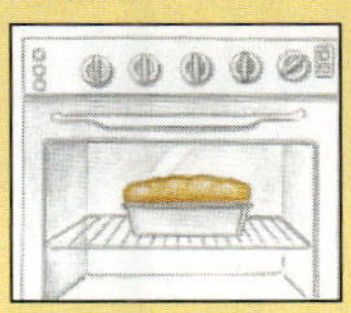	Das Backgut wird in trockener Hitze gebacken. Beim Überbacken (Gratinieren), das kurz vor Fertigstellung des Garguts geschieht, erhält das Gargut eine goldbraune Oberfläche.	150 °C bis 180 °C (St.)	Aufläufe, Kuchen, Teige und Massen, Gemüsegerichte, Soufflés	Hitzeempfindliche Vitamine werden teilweise zerstört. Es kommt zur Röststoffbildung.

Versuchen Sie, die Aufgaben so frei wie möglich zu lösen, das heißt so wenig wie möglich die S. 220 und S. 221 zurate zu ziehen!

1. ***Zählen Sie die GV auf, bei denen die Nährstoffverluste sehr gering sind.***
2. ***Nennen Sie 3 Kategorien, in die die GV eingeteilt werden können.***
3. ***Ordnen Sie die einzelnen GV den entsprechenden Kategorien zu.***

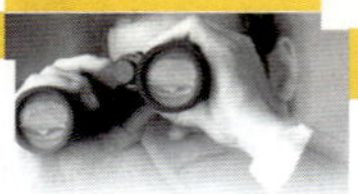

6.10 Schadstoffe, die bei falscher Zubereitung von Lebensmitteln entstehen

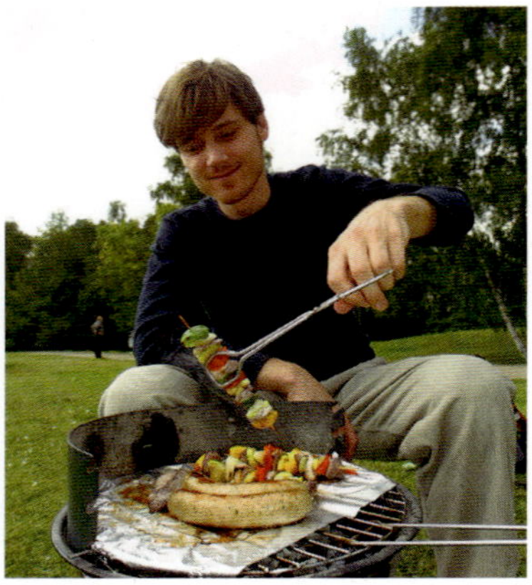

Benzpyrene

Das Grillen über einer offenen Flamme oder über rauchendem Feuer ist gefährlich. Gelangt beim Grillen Fleischsaft oder Marinade auf die Glut, kann es zur Rauchentwicklung kommen. Im Rauch sind **polyzyklische aromatische Kohlenwasserstoffe (PAK)** wie z. B. die **Benzpyrene** gebunden, die sich während des Grillprozesses auf dem Grillgut absetzen. Benzpyrene gelten in Tierversuchen als **krebserregend.** Deshalb sollte das Grillgut auf einer Grillschale oder Alufolie gegrillt werden.

Grillen, vor allem in den Sommermonaten, liegt immer mehr im Trend! Stellen Sie 6 Regeln auf, die Hobbygriller beim Grillen beachten müssen.

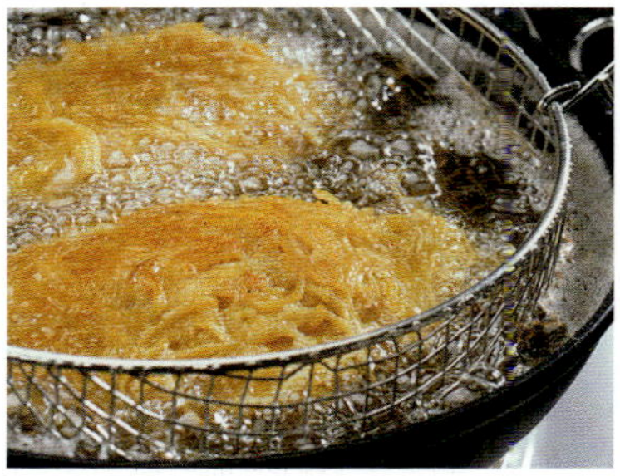

Acrylamid

Für die Bildung von **Acrylamid** sind die natürlichen Inhaltsstoffe **Asparginsäure (AS)** und **Zucker** verantwortlich, die bei hohen Gartemperaturen zu **krebserregendem Acrylamid** umgebaut werden können. Hauptsächlich bei der Herstellung von Kartoffel- und Getreideerzeugnissen sollten Gartemperaturen **über 170 °C** vermieden werden (z. B. Frittieren von Pommes frites).

Nitrosamine

Pflanzen benötigen für den Aufbau von Eiweiß Nitrat, das sie hauptsächlich aus dem Boden aufnehmen. Unter besonderen Bedingungen kann die Pflanze Nitrat speichern. Fenchel, Rote Bete, Kopfsalat, Feldsalat und Spinat weisen einen hohen Nitratgehalt auf. Nitrat, ein bedenkenloser Stoff, kann jedoch im Körper zu Nitrit bzw. Nitrosaminen, die krebserregend wirken, umgewandelt werden.

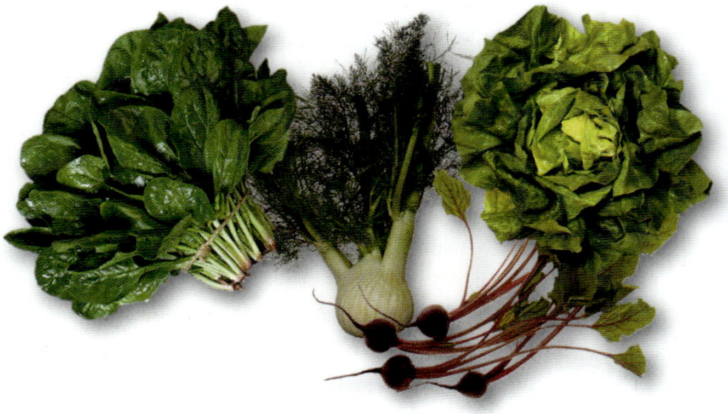

In der Küche kann das geschehen, wenn nitrathaltige Speisen langsam abgekühlt, stehen gelassen und nochmals erwärmt werden (z. B. Spinat) oder wenn Mikroorganismen Nitrat in Nitrit umwandeln. Nitrit kann jedoch auch direkt durch den Verzehr von Pökelware aufgenommen werden, da es im Pökelsalz enthalten ist.

Nitrat wird im Körper durch die Bakterien zu Nitrit umgewandelt. Verbindet sich im Körper Nitrit mit Aminen (Abbauprodukt der Eiweißstoffe), entstehen krebserregende Substanzen, die **Nitrosamine.** Gegrillte Pökelware enthält ebenso Nitrosamine.

Acrolein

Beim **Überhitzen** von Fetten werden die **Triglyceride** zersetzt, es entsteht die krebserregende Substanz **Acrolein.** Deshalb dürfen beim Garen Fette nicht über den Zersetzungspunkt erhitzt werden.

Tipp

Die Aufnahme von genügend Vitamin C hemmt die Bildung von Nitrosaminen im Magen. Deshalb sollten nitrathaltige Lebensmittel gemeinsam mit Vitamin-C-reichen Lebensmitteln verzehrt werden.

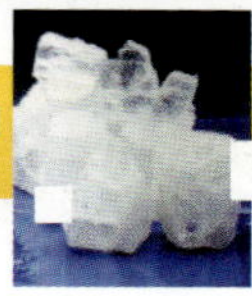

6.11 Veränderung der Nahrungsbestandteile durch Vorbereitungs- und Garverfahren

Bei Obst und Gemüse kann es durch unsachgemäße Lagerung, durch Vorbereitungstätigkeiten in der Küche, durch falsch ausgewählte Garverfahren oder langes Warmhalten der Speisen zu Vitamin- und Mineralstoffverlusten kommen, die grundsätzlich so gering wie möglich gehalten werden sollten.

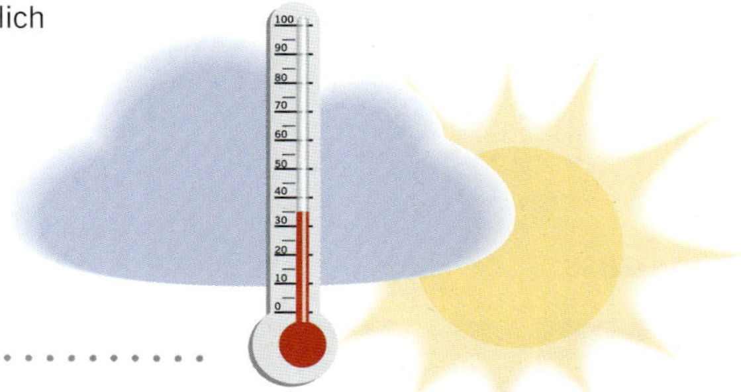

Faktoren wie:
- **Sauerstoff,**
- **Wärme** und
- **Licht**

  spielen dabei eine maßgebliche Rolle.

Vitaminverluste beim Lagern

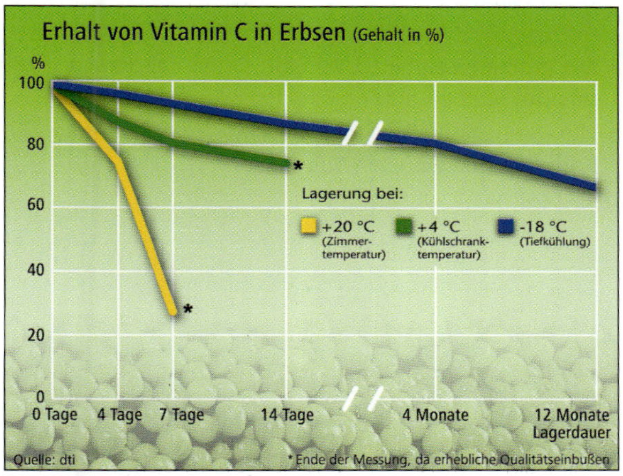

Zum Erntezeitpunkt enthalten Erbsen **ca. 30 mg Vitamin C in 100 g** verzehrbarem Anteil.

- Nach dem Blanchier- und Tiefkühlvorgang (–18 °C Tiefkühlung) haben Erbsen nach 14 Tagen noch ca. 85 % des Vitamin-C-Gehalts.
- Tiefkühlerbsen enthalten mehr Vitamin C als:
  - Erbsen, die 7 Tage bei Raumtemperatur (+20 °C) lagern,
  - Erbsen, die 14 Tage bei Kühlschranktemperatur (+4 °C) lagern.

Küchentechnische Folgerungen
- Frisches Obst und Gemüse sollte, sofern keine geeigneten Kühlmöglichkeiten vorhanden sind, rasch verzehrt werden.
- Frischware nur kurz, kühl und dunkel lagern. Dabei sollte das 0-Grad-Fach im Kühlschrank für geeignete Obst- und Gemüsesorten verwendet werden.
- Tiefkühlware hat bei richtiger Lagerung und Verpackung einen über längere Zeit gleichbleibenden Vitamingehalt.

Vitaminverluste bei den Vorbereitungsarbeiten

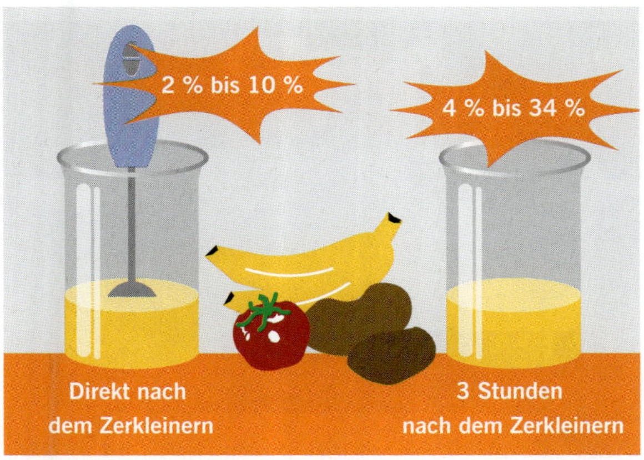

Vitaminverluste *(Quelle: nach Bognár)*

Obst und Gemüse wie beispielsweise Tomaten, Kartoffeln und Bananen mit dem Mixer zerkleinert weisen
- direkt danach einen Vitaminverlust von **2 % bis 10 %** auf.
- **3 Std.** später einen Vitaminverlust von **4 % bis 34 %,** bei einer Lagertemperatur von **20 °C,** auf.

Es treten geringere Vitamin-C-Verluste ein, wenn das zerkleinerte Obst und Gemüse mit Zitronensäure o. Ä. gemischt wird.

Es treten kaum Vitaminverluste auf, wenn unzerkleinertes Obst und Gemüse kurz gewaschen wird.

Wird Obst und Gemüse gewässert, treten starke Auslaugverluste auf, vor allem wasserempfindliche Vitamine gehen verloren.

Küchentechnische Folgerung

- Obst und Gemüse **kurz** aber **gründlich** waschen, nicht wässern (Ausnahme: z. B. Salate, die Bitterstoffe enthalten).
- **Lange Lagerzeiten** von **zerkleinertem Obst** und **Gemüse** meiden. Das heißt, Obst und Gemüse sollte unmittelbar vor dem Garen zerkleinert werden.
- Die Zugabe von **Zitronensäure** o. Ä. **verringert den Vitaminverlust.** Vorsicht: Bei zu viel Säurezugabe schmeckt das Obst und Gemüse oft sehr bitter, deshalb muss auf die richtige Dosierung geachtet werden.

Garprozess

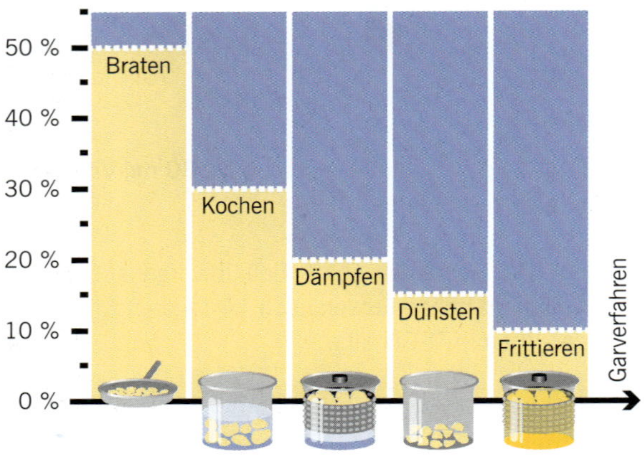

Vitamin-C-Verlust beim Garen von geschälten Kartoffeln (Durchschnittswerte)

Quelle: nach Bognár

Der Vitaminverlust ist beim Garen von verschiedenen Faktoren abhängig, wie der **richtigen Auswahl** des **Garverfahrens,** dem **Zerkleinerungsgrad,** der **Gartemperatur** und der **Garzeit.**

- Die größten Vitamin-C-Verluste treten bei den GV Braten und Kochen auf.
- Die geringsten Vitamin-C-Verluste treten bei den GV Frittieren und Dünsten auf.

Küchentechnische Folgerung

- Es sollte beim Garen vor allem den vitaminschonenden GV den Vorzug gegeben werden, bei denen nicht zu viel Wasser verwendet wird.
- Beim GV Kochen sollte das Kochwasser, wenn möglich, mitverwendet werden (z. B. Suppen, Soßen).
- Beim Frittieren ist der Vitaminverlust zwar sehr gering, aber der Fettanteil sehr hoch. Deshalb sollte dieses GV mit Augenmaß eingesetzt werden. **Küchentechnisches Beispiel:** Gedünsteter Fisch ist besser als frittierter Fisch.

Warmhalten

Durch die Einwirkung von Wärme kommt es bei hitzeempfindlichen Vitaminen zu erheblichen Verlusten.

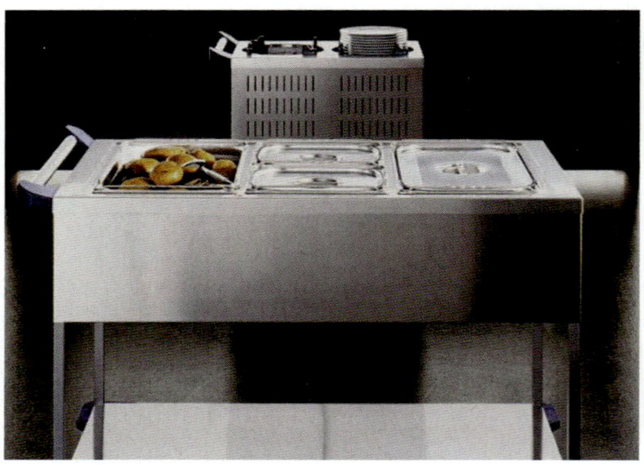

Küchentechnische Folgerung

- Speisen sollten nur so lange wie nötig in den Warmhaltewagen (z. B. Ausgabestellen der Kantinen) gelagert und nach der Ausgabe rasch heruntergekühlt und fachgerecht verwahrt werden.
- Speisen, die zu lange warm gehalten werden, verlieren nicht nur Vitamine, sondern häufig leidet auch das Aussehen (Form, Farbe, Beschaffenheit).

M/A 6.12 CHECKLISTE KLASSENARBEIT

Gemeinsames Lernen ist besser! Bilden Sie mit einer Person Ihrer Klasse ein Lern-Tandem, in dem Sie gemeinsam für die bevorstehenden Klassenarbeiten lernen. Nähere Details finden Sie im Kapitel 2.8, Seite 81.

1. Was versteht man unter dem Begriff Mineralstoffe? ☐
2. Welche wichtigen Aufgaben übernehmen die Mineralstoffe im menschlichen Körper? ☐
3. Natrium und Kalium gehören zu den Mengenelementen! Erläutern Sie die Zusammenhänge beider Mineralstoffe im menschlichen Körper. ☐
4. Wie wirkt sich eine stetig hohe Salzaufnahme auf den menschlichen Körper aus? ☐
5. Erklären Sie stichwortartig den Calciumstoffwechsel im menschlichen Körper. ☐
6. Welche Gründe kann es für eine Calciumunterversorgung geben? ☐
7. Deutschland ist immer noch ein Jodmangelgebiet! Wie kann es beim Menschen zu einem Jodmangel kommen? Wie kann dieser Mangel behoben werden? ☐
8. Welche Anzeichen sind beim Menschen bei einer Jodunterversorgung zu erkennen? ☐
9. Warum sollten gerade Frauen auf eine ausreichende Eisenaufnahme achten? ☐
10. In welchen Lebensmitteln ist viel Eisen enthalten? ☐
11. Welche wichtigen Inhaltsstoffe sind in Obst und Gemüse enthalten? ☐
12. Welche Mindesteigenschaften müssen Obst und Gemüse beim Verkauf aufweisen? ☐
13. Die europäische Vermarktungsnorm klassifiziert Obst und Gemüse in 3 Güteklassen. Erläutern Sie diese stichwortartig. ☐
14. In welche Gruppen lässt sich Obst einteilen? Geben Sie zu jeder Gruppe 2 Beispiele an. ☐
15. Welche Vorzüge hat der Verbraucher, wenn er regionales und vor allem saisonales Obst und Gemüse verzehrt? ☐
16. Erläutern Sie stichwortartig folgende Verfahren der Haltbarmachung: Trocknen, Sterilisieren, Gefrieren, Kühlen, Zuckern, Salzen, Einlegen, Bestrahlen, Pökeln, Räuchern. ☐
17. Warum sollten beim Zubereiten von Essen frische Kräuter eingesetzt werden? ☐
18. Nennen Sie jeweils 2 Gerichte, die zu folgenden Kräutern passen: Basilikum, Pfefferminze, Kerbel, Schnittlauch, Thymian, Liebstöckel, Zitronenmelisse. ☐
19. Welche Vorbereitungstechniken von Lebensmitteln kennen Sie (5 Beispiele)? ☐
20. In welche 3 Kategorien können die Garverfahren (GV) eingeteilt werden? Geben Sie zu jeder Kategorie 2 Beispiele an. ☐
21. Welche Schadstoffe können bei der falschen Zubereitung von Lebensmitteln entstehen? ☐
22. Warum sollten Pommes frites nicht bei einer Temperatur von 200 °C frittiert werden? ☐
23. Häufig treten durch falsche Lagerhaltung bei Lebensmitteln starke Vitaminverluste ein. Geben Sie 4 Beispiele an, wie Sie diese Vitaminverluste beim Lagern so gering wie möglich halten können. ☐
24. Ein Kantinenchef hält sein Essen bei der Essensausgabe häufig 2 Std. bei ca. 75 °C warm. Ist das sinnvoll? Nehmen Sie dazu Stellung. ☐
25. Häufig liegen Kartoffeln im Großbetrieb 3 bis 4 Std. im Wasser, bevor sie gegart werden. Nehmen Sie dazu Stellung. ☐
26. Geben Sie 5 Beispiele an, wie Sie im Haushalt starke Vitaminverluste von Obst und Gemüse verhindern können. ☐
27. Viele Verbraucher greifen vor allem in den Wintermonaten auf tiefgekühlte Obst- und Gemüseprodukte zurück. Nehmen Sie dazu Stellung. ☐

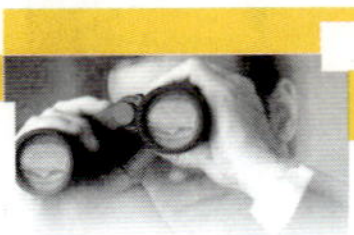

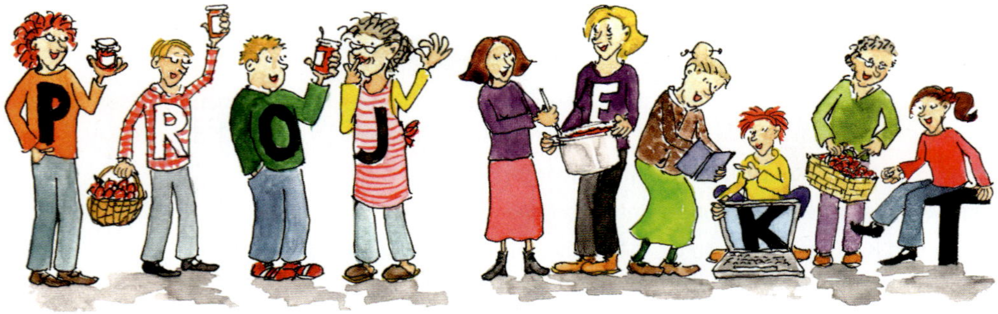

6.13 Projekt 4: Lernen mit und von Senioren! Herstellung und Vermarktung von Konfitüre

Projektaufgabe: Nehmen Sie mit Senioren in der näheren Umgebung (z. B. Altenheim) Kontakt auf und versuchen Sie, gemeinsam die Projektaufgabe zu lösen.

1. Machen Sie sich schlau! Was verbirgt sich hinter den Begriffen Konfitüre, Marmelade, Gelee und Fruchtaufstrich?
2. Produktvergleich früher – heute! Vergleichen Sie die Rezepturen verschiedener Konfitüren von früher (1920–1965) und heute (ab 2000).
3. Recherchieren Sie, wie die Industrie und vergleichsweise spezialisierte Kleinunternehmen Konfitüre herstellen.
4. Erforschen Sie den Markt und führen Sie eine Umfrage über Konfitüre durch.
5. Entwickeln Sie 4 Konfitürerezepturen und stellen Sie diese her. Beziehen Sie dabei die Erfahrungswerte der Senioren und die Ergebnisse der Aufgaben 1 bis 5 mit ein.
6. Erstellen Sie gemeinsam ein kleines Rezeptheft über Konfitüren.
7. Vermarkten Sie Ihre Produkte. Entwickeln Sie eine Marktstrategie und überlegen Sie, wie, wo und wann Sie das Selbstgemachte verkaufen können.

Gruppengröße: 2 Schüler, 2 Senioren (kooperieren Sie mit einem in der Nähe gelegenen Altenheim oder mit einer Begegnungsstätte für ältere Menschen). Stellen Sie Ihr Projekt vor und versuchen Sie, die Senioren für Ihr Projekt zu gewinnen.

Zeitrahmen: Dieser wird von der Lehrkraft festgelegt.

Im Folgenden erhalten Sie zu den einzelnen Aufgaben des Projekts weitere Hilfestellungen.

1. Begriffserklärung Konfitüre

Seit 1982 hat die Gesetzgebung genau festgelegt, was sich hinter dem Begriff Konfitüre verbirgt. Recherchieren Sie im Internet, was die Unterschiede zwischen Konfitüre, Marmelade, Gelee und Fruchtaufstrich sind. Wenn die Senioren im Umgang mit dem Internet Probleme haben, unterstützen Sie sie tatkräftig.

Merke ***Aufgrund der Gesetzgebung von 1982 wird in Kochbüchern vor 1982 nicht der Begriff Konfitüre, sondern Marmelade verwendet.***

2. Produktvergleich

Vergleichen Sie in **alten** und **modernen** Kochbüchern unterschiedliche Konfitüren- bzw. Marmeladenrezepturen.

Wie vergleiche ich richtig?

- Vergleichen Sie immer **Gleiches mit Gleichem.**
- Bestimmen Sie die **Vergleichsgrößen** (z. B. Mengen-, Zutaten- und Zubereitungsangaben).
- Tabellarische Darstellungen erleichtern den Vergleich. Stellen Sie die Vergleichsgrößen der zu vergleichenden Produkte in Beziehung zueinander.
- Welches **Fazit** (= Ergebnis, Schlussfolgerung) können Sie aus dem Vergleich ziehen?

Vergleich	Erdbeerkonfitüre (2008)	Erdbeermarmelade (1924)
Mengen		
Zutaten		
Zubereitung		
Fazit		

Tabellarischer Vergleich

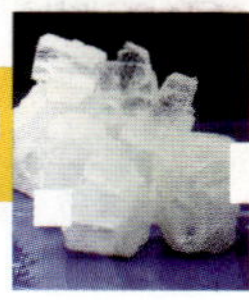

3. Herstellung von Konfitüren

Recherchieren Sie! Wie stellen große und kleine Unternehmen Konfitüre her?

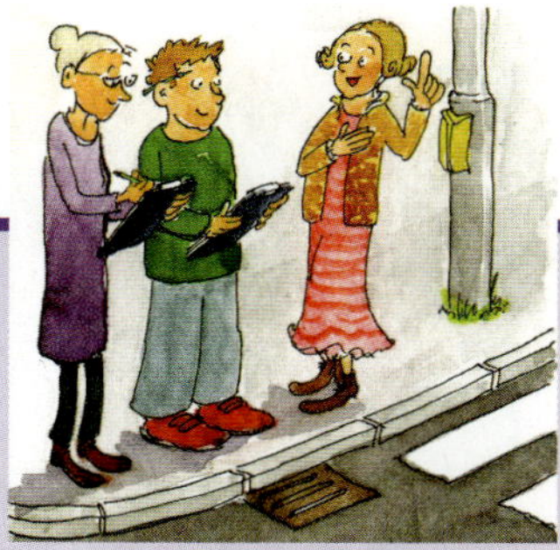

M/A 4. Umfrage durchführen

Um eine Umfrage richtig durchzuführen, sollte Folgendes beachtet werden:

- Legen Sie die **Personengruppe** und die **Anzahl der Befragten** genau fest.
- Legen Sie das **Thema** der Befragung fest.
- Erstellen Sie einen klaren detaillierten Fragebogen und überlegen Sie:
  - die Anzahl der Fragen (= hängt von der Dauer der Befragung und der Auswertungszeit ab).
  - wie Sie die Fragen eindeutig und klar verständlich formulieren können.

Tipp ***Die Auswertung wird erheblich vereinfacht, wenn Sie zu den einzelnen Fragen einen Pool von Antworten vorgeben. So können die Befragten Ihre Antwort auswählen bzw. ankreuzen.***

Fragebogen (Auszüge)

1. Welche Konfitüre essen Sie am liebsten?

	Auswertungsbeispiel:	
☐ Erdbeerkonfitüre	(20)	40 %
☐ Himbeerkonfitüre	(10)	20 %
☐ Brombeerkonfitüre	(15)	30 %
☐ Kirschkonfitüre	(5)	10 %
	50 Passanten	= 100 %

Fragebogen (Auszüge)

- Um sicher zu sein, dass Ihre Umfrage Erfolg hat, führen Sie mit Ihren Schulkameraden eine Testumfrage durch.
- Führen Sie die Befragung durch. Beachten Sie dabei, dass
  - die Befragung von der Schulleitung genehmigt werden sollte.
  - Sie den Befragten stets freundlich und höflich gegenübertreten.
- Umfrage auswerten
  - Werten Sie die Umfrage aus (z. B. leeren Fragebogen benutzen).
  - Stellen Sie nun die Zahlenwerte der Auswertung grafisch dar.
  - Fassen Sie das jeweilige Fazit der Grafiken kurz zusammen.

Tipp ***Für die grafische Darstellung eignen sich diverse Diagrammarten (z. B. Kreis-, Torten-, Säulendiagramme). Verwenden Sie hierfür den PC der Schule. Machen Sie sich kundig, ob es an Ihrer Schule ein Programm für die Erstellung von Umfragen gibt, nutzen Sie dieses.***

5. Rezepturen entwickeln

- Entwickeln Sie gemeinsam 4 Konfitürerezepturen. Beziehen Sie dabei die Erkenntnisse aus den Fragen 1 bis 4 mit ein.
- Stellen Sie zunächst kleine Konfitürenproben her. Optimieren Sie die Rezepturen, bis sie Ihnen und einigen Testpersonen schmecken.
- Wählen Sie geeignete Konfitürengläser aus und entwerfen Sie für die Gläser Etiketten.

6. Rezeptheft erstellen

- Verfassen Sie für eine bessere Vermarktung ein kleines Rezeptheft über Konfitüren.
- Hierin finden nostalgische, kuriose und innovative Ideen Platz.

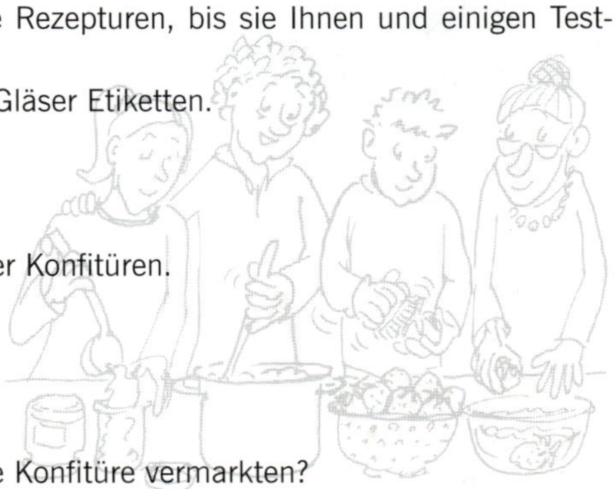

7. Produkte vermarkten

- Entwickeln Sie eine Marktstrategie! Wo, wann und wie können Sie die Konfitüre vermarkten?

7.10 Projekt

Die Welt der Getränke

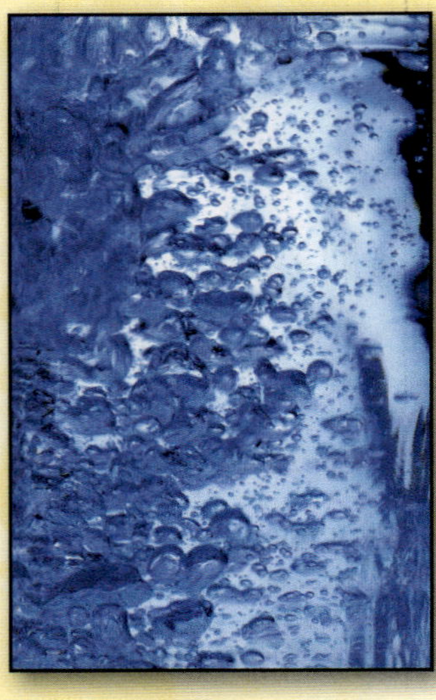

7.9 Checkliste Klassenarbeit

7.8 Getränke

- *a) Wässer*
- *b) Aufgussgetränke*
- *c) Erfrischungsgetränke*
- *d) Trendgetränke*
- *e) Alkohol*

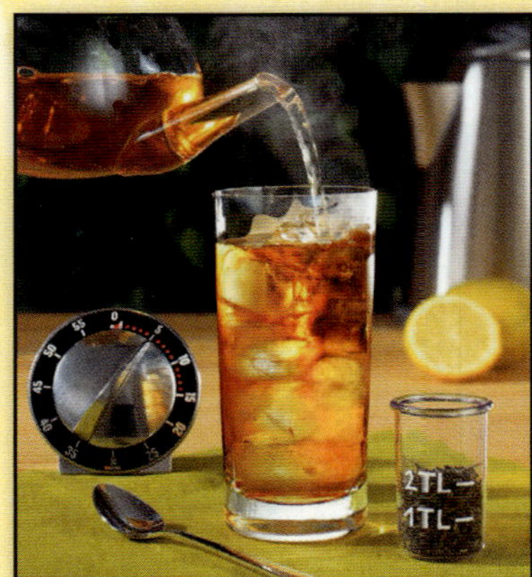

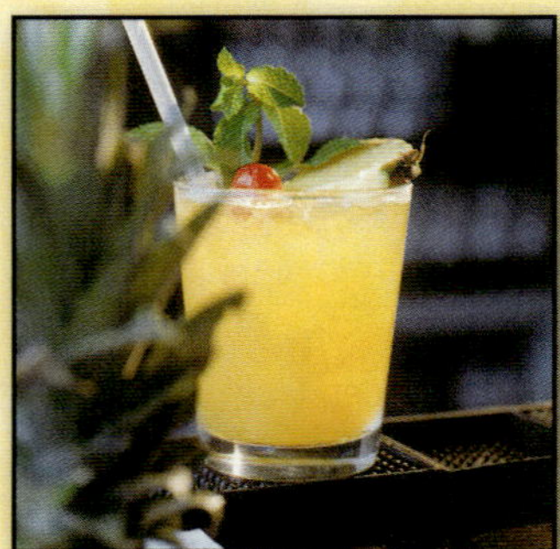

7.7 Küchentechnische Versuche mit Wasser

- *Versuche*
- *Küchentechnische Folgerungen der Versuche*

7 Wasser

- **7.1 Wasserkreislauf**
  - *Verdunstung*
  - *Kondensation*
  - *Abfluss*
- **7.2 Aufgaben des Wassers im menschlichen Körper**
  - *Baustoff*
  - *Lösungs- und Transportmittel*
  - *Wärmeregulation*
- **7.3 Regulation des Wasserhaushalts im menschlichen Körper**
  - *Aufnahme von viel Flüssigkeit*
  - *Aufnahme von wenig Flüssigkeit*
  - *Salzüberschuss*
  - *Störungen des Wasserhaushalts*
- **7.4 Bedarfsdeckung von Wasser**
  - *Wasserausscheidung*
  - *Wasseraufnahme*
  - *Bedarfsdeckung*
  - *Richtige Getränkeauswahl*
- **7.5 Wassergehalt in Lebensmitteln**
- **7.6 Eigenschaften von Wasser**
  - *Was passiert, wenn Eis schmilzt?*
  - *Wann siedet Wasser?*
  - *Warum garen Lebensmittel im Dampfdrucktopf schneller als im normalen Topf?*

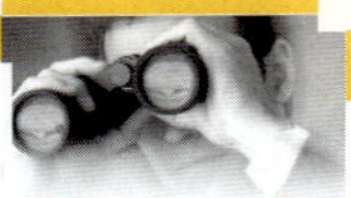

7 Wasser

Aus der Perspektive des Weltalls betrachtet, ist die Erde ein blauer Planet. Die blaue Farbe deutet auf die großen Wasservorkommen der Erde hin. Ungefähr **70%** der Erdoberfläche bestehen aus Wasser. Alle lebenden Organismen, ob Mensch, Tier oder Pflanze, sind auf dieses wichtige Gut angewiesen – **Wasser ermöglicht Leben!** Die Wasservorkommen der Erde sind aufgeteilt in **Salzwasser** und **Süßwasser,** das in **fester, flüssiger** oder **gasförmiger** Form vorhanden ist.

Aufteilung der gesamten Wasservorkommen in %

- **Salzwasser (= Meerwasser) ca. 97 %,**
- **Süßwasser (= fest, in Form von Eis) ca. 2,4 %,**
- **Süßwasser (= flüssiges Trinkwasser) ca. 0,6 %.**

Aus den Zahlenwerten ist ersichtlich, dass nur ein sehr geringer prozentualer Anteil des gesamten Wasservorkommens tatsächlich für die Menschen, Tiere und Pflanzen zur Verfügung steht. Süßwasser, das als Trinkwasser, in Seen, Flüssen und im Grundwasser vorkommt, ist also **knapp** und stellt derzeit eines der **wichtigsten Ressourcen** dar.

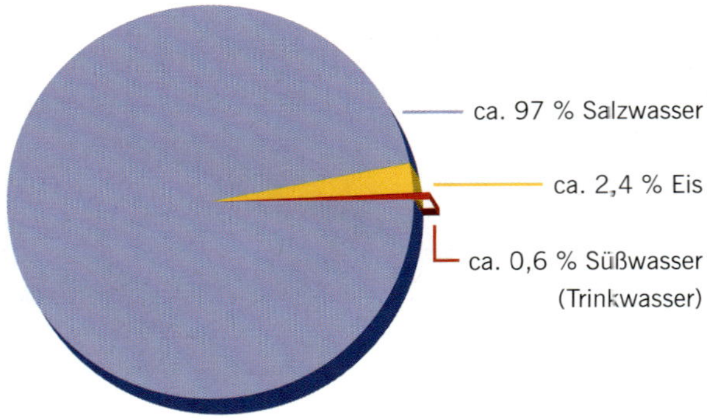

Wasserverteilung auf der Erde in %

@ ***Verschaffen Sie sich einen Überblick, welche Auswirkungen die Umweltverschmutzungen und der Klimawandel auf die weltweite Trinkwasserversorgung haben.***

? ***Wussten Sie, dass Leonardo da Vinci Wasser als das Blut des blauen Planeten bezeichnete?***

7.1 Der Wasserkreislauf

Der Wasserkreislauf, der zum größten Teil über den Meeren und zum geringsten Teil auf dem Festland stattfindet, besteht vereinfacht dargestellt aus **3** Prozessen: der **Verdunstung,** der **Kondensation** und dem **Abfluss.**

Die Sonnenstrahlen bewirken eine Erhitzung der Erdoberfläche, was eine **Verdunstung** des Wassers aus Seen, Gewässern und den Meeren zur Folge hat. Wasserdampf wird an die Erdatmosphäre abgegeben. Selbst Lebewesen geben durch das Schwitzen und durch die Atmung Flüssigkeit in Form von Wasserdampf ab.

Die kühlen Luftschichten der Erdatmosphäre bewirken eine **Kondensation** des Wasserdampfes, der sich in Form von Niederschlag wieder auf die Erdoberfläche absetzt – es regnet.

Sickert der Niederschlag ins Grundwasser, werden die Grundwasserbestände aufgefüllt. Es erfolgt ebenso ein **Abfluss** des Regens über die Flüsse ins Meer. Der **Kreislauf aus Verdunstung, Kondensation und Abfluss** beginnt von Neuem.

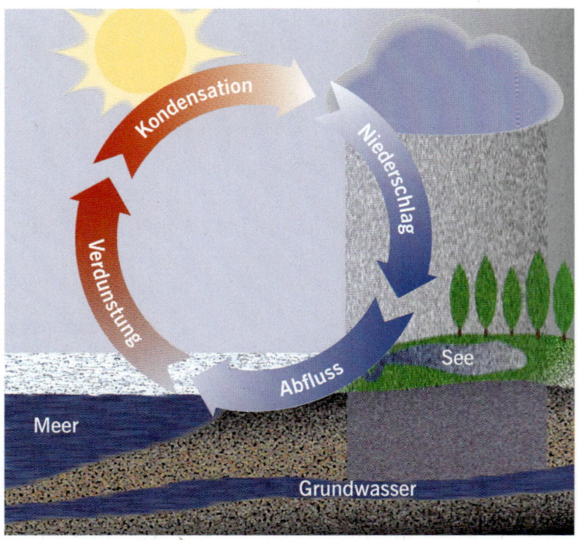

Kreislauf des Wassers

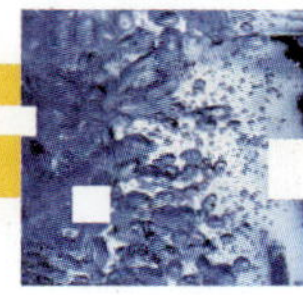

7.2 Aufgaben des Wassers im menschlichen Körper

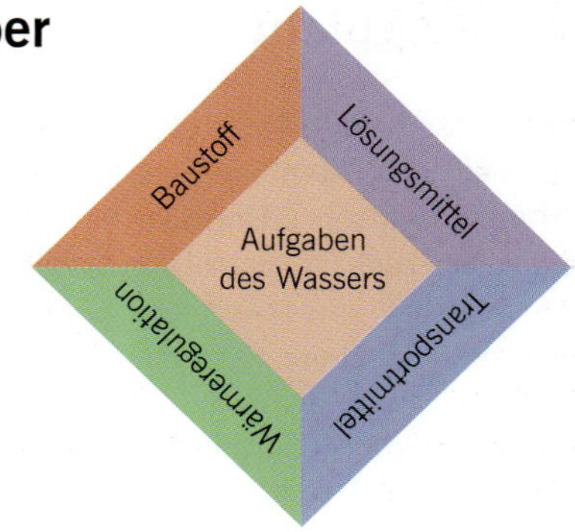

Wasser hat **keinen Nährwert** und liefert somit dem Körper **keine Energie.** Trotzdem übernimmt es im menschlichen Körper zahlreiche **wichtige Aufgaben.** Wasser ist wie die Eiweiße ein **Baustoff. Ungefähr 50 % bis 75 %** des menschlichen Körpers bestehen aus Wasser, das hauptsächlich im **Zellinneren,** aber auch im **Gewebe** vorkommt. Alle wasserlöslichen Substanzen werden durch Wasser gelöst und transportiert. Wasser gilt somit als **Lösungs- und Transportmittel.** Wasser schützt den Körper vor Überhitzung, es ist also an der **Regulation der Körpertemperatur (= Wärmeregulation)** beteiligt. Im Folgenden werden die **Aufgaben** des Wassers näher erläutert.

Baustoffe

Der Körper des Menschen besteht zwischen **50 % bis 75 %** aus Wasser. Diese prozentualen Schwankungen sind von **Alter, Geschlecht** sowie **Körperfettanteil** abhängig. Während der Wasseranteil eines **3** Monate alten **Säuglings** bei **ca. 75 %** liegt, also sehr hoch ist, beträgt der Wasseranteil eines **20-jährigen** Erwachsenen **ca. 60 %** und eines **80-jährigen** Senioren **ca. 50 %.** Da bei Frauen der Fettanteil im Körper häufig höher ist als bei Männern, besteht der Körper von Frauen meist aus einem prozentual geringeren Wasseranteil.

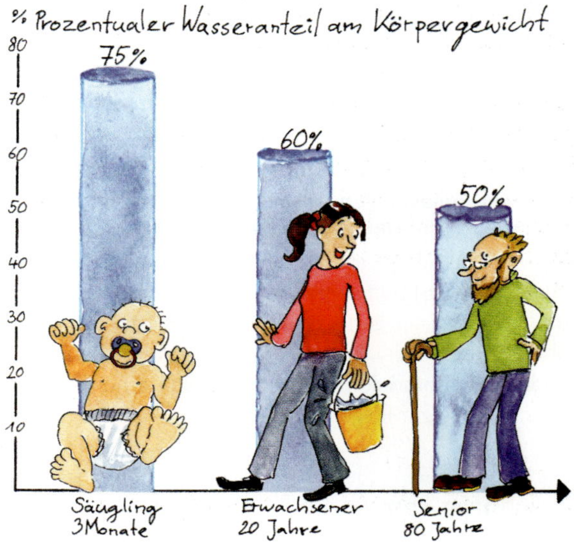

Merke ***Im Alter nimmt der prozentuale Wasseranteil im menschlichen Körper ab. Der Wasseranteil im Körper von Frauen ist in der Regel geringer!***

2/3 des Wassers sind im **Zellinneren (= intrazellulärer Bereich)** und **1/3** im **äußeren Bereich (= extrazellulärer Bereich)** der Gewebsflüssigkeit und dem Gefäßsystem vorhanden.

Lösungs- und Transportmittel

Wasserlösliche Substanzen liegen im Wasser in gelöster Form vor. Wasser gilt als **Lösungsmittel.** Nährstoffe, Stoffwechselprodukte und körpereigene Substanzen werden über das Blut- und Lymphsystem zu und von den Zellen wegtransportiert. Wasser dient somit als **Transportmittel** von Stoffen.

Wärmeregulation

Kommt es durch z. B. starke Anstrengungen oder hohe Temperaturen zu einem Anstieg der Körpertemperatur, sondert der Körper zum Schutz Schweiß ab. Dieser verdunstet und kühlt dabei die Haut ab, wobei die Körpertemperatur auf eine natürliche Art und Weise gesenkt wird. Die Wärmeregulation ist nur gewährleistet, wenn der Mensch in ausreichendem Maß Wasser und somit auch Mineralstoffe zu sich nimmt (siehe Kapitel 7.3).

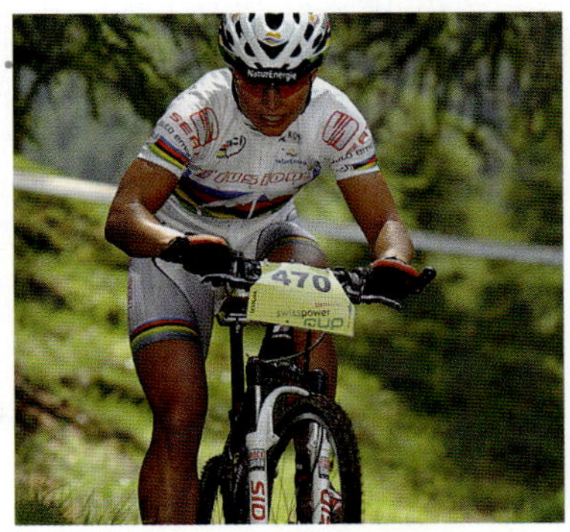

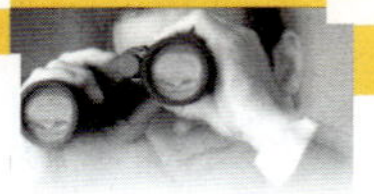

7.3 Regulation des Wasserhaushalts im menschlichen Körper

Der Wasserhaushalt, also die Aufnahme und Abgabe von Wasser, wird **hormonell** geregelt. Das Hormon **ADH (=antidiuretisches Hormon)** der Hypophyse (= Gehirnanhangsdrüse) ist für eine ausgeglichene Wasserbilanz des Körpers verantwortlich. Gleichermaßen wird der Wasserhaushalt von Faktoren wie:

- Klima (= Umgebungstemperatur),
- körperliche Aktivitäten,
- Alter,
- Erkrankungen,
- Aufnahme von Kochsalz (NaCl)

beeinflusst.

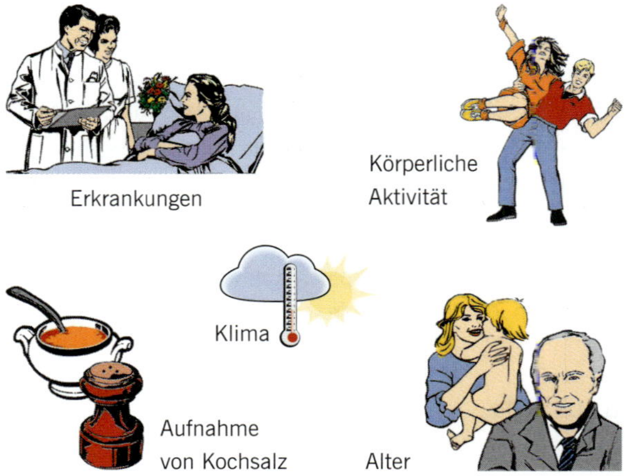

Faktoren, die den Wasserhaushalt beeinflussen

Aufnahme von viel Flüssigkeit

Ist der Mensch **hohen Temperaturen** oder **starken körperlichen Belastungen** ausgesetzt, verliert der Körper durch die Schweißbildung und die Atmung sehr viel Wasser. Der Körper meldet den Wassermangel in Form von **Durst.** Wird nun sehr viel Flüssigkeit aufgenommen, führt das zu einer **geringen ADH-Ausschüttung.** Hierbei führt die Niere weniger Wasser ins Blut zurück, was eine **erhöhte Harnproduktion** und somit eine erhöhte Harnausscheidung zur Folge hat.

Merke ***Ein Mensch kann ca. 30 Tage ohne Nahrung, aber nur ca. 4 Tage ohne Wasser überleben. Wasser ist überlebensnotwendig!***

Aufnahme von wenig Flüssigkeit

Wird der Körper mit zu wenig Flüssigkeit versorgt, kommt es zur **vermehrten ADH-Ausschüttung.** Die Niere führt verstärkt das Wasser ins Blut zurück, die Folge ist eine **verminderte** Harnproduktion und -ausscheidung.

Salzüberschuss

Salzhaltige Lebensmittel führen zu einer **vermehrten** Ausschüttung von **ADH** mit einhergehendem **Durstgefühl.** Es kommt zur vermehrten Rückresorption von Wasser ins Blut. Da Kochsalz Wasser bindet, ist die Harnausscheidung vermindert. Salzhaltige Speisen sollten deshalb in Maßen verzehrt werden.

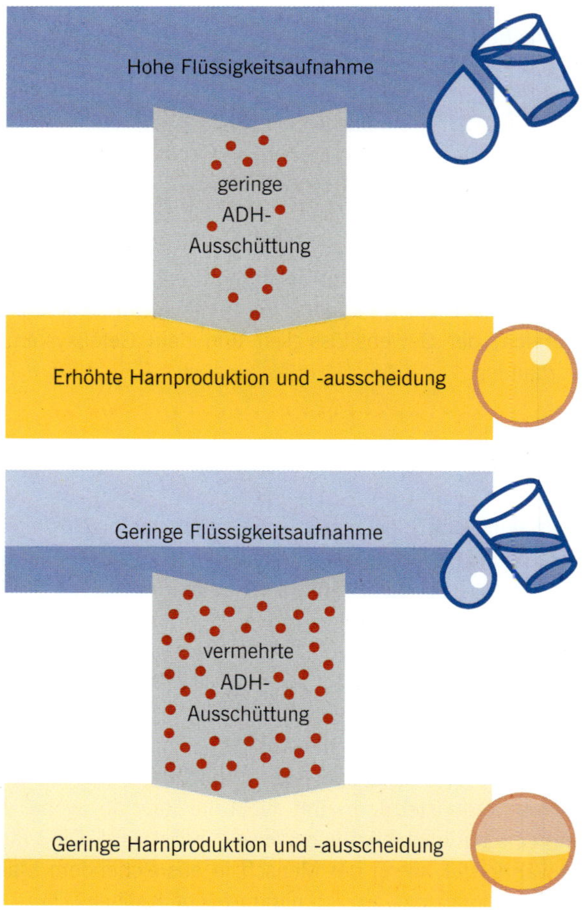

Regulation des Wasserhaushalts

Störungen des Wasserhaushalts

Überschuss an Wasser

Nieren- und Lebererkrankungen, aber auch die Einnahme von Medikamenten können dazu führen, dass die Nieren nicht mehr in der Lage sind, das überschüssige Wasser über den Harn auszuscheiden. Das kann zur Ödembildung, das heißt zu Wassereinlagerungen im Gewebe, führen, was sehr häufig auch während der Schwangerschaft der Fall ist. Natriumarme Lebensmittel und eine gezielte Reduzierung der Trinkmenge können dabei helfen. Das sollte auf keinen Fall während der Schwangerschaft und ohne ärztliche Beratung erfolgen.

Wassermangel

Durchfälle, Erbrechen, Einnahme von Abführmitteln oder harntreibenden Medikamenten können zu starkem Wassermangel und einem gestörten Elektrolythaushalt führen.
Das kann zu:
- **Kreislaufproblemen** (gesenkter Blutdruck, erhöhter Puls),
- **trockener Haut** und **trockenen Schleimhäuten,**
- **psychischen Störungen** (Verwirrtheit)

führen.

Merke ***Ein akuter Wassermangel, der nicht behoben wird, kann im schlimmsten Fall aufgrund von Organversagen zum Tod führen. Der Mensch kann nur 4 Tage ohne Wasser auskommen!***

7.4 Bedarfsdeckung von Wasser

Wasserausscheidung

Der Mensch scheidet täglich Wasser aus. Über
- **die Lunge ca. 0,5 l,**
- **die Haut ca. 0,55 l,**
- **die Nieren ca. 1 l bis 1,5 l,**
- **den Darm ca. 0,1 l.**

Das bedeutet, dass der Mensch durchschnittlich **ca. 2 l bis 2,5 l Wasser pro Tag** ausscheidet. Um eine ausgeglichene Wasserbilanz zu erreichen, sollte ein Mensch die gleiche Menge an Wasser aufnehmen, die er abgegeben hat.

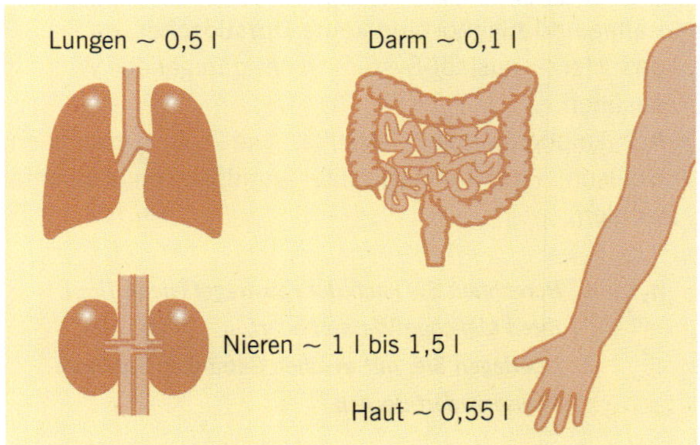

Ausscheidung von Wasser

Merke ***Um eine ausgeglichene Wasserbilanz zu erreichen, muss die Wasserabgabe der Wasseraufnahme entsprechen.***

Wasseraufnahme

Da **wasserhaltige Lebensmittel** und der **Nährstoffabbau** im Körper ebenfalls Wasser liefern, muss nicht der gesamte Wasserbedarf in Form von Trinkwasser zugeführt werden.

Die Wasseraufnahme am Tag sollte sich wie folgt zusammensetzen:
- **1,0 l bis 1,5 l** in Form von **Flüssigkeit**
- **0,875 l Wasser** aus den **Lebensmitteln**
- **0,34 l Wasser** aus dem **Nährstoffabbau**

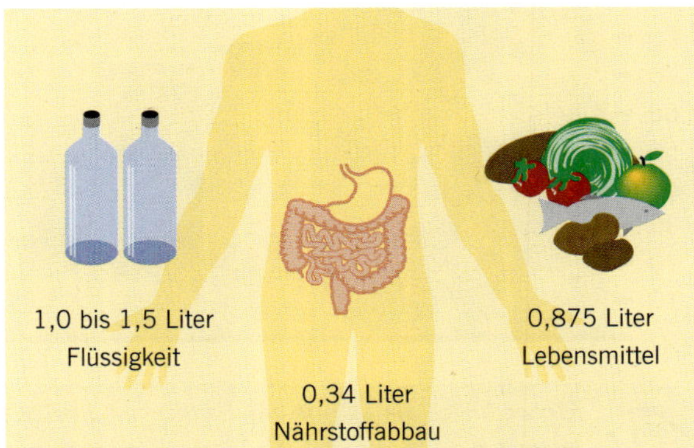

Wasseraufnahme pro Tag

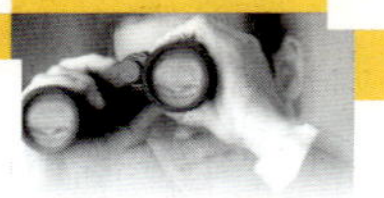

Bedarfsdeckung

- **Erwachsener:** pro Tag **ca. 2 l bis 2,5 l** Flüssigkeit (siehe Wasseraufnahme)
- Hitze, extreme Kälte, körperliche Anstrengungen und Erkrankungen mit Fieber und Durchfall erhöhen den Bedarf entsprechend des Verlusts um **ca. 0,5 l bis 1 l.**

Tipp *Faustregel zur Berechnung des täglichen Wasserbedarfs: Pro kg Körpergewicht sollte ein Erwachsener bzw. Jugendlicher am Tag ca. 30 ml Wasser aufnehmen.*

? ***Berechnen Sie, wie viel Wasser ein 85 kg schwerer Mann und eine 65 kg schwere Frau aufnehmen sollten.***

Merke ***Ältere Menschen haben ein vermindertes Durstgefühl. Sie sollten auf eine bewusste Flüssigkeitszufuhr achtgeben.***

Richtige Getränkeauswahl

- Bevorzugte Getränke sollten Mineral-, Trink- und Quellwasser, ungesüßte Früchte- und Kräutertees sein. Sie liefern dem Körper Flüssigkeit ohne Energie.
- Frisch hergestellte Obst- und Gemüsesäfte liefern dem Körper zusätzlich wichtige Vitamine und Mineralstoffe. Es bietet sich an, diese mit Wasser zu verdünnen.
- Kaffee und Alkohol sind **keine Durstlöscher**, da sie auf das Herz-Kreislauf-System eine anregende Wirkung ausüben.
- Auf kalorienhaltige Getränke, wie z. B. Limonaden, Brausen, Fruchtnektar sollte grundsätzlich verzichtet werden.

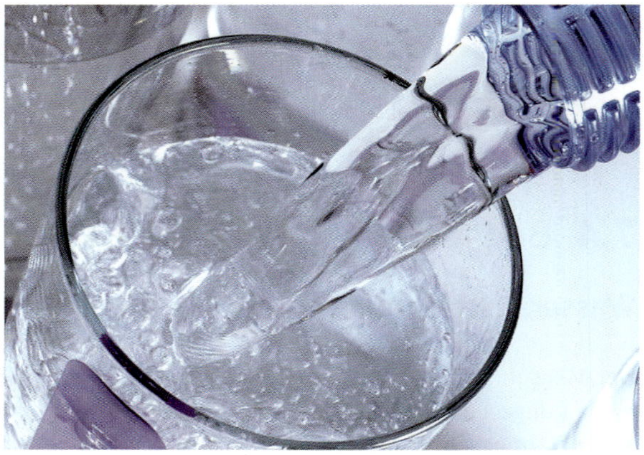

?
1. ***Berechnen Sie nach der Faustregel (siehe Tipp) Ihren täglichen Wasserbedarf.***
2. ***Überlegen Sie, mit welchen Getränken Sie Ihren Wasserbedarf decken.***

@ ***Recherchieren Sie im Internet, ob Kaffee dem Körper Wasser entzieht und somit nicht zu den Flüssigkeitslieferanten zählt.***

7.5 Wassergehalt in Lebensmitteln

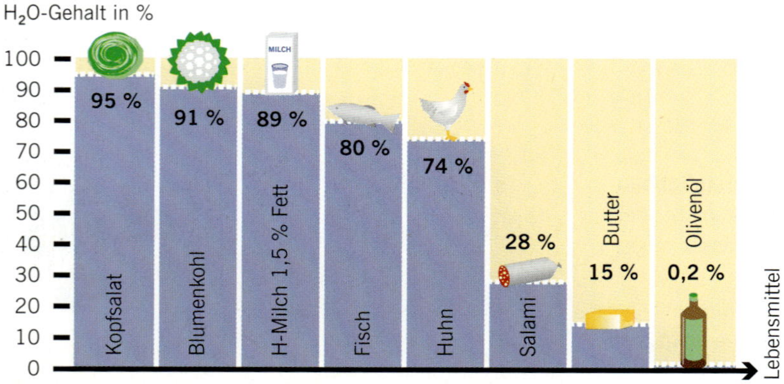

Der Wassergehalt von Lebensmitteln ist sehr unterschiedlich. Vor allem **Obst** und **Gemüse** haben einen **sehr hohen Gehalt an Wasser.** Welche Lebensmittel viel bzw. wenig Wasser enthalten, ist der Nährwerttabelle zu entnehmen und besonders dann relevant, wenn auf eine reduzierte Energieaufnahme (z. B. beim Abnehmen) geachtet werden muss. Lebensmittel wie Zucker, Öl und Mehl (= isolierte Lm) weisen einen sehr geringen Wasseranteil auf.

@ ***Recherchieren Sie auf wissenschaftlichen Seiten (Ernährungslehre) im Internet je 5 Lebensmittel, die sehr viel bzw. sehr wenig Wasser enthalten.***

7.6 Eigenschaften von Wasser

Was passiert, wenn Eis schmilzt? Wann siedet Wasser? Warum garen Lebensmittel im Dampfdrucktopf schneller als im normalen Kochtopf? Das sind Themen, die anhand von bestimmten **Eigenschaften des Wassers** in diesem Kapitel erläutert werden.
Wasser ist unter normalen Bedingungen ein **farb-, geschmacks-** und **geruchloser Stoff,** der in der Natur in **fester, flüssiger** oder **gasförmiger** Form vorkommt.

Die chemische Formel für Wasser lautet **H_2O.** Aus der nebenstehenden Abbildung eines Wassermoleküls wird ersichtlich, dass Wasser aus zwei **Wasserstoffatomen (H)** und einem **Sauerstoffatom (O)** besteht. Das Sauerstoffatom des Wassers bindet die Elektronen stärker an sich, als es die Wasserstoffatome tun. Es kommt zur Ausbildung einer **negativen Teilchenladung** beim **Sauerstoff** und einer **positiven Teilchenladung** beim **Wasserstoff.** Wasser besitzt also **zwei Pole:** einen **positiven** und einen **negativen** Pol und wird deshalb als **Dipol** bezeichnet. Verbinden sich aufgrund der Dipoleigenschaften die negativ geladenen O-Atome eines Wassermoleküls mit den positiv geladenen H-Atomen eines anderen Wassermoleküls, entstehen **Wasserstoffbrücken.**

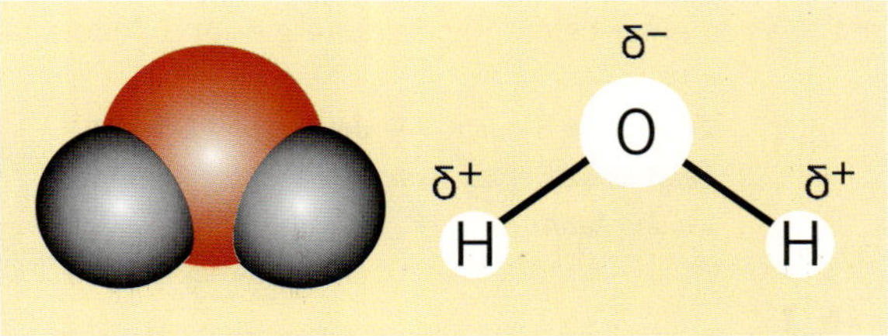

Struktur eines Wassermoleküls

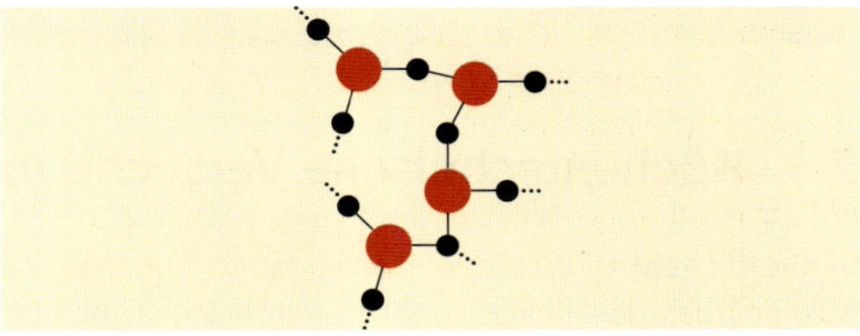

Bildung von Wasserstoffbrücken

Was passiert, wenn Eis schmilzt?

Eis (= gefrorenes Wasser) besteht aus einem Kristallgitter. Die Wassermoleküle, die dort über Wasserstoffbrücken verbunden sind, bewegen sich nur bedingt, das heißt, sie schwingen/rotieren nur am Gitterplatz. Wird Eis erhitzt, schmilzt es und wird flüssig. Hierbei wird das Kristallgitter **gesprengt,** die Wasserteilchen bewegen sich frei. Die Temperatur, bei der ein Stoff vom festen in den flüssigen Zustand übergeht, wird als **Schmelztemperatur** bezeichnet.

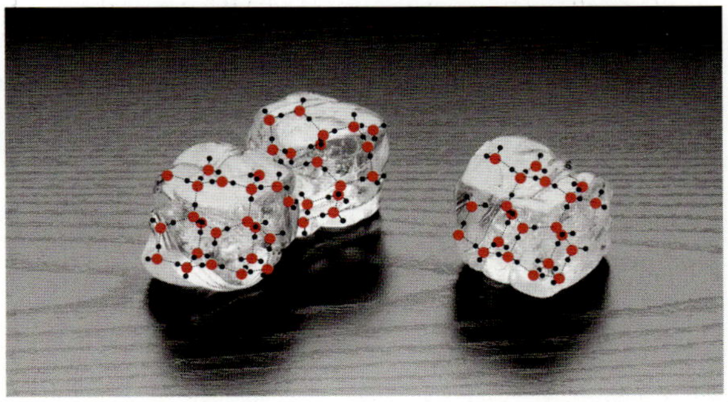

Eis besteht aus einem Kristallgitter

? ***Geben Sie 4 Eiswürfel in ein Becherglas und erhitzen sie es. Welche Schmelztemperatur hat das Eis?***

Wann siedet Wasser?

Wird Wasser erhitzt, gewinnen die Wasserteilchen an Geschwindigkeit. Das Wasser **siedet,** wenn die **Wasserteilchen** aus der **Flüssigkeit heraustreten** und im **Dampf gebunden** werden. Der **Dampfdruck** ist also der Druck, den die im Dampf gebundenen Wasserteilchen auf die **Gefäßwände** ausüben. Mit anderen Worten ist der **Siedepunkt (= Kochpunkt)** von Wasser dann erreicht, wenn der **Dampfdruck** und der **Umgebungsdruck (= atmosphärischer Druck)** identisch sind. Der Siedepunkt ist also sowohl von der Temperatur als auch vom Druck abhängig.

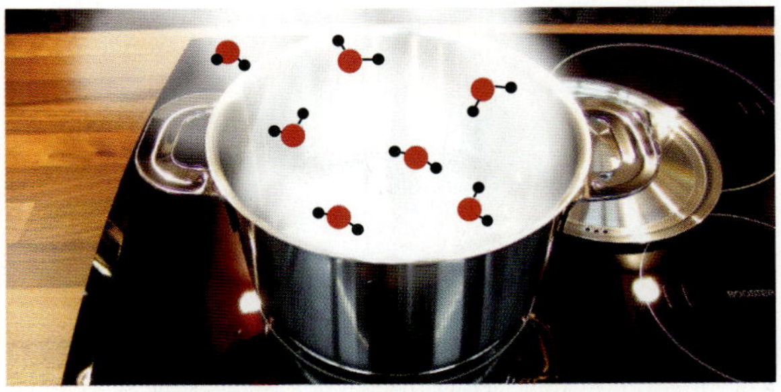

Wasserteilchen im Dampf gebunden

Merke ***Wasser siedet bei normalem atmosphärischen Druck (= Meereshöhe, 1 bar) bei 100 °C. Der Siedepunkt ist der Punkt, bei dem der Dampfdruck dem Umgebungsdruck gleicht.***

? ***Erhitzen Sie 100 ml Wasser in einem Becherglas. Überprüfen Sie die Aussage des Merksatzes!***

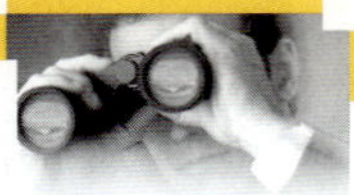

Warum garen Lebensmittel im Dampfdrucktopf schneller als im normalen Topf?

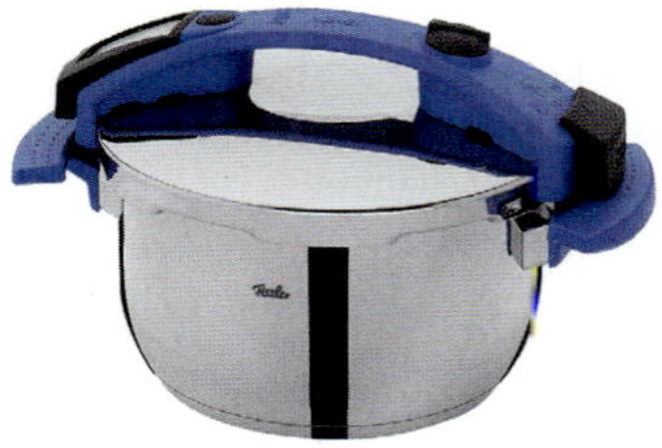

Der Dampfdrucktopf (= Schnellkochtopf) verriegelt sich beim Garen **hermetisch (= luft- und wasserdicht)**. Während des Garens kann kein Dampf entweichen, was zu einer Erhöhung des Drucks im Garraum führt. Es herrscht ein Druck von **ca. 0,4 bis 0,8 bar**. Aufgrund dieser Tatsache steigt die Siedetemperatur von Wasser, die im normalen Topf bei ursprünglich **100 °C** liegt, auf **ca. 119 °C** an. Die erhöhte Temperatur führt zu einer Verkürzung der Garzeit, was zu einer beträchtlichen **Energie- und Zeitersparnis** führt.

? ***Erkundigen Sie sich, wie viel Zeit und Energie beim Einsatz eines Dampfdrucktopfes eingespart werden kann.***

Merke ***Erhöht sich der Druck im geschlossenen Garraum, erhöht sich die Siedetemperatur.***

@ ***Der Mount Everest ist mit seinen ca. 8844 m über dem Meeresspiegel der höchste Berg der Erde. Da der Siedepunkt von Wasser mit der Zunahme der Höhe sinkt, siedet dort Wasser bereits schon bei ca. 70 °C. Auf dem Mount Everest herrscht ein Luftdruck von 0,3 bar. Recherchieren Sie, ob es bei diesen Bedingungen möglich ist, ein Ei hart zu kochen.***

7.7 Küchentechnische Versuche mit Wasser

In der Küche wird Wasser in vielfältiger Art und Weise verwendet. So müssen z. B. aus hygienischen Gründen vor der Küchenarbeit die Hände gründlich mit Seifenlösung und Wasser gereinigt werden. Welche Funktionen Wasser bei der Verarbeitung und beim Garprozess von Lebensmitteln hat, soll an einigen Versuchen verdeutlicht werden.

Küchentechnischer Umgang mit Wasser

Versuche **Wasser**

Versuch Nr.	Beobachtungen	Folgerungen
V. 1		
V. 2		
V. 3		
V. 4		
usw.		

Tabelle für die Versuchsreihe

Versuchsanleitung
Führen Sie die aufgeführten Versuche der Reihe nach aus. Fertigen Sie sich eine Tabelle an (siehe Bsp.). Schreiben Sie Ihre Beobachtungen genau auf. Welche Folgerungen können Sie aus Ihren Beobachtungen ableiten? Was bedeutet das für die Küchenpraxis?

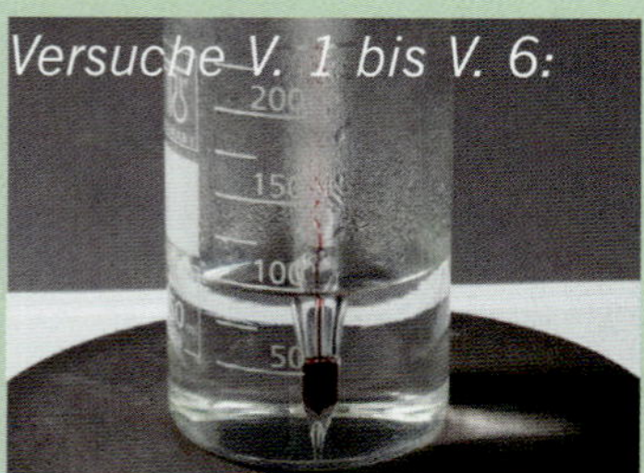

V. 1: Bringen Sie in einem Becherglas **100 ml kaltes Wasser** zum Sieden. Messen Sie die Temperatur und die Zeit bis zum Siedepunkt.

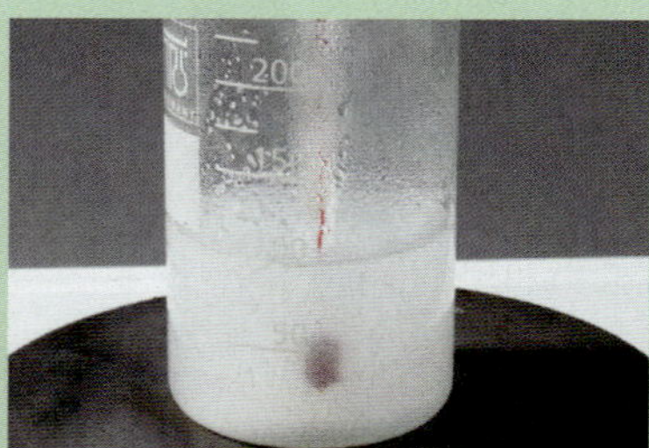

V. 2: Bringen Sie in einem Becherglas **100 ml kaltes Wasser** gemischt mit **2 TL Salz** zum Sieden. Messen Sie die Temperatur und die Zeit bis zum Siedepunkt. Vergleichen Sie das Ergebnis mit dem Ergebnis von **V. 1.**

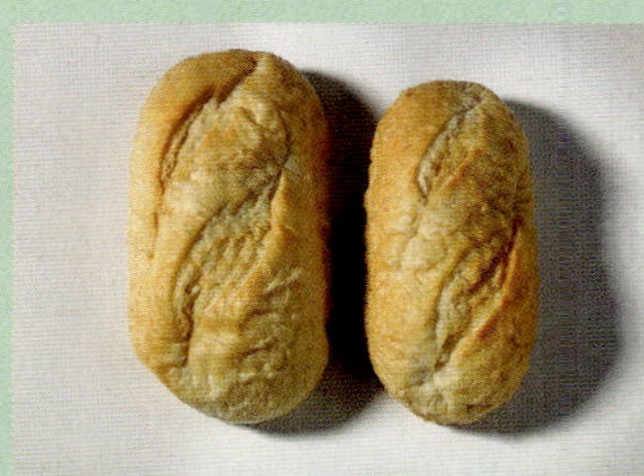

V. 3: Tauchen Sie ein 3 Tage altes **Brötchen ca. 5 Min.** in **kaltes Wasser.** Vergleichen Sie das Brötchen mit einem **3 Tage** alten trockenen Brötchen. Was ist passiert?

Fortsetzung der Versuche V. 1 bis V. 6:

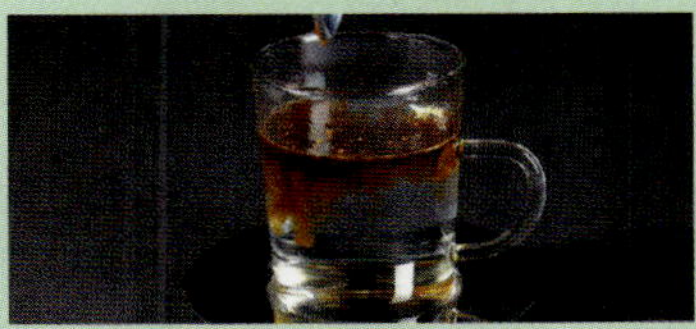

V. 4: Geben Sie **1 EL Instant-Kaffeepulver** in eine Tasse. Gießen Sie **100 ml heißes Wasser** in die Tasse und rühren Sie um – was passiert?

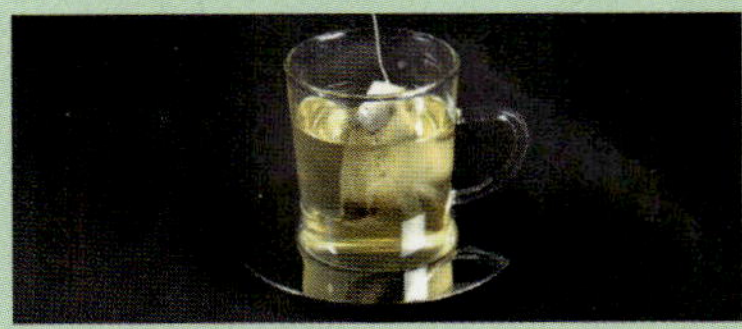

V. 5: Geben Sie **1 Teebeutel Schwarztee** in **1 Glas kaltes Wasser** und führen Sie parallel dazu **V. 6** durch. Vergleichen Sie den Versuchsverlauf von **V. 5** und **V. 6.**

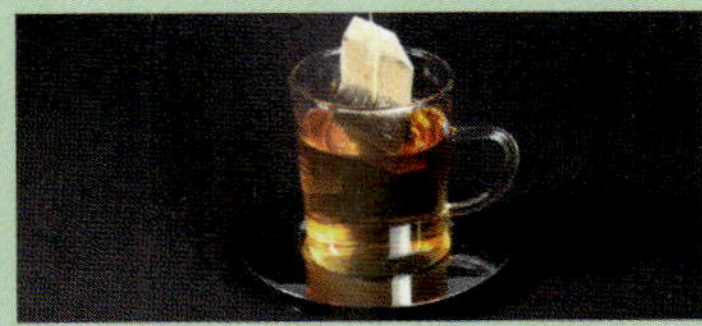

V. 6: Geben Sie **1 Teebeutel Schwarztee** in **1 Glas heißes Wasser.** Führen Sie parallel dazu **V. 5** durch. Vergleichen Sie den Versuchsverlauf von **V. 5** und **V. 6.**

Küchentechnische Folgerungen von V. 1 bis V. 6:

V. 1 u. 2: Reines Wasser siedet schneller als Wasser mit Kochsalz, da Kochsalz den Siedepunkt von Wasser erhöht. Deshalb sollte beim Garen von Teigwaren das Salz erst zugegeben werden, nachdem das Wasser siedet.

V. 3: Das trockene altbackene Brötchen quillt auf, das heißt, es nimmt Wasser auf. Wasser ist ein Quellmittel. Lebensmittel (z. B. Hülsenfrüchte), denen durch den Trockenvorgang Wasser entzogen wurde, können das Volumen vervielfachen, indem sie ins Wasser gelegt werden und quellen.

V. 4 u. 5: Bestimmte Lebensmittel können sich in Wasser auflösen. Wasser ist ein Lösungsmittel. Heißes Wasser beschleunigt den Lösungsvorgang.

V. 6: Stoffe wie Aromen, Farbstoffe, Bitterstoffe und wasserlösliche Vitamine können durch Wasser herausgelöst werden. Diese Eigenschaft des Wassers hat Vor- und Nachteile. Aroma-, Farb- und Bitterstoffe lösen sich am besten in warmem Wasser. Dabei sollte die Auslaugzeit bzw. Ziehdauer beachtet werden. Die wasserlöslichen Vitamine sollten jedoch im Lebensmittel erhalten bleiben. Deshalb dürfen Lebensmittel, die viele wasserlösliche Vitamine enthalten, nur kurz in kaltem, stehendem Wasser gereinigt werden.

Merke ***Wasser kann in der Küche als Lösungs- und Quellmittel eingesetzt werden und ist für das Garen von vielen Speisen notwendig!***

M/A *Museumsmethode*

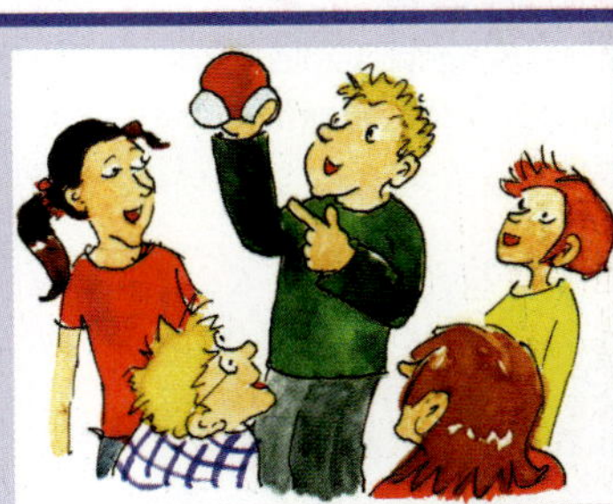

Zeitrichtwerte: pro Person **2 Min.** für die Wahl des Gegenstands und maximal **3 Min.** für den fachkundigen Bericht

Arbeitsmaterial: In der Raummitte legt die Lehrkraft unterschiedliche Gegenstände, Bilder, Symbole etc. zum Thema Wasser aus (bitte 30 % mehr Gegenstände, als Teilnehmer sind, auslegen).

Teilnehmer: Kleingruppe bis Klassenstärke, die Gruppengröße wird von der Lehrkraft festgelegt.

Arbeitsauftrag: Schauen Sie sich die Museumsstücke (Bilder, Gegenstände, …) genau an und wählen Sie sich ein Ausstellungsstück aus. Halten Sie vor der Gruppe/Klasse über das Museumsstück einen kleinen **fachlichen** Bericht.

Beachte: **Es sind nur fachlich qualifizierte Berichte erlaubt!**

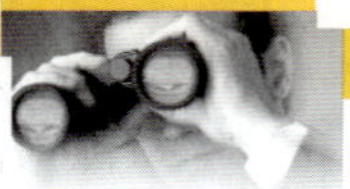

7.8 Getränke

a) Wässer: Mineral-, Quell-, Tafel-, Trink-/Leitungs- und Heilwasser

Wie entsteht Mineralwasser?

Das Niederschlagswasser (z. B. Regen, Schnee, Hagel) dringt durch die Erdoberfläche und sickert durch zahlreiche Bodenschichten und Gesteinshohlräume in **bis zu 1 000 m** Tiefe. Während des langen Sickervorgangs verliert das Niederschlagswasser die unerwünschten Begleitstoffe und nimmt dabei **Mineralstoffe** und je nach Gesteinsschicht **Kohlensäure** auf. Das ist vor allem dann der Fall, wenn das Sickerwasser auf Vulkangestein trifft, das Kohlensäure abgibt. Kohlensäurehaltiges Wasser ist in der Lage, Stoffe, vor allem Mineralstoffe, besser zu lösen.

Welche Anforderungen und Bestimmungen ein Mineral-, Tafel- und Quellwasser erfüllen muss, ist genaustens in der **Mineral- und Tafelwasser-Verordnung** geregelt.

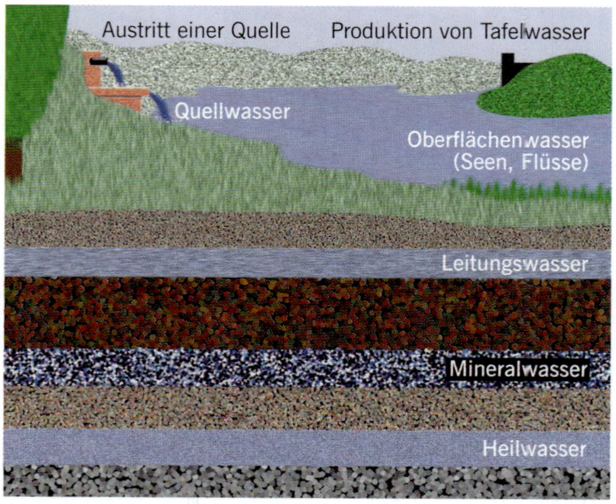

Verschiedene Wasservorkommen

Natürliches Mineralwasser

Laut gesetzlicher Verordnung muss natürliches Mineralwasser:

- vor Verunreinigungen geschützt sein.
- aus unterirdischen Wasservorkommen stammen.
- aus natürlich oder künstlich erschlossenen Quellen stammen.
- von ursprünglicher Reinheit sein.
- gekennzeichnet sein durch einen bestimmten Gehalt an Mineralstoffen, Spurenelementen und sonstigen Bestandteilen.
- ernährungsphysiologische Wirkungen aufweisen.
- am Quellort abgefüllt werden und amtlich anerkannt sein.

@ ***Recherchieren Sie im Internet, was man unter den Begriffen Sprudel, Säuerling und Sauerbrunnen versteht.***

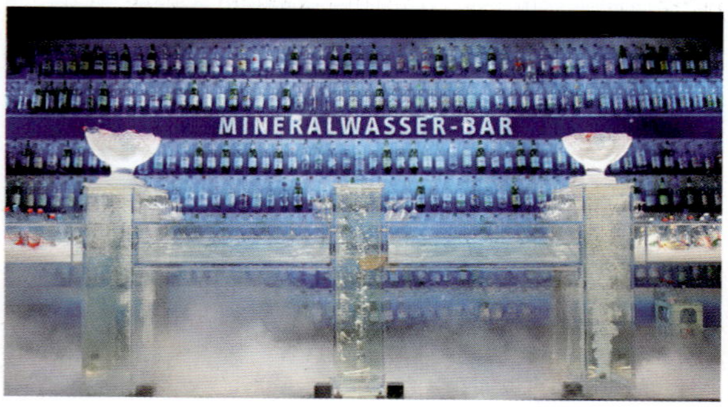
MINERALWASSER-BAR

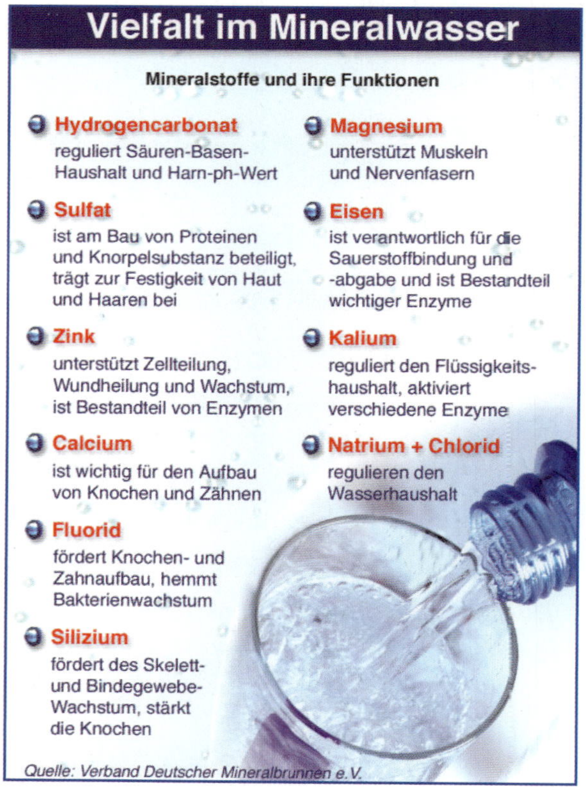
Vielfalt im Mineralwasser
Mineralstoffe und ihre Funktionen
Hydrogencarbonat
reguliert Säuren-Basen-Haushalt und Harn-ph-Wert
Magnesium
unterstützt Muskeln und Nervenfasern
Sulfat
ist am Bau von Proteinen und Knorpelsubstanz beteiligt, trägt zur Festigkeit von Haut und Haaren bei
Eisen
ist verantwortlich für die Sauerstoffbindung und -abgabe und ist Bestandteil wichtiger Enzyme
Zink
unterstützt Zellteilung, Wundheilung und Wachstum, ist Bestandteil von Enzymen
Kalium
reguliert den Flüssigkeitshaushalt, aktiviert verschiedene Enzyme
Calcium
ist wichtig für den Aufbau von Knochen und Zähnen
Natrium + Chlorid
regulieren den Wasserhaushalt
Fluorid
fördert Knochen- und Zahnaufbau, hemmt Bakterienwachstum
Silizium
fördert des Skelett- und Bindegewebe-Wachstum, stärkt die Knochen
Quelle: Verband Deutscher Mineralbrunnen e.V.

Merke ***Laut Gesetzgeber darf dem Mineralwasser vor dem Abfüllen Kohlensäure zugeführt aber auch entzogen werden. Aus optischen Gründen ist gleichermaßen ein Entzug von Schwefel und Eisen erlaubt.***

Quellwasser

Quellwasser wird aus **unterirdischen Wasservorkommen** gewonnen, benötigt **keine amtliche Zulassung** und muss **direkt** am **Quellort** abgefüllt werden. Es muss den Anforderungen der Trinkwasser-Verordnung entsprechen. Die Behandlungsverfahren (Entzug von Schwefel, Eisen und Kohlensäure oder Zufuhr von Kohlensäure) und die Abfüllvorschriften entsprechen den Richtlinien der natürlichen Mineralwässer.

Merke *Enthält ein Tafelwasser 570 mg Natriumhydrogencarbonat ($NaHCO_3$) pro Liter, darf das Tafelwasser die Verkehrsbezeichnung Sodawasser tragen.*

Tafelwasser

Tafelwasser ist kein natürlich gewonnenes Wasser, sondern eine **Mischung** aus **verschiedenen Wasserarten.** Es kann aus Trinkwasser, natürlichem Mineralwasser, aufbereitetem Meerwasser oder Quellwasser sowie einer Mischung aus allem bestehen.

Natriumhydrogencarbonat, kurz Natron, ist das Natriumsalz der Kohlensäure und im Haushalt als weißes Natronpulver bekannt.

Trinkwasser/Leitungswasser

Das industriell und chemisch aufbereitete und gefilterte Leitungswasser besteht ungefähr aus $^1/_3$ **Oberflächenwasser (aus Seen, Flüssen)** und $^2/_3$ **Grundwasser.**

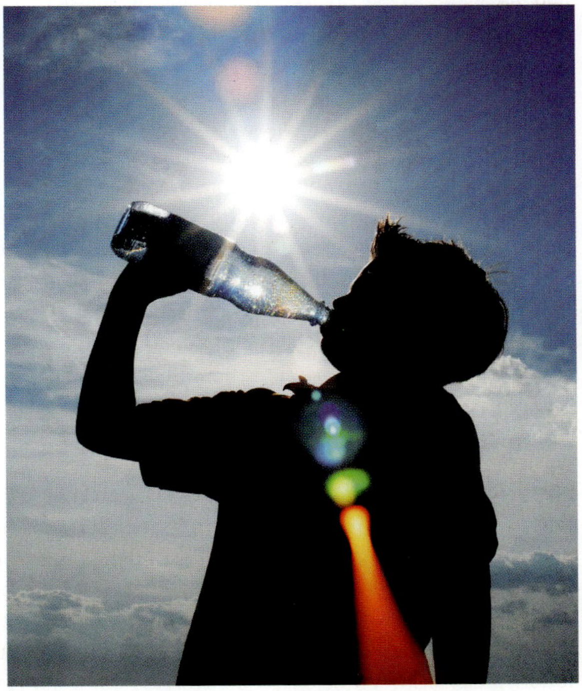

Heilwasser

Heilwasser ist ein natürliches, reines Wasser, dessen Zusammensetzung krankheitsheilende bzw. lindernde Wirkung hat. Bei einem Heilwasser handelt es sich um ein mild wirkendes Naturheilmittel, das dem Arzneimittelgesetz unterliegt und amtlich zugelassen werden muss. Es ist also **kein Lebensmittel.**

? *Immer mehr Menschen haben es satt, die schweren Kisten nach dem Getränkekauf zu schleppen. Sie stellen kohlensäurehaltiges Wasser mit einem Sprudelautomaten (Steamer) selbst her. Das Gerät sprudelt Leitungswasser unter Zugabe von Kohlensäure auf.*

1. *Welche Vor- und Nachteile hat der Verbraucher, wenn er kohlensäurehaltiges Wasser selbst herstellt?*
2. *Vergleichen Sie die Inhaltsstoffe von natürlichem Mineralwasser mit selbst hergestelltem kohlensäurehaltigem Wasser.*

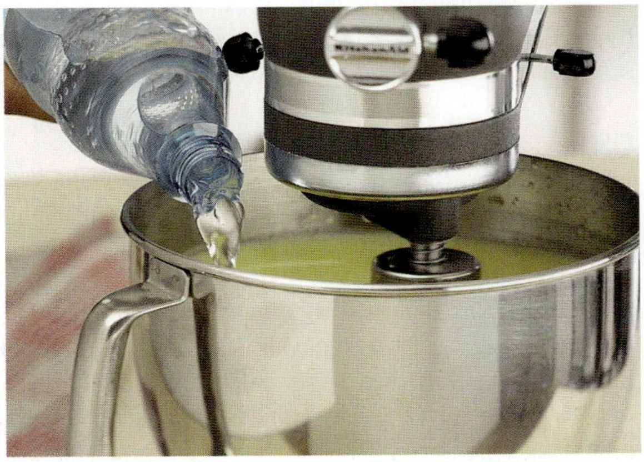

Tipp *Gibt man Mehl- und Eierspeisen während der Zubereitung etwas kohlensäurehaltiges Mineralwasser zu, werden die Speisen lockerer (z. B. Pfannkuchen). Das gilt auch für Quarkspeisen. Sie werden durch die Kohlensäure beim Aufschlagen sehr cremig und locker.*

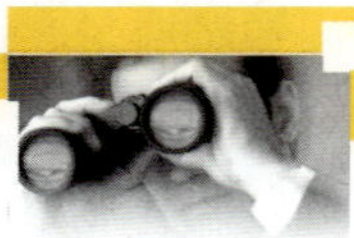

b) Aufgussgetränke (Tee, Kaffee, Kakao)

Tee

Tee wurde bereits vor **mehr als 5000 Jahren** in China kultiviert. Buddhistische Mönche brachten den Tee, der zunächst als Arzneimittel, später als Getränk verwendet wurde, nach Japan. Holländer brachten **um 1610** den Tee nach Europa, wo er auch **Mitte des 17. Jahrhunderts** England und Deutschland erreichte. Der Tee ist ein **Aufgussgetränk** und aufgrund seiner Inhaltsstoffe auch ein **Genussmittel.**

Teepflanze und Anbau

Der Teestrauch, botanisch unter dem Namen **Camellia sinensis** bekannt, gehört zu der Familie der **Kameliengewächse.** Ursprünglich gab es zwei **Ur-Teepflanzen:** die **China-** und die **Assampflanze.** Heute werden ausschließlich **Kreuzungen (= Hybride)** beider Teepflanzen angebaut. Da sich die Assam-Hybride als besonders ertragreich und widerstandsfähig erwiesen haben, werden diese heutzutage in den meisten Teeanbaugebieten kultiviert. Besonderen Einfluss auf die Teesorten hat nicht nur die Züchtung, sondern ebenso die **Höhenlage,** das **Klima,** der **Boden** und nicht zuletzt die Bearbeitung der Teeblätter. Teesträucher werden meist **hüfthoch** gehalten, haben **gelblich-weiße Blüten** und **haselnussähnliche Früchte.** Sie wachsen am besten in **subtropischem** oder **tropischem** Klima und können bis zu einer Höhe von **2500 m** kultiviert werden. **Hauptanbaugebiete** für Tee sind **Sri Lanka, Indien, China, Japan, Kenia, Indonesien, Tansania, Malawi, Ruanda, Brasilien und Ecuador.**

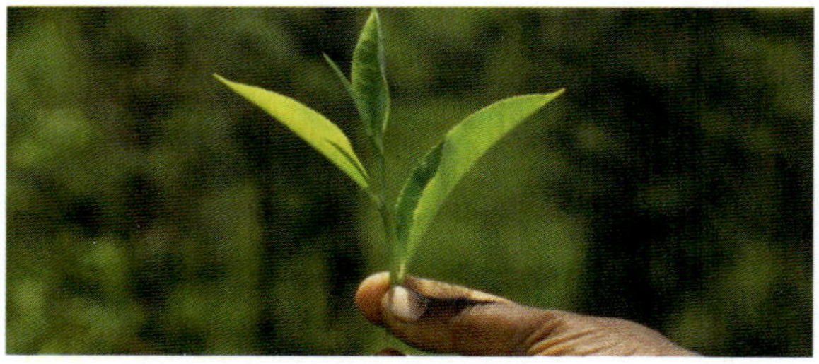

„Two leaves and a bud" – zwei junge Blätter und eine Blattknospe

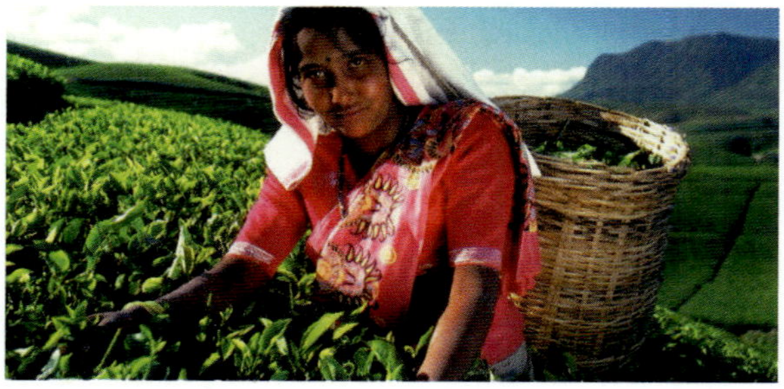

Teepflückerin

Teeproduktion

Ob **Grüntee, Schwarztee, Oolong-Tee** oder **Pouchong-Tee:** Sie alle werden aus denselben Blättern gewonnen, jedoch unterschiedlichen Produktionsverfahren unterzogen. **Grüntee** wird **nicht fermentiert,** das heißt, die Blätter werden vor dem Rollen mit trockener Hitze oder Wasserdampf behandelt, was eine Inaktivierung der Enzyme zur Folge hat. Die grün bleibenden Teeblätter werden gerollt und getrocknet. **Oolong-** und **Pouchong-Tees** nehmen **geschmacklich** eine **Zwischenstellung** ein. Das liegt daran, dass der **Fermentationsprozess** im Vergleich zu Schwarztee **stark verkürzt** wird. Es handelt sich also um **halbfermentierte Tees.** Die Produktion von Schwarztee findet hauptsächlich durch **2 Methoden** statt: der **orthodoxen** und der weitaus schnelleren **CTC-Methode.**

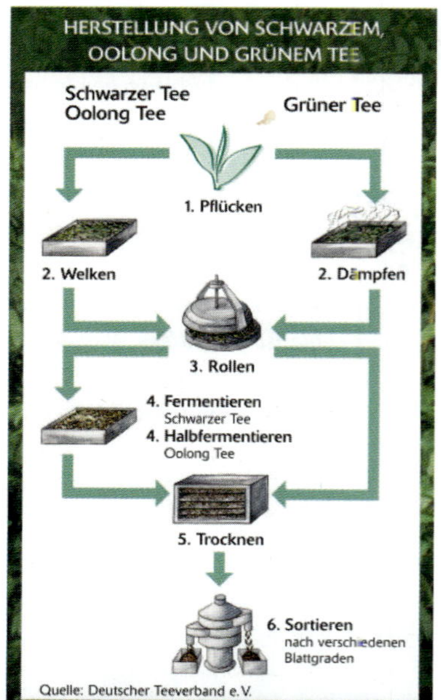

Die Abbildung zeigt die orthodoxe Teeproduktion. Bei der sog. CTC-Produktion werden die Blätter nach dem Welken maschinell zerkleinert. Durch Variation der Produktionsschritte werden verschiedene andere Teespezialitäten erzeugt.

Orthodoxe Methode

1. **Pflücken:** Die Teeblätter können entweder von Hand nach dem **Motto „Two leaves and a bud"** (übersetzt: zwei junge Blätter und eine Blattknospe) oder aber maschinell gepflückt werden.
2. **Welken:** Während des Trockenvorgangs verlieren die Teeblätter **ca. 30 %** Wasser. Sie werden ledrig, weich, geschmeidig und rollbar.
3. **Rollvorgang:** Durch das maschinelle Rollen, das unter leichtem Druck geschieht, brechen die Zellwände der grünen Teeblätter auf. Die Dauer des Rollvorgangs und der Druck bestimmen die **Blattgröße (= Blattgrade)** der Teeblätter.

4. **Fermentation:** Der austretende Zellsaft der Teeblätter reagiert mit dem Sauerstoff **(= Oxidation).** Die Fermentation beeinflusst den Geschmack, das Aroma und die Farbe der Teeblätter. Die grünen Blätter färben sich bräunlich-kupferrot.
5. **Trocknung:** Die Fermentation wird durch den Trockenvorgang unterbrochen, die Feuchtigkeit der Teeblätter wird auf **ca. 3 %** reduziert, die Teeblätter werden nun braun-schwarz (= Schwarztee).
6. **Sortierung:** Die Teeblätter werden nach der Blattgröße (= Blattgrade) sortiert. Es gibt:
   Blatttee: ganze Blätter
   Broken-Tee: grob zerkleinerte Blätter
   Flannings: Teebruch (für Teebeutel)
   Dust: feinste Teepartikel (für Teebeutel)

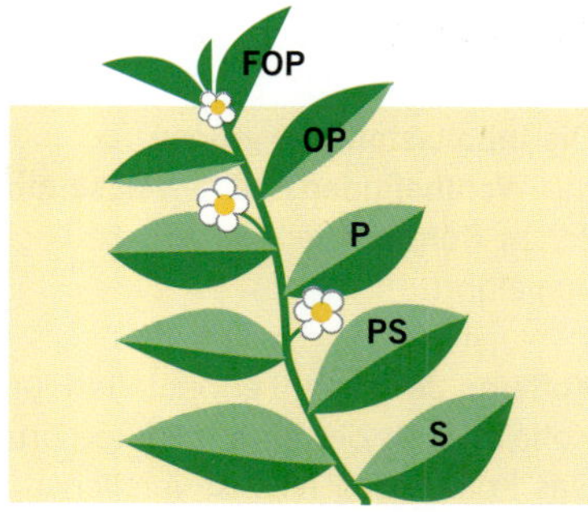

Blatttees	Erläuterungen
Flowery Orange Pekoe (FOP)	Blattknospen mit ersten beiden Blättern des Triebes
Golden Flowery Orange Pekoe (GFOP)	FOP mit goldgelben Blattspitzen
Orange Pekoe (OP)	lange spitze Blätter (1. Blätter)
Pekoe (P)	weniger feine Blätter (2. Blätter)
Pekoe Souchong (PS)	gröbere Blätter als bei (P) (3. Blätter)
Souchong (S)	grobe unregelmäßige Blätter (4. Blätter)

Je nach Blattgraden kommen weitere Sortierungen hinzu, die gleichzeitig noch Auskunft über die Reihenfolge der Triebe geben (siehe Tabelle).

Merke ***Flannings und Dust werden wegen der geringen Größe hauptsächlich in Teebeuteln angeboten.***

CTC-Methode

Die Teeblätter werden in einem Arbeitsgang **zermahlen** (= Crushing), **zerrissen** (= Tearing) und **gerollt** (= Curling). Durch diese Methode wird der Fermentationsprozess erheblich **verkürzt** und die Produktionskosten werden gesenkt. Die nach der CTC-Methode produzierten Tees weisen **kleinere, einheitliche** Blattgrößen auf **(= Broken-Tees),** die sehr **farb-** und **geschmacksintensiv** sind.

Merke ***Broken-Tees werden zusätzlich mit einem B (= Broken) das, meist vor dem O steht, gekennzeichnet.***
Circa 98 % der weltweiten Teeproduktion bestehen aufgrund der CTC-Methode aus Broken-Tees.

Teesorten im Überblick

Faktoren wie das Klima, das Anbaugebiet und die Erntezeit haben erheblichen Einfluss auf die verschiedenen Teesorten. Hier werden einige Teesorten aufgeführt.

Darjeeling-Tee wird an den Ausläufen des Himalaya-Gebirges angebaut. Der Aufguss ist hell mit leicht blumigem Geschmack.
Assam-Tee wird im Nordosten von Indien angebaut. Der Aufguss ist dunkel bis honigfarben mit vollmundig, kräftigem Geschmack. Assam-Tee wird für ostfriesische Teemischungen verwendet.
Ceylon-Tee wird in Sri Lanka angebaut. Der Aufguss ist goldgelb mit feinherb-aromatischem, spritzigem Geschmack.
Teemischungen, auch **Blends** genannt, bestehen aus diversen Teesorten.
Aromatisierte Tees werden mit geruchs- und geschmacksbildenden Stoffen (z.B. Orangenschalen, Vanille) versetzt.

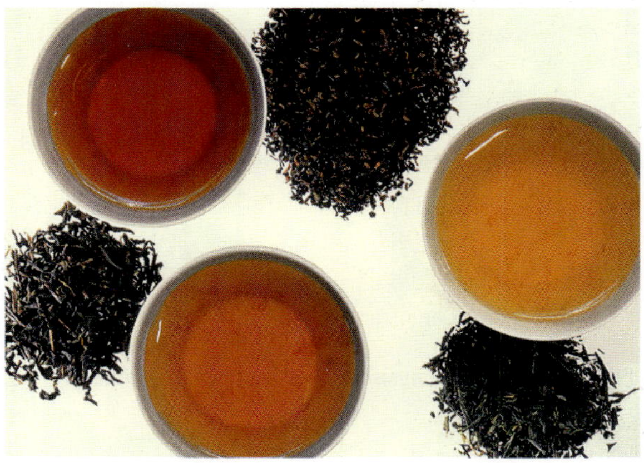

Merke ***Kräuter- und Früchtetees werden aus Pflanzenteilen gewonnen, die nicht vom Teestrauch stammen, aber wie Tee zubereitet werden. Sie fallen deshalb unter die Rubrik teeähnliche Erzeugnisse.***

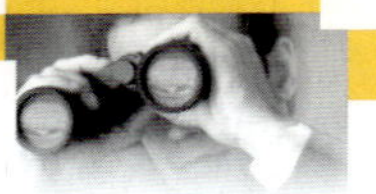

Inhaltsstoffe von Tee

Die **Inhaltsstoffe** im grünen Tee und Schwarztee steigern das **Wohlbefinden** und den **Gesundheitswert** im menschlichen Körper. Hier werden die wichtigsten Inhaltsstoffe aufgeführt:

Koffein: Je nach Fermentation und Blattgrad ist der Koffeingehalt der einzelnen Teesorten sehr verschieden. Das Koffein des Tees ist verglichen mit dem des Kaffees bedeutend **milder** in seiner Wirkung, aber länger anhaltend. Koffein übt eine **anregende Wirkung** auf den Organismus aus.

Geruchs- und Geschmacksstoffe: Sie verleihen dem Tee je nach Verarbeitungsverfahren den besonderen Geschmack sowie Geruch und tragen zum Wohlbefinden von Körper und Seele bei.

Fluorid: Es schützt die Zähne vor Säuren und beugt so Karies vor. Ebenso hilft es, den Zahnschmelz zu stärken.

@ ***Recherchieren Sie im Internet, wie ein weißer Tee hergestellt wird.***

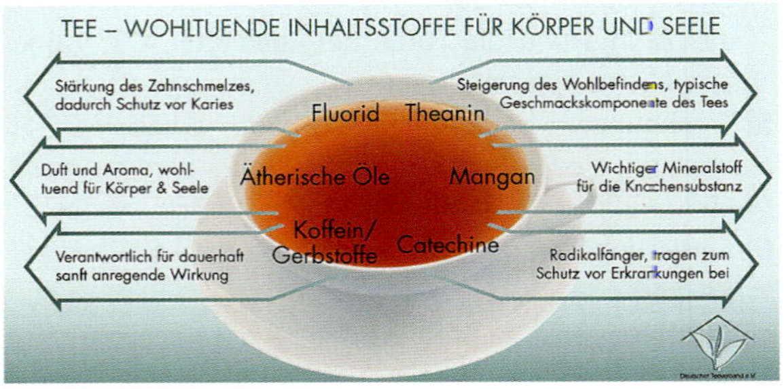

Antioxidative Substanzen: In beiden Tees ist eine Reihe von **sekundären Pflanzenstoffen** aus der Gruppe der **Polyphenole** enthalten (grüner Tee: Catechine, Schwarztee: Theaflavine). Sie haben eine antioxidative Wirkung, indem sie freie Radikale abfangen und somit den Körper vor Krankheiten schützen.

Theanin: Dieser Stoff ist entscheidend an der Geschmacksgebung der Tees beteiligt und **wirkt beruhigend** und **sanft** auf das zentrale Nervensystem ein.

Mangan: Es ist am Aufbau des Bindegewebes und der Knochensubstanz beteiligt.

Ziehdauer von Tee

Ob Tee eine **beruhigende** oder **anregende Wirkung** auf den Organismus ausübt, hängt von der Ziehdauer, also der Freisetzung von **Koffein (= anregend)** und den **Gerbstoffen (= beruhigend)** ab.

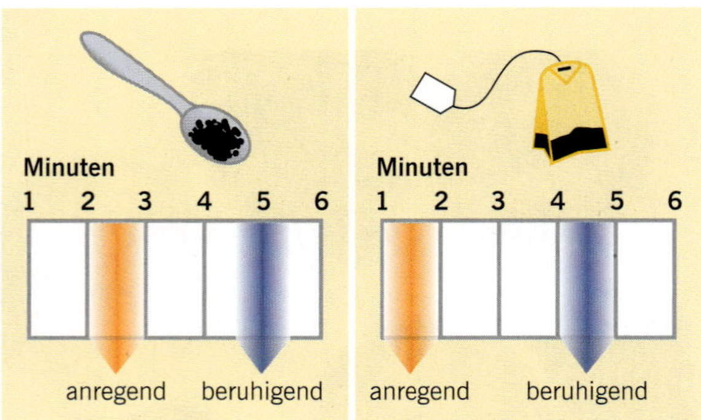

Ziehdauer und Wirkungsweise von Tee (lose/Teebeutel)

Merke ***In den ersten 2 bis 3 Min. wird das anregende Koffein freigesetzt, der Tee wirkt anregend. Bei längerer Ziehdauer gehen die Gerbstoffe, die beruhigend wirken, in den Tee über. Da Teebeutel feine Teepartikel (Flannings bzw. Dust) beinhalten, ist die Ziehdauer im Vergleich zu Broken-Tee reduziert.***

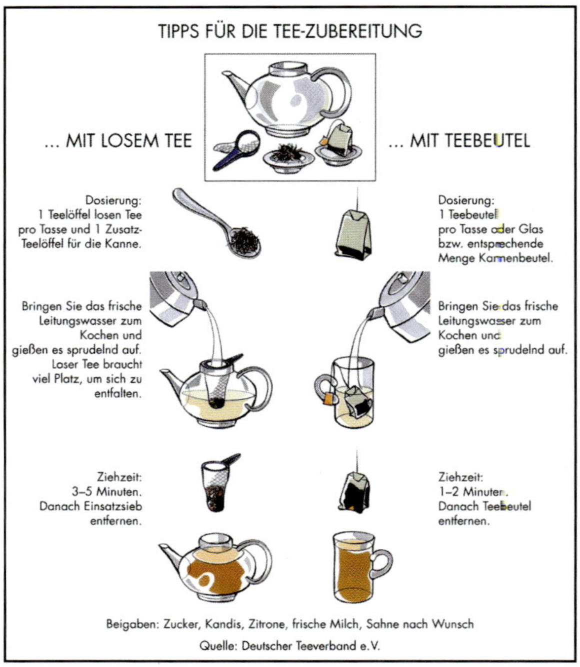

Kaffee

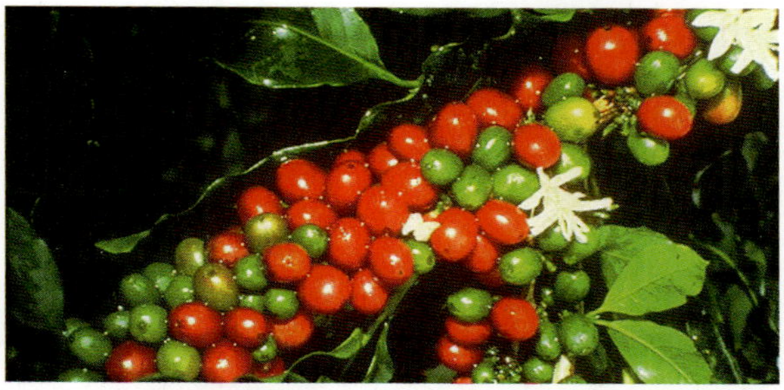

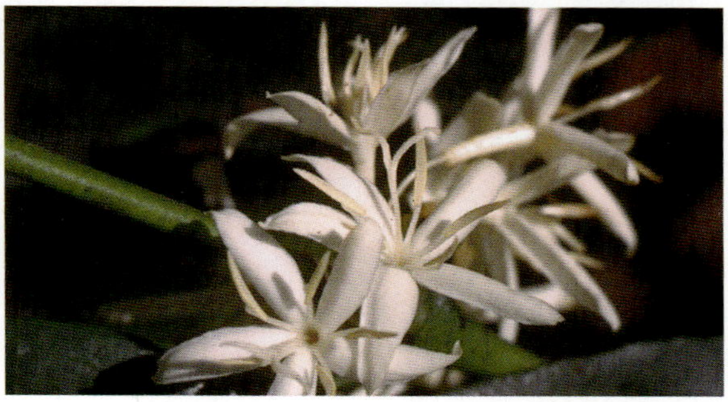

Die Kaffeesträucher werden durch ständiges Beschneiden meist in **2 m Höhe** gehalten und tragen sowohl unreife grüne wie auch reife, rote Kaffeekirschen. Die Kaffeebohnen sind von **weißgelblich, festem Fruchtfleisch** umgeben, das durch unterschiedliche Verfahren (Trocken- und Nassverfahren) entfernt werden muss. **Pro Kaffeekirsche** kommen normalerweise **2 Kaffeebohnen** zum Vorschein, die sich an der flachen Seite berühren. Den **gelblich-grün** bis **blau-grün** schimmernden **Kaffeebohnen (= Rohkaffee)** wird durch Trocknung Feuchtigkeit entzogen. Vor dem Transport werden die Kaffeebohnen nach Größe, Farbe und Gewicht sortiert. Kaffee wird hauptsächlich im tropischen Klima in **Äquatornähe** kultiviert. **Hauptanbaugebiete** sind **Afrika, Asien, Mittel-** und **Südamerika.** Kaffee ist ein beliebtes **Genussmittel,** da es aufgrund der **stimulierenden Wirkung** und des **Wohlgeschmacks** konsumiert wird und nicht wie die Lebensmittel zur Ernährung des Menschen dienen.

Kaffeearten

Kaffee ist nach Erdöl das **Welthandelsgut Nummer 2!** Es gibt viele Kaffeepflanzen, wobei derzeit nur 2 Pflanzenarten den Welthandel beherrschen. Diese sind die:

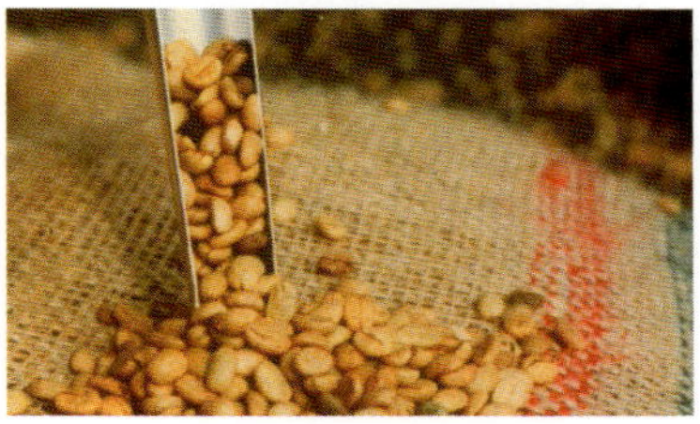

Arabica-Kaffeepflanze

Ungefähr **66 %** der weltweiten Kaffeeproduktion stammen von den Arabica-Bohnen, die einen **Koffeingehalt** von **0,6 % bis 1,5 %** haben und einen milden, aromatischen und abgerundeten Geschmack aufweisen.

Robusta-Kaffeepflanze

Die Robusta-Bohnen nehmen einen Weltmarktanteil von **ca. 34 %** ein. Der Koffeingehalt beträgt **2 % bis 3 %**. Sie weisen einen rauen, kräftigen Geschmack auf und eignen sich sehr gut für die Herstellung von Espresso.

Provenienz, (lat.) = Herkunft, Ursprung

Kaffeemischungen

Um eine **marktfähige, standardisierte** Kaffeequalität zu erhalten, werden Kaffeebohnen unterschiedlicher **Sorten, Qualität** und **Herkunft** miteinander gemischt. Das Mischen der verschiedenen **Provenienzen** kann vor oder nach dem Rösten erfolgen. Zweiteres ist eher selten. Sortenreine Kaffees bestehen nur aus einer Bohnensorte derselben Region.

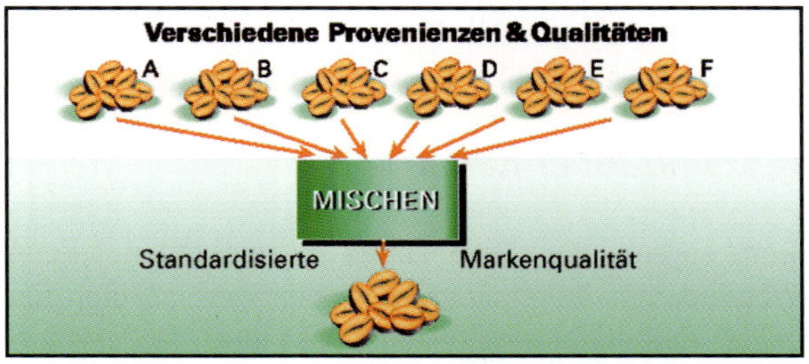

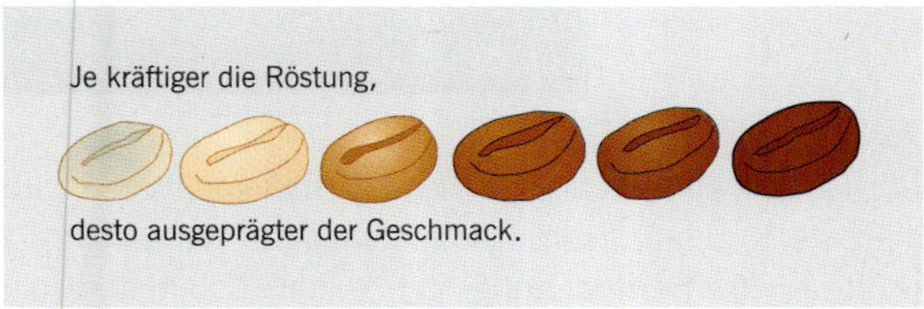

Die Röstung beeinflusst den Geschmack.

Röstgrade

Die verschiedenen **Röstgrade** der Kaffeebohnen sind entscheidend von der **Röstdauer** und **-temperatur** abhängig. Hell geröstete Kaffeebohnen haben einen säuerlichen und wenig ausgeprägten Geschmack. Dunkle Röstungen weisen eine leicht bittere bis süßliche Geschmacksrichtung auf.

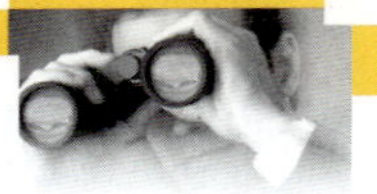

Inhaltsstoffe

Kaffee enthält verschiedene Inhaltsstoffe, die aufgrund verschiedener Faktoren, z. B. Röstgrad, Klima, Sorte, variieren. Kohlenhydrate, Fette, Wasser, Eiweiße, Säuren, Alkaloide sowie Mineral- und Aromastoffe sind die bedeutendsten Inhaltsstoffe.

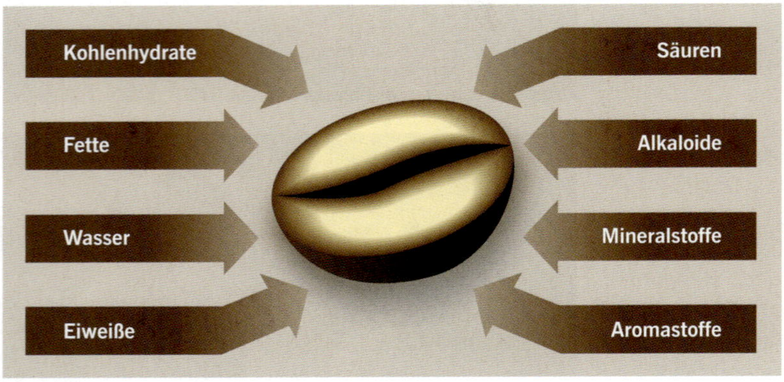

Inhaltsstoffe der Kaffeebohnen

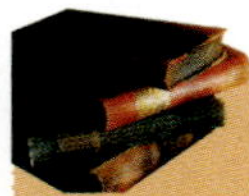

Koffein

Koffein ist der Inhaltsstoff im Kaffee, der anregende Wirkung auf das Herz-Kreislauf-System ausübt. Deshalb kann ein hoher Kaffeekonsum zu gesteigerter Harnausscheidung, Erregbarkeit und Schlafstörungen führen.

Kohlenhydrate: **30 % bis 40 %** in Form von Polysacchariden und Saccharose
Fette: **10 % bis 13 %** in Form von Kaffeeölen, die sich in den Zellen der Bohnen befinden
Wasser: Rohkaffee **max. 13 %,** bei Röstkaffee **5 %**
Eiweiße: **11 %** bei Rohkaffee, diese bauen sich beim Rösten ab bzw. verbinden sich mit den Kohlenhydraten; es entstehen bräunende Substanzen
Säuren: **4 % bis 5 %** Säuren, die beim Rösten stark abgebaut werden
Alkaloide: zwischen **0,8 %** und **2,5 %** Koffein, das beim Rösten erhalten bleibt
Mineralstoffe: **ca. 4 %,** vor allem Kalium, Magnesium und Phosphor
Aromastoffe: **ca. 800** Aromastoffe, die beim Rösten den Geschmack und Geruch entwickeln

Kaffee mit besonderer Behandlung

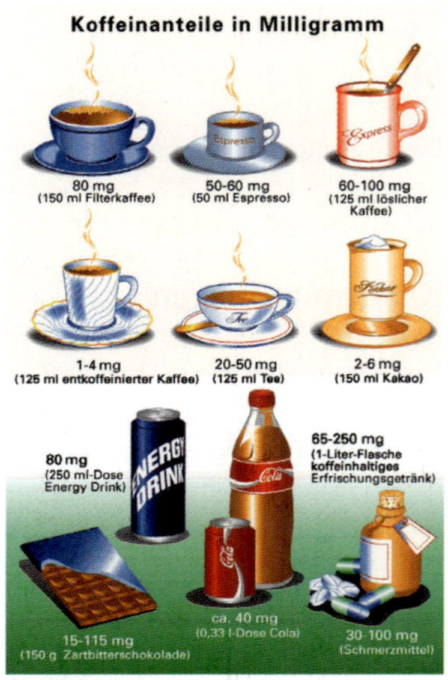
Koffeinanteile in Milligramm
80 mg (150 ml Filterkaffee)
50-60 mg (50 ml Espresso)
60-100 mg (125 ml löslicher Kaffee)
1-4 mg (125 ml entkoffeinierter Kaffee)
20-50 mg (125 ml Tee)
2-6 mg (150 ml Kakao)
80 mg (250 ml-Dose Energy Drink)
ENERGY DRINK
65-250 mg (1-Liter-Flasche koffeinhaltiges Erfrischungsgetränk)
15-115 mg (150 g Zartbitterschokolade)
ca. 40 mg (0,33 l-Dose Cola)
30-100 mg (Schmerzmittel)

Entkoffeinierter Kaffee

Dem entkoffeinierten Kaffee wird durch spezielle Verfahren das Koffein entzogen, wodurch er bekömmlicher wird. Hierbei wird der Rohkaffee zunächst gedämpft und nachfolgend einer Extraktion unterzogen. Das Extraktionsmittel löst das Koffein aus den Bohnen heraus, diese werden getrocknet. Entkoffeinierter Kaffee enthält maximal noch **1 g Koffein** in **1 kg** Kaffeetrockenmasse.

Reizstoffarmer Kaffee

Dem sogenannten **Schonkaffee** werden durch spezielle Verfahren mittels Wasserdampf Reizstoffe wie beispielsweise Säuren und Kaffeewachse entzogen. Reizstoffarmer Kaffee ist besonders für Personen mit Magen-, Gallen- und Leberproblemen zu empfehlen.

Löslicher Kaffee (= Instant-Kaffee)

Löslicher Kaffee ist sehr lange haltbar, schnell zuzubereiten und vielfältig einsetzbar. Der frisch gemahlene Kaffee wird mit heißem Wasser aufgebrüht, wobei sich die wertvollen Inhaltsstoffe herauslösen. Das entstandene Kaffee-Extrakt wird entweder durch Hitze **(= Sprühtrocknung)** oder durch Kälte **(= Gefriertrocknung)** getrocknet. Es entsteht ein lösliches, aromatisches Kaffeeprodukt.

Merke *Kaffee-Ersatz (z. B. Malzkaffee, Muckefuck) ist nicht ein Kaffee im klassischen Sinn, sondern eine Mischung diverser Wurzelfrüchte und/oder Getreidearten, z. B. Gerste, Malz, Roggen, Zichorien (Wegwarte), Hagebutten, Weintraubenkernen. Malzkaffee, der bekannteste Kaffee, wird aus gekeimter Gerste hergestellt.*

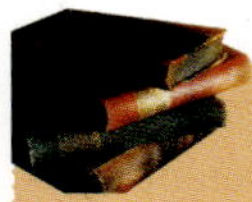

Muckefuck

Aus etymologischer Sicht ist das Wort Muckefuck zusammengesetzt aus den Worten „Mucke = brauner Holzmulm“ und „fuck = faul“ und deutet deshalb auf einen dünnen schlechten Ersatzkaffee hin.

Zubereitung von Kaffee

Kaffee kann in den verschiedensten Weisen (siehe Abbildung) zubereitet werden und ist entscheidend von folgenden Faktoren abhängig:

- **Qualität der Kaffeebohnen**
- **Aufgussverfahren und Dosierung**
- **Röst- und Mahlgrad**
- **Wasserqualität und Brühzeit**

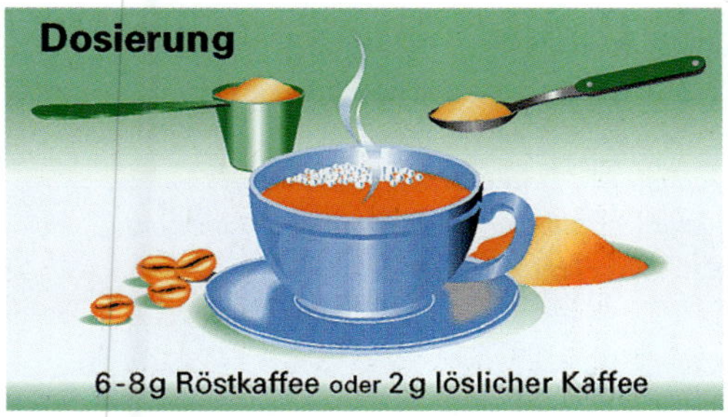

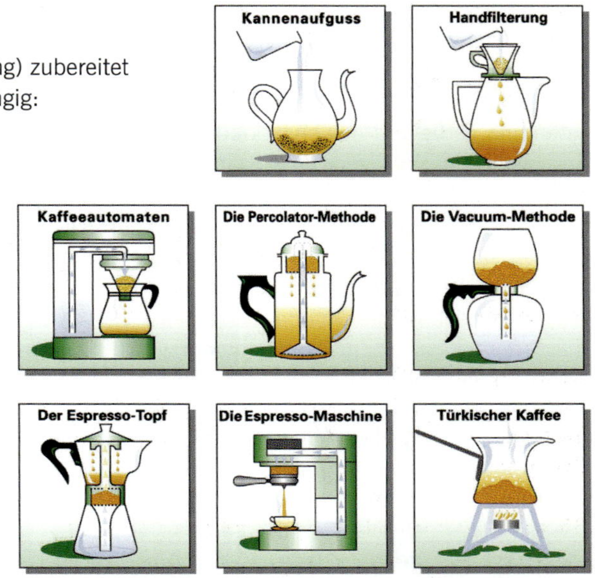

@ ***Kaffeeshops liegen voll im Trend! Informieren Sie sich über die Zutaten und die Zubereitung folgender Getränke: Cappuccino, Ristretto, Caffè Latte, Espresso, Cafè Crème, Latte macchiato. Bereiten Sie diese im Unterricht zu und vergleichen Sie die geschmacklichen Unterschiede.***

M/A ***Brainwriting***

Zeitrichtwerte: **1.** Schritt: **6 Min.**, **2.** Schritt: **5 Min.**, **3.** Schritt: **10 Min.**, **4.** Schritt: **10 Min.** pro Gruppe
Arbeitsmaterial: Arbeitsblatt, Schreibstift, Papierstreifen, dicker Schreibstift, Pinnwand, Pinnnadeln
Teilnehmer: pro Gruppe 6 Personen
Thema: Was haben Sie im Unterricht zum Thema Wasser gelernt?
Beachte: Alle Ideen zum Thema sind erlaubt. Jegliche Art an Kritik ist verboten!

Thema:

Name	1. Idee	2. Idee	3. Idee

Arbeitsauftrag:

1. Jeder Teilnehmer schreibt auf sein Blatt den Namen und 3 passende Ideen zum Thema (siehe Vorlage). Nach **1 Min.** wird das Blatt an den linken Teilnehmer weitergegeben. Dieser liest die Ideen des Vorgängers durch und ergänzt weitere 3 Ideen in der nächsten Zeile. Die Blätter rollieren so lange, bis alle **18 Felder** ausgefüllt sind.
2. Die Ideen aller Blätter werden verglichen.
3. Einigen Sie sich nun auf **6** besonders wichtige Lerninhalte zum Thema Wasser und schreiben Sie diese stichwortartig und gut lesbar auf **6** Papierstreifen (pro Kartonstreifen —> ein Lerninhalt).
4. Präsentieren Sie die gelernten Inhalte in vollständigen Sätzen anhand der Papierstreifen. Dabei sollte jedes Gruppenmitglied einen Lerninhalt vorstellen und Wichtiges dazu kurz ausführen.

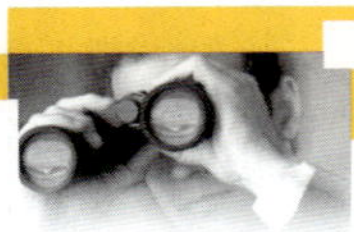

Kakao

Kakao stammt aus den Samenkernen des Kakaobaumes, der in äquatornahen Ländern wie **Peru, Elfenbeinküste, Ecuador, Ghana** und **Indonesien** kultiviert wird. Die **ovalen, melonenartigen Früchte** sind **ca. 20 cm lang.** Nach der Ernte werden die braunen Früchte aufgebrochen, wobei die weißen Samenkerne (= Kakaobohnen) mit Fruchtfleisch entfernt und **ca. 5 bis 10 Tage fermentiert** werden. Bei der Fermentation **oxidieren** die **Gerbstoffe,** das Fruchtfleisch löst sich von den Samenkernen (= Kakaobohnen) ab, die Kakaobohnen erhalten die **rotbraune Farbe** und das **charakteristische Aroma.** Der anschließende Trockenprozess entzieht den Bohnen die Feuchtigkeit. Die Restfeuchte beträgt noch **ca. 7 %.** Danach werden die Bohnen bei **ca. 100 °C bis 140 °C** geröstet und zerkleinert. Der entstandene Kakaobruch enthält keine Schalen und Keimlinge mehr. Beim anschließenden Mahlen kommt die pastenartige Kakaomasse zum Vorschein. In **Presskammern** wird der Kakaomasse durch **Pressen** die hochwertige **Kakaobutter** entzogen, die bei der Herstellung von Schokolade benötigt wird. Der zurückbleibende **Presskuchen** wird nun zu feinem Kakaopulver zermahlen.

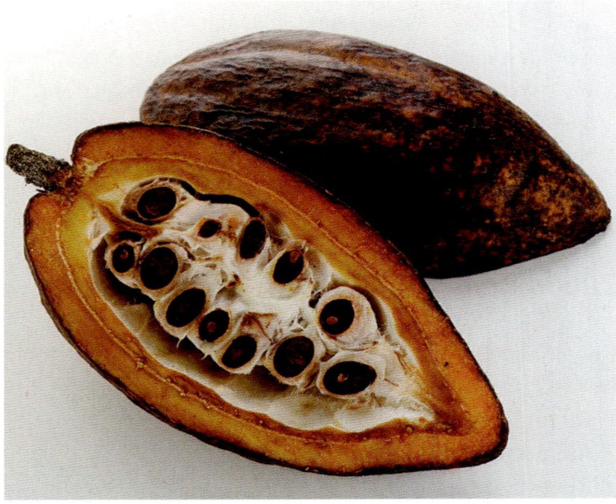

Kakaobutter

Die Kakaobutter ist das Pflanzenfett, das aus der Kakaobohne herausgepresst wird. Es enthält hauptsächlich Öl-, Linol-, Stearin- und Palmitinsäure. Kakaobutter wird bei der Herstellung von Schokolade eingesetzt. Sie schmilzt bei ca. 35 °C.

Inhaltsstoffe getrockneter Kakaobohnen sind

- **ca. 40 % bis 50 % Fett**
- **ca. 12 % Eiweiß**
- **ca. 8 % Stärke**
- **Gerbstoffe**
- **Alkaloide (Theobromin ca. 1,2 %, Koffein ca. 0,3 %)**

Merke ***Das Theobromin ist wie das Koffein ein Alkaloid (= alkalische Stickstoffverbindung), das auf den Organismus jedoch keine bedeutend anregende Wirkung ausübt. Kakao ist deshalb als Aufgussgetränk für Kinder geeignet. Da die Gerbstoffe die Darmbewegung verlangsamen, sollten kakaohaltige Getränke bei Verstopfungen gemieden werden.***

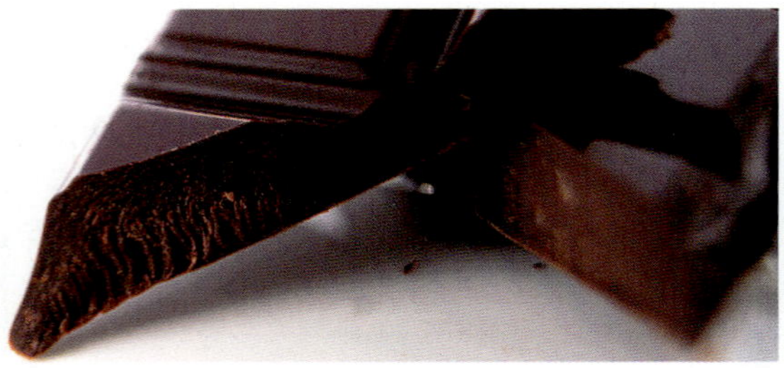

Diverse Schokoladenpulver

• Kakaopulver, schwach entölt	=	mind. 20 % Kakaobutter
Kakaopulver, fettarm	=	mind. 8 % Kakaobutter
• Schokoladenpulver	=	mind. 32 % Kakaopulver, Zucker
• Instant-Getränkepulver	=	20 % Kakaopulver, hoher Zuckergehalt, Aromastoffe, Mineralstoffe, Vitamine zugesetzt

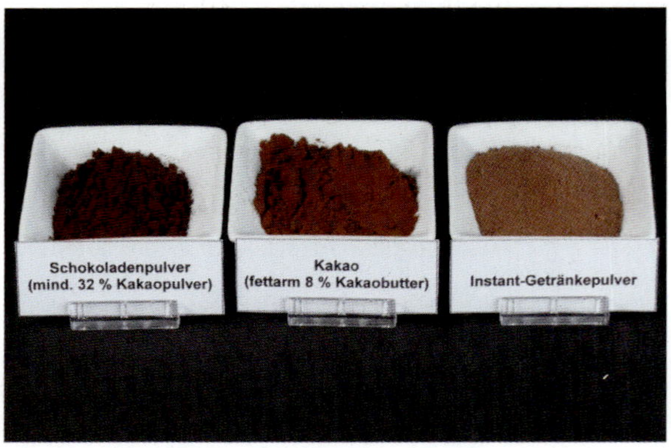

Diverse Schokoladenpulver

@ ***Finden Sie heraus, wie Vollmilchschokolade, weiße Schokolade, Halbbitter- und Bitterschokolade industriell hergestellt werden.***

Herstellung von leckerer Schokomousse (4 Personen)

Arbeitsgegenstände: Topf, Schneebesen, Kühlschrank (Null-Grad-Zone), Rührgerät mit Schneebesen
Zutaten: 1 Tafel Vollmilchschokolade, 1 Tafel Zartbitterschokolade, 500 ml Sahne

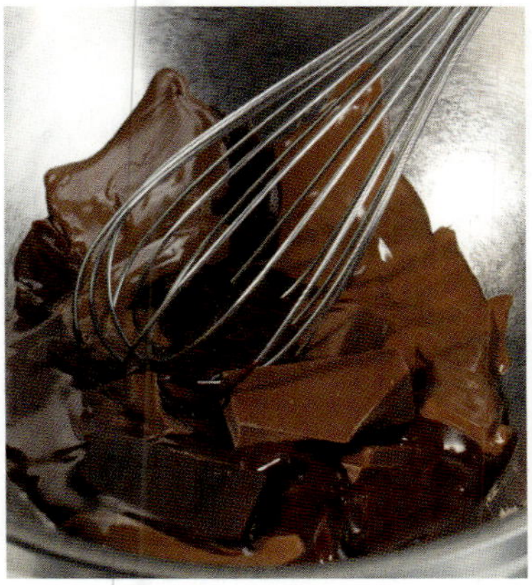

Die zerkleinerte Schokolade unter geringer Hitzezufuhr im Topf im Wasserbad schmelzen lassen.

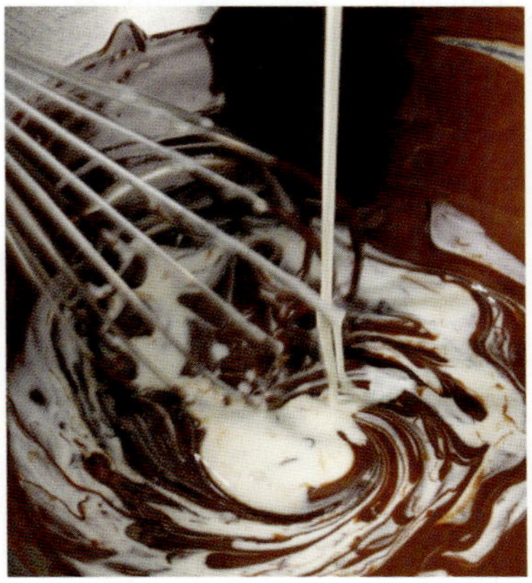

Sahne zugeben, Masse gleichmäßig aufschlagen. Diese im Kühlschrank (Null-Grad-Zone) vollständig abkühlen lassen, bis sie leicht andickt. Masse (Handrührgerät, Schneebesen) zu einer Mousse aufschlagen.

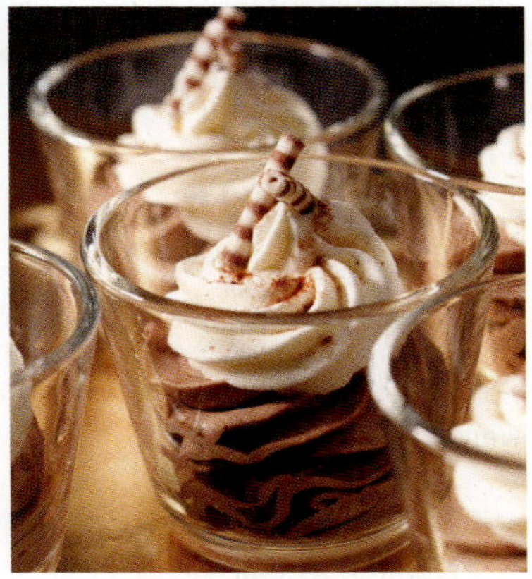

Mousse dekorativ anrichten. Guten Appetit!

c) Erfrischungsgetränke: Fruchtsäfte, -nektar, Fruchtsaftgetränke, Gemüsesäfte, -nektar, Limonaden und Brausen

Fruchtsäfte

Aus reifem, gesunden, frischem **oder** kältebehandeltem Obst können gärfähige Fruchtsäfte aus einer oder mehreren Fruchtarten hergestellt werden, deren Haltbarkeit meist durch Pasteurisation oder Entkeimungsfiltration erzielt wird. Der **Fruchtgehalt** beträgt **100 %,** wobei der durchschnittliche Energiewert zwischen **40** und **75 kcal pro 100 ml** Fruchtsaft liegt. Das ist hauptsächlich auf den natürlichen Fruchtzuckergehalt der Früchte zurückzuführen. Fast alle Fruchtsäfte enthalten **Vitamin C** und **B,** aber auch **sekundäre Pflanzenstoffe (Betacarotin).** Sie weisen ebenfalls einen hohen **Kalium-** und häufig **Magnesiumgehalt** auf. Fruchtsäfte enthalten **Pektine** und je nach Fruchtart verschiedene **Fruchtsäuren** wie beispielsweise Apfelsäure und Zitronensäure. **Gerbstoffe** bedingen den leicht herben Geschmack einiger Säfte. Fruchtsäfte können auch aus Konzentraten unter Zugabe der ursprünglichen Menge an Wasser gewonnen werden. Dieser Fruchtsaft muss dieselben Eigenschaften wie der Direktsaft aufweisen.

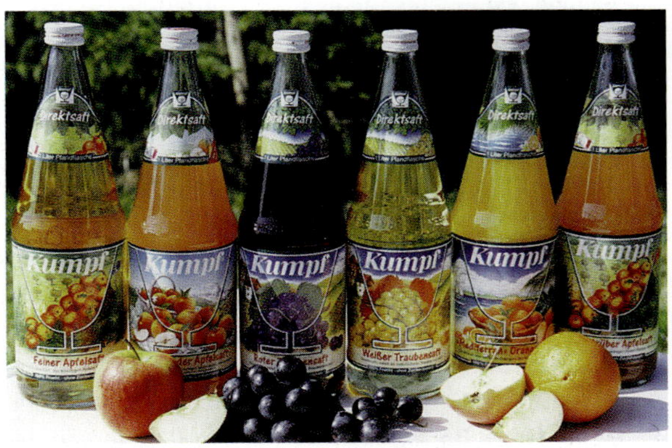

Merke *Ist witterungsbedingt der natürliche Zuckergehalt eines Saftes sehr niedrig, darf der Saft mit 15 g Zucker pro Liter nachgesüßt werden. Es besteht keine Deklarierungspflicht. Eine Nachsüßung ist bei Birnen- und Traubensaft nicht erlaubt. Fruchtsäfte enthalten keine Konservierungsstoffe.*

Fruchtnektar

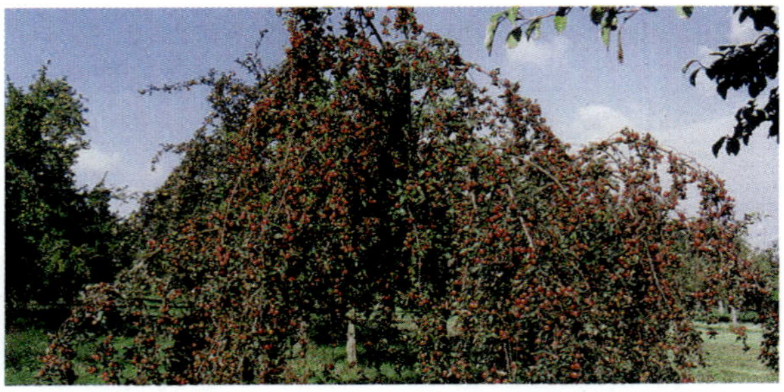

Fruchtnektar besteht aus **Fruchtsaft** und/oder **Fruchtmark, Zucker** und **Wasser.** Der Fruchtgehalt liegt zwischen **25 %** und **50 %,** dieser muss auf der Flasche ausgewiesen werden und ist vom jeweiligen Fruchtsäuregehalt abhängig. Die Zugabe von **20 %** Zucker darf nicht überschritten werden. Der Fruchtnektar ist frei von Farb- und Konservierungsstoffen.

Fruchtsaftgetränke

Bei Fruchtsaftgetränken ist der Fruchtanteil von den verwendeten Fruchtarten abhängig und muss deklariert werden. Er beträgt bei:

- **Kernobst und Trauben mind. 30 %**
- **Anderen Früchten und Mischungen mind. 10 %**
- **Zitrusfrüchten mind. 6 %**

Der Vitamin- und Mineralstoffgehalt ist aufgrund des geringeren Fruchtsaft- und hohen Wasseranteils sehr gering. Der hohe Zuckeranteil **(ca. 40 bis 60 g/l)** ist ebenfalls negativ zu bewerten, selbst **Light-Fruchtnektar,** der Süßstoff enthält, ist nicht vollständig zuckerfrei.

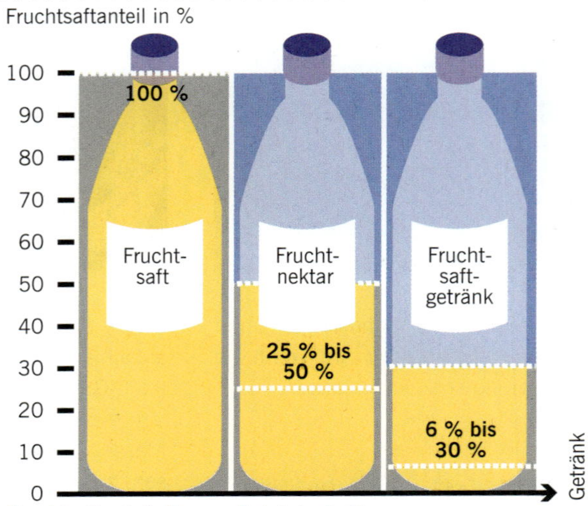

Fruchtsaftanteil diverser Getränke in %

Gemüsesäfte und -nektar

Gemüsesäfte bestehen aus unverdünnten, gärfähigen oder milchsauer vergorenen flüssigen Erzeugnissen aus Gemüse. Sie können wie Fruchtsäfte aus konzentriertem Gemüsesaft oder Gemüsemark gewonnen werden. Mischungen **mehrerer Gemüsesäfte** werden als **Gemüse-Cocktails** bezeichnet. **Gemüsenektar** enthält **bis zu 40 %** Gemüsesaft und/oder Gemüsemark und **60 %** Wasser. Zutaten wie Speisesalz, Essig, Gewürze, Kräuter und Säuren sind erlaubt.

Limonaden

Limonaden können aus **Trink-, Quell-, Tafel- oder Mineralwasser mit** oder **ohne Kohlensäure** hergestellt werden. Süßstoffe und Zucker können zugesetzt werden, wobei der Zuckeranteil **mind. 7 %** betragen muss und nach oben keine Grenzen festgelegt sind. Das heißt, Limonaden sind in der Regel sehr **zuckerreich** und somit **energiehaltig** und deshalb **nicht empfehlenswert.** Die Zugabe von Frucht- und Pflanzenauszügen, Genusssäuren, natürlichen Farbstoffen, Gelier- und Dickungsmitteln ist erlaubt. Das deklarierungspflichtige Chinin verleiht den Limonaden eine bittere Geschmacksnote. In einer Limonade sind bis zu **85 mg Chinin/l** erlaubt. Auch der Zusatz von Koffein **(65 mg bis 250 mg/l)** ist gestattet.

Brause

Das kohlensäurehaltige Erfrischungsgetränk besteht aus Wasser, Zucker **oder** Süßstoffen (= deklarierungspflichtig), Aroma- und Farbstoffen sowie Genusssäuren. Brausen sind rein **künstliche Produkte,** da sie keinen Fruchtanteil und somit keine Vitamine und Mineralstoffe enthalten.

Merke ***Limonaden und Brausen sind hochkalorische Getränke, die zur Deckung des täglichen Flüssigkeitsbedarfs nicht verwendet werden sollten.***

d) Trendgetränke: Energydrinks, Near-Water-Drinks, Sportgetränke, Alkopops

Getränke, die **Energie, Fitness** und einen **Imagegewinn** versprechen, liegen bei jungen Käufern voll im Trend. Je schriller die Getränkefarben und je aufwendiger das Dosendesign, umso größer ist die Nachfrage. Trendgetränke, die aufgrund der zugesetzten Stoffe einen zusätzlichen gesundheitlichen Nutzen versprechen, werden als **Functional Drinks (= funktionale Getränke; Ausnahme: Alkopops)** bezeichnet. Doch was verbirgt sich hinter den Begriffen **Energydrinks, Near-Water-Drinks, Sportgetränke** und **Alkopops** denn wirklich? Das wird im fortlaufenden Text näher beschrieben.

Energydrinks

Energydrinks (= Energie-Getränke) sind seit **1994** auf dem deutschen Markt und stellen ein wachsendes Marktsegment im Bereich der Erfrischungsgetränke dar. Laut Werbung sollen sie die **Leistungsfähigkeit** beim Menschen steigern und **gesundheitsfördernde Wirkungen** ausüben. Hauptbestandteile der Energydrinks sind **Wasser** und hohe Mengen an **Zucker** oder **Süßstoffen.** Es handelt sich also um kalorienreiche Getränke. Stoffe wie **Koffein, Guarana, Carnitin, Taurin, Glucuronolacton** und **Insositol** sollen für die anregende und leistungssteigernde Wirkung verantwortlich sein. Tatsache ist jedoch, dass der Körper einige dieser Stoffe selbst aufbauen kann, also die Stoffe nicht durch Energydrinks aufgenommen werden müssen. Auch **Farb-, Aroma-** und **Geschmacksstoffe** sind enthalten. Die anregende Wirkung der Energydrinks ist nach derzeitigem Wissensstand allein auf die anregende Wirkung von Koffein bzw. Guarana zurückzuführen. Eine zu hohe Zufuhr an Koffein kann zu Nervosität, Muskelzittern und Schlaflosigkeit führen. Ungeklärte Todesfälle, die in engem Zusammenhang mit sportlichen Betätigungen und gleichzeitigem Konsum von Alkohol und Energydrinks stehen, schließen unerwünschte Wechselwirkungen nicht aus.

Chinin

Chinin zählt zu der Gruppe der Alkaloiden und wurde früher aus der Rinde des südamerikanischen Chinarindenbaumes gewonnen. Die Substanz wird heute synthetisch hergestellt. Chinin wird immer noch bei der Bekämpfung von Malaria und Fieberanfällen eingesetzt. Durch Chinin erhalten Erfrischungsgetränke (z. B. Bitter Lemon) und Spirituosen eine bittere Geschmacksnote. Die Einnahme von hohen Dosen führt zu Erbrechen, Seh- und Wahrnehmungsstörungen. Deshalb ist nur eine bestimmte Menge an Chinin in Getränken erlaubt. Schwangere und Allergiker sollten auf den Konsum von chininhaltigen Produkten verzichten.

Near-Water-Drinks

Die Werbung macht sich das positive Image des Wassers zunutze und stellt die Near-Water-Drinks als Durstlöscher mit gesundheitlichem Zusatznutzen dar. Tatsächlich handelt es sich bei **Near-Water-Drinks (= Getränke auf Wasserbasis)** um Wasser **(Mineral-, Tafel-, Quell- oder Trinkwasser),** das mit Stoffen wie **Kräutern, Fruchtsaftkonzentraten, Sauerstoff, Mineralstoffen, Vitaminen, Koffein** und **Zucker (Fruktose, Maltodextin, Traubenzucker)** versetzt wird. Hierbei handelt es sich also keinesfalls um energiearme Getränke.

@ ***Welche Energydrinks beherrschen derzeit den Markt? Holen Sie Erkundigungen ein.***

Sportgetränke (= Fitnessgetränke)

Sportgetränke sollen den **Flüssigkeits-, Mineralstoff-** und **Energieverlust,** der beim Sport entsteht, ausgleichen. Sie werden in 3 Kategorien eingeteilt: Es gibt **iso-, hypo- und hypertonische** Getränke.

Isotonische Getränke sind Elektrolytgetränke. Die aktiv osmotischen Teilchen des Getränks gleichen den osmotischen Teilchen des Bluts und können vom Körper rasch aufgenommen werden. Der hohe Anteil an Natrium gleicht den Natriumverlust, der beim Schwitzen auftritt, aus. **Fruchtsaftschorlen** mit natriumreichem Mineralwasser sind ebenso isotonische Getränke (Mischverhältnis 1: 2). Da sie sehr preisgünstig sind, stellen sie eine echte Alternative zu den teuren isotonischen Spezialgetränken dar.

Hypotonische Getränke, beispielsweise **Kräuter-** und **Früchtetees, Molke** und **Brühen,** enthalten einen geringeren Anteil an osmotischen Teilchen als im Blut vorhanden. Sie werden aber wie isotonische Getränke ähnlich schnell vom Körper resorbiert.

Hypertonische Getränke weisen den höchsten Anteil an osmotischen Teilchen auf. Sie werden aber bedeutend langsamer resorbiert als die beiden anderen Getränkekategorien und sollten deshalb, wenn überhaupt, nur bei geringem Wasserverlust getrunken werden. Hypertone Getränke, zu denen **Cola, Energydrinks** und **Limonaden** zählen, sind **sehr zuckerhaltig** und deshalb nicht zu bevorzugen.

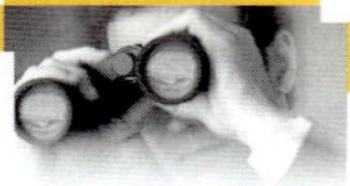

Alkopops

Bei Alkopos, die auch als RTD (engl. = **R**eady **t**o **D**rink Cocktails) oder **Premix** bezeichnet werden, handelt es sich um **farblich hervorstechende, kohlensäure-** und **alkoholhaltige Süßgetränke,** die in kleinen Dosen oder Flaschen zu kaufen sind. Sie heben sich optisch nicht von Limonaden oder Brausen ab. Hauptbestandteile des Getränkemixes sind Wasser, Zucker/Süßstoff und destillierter Alkohol (Spirituosen oder Branntwein). Die Gefahr beim Konsum von Alkopops liegt darin, dass der hohe Zuckergehalt sowie die Zusätze von Aromen und Säuren den Alkoholgeschmack überdecken und die Wirkung des Alkohols erst nach dem Konsum mehrerer Alkopops bemerkt wird. Eine Flasche Alkopop (0,25 l) hat denselben Alkoholgehalt wie zwei Gläser Schnaps (= 40 ml). Alkopops können zu latentem Alkoholkonsum und somit zu Alkoholismus führen.

Zum Schutz der Jugend wird auf Alkopops eine Sondersteuer erhoben. Ebenso müssen die branntweinhaltigen Alkopops den Warnhinweis „Abgabe an Personen unter 18 Jahren verboten" ausweisen.

1. ***Finden Sie heraus, wie die Getränkeindustrie diese beiden gesetzlichen Vorgaben zu umgehen versucht.***
2. ***Warum sind Alkopops bei vielen Jugendlichen beliebt? Diskutieren Sie den Konsum von Alkopops in der Klasse.***

e) Alkohol

Der Alkohol, der vom Menschen getrunken werden kann, wird als **Ethylalkohol (= Ethanol)** bezeichnet. Es besteht die Möglichkeit, Ethanol auf synthetischem Weg oder durch **alkoholische Gärung** herzustellen. Bei der alkoholischen Gärung wird Zucker, der aus **stärke-** oder **zuckerhaltigen Pflanzen** (Getreide, Zuckerrübe, Zuckerrohr), **Obst** und **Beerenfrüchten** stammt, unter Einwirkung von Hefe zu **Ethanol** und **Kohlendioxid** gespalten. Die **Summenformel** von **Ethanol** lautet **C_2H_5OH.** Wein und vor allem Bier wird durch die alkoholische Gärung hergestellt. Da Hefen bei einem Alkoholgehalt von **23 Vol.-%** die Wirkungsweise verlieren, haben Getränke, die durch **alkoholische Gärung** hergestellt werden, einen **max. Alkoholgehalt** von **ca. 18 Vol.-%.** Wird der gewonnene Alkohol destilliert, entstehen **hochprozentige alkoholische Lösungen,** die auch als **Spirituosen** bezeichnet werden.

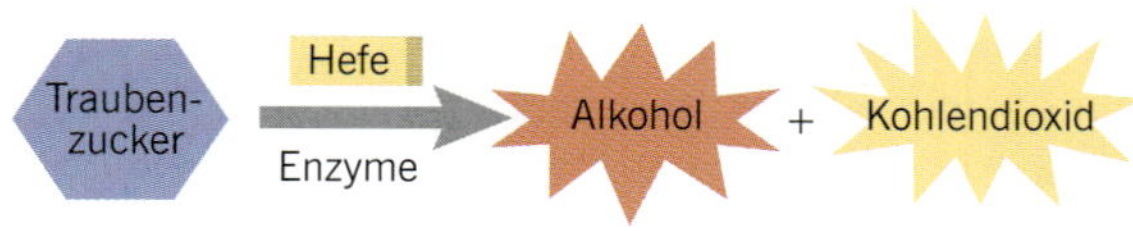

Alkoholische Gärung

Destillation
Hierbei handelt es sich um ein thermisches Trennverfahren, bei dem die Stoffe eines Flüssigkeitsgemischs aufgrund der unterschiedlichen Siedepunkte durch mehrere Verfahren voneinander getrennt werden. Durch Destillation wird beispielsweise der aus Wein gewonnene Weinbrand und der aus Äpfeln gewonnene Calvados erzeugt.

Alkoholgehalt

Auf Flaschen wird der Alkoholgehalt eines Getränks in **Vol.-% (= Volumenprozent)** ausgewiesen.

Wird der Alkoholgehalt eines alkoholischen Getränks berechnet, muss das **spezifische Gewicht** des Alkohols berücksichtigt werden, das heißt, **1 ml Alkohol wiegt 0,8 g.**

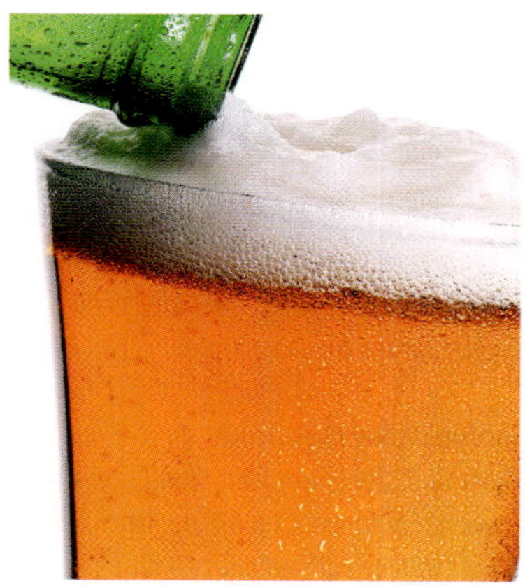

Merke ***Die Maßeinheit Vol.-% gibt die Alkoholmenge in Gramm an, die in 100 ml eines auf 20 °C temperierten alkoholischen Getränks enthalten ist.***

Formel für die Berechnung des reinen Alkoholgehalts:

$$\text{Alkoholgehalt (g)} = \frac{\text{Menge in ml x Alkoholgehalt in Vol-\% x 0,8}}{100}$$

Beispiel:
Wie viel reiner Alkohol ist in 125 ml Weißwein (11 Vol.-%) enthalten?

$$? = \frac{\text{125 ml x 11 Vol.-\% x 0,8}}{100}$$

Ergebnis: Der Alkoholgehalt beträgt 11 g.

Wie viel Gramm Alkohol sind in 3 Flaschen (à 275 ml) Alkopops (5,5 Vol.-%) enthalten?

Alkoholaufnahme im menschlichen Körper

Ungefähr **20 %** des aufgenommenen Alkohols werden über den **Magen** direkt ins Blut abgegeben. Der größte Teil jedoch wird über den **Darm** ins Blut resorbiert. Das heißt, bereits nach kurzer Zeit ist der Alkoholgehalt, der in **Promille (= ‰)** ausgewiesen wird, im Blut messbar. Die Resorptionsgeschwindigkeit von Alkohol hängt von verschiedenen Faktoren wie beispielsweise der **Alkoholmenge,** dem **Alkohol-** und **Zuckergehalt** des Getränks sowie dem **Mageninhalt** ab.

Welcher Alkoholgehalt pro Tag ist gefährlich?

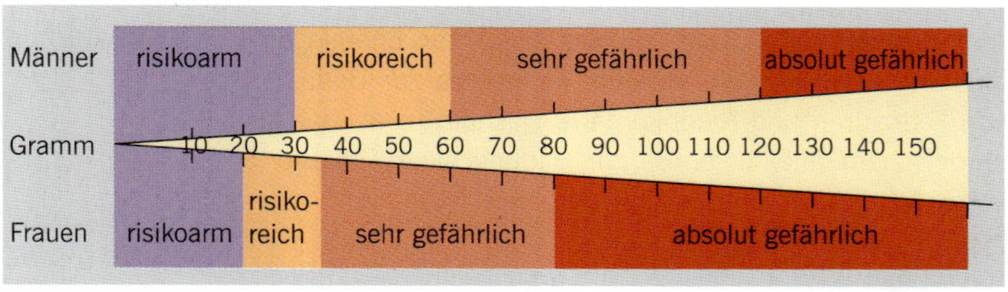

Aus der Grafik ist ersichtlich, ab welchen Werten die Aufnahme von Alkohol nicht mehr risikoarm, sondern risikoreich bzw. gefährlich ist.

Merke ***Eine schnelle Resorption von Alkohol findet bei leerem Magen und bei warmen, süßen, kohlensäurehaltigen alkoholischen Getränken statt. 1 g Alkohol liefert 29 kJ bzw. 7 kcal Energie. Die Energiemenge ist also unwesentlich geringer als die von Fett.***

Berechnung des Blutalkoholgehalts (BAK)

Der Blutalkoholgehalt, abgekürzt **BAK,** wird bis heute nach der Formel des schwedischen Chemikers und Professors **Erik Matteo Prochet Widmark (†1945)** mit der Maßeinheit **Promille (‰)** berechnet:

Berechnungsformel BAK:

$$C\ (‰) = \frac{A\ (g)}{P\ (kg) \times r}$$

Erläuterung der Abkürzungen:
C = Alkoholgehalt im Blut (‰)
A = Alkoholgehalt im Körper (g)
P = Körpergewicht (kg)
r = Reduktionsfaktor/Verteilungsfaktor (Frauen: 0,6; Männer: 0,7)

Der Reduktionsfaktor, auch als Verteilungsfaktor bekannt, bezeichnet das Verhältnis zwischen der Alkoholkonzentration im gesamten Körper zu der Alkoholkonzentration im Blut. Er ist zugleich ein Maß für die Wasserkonzentration im Körper.

Welcher Promille-Gehalt ist bei einer 60 kg schweren Frau festzustellen, die 125 ml Weißwein (11 Vol.-%) getrunken hat?

Berechnung des reinen Alkoholgehalts:

$$\frac{\text{125 ml x 11 Vol.-\% x 0,8}}{100} = 11\ g$$

Berechnung des BAK:

$$\frac{11\ g}{60 \times 0{,}6} = 0{,}31\ ‰$$

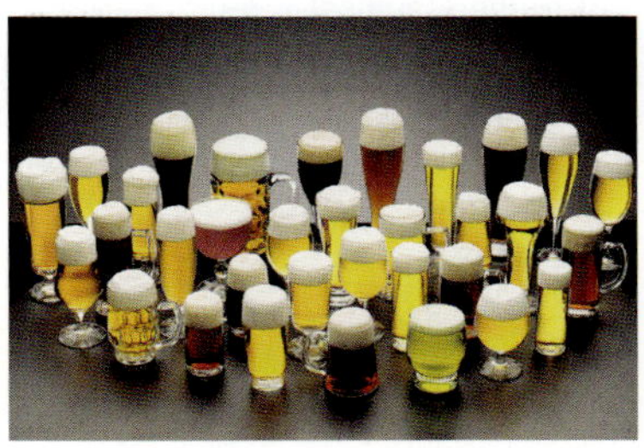

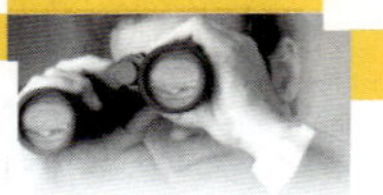

Abbau von Alkohol im menschlichen Körper

Im menschlichen Körper erfolgt der Abbau des Alkohols innerhalb kürzester Zeit

- zum größten Teil über die **Leber,**
- **ca. 5 %** über die **Atemluft,**
- **bis zu 2 %** über die **Nieren,**
- **ca. 0,5 %** über den **Schweiß** und den **Urin.**

Die Leber ist für den Abbau von Alkohol verantwortlich. Der Abbau erfolgt auf enzymatischem Weg durch verschiedene **Oxidationsvorgänge.** Am Ende des Abbauprozesses bleiben unter Energiegewinnung **Kohlendioxid** und **Wasser** übrig. Kann Alkohol nicht zur Energiegewinnung herangezogen werden, kommt es zur Bildung von Fettsäuren und Ketonkörpern. Deshalb kann es bei chronischem Alkoholgenuss zur Bildung einer Fettleber kommen.

Der Abbau von Alkohol ist von verschiedenen Faktoren abhängig, z. B. **Alter, Geschlecht** und **Gewicht.**

Merke ***Als Faustregel für den Abbau von Alkohol gilt:***
Mann: pro Std. —> 0,1 g Alkohol pro kg Körpergewicht
Frau: pro Std. —> 0,08 g Alkohol pro kg Körpergewicht

? ***Ein junger Mann (80 kg) gerät nach unmittelbarem Genuss von 3 Flaschen Alkopops (à 275 ml, 5,5 Vol-%) nach dem Diskobesuch in eine Polizeikontrolle. Welche Promille-Angaben sind nach der Kontrolle zu erwarten? Nehmen Sie dazu Stellung.***

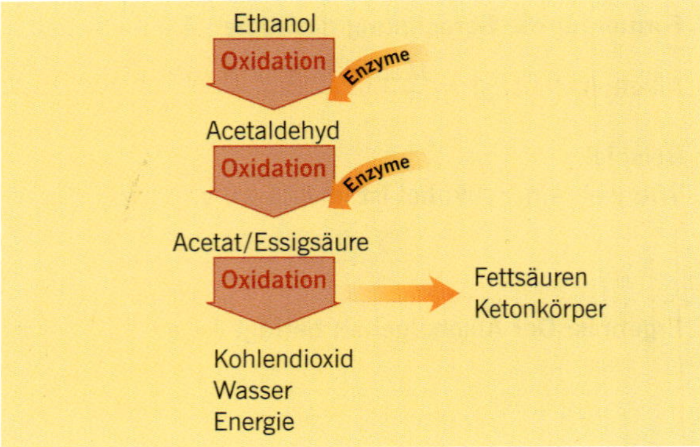

Abbauprozesse von Alkohol

Nehmen Sie dazu Stellung!

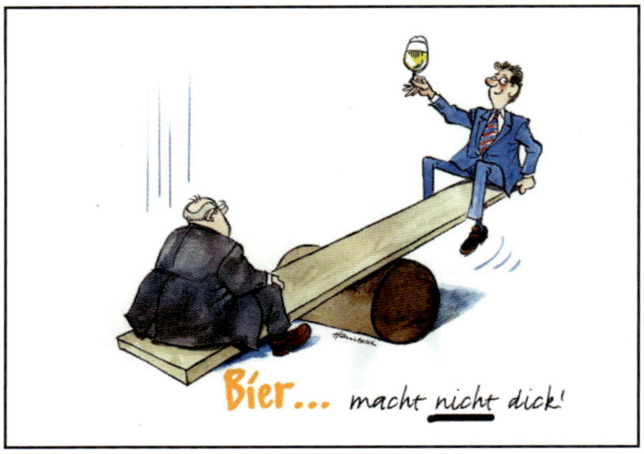

@ ***Finden Sie im Internet heraus, welche Selbsthilfegruppen es für alkoholabhängige Personen gibt.***
Alkohol im Straßenverkehr! Ab welchem Promille-Gehalt dürfen Fahrzeugführer nicht mehr am Straßenverkehr teilnehmen?

Alkoholgehalt im Blut und dessen Folgen

Bei geringen Mengen an Alkohol wird im Gehirn der Botenstoff **Dopamin** freigesetzt, der an den Synapsen **anregende Wirkungen** auslöst. Bei höheren Dosen hingegen kann Dopamin einen hemmenden Effekt hervorrufen. Es werden **verschiedene Stadien** des Alkoholkonsums unterschieden, die entsprechend des **Promille-Gehalts** unterschiedliche körperliche Merkmale aufweisen.

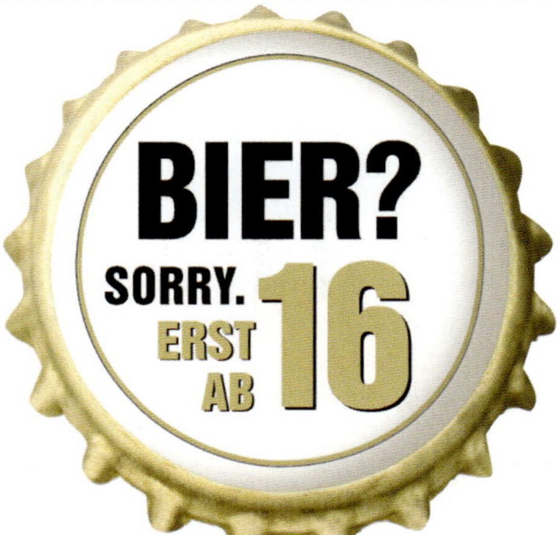

Was passiert bei wie viel Promille?

‰	Zustand	Merkmale
ab 0,2	angeheitert	• Vermindertes Sehvermögen und verminderte Aufmerksamkeit • Beeinträchtigung im Urteilsvermögen • Entspanntes, heiteres Verhalten
ab 0,5	leichter Rausch	• Konzentrationsschwächen • Agressives und depressives Verhalten • Reaktionszeit verlangsamt
1,0–2,0	Rauschstadium	• Sprachstörung, Gleichgewichtsstörung • Reaktionsgeschwindigkeit vermindert • Sehverschlechterung
2,0–3,0	Betäubungsstadium	• Verwirrtheit, Übelkeit, Erbrechen • Gestörtes Bewusstsein • Reaktionsvermögen minimal existent
3,0–5,0	Lähmungsstadium	• Vergiftungserscheinungen • Bewusstlosigkeit • Gedächtnisverlust
ab 4,0	Todesgefahr	• Koma, Lähmungen, Atemstillstand • Tod

M/A *Trinktagebuch*

Erstellen Sie mit Ihren Klassenkameraden ein **tabellarisches Trinktagebuch** für **1 Woche.**

Notieren Sie genau, welche Getränke Sie in welchen Mengen an einem Tag trinken. Kontrollieren Sie dabei, ob Sie die tägliche Flüssigkeitszufuhr von **1 l bis 1,5 l** erreichen.

Überlegen Sie, wo Sie die Auswahl Ihrer Getränke noch **optimieren** können. Vergleichen Sie die Ergebnisse in der Klasse.

Erstellen Sie nun einen gemeinsamen Wochen-Trinkplan, der ausweist, welche Getränke Sie täglich in welchen Mengen trinken. Versuchen Sie nun, diesen Plan 1 Woche umzusetzen.

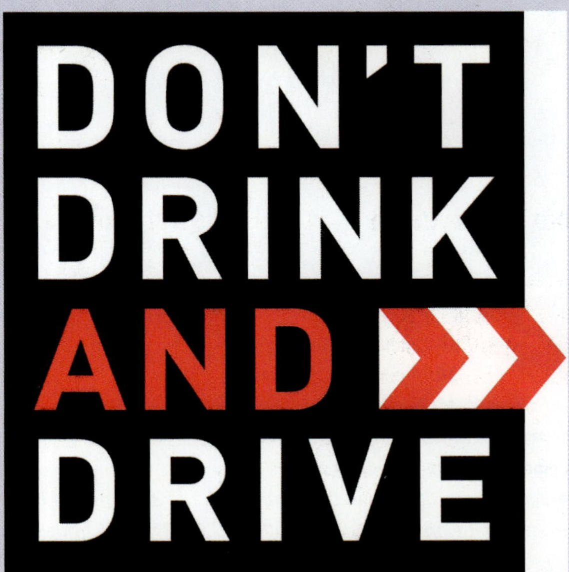

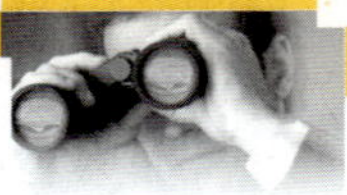

Chronischer Alkoholmissbrauch

Alkohol kann bei ständigem Konsum süchtig machen und den Körper irreparabel (= nicht rückgängig machbar) schädigen, da Alkohol als Zellgift wirken kann. Folgende Schädigungen können auftreten:

Schädigungen durch chronischen Alkoholmissbrauch

Leber 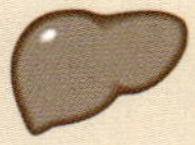	• Fettansammlungen in der Leber —> Fettleber • Hepatitis (Gelbsucht) • Leberzirrhose (Leberschrumpfung)
Blutgefäße 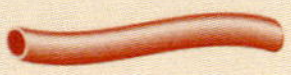	• Erweiterte Blutgefäße • Ausbuchtungen der Nase (Alkoholikernase) • Bildung von Krampfadern
Herz 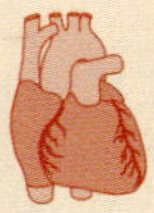	• Herzrhythmusstörungen • Entzündeter Herzmuskel • Herz-Kreislauf-Probleme
Axon 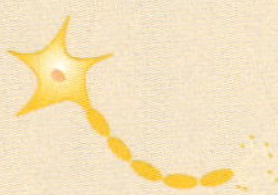	• Taubheitsgefühl in den Beinen • Muskelkrämpfe • Störungen des Bewegungsapparates • Gedächtnisstörungen
Krebsvirus 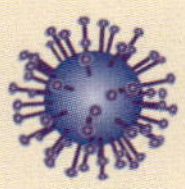	• Gefährdung verschiedener Organe, z. B. Bauchspeicheldrüse, Magen, Darm, durch Krebs
Magen 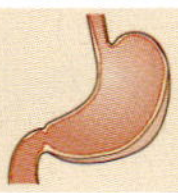	• Entzündung der Magenschleimhaut —> Übelkeit, Erbrechen

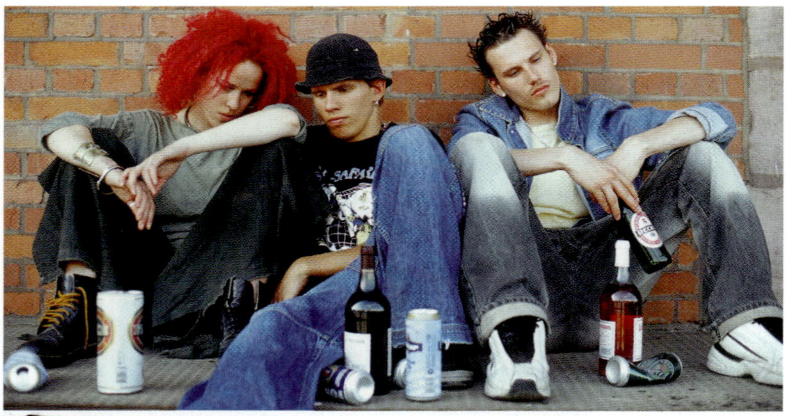

@ *Recherchieren Sie im Internet, ob der Alkoholkonsum von Jugendlichen und jungen Erwachsenen (Alter: 12 bis 15 Jahre) derzeit zu- oder abnimmt. Diskutieren Sie folgende Begriffe in der Klasse: Komatrinken, Binge drinking.*

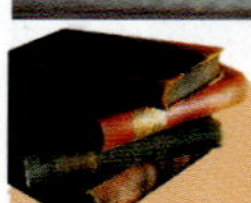

Korsakow-Syndrom
1854 erkannte der russische Psychiater Korsakow, dass durch chronischen Alkoholkonsum bestimmte Regionen im Gehirn so geschädigt werden können, dass es zu Gedächtnisverlusten mit einhergehender Orientierungslosigkeit kommen kann.

?

1. *Ihr Freund/Ihre Freundin trinkt pro Tag 1 Flasche Bier und fühlt sich danach richtig cool. Nehmen Sie dazu Stellung.*
2. *Ihre Eltern lassen sich scheiden. Sie leben bei Ihrer Mutter, die zu trinken beginnt. Wie können Sie Ihr helfen? Diskutieren Sie die Thematik in der Klasse.*
3. *Senioren trinken zum Abendessen sehr gerne 1/8 l Wein. Wie finden Sie dieses Verhalten?*
4. *Welche Ursachen können zu einem chronischen Alkoholkonsum führen?*

M/A 7.9 CHECKLISTE KLASSENARBEIT

Gemeinsames Lernen ist besser! Bilden Sie mit einer Person Ihrer Klasse ein Lern-Tandem, in dem Sie gemeinsam für die bevorstehenden Klassenarbeiten lernen. Nähere Details finden Sie im Kapitel 2.8, Seite 81.

1. **Ohne Wasser kein Leben!** Nehmen Sie zu dieser Aussage Stellung. ❑
2. Erläutern Sie stichwortartig den Kreislauf des Wassers auf der Erde. ❑
3. Welche Aufgaben hat das Wasser im menschlichen Körper? ❑
4. Erläutern Sie die Regulation des Wasserhaushalts im menschlichen Körper. ❑
5. Zu welchen Problemen führt ein Wassermangel im Körper? ❑
6. Wie viel Wasser scheidet im Durchschnitt der menschliche Körper pro Tag aus? ❑
7. Wie hoch sollte die tägliche Flüssigkeitsaufnahme bei einem Menschen sein? ❑
8. Welche Getränke sollten bei der täglichen Flüssigkeitsaufnahme bevorzugt werden? ❑
9. Welche Lebensmittel haben einen hohen bzw. niedrigen Wassergehalt (je 4 Beispiele)? ❑
10. Was passiert, wenn Eis schmilzt? Erläutern Sie den Vorgang in vereinfachter Form. ❑
11. Was passiert genau, wenn Wasser siedet? ❑
12. Warum garen Lebensmittel im Dampfdrucktopf schneller als im normalen Topf? ❑
13. Erläutern Sie anhand von 5 Versuchen die küchentechnischen Eigenschaften von Wasser. ❑
14. Wie entsteht Mineralwasser? ❑
15. Welchen gesetzlichen Bestimmungen muss natürliches Mineralwasser entsprechen? ❑
16. Welche weiteren Wässer gibt es? Erklären Sie stichwortartig die wesentlichen Unterschiede. ❑
17. Welche Küchentricks gibt es, um Mehl- und Eierspeisen zu lockern? ❑
18. Beschreiben Sie das Aussehen einer Teepflanze und nennen Sie deren Hauptanbaugebiete. ❑
19. Erläutern Sie die Unterschiede zwischen einem Schwarz- und einem Grüntee. ❑
20. Erläutern Sie die einzelnen Arbeitsschritte, die bei der orthodoxen Methode der Teeproduktion wichtig sind. ❑
21. Stellen Sie verschiedene Teesorten überblicksweise dar. ❑
22. Welche Inhaltsstoffe sind im Tee enthalten? ❑
23. Bei welcher Ziehdauer wirkt ein Tee beruhigend bzw. anregend? ❑
24. Kaffee ist das Welthandelsgut **Nummer 2!** Welche Kaffeearten kennen Sie? ❑
25. Geben Sie Auskunft über die Röstgrade von Kaffee. ❑
26. Welche Inhaltsstoffe sind im Kaffee enthalten? ❑
27. Von welchen Faktoren ist die Zubereitung von Kaffee abhängig? ❑
28. Wo und wie wird Kakao gewonnen? ❑
29. Erläutern Sie die Unterschiede zwischen Fruchtsaft, -nektar, Limonaden und Brausen. ❑
30. Trendgetränke sind populär! Welche Trendgetränke kennen Sie? ❑
31. Welche Gefahr ergibt sich bei hohem Konsum von Alkopops? ❑
32. Erläutern Sie den Begriff alkoholische Gärung. ❑
33. Durch welche Maßeinheit wird der Alkoholgehalt auf Getränken ausgewiesen? ❑
34. Berechnen Sie den Alkoholgehalt von 0,02 l Cognac (42 Vol.-%). ❑
35. Ein Mann (85 kg) trinkt auf einem Volksfest 2 Maß Bier (5 Vol.-%). Welcher BAK wird bei diesem Mann nach 2 Std. festgestellt? ❑
36. Welche Folgen kann ein chronischer Alkoholmissbrauch nach sich ziehen? ❑

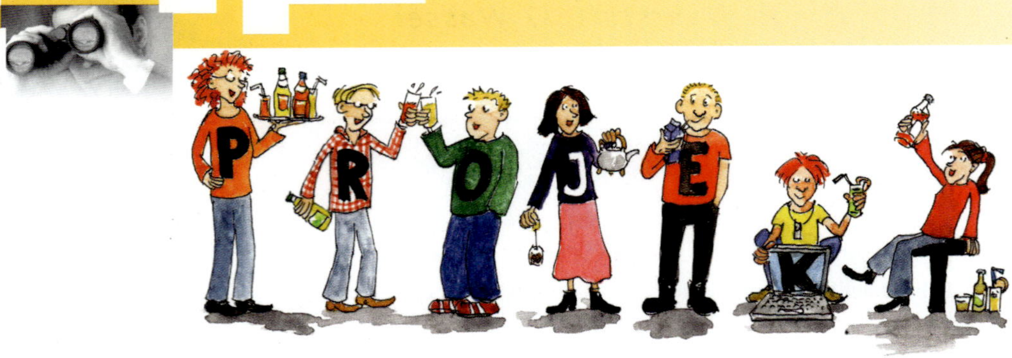

7.10 Projekt 5: „Die Welt der Getränke!“

Projektaufgabe: „Die Welt der Getränke!“ Bei einem Schulfest, Infotag o. Ä. sollen die Besucher anhand von Infostand und -stellwänden in **„Die Welt der Getränke!“** eingeführt werden. **Hierbei soll die Projektgruppe** über die verschiedenen Getränkegruppen (Aufgussgetränke, ...), das Trinkverhalten, die richtige Getränkeauswahl etc. informieren. Die folgenden Fragen sowie die Kurzbeschreibung über die wichtigsten Schritte für die Erstellung einer Präsentation bieten Ihnen wichtige Hilfestellungen für die Realisierung des Projekts.

1. Informieren Sie die Besucher z. B. mit einer PowerPoint-Präsentation oder Infotafeln über die verschiedenen Getränkegruppen. Oftmals erhalten Sie gutes Informations- und Bildmaterial von Verbänden.
2. Ermitteln Sie das Trinkverhalten der Besucher anhand eines Fragebogens o. Ä.
3. Klären Sie die Besucher über den Flüssigkeitsbedarf, den ein Mensch täglich hat, auf. Überlegen Sie, wie Sie die Bedarfsdeckung veranschaulichen können.
4. Stellen Sie für die Besucher zahlreiche alkoholfreie Getränke (interessante Cocktails) her.
5. Testen Sie das Wissen der Besucher. Erarbeiten Sie ein Wissensquiz, anhand dessen Sie erfahren können, wie viel Wissen die Besucher durch Ihren Informationsstand erworben haben. Schaffen Sie einen Anreiz (z. B. Verlosung von Preisen), damit die Besucher am Wissensquiz teilnehmen.

Gruppengröße: 6 bis **8** Personen
Zeitrahmen: Dieser wird von der Lehrkraft festgelegt.

M/A *Erstellung einer PowerPoint-Präsentation (Version 2007)*

Wichtige Informationen können mit einem Präsentationsprogramm kurz und bündig präsentiert werden. Nachfolgend die wichtigsten Schritte für die Erstellung einer PowerPoint-Präsentation (Version 2007):

1. Leere Präsentation beginnen

- Beim **Start** von **PowerPoint 2007** wird automatisch eine leere Präsentation angelegt. Per Mausklick in den Platzhaltertext (= Titel und Untertitel) kann dieser überschrieben werden.

2. Neue Folien hinzufügen oder Folien löschen

- Bei Register **„Start“** —> **Schaltfläche (Folien) „Neue Folie“** oder durch das Drücken von **Strg** + **M** wählt PowerPoint eine **neue Folie** aus. Das passende **Layout** kann bestimmt werden, indem die gewünschte Folie **markiert** und über die Schaltfläche **„Layout“** das passende **Folienlayout** aktiviert wird. Die aktivierte Folie kann im gleichen Register gelöscht werden.

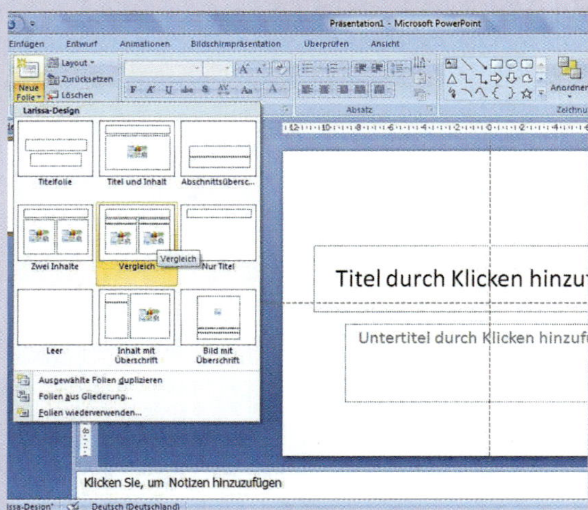

Neue Folien und Folienlayout hinzufügen

3. Texte und Stichpunkte einfügen

- Texte können durch **Aktivierung** des entsprechenden **Textfelds** eingeschrieben werden.
- Stichpunkte können direkt in die Folienmitte oder links in der Gliederungsansicht eingefügt werden.

- Der nächste Aufzählungspunkt wird durch die Bestätigung der **Enter-Taste** erzielt.

- Die Aufzählungspunkte werden durch die **Tabulator-Taste** um eine Stufe tiefer gestellt.

4. Änderung der Schriftart und der Schriftgröße
Zu ändernden **Textabschnitt** oder das entsprechende **Wort markieren,** dann über das Register **„Start"** —> Schaltfläche **„Schriftart"** **passende Schriftart** und **-größe** per Mausklick auswählen. Gleichermaßen kann der markierte Text bzw. das markierte Wort **fett, kursiv** und **durchgestrichen** gesetzt werden und sogar die **Textfarbe** kann geändert werden.

5. Hintergrund auswählen
- Unter Register **„Entwurf"** per Mausklick das gewünschte **Hintergrunddesign** auswählen. In diesem Register können auch die **Schriftart,** die **Farbe** und die **Effekte** für das **aktuelle Design** geändert werden.

6. Grafiken, Fotos, ClipArts einfügen
- In die Folie klicken, in die das **Foto** oder die **Grafik** etc. eingefügt werden soll. Register **„Einfügen",** unter der Rubrik **„Illustrationen"** eine **Grafik** oder ein **ClipArt** oder ein **Foto** aus dem entsprechenden Ordner auswählen. Das entsprechende Bildelement wird per Mausklick eingefügt und kann durch Anklicken bei gedrückter Maustaste verschoben werden.

7. Animationen
Das bedeutet, dass Texte und Bilder während der Präsentation in **bestimmter Reihenfolge** und mit **Spezialeffekten** versehen ins Bild gebracht werden können. Gleichermaßen können Folienübergänge animiert werden.

- **Folienübergänge animieren:** Im Register **„Animationen"** können die Übergänge per Mausklick ausgewählt werden. Der gewählte Folienübergang kann durch Anklicken der Schaltfläche **„für alle übernehmen"** auf alle Folienübergänge übertragen werden.

- **„Benutzerdefinierte Animationen"** anklicken. Es erscheint am rechten Bildrand das Bearbeitungsfeld. Das zu animierende Objekt muss durch einen Mausklick **aktiviert** werden, dann kann der gewünschte Effekt ausgewählt werden.

8. Präsentation starten
- Register **„Bildschirmpräsentation":** Hier kann z. B. die Präsentation von Beginn an gestartet werden.

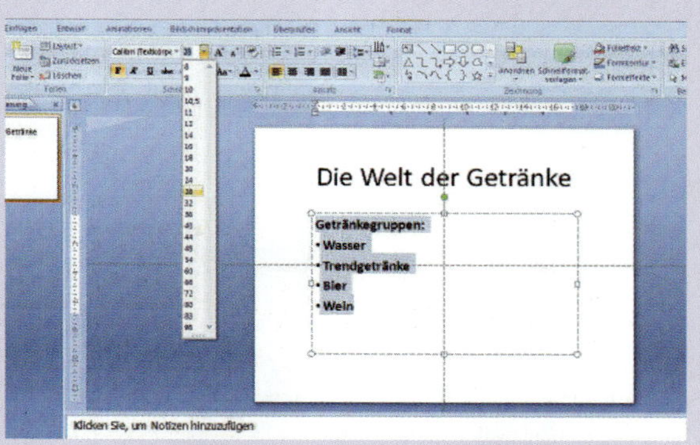

Texte und Stichpunkte einfügen

Merke ***Die Schriftgröße darf 20 pt nicht unterschreiten. Die Schriftart sollte gut zu lesen sein (z. B. Arial).***

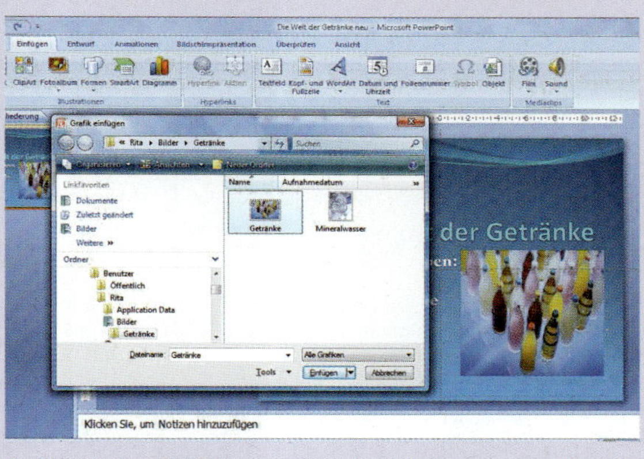

Grafiken etc. einfügen

Merke ***Es sollten maximal 2 Bildelemente pro Folie verwendet werden (= Übersicht!).***

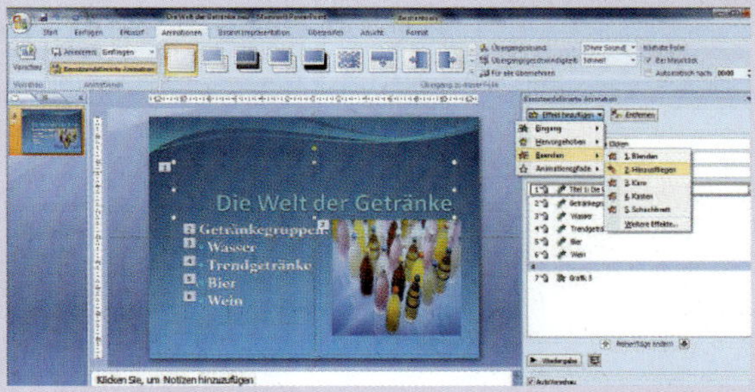

Benutzerdefinierte Animationen

Merke ***Animationen sparsam einsetzen (= Ablenkung!). Die nächste Folie kann durch Mausklick oder automatisch nach einer gewünschten Zeit eingeblendet werden (Register „Animation" —> nächste Folie).***

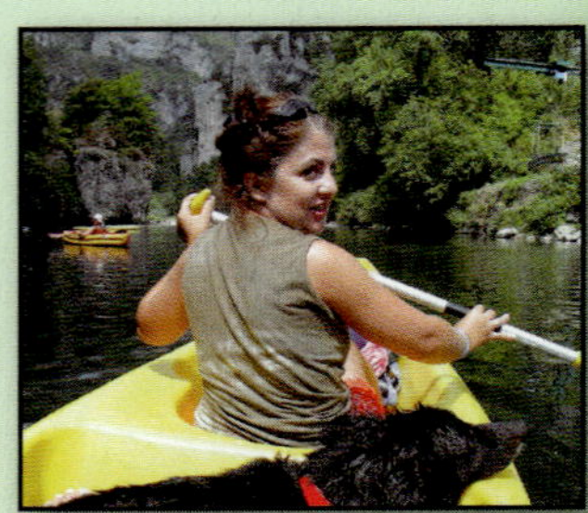

Der Gesundheitstag „Fit for the future!?“

7 Projekt

6 Checkliste Klassenarbeit

Energie- und Nährwertberechnung anhand eines Essensprotokolls mit Auswertung

5 Ernährungsberatung

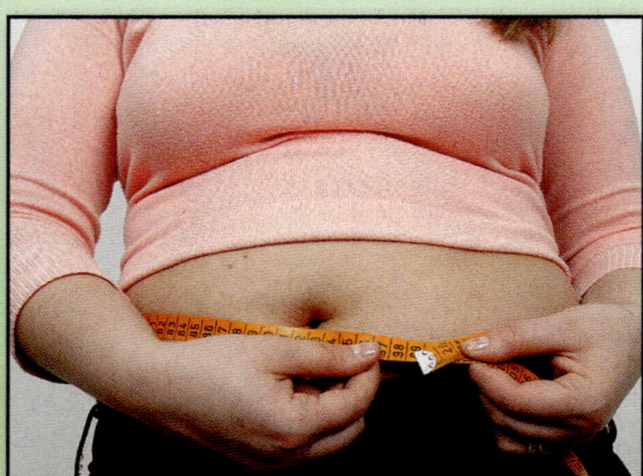

C. Nährstoff- und Energiebedarf

- **1 Energiegehalt, Energiebedarf, Energiebilanz**
  - *Grundumsatz (GU)*
  - *Leistungsumsatz (LU)*
- **2 Beurteilung des Körpergewichts (BMI)**
  - *Body-Mass-Index (BMI)*
  - *Broca-Index*

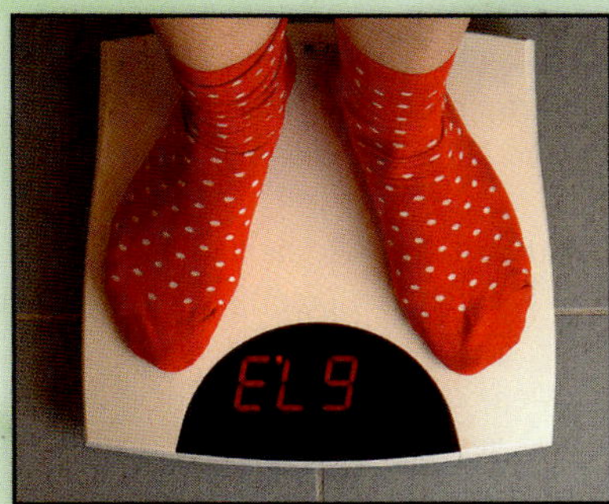

- **3 Berechnung des Energie- und Nährstoffgehalts**
  - *Allgemeine Informationen für die Berechnung*
  - *6-Schritte-Methode für eine einfache Berechnung des Energie- und Nährstoffgehalts*
- **4 Empfehlungen für die Nährstoffzufuhr**
  - *Berechnung anhand des Körpergewichts*
  - *Berechnung anhand des Gesamtenergiebedarfs*

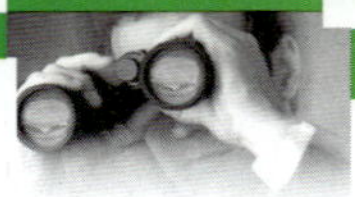

C. Nährstoff- und Energiebedarf

1 Energiegehalt, Energiebedarf, Energiebilanz

Energiegehalt (= Brennwert)

Der menschliche Körper benötigt zur Aufrechterhaltung der Körpervorgänge Energie. Werden die Nährstoffe wie Kohlenhydrate, Fette und Eiweiße, aber auch der Alkohol im Verdauungstrakt abgebaut und in den Zellen verwertet, entstehen Wärmeenergie und körpereigene energiereiche Phospatverbindungen.

Der Energiegehalt (= Brennwert) ist also die Energiemenge, die beim Abbau der Nährstoffe und des Alkohols entsteht. Die frei werdende Energie nutzt der menschliche Körper für zahlreiche Aufgaben wie z. B.:

- **Wachstumsprozesse**
- **Aufrechterhaltung der Körperfunktionen**
- **Aufrechterhaltung der Körpertemperatur**
- **Aufrechterhaltung der Gehirnfunktionen**
- **Aufbau von Nägeln, Haaren, Haut**

Energie wird in der internationalen Maßeinheit **Kilojoule (kJ),** früher **Kilokalorien (kcal),** angegeben. Die Höhe der empfohlenen Energiezufuhr wird in **Megajoule (MJ)** vorgenommen. Wie in den einzelnen Kapiteln des Buches bereits ausgewiesen, ist der Energiegehalt bzw. die Energiehöhe der einzelnen Nährstoffe und des Alkohols verschieden.

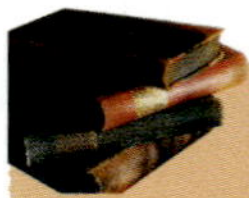

Joule (J)
Joule ist die internationale Maßeinheit für Energie. Der Brennwert (= Energiegehalt) von Nahrungsmitteln wird in dieser Maßeinheit angegeben. 1 J ist die Energie, die benötigt wird, um 100 g Masse mit einer Kraft von 1 Newton 1 m zu bewegen. Üblicherweise wird der Energiegehalt in Kilojoule (1 kJ = 1000 J) angegeben.

Kalorien (kcal = veraltete Version)
Veraltete Maßeinheit für den Energiegehalt von Nahrungsmitteln. Diese Maßeinheit wurde 1978 durch die Maßeinheit Joule abgelöst, obwohl heute häufig immer noch die Kalorienangaben ausgewiesen werden. 1 kcal = 4,186 kJ.

Megajoule (MJ)
Die Energiezufuhr wird in Megajoule ausgewiesen.
1 MJ = 1000 kJ.

Merke ***Umrechnungsfaktoren***

1 kcal = 4,186 kJ	*= 0,004186 MJ*		
1 kJ	*= 1000 J*	*= 0,001 MJ*	*= 0,239 kcal*
1 MJ	*= 1 000 000 J = 1000 kJ*		*= 239 kcal*

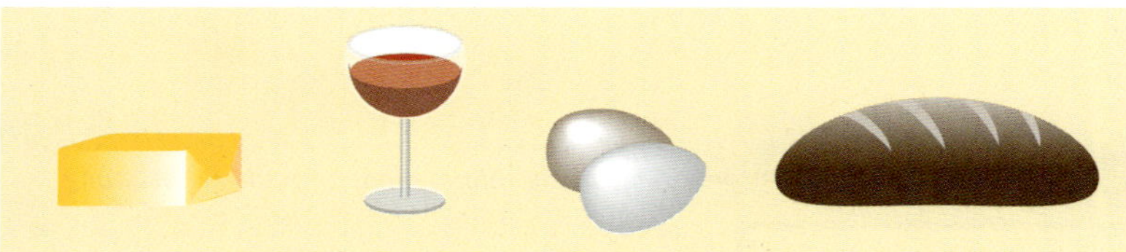
1 g Fett
= 37 kJ
1 g Alkohol
= 29 kJ
1 g Eiweiß
= 17 kJ
1 g Kohlenhydrate
= 17 kJ

Energiehöhe von Nährstoffen und Alkohol

Energiebedarf

Der **Energiebedarf** ist die **Menge an Energie,** die ein Mensch benötigt, um die **Grundfunktionen des Körpers** und darüber hinaus **alle körperlichen Aktivitäten** aufrechtzuerhalten. Faktoren wie das **Alter,** die **Größe,** das **Geschlecht,** das **Körpergewicht** und die **körperliche Bewegung** haben entscheidenden Einfluss auf den Energiebedarf. Dieser setzt sich folgendermaßen zusammen:

- **Grundumsatz (60 % bis 75 %)**
- **Leistungsumsatz (= körperliche Aktivität) (15 % bis 30 %)**
- **Wärmeentwicklung (= Thermogenese) (6 % bis 10 %)**
- **Sonstige Faktoren (2 % bis 7 %)**
  (= keine nennenswerte Bedeutung)

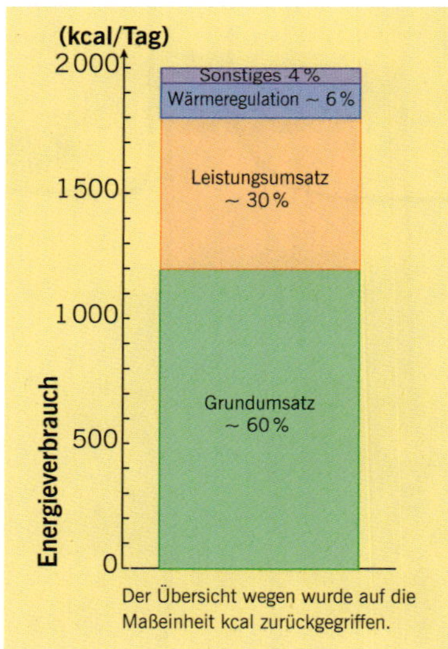

Energieverbrauch einer Person, deren Energiebedarf 2000 kcal beträgt

Merke ***Energiebedarf = Grundumsatz + Leistungsumsatz + Wärmeentwicklung + sonstige Faktoren***

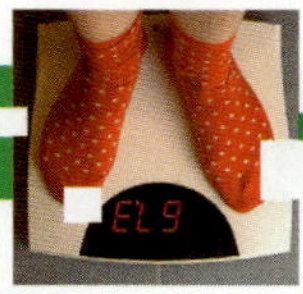

Grundumsatz (GU)

Der Grundumsatz, auch als **Basis-Energieverbrauch** bekannt, wird **12 Std.** nach der letzten Nahrungsaufnahme bei **völliger Ruhe** bei einer **Raumtemperatur von 20 °C bis 28 °C** gemessen und ist von Faktoren wie dem **Alter,** dem **Geschlecht,** dem **Körpergewicht,** der **Größe,** den **Hormonen,** dem **Klima** und dem **Gesundheitszustand** des jeweiligen Menschen abhängig.

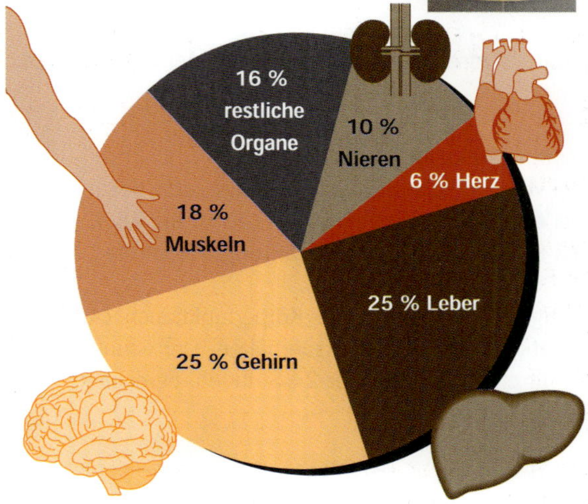

Von Organen benötigte Energie (in %) am Grundumsatz

Faktoren, die den Grundumsatz (GU) beeinflussen

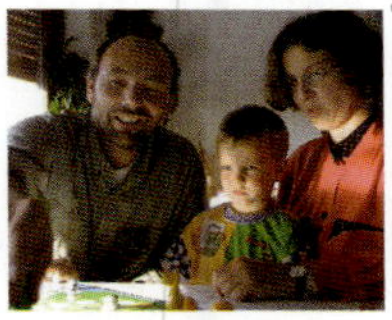

Alter
Der GU ist bei **älteren** Personen **geringer** als bei **jüngeren** Personen, da sich mit zunehmendem Alter die Stoffwechselvorgänge deutlich verlangsamen.

Merke *Ältere Menschen haben einen geringeren Grundumsatz als jüngere Menschen.*

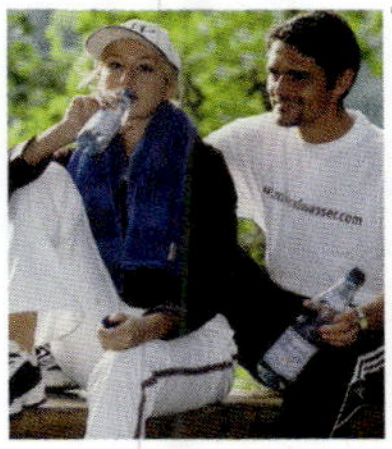

Geschlecht
Ein GU-Vergleich zwischen **gleichaltrigen** und **-gewichtigen Männern** und **Frauen** ergibt, dass Männer über mehr Muskelmasse, also aktives Gewebe, verfügen, als Frauen. Sie weisen einen höheren Fettgewebsanteil auf. Deshalb haben in der Regel Männer einen um **ca. 8 % höheren Grundumsatz** als Frauen.

Merke *Männer haben in der Regel einen ca. 8 % höheren Grundumsatz als Frauen.*

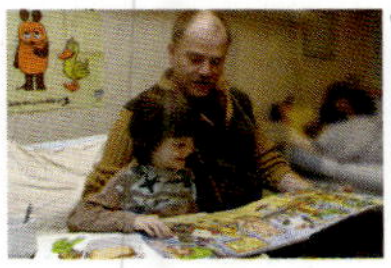

Größe, Gewicht
Je größer eine normalgewichtige Person ist, desto höher ist der Grundumsatz, da die Gewebsmasse steigt. Je schwerer eine Person ist, desto größer der GU.

Merke *Größere Personen haben bei Normalgewicht einen höheren Grundumsatz als kleinere Personen.*

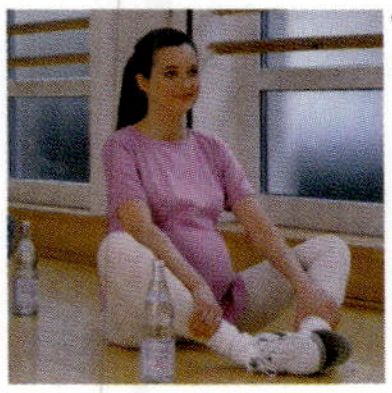

Hormone
Während der Schwangerschaft oder Menstruation, aber auch bei Schilddrüsenstörungen verändert sich der Grundumsatz. Beispielsweise steigt bei einer Schilddrüsenüberfunktion der Grundumsatz an.

Merke *Bei Hormonänderungen, also beispielsweise bei Schwangerschaften und der Menstruation, sowie bei Schilddrüsenüberfunktionen steigt der Grundumsatz an.*

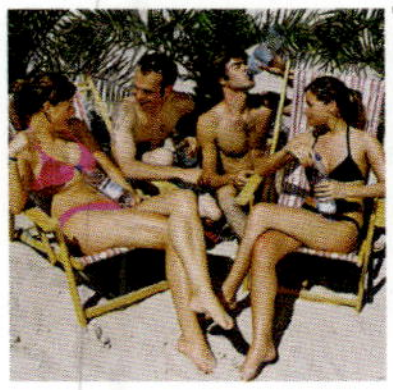

Klima
In der Regel gleicht der Körper klimatische Veränderungen aus und passt sich der Umgebungstemperatur an. Bei niedrigen Außentemperaturen kommt es zu einer Erhöhung des GU um bis zu **5 %.** Bei Temperaturen über **30 °C** erhöht sich der GU um **0,5 % pro °C-Anstieg.**

Merke *Niedrige Außentemperaturen führen zu einer Erhöhung des Grundumsatzes.*

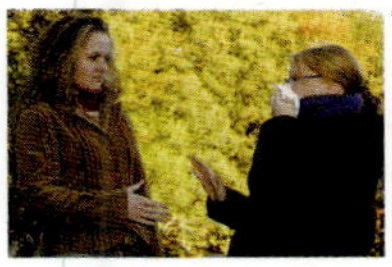

Gesundheitszustand
Bei fieberähnlichen Erkrankungen (z. B. bei Grippe) steigt der GU an.

Merke *Bei grippalen Infekten ist der Grundumsatz meist erhöht.*

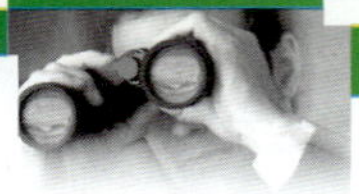

Der Grundumsatz ist also die **geringste Menge an Energie,** die ein

- nicht **bekleideter Mensch**
- bei **völliger Ruhe** und **Entspannung, also liegend**
- bei einer **Raumtemperatur** von **20 °C bis 28 °C**
- **12 Std. nach der letzten Nahrungsaufnahme**

benötigt, um grundlegende Körperfunktionen (Atmung, Herztätigkeit etc.) aufrechtzuerhalten. Der Grundumsatz wird für einen Tag, also für 24 Stunden, berechnet.

Richtwerte für den Grundumsatz

In der Tabelle sind die D-A-CH-Richtwerte für den Grundumsatz in Abhängigkeit von Alter, Geschlecht und Körpergewicht der jeweiligen Personen ausgewiesen.

Geschlecht	männlich		weiblich	
Alter	kg	kcal/Tag	kg	kcal/Tag
15 bis unter 19	67	1820	58	1460
19 bis unter 25	74	1820	60	1390
25 bis unter 51	74	1740	59	1340
51 bis unter 65	72	1580	57	1270
65 und älter	68	1410	55	1170

Quelle: Referenzwerte für die Nährstoffzufuhr D-A-CH

Richtwerte für den durchschnittlichen Grundumsatz von Jugendlichen und Erwachsenen

Merke ***Kurzformel (= Richtwert) für die Berechnung des Grundumsatzes:***
GU = Körpergewicht (kg) x Std. x 4,2 kJ
oder
GU = Körpergewicht (kg) x 101 (Std./kJ)

Berechnung
des Grundbedarfs mit der Kurzformel

Aufgabe:
Berechnen Sie den GU eines 56 kg schweren Erwachsenen!

Berechnung
GU = Körpergewicht (kg) x Std. x 4,2 kJ
? = 56 kg x 24 Std. x 4,2 kJ
GU = 5645 kJ oder 5,65 MJ

? ***Berechnen Sie mit der Kurzformel den Grundumsatz eines Mannes, der 80 kg wiegt. Vergleichen Sie den Wert mit den Grundumsatzrichtwerten (D-A-CH) der Tabelle.***

Leistungsumsatz (LU)

Die Energiemenge, die ein Mensch über den Grundumsatz hinaus für **berufliche Tätigkeiten (= Schwere der Arbeit)** und **Freizeitaktivitäten** benötigt, wird als **Leistungsumsatz (LU)** bezeichnet. Der Grad der körperlichen Aktivität ist messbar und wird als **PAL-Wert (engl.: P**hysical **A**citvity **L**evel = körperliches Aktivitätsniveau) angegeben. Die PAL-Werte für die körperlichen Aktivitäten sind der Tabelle (D-A-CH) zu entnehmen.

PAL-Werte (D-A-CH)

Beispiele für den durchschnittlichen täglichen Energieumsatz bei unterschiedlichen Berufs- und Freizeittätigkeiten von Erwachsenen bei einem BMI im Normalbereich:

PAL-Wert[1]	1,2	1,4–1,5	1,6–1,7	1,8–1,9	2,0–2,4
Arbeitsschwere und Freizeitverhalten[2]	ausschließlich sitzende oder liegende Lebensweise	ausschließlich sitzende Tätigkeit mit wenig oder keiner anstrengenden Freizeitaktivität	sitzende Tätigkeit, zeitweilig auch zusätzlicher Energieaufwand für gehende und stehende Tätigkeit	überwiegend gehende und stehende Arbeit	körperlich anstrengende berufliche Tätigkeit
Beispiele	alte, gebrechliche Personen	Büroangestellte, Feinmechaniker	Laboranten, Kraftfahrer	Verkäufer, Kellner	Bauarbeiter, Landwirte

[1] **PAL** = **P**hysical **A**ctivity **L**evel, durchschnittlicher täglicher Energiebedarf für körperliche Aktivität als Mehrfaches des Grundumsatzes.
[2] **Freizeitverhalten:** Addition von 0,3 PAL pro Tag, bei einer zusätzlichen sportlichen Betätigung o. Ä. (= 4 – 5 Tage pro Woche zu je 30 bis 60 Min.).

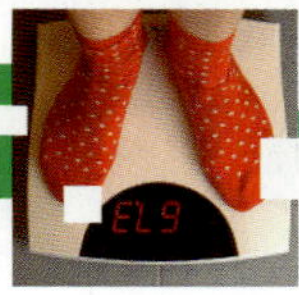

Thermogenese

Die Thermogenese umfasst die Energiemenge, die ein Körper für den **Transport**, die **Umwandlungsprozesse** sowie die **Speicherung** der Nährstoffe benötigt. Bei einer Mischkost beträgt die Thermogenese **ca. 10 % bis 12 %,** dabei müssen die Energieverluste von der Gesamtenergiezufuhr abgezogen werden.

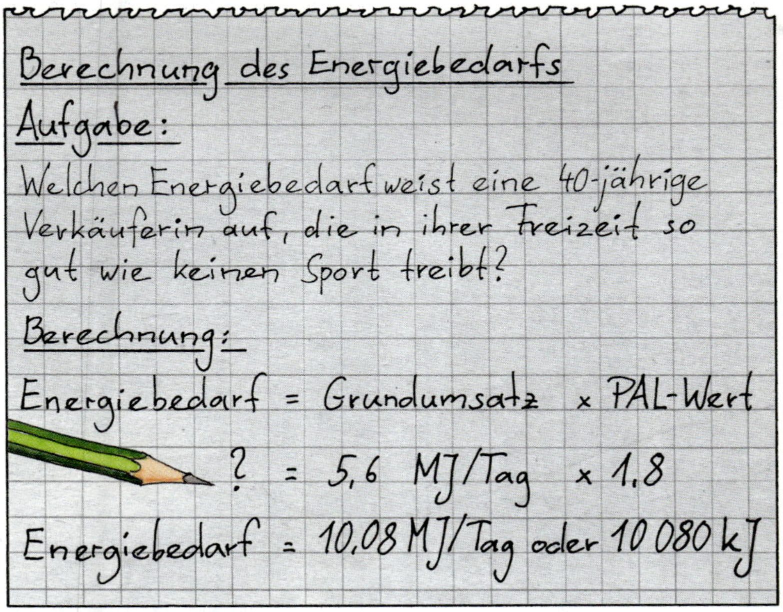

Berechnung des Energiebedarfs

Aufgabe:

Welchen Energiebedarf weist eine 40-jährige Verkäuferin auf, die in ihrer Freizeit so gut wie keinen Sport treibt?

Berechnung:

Energiebedarf = Grundumsatz × PAL-Wert

? = 5,6 MJ/Tag × 1,8

Energiebedarf = 10,08 MJ/Tag oder 10 080 kJ

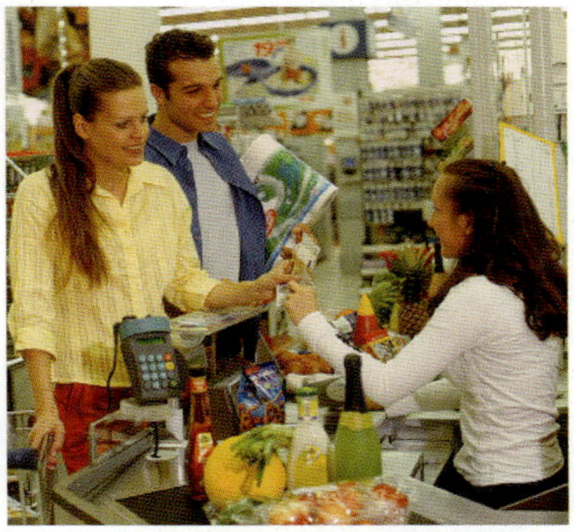

Berechnen Sie den Energiebedarf folgender Personen:

- ***Bauarbeiter (Anfang 20) geht nach der Arbeit als Ausgleich täglich ins Sportstudio.***
- ***Hausfrau (60 Jahre) geht mit ihrer Freundin jeden Tag ca. 45 Min. walken.***

Kilojoule-Verbrauch verschiedener Tätigkeiten je nach Arbeitsschwere

Die **verschiedenen Tätigkeiten** lassen sich entsprechend dem **kJ-Verbrauch je nach Arbeitsschwere** in verschiedene **Kategorien** (sehr leichte, leichte, mittelschwere, schwere, sehr schwere Arbeit) eingruppieren. So verbraucht eine Person bei **leichter Arbeit,** also bei einer Stunde Schlaf, **ca. 250 kJ bis 350 kJ,** während sie in der gleichen Zeit beim Tanzen zwischen **1500 kJ bis 2000 kJ** verbraucht.

Welche Tätigkeiten verrichten Sie an einem Tag? Ermitteln Sie Ihren persönlichen Kilojoule-Verbrauch (Circa-Angaben).

Arbeitsschwere	kJ/Std.	Tätigkeiten	
sehr leicht	250–350	schlafen, liegen, sitzen	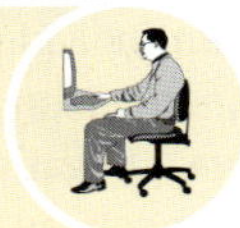
leicht	600–1 400	Wäsche bügeln, Teig herstellen, einkaufen	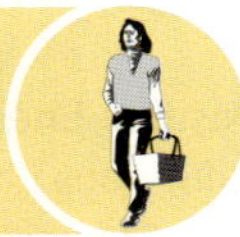
mittelschwer	1 500–2 000	tanzen, Fahrrad fahren (20 km/h), Boden wischen	
schwer	unter 2 500	Fußball spielen, schwimmen (3 km/h) Garten graben	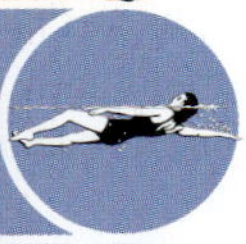
sehr schwer	über 2 500	rennen, klettern, Ski laufen (6 km/h)	

Kilojoule-Verbrauch pro Std. für verschiedene Tätigkeiten

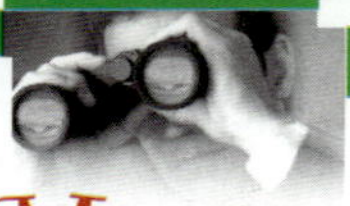

Merke *Kurzformel für die Berechnung des Energiebedarfs*

Gleichermaßen gibt es für die Berechnung des Energiebedarfs eine überschlagsmäßige Kurzformel. Der Wert des Grundumsatzes wird bei folgenden Arbeiten erhöht:

- ***bei leichter Arbeit um ein Drittel (+ 1/3)***
- ***bei mittelschwerer Arbeit um zwei Drittel (+ 2/3)***
- ***bei schwerer Arbeit um das Doppelte (x 2)***

? ***Berechnen Sie nun nach der Kurzformel den Energiebedarf des Bauarbeiters und der Hausfrau. Vergleichen Sie die Werte der Kurzformel mit denen der ausführlichen Berechnung (Richtwerte GU und PAL). Welche Differenzen ergeben sich daraus?***

Berechnung des Energiebedarfs mit der Kurzformel

Aufgabe:

Berechnen Sie den Energiebedarf einer 45 Jahre alten Bäckereifachverkäuferin.

Berechnung:

- GU nach D-A-C-H = 5,6 MJ
- leichte Arbeit = + 1/3 des Grundumsatzes

$\frac{5{,}6\ MJ}{3} = 1{,}86\ MJ \qquad 5{,}6\ MJ + 1{,}86\ MJ = 7{,}46\ MJ$

Der Energiebedarf beträgt 7,46 MJ = 7460 KJ

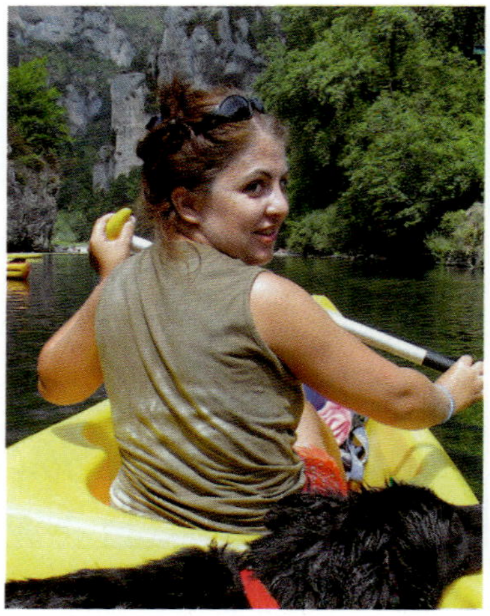

Energiebilanz

Bei der **Energiebilanz** findet ein Vergleich zwischen der Energiezufuhr, die aus der Nahrung stammt, und dem individuellen Energieverbrauch einer Person statt. Es gibt eine **positive, negative** und **ausgeglichene** Energiebilanz.

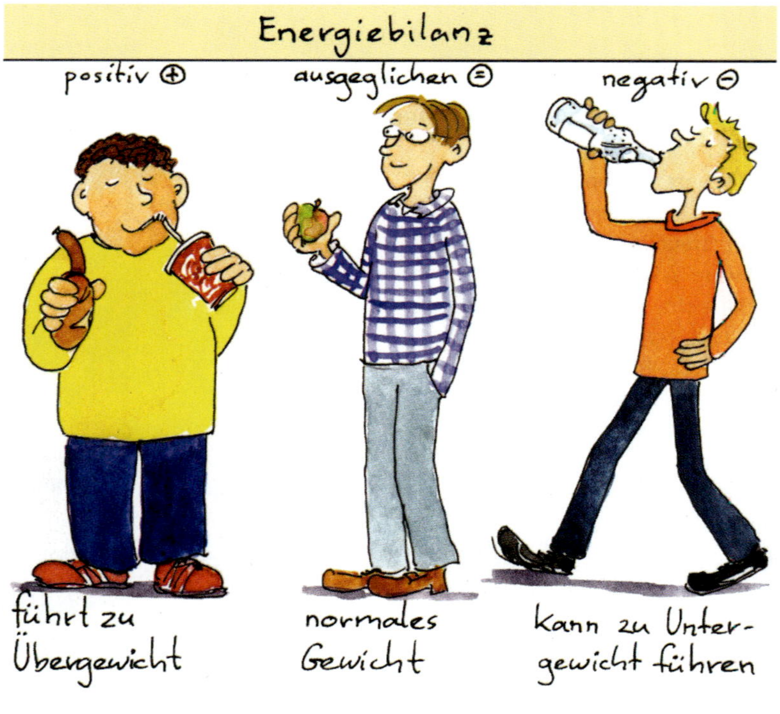
Energiebilanz
positiv ⊕
ausgeglichen ⊜
negativ ⊖
führt zu Übergewicht
normales Gewicht
kann zu Untergewicht führen

Positive Energiebilanz: Die Energiezufuhr aus der Nahrung ist höher als der Energieverbrauch der Person. Eine über einen längeren Zeitraum anhaltende positive Energiebilanz kann zu Übergewicht, das heißt zur Anreicherung von Fett im Körper, führen. Erhöhte Blutfettwerte sowie Bluthochdruck sind Risikofaktoren für die Entstehung von Herz-Kreislauf-Erkrankungen.

Ausgeglichene Energiebilanz: Die Energiezufuhr **entspricht** dem Energieverbrauch der Person. In der Regel handelt es sich hierbei um **normalgewichtige Personen.**

Negative Energiebilanz: Die Energiezufuhr aus der Nahrung ist **geringer,** als der Energieverbrauch der Person. Im Extremfall kann das zu **Untergewicht** führen.

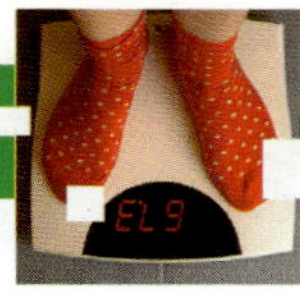

2 Beurteilung des Körpergewichts (BMI)

Body-Mass-Index (BMI)

Anhand des **Body-Mass-Indexes (international gültiges Referenzmaß)**, abgekürzt **BMI,** kann das **Körpergewicht** von Menschen beurteilt werden. Der **BMI** stellt das **Verhältnis** zwischen **Körpergewicht** und **Körpergröße** dar. Durch die BMI-Formel wird also das **Körpergewicht (in kg)** einer Person durch deren **Körpergröße (in m²) dividiert.** Um den Index-Wert einschätzen zu können, ist nachfolgend eine von der WHO (World Health Organisation) herausgegebene Bewertungstabelle aufgeführt. Liegt der BMI-Wert **über bzw. stark über** dem wünschenswerten BMI-Wert der Tabelle, liegt **Übergewicht bzw. Fettsucht** (Adipositas) vor. Personen, deren Rechenwerte unterhalb des Tabellenwerts sind, liegen unterhalb des Normalgewichts. Sie haben in der Regel **Untergewicht.**

$$\text{BMI} = \frac{\text{Gewicht [kg]}}{(\text{Körpergröße [m]})^2}$$

Kategorien	BMI (kg/m²)
Untergewicht	< 18,50
Normalgewicht	18,50–24,99
Übergewicht	≥ 25
Präadipositas	25,00–29,99
Adipositas I	30,00–34,99
Adipositas II	35,00–39,99
Adipositas III	≥ 40

Quelle: WHO (World Health Organisation), 2004

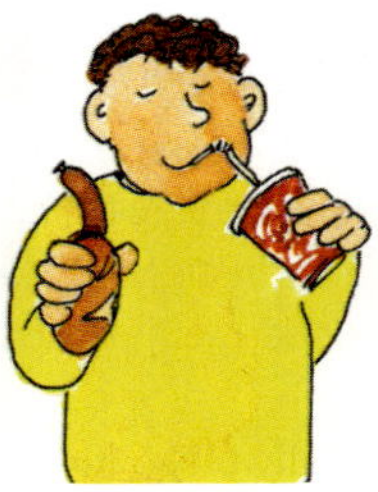

Nomogramm (BMI)

Durch das Nomogramm kann der BMI auf schnelle Weise grafisch ermittelt werden.

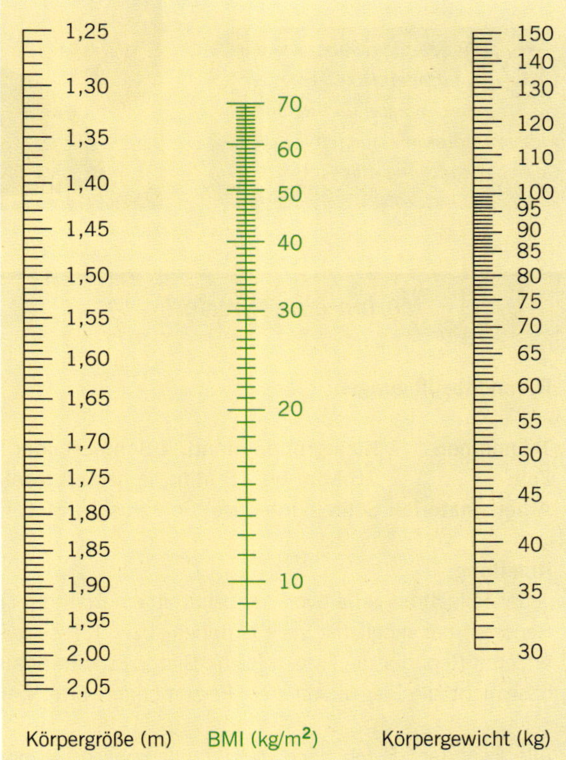

Berechnung des BMI

Aufgabe:

Berechnen und beurteilen Sie den BMI-Wert folgender Person: Gewicht: 72 kg, Größe: 1,68 m

Berechnung:

$$? = \frac{72\ \text{kg}}{(1{,}68\ \text{m})^2}$$

BMI = 25,51 Person hat Übergewicht.

Ermitteln Sie anhand des Nomogramms Ihren persönlichen Body-Mass-Index. Verbinden Sie durch anhalten eines Lineals die Maßzahl Ihres Körpergewichts (rechts) mit der Maßzahl Ihrer Körpergröße (links) und lesen Sie in der Mitte an dem Schnittpunkt Ihren persönlichen BMI ab. Vergleichen Sie den Wert mit der BMI-Bewertungstabelle.

Merke *Es gibt Personen, die laut BMI als übergewichtig gelten, das Übergewicht jedoch nicht durch eine Ansammlung von Körperfett, sondern aufgrund einer hohen Muskelmasse zustande kommt (z. B. bei Hochleistungssportlern). Zusätzliche Messungen der Hautfaltendicke kann zu noch genaueren Messergebnissen führen.*
Für Kinder gilt die BMI-Bestimmung nicht, hier gelten Referenzwerte der DGE.

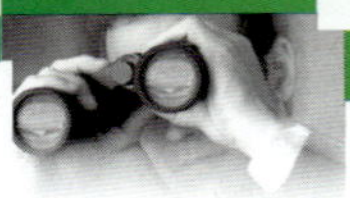

Berechnen Sie Ihren persönlichen Body-Mass-Index. Überprüfen Sie, ob diese Werte mit denen des Nomogramms übereinstimmen.

Finden Sie heraus, wie die Hautfaltendicke gemessen werden kann und welche weiteren Körpermessungen für die Gewichtsermittlung möglich sind.

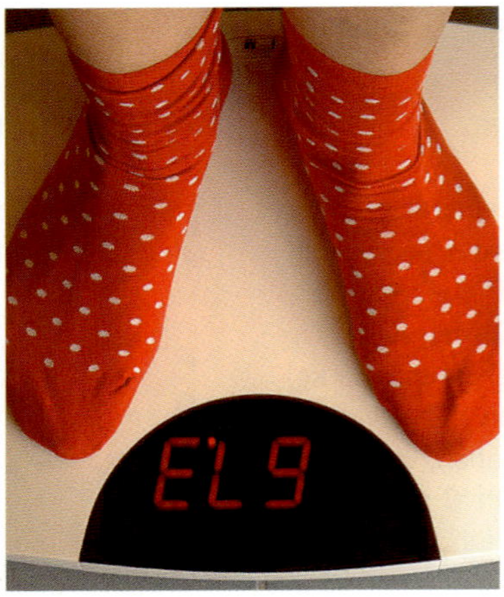
EL9

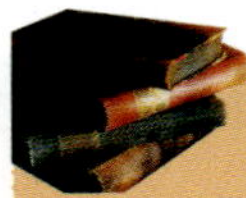

Broca-Index

Durch diesen Index wurde über lange Jahre das Sollgewicht (= Normalgewicht) ermittelt. Sollgewicht (kg) = Körpergröße (cm) – 100.

Der Nachteil der Broca-Index-Berechnung war jedoch, dass kleine Menschen meist zu häufig und große Menschen zu selten als übergewichtig eingestuft wurden. Deshalb wird derzeit der BMI-Berechnung Vorzug gegeben.

M/A ***Ich bin ein Reporter!***

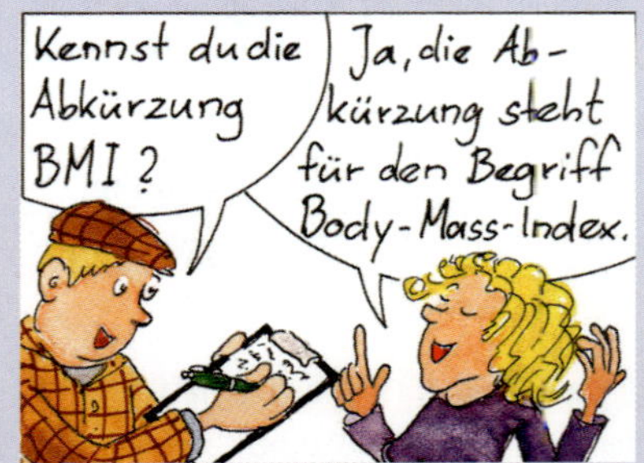
Kennst du die Abkürzung BMI?
Ja, die Abkürzung steht für den Begriff Body-Mass-Index.

Rahmenbedingungen:

Teilnehmer: **Kleingruppe (mind. 4 Schüler) oder Klassenstärke**
Zeit: **10 Min. bis 15 Min.,** je nach Anzahl der Fragen
Arbeitsmaterial: Schreibunterlage, Schreibstift, Blatt mit Fragen

Anleitung:
Jeder Teilnehmer erhält von der Lehrkraft ein Blatt mit Fragen (z. B. zu diesem Kapitel). Jeder Teilnehmer spielt einen Reporter, der möglichst viele Gruppen- bzw. Klassenteilnehmer interviewt. Das heißt, der Reporter stellt an einen anderen Reporter die Fragen (siehe Blatt). Es kommt also zur kurzfristigen Bildung von Reporterpaaren. Wichtig ist, dass nicht alle Fragen von einer Person beantwortet werden, sondern ein natürlicher Reporterwechsel stattfindet.

Alle Reporter werten nach der Interviewphase die notierten Antworten (= Ergebnisse) aus und stellen diese im Plenum vor. Das bietet Diskussionsstoff im Plenum.

3 Berechnung des Energie- und Nährstoffgehalts

Bei diätetischen Maßnahmen, aber auch, um einfach ein Gespür dafür zu entwickeln, welchen Energie- und Nährstoffgehalt einzelne Mahlzeiten bzw. Speisekomponenten aufweisen, wird nun der Energie- und Nährstoffgehalt rechnerisch ermittelt.

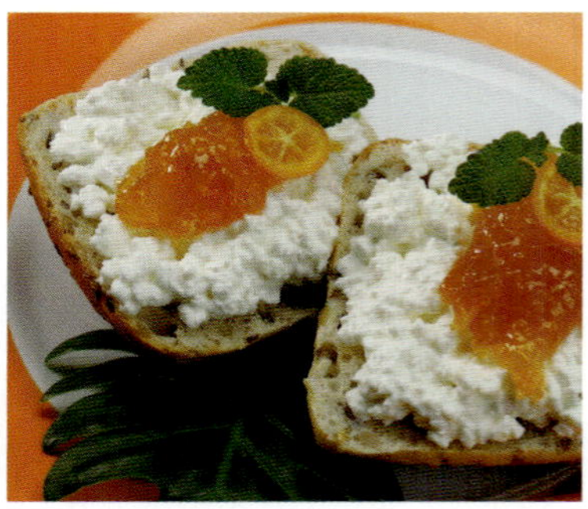

Das soll am Beispiel folgender Frühstückskomponenten verdeutlicht werden.

Zum Frühstück verzehrt eine Person:

- **2 Weizenbrötchen** (pro Stück 50 g) belegt mit
- **120 g körnigem Frischkäse** (60 g Frischkäse pro Brötchen) und
- **30 g Aprikosenkonfitüre** (15 g Konfitüre pro Brötchen).

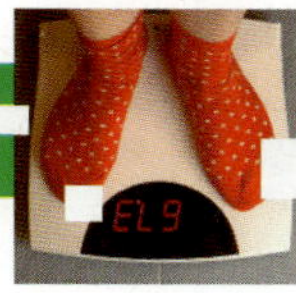

Allgemeine Informationen für die Berechnung

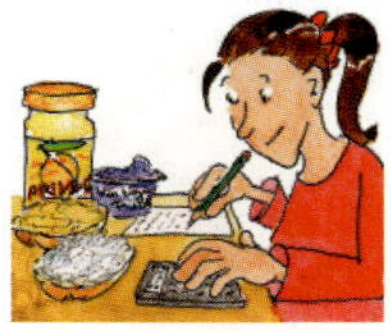

- Für die Berechnungen werden eine aktuelle Nährwerttabelle und ein Taschenrechner benötigt.
- In den Nährwerttabellen werden verschiedene Symbole verwendet, die für die Berechnungen von Bedeutung sind. Hier die wichtigsten Symbole kurz erklärt:

+ —> Inhaltsstoffe nur in Spuren vorhanden **(= keine Berechnung nötig!)**
0 —> analytisch und ernährungsphysiologisch unbedeutende Mengen **(= keine Berechnung nötig!)**
* —> keine Daten vorhanden **(= keine Berechnung möglich!)**

- Die Angaben der Nährwerttabelle beziehen sich bei einem Lebensmittel immer auf **100 g verzehrbaren Anteil.**
- Die ermittelten Werte werden **eine Stelle nach dem Komma auf- oder abgerundet** (z. B. 2,55 = 2,6).
- Garverfahren sind nicht außer Acht zu lassen. Beispielsweise hat eine Salzkartoffel (im Dampf gegart) einen anderen Energiewert als in Fett frittierte Pommes frites.

6-Schritte-Methode für eine einfache Berechnung des Energie- und Nährstoffgehalts

1

Fertigen Sie sich am besten für die Berechnung des Energie- und Nährstoffgehalts die folgende Tabelle in Querformat auf einem DIN-A4-Blatt an.

Berechnungstabelle

Mengen	Lebensmittel	Energie kJ		Eiweiß		Fett (gesamt)		Kohlenhydrate, verwertbarer Anteil	
		100 g	x g	100 g	x g	100 g	x g	100 g	x g

Merke *Die Zeilenanzahl der Tabelle hängt von den zu berechnenden Lebensmitteln ab.*

2

Übertragung der Daten

- Schreiben Sie die zu berechnenden Mengen sowie die Lebensmittel in die vorgesehenen Spalten der Tabelle.
- Entnehmen Sie die Zahlenwerte (kJ-Wert, Eiweiß-, Fett- und Kohlenhydratangaben) für **100 g Lebensmittel** aus der Nährwerttabelle und übertragen Sie diese in die dafür vorgesehenen Spalten.

Mengen	Lebensmittel	Energie (kJ)		Eiweiß (g)		Fett (gesamt)		Kohlenhydrate, verwertbarer Anteil	
		100 g	x g	100 g	x g	100 g	x g	100 g	x g
100 g	Weizenbrötchen	1146		8,7		1,9		55,5	
120 g	Körniger Frischkäse	337		13,6		2,9		+	
30 g	Aprikosenkonfitüre	1037		0,3		0,1		60,6	
	Summen								

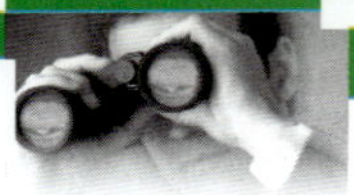

3

Was muss bei der Berechnung beachtet werden?
Die zu berechnenden Mengen können entweder genau bei **100 g** oder **über** bzw. **unter 100 g** liegen. Wie im Einzelfall berechnet wird, folgt nun:

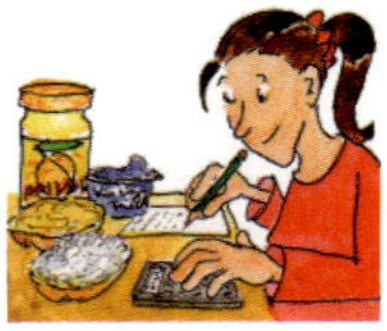

Die zu berechnende Menge an Lebensmitteln = 100 g:

- Werden **100 g** eines Lebensmittels verzehrt, können die Angaben der Nährwerttabelle ohne Umrechnung übernommen werden, da sich die Angaben der Nährwerttabelle auf **100 g** verzehrbaren Anteil beziehen.

Aufgabe: Berechnen Sie den Energie-, Eiweiß-, Fett- und Kohlenhydratgehalt von 100 g Weizenbrötchen.

Mengen	Lebensmittel	Energie (kJ)		Eiweiß (g)		Fett (gesamt)		Kohlenhydrate, verwertbarer Anteil	
		100 g	x g	100 g	x g	100 g	x g	100 g	x g
100 g	Weizenbrötchen	1146	1146	8,7	8,7	1,9	1,9	55,5	55,5

4

Die zu berechnende Menge an Lebensmitteln liegt über 100 g:

- Werden also Mengen **über 100 g** verwendet, wie beispielsweise **120 g körniger Frischkäse,** muss folgendermaßen berechnet werden:

Berechnung:

Ausführliche kJ-Berechnung:

100 g gek. Frischkäse = 337 kJ
120 g gek. Frischkäse = ?

$\frac{120\,g}{100\,g} = 1{,}2$

1,2 × 337 kJ = 404,4 kJ

Gekürzte Berechnungen:

Eiweiß: 1,2 × 13,6 g = 16,32 g = 16,3 g
Fett : 1,2 × 2,9 g = 3,48 g = 3,5 g
KH : 1,2 × + = +

5

Die zu berechnende Menge an Lebensmitteln liegt unter 100 g:

- Werden also Mengen **unter 100 g** verwendet, wie beispielsweise **30 g Aprikosenkonfitüre,** muss folgendermaßen berechnet werden:

Berechnung:

Ausführliche kJ-Berechnung:

100 g Aprikosenkonfitüre = 1037 kJ
30 g Aprikosenkonfitüre = ?

$\frac{30\,g}{100\,g} = 0{,}3$

0,3 × 1037 kJ = 311,1 kJ

Gekürzte Berechnungen:

Eiweiß = 0,3 × 0,3 g = 0,09 g = 0,1 g
Fett = 0,3 × 0,1 g = 0,03 g = 0 g
KH = 0,3 × 60,6 g = 18,18 g = 18,2 g

Merke *Es empfiehlt sich die berechneten Zahlen gleich in die Ausgangstabelle einzutragen.*

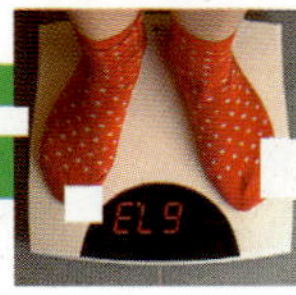

Addition der Energie-, Eiweiß-, Fett- und Kohlenhydratwerte

- Die jeweiligen Summen werden durch Addition der entsprechenden Zahlenwerte ermittelt.

Addition der Zahlenwerte für das gesamte Frühstück

Mengen	Lebensmittel	Energie (kJ)		Eiweiß (g)		Fett (gesamt)		Kohlenhydrate, verwertbarer Anteil	
		100 g	x g	100 g	x g	100 g	x g	100 g	x g
100 g	Weizenbrötchen	1146	1146	8,7	8,7	1,9	1,9	55,5	55,5
120 g	Körniger Frischkäse	337	404,4	13,6	16,3	2,9	3,5	+	+
30 g	Aprikosen-konfitüre	1037	311,1	0,3	0,1	0,1	0	60,6	18,2
250 g	Summen		1861,5		25,1		5,4		73,7

1. *Führen Sie eine Energie- und Nährwertberechnung eines Früchtequarks anhand der 6-Schritte-Methode durch.*

Früchtequark

250 g Speisequark (40% Fett i. Tr.)
50 ml Vollmilch (3,5% Fett)
50 g Heidelbeeren (frisch)
50 g Himbeeren (frisch)
50 g Brombeeren (frisch)
30 g Haushaltszucker (Rohr- und Rübenzucker)

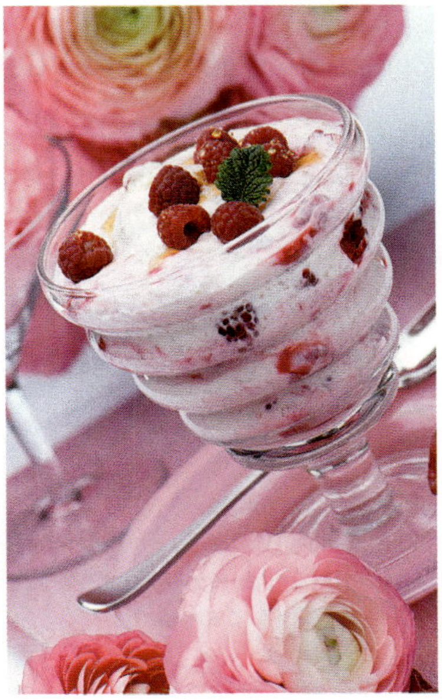

2. Für welchen Personenkreis müssen im Alltag Energie- und Nährwertberechnungen durchgeführt werden?

3. Vergleichen und beurteilen Sie den Energie- und Nährwertgehalt von 3 Produkten einer Produktgruppe Ihrer Wahl (z. B. 150 g Fischstäbchen, 150 g Rotbarschfilet in Kräutersoße, 150 g Rotbarschfilet im Bierteig, frittiert). Nehmen Sie dazu Stellung.

4. Geben Sie übergewichtigen Personen 5 konkrete Tipps, wie sie bei der Nahrungszubereitung den Energiegehalt der Speisen senken können.

@ ***Recherchieren Sie im Internet, welche Software Sie im Unterricht für die Energie- und Nährwertberechnungen einsetzen könnten.***

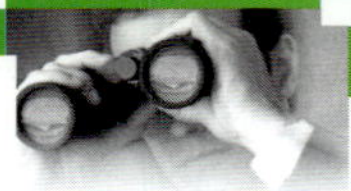

4 Empfehlungen für die Nährstoffzufuhr

Allein mit der Berechnung des Energie- und Nährstoffgehalts einzelner Speisen ist es nicht getan. Nun muss noch ermittelt werden, wie viel Gramm Eiweiß, Fett und Kohlenhydrate eine Person entsprechend des Gesamtenergiebedarfs täglich zu sich nehmen sollte. Die Ermittlung kann aufgrund des **Körpergewichts der jeweiligen Person** oder aber anhand des **Gesamtenergiebedarfs** durchgeführt werden.

Berechnung anhand des Körpergewichts

Empfohlene Proteinzufuhr	g/kg[1]/Tag		g/Tag	
Jugendliche u. Erwachsene	m	w	m	w
15 bis unter 19 Jahre	0,9	0,8	60	46
19 bis unter 25 Jahre	0,8	0,8	59	48
25 bis unter 51 Jahre	0,8	0,8	59	47
51 bis unter 65 Jahre	0,8	0,8	58	46
65 Jahre und älter	0,8	0,8	54	44

[1] Bezogen auf das Referenzgewicht
Quelle: Referenzwerte für die Nährstoffzufuhr (D-A-CH)

Empfohlene Proteinzufuhr entsprechend des Körpergewichtes

Beispiel: Einer **45-jährigen** Frau, die **62 kg** wiegt, wird entsprechend ihrem Körpergewicht empfohlen, **50 g** Eiweiß **pro Tag** aufzunehmen. Berechnung: **0,8 g x 62 kg = 49,6 g (= 50 g)/Tag**

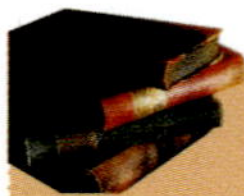

Die D-A-CH-Referenzwerte beinhalten Schätzwerte, Richtwerte und Empfehlungen.

***Empfehlungen:** Die Bedarfshöhe wurde durch zahlreiche Studien unter Berücksichtigung wissenschaftlicher Erkenntnisse belegt (z. B. einige Vitamine).*

***Schätzwerte:** Die Bedarfshöhe ist zwar durch experimentelle Untersuchungen gestützt, jedoch nicht vollständig abgesichert (z. B. Vitamine E und K).*

***Richtwerte:** dienen für die Orientierung, ganz besonders bei Stoffen, bei deren erhöhter oder verminderter Zufuhr Probleme auftreten können (z. B. Wasser, Alkohol).*

@ *Recherchieren Sie die Empfehlungen pro Kilogramm Körpergewicht für die Kohlenhydrate und Fette.*

Berechnung anhand des Gesamtenergiebedarfs

Die gesamte Nährstoffzufuhr (Kohlenhydrate, Fette und Eiweiße) kann entsprechend den jeweiligen prozentualen Anteilen am Gesamtenergiebedarf berechnet werden. Den vorausgegangenen Kapiteln ist zu entnehmen, dass der Gesamtenergiebedarf wie folgt gedeckt werden sollte:

- **55 % Kohlenhydrate**
- **30 % Fett**
- **15 % Eiweiß**

Berechnungsschritte

1. Zuerst wird berechnet, welcher **prozentuale kJ-Anteil** des **Gesamtenergiebedarfs** durch die entsprechenden Nährstoffe gedeckt wird.
2. Als zweiter Schritt muss der ermittelte **kJ-Wert** durch den **Energiegehalt** des jeweiligen Nährstoffs **geteilt** werden:

1 g Kohlenhydrate	**liefert**	**17 kJ**
1 g Fett	**liefert**	**37 kJ**
1 g Eiweiß	**liefert**	**17 kJ**

Aufgabe: Ermittlung der tägl. Eiweißzufuhr (g) bei einer Frau, deren Energiebedarf 9300 kJ beträgt.

Bekannte Daten:

10% – 15% = Eiweiß vom Gesamtenergiebedarf
1g = 17 kJ Eiweiß
9300 kJ = Energiebedarf der Frau

1. Berechnung:

$$\frac{9300\ kJ \times 15}{100} = 1395\ kJ$$

2. Berechnung:

$$\frac{1g \times 1395\ kJ}{17\ kJ} = 82{,}1g$$

Die tägl. Eiweißzufuhr sollte 82g betragen.

? *Ermitteln Sie nun die tägliche Fett- und Kohlenhydratzufuhr der Frau (Energiebedarf = 9300 kJ) entsprechend dem Gesamtenergiebedarf.*

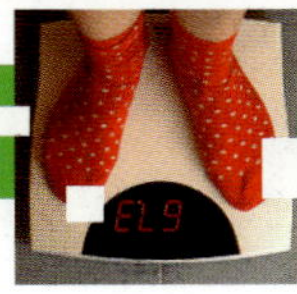

5 Ernährungsberatung

Energie- und Nährwertberechnung anhand eines Essensprotokolls mit Auswertung

Anhand eines Essensprotokolls kann ermittelt werden, ob die Energie- und Nährstoffzufuhr einer Person mit der empfohlenen Nährstoffzufuhr übereinstimmt oder nicht. Aus den Zahlenwerten ist zu erkennen, welche Nährstoffmengen bzw. Lebensmittel ersetzt, reduziert oder verstärkt gegessen werden sollten. Die für die Ernährungsberatung wichtigen Berechnungsschritte werden am Beispiel einer 40-jährigen Verkäuferin, deren empfohlene Energiezufuhr bei 10080 kJ liegt, verdeutlicht.

1. Berechnung des täglichen Soll-Zustands an Kohlenhydraten, Eiweißen und Fetten in Gramm

Entsprechend der Energiezufuhr, **im Beispiel 10080 kJ,** muss die empfohlene Eiweiß-, Fett- und Kohlenhydratzufuhr, also der **Soll-Zustand,** berechnet werden. Die Berechnung erfolgt anhand des Gesamtenergiebedarfs (siehe S. 270). Der Verkäuferin wird empfohlen,

89 g Eiweiß, 82 g Fett und **326 g Kohlenhydrate pro Tag aufzunehmen.**

2. Nährwertberechnung anhand eines Essensprotokolls

In einem Essensprotokoll werden alle Mengen dokumentiert, die an einem Tag von einer Person verzehrt werden. Der Übersicht halber wird empfohlen, das Essen in Mahlzeiten einzuteilen (1. Frühstück, 2. Frühstück, Mittagessen ...). Nun wird eine Energie- und Nährwertberechnung (siehe S. 266) durchgeführt und der entsprechende **Ist-Zustand** (das heißt Energiegehalt, Kohlenhydrat-, Fett- und Eiweißgehalt) ermittelt.

Essensprotokoll

Mengen	Lebensmittel	Energie (kJ)	Eiweiß (g)	Fett (g)	Kohlenhydrate (g)
1. Frühstück					
100 g	Weizenbrötchen	1146	8,7	1,9	55,5
120 g	Körniger Frischkäse	404,4	16,3	3,5	+
30 g	Aprikosenkonfitüre	311,1	0,1	0	18,2
Ist-Zustand		1861,5	25,1	5,4	73,7
2. Frühstück					
150 g	Apfel ungeschält, roh	337,5	0,5	0,9	17,1
Ist-Zustand		337,5	0,5	0,9	17,1
Mittagessen					
200 g	Paprikahähnchen mit Spätzle (Fertigprodukt)	638	10	4	20
Ist-Zustand		638	10	4	20
Nachmittag					
100 g	Vollmilchschokolade	2221	9,2	30	56
Ist-Zustand		2221	9,2	30	56
Abendessen					
250 g	Chips	5635	13,8	98,5	101,3
600 ml	Colagetränk	1092	+	*	65,4
Ist-Zustand		6727	13,8	98,5	166,7
Ist-Zustand (gesamt)		11785 kJ	59 g	139 g	334
Soll-Zustand		10080 kJ	89 g	82 g	326
Differenz	zu viel	1705 kJ		57 g	8 g
	zu wenig		30 g		

* = keine Daten   + = in Spuren

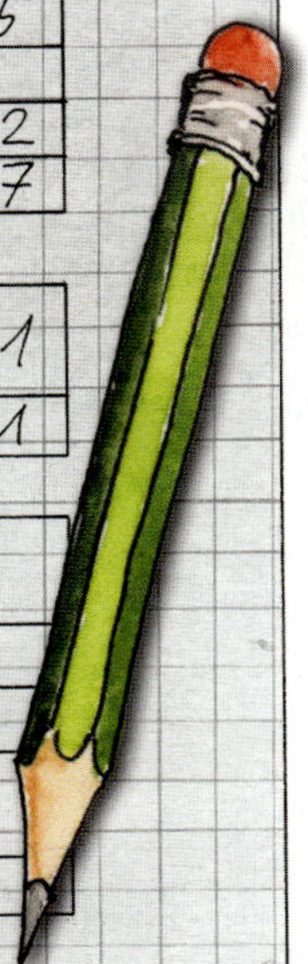

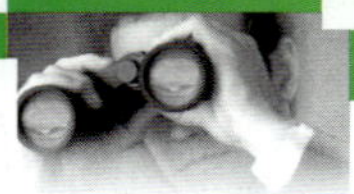

3. **Berechnung des gesamten Ist-Zustands**

Der gesamte Ist-Zustand aller Mahlzeiten wird berechnet, indem die Ist-Zustände aller Mahlzeiten addiert werden.

4. **Ermittlung der Differenz zwischen Ist- und Soll-Zustand**

Es wird der gesamte **Ist-** mit dem **Soll-Zustand** verglichen und die daraus **resultierende Differenz** ermittelt.

Beispiel: Aus der Tabelle ist ersichtlich, dass die Verkäuferin **57 g Fett/Tag** zu viel isst. Das heißt, die Fettzufuhr muss reduziert werden. Beispielsweise sollten die Chips durch fettärmere Lebensmittel ersetzt werden.

5. **Auswertung des Soll-Ist-Zustands**

Ist-Zustand		Soll-Zustand	Langfristige Folgen
Ist-Zustand	=	Soll-Zustand	Gewicht bleibt konstant
Ist-Zustand	>	Soll-Zustand	Erhöhung des Gewichts
Ist-Zustand	<	Soll-Zustand	Reduzierung des Gewichts

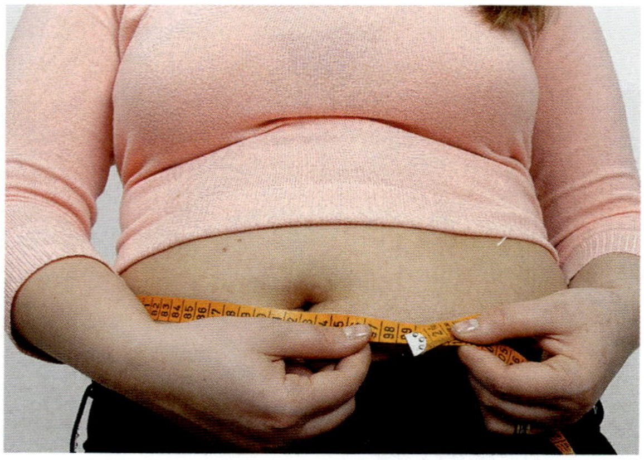

Merke ***Der Soll-Ist-Vergleich verdeutlicht, welche Lebensmittel und -mengen zukünftig eher in reduzierterem oder erhöhtem Maß verzehrt oder komplett weggelassen bzw. durch andere Lebensmittel ersetzt werden sollten. Bei der Auswahl der Lebensmittel sollten immer die Richtlinien für eine gesunde Ernährung (Ernährungskreis der DGE) berücksichtigt werden.***

? ***Machen Sie konkrete Änderungsvorschläge (inkl. Berechnungen), wie das Essensprotokoll der 40-jährigen Verkäuferin so umgestellt werden kann, dass der Eiweißverzehr gehoben sowie der Energie-, Fett und Kohlenhydratverzehr gesenkt werden kann.***

Tipp: Überlegen Sie, welche Passagen aus dem Essensprotokoll übernommen und welche teilweise oder vollständig verändert werden müssen.

Essensprotokoll-Änderungen (auszugsweise)

Mengen	Lebensmittel	Energie (kJ)	Eiweiß (g)	Fett (g)	Kohlenhydrate (g)
1. Frühstück					
200 g	Joghurt (1,5% Fett)	364	6,8	3,0	8,2
10 g	Speisekleie	7,36	1,8	0,4	1,6
150 g	Aprikosen	270	1,5	0,2	13,0
Ist-Zustand		641,4	10,1	3,6	22,8
2. Frühstück					
?	?	?	?	?	?
Ist-Zustand	?	?	?	?	?

⋮ usw.

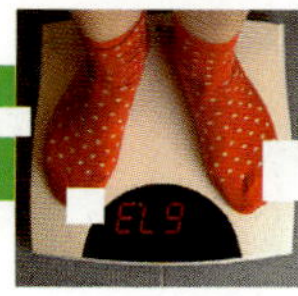

M/A 6 CHECKLISTE KLASSENARBEIT

Gemeinsames Lernen ist besser! Bilden Sie mit einer Person Ihrer Klasse ein Lern-Tandem, in dem Sie gemeinsam für die bevorstehenden Klassenarbeiten lernen. Nähere Details finden Sie im Kapitel 2.8, Seite 81.

1. Erläutern Sie folgende Begriffe: Energiegehalt, Kalorien, Kilojoule und Megajoule. ☐
2. Wie setzt sich der Energiededarf zusammen? ☐
3. Erläutern Sie den Begriff Grundumsatz bzw. Basis-Energieverbrauch. ☐
4. Nennen und erläutern Sie stichwortartig, von welchen Faktoren der Grundumsatz beeinflusst wird. ☐
5. Berechnen Sie entsprechend der Kurzformel den Grundumsatz eines 89 kg schweren Mannes. ☐
6. Wie setzt sich der Leistungsumsatz zusammen? ☐
7. Der Wert der körperlichen Aktivität wird in unterschiedlichen PAL-Werten ausgedrückt. Welche PAL-Werte gibt es? Welche Arbeitsschwere bzw. Freizeitaktivität verbirgt sich hinter den einzelnen Werten? ☐
8. Berechnen Sie entsprechend der Kurzformel den Energiebedarf eines 25-jährigen Bauarbeiters, der einen Grundumsatz von 1740 kcal/7308 kJ hat. ☐
9. Erläutern Sie den Begriff Energiebilanz. Wann wird von einer positiven, einer ausgeglichenen und einer negativen Energiebilanz gesprochen? ☐
10. Nennen Sie einige Gründe, warum es vielen Menschen nicht gelingt, eine ausgeglichene Energiebilanz zu haben. ☐
11. Erläutern Sie, wofür der Body-Mass-Index benötigt wird. ☐
12. Berechnen Sie den BMI einer 80 kg schweren und 1,62 m großen Frau. Welche Aussagen können Sie über deren BMI machen? ☐
13. Prüfen Sie anhand des Body-Mass-Indexes das Gewicht Ihres Tandem-Partners und machen Sie dazu eine fundierte Aussage. ☐
14. Warum wird heute das Sollgewicht nicht mehr mit dem Broca-Index ermittelt? ☐
15. Wie viel Energie (kJ) liefern: 272 g Kohlenhydrate, 46 g Fett, 123 g Eiweiß, 98 g Eiweiß, 77 g Fett, 286 g Kohlenhydrate? ☐
16. Wie viel Energie liefert 1 g Kohlenhydrate, 1 g Eiweiß und 1 g Fett? ☐
17. Berechnen Sie nun in Gramm (g): 877 kJ Eiweiß, 2567 kJ Kohlenhydrate, 1567 kJ Fett, 1004 kJ Eiweiß, 546 kJ Kohlenhydrate, 208 kJ Fett. ☐
18. Erklären Sie Ihrem Tandem-Partner anhand eines Mittagessens (mind. 4 Speisekomponenten), wie Sie eine Energie- und Nährwertberechnung durchführen. ☐
19. Eine Person isst zum Abendessen 100 g Roggenbrot, 50 g Gouda, 20 g Butter und 120 g Tomaten. Berechnen Sie den Energie- und Nährwertgehalt (Eiweiß, Fett, Kohlenhydrate) des Abendessens. ☐
20. In der Ernährungslehre werden häufig Empfehlungen, Schätzwerte und Richtwerte veröffentlicht; erklären Sie die Unterschiede. ☐
21. Für welchen Personenkreis ist es sinnvoll, ein Essensprotokoll zu erstellen? ☐

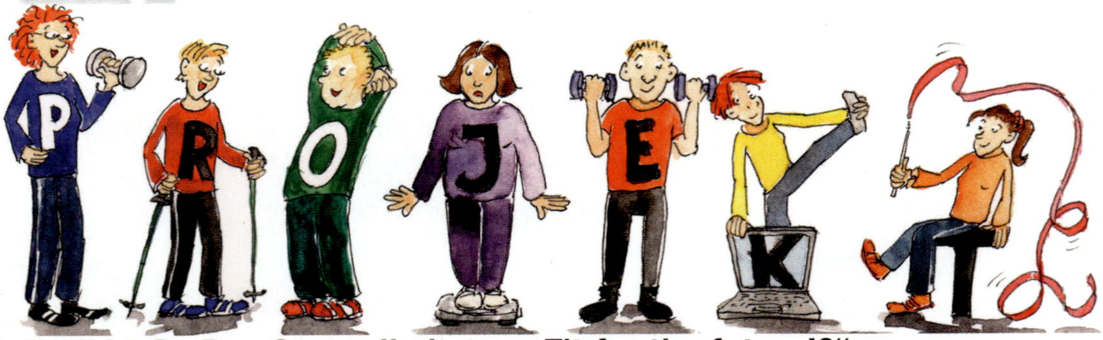

7 Projekt 6: Der Gesundheitstag „Fit for the future!?“

Projektaufgabe: Viele Jugendliche leiden an Über- oder Untergewicht, haben physische und psychische Probleme. Wie komme ich zu meinem Wohlfühlgewicht? Wie schafft man es, sich gesundheitlich „fit for the future“ zu machen? Welche Möglichkeiten gibt es, sich zu entspannen und zu bewegen? Gestalten Sie einen eintägigen Gesundheitstag für Ihre Schulart oder auch nur für bestimmte Klassen unter dem Motto: Der Gesundheitstag „Fit for the future!?“ Am Gesundheitstag sollen verschiedene Workshops, die zum Thema passen, stattfinden.

Gruppengröße: **ca. 4 Teilnehmer** für einen Workshop (von der Anzahl der Workshops und der Klassengröße abhängig)

Zeitrahmen: Dieser wird von den Lehrkräften festgelegt.

Planungshilfen für den Gesundheitstag

Damit der Gesundheitstag zum Erfolg führt, müssen einige Rahmenbedingungen geklärt werden. Es ist ratsam, zunächst gemeinsam eine Checkliste zu erstellen, auf der alle Dinge aufgeführt werden, die vorab oder während des Tages bedacht bzw. organisiert werden müssen. Als Anregung finden Sie im Folgenden einige Auszüge einer Checkliste.

Checkliste

Organisatorische Dinge, die vorab geklärt werden müssen

- ☐ Das Ausmaß (z. B. Anzahl der Klassen, Dauer) des Gesundheitstages muss festgelegt werden.
- ☐ Wann findet der Gesundheitstag statt? Hierbei sollte eine enge Absprache und Kooperation mit der Schulleitung, den Lehrkräften und dem Stundenplan-Team stattfinden.
- ☐ Ideen für die Workshops sollten gemeinsam gefunden werden (siehe Ideenbörse).
- ☐ Die Gruppenbildung sollte entsprechend den Workshops stattfinden.
- ☐ Workshops müssen gut durchdacht und gut geplant werden.
- ☐ Projektgruppen erstellen einen Kostenplan über evtl. auftretende Kosten. Die Finanzierung des Projekts muss mit der Schulleitung und den entsprechenden Lehrkräften abgestimmt werden.
- ☐ Die einzelnen Workshops werden allen Beteiligten vorgestellt. Die Ideen anderer Gruppenmitglieder werden überdacht und bei Bedarf aufgenommen.
- ☐ Raumwahl in Abstimmung mit dem Stundenplan-Team vornehmen.
- ☐ Ablaufplan und genauen Personeneinsatz festlegen usw.

Vervollständigen Sie die Checkliste bzw. passen Sie diese den örtlichen Gegebenheiten an. Im Folgenden erhalten Sie einige Anregungen zu den Workshops.

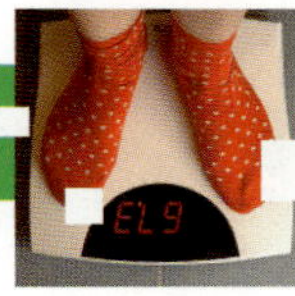

Anregungen für die Workshops

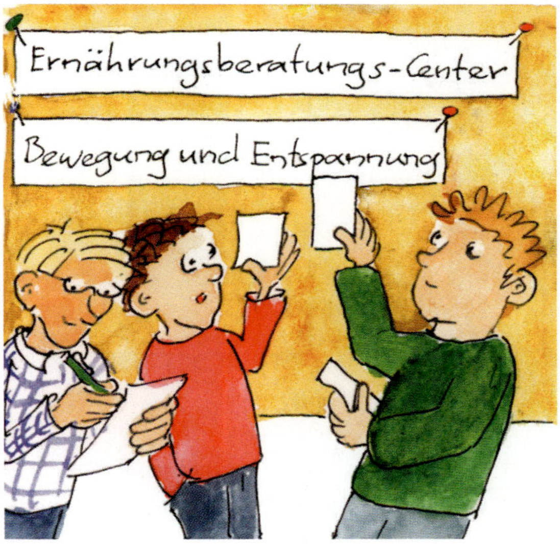

Workshops

- Welche Workshops möchten Sie an dem Gesundheitstag **„Fit for the future!?"** anbieten? Sammeln Sie in der Klasse Ideen.
- Werten Sie die Ideen aus und überlegen Sie, welche Workshops Sie nun tatsächlich anbieten möchten.
- Bilden Sie kleine Projektgruppen **(ca. 4 Teilnehmer pro Gruppe).** Werden Sie kreativ und machen Sie sich Gedanken über die Inhalte und die Umsetzung der entsprechenden Workshops.
- Legen Sie die Dauer der einzelnen Workshops genau fest und überlegen Sie nun gemeinsam, wie viel Zeit der Gesundheitstag in Anspruch nehmen wird.
- Überlegen Sie ebenso, welche Klassen Sie zu diesem Tag einladen möchten.

Ideenbörse für einige Workshops

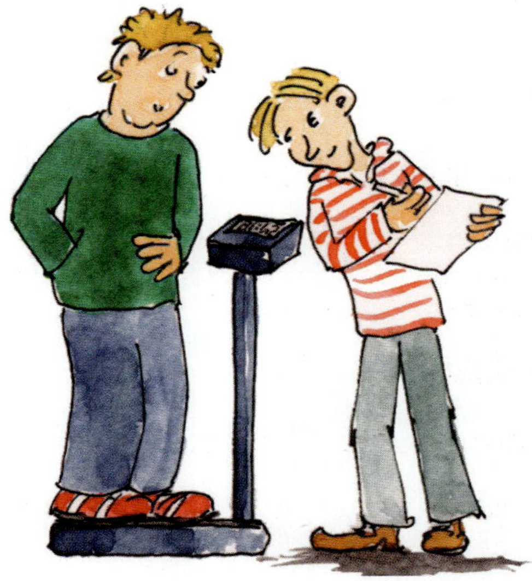

Nachfolgend erhalten Sie einige Anregungen zu den Workshops.

Workshop 1: Ernährungsberatungs-Center
Im Ernährungsberatungs-Center könnte Folgendes angeboten werden:

- Berechnung des individuellen Body-Mass-Indexes mit Auswertung
- Erstellen von individuellen Essensprotokollen (an einem Tag)
- Durchführung einer computergesteuerten Energie- und Nährwertberechnung anhand der individuellen Essensprotokolle mit anschließender Auswertung und Beratung

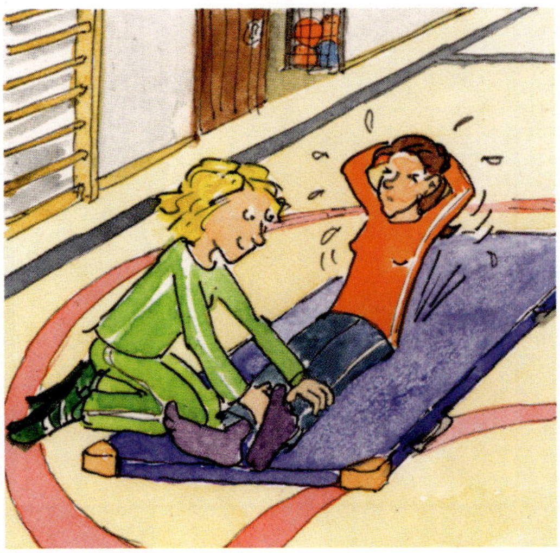

Workshop 2: Bewegung und Entspannung

- Welche Entspannungsmöglichkeiten gibt es für stressige Tage?
- Wie kann ich die Seele baumeln lassen und wie schalte ich ab?
- Entspannungsübungen praktisch durchführen
- Wie finde ich die richtige Sportart für mich? Welche Möglichkeiten habe ich, mich in der Freizeit sportlich zu betätigen?

Workshop 3: Leichte Küche

- Richtig essen will gelernt sein! Wie setze ich dem Fastfood ein Ende? Wie esse ich richtig?
- Tricks und Tipps für einfache, leichte Gerichte, die schnell zubereitet werden können
- Einfache, leichte Gerichte in der Schulküche zubereiten

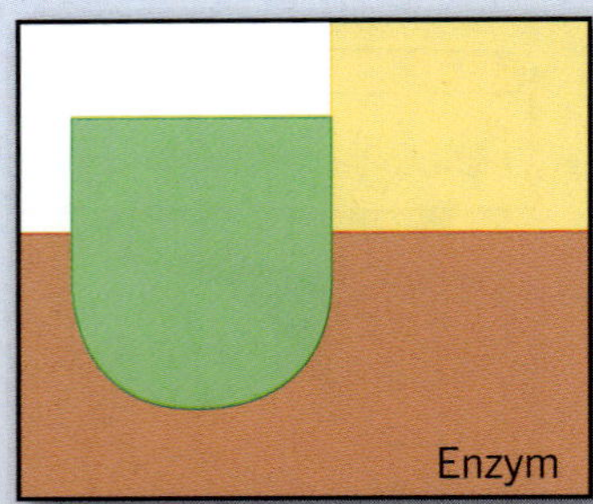

Erlebnispräsentation „Der Weg der Nahrung durch den Körper"

8 Projekt 7

7 Checkliste Klassenarbeit

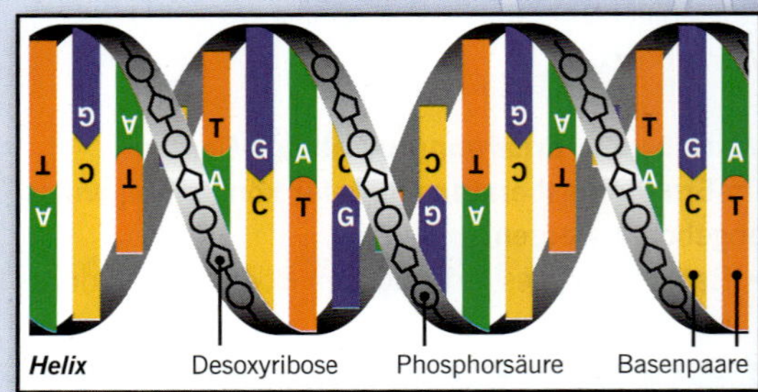

6 Ausscheidung

- *Wasser*
- *Kohlendioxid*
- *Urin*
- *Stuhl*

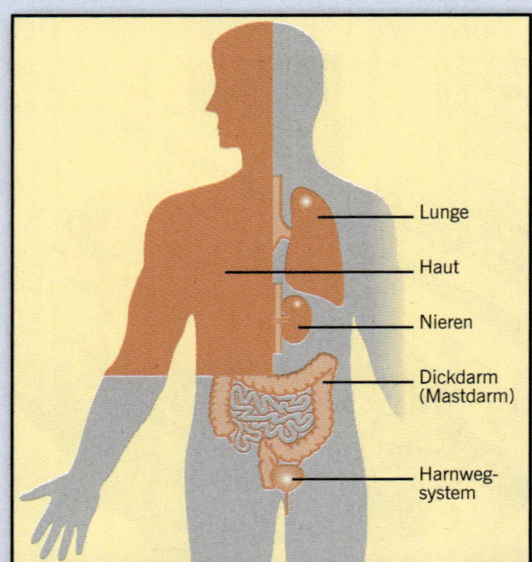

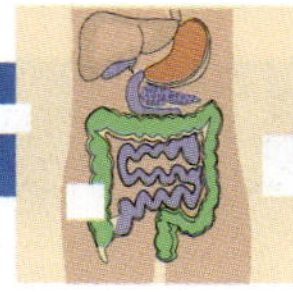

D. Stoffwechsel

- **1 Überblick: Stoffwechselvorgänge**
  - *Nahrungsaufnahme/Atmung*
  - *Verdauung*
  - *Resorption*
  - *Stoffwechsel in der Zelle*
  - *Ausscheidung*
- **2 Nervensystem, Hormone und Enzyme**
  - *2.1 Nervensystem*
  - *2.2 Hormone: Steuerelemente des Stoffwechsels*
  - *2.3 Enzyme (Aufbau, Funktion, Hemmung, Küchenpraxis)*
- **3 Verdauungsvorgänge im menschlichen Körper**
  - *3.1 Stationen der Verdauung*
  - *3.2 Versuche: Verdauung*
  - *3.3 Überblick: Stoffwechselvorgänge*
- **4 Resorption**
  - *Aufbau von Zellmembranen*
  - *Transportmechanismen*
  - *Aktiver und passiver Transport*
  - *Transportrichtungen*
- **5 Stoffwechselvorgänge in der Zelle**
  - *5.1 Aufbau einer Zelle*
  - *5.2 Überblick: Stufen der Energiegewinnung*
  - *5.3 Stoffwechsel der Kohlenhydrate*
  - *5.4 Stoffwechsel der Fette*
  - *5.5 Stoffwechsel der Eiweiße*
  - *5.6 Steckbriefe: Zusammenhänge der Stoffwechselvorgänge*

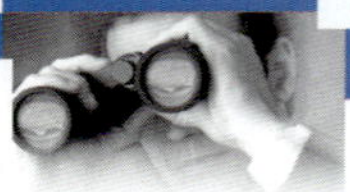

D. Stoffwechsel

1 Überblick: Stoffwechselvorgänge

Damit der Mensch überhaupt in der Lage ist zu leben, das heißt zu wachsen, zu gehen usw., müssen im menschlichen Körper laufend Stoffe **um-**, **ab-** und **aufgebaut** werden. Diese Prozesse werden als Stoffwechselvorgänge bezeichnet.

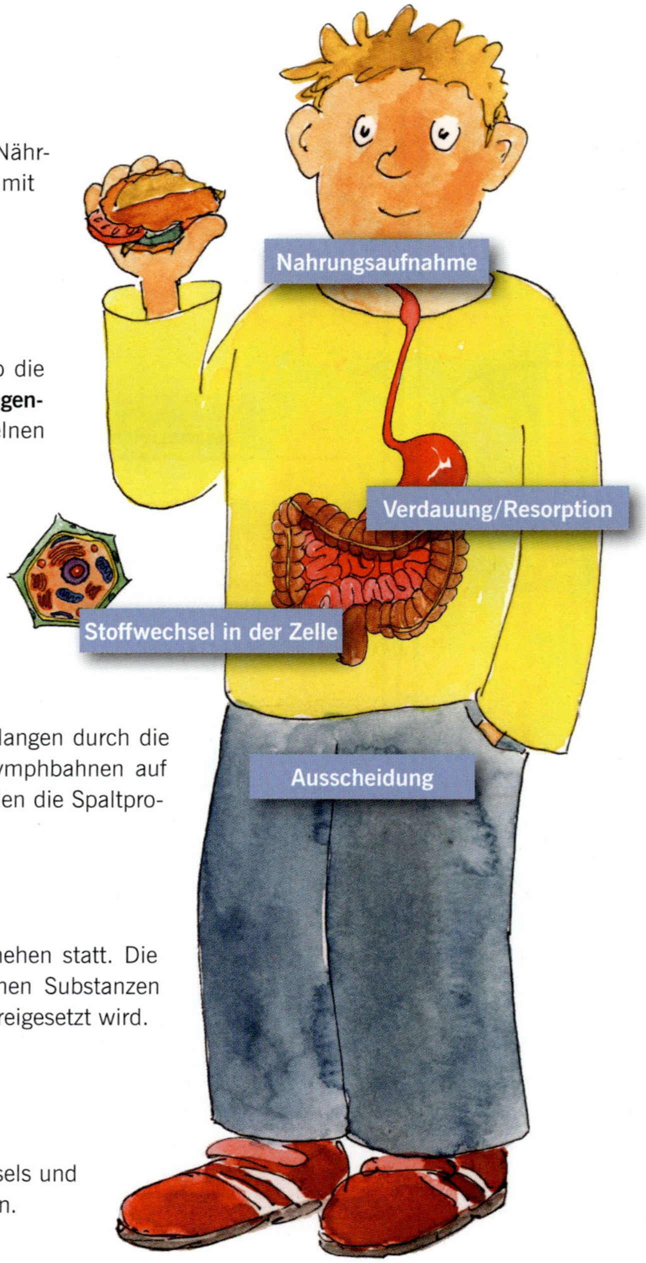

Nahrungsaufnahme/Atmung

Beim Verzehr von Lebensmitteln nimmt der Mensch Nährstoffe und Flüssigkeit auf. Beim Atmen wird der Körper mit Sauerstoff versorgt.

Verdauung

Die mit der Nahrung aufgenommenen Nährstoffe, also die **Kohlenhydrate,** die **Fette** und die **Eiweiße,** werden im **Magen-Darm-Trakt** durch **enzymatische Prozesse** in die einzelnen Grundbausteine gespalten.

- Kohlenhydrate —> Einfachzucker
- Fette —> Glycerin, Fettsäuren
- Eiweiße —> Aminosäuren

Diese Prozesse werden als Verdauung bezeichnet.

Resorption

Die Spaltprodukte werden resorbiert, das heißt, sie gelangen durch die Darmwand sofort auf **direktem Weg** oder über die Lymphbahnen auf **indirektem Weg** ins Blut. Durch den Blutkreislauf werden die Spaltprodukte in die Zellen transportiert.

Stoffwechsel in der Zelle

In den Zellen findet das eigentliche Stoffwechselgeschehen statt. Die Grundbausteine der Nährstoffe werden zu körpereigenen Substanzen auf- bzw. abgebaut, wobei Energie, aber auch Wärme freigesetzt wird.

Ausscheidung

Am Schluss werden die Endprodukte des Zellstoffwechsels und die unverdaulichen Nahrungsbestandteile ausgeschieden.

Merke ***Die Grundbausteine der Nährstoffe werden in den Zellen unter Energiegewinnung zu körpereigenen Substanzen auf- bzw. abgebaut. Diese ständig stattfindenden Aufbau-, Umbau- und Umwandlungsprozesse werden als Stoffwechsel bezeichnet. Stoffwechselprozesse werden durch Hormone und Enzyme gesteuert bzw. bewirkt.***

2 Nervensystem, Hormone und Enzyme

Im menschlichen Organismus erfolgt die Informationsübertragung auf 2 verschiedenen Wegen, nämlich über das Nerven- und das Hormonsystem. Vom **Rückenmark-** bzw. **Gehirn** ausgehend erhalten spezielle Körperzellen über die Nerven- bzw. Blutbahnen wichtige Informationen.

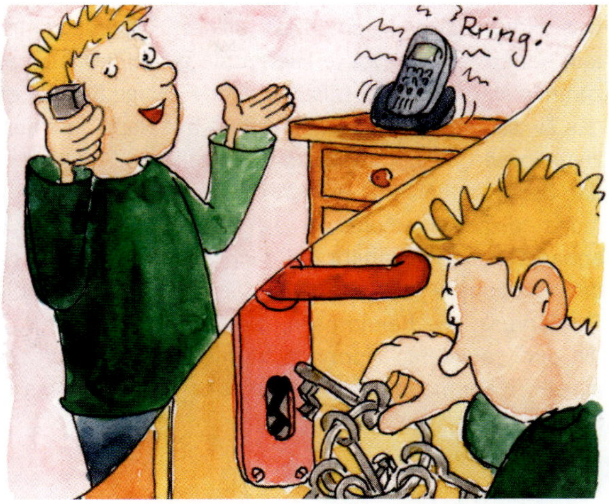

Telefonnetzprinzip und Schlüssel-Schloss-Prinzip

2.1 Nervensystem

Das Nervensystem leitet chemische Botenstoffe in Sekundenschnelle über die Nervenbahnen zu den Empfängerzellen. Die Reizleitung ist mit der Informationsübertragung eines Telefonnetzes zu vergleichen. Die Informationen gelangen sehr rasch vom Sender (z. B. Gehirn) zum entsprechenden Empfänger (z. B. Knie).

2.2 Hormone: Steuerelemente des Stoffwechsels

Hormone steuern den Stoffwechsel, das heißt, sie wirken **nicht direkt** auf das Stoffwechselgeschehen ein. Hormone sind **Träger bzw. Boten** wichtiger Informationen, die benötigt werden, um chemische Reaktionen auszulösen. Sie können in den Zellen von Drüsen (= Drüsenhormone) wie beispielsweise der Schilddrüse und der Hypophyse, aber auch im Gewebe (= Gewebshormone) produziert werden. Die Ausschüttung der Drüsenhormone wird hauptsächlich über das Gehirn (Hypophyse bzw. Hypothalamus) geregelt. Die Hormone gelangen über die Blutbahnen an ganz spezielle Zielzellen. Der Vorgang der Informationsübertragung dauert mehrere Minuten, oftmals Stunden. Hormone sind also außerstande, sofortige Reaktionen im Körper auszulösen. Sie können nur dann eine spezifische Wirkung entfalten, wenn sie an ganz spezifischen Rezeptoren an der Zelloberfläche (Zellmembran) andocken können. Einige Hormone können jedoch auch die Zellmembran passieren und im Zellplasma an die Zielzelle andocken. Die Wirkungsweise erfolgt also nach dem **Schlüssel-Schloss-Prinzip.** Der **Schlüssel** (= spezielles Hormon) muss zum **Schloss** (= spezieller Hormonrezeptor der Zielzelle) passen, damit das Hormon die Wirkung entfalten kann. Hormone sind somit **wirkungsspezifisch.** Die im Blutkreislauf zirkulierenden Hormone werden über die Leber abgebaut bzw. über die Niere ausgeschieden.

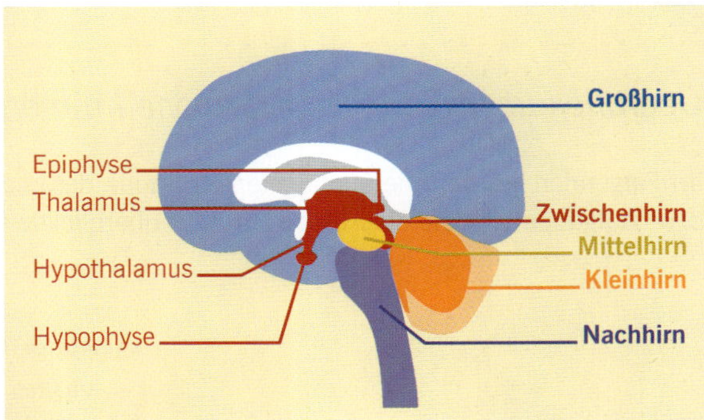

Gehirn

***Hypophyse:** steuert beispielsweise die Funktion der Schilddrüsen- und der Keimdrüsenhormone.*
***Epiphyse:** liegt an der Oberseite des Zwischenhirns und wird auch als Zirbeldrüse bezeichnet. Regelt über den Hypothalamus tagesperiodische Rhythmen.*
***Hypothalamus:** ist für die Feinabstimmung des Nervensystems mit dem Hormonsystem verantwortlich.*
Der Hypothalamus veranlasst gleichermaßen, dass die Hypophyse Hormone freisetzt.
***Hormon** (griech.: horman, hormanus) = in Bewegung bringen, aufwecken.*

Merke ***Hormon und Rezeptor einer bestimmten Zielzelle passen genau zusammen. Das Erkennungsprinzip erfolgt nach dem Schlüssel-Schloss-Prinzip.***

? ***Erläutern Sie die Wirkungsweise des Nervensystems und der Hormone.***

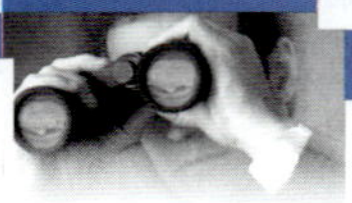

Wo sitzen die einzelnen Hormondrüsen im menschlichen Organismus?

Das Hormonsystem unterliegt einem Regelmechanismus, der an eine gewisse **Hierarchie** gebunden ist. Das zentrale Nervensystem (ZNS) sendet wichtige Signale an das Zwischenhirn. Das Zwischenhirn mit Hypothalamus, Hypophyse und Epiphyse stellt die zentrale Schaltstelle dar. Der Hypothalamus reagiert auf die Meldung des ZNS, indem dieser Hormone an die Hypophyse (= Gehirnanhangsdrüse) weitergibt. Je nach Botschaft veranlasst die Hypophyse die anderen Körperdrüsen (z. B. die Schilddrüse, die Keimdrüsen, die Bauchspeicheldrüse), die dort gebildeten Hormone freizusetzen. Wo sich die einzelnen Hormondrüsen im Körper befinden, ist aus der Skizze zu ersehen.

> **Tipp** ***Hormone werden auch bei der Mästung von Tieren eingesetzt. Sie beschleunigen das Wachstum und den Muskelaufbau der Tiere.***

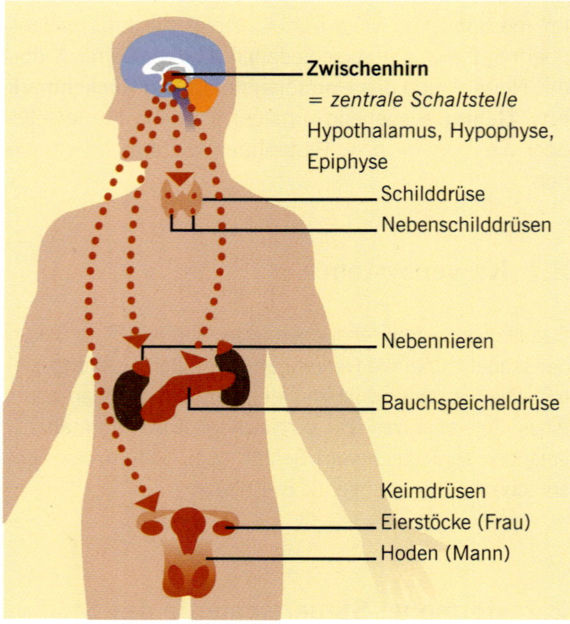

Sitz einzelner Hormondrüsen

Überblick über die Drüsenhormone im menschlichen Organismus

Im Folgenden werden die wichtigsten Hormone des menschlichen Organismus, deren Bildungsort sowie Funktionen bzw. Aufgaben und die chemische Struktur überblicksweise dargestellt.

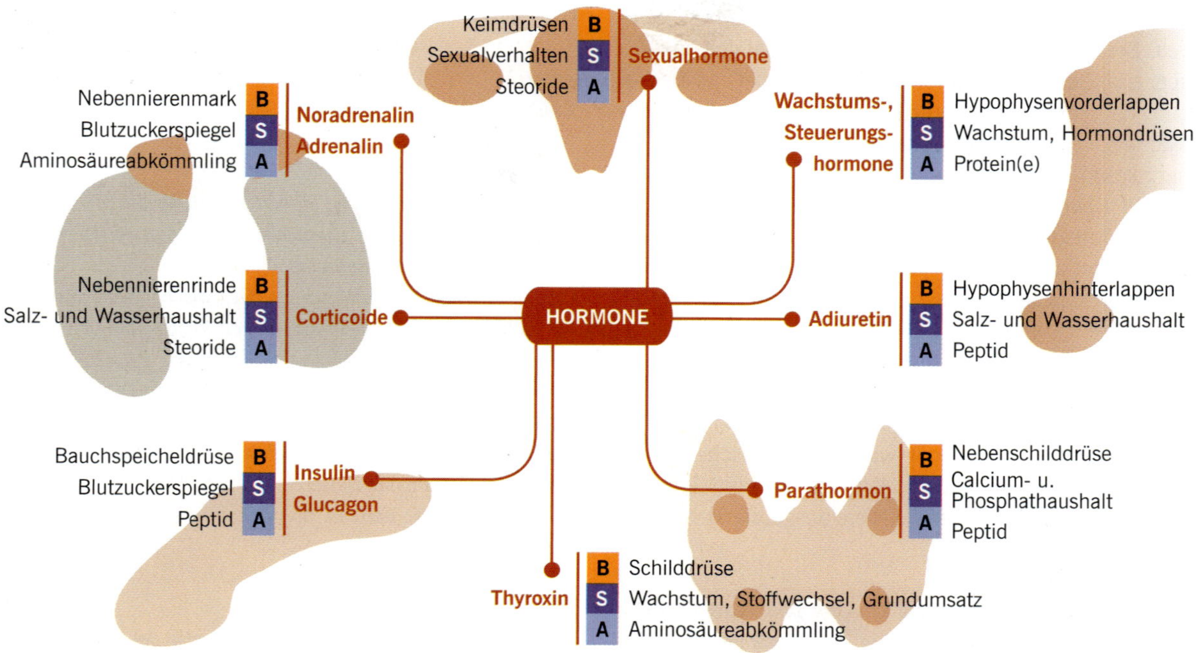

*Erläuterung der Abkürzungen: **B** = Bildungsort **S** = Steuerung **A** = chemischer Aufbau*

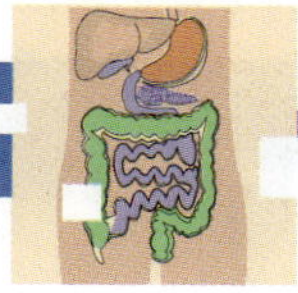

2.3 Enzyme (Aufbau, Funktion, Hemmung, Küchenpraxis)

Die Stoffwechselvorgänge aller lebenden Organismen werden durch Enzyme gesteuert, das heißt, sie kontrollieren und regulieren den Auf- und Abbau von Stoffen im menschlichen Körper. Enzyme werden auch als **Biokatalysatoren** bezeichnet, da sie chemische Reaktionen beschleunigen und dabei die Aktivierungsenergie herabsetzen. Das soll anhand einer schematischen Skizze verdeutlicht werden.

1. Soll ein Ausgangsstoff gespalten werden, muss in der Regel **viel Energie (= Aktivierungsenergie)** zugeführt werden, um eine chemische Reaktion in Gang zu setzen. Erst dann erhält man das gewünschte Endprodukt.

2. Durch die Zugabe von **Enzymen (= Biokatalysatoren)** wird die Aktivierungsenergie deutlich herabgesetzt, das heißt, der Reaktionsverlauf wird dadurch beschleunigt.

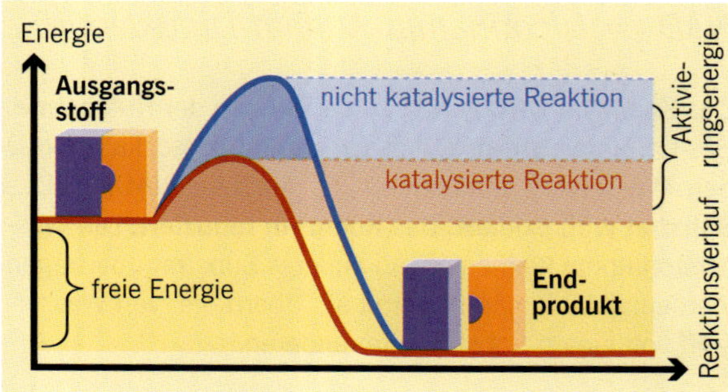

Chemische Reaktion mit und ohne Katalysator

Merke ***Enzyme sind Biokatalysatoren, die die Aktivierungsenergie herabsetzen, was zu einem schnelleren Reaktionsverlauf führt.***

Aufbau und Funktion von Enzymen

Es gibt **reine Proteinenzyme,** die ausschließlich aus Polypeptidketten bestehen und **räumliche Strukturen (= Konformationen)** aufweisen. Gleichermaßen gibt es auch Enzyme, die einen **Nichteiweißanteil** enthalten. Dieser Anteil wird als **Koenzym,** der Eiweißanteil als **Apoenzym** bezeichnet. Koenzyme können beispielsweise Vitamine und Metallionen sein, die unterschiedlich stark an das Enzym gebunden sind. Alle Enzyme weisen eine muldenartige Vertiefung, **ein aktives Zentrum,** auf. Der Ausgangsstoff, der umgewandelt werden soll, wird auch als Substrat bezeichnet. Die Funktionsweise der Enzyme erfolgt nach dem **Schlüssel-Schloss-Prinzip.** Das **Substrat (= Schlüssel)** muss genau in das **aktive Zentrum (= Schloss)** des Enzyms passen, erst dann kann ein reaktionsfähiger **Enzym-Substrat-Komplex** gebildet werden. Der Reaktionsablauf läuft in Sekundenschnelle ab, wobei das Substrat (= Schlüssel) so verändert wird, dass es nicht mehr in das aktive Zentrum (= Schloss) passt. Reine Proteinenzyme gehen aus der Reaktion unverändert hervor.

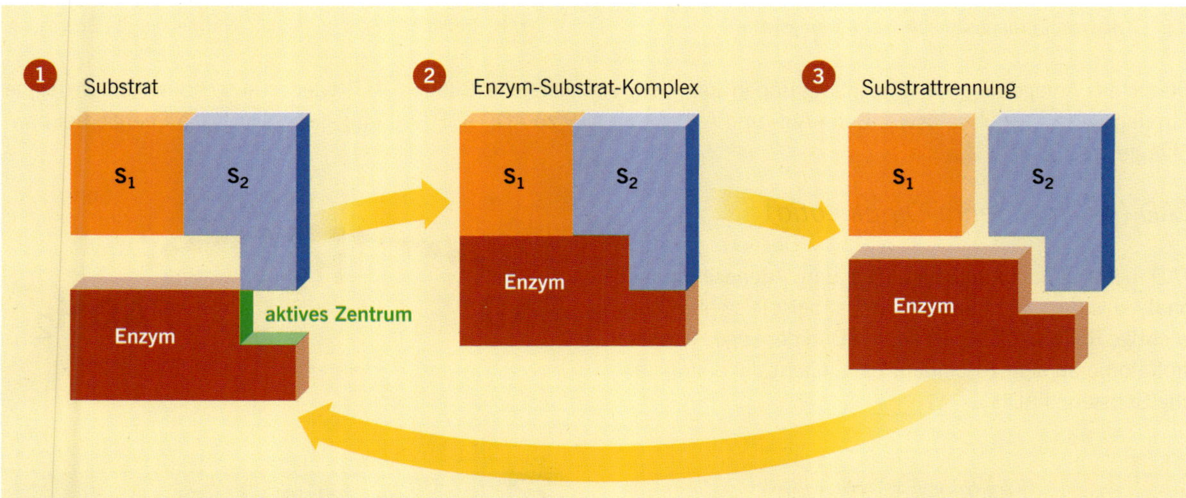

Funktion von Enzymen (Schritte 1 bis 3)

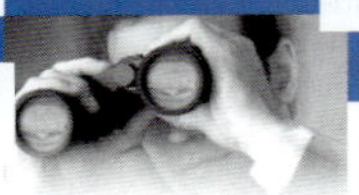

Koenzyme

Es gibt viele enzymatische Reaktionen, die nur im Beisein eines Koenzyms ablaufen können. Koenzyme sind niedermolekulare organische Moleküle, die unterschiedlich stark an das Enzym gebunden sind, damit sie mit dem Substrat reagieren können. Die **Koenzyme N**icotinamid-**A**denin-**D**inukleotid **(NAD)** und **A**denosin**t**ri**p**hosphat **(ATP)** sind für den Stoffwechsel von wesentlicher Bedeutung. Sie werden aus diesem Grund nachfolgend beschrieben.

NAD (= Nicotinamid-Adenin-Dinukleotid)

Das **Koenzym NAD** gehört zu der Gruppe der **Nukleotide.** Besitzt ein Substrat 2 Wasserstoffatome, so kann NAD den Wasserstoff aufnehmen. Es entsteht $NADH_2$. Das **Substrat** wird **oxidiert,** das **Koenzym reduziert.** Die Wasserstoffatome können an ein anderes Substrat übertragen werden. NAD fungiert hiermit als Überträger von Wasserstoff von einem Substrat zum anderen.

$NADH_2$ entsteht u. a. im **Zitronensäurezyklus,** dieses wird in der **Atmungskette** zum Aufbau von ATP benötigt (siehe Atmungskette).

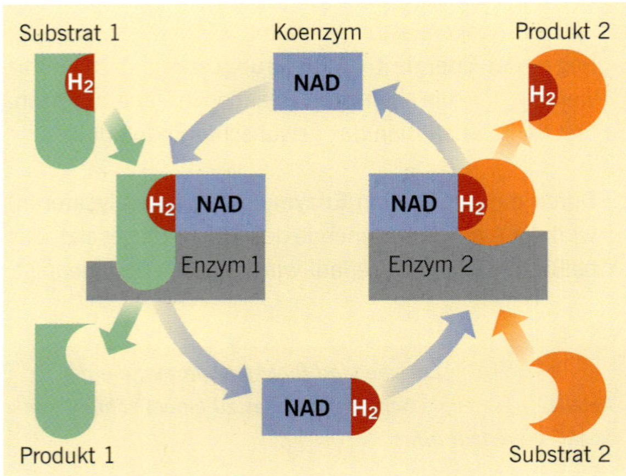

Übertragung von Wasserstoff durch NAD

ATP (= Adenosintriphosphat)

Adenosin**t**ri**p**hosphat besteht aus einem **Adeninrest,** einer **Ribose (Zucker)** und 3 sehr **energiereich gebundenen Phosphatgruppen.** Die in den Zellen ablaufenden Prozesse benötigen Energie, die über das Molekül ATP bereitgestellt wird. Das heißt, ATP wird durch das Enzym **ATP-Synthetase hydrolytisch** zu **ADP** und **P** gespalten. Hierbei wird **Energie frei.** Wird eine weitere Phosphatgruppe abgespalten, entstehen **AMP + P** und **Energie.** Die frei werdende Energie kann für zahlreiche Körperprozesse genutzt werden.

z. B. Glykolyse, Zitronensäurezyklus, Atmungskette

z. B. Transportvorgänge (aktiv), Wärmeenergie, Bewegung

Durch die Anlagerung von Phosphatgruppen kann die energiereiche Bildung ATP wieder aufgebaut werden (siehe Atmungskette, Glykolyse usw.). Beim Auf- und Abbau von ATP zu ADP + P und umgekehrt wird also Energie frei bzw. Energie aufgebaut.

FAD (Flavin-Adenin-Dinukleotid)

FAD besteht aus **Riboflavin (B_2)** und **Adenosindiphosphat,** das im Zitronensäurezyklus beispielsweise eine wichtige Rolle spielt. Es ist wie NAD in der Lage, Wasserstoffatome an sich zu binden. Es entsteht die energiereiche Substanz $FADH_2$.

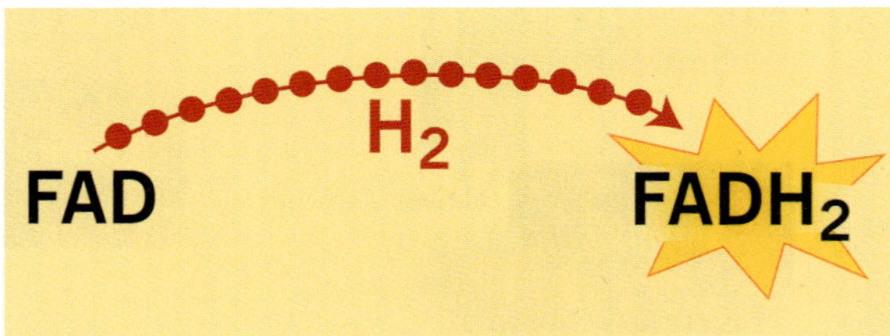

Merke ***1 $NADH_2$ liefert 3 ATP, 1 $FADH_2$ liefert 2 ATP.***

@ ***Was ist ein Kosubstrat?***

Namensgebung von Enzymen

Der Name eines Enzyms kann entweder durch das **Substrat** oder durch den Namen der chemischen Reaktion bestimmt werden:

1. Dem entsprechenden Substrat wird die Endsilbe **-ase** angeheftet, z. B. Substrat: Maltose —> Enzym: Malt**ase.**

2. Der Name der chemischen Reaktion wird mit der Endsilbe **-ase** versehen, z. B. Oxidation —> Enzym: Oxid**ase.**

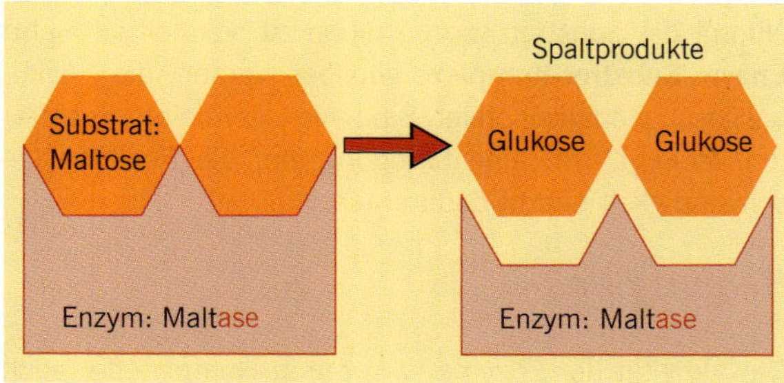

Namensgebung von Enzymen

1. Erläutern Sie den Aufbau eines Enzyms. Was ist ein Ko- bzw. Apoenzym?
2. Erläutern Sie die Funktionsweise von Enzymen.
3. Enzyme funktionieren substratspezifisch; nehmen Sie dazu Stellung.

Merke ***Enzyme bilden mit dem passenden Substrat einen Enzym-Substrat-Komplex. Sie wirken also substratspezifisch. Das Substrat und auch das Koenzym gehen verändert, das reine Proteinenzym unverändert aus der Reaktion hervor.***

Faktoren, die die Enzymtätigkeit beeinflussen

Wie aktiv ein Enzym überhaupt ist, zeigt sich an der Umsetzung der Substratmenge in einer bestimmten Zeit (= Reaktionsgeschwindigkeit). Die Reaktionsgeschwindigkeit eines Enzyms ist von folgenden Faktoren abhängig:

- **Temperatur**
- **pH-Wert**
- **Substratkonzentration**
- **Hemmstoffe**

Hierzu einige kurze Anmerkungen.

Koenzym
Ist der Nichteiweißanteil eines Enzyms. Im Stoffwechsel ist z. B. das beim Abbau der Glukose beteiligte NAD (= Nicotinamid-Adenin-Dinukleotid) von großer Bedeutung. Ein weiteres Koenzym ist das ATP (= Adenosintriphosphat), das im Energiestoffwechsel eine große Rolle spielt.

Temperatur

Da die Enzyme aus Proteinen bestehen, gerinnen diese bei Temperaturen zwischen **50 °C** und **60 °C,** das heißt, sie werden inaktiv. Die optimale Aktivität entfalten die meisten Enzyme bei **37 °C,** also bei Körpertemperatur.

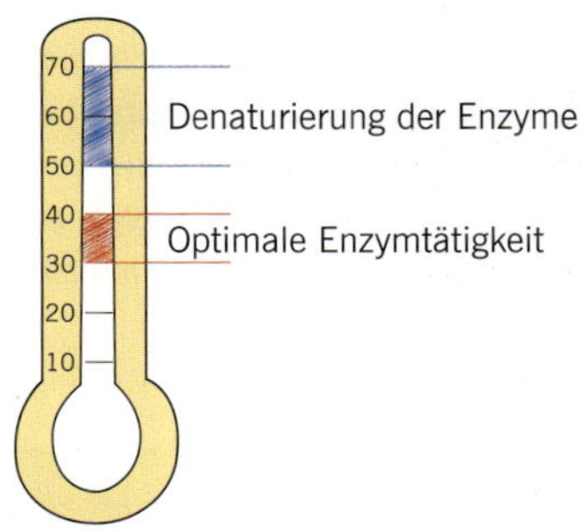

pH-Wert

Das pH-Wert-Optimum ist stark enzymabhängig, also von Enzym zu Enzym verschieden. Es gibt Enzyme, die beispielsweise im sauren Milieu arbeiten, und andere, die das alkalische Milieu bevorzugen. Starke pH-Wert-Schwankungen können jedoch zur Inaktivierung des Enzyms führen.

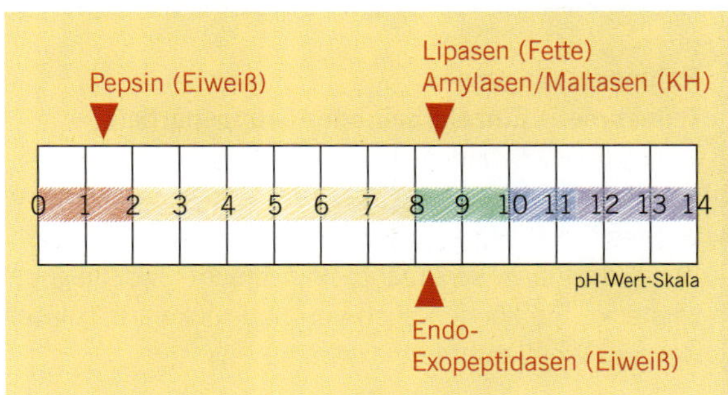

Wirkungsspektrum der Verdauungsenzyme

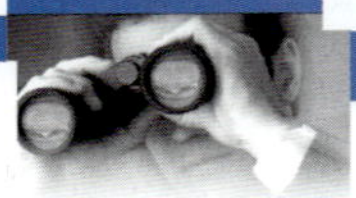

Substratkonzentration

Nimmt die Substrat-Konzentration zu, können vermehrt **Enzym-Substrat-Komplexe** gebildet werden; die Reaktionsgeschwindigkeit steigt. Sind alle Enzyme mit Substraten versorgt, tritt eine Sättigung ein, die Reaktionsgeschwindigkeit nimmt dadurch ab.

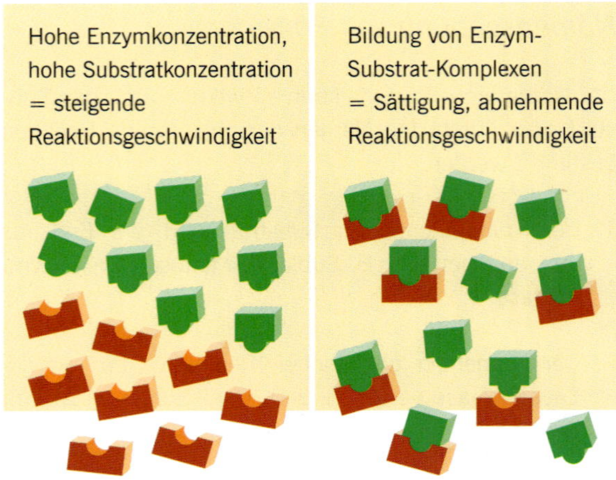

Hemmstoffe

Die Aktivität der Enzyme wird durch Hemmstoffe, auch **Inhibitoren** genannt, stark herabgesetzt oder verhindert. Es wird die **kompetitive** und die **allosterische** Hemmung unterschieden.

Kompetitive Hemmung

Der Inhibitor konkurriert mit dem Substrat um das Andocken am aktiven Zentrum. Der Hemmstoff verhindert somit das Andocken des Substrats.

Allosterische Hemmung

Der Hemmstoff und das Substrat werden an verschiedenen Stellen des Enzyms aufgenommen. Der Inhibitor verändert das aktive Zentrum, das heißt, die Ausbildung des Enzym-Substrat-Komplexes dauert länger bzw. ist massiv gestört.

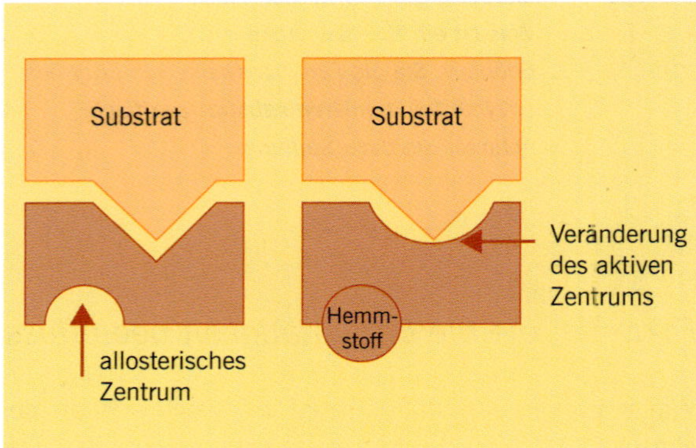

Allosterische Hemmung

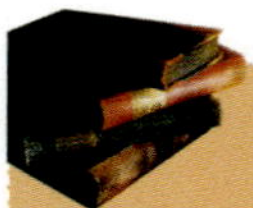

Phenylketonuerie (PKU)
Hierbei handelt es sich um eine vererbbare Stoffwechselerkrankung, bei der die Aminosäure Phenylalanin aufgrund eines Enzymdefekts nicht mehr von der Leber abgebaut werden kann. Es entstehen Giftstoffe, die das Gehirn schädigen. Wird der Enzymdefekt jedoch rechtzeitig festgestellt und mit diätetischen Maßnahmen behandelt, können Kinder eine nahezu normale Entwicklung durchlaufen.

@ ***In den Medien wird stark für Enzympräparate geworben, sie liegen voll im Trend. Ist der Verzehr nützlich oder sollten sie gemieden werden? Recherchieren Sie im Internet und bilden Sie sich eine fundierte Meinung. Wie und wozu werden Enzyme in der Lebensmittelindustrie eingesetzt? Betreiben Sie Studien und werten Sie diese aus. Vergleichen Sie die Ergebnisse in der Klasse.***

M/A ***Wer findet die meisten Worte?***

Rahmenbedingungen:
Teilnehmer: Einzelarbeit oder Gruppenarbeit
Zeit: 5 Min.
Anleitung:
Suchen Sie 8 Worte, die zum Thema Enzyme passen. Die Worte sind senkrecht, waagerecht und diagonal versteckt. Sie können auch vor- und rückwärts gelesen werden. Viel Spaß beim Knobeln!

M	U	R	T	N	E	Z	S	E	V	I	T	K	A
A	F	E	L	M	O	R	T	S	K	U	T	U	W
X	F	Y	M	M	Y	Z	N	E	O	P	A	Z	Y
V	O	U	T	Y	A	N	M	U	T	T	S	M	M
A	T	B	D	Z	C	A	E	P	A	G	A	R	A
I	S	V	W	N	A	B	V	W	R	L	R	S	L
U	M	T	S	E	D	C	U	E	T	U	V	W	X
H	M	G	P	O	Q	R	T	A	S	T	Y	Z	M
J	E	M	R	C	M	N	S	F	B	S	E	R	A
K	H	L	P	T	A	E	R	S	U	T	U	K	K
B	I	O	K	A	T	A	L	Y	S	A	T	O	R
N	O	P	U	S	E	U	I	Q	P	O	M	A	N

Enzyme in der Küchenpraxis

Welchen Einfluss Enzyme auf Lebensmittel ausüben, wird anhand von einigen Beispielen im Folgenden verdeutlicht:

Braunfärbung von Obst und Gemüse
Bleibt geschältes Obst und Gemüse (Birnen, Äpfel, Sellerie etc.) liegen, kommt es zu **enzymatischen Reaktionen,** zur Braunfärbung. Die Bräunungsreaktionen können verhindert werden, indem das Obst und Gemüse durch Säure- oder durch Hitzeeinwirkung (= Blanchieren) behandelt wird. **Grund:** Einflussfaktoren wie **Temperatur** —> über **40 °C, Säure** —> **pH-Wert-Verschiebungen** vermindern bzw. verhindern die Enzymtätigkeit.

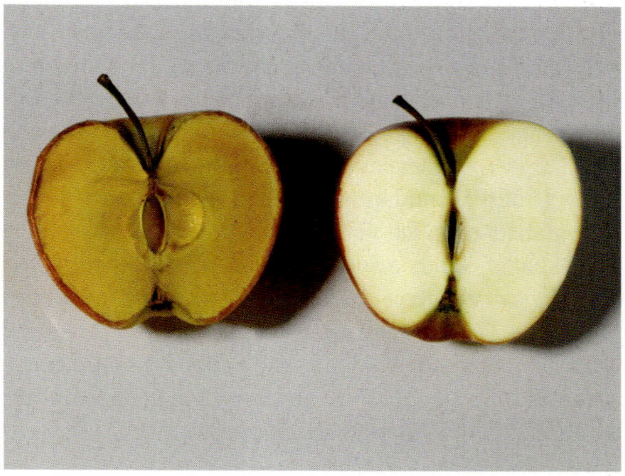

Küchenhinweis: Wird der Vorgang des Blanchierens nicht richtig durchgeführt, also beispielsweise Brokkoli in kaltem Wasser zugesetzt und langsam erhitzt, tritt ebenfalls eine Braunfärbung ein.

Ranzige Fette/Öle
Werden Fette und Öle zu lange in geöffnetem Zustand unsachgemäß gelagert, entwickeln sie einen stechenden und ranzigen Geschmack und Geruch. **Fettspaltende Enzyme (= Lipasen)** zersetzen die Fette/Öle in die Grundbausteine Glycerin und Fettsäuren. **Grund:** Die Wärme und der Sauerstoff beschleunigen den Zersetzungsprozess.

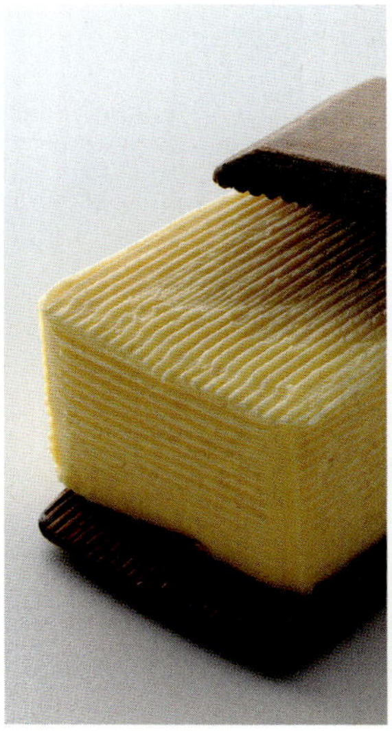

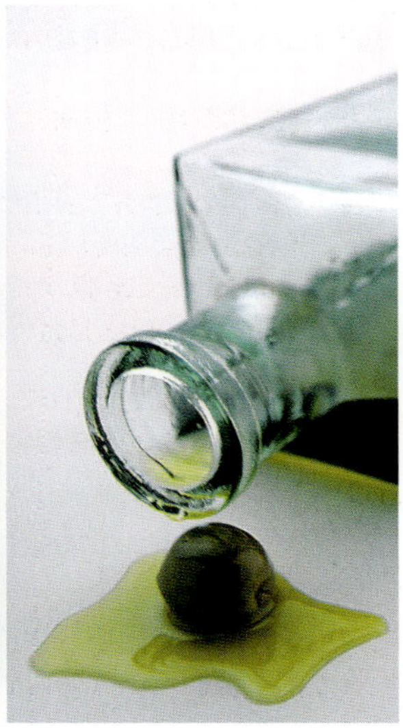

Süßspeisen
Gelatinespeisen werden nicht fest, wenn diese mit frischen Früchten, die **eiweißabbauende Enzyme** enthalten, zubereitet werden. Eiweißabbauende Enzyme sind in der **Ananas,** der **Kiwi,** der **Mango** und der **Papaya** enthalten. Diese Enzyme bauen die langen Eiweißmoleküle der Gelatine zu kurzen Aminosäuren ab, wobei der Gelierprozess verhindert wird. Gelatinespeisen werden somit nicht fest.

Derselbe Effekt tritt bei Süßspeisen auf Milchbasis ein. Die **eiweißspaltenden Enzyme** der Früchte zersetzen das Milcheiweiß und verleihen den Süßspeisen einen **bitteren** Geschmack. Es empfiehlt sich, diese Speisen nach der Zubereitung umgehend zu verzehren oder Früchte in erhitzter oder konservierter Form zu verwenden.

Frucht	Eiweißspaltendes Enzym
Ananas 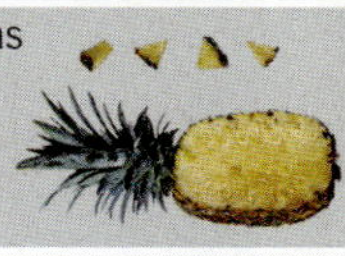	Bromelain (auch Bromelin)
Kiwi 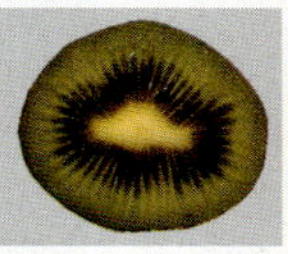	Actinidin
Mango 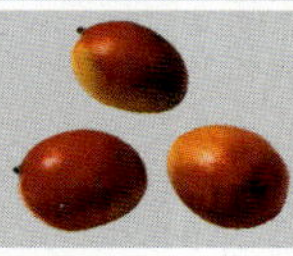	Mangain
Papaya 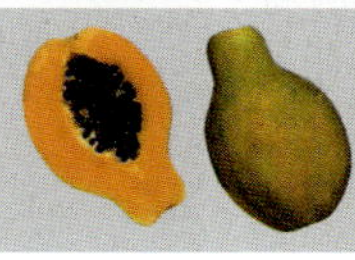	Papain

Weichmacher von Fleisch
Die eiweißspaltenden Enzyme der Ananas und Papaya werden häufig auch als Weichmacher für zähes Fleisch verwendet. Das zähe Bindegewebe wird bei der Zugabe von Enzymen abgebaut, das Fleisch wird **weich** bzw. **mürbe.**

? ***Welche weiteren biochemischen Reaktionen werden von den Enzymen in der Küchenpraxis hervorgerufen?***

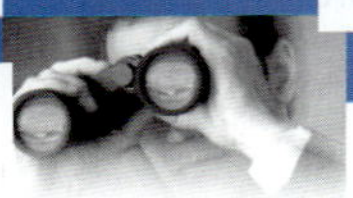

3 Verdauungsvorgänge im menschlichen Körper

Durch das Kauen wird die aufgenommene Nahrung im **Mund (= 1. Station)** zerkleinert und teilweise durch die Enzyme des Mundspeichels abgebaut. Der Speisebrei gelangt über die Speiseröhre in den **Magen (= 2. Station).** Im Magen finden weitere enzymatische Abbauprozesse statt. Der Nahrungsbrei gelangt in den **Darm (= 3. Station).** Im oberen Darmbereich, dem **Zwölffingerdarm,** und im Verlauf des **Dünndarms** werden alle Nährstoffe auf **enzymatischem** Weg **vollständig** in die **Grundbausteine** aufgespalten und resorbiert. Die nicht verwertbaren Nahrungsbestandteile (z. B. Cellulose) wandern in den Dickdarm. Dem dickflüssigen Nahrungsbrei wird Wasser entzogen, gleichzeitig laufen viele **Fäulnis-** und **Gärungsprozesse** ab. Der nun entstandene Kot wird über den Analgang durch den After ausgeschieden.

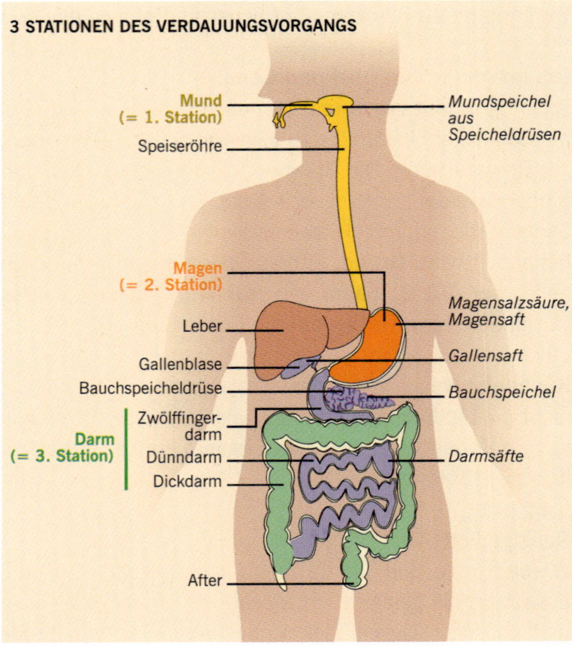

Folgende Enzyme sind am Abbau der Nährstoffe beteiligt

Nährstoffe	Enzyme	Enzymsymbol
Kohlenhydrate	Amylasen, Glukosidasen, Maltasen, Saccharasen, Laktasen	
Eiweiße	Exo- und Endopeptidasen	
Fette	Lipasen	

Merke ***Während des Verdauungsvorgangs durchläuft die Nahrung 3 wesentliche Stationen im Körper: Station 1 = Mund, Station 2 = Magen, Station 3 = Darm. Auf diesem Weg werden die in der Nahrung enthaltenen Nährstoffe durch die Enzyme in die Grundbausteine aufgespalten. Dieser Vorgang wird als Verdauung bezeichnet.***

Überblick: enzymatischer Abbau der Nährstoffe

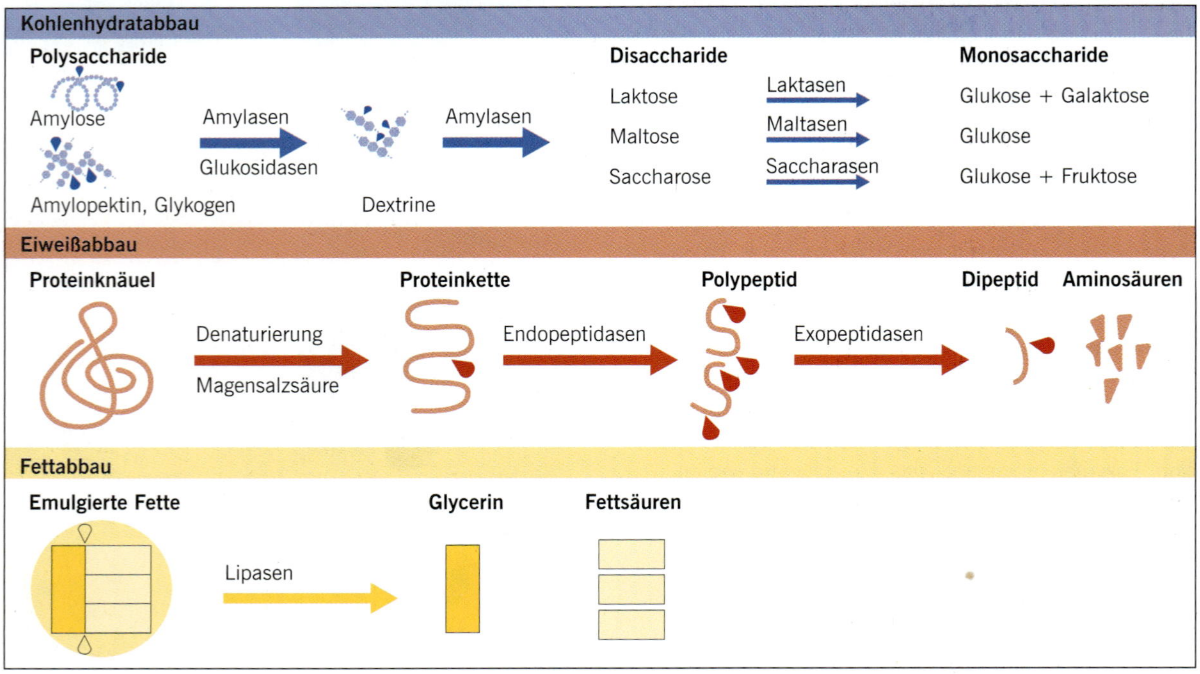

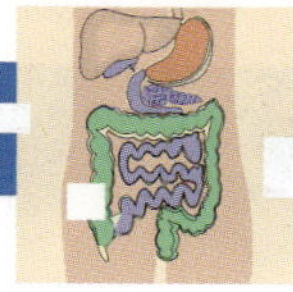

3.1 Stationen der Verdauung

Im Folgenden wird der Verdauungsvorgang, also die **Stationen 1 bis 3,** detailliert beschrieben.

Mund = 1. Station

Die erste Station der Nahrung ist der Mund. Im Mundraum sind zahlreiche Speicheldrüsen vorhanden, die durch den Geruch, den Geschmack und das Aussehen der Speisen angeregt werden. Sie sondern ungefähr **1,5 l Speichel** am Tag ab. Die Nahrung, die wenige Sekunden im Mund verweilt, wird während der **mechanischen Zerkleinerung (= Kauvorgang)** mit Speichel durchmischt. Die im Mundspeichel enthaltenen kohlenhydratspaltenden Enzyme, die Amylasen, bewirken unter Anlagerung von Wasser den Abbau der **Stärke (Amylose)** zu **Dextrinen.** Die Verdauung der Kohlenhydrate beginnt also bereits im Mund. Der Nahrungsbrei (Chymus), dessen Oberfläche stark vergrößert ist, wird durch die Bewegung der Zunge an den Gaumen gedrückt, der automatische Schluckreflex wird ausgelöst. Der Nahrungsbrei gelangt durch die Muskelbewegung der Speiseröhre in den Magen.

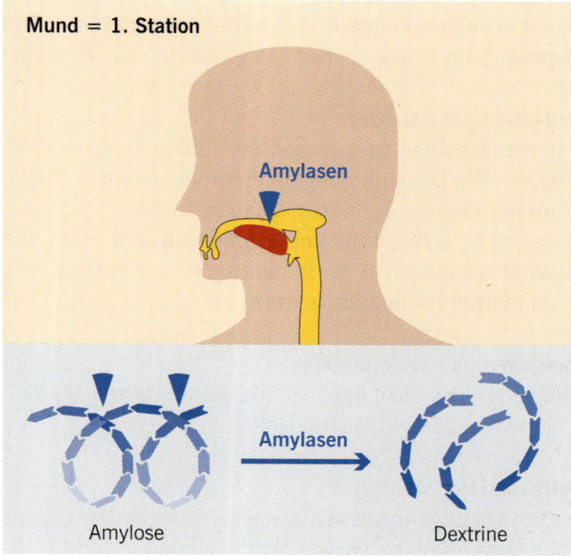

Polysaccharide/Amylose

Merke ***Im Speichel sind Amylasen vorhanden. Sie spalten unter Anlagerung von Wasser geringe Mengen an Stärke zu Dextrinen.***

Überblick: Verdauung im Mund = 1. Station

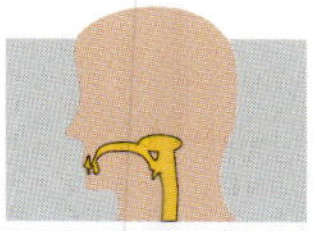	Abbauprozesse	Enzyme
Kohlenhydrate	Stärke —Amylasen→ Dextrine	Amylasen ▼
Eiweiße	–	–
Fette	–	–

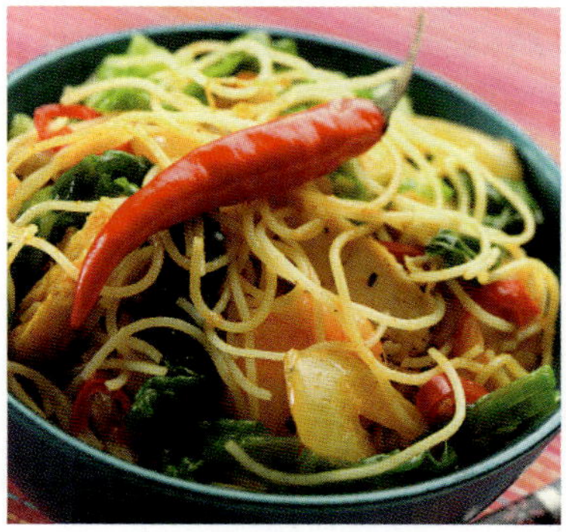

? ***Kauen Sie ein kleines Brötchenstück so lange, bis dieses vollständig zerkleinert und mit Speichel durchzogen ist.***
Welcher Geschmack entwickelt sich in Ihrem Mund?
Wie lässt sich dieser Geschmack erklären?

Tipp ***Schreiben Sie sich die einzelnen Stationen der Verdauung (Tabellen S. 287, 288, 290) auf Karteikarten. Lesen Sie diese mehrmals pro Woche durch. Das erleichtert das Lernen!***

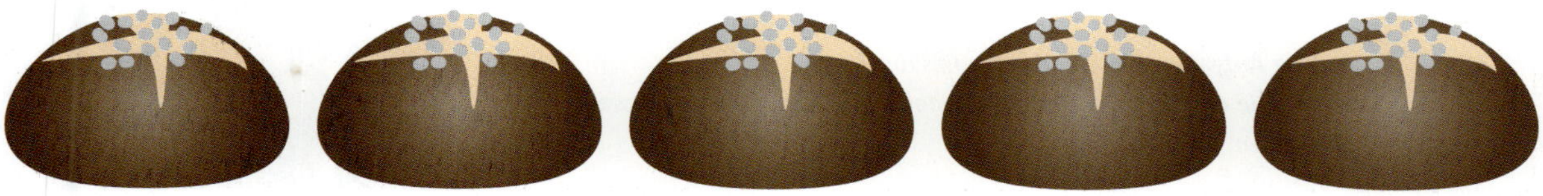

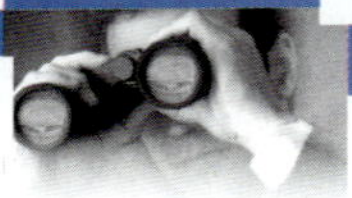

2. Station = Magen

Der sackartige Magen hat ein Fassungsvermögen von ungefähr **2 bis 3 l.** Der Magen ist mit der Magenschleimhaut ausgekleidet, deren Drüsen täglich ungefähr **2 l Magensaft** produzieren. Der Magensaft enthält **Schleimstoffe, Salzsäure** sowie **eiweißspaltende Enzyme (Endopeptidasen, z. B. Pepsin)** und in sehr geringen Mengen **fettspaltende Enzyme (Lipasen).** Im Magen herrscht aufgrund der Salzsäure ein saures Milieu, also ein **pH-Wert** zwischen **1** und **2.**

Aufgaben der Salzsäure

- Proteine quellen und denaturieren durch die Salzsäure. Durch die Denaturierung wird die **knäuelartige** Struktur der Proteine zu Proteinketten aufgelöst.
- Salzsäure aktiviert die **Endopeptidasen** (z. B. Pepsin).
- Wirkt antibakteriell durch die Abtötung von Bakterien und Pilzen **(= Infektionsschutz).**

Aufgaben von Endopeptidasen

- Spalten von der Mitte her die **denaturierten** Eiweißketten in kleine Polypeptidketten

Aufgaben der Lipasen

- Die in **sehr geringen Mengen** gebildeten fettspaltenden Enzyme, die Lipasen, können bereits emulgierte Fette (z. B. Butter) in Glycerin und Fettsäuren aufspalten.

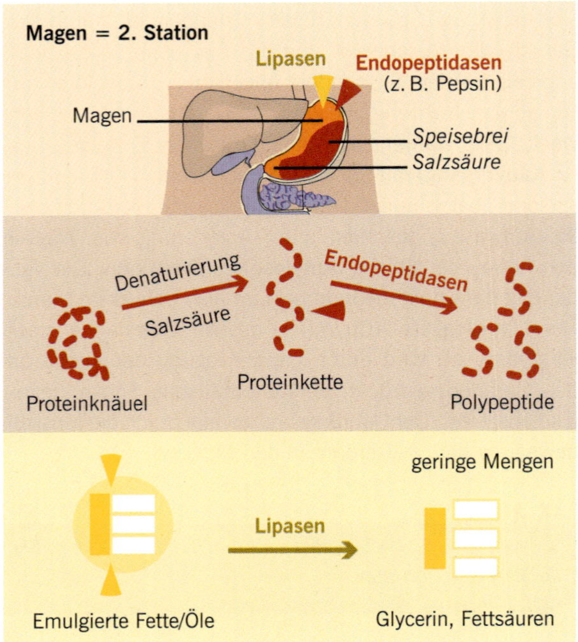

Der Magenpförtner steuert die portionsweise Abgabe des Speisebreis in den Darm. Die Entleerung ist speisenabhängig und kann bis zu **7 Std.** dauern. Die in der Magenschleimhaut enthaltenen **Mucine neutralisieren** die Salzsäure. Das ist unerlässlich, da die Salzsäure sonst den Magen **quasi verdauen** würde.

Überblick: Verdauung im Magen = 2. Station

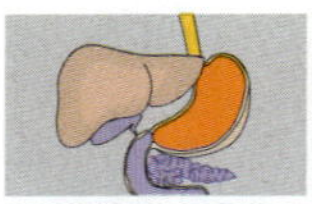	Abbauprozesse	Enzyme
Kohlenhydrate	–	–
Eiweiße	Proteine —Denaturierung / Salzsäure→ Proteinketten Proteinketten —Endopeptidasen→ Polypeptide	Endopeptidasen (z. B. Pepsin)
Fette	Emulgierte Fette/Öle —Lipasen→ Glycerin, Fettsäuren	Lipasen

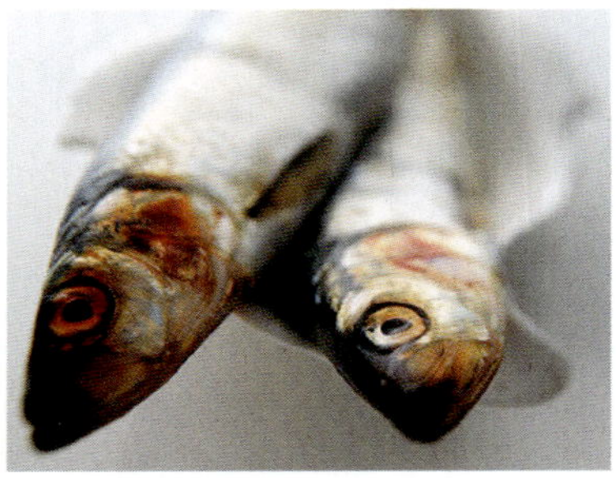

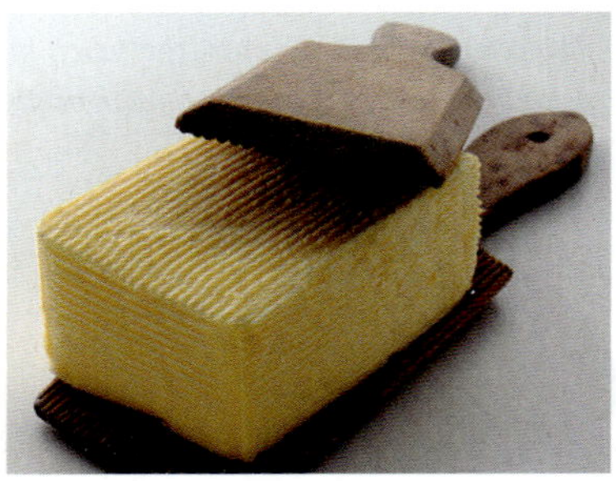

1. ***Welche Aufgaben hat die Magensalzsäure?***
2. ***Fassen Sie die Verdauung der Nährstoffe im Magen überblicksweise zusammen.***

Magenschleimhautentzündung
Starker Alkohol- und Nikotinkonsum, aber auch Stress und Ärger können eine Entzündung der Magenschleimhaut auslösen.

Magengeschwüre
Ist die Magenschleimhaut geschädigt, kann das zu einem Magengeschwür führen, da die Salzsäure nicht mehr in ausreichendem Maß neutralisiert werden kann. Die Endopeptidasen und die Salzsäure greifen unmittelbar die Magenwand an und bilden einen tiefen Krater, ein Magengeschwür. Stress, bestimmte Medikamente, das Bakterium Helicobacter polori und chronische Schleimhautentzündungen sind Faktoren, die die Bildung von Magengeschwüren begünstigen.

? ***Legen Sie mehrere Tage einen Würfel Fleisch in ein Glas Cola. Was passiert? Versuchen Sie anhand der Inhaltsstoffe von Fleisch und Cola Ihre Beobachtungen fachlich zu begründen.***

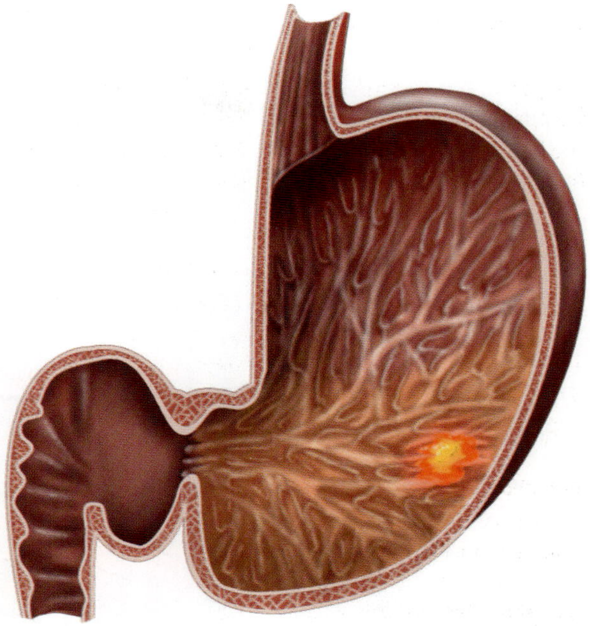

Magengeschwür

Station 3 = Darm

Der **ca. 8 m** lange **Darm** besteht aus dem **Dünndarm,** dem **Dickdarm** und dem **Mastdarm.** Der teilweise aufgespaltene Nahrungsbrei des Magens gelangt zunächst in den Dünndarm. Der Dünndarm ist der zentrale Ort, an dem die Nährstoffe vollständig in die Grundbausteine aufgespalten werden.

Dünndarm
Der Dünndarm ist ungefähr **4 bis 5 m lang.** Der Anfangsteil des Dünndarms wird als Zwölffingerdarm bezeichnet, in ihn münden die Ausführungsgänge der **Bauchspeicheldrüse** und der **Gallenblase** ein. Der von den Drüsen des Dünndarms produzierte Saft enthält ebenfalls Enzyme und wirkt leicht alkalisch, das heißt, es herrscht ein **pH-Wert** von ungefähr **6 bis 8** vor.

Der Saft der **Bauchspeicheldrüse** enthält **alle nährstoffspaltenden Enzyme:**
- Fettspaltende Enzyme (= Lipasen)
- Kohlenhydratspaltende Enzyme (= Amylasen, Glukosidasen)
- Eiweißspaltende Enzyme (= Endo- und Exopeptidasen)

Gallensaft
Die Leber produziert täglich ungefähr **0,5 bis 0,75 l Gallensaft.** Dieser wird in der Galle eingedickt und bei Bedarf in den Zwölffingerdarm geleitet. Der Gallensaft bewirkt die Emulgierung der **Fette** und **Öle** und die Neutralisierung des vom Magen kommenden sauren Speisebreis.

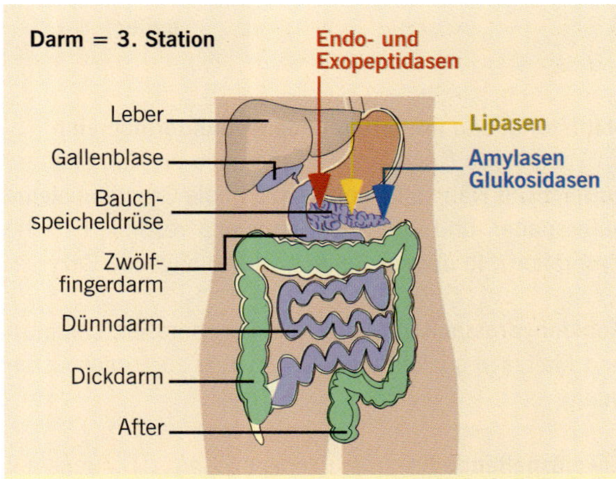

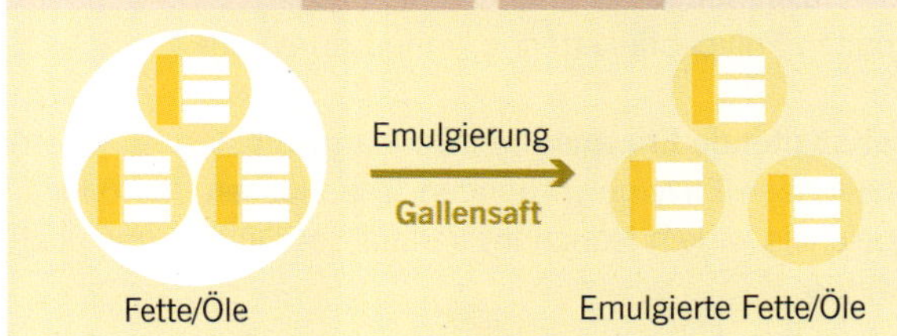

? ***Erläutern Sie stichwortartig die Aufgaben des Gallensaftes.***

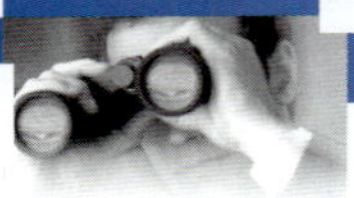

Nährstoffabbau im Zwölffingerdarm

Kohlenhydratabbau

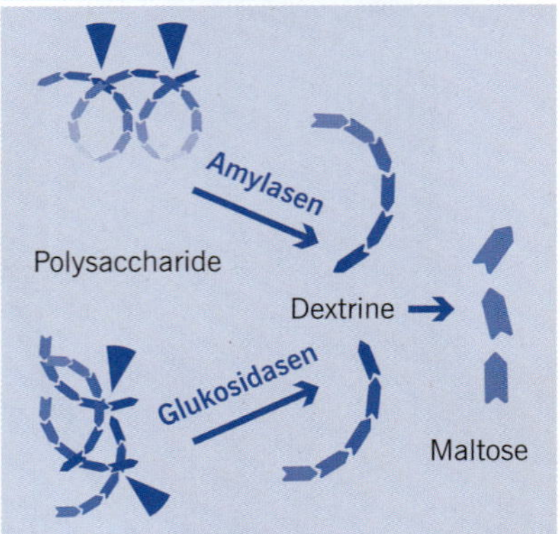

Die **Amylasen** und **Glukosidasen** des **Bauchspeichelsaftes** spalten die Polysaccharide in Dextrine und nachfolgend in Malzzucker auf.

Eiweißabbau

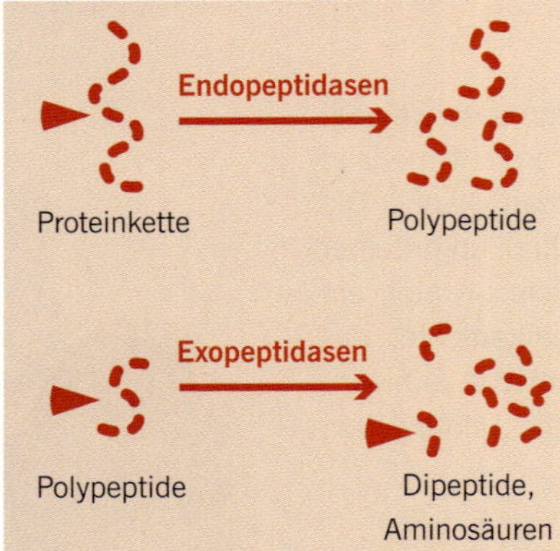

Unter Anlagerung von Wasser spalten die **Endopeptidasen** (z. B. Trypsine, Pepsine) nun alle entknäuelten Proteinketten in Polypeptide. Das Besondere hierbei ist, dass die Enzyme die Aminosäureketten in der **Mitte** spalten **(griech. endo = innen).** Exopeptidasen spalten Polypeptide unter Anlagerung von Wasser in Aminosäuren. Die Abspaltung erfolgt von den **Kettenenden** her **(griech. exo = außen).**

Fettabbau

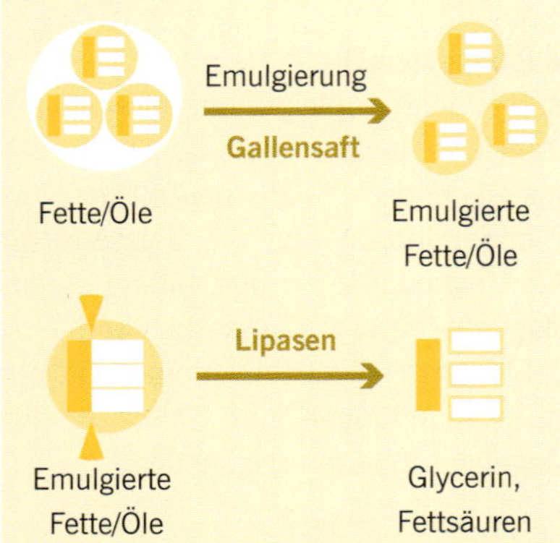

Die **Fette** des Nahrungsbreis werden vom Gallensaft **emulgiert,** das heißt in kleinste Fetttröpfchen zerteilt. Die im Verdauungssaft der Bauchspeicheldrüse enthaltenen fettspaltenden Enzymen, die Lipasen, können nun unter Anlagerung von Wasser die Fette in **Glycerin** und **Fettsäuren** aufspalten.

Nährstoffabbau im fortlaufenden Dünndarmbereich

Im Verlauf des Dünndarms werden alle im Nährstoffbrei enthaltenen Nährstoffe vollständig in die Grundbausteine aufgespalten und über die Darmwand resorbiert (siehe Resorption). In diesem Bereich wirken folgende Enzyme:

Kohlenhydratspaltende Enzyme: Saccharasen, Laktasen und Maltasen spalten die Disaccharide zu Monosacchariden.

Eiweißspaltende Enzyme: Exopeptidasen (z. B. Erepsine) spalten Polypeptidketten in Aminosäuren auf.

Fettspaltende Enzyme: Im Dünndarmsaft sind keine fettspaltenden Enzyme vorhanden. Die Lipasen des Bauchspeichels wirken jedoch im Verlauf des Dünndarms noch weiter.

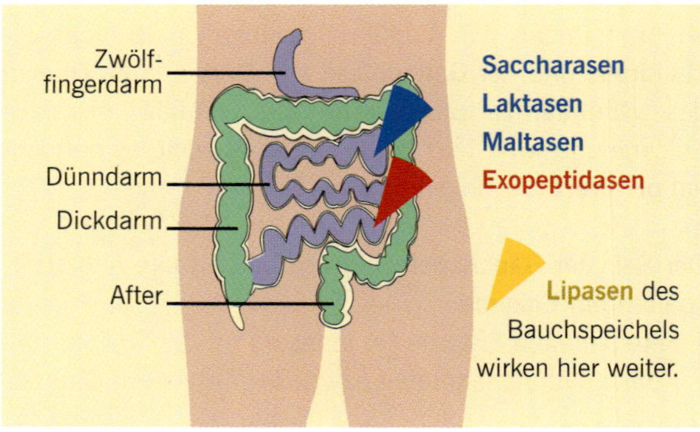

Dünndarm – fortlaufend

@ ***Recherchieren Sie im Internet nach dem Motto „Der Weg der Nahrung“.***

? ***Erläutern Sie den Abbau der Nährstoffe im Darm (= Station 3) und geben Sie die jeweiligen Namen der nährstoffspaltenden Enzyme an.***

Übersicht: Verdauungsvorgänge im Dünndarm

	Abbauprozesse			Enzyme
Kohlenhydrate	Polysaccharide	Amylasen, Glukosidasen →	Dextrine → (Amylasen) Maltose	• Amylasen • Glukosidasen • Laktase, Maltase, Saccharase
	Maltose	Maltasen →	Glukose	
	Laktose	Laktasen →	Glukose, Galaktose	
	Saccharose	Saccharasen →	Glukose, Fruktose	
Eiweiße	Proteinknäuel	Endopeptidasen →	Polypeptidketten	Endopeptidasen
	Polypeptidketten	Exopeptidasen →	Aminosäuren	Exopeptidasen
Fette	Emulgierung der Fette durch Gallensäure			
	Emulgierte Fette/Öle	Lipasen →	Glycerin, Fettsäuren	Lipasen

Die **nicht verdaulichen Nahrungsbestandteile**, beispielsweise die **Cellulose**, gelangen vom **Dünndarm** in den **Dickdarm**. An diesem Ort wird dem Darminhalt das Wasser und die Salze entzogen, das heißt es findet eine Eindickung des restlichen Nahrungsbreis statt. Die zahlreichen Bakterien des Dickdarms können einen geringen Teil der Cellulose noch in Glukose zerlegen, die noch resorbiert wird. Die restlichen Proteine werden durch **Fäulnisprozesse** abgebaut, es entstehen Gase, die der Körper absondert. Die Bakterien des Dickdarms sind in der Lage **Vitamin B** und **K** zu produzieren. Das entstandene Endprodukt, der Kot, wird zum Mastdarm geleitet und über den Analkanal ausgeschieden. Der Kot besteht aus angetragenen Darmzellen, Bakterien nicht verwertbaren Nahrungsbestandteilen und Wasser.

Pankreatin-Lösung
Das ist eine Lösung, die alle Enzyme des menschlichen Pankreassaftes (Saft der Bauchspeicheldrüse) enthält.

Jod-Kaliumiodid-Lösung
Indikator, um Stärke nachzuweisen. In stärkehaltiger Flüssigkeit kommt es zur Violettfärbungen.

Phenolphthalein-Lösung
In einem pH-Wert-Bereich von 0 bis ungefähr 8 wirkt diese Lösung farblos, bei höheren pH-Werten kommt es zu einer Rot-Violett-Färbung. Phenolphthalein ist also ein pH-Wert-Indikator.

Erläutern Sie den Abbauprozess der in der Nahrung vorkommenden Kohlenhydrate, Fette und Eiweiße anhand der Skizze.

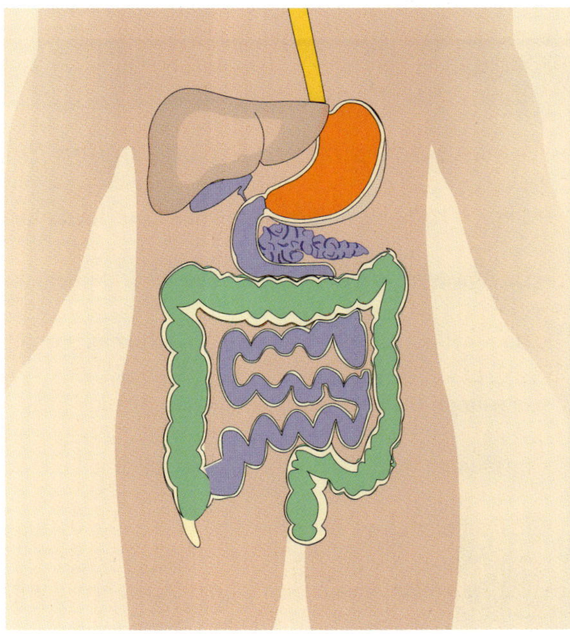

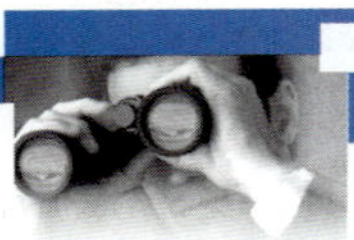

Versuche Verdauung

Versuch Nr.	Beobachtungen	Folgerungen
V. 1		
V. 2		
V. 3		

usw.

Tabelle für die Versuchsreihe

Versuchsanleitung

Führen Sie die aufgeführten Versuchsanordnungen der Reihe nach aus. Fertigen Sie sich eine Tabelle an (siehe Bsp.). Schreiben Sie Ihre Beobachtungen genau auf. Welche Folgerungen können Sie daraus in Bezug auf die Verdauung von Fetten, Kohlenhydraten und Eiweißen im menschlichen Körper ableiten?

Am Ende der Versuchsreihe werden Ihnen verschiedenste Sätze angeboten, die Ihnen bei der Versuchserklärung bzw. den Folgerungen helfen können. **Achtung:** Es hat sich auch der Fehlerteufel eingeschlichen – **nicht alle Sätze sind richtig!**

Versuch Kohlenhydrate, V. 1 bis V. 3

V. 1–3: Verdauung der Kohlenhydrate bei unterschiedlichen pH-Wert-Bereichen: Zu Versuchsbeginn muss eine Stärkelösung hergestellt werden: Verrühren Sie **6 gestrichene TL Speisestärke** mit **12 EL kaltem Wasser** und teilen Sie die Stärkelösung gleichmäßig in 3 Reagenzgläser **(V. 1–V. 3)** auf.

V. 1: Geben Sie mit einer Pipette zur Stärkelösung vorsichtig **3 Tropfen verdünnte Salzsäure** (= saures Milieu).

V. 2: Geben Sie mit einer Pipette zur Stärkelösung vorsichtig **3 Tropfen Natronlauge** (= alkalisches Milieu).

V. 3: Stärkelösung, ohne Zugaben
Geben Sie nun in alle 3 Reagenzgläser **3 Tropfen Jod-Kaliumiodid-Lösung** zu. Mischen Sie die Reagenzgläser. Schreiben Sie Ihre Beobachtungen auf. Geben Sie nun in jedes Glas **3 Tropfen Pankreatin-Lösung** zu und beschleunigen Sie die Reaktionen, indem Sie die Reagenzgläser im Wasserbad auf 37 °C (= Körpertemperatur) erhitzen. Versuchen Sie nun, mithilfe der unten aufgeführten Sätze Folgerungen bzw. Parallelen zur Verdauung der Kohlenhydrate im menschlichen Körper abzuleiten.

M/A

Welche Sätze sind korrekt und helfen Ihnen, richtig zu folgern?

- Die Jod-Kaliumiodid-Lösung dient als Nachweis für Stärke, es kommt zur violetten Färbung der Lösung.
- Da Amylasen Stärke spalten, tritt eine Entfärbung der Lösung ein.
- Da Amylasen Stärke nicht spalten, tritt keine Entfärbung der Lösung ein.
- In saurem Milieu sind kohlenhydratspaltende Enzyme nicht aktiv, die Lösung bleibt violett.
- In saurem Milieu sind kohlenhydratspaltende Enzyme aktiv, die Lösung entfärbt sich.
- In neutralem bzw. basischem Milieu kommt es aufgrund der Enzymtätigkeit zur Farbveränderung.
- Die Pankreatin-Lösung spaltet die Stärke in saurer Umgebung zu Dextrinen. Es kommt zur Farbveränderung.

Versuche Verdauung

Versuchsanleitung

Führen Sie die aufgeführten Versuche aus. Schreiben Sie Ihre Beobachtungen und Folgerungen in die Tabelle. Die unten aufgeführten Sätze bieten Ihnen eine Hilfestellung. Achtung: Nicht alle Sätze sind richtig, wählen Sie aus!

Versuch Proteine, V. 1 bis V. 4

Verdauung der Proteine – Langzeitversuch:

Kochen Sie **1 Hühnerei** 10 Min. hart und zerkleinern Sie das Eiweiß in kleine Stücke. Verteilen Sie dieses in 2 Bechergläser (V. 1 bis V. 2). Bedecken Sie die Eistücke mit doppelt so viel **Wasser.**

V. 1: Dem Ei-Wasser-Gemisch wird nichts mehr hinzugefügt.

V. 2: Dem Ei-Wasser Gemisch werden **einige Tropfen Pankreatin-Lösung** zugefügt.

V. 3: 1 Becherglas werden 1 Eiklar und **einige Tropfen Salzsäure** zugefügt.

V. 4: Wie **V. 3,** jedoch werden zusätzlich noch **einige Tropfen Pankreatin-Lösung** zugefügt. Erwärmen Sie alle Bechergläser im Wasserbad bis ca. 37 °C (= Körpertemperatur). Beobachten Sie den Versuchsverlauf in regelmäßigen Zeitabständen. Versuchen Sie nun, selbst richtige Merksätze zu formulieren. Tauschen Sie die Merksätze in der Klasse aus.

Versuch Fette/Öle, V. 1 bis V. 4

Emulgierung von Fetten/Ölen

V. 1: Geben Sie in ein Reagenzglas **10 ml Wasser, 10 ml Sonnenblumenöl** und **10 ml Gallensaft** (z. B. Ochsengalle). Schütteln Sie das Reagenzglas sehr gut.

V. 2: Wie **V. 1.** Geben Sie anstelle von Gallensaft **3 TL rohes Eigelb** hinzu. Schütteln Sie das Reagenzglas sehr gut.

V. 3: Geben Sie in ein Reagenzglas **10 ml Sahne, 10 ml Wasser** und **2 Tropfen Pankreatin-Lösung** und **2 Tropfen verdünnte Natronlauge.** Geben Sie **einige Tropfen Phenolphthalein-Lösung** hinzu. Schütteln Sie die Lösung.

V. 4: Wie **V. 3,** nur anstelle von Natronlauge dieselbe Menge **verdünnte Salzsäure** zugeben. Geben Sie **einige Tropfen Phenolphthaein-Lösung** hinzu. Schütteln Sie die Lösung.

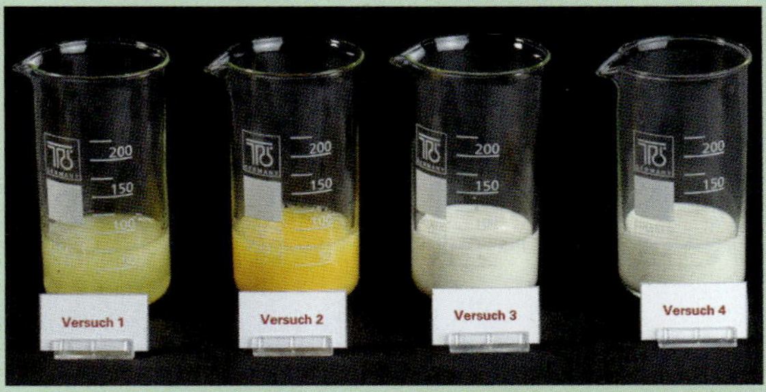

M/A

Welche Sätze sind korrekt und helfen Ihnen, richtig zu folgern?

- Die Gallensäure und das Eigelb haben die gleiche Wirkung. Sie sind Emulgatoren.
- Durch die Zugabe von Gallensaft entsteht keine Emulsion.
- Die in der Pankreatin-Lösung enthaltenen Lipasen können die emulgierte Sahne im alkalischen Milieu spalten. Die Fettsäuren neutralisieren die Natronlauge. Es entsteht eine neutrale Lösung – der Indikator verliert die Farbe.
- Die in der Pankreatin-Lösung enthaltenen Lipasen können die bereits schon emulgierte Sahne im sauren Milieu spalten, die Lösung ist farblos.
- In den Lösungen V. 3 und V. 4 finden keine Fettspaltungsvorgänge statt.

3.3 Überblick Stoffwechselvorgänge

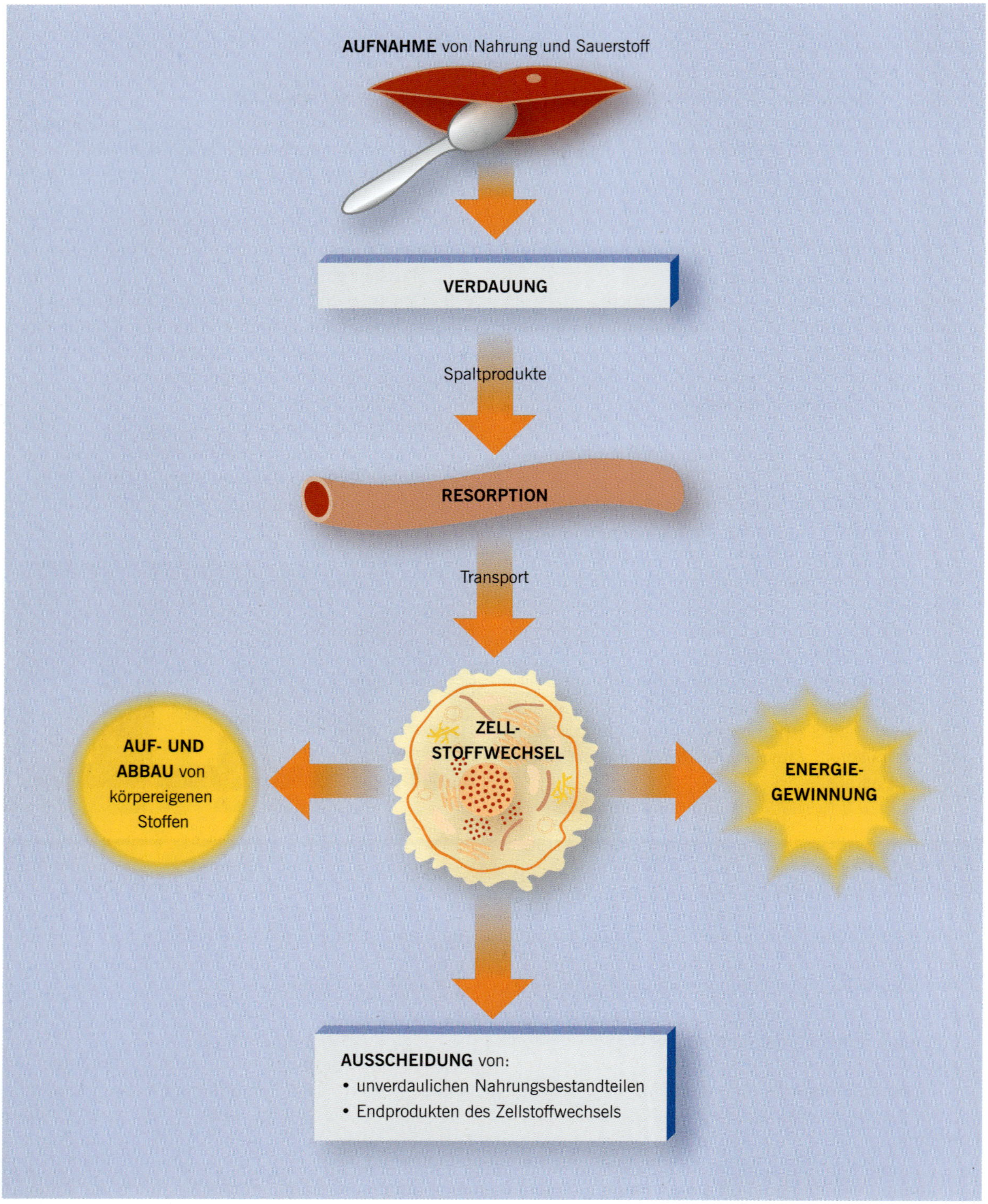

Merke ***Die Verdauung, also das Zerkleinern der Nährstoffe in die Grundbausteine, ist im Magen-Darm-Trakt abgeschlossen. Hierbei handelt es sich um chemische, physikalische und enzymatische Vorgänge.***

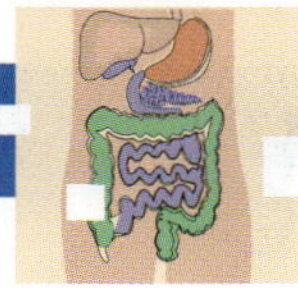

4 Resorption

Resorption (lat.: resorbere = aufnehmen, aufsaugen)

Die Verdauungsprozesse laufen weitestgehend im oberen Teil des Dünndarms ab. Die verwertbaren **Spaltprodukte** der Verdauung (Monosaccharide, Glycerin, Fettsäuren, Aminosäuren) **passieren** die **Darmwand** und gelangen in die Blut- oder Lymphbahnen. Diese Vorgänge werden als **Resorption** bezeichnet. Die Spaltprodukte müssen sogenannte Zellmembrane passieren. Diese Zellmembranen stellen für bestimmte Spaltprodukte ein Hindernis dar. Nachfolgend wird beschrieben, wie eine Zellmembran aufgebaut ist und wie Stoffe diese passieren können.

Aufbau von Zellmembranen

Die Zellmembran **trennt Zellen** voneinander, ist zugleich aber auch Trennschicht zwischen dem Zellinnen- und dem Zellaußenraum **einer Zelle (= intra- und extrazellulärer Raum).**

Die Zellmembran besteht aus einer **Lipid-Doppelschicht,** die hauptsächlich aus Phospholipiden aufgebaut ist.

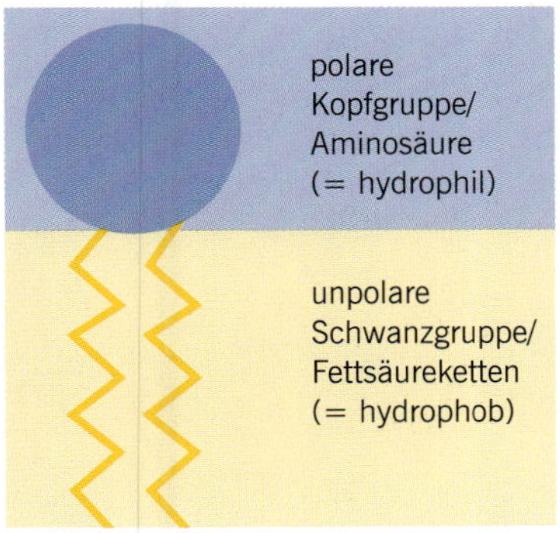

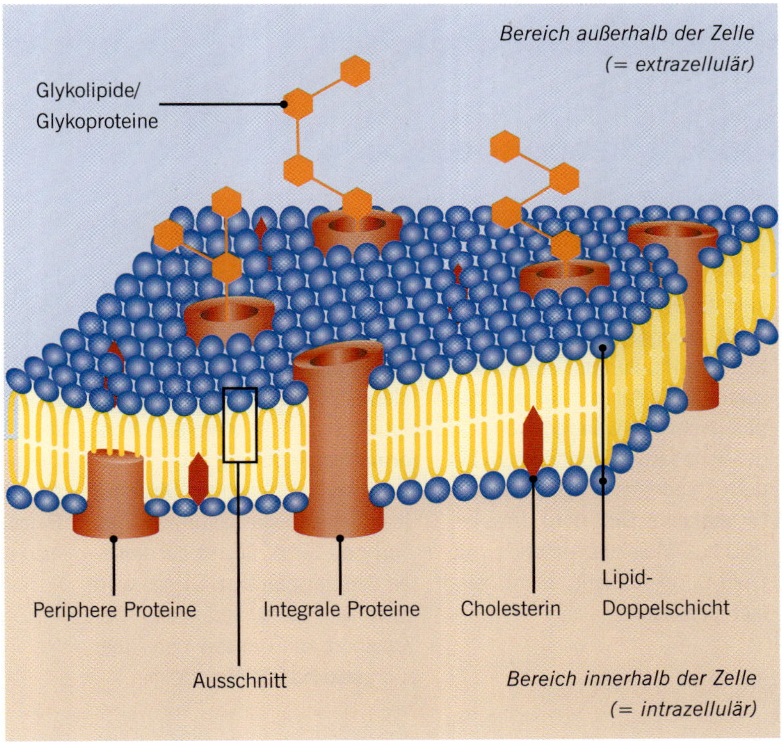

Aufbau einer Zellmembran

Die **hydrophilen** Kopfgruppen bilden die **Außenschichten** der Lipid-Doppelschicht. Die **hydrophoben Schwanzgruppen** bilden das Innere der Membran. Die Festigkeit der Phospholipidmoleküle wird gewährleistet, indem sich Cholesterin zwischen die Moleküle einlagert und für deren Stabilisierung sorgt. Die Proteine sind entweder an die Lipidschicht angelagert **(= periphere Proteine)** oder sie durchziehen die Lipidschicht, sind also **voll integriert (= integrale Proteine).** Proteine sind am Transport von Stoffen beteiligt, können jedoch auch als Rezeptoren fungieren. Gleichermaßen sind an die Lipide oder Proteine noch verzweigt Kohlenhydratketten gelagert, die sogenannten **Glykolipoide** bzw. **Glykoproteine** stehen nach außen ab. Sie verleihen den Zellen die genaue **Zellidentität** und **Zellspezifität.** Aufgrund des Membranaufbaus ergibt sich eine ganz bestimmte **Permeabilität (= Durchlässigkeit).** Die Membran ist **semipermeabel,** das heißt **halb durchlässig.** Das bedeutet, dass nur ganz bestimmte kleine Stoffe problemlos die Membran passieren können. Große Moleküle benötigen spezielle Transportmechanismen, um die Membran zu durchqueren.

? ***Erläutern Sie anhand einer Skizze den Aufbau einer Zellmembran (inkl. Beschriftung).***

Resorption, hydrophil, hydrophob

Resorption: Im englischen Sprachraum wird der Begriff Resorption durch den Begriff Absorption ersetzt. Beide Begriffe sind jedoch identisch.

Hydrophil: Wasser liebend

Hydrophob: Wasser abstoßend

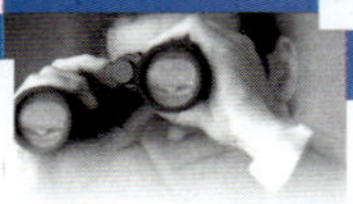

Transportmechanismen

Während bestimmte kleine Moleküle aufgrund des Konzentrationsgefälles problemlos die Membran durchqueren können **(= einfache Diffusion)**, benötigen große Moleküle oder geladene Teilchen sogenannte **Carrier (= Träger)** oder **Kanäle (= erleichterte Diffusion).**

Einfache Diffusion	Erleichterte Diffusion		
	Carrier (= Träger)	Kanalproteine (z. B. Ionenkanal)	Gradient

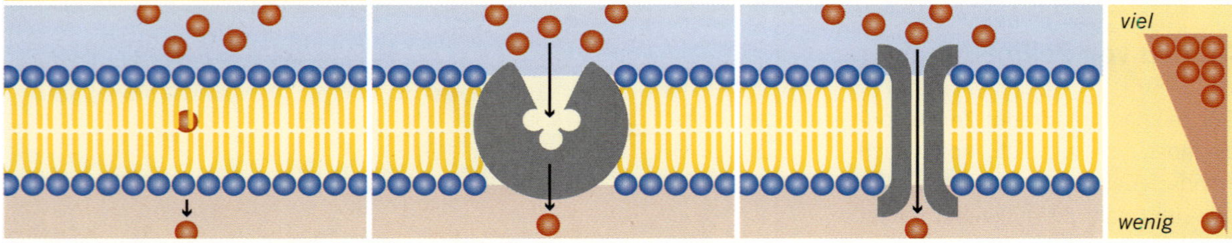

PASSIVER TRANSPORT

Einfache Diffusion	Carrier (= Träger)	Kanalproteine (z. B. Ionenkanal)
Gelöste Gase und **lipophile** Moleküle **(z. B. O_2, CO_2, N_2, Harnstoff)** können die proteinfreie Membran aufgrund eines Konzentrationsgefälles ungehindert passieren. Sie wandern vom Ort der hohen Konzentration zum Ort der niedrigen Konzentration **(= einfache Diffusion).** Wasserlösliche Moleküle können die Lipid-Doppelschicht nicht einfach passieren.	**Carrier-Proteine** sind Trägerproteine, die aufgrund spezieller Bindungsstellen nach dem **Schlüssel-Schloss-Prinzip** funktionieren (siehe Enzyme). Sie nehmen das Substrat auf. Nachdem eine **Konformationsänderung** (= Änderung der räumlichen Struktur) des Carriers stattgefunden hat, wird das Substrat auf der anderen Seite abgegeben. Dieses wird chemisch nicht verändert. Der Transport kann **passiv** oder aber auch **sekundär aktiv** erfolgen.	Es gibt **Kanalproteine,** die stationär in die Membran eingebettet sind (= integrale Proteine). Sie bilden **hydrophile Tunnel,** die im Inneren aus polaren Aminosäuren bestehen. Aus diesem Grund können polare oder geladene Teilchen (z. B. Ionen) den Tunnel/Kanal passieren. Meistens öffnet sich der Kanal aufgrund spezieller Signale (z. B. elektrische Reize, Druck). Der Transport erfolgt **passiv,** also entlang des Konzentrationsgefälles.

Aktiver und passiver Transport

Prinzipiell wird der **passive** vom **aktiven** Transportvorgang unterschieden. Die Vorgänge werden nachfolgend stichwortartig beschrieben.

Passiver Transport

Beim **passiven Transport** werden die Stoffe **passiv** durch die Lipidschicht der Membran geschleust. Das ist aufgrund des vorherrschenden **Konzentrations-** oder **Ladungsgefälles** möglich. Die Stoffe wandern vom Ort der hohen Konzentration zum Ort der niedrigen Konzentration. Dieser Vorgang kann durch **einfache Diffusion,** durch **Carrier- oder Kanalproteine** erfolgen. Die treibende Kraft ist jedoch ausschließlich das Konzentrations- bzw. Ladungsgefälle **(= elektrisches Membranpotenzial),** nicht die Zufuhr von Energie.

Merke ***Passiver Transport***
- ***Kein Energieeinsatz nötig***
- ***Transport aufgrund des Konzentrations- oder Ladungsgefälles***
- ***Transportmechanismus: einfache Diffusion, Carrier- oder Tunneltransport***

Beispiele für passiven Transport:
Fruchtzucker, Sauerstoff, Kohlendioxid, Glycerin, Harnstoff

Aktiver Transport

Werden Stoffe gegen ein Konzentrationsgefälle oder zur gleichen Ladung hin, also **bergauf** transportiert, muss für den Transport Energie zugeführt werden. Die Energie wird meist durch die **hydrolytische Spaltung ATP** (Adenosintriphoshat) zu **ADP** (Adenosindiphospat) bereitgestellt.

$$ATP \longrightarrow ADP + P + \text{Energie}$$

Unterschieden wird der **primär aktive** und der **sekundär aktive** Transport.

Primär aktiver Transport

Da der Stofftransport **gegen das Konzentrationsgefälle** stattfindet, muss beim **primär aktiven Transport** Energie zugeführt werden. Diese Energie wird durch die Hydrolyse von **ATP** zu **ADP + P** genommen. Ein gutes Beispiel für einen primär aktiven Transport stellt die **Kalium-Natrium-Pumpe** dar.

Sekundär aktiver Transport

Ist der aktive Stofftransport an einen passiven Stofftransport **gekoppelt,** wird von einem **sekundär aktiven Transport** gesprochen. Hierbei wird ein Stoff passiv entlang eines Konzentrationsgefälles befördert. Die dabei frei werdende Energie wird eingesetzt, um einen zweiten Stoff mittels Carrier gegen das Konzentrationsgefälle zu transportieren. Der sekundär aktive Transport ist nur möglich, wenn an einer anderen Stelle ein passiv aktiver Transport stattgefunden hat, um das Konzentrationsgefälle aufrechtzuerhalten. Ein passendes Beispiel liefert hierfür der Glukose- und der Na^+-Transport.

Merke ***Aktiver Transport***
- ***Energieeinsatz nötig***
- ***Transport gegen das Konzentrationsgefälle***
- ***Transportprotein (= Carrier) nötig***

? ***Erläutern Sie stichwortartig den Unterschied zwischen einem aktiven und einem passiven Transport anhand von einem Beispiel.***

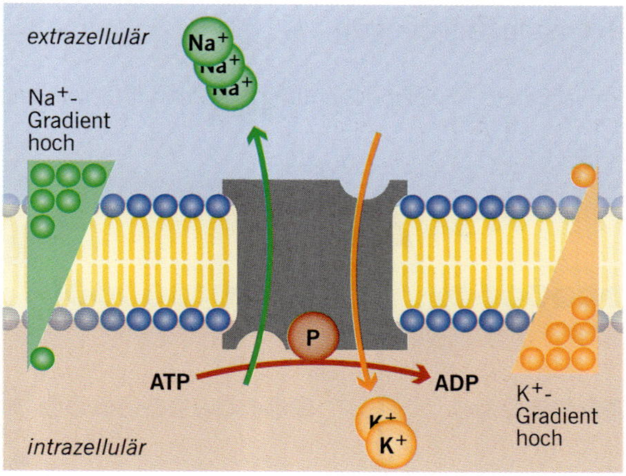

Kalium-Natium-Pumpe

Beispiel: (Na^+-/K^+-ATPase)
Hierbei werden 3 Natriumionen aus der Zelle und im Gegenzug 2 Kaliumionen in die Zelle transportiert. Da der Transport beidseitig gegen das Konzentrationsgefälle erfolgt, also bergauf, wird Energie benötigt. Diese wird durch ADP bereitgestellt.

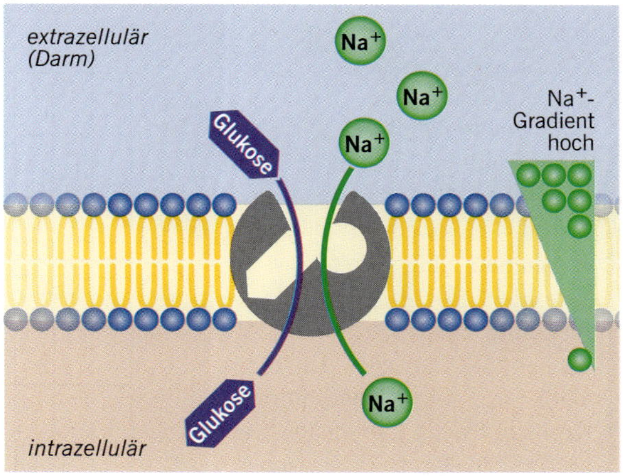

Beispiel: Na^+- und Glukose-Transport im Darm
Wird das NA^+-Ion durch passiven Transport, also aufgrund des Konzentrationsgefälles, ins Zellinnere eingeschleust, so ist das Na^+-Gefälle die Triebkraft, die den gleichzeitigen Transport von Glukose mittels eines Carriers ermöglicht. Dieser Transport ist nur möglich, weil in der Membran die Kalium-Natrium-Pumpe unter Energieverbrauch (primär aktiver Transport s.o.) das extrazelluläre Natrium-Konzentrationsgefälle aufgebaut hat. Das heißt, der Energieverbrauch hat auf indirektem, also zweiteren (=sekundären) Weg stattgefunden.

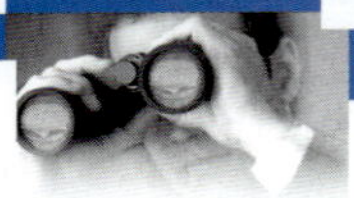

Transportrichtungen

Je nachdem, in welche Richtung die Stoffe transportiert werden, wird von Uniport, Symport und Antiport gesprochen.

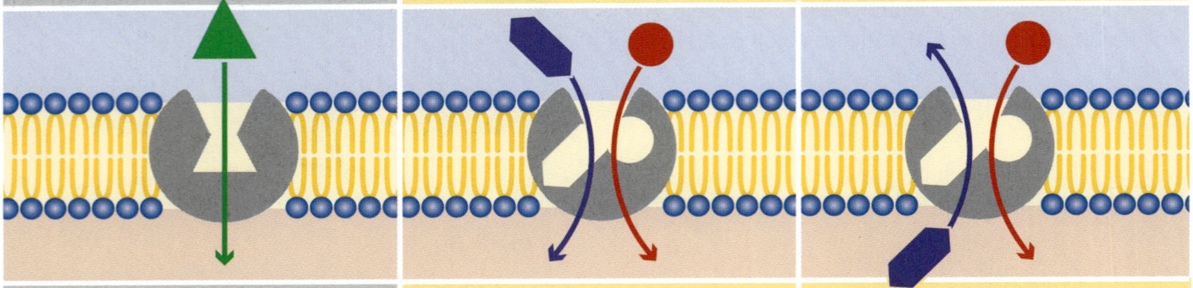

Nicht gekoppelter Transport	Gekoppelter Transport	
Uniport	Symport	Antiport
Einzelne Moleküle werden in eine Richtung transportiert (= ohne Kopplung).	Mehrere Moleküle werden gleichzeitig in eine Richtung transportiert.	Mehrere Moleküle werden in gegenläufige Richtung transportiert.
(z. B. Glukose-Transport)	(z. B. Na^+-Glukose-Transport)	(z. B. Kalium-Natrium-Pumpe)

M/A 13 x 2 – E

Rahmenbedingungen:
Teilnehmer: Einzel- und Partnerarbeit
Zeit: jeweils 10 Min.
Hilfsmittel: Stifte, Blatt

Anleitung:
Suchen Sie zunächst **13 Fachwörter** aus den vorangegangenen Kapiteln, die ein **E** enthalten. Versuchen Sie, Worte in die Tabelle so zu integrieren, dass der Buchstabe E an der richtigen Stelle der Tabelle sitzt. Sie haben hierfür **10 Min.** Zeit. Suchen Sie sich nun einen Partner. Erklären Sie sich gegenseitig die Fachworte. Sie haben weitere **10 Min.** Zeit. Korrigieren Sie Ihren Partner, wenn nötig. Am Ende haben Sie **26 Worte** gelernt und sind besser auf die nächste Klassenarbeit vorbereitet. Lösungsvorschlag: siehe Sachwortregister (S. 486).

13 x 2 – E

1	E																			
2		E																		
3			E																	
4				E																
5					E															
6						E														
7							E													
8								E												
9									E											
10										E										
11											E									
12												E								
13													E							

Ä, Ö, Ü = Ä, Ö, Ü und nicht AE, OE, UE

5 Stoffwechselvorgänge in der Zelle

Die Zelle ist der zentrale Ort, an dem die Grundnährstoffe (Glycerin, Fettsäuren etc.) unter **Energiegewinnung** vollständig zu **Kohlendioxid (CO_2)** und **Wasser (H_2O)** aufgespalten werden. Die frei werdende Energie (= ATP) wird vom Körper für:

- zahlreiche Auf- und Abbauprozesse,
- die Regulation der Körperwärme,
- die Muskelkontraktion,
- den Transport von Stoffen,
- die Funktion des Nervensystems

benötigt.

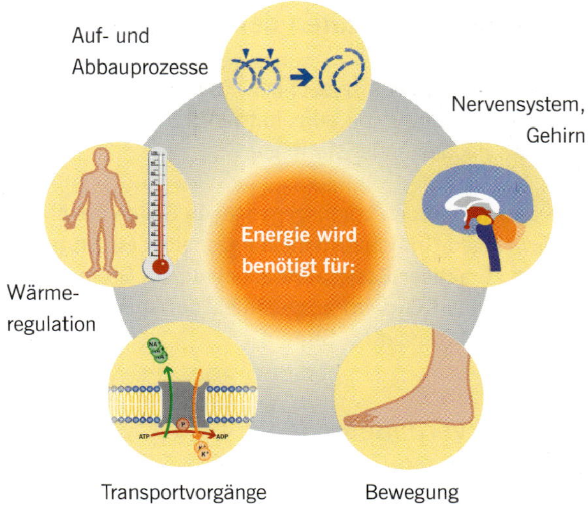

5.1 Aufbau einer Zelle

Bei der Energiegewinnung laufen zahlreiche Reaktionsabläufe an verschiedenen Orten in der Zelle ab. Um einen besseren Überblick zu erhalten, werden wesentliche Bestandteile einer Zelle grafisch dargestellt und deren Funktionen stichwortartig beschrieben.

Nr.	Bestandteil	Funktion
1.	Mitochondrien	• Abbau der Grundnährstoffe • Ort der Energiegewinnung (= Zellatmung)
2.	Zellkern	• Träger der Erbsubstanz
3.	Glattes u. raues endoplasmatisches Retikulum (ER)	• Kanalnetz, transportiert Proteine an die Ribosomen • Ort der Lipid-Synthese, Calcium-Speicher
4.	Membran	• Trennschicht zwischen Zellinnerem und Zelläußerem • Transport von Stoffen
5.	Golgi-Apparat	• Umschlagort von Membranen • Transport von Stoffen • Bildung von Lysosomen
6.	Lysosomen	• Enzymatische Bläschen des ER und Golgi-Apparats • Transport bzw. Abbau von org. Substanzen (Autolyse der Zelle)
7.	Ribosomen	• Cytoplasma (= Proteinbildung für zelleigene Leistung) • an der Membran der ER: Protein-Synthese
8.	Centriolen	• Bildung der Kernspindel bei der Zellteilung
9.	Cytoskelett	• besteht aus Mikrofilamenten und Mikrotubuli (= Gestalt der Zelle)
10.	Cytoplasma	• Gallertartige Substanz innerhalb der Zellmenbran • Reaktionsort —> Stoffwechsel • Transportmedium für Stoffe

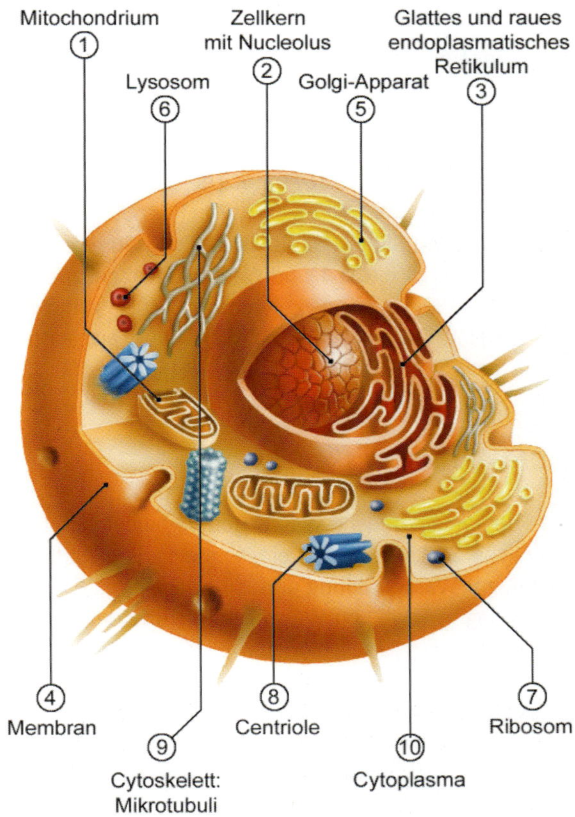

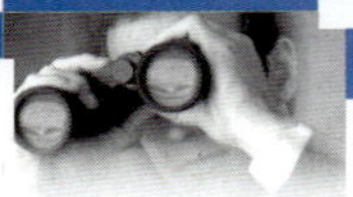

5.2 Überblick: Stufen der Energiegewinnung

Bis aus der Nahrung tatsächlich Energie gewonnen werden kann, laufen viele verschiedene Abbauprozesse nebeneinander ab. Die unten aufgeführten **Stufen 1 bis 4** sowie die Grafik geben einen kurzen Überblick, welche Abbauprozesse nacheinander stattfinden.

Wie bereits von den vorausgegangenen Seiten bekannt, wird die Nahrung durch zahlreiche enzymatische Prozesse in die jeweiligen Grundbausteine aufgespalten **(= Stufe 1).** Die Aminosäuren, der Einfachzucker, Glycerin und Fettsäuren werden zu **aktiver Essigsäure** abgebaut **(= Stufe 2).** Die aktive Essigsäure wird **zyklisch** abgebaut **(= Stufe 3).** Das frei werdende **CO_2** wird ausgeatmet, der **koenzymgebundene Wasserstoff** wird unter **Energiegewinnung** stufenweise zu **Wasser** abgebaut **(= Stufe 4).**

Stufe 1: Verdauung

Wie bereits bekannt, werden während der Verdauungsprozesse alle Nährstoffe im Dünndarm in die jeweiligen Grundbausteine gespalten **(= Verdauung).** Durch aktive und passive Transportvorgänge gelangen diese über das Blut zu bestimmten Organen (z. B. Leber) und in die Zellen.

Stufe 2: Abbau zu aktiver Essigsäure

Im Zellinneren erfolgt der Abbau der Grundnährstoffe zu aktiver Essigsäure.

Stufe 3: Zitronensäurezyklus

In der vorletzten Stufe wird die aktive Essigsäure vollständig in Kohlendioxid **(CO_2)** und Wasserstoff abgebaut. Der Wasserstoff wird an das **Koenzym NAD** gebunden **(= $NADH_2$).** Das Kohlendioxid **(CO_2)** wird ausgeatmet (siehe auch Seite 303).

Stufe 4: Atmungskette

Der koenzymgebundene Wasserstoff verbindet sich über zahlreiche Stufen mit dem eingeatmeten Sauerstoff. Es kommt zur **Wasserbildung** und zur eigentlichen Energiegewinnung in Form von **Wärmeenergie** und der Bildung von **ATP.**

Versuchen Sie selbstständig, die einzelnen Stufen der Energiegewinnung grafisch darzustellen, und erläutern Sie die einzelnen Stufen Ihrem Tischnachbarn.

Recherchieren Sie, was sich hinter den Begriffen Zitronensäurezyklus und Atmungskette verbirgt.

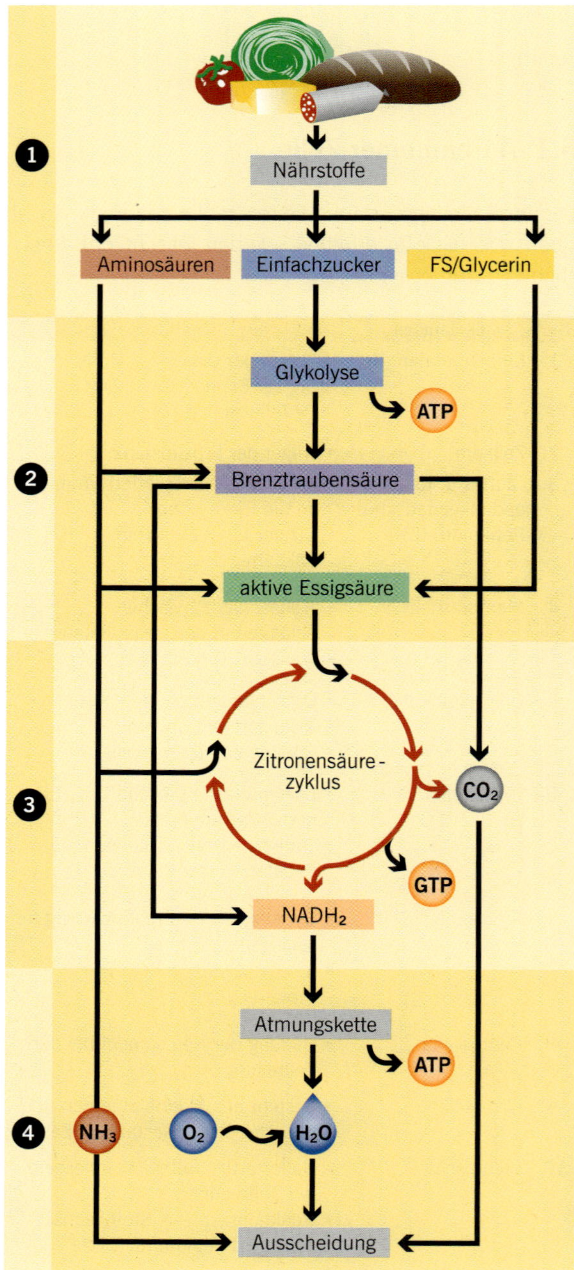

5.3 Stoffwechsel der Kohlenhydrate

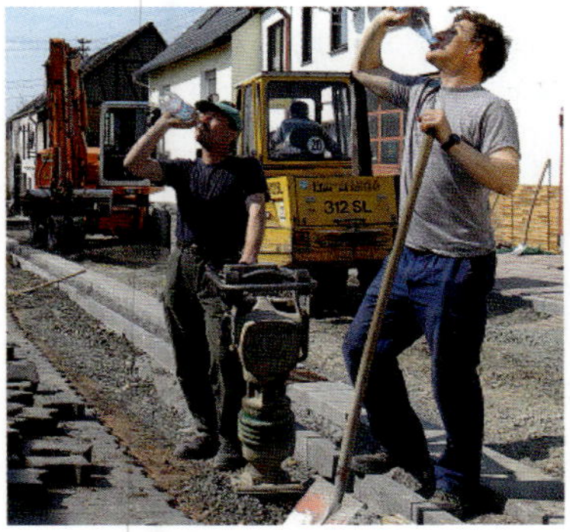

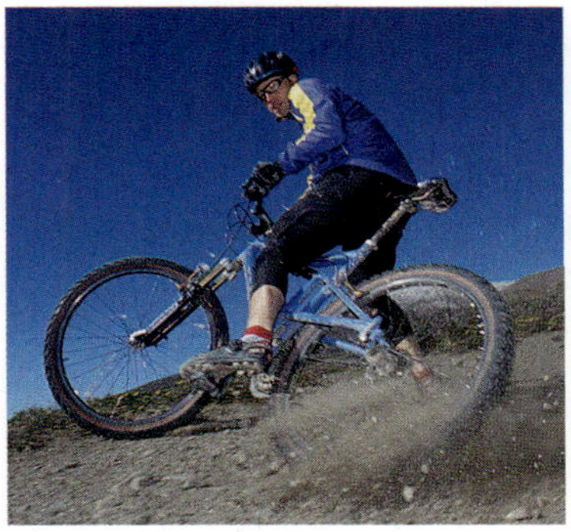

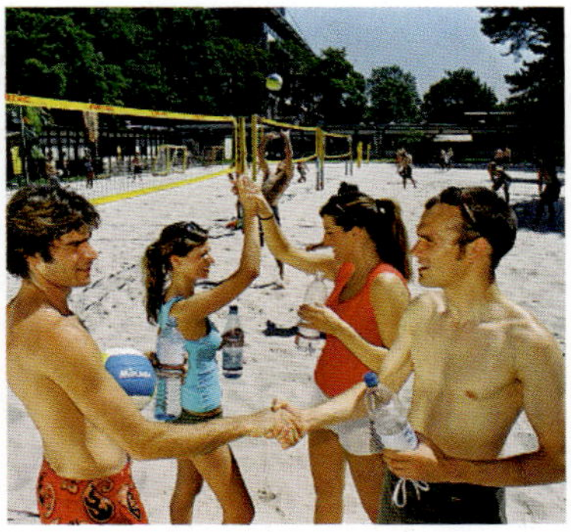

Energiespeicher (kurzfristig)

Wird durch die Nahrung mehr Glukose zugeführt, als der Körper tatsächlich benötigt (= Überschuss), so kann Glukose in der **Leber (10 g Glykogen/100 g Gewebe)** und in der **Muskulatur (1 g Glykogen/100 g Gewebe)** in Form von **Glykogen** gespeichert werden. Das Glykogen der Muskulatur dient als Energiereserve. Das Glykogen der Leber kann bei plötzlichen Mangelzuständen (niedriger Blutzuckerspiegel durch Hunger, starke körperliche Tätigkeit, sportliche Aktivitäten) zu Glukose abgebaut werden. Wird also kurzfristig Energie benötigt, kann das Leberglykogen wieder zu Glukose mobilisiert und über das Blut zur Energiegewinnung den Zellen zugeführt werden (siehe Blutzuckerregulation).

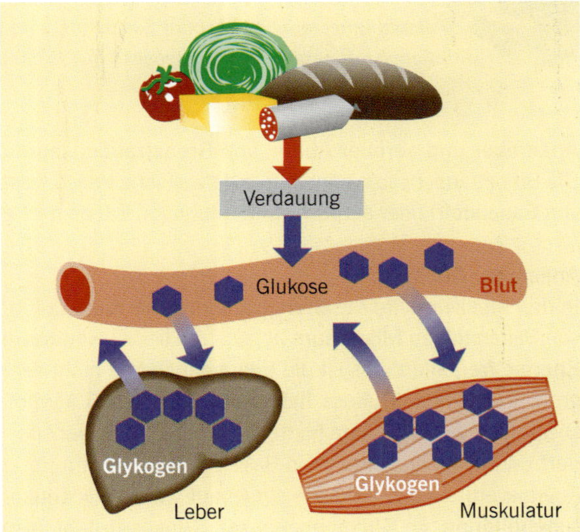

Energiespeicher (kurzfristig)

Merke ***Glykogen (Polysaccharid) stellt die Speicherform der Glukose in der Leber und der Muskulatur dar.***

Umbau zu Fetten

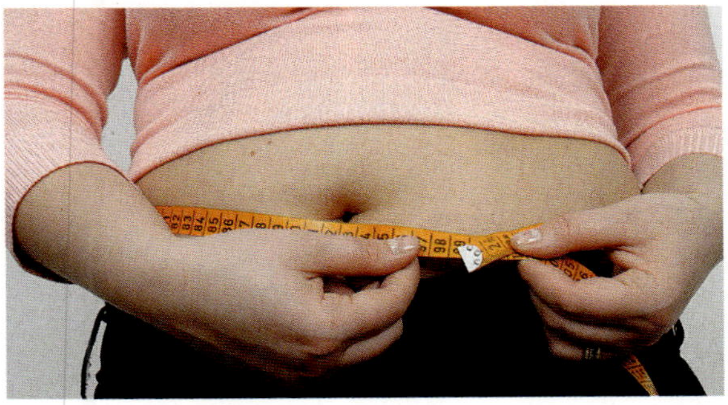

Sind die **Glykogenspeicher** bereits **voll,** werden die noch vorhandenen Kohlenhydrate in der Leber zu Fetten umgebaut und im Fettgewebe gespeichert. Das heißt, eine übermäßige Zufuhr an Kohlenhydraten kann zur **Fettbildung** und somit zu **Übergewicht** führen.

? ***Erklären Sie im Detail, was passiert, wenn über einen längeren Zeitraum zu viele Kohlenhydrate verzehrt werden.***

Merke ***Überschüssige Kohlenhydrate können zu Fetten umgewandelt und im Gewebe eingelagert werden. Eine übermäßige Zufuhr an Kohlenhydraten kann also zu Übergewicht führen.***

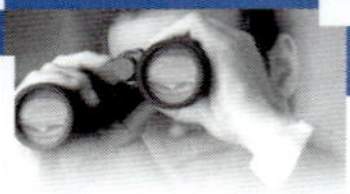

Gewinnung von Energie

Damit die Körperzellen (z. B. Nervenzellen) ausreichend mit Energie versorgt werden, kann die Glukose **ohne Sauerstoff (= anaerob)** zu Milchsäure oder **mit Sauerstoff (aerob)** zu Kohlendioxid und Wasser abgebaut werden. Bei beiden Vorgängen wird Energie frei. Der Abbauprozess von Glukose wird nachfolgend stichwortartig beschrieben:

Stufe 2: Glykolyse (= Spaltung von Glukose)
Die **Glukose (6-C-Atome)** wird im Cytoplasma unter Verbrauch von Energie **stufenweise** in kleinen Teilabschnitten zu 2 Molekülen Brenztraubensäure **(3-C-Atome)** abgebaut. Dieser Vorgang wird als **Glykolyse** (Lyse = Spaltung, glykys = süß) bezeichnet. Es kommt zur Freisetzung von kleinen Mengen **ATP** und **$NADH_2$**.

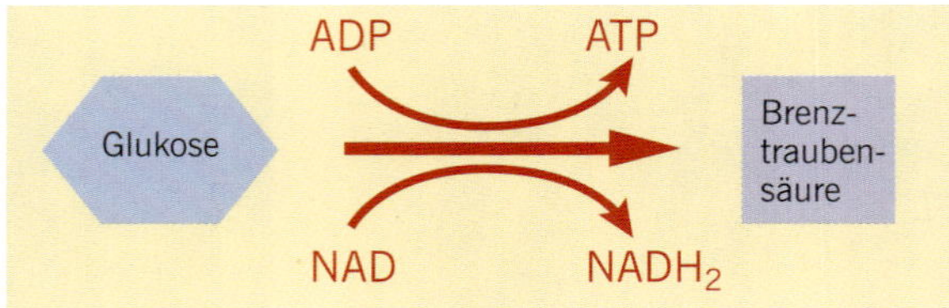

Glykolyse

Merke ***Der Abbau von Glukose zu Brenztraubensäure wird als Glykolyse bezeichnet.***

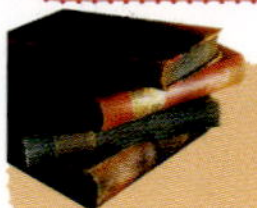

aerob: (griech. bios = Leben) Sauerstoff, zum Leben benötigt · anaerob: griech. Vorsilbe a(n) = nicht, keinen Sauerstoff benötigend · Neogenese (medizinisch): Neubildung von Substanzen im Körper

Anaerober und aerober Abbau von Brenztraubensäure

Die Brenztraubensäure kann nun auf zweifache Weise weiter abgebaut werden. Der Abbau kann **anaerob (= ohne** Zufuhr von **Sauerstoff**) oder **aerob** (= **mit** Zufuhr von Sauerstoff) erfolgen.

Anaerober Abbau
In den Muskeln wird die **Brenztraubensäure ohne** Zufuhr von **Sauerstoff** zu **Milchsäure** abgebaut. Hierbei wird **rasch Energie frei,** allerdings ist die Energieausbeute nicht sehr groß. **1 Molekül Glukose liefert 2 ATP = 64,6 kJ/mol.** Die gebildete Milchsäure kann wieder zur Leber transportiert und in Anwesenheit von Sauerstoff und Biotin unter Energieverbrauch zu Glukose aufgebaut werden **(= Glukoseneubildung = Glukoneogenese).** Glukose steht also wiederum zur Energiegewinnung zur Verfügung.

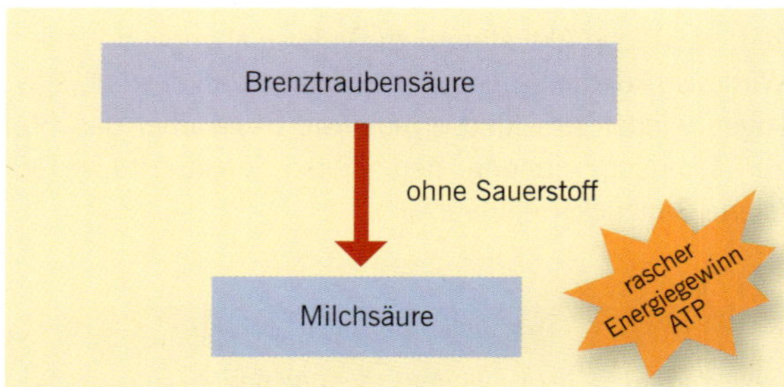

Anaerober Abbau von Kohlenhydraten

Aerober Abbau
In den Mitochondrien der Muskelzellen wird in Anwesenheit von **Vitamin B_1 (Thiamin)** und **Sauerstoff** von der Brenztraubensäure Kohlendioxid und dann Sauerstoff abgespalten. Die entstandene Essigsäure wird an ein Koenzym gebunden. Es entsteht **aktivierte Essigsäure.** Der Wasserstoff verbindet sich mit **NAD.** Beim aeroben Abbau der Glukose zur aktivierten Essigsäure werden **pro Molekül Glukose 14 ATP Energie (ca. 452 kJ/mol)** frei. Der Abbau läuft jedoch bedeutend **langsamer** ab als der anaerobe Abbau.

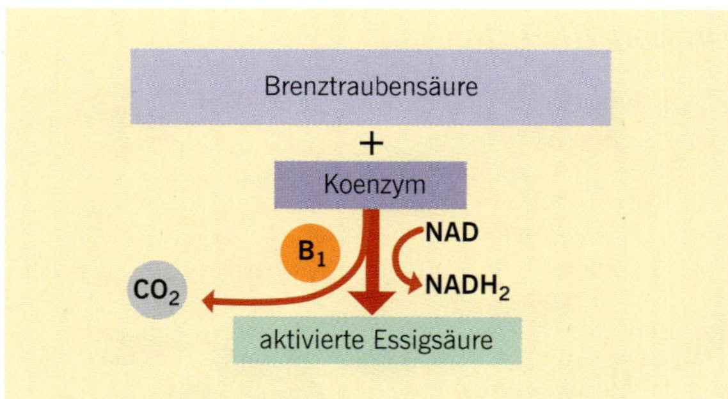

Aerober Abbau von Kohlenhydraten

Merke ***Der aerobe Abbau von Brenztraubensäure kann nur in Anwesenheit von Sauerstoff und B_1 erfolgen. Fehlt B_1 (B_1-Mangel), ist folgedessen der Brenztraubensäure-Spiegel aufgrund von mangelndem Abbau erhöht.***

Zitronensäurezyklus (= ZSZ)
Im **Zitronensäurezyklus** durchläuft die aktivierte Essigsäure zahlreiche Teilreaktionen, wobei **Kohlendioxid** abgespalten und **Wasserstoff** frei wird. Dieser verbindet sich mit einem **Koenzym ($NADH_2$)** und wird der **Atmungskette** zugeführt. Im Zitronensäurezyklus laufen sehr komplizierte Reaktionen ab, die im Einzelnen nicht genauer erläutert werden.

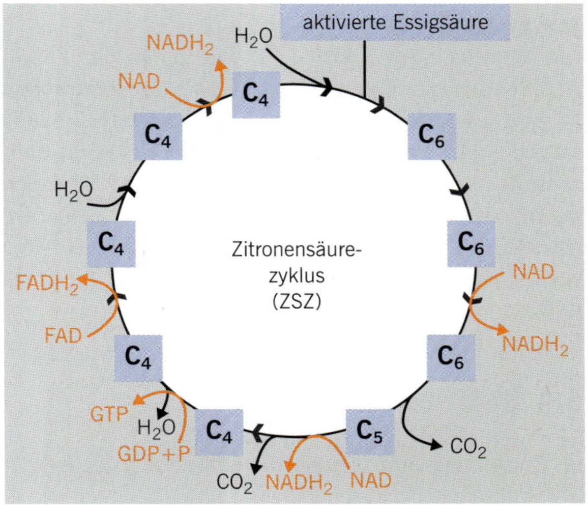

Atmungskette (= biologische Oxidation)
Der Hauptumschlagplatz der Energiegewinnung ist in der inneren Mitochondrienmembran, in der die Atmungskette abläuft. Da der aus dem Zitronensäurezyklus frei werdende koenzymgebundene Wasserstoff nicht unmittelbar mit dem eingeatmeten Sauerstoff reagieren kann (= klassische Knallgasreaktion), müssen der Wasserstoff und die Elektronen schrittweise auf den Sauerstoff übertragen werden. Dieser Vorgang wird als **Atmungskette** bezeichnet. Der **koenzymgebundene Wasserstoff ($NADH/H^+$)** wird zunächst in Protonen und Elektronen zerlegt.

Zerlegung in:
H^+ = positiv geladene Wasserstoff-Ionen
e^- = negativ geladene Elektronen

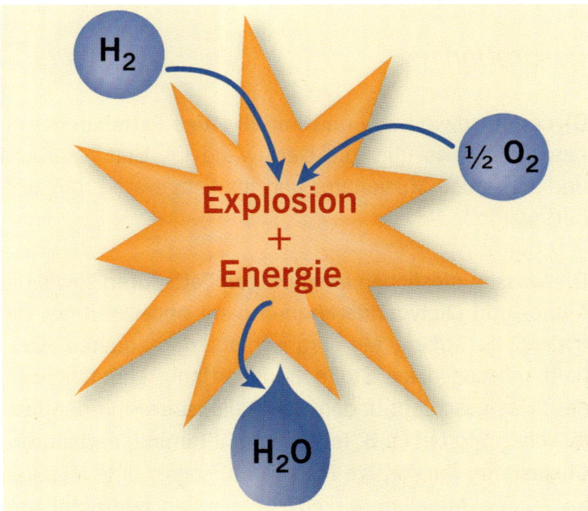

Knallgasreaktion

Vereinfacht ausgedrückt werden die Elektronen in einer Art **Transportkette** stufenweise auf Zwischenprodukte (= eisenhaltige Cytochromen) übertragen (= Redoxreaktionen), wobei dieser Transport gleichzeitig mit der Aufnahme von H^+-Ionen in den Zwischenmembranraum gekoppelt ist. Es bildet sich ein H^+-Konzentrationsgefälle, dessen Energie stufenweise zum einen für weitere Transportvorgänge, zum anderen für die Bildung von ATP genutzt werden kann (siehe ATP-Synthese). Am Ende der Atmungskette werden die Elektronen auf den eingeatmeten Sauerstoff übertragen und reagieren mit den H^+-Ionen zu Wasser. Durch die stufenweise Freisetzung der Energie wird die Zelle nicht beschädigt.

? ***Erläutern Sie in eigenen Worten, welche Vorgänge während der biologischen Oxidation (= Atmungskette) stattfinden.***

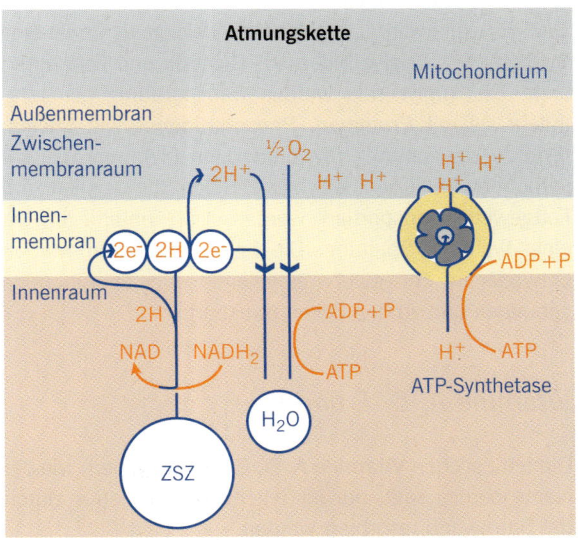

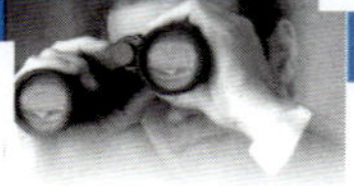

ATP-Synthese
Die ATP-Bildung aus **ADP + P** wird durch das Enzym **ATP-Synthetase** katalysiert. Dieses **Transportprotein** arbeitet als **Energiemaschine.** Es durchzieht die innere Mitochondrienmembran. Die Energie des **H^+-Ionen-Konzentrationsgefälles** macht es möglich, dass die **H^+-Ionen** durch das Transportprotein wieder ins Zellinnere geschleust werden. Das heißt, aus dem im Zellinneren vorhandenen **ADP + P** kann die energiereiche Substanz **ATP** aufgebaut werden.

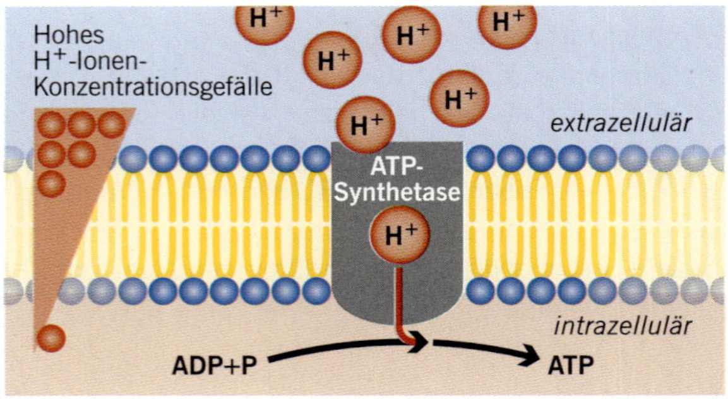

5.4 Stoffwechsel der Fette

Im Zwölffingerdarm werden die Fette durch Lipasen in Glycerin (auch Mono- und Diglyceride) und unterschiedlich lange Fettsäuren gespalten.

Resorption

Glycerine sowie **kurz-** und **mittelkettige Fettsäuren** können problemlos über die Darmwand ins Blut resorbiert und zur Leber, Muskulatur und ins Fettgewebe transportiert werden.

Die wasserunlöslichen **langkettigen Fettsäuren** sowie die **Mono-** und **Diglyceride** können nicht ohne Weiteres die **hydrophile** äußere Membranschicht durchqueren. Deshalb müssen diese Stoffe transportfähig gemacht werden. Das geschieht, indem die **Gallensäure** mit den **fettlöslichen Stoffen (z. B. fettlösliche Vitamine, Fettsäuren, Cholesterin, langkettige Fettsäuren)** sogenannte **Micellen** bildet. Die **Micellen** wirken nach außen **hydrophil** und nach innen **lipophil.** Es sind also wasserlösliche Fetttröpfchen entstanden, die nun problemlos die Membranschicht passieren können. In den Zellen der Darmwand wird die Gallensäure abgespalten. Gleichzeitig findet eine **Synthese** von **Triglyceriden** aus **Glycerin** und **Fettsäuren** statt. Die Triglyceride werden transportfähig gemacht, indem sie mit **Proteinen, Phosphatiden** sowie **Cholesterin** zu sogenannten **Chylomikronen (= Lipoproteinen)** verbunden und über die Lymphe in den Blutkreislauf zum Fettgewebe transportiert werden. Dort unterliegen sie einer weiteren Spaltung. Die freien Fettsäuren werden entweder im Fettgewebe eingelagert oder an Albumine gebunden und zu den Zellen transportiert.

Vitamine A, D, E und K

Die fettlöslichen **Vitamine A, D, E und K** können, wie der Name bereits sagt, nur in Gegenwart von Fetten durch die Darmwand resorbiert werden.

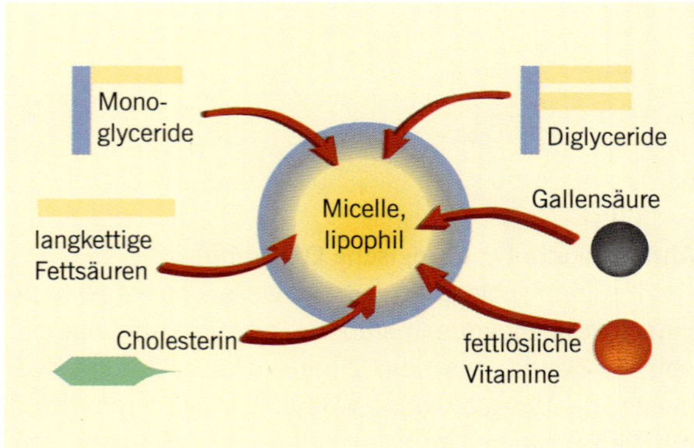

Bildung von Micellen

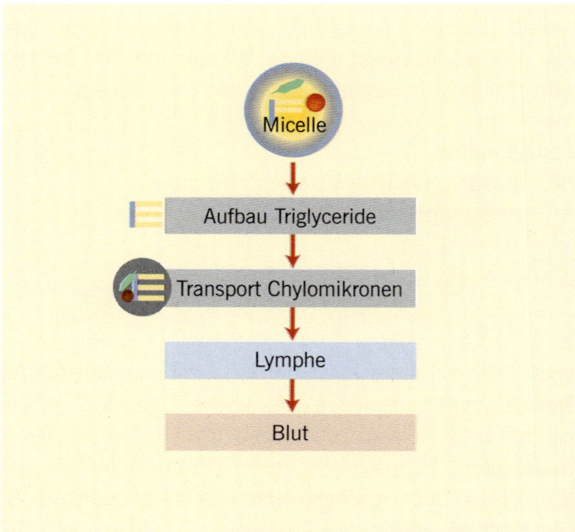

Transport von Mono- und Diglycerin und langkettige Fettsäuren

Merke ***Damit lipophile Substanzen im Blut und in der Lymphe transportiert werden können, müssen sie an hydrophile Stoffe, sogenannte Apoproteine, gebunden werden. Die so gebildeten Lipoproteine setzen sich aus unterschiedlichen Fett- und Proteinanteilen zusammen. Durchmesser und Dichte unterscheiden sich gleichermaßen (siehe VLDL, LDL, HDL, Chylomikronen).***

Funktion der Fette

Fette erfüllen im Zellinneren zahlreiche Funktionen. Sie können im **Depotfett** gespeichert und somit zur **Energiegewinnung** herangezogen werden **(= Energiereserve)** oder sie üben **isolierende** und auch **schützende** Funktionen im Körper aus.

Fettaufbau und -speicherung

In der Leber können Fettsäuren gebildet werden, wenn beispielsweise aus dem **Kohlenhydratabbau ein Überangebot** an **aktivierter Essigsäure** vorhanden ist. Gemeinsam mit Glycerin kommt es zum Aufbau von Triglyceriden. Diese gelangen in Form von **VLDL (= Prä-Beta-Lipoproteinen)** zum Fettgewebe. Es erfolgt eine Abspaltung der Fettsäuren, die als **Depotfett** eingelagert werden. Das Depotfett befindet sich hauptsächlich im Unterhautgewebe und in der Bauchhöhle. Je nach Personengruppe schwankt der Depotfettanteil pro Körpermasse erheblich (siehe Tabelle). **Zu viel Depotfett** führt zu **Übergewicht,** belastet das **Herz-Kreislauf-System** und wirkt sich somit schädigend auf den Körper aus. Bei Nahrungsmangel kann das Depotfett jedoch zur Energiegewinnung genutzt werden (siehe Energiegewinnung).

Personengruppe	Depotfettanteil pro Körpermasse
Sportler	10 %
Schlanke Person	10 %
Normalgewichtige Person	15 %–20 %
Fettleibige Person	50 %

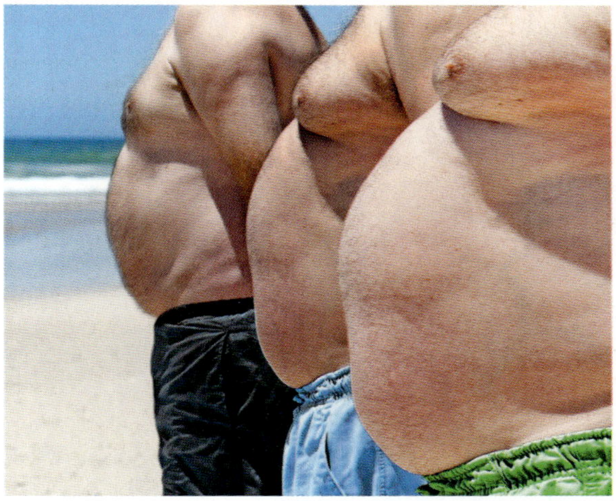

Schutzfunktion/Polsterfunktion

Das Depotfett ist in **geringen Mengen** nützlich. Fette sind schlechte Wärmeleiter. Sie bilden unter der Haut eine gewisse Isolierschicht, wodurch es zu geringen Wärmeverlusten kommt. Zudem können sie eine Art **Polsterfunktion** ausüben, indem sie verschiedene Organe, Gefäße und Gelenke umschließen und diese somit vor Druck und Stoß schützen.

Fettabbau

Fette sind sehr **energiereiche Verbindungen (1 g Fett liefert 37 kJ Energie).** Sie können deshalb im intrazellulären Bereich vieler Zellen (Ausnahme: ZNS, Nierenmark und Erythrozyten) zur Energiegewinnung herangezogen werden. Der Fettstoffwechsel wird u. a. hormonell beeinflusst. Dabei nehmen Insulin, Glucagon und Adrenalin eine zentrale Stellung ein (siehe Blutzuckerregulation).

Die aus dem Fettgewebe stammenden Triglyceride werden durch **Lipasen** zu **Glycerin** und **Fettsäuren** abgebaut.

Glycerin

Glycerin kann in der Leber zu Glukose umgebaut und in den Kohlenhydratstoffwechsel eingeschleust werden. Es kann **nur Glycerin** zu Glukose umgebaut werden, keine Fettsäuren.

Fettsäuren

Die Energiegewinnung der Fettsäuren läuft in den Mitochondrien fast jeder Zellen ab (siehe Beta-Oxidation).

@ ***Die Medien berichten immer wieder von Menschen, die tagelang ohne Essen und Trinken auskommen können. Recherchieren Sie, wie lange ein Mensch ohne Essen und Trinken lebensfähig ist. Werten Sie die einzelnen Berichte aus und diskutieren Sie die Fakten in der Klasse.***

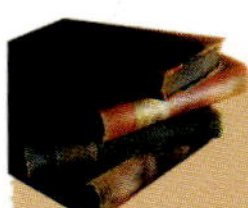

Glucagon, Insulin, Adrenalin

Glucagon und Insulin werden in der Bauchspeicheldrüse gebildet. Glucagon erhöht den Blutzuckerspiegel, indem verstärkt Fette aus den Fettzellen zur Energiegewinnung herangezogen werden. Insulin senkt den Blutzuckerspiegel, indem ein verstärkter Fettaufbau bzw. Aufbau von Fetten aus Kohlenhydraten stattfindet. Adrenalin wird im Nebennierenmark gebildet, es steigert den Fettabbau und die Freisetzung von Glukose, was eine Blutzuckererhöhung mit sich zieht.

Beta-Oxidation der Fettsäuren (= ß-Oxidation)

Der Abbau der Fettsäuren verläuft über die **ß-Oxidation.** Dieser Prozess wird nachfolgend vereinfacht in **3 Schritten** dargestellt. Bei der ß-Oxidation von Fettsäuren wird **Energie** frei.

Schritt 1:
Zu Beginn muss die Fettsäure zunächst unter ATP-Verbrauch (—> zu AMP + 2 P = 36 kJ) an ein Koenzym A gebunden werden. Es entsteht **aktivierte Fettsäure,** die mittels Carnitin in den Innenraum der Mitochondrien transportiert wird.

Schritt 2:
Die **aktivierte Fettsäure** unterliegt einem oxidativen Abbauzyklus, der sogenannten **ß-Oxidation.** Hierbei wird das aktivierte Fettsäuremolekül **zweifach dehydriert,** gleichermaßen findet eine Wasseranlagerung statt. Der dabei frei werdende Wasserstoff wird an NAD (—> $NADH_2$) und FAD (—> $FADH_2$) gebunden. **1 $NADH_2$ = 3 ATP, 1 $FADH_2$ = 2 ATP.**

Schritt 3:
Pro Umlauf wird ein Molekül **aktivierte Essigsäure (= Acetyl-CoA)** abgespalten. Das bedeutet, dass die verbleibende Fettsäure um jeweils ein **C_2-Bruchstück** verkürzt wird. Diese wird umgehend an ein neues **Koenzym A** gebunden. Der Umlauf erfolgt so lange, bis nur noch aktivierte Essigsäure (bei geradzahligen FS) übrig bleibt.

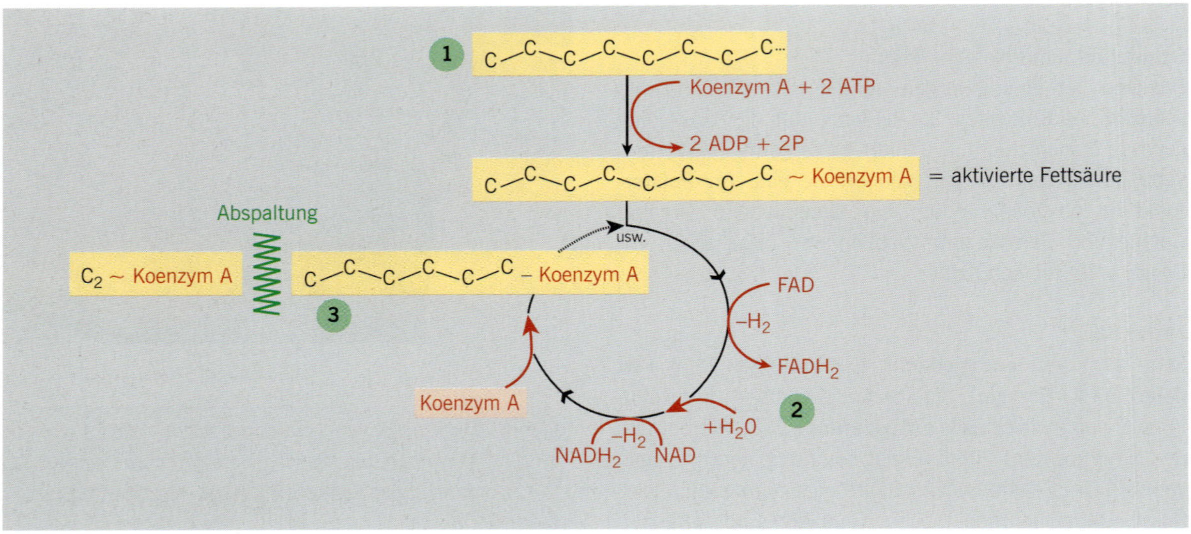

Beta-Oxidation

Das heißt, bei der ß-Oxidation muss nur zu Beginn die **Fettsäure aktiviert** werden, ansonsten ist es ein Prozess, der **pro Umlauf 5 ATP** freisetzt. Je länger also die Fettsäure ist, umso mehr Energie wird frei. Die aktive Essigsäure wird unter Energiegewinnung im Zitronensäurezyklus und in der Atmungskette abgebaut.

Beschreiben Sie in Stichworten die Resorption und die Energiegewinnung von Fetten.

Merke ***Fettsäuren müssen zunächst unter Energieverbrauch aktiviert werden, bevor sie in die ß-Oxidation eingeschleust werden. Kurzkettige Fettsäuren liefern bei der ß-Oxidation weniger Energie als langkettige Fettsäuren.***

Dehydrierung
= Abgabe von Elektronen bzw. Abgabe von Wasserstoff aus meist organischen Verbindungen (= Dehydrierung)

Bildung von Ketokörpern

Unter normalen Körperbedingungen ist die Konzentration von Ketokörpern im Blut sehr gering.

Ketokörper, ein Abbauprodukt der Fettsäuren, fallen in höheren Mengen bei einem gesteigerten Fettabbau an. Dieser tritt beispielsweise beim Fasten (= Hungerzustand) ein. In diesem Fall wird zur Energiegewinnung das Depotfett angetastet, da die Kohlenhydratreserven aufgebraucht sind. Nach einer gewissen Umstellphase werden im Körper Ketokörper zur Energiegewinnung herangezogen. Sie stellen somit eine Alternative zu Glukose dar.

Gleichermaßen kann ein Insulinmangel, wie er bei Diabetikern der Fall ist, zur verstärkten Bildung von Ketokörpern führen. Das liegt darin begründet, dass das Hormon Insulin u. a. den Fettabbau hemmt. Entfällt die Hemmung, erhöht sich automatisch die Bildung der Ketokörper. Ist die Bildung von Ketokörpern weit höher als der eigentliche Verbrauch, kann dies zu einer pH-Wert-Senkung, also zu einer Übersäuerung des Blutes (Acidose), und im schlimmsten Fall zum diabetischen Koma (= Bewusstlosigkeit) führen.

Symptome für eine Acidose können sein:
- Geruch von Aceton in der Atemluft
- Nachweis von Ketokörpern im Urin

Ketokörper
Sie werden aus Acetyl-CoA, das aus der ß-Oxidation stammt, aufgebaut. Hierbei handelt es sich um 3 Substanzen, die unter dem Oberbegriff Ketokörper zusammengefasst sind.
Diese sind: Acetacetat, Aceton, Beta-Hydroxy-Buttersäure.

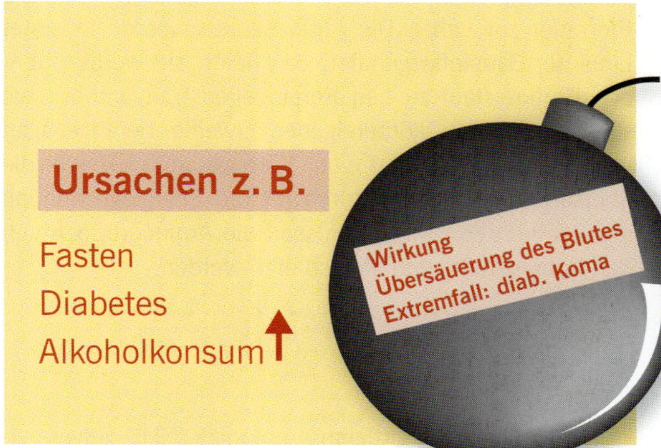

Bildung von Ketokörpern

Tipp ***Wenn Sie nicht wissen, wie Ketokörper riechen, dann schnüffeln sie vorsichtig an einer Flasche Nagellackentferner. Im Nagellackentferner ist Aceton enthalten.***

M/A ***Buchstabenchaos***

Rahmenbedingungen:
Teilnehmer: Einzelarbeit und Partnerarbeit
Zeit: 20 Min.
Hilfsmittel: Papier, Schreibstift

Anleitung:
Suchen Sie sich aus einem der Kapitel oder aus einem Textabschnitt Ihrer Wahl **10 schwierige Worte** aus. Schreiben Sie die Worte untereinander in die **Spalte 1**. Mischen Sie nun die Buchstaben der einzelnen Worte (siehe Beispiel 1) und schreiben Sie diese in die **Spalte 2.** Falten Sie das Blatt zwischen den **Spalten 1** und **2** an der Linie. Tauschen Sie nun mit Ihrem Partner die Blätter aus. **Achtung!** Die **Spalte 1** muss verdeckt bleiben. Bringen Sie das Buchstabenchaos in die richtige Reihenfolge, sodass sinnvolle Worte entstehen. Schreiben Sie diese in die **3. Spalte.** Erklären Sie sich gegenseitig die Worte.

Buchstabenchaos

Nr.	Spalte 1	Spalte 2	Spalte 3
1.	Ketokörper	repkröetok	?
2.			
3.			
4.			
5.			
6.			
7.			
8.			
9.			
10.			

Bitte hier knicken!

5.5 Stoffwechsel der Eiweiße

Die Eiweiße werden, wie bereits bekannt, durch **Endo-** und **Exopeptidasen** hydrolytisch im Dünndarm zu **freien Aminosäuren** oder **Di-** bzw. **Tripeptiden** gespalten.

Resorption

Die Aminosäuren diffundieren über verschiedene Transportsysteme durch die Darmwand und gelangen über die Pfortader zur Leber. Die Aminosäuren werden in erster Linie als Baustoffe genutzt, das heißt, sie werden über den Blutkreislauf zu den Körperzellen transportiert, wo sie zum Aufbau körpereigener Eiweiße herangezogen werden (siehe Aufbau von Körpereiweiß). Bevor die überschüssigen Aminosäuren für die Energiegewinnung genutzt werden können, müssen die Aminogruppen von den Kohlenstoffketten abgespalten werden.

Pfortader der Leber
Die Venen anderer Organe werden in der Pfortader der Leber vereint und passieren mit der Leberarterie die Pforte der Leber.

1. ***Erläutern Sie stichwortartig die Resorption der Eiweiße (mit Skizze).***
2. ***Erklären Sie anhand eines Beispiels den Begriff Transaminierung.***

Aminogruppe

Um die Bildung von **giftigem** Ammoniak (NH_3) zu vermeiden, können die abgespaltenen Aminogruppen entweder auf Ketosäuren übertragen oder im Harnstoffzyklus zu Harnstoff abgebaut und ausgeschieden werden.

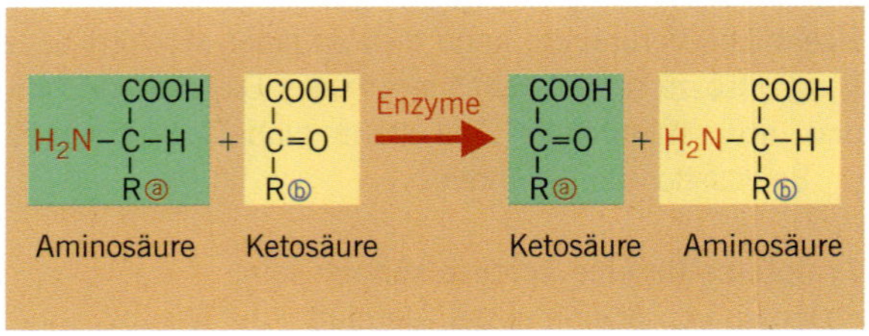

Transaminierung

Übertragung auf Ketosäuren
Die Aminogruppe einer Aminosäure wird durch enzymatische Reaktionen auf eine Ketosäure übertragen (= Transaminierung). Aus der ursprünglichen Aminosäure wird eine Ketosäure. Die ursprüngliche Ketosäure wird zur Aminosäure (= entbehrliche AS).

Harnstoffzykus
Die Aminogruppen werden im Harnstoffzyklus unter Beteiligung von **CO_2** und **Energie (ATP)** zu Harnstoff umgebaut. Der weitgehend ungiftige Harnstoff wird über die Nieren mit dem Urin ausgeschieden. Die Harnstoffsynthese findet in den Leberzellen statt.

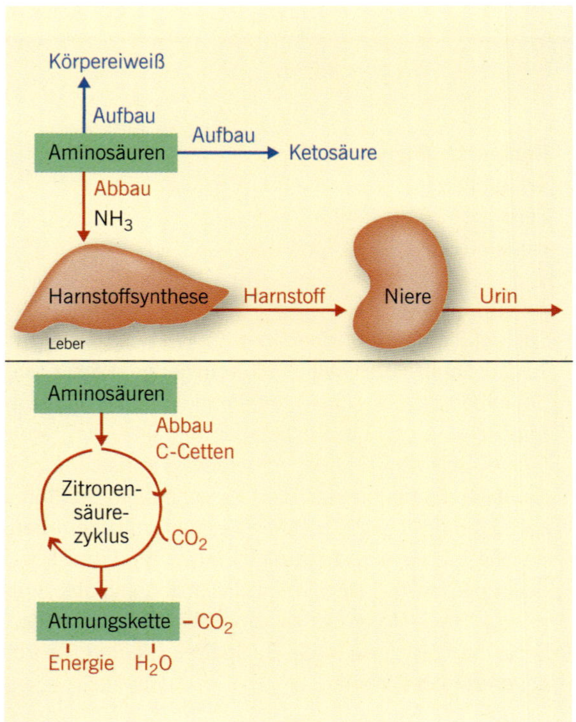

Auf- und Abbauschema der Aminosäuren

Kohlenstoffketten

Die Kohlenstoffketten können in den Kohlenhydratstoffwechsel eingeschleust werden, indem sie je nach C-Kette zu Brenztraubensäure, zu aktivierter Essigsäure **(Acetyl-CoA)** oder zu einem Zwischenprodukt umgewandelt werden. Bestimmte Kohlenstoffketten dienen dem Aufbau von Fettsäure und Glukose.

Merke ***Aus Glukose und Fettsäuren können einige entbehrliche Aminosäuren hergestellt werden.***

Beurteilung der Eiweißversorgung
Wie bereits bekannt, enthalten die Aminosäuren **Stickstoff.** Ob eine ausreichende Eiweißversorgung gewährleistet ist, kann anhand der Stickstoffbilanz ermittelt werden.

Unter der Stickstoffbilanz versteht man die Differenz zwischen der **Eiweißaufnahme (= N-Aufnahme)** und der **Eiweißabgabe (= N-Abgabe)** durch z. B. den Urin oder die Haut. Anhand dieser Stickstoffbilanz können Empfehlungen für eine ausreichende Eiweißversorgung ausgesprochen werden. Die Stickstoffbilanz sollte bei erwachsenen Menschen immer ausgeglichen sein (Eiweißaufnahme = Eiweißabgabe).

Negative Stickstoffbilanz
Werden mehr Eiweiße ab- als aufgebaut, so ist die Stickstoffbilanz negativ. Das ist beim Fasten der Fall.

Positive Stickstoffbilanz
Ist die Eiweißaufnahme höher als die Eiweißabgabe, so ist die Stickstoffbilanz positiv. Das ist während der Regenerationsphase von Sportlern der Fall bzw. während der Wachstumsphase.

Eiweißaufnahme	**(N-Aufnahme)**
– Eiweißabgabe	**(N-Abgabe)**
= Eiweißbilanz	**(N-Bilanz)**

Alter	g/kg/Tag	
	männlich	weiblich
unter 1 Monat	2,7	2,7
1 bis unter 2 Monate	2,0	2,0
2 bis unter 4 Monate	1,5	1,5
4 bis unter 6 Monate	1,3	1,3
6 bis unter 12 Monate	1,1	1,1
1 bis unter 4 Jahre	1,0	1,0
4 bis unter 15 Jahre	0,9	0,9
15 bis unter 19 Jahre	0,9	0,8
ab 19 Jahre	0,8	0,8
Besondere Gruppen	**g/Tag**	
Schwangere ab 4. Monat		58
Stillende		63

Empfohlene Proteinzufuhr

Quelle: Referenzwerte für die Nährstoffzufuhr (D-A-CH)

Merke ***Prinzipiell findet im Körper unter normalen Bedingungen ein ständiger Auf- und Abbau von Eiweißen statt. Nicht entbehrliche Aminosäuren müssen mit der Nahrung zugeführt werden.***

Funktion von Proteinen

Proteine erfüllen im Körper zahlreiche Aufgaben, z. B. haben sie **Struktur-, Speicher-, Transport-, Schutz-, Abwehr-** und **Aufbaufunktionen.**

Strukturfunktion
Bestimmte Proteine haben eine hohe Zugfestigkeit und verleihen somit Organen und Geweben die nötige Stabilität. Ungefähr $^1/_3$ der Proteine bestehen aus Strukturproteinen. So sind beispielsweise Keratin und Kollagen am Aufbau von Haaren, Nägeln oder Sehnen, Muskulatur und Knochen beteiligt.

Speicherfunktion
Es gibt Speicherproteine, die bestimmte Stoffe binden können. Das Speicherprotein Ferritin ist beispielsweise in der Lage, Eisen-Ionen zu speichern. Die Ferritinkonzentration im Blutserum gibt Aufschluss über den Eisenspeicher im Körper.

Transportfunktion
Proteine sind als Transportfahrzeuge tätig: Sie transportieren Substanzen durch die Zellmembran und im Zellinneren. Das Hämoglobin (= roter Blutfarbstoff) transportiert den Sauerstoff von der Lunge zu den Zellen. Fette werden in Form von Lipoproteinen über das Blut ins Fettgewebe transportiert.

Schutz- und Abwehrfunktion
Proteine sind als Antikörper in der Immunabwehr tätig und schützen den Körper vor Infektionen.

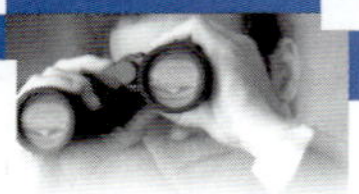

Aufbaufunktion
Einige Hormone, aber auch Enzyme bestehen u. a. aus Proteinen. Sie steuern und regeln wichtige Körperprozesse. Grundsätzlich ist der Körper in der Lage, körpereigenes Eiweiß aufzubauen. Dieser Prozess ist für die Erneuerung von Körperzellen unerlässlich. Um zu verstehen, wie in den Zellen Körpereiweiß aufgebaut werden kann, muss zunächst der Begriff **DNA** stichwortartig erläutert werden.

DNA (Desoxyribonucleinsäure)
Die **DNA (= DNS),** auch **Desoxyribonukleinsäure** genannt, ist Träger der Erbinformation und im Kern der Zellen vorhanden. Der Aufbau einer DNA kann mit einer gedrehten Strickleiter, einem Doppelstrang, verglichen werden. Die Leitersprossen bestehen aus speziellen Basenpaaren. Die **Base Adenin (A)** ist mit **Base Thymin (T)** und **Base Guanin (G)** mit **Base Cytosin (C)** gekoppelt. **Wasserstoffbrücken** verbinden die einzelnen Basenpaare miteinander. Die äußeren Tragseile sind aus Phosphorsäure und Zucker (Desoxyribose) zusammengefügt. Hierbei handelt es sich also um Kettenmoleküle, deren Einzelbausteine als Nukleotide bezeichnet werden (Zucker-, Säure-, Basenmolekül).

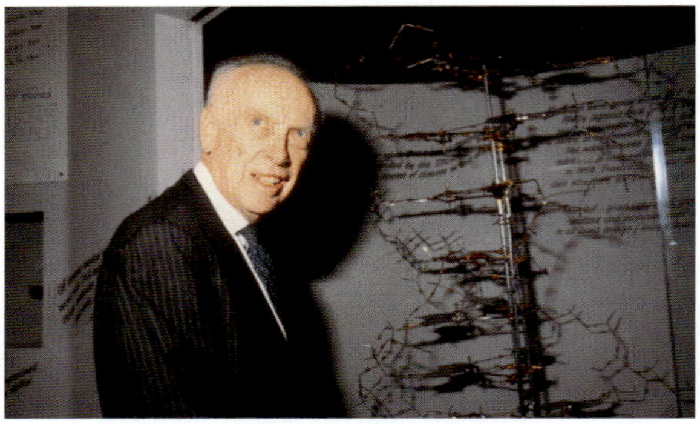

In den 50er-Jahren des 20. Jahrhunderts entdeckten die Wissenschaftler James D. Watson und Francis H. C. Crick die Struktur der DNA. Auf dem Foto ist J. D. Watson abgebildet.

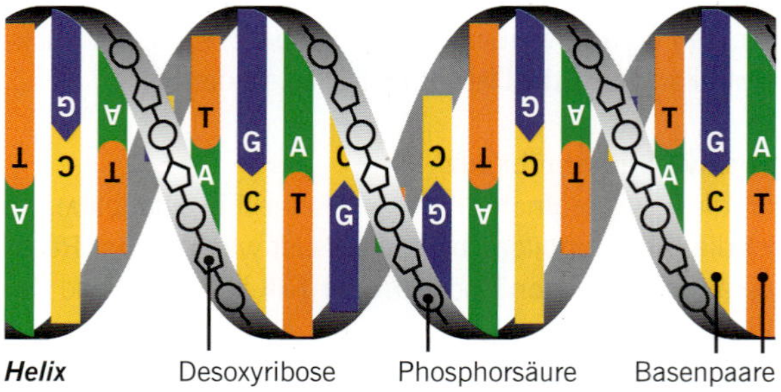

Helix

Aufbau von Körpereiweiß

Wie bereits bekannt, werden die Aminosäuren in einer bestimmten Reihenfolge **(= Sequenz)** zu Peptidketten aneinandergereiht. Der genaue Bauplan, auch genetischer Code genannt, ist in der **DNA des Zellkerns** durch die Basenfolge festgelegt. Die Basenfolgen (A, C, G, T) bestimmen also den **genetischen Code.** Hierbei bilden immer 3 aufeinanderfolgende Basen ein **Wort (= Basentriplett).** Dieses Wort steht für eine bestimmte Aminosäure (z. B. GCA steht für die Aminosäure Alanin). Die Basentripletts codieren also die späteren Aminosäuren. Räumlich bedingt, kann die Proteinsynthese nicht im Zellkern erfolgen. Aus diesem Grund wird der Bauplan **kopiert,** es wird also eine **Matrize** erstellt. Hierbei spalten RNA-Polymerasen (= Enzyme) die Wasserstoffbrücken zwischen den **komplementären Basenpaaren** auf. Das heißt, der Doppelstrang wird aufgetrennt. Nach dem Basenpaarungsprinzip heften sich freie **RNA-Nukleotide (siehe RNA)** an den **DNA-Strang.** Diese freien **RNA-Nukleotide** werden auf enzymatischem Weg durch RNA-Polymerasen miteinander verknüpft. Zu beachten ist, dass die Base **Thymin** durch die Base **Uracil** ersetzt wird. Es entsteht eine **Messenger-RNA (= m-RNA),** die als Bote fungiert, also die Kopie der Erbinformation zu den Ribosomen transportiert. Der Kopiervorgang von der DNA auf die RNA wird als **Transkription** bezeichnet. An den Ribosomen findet die Proteinsynthese statt.

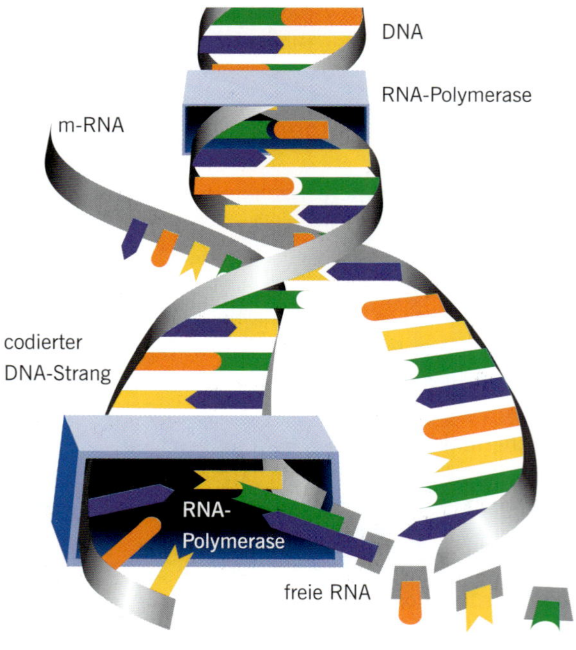

Transkription

Merke **_Transkription_**
(lat.: transcriptio = Überschreibung)
Der genetische Code der DNA wird komplementär auf die RNA überschrieben.

Die über das Blut in die Zellen transportierten Aminosäuren werden mithilfe von **Transfer-RNA (= t-RNA)** ebenfalls zu den **Ribosomen** gebracht. Dort vermittelt die **t-RNA** den Einbau der Aminosäuren in die Ribosomen. Anhand der Abfolge der **Basentripletts** auf der **m-RNA** kann nun die Aufeinanderfolge der Aminosäuren festgelegt werden (Basentriplett der t-RNA passt zu dem Basentriplett der m-RNA). Dieser enzymatisch gesteuerte Prozess wird als **Translation** bezeichnet. Vereinfacht ausgedrückt bedeutet das, dass die Aminosäuren nun entsprechend der **Bauplankopie** der m-RNA die richtigen Plätze zugewiesen bekommen. Die Aminosäuren lösen sich von den t-RNA ab, die wiederum zum Transport neuer Aminosäuren zur Verfügung stehen. Gleichermaßen erfolgt die Ablösung der neu gebildeten **Peptidketten** von der **m-RNA.** Die Polypeptidketten können sich falten. Sie bilden also komplexe Strukturen (z. B. Sekundär-, Tertiärstrukturen) aus. Die **m-RNA** steht wiederum zur erneuten **Transkription** zur Verfügung oder sie wird abgebaut.

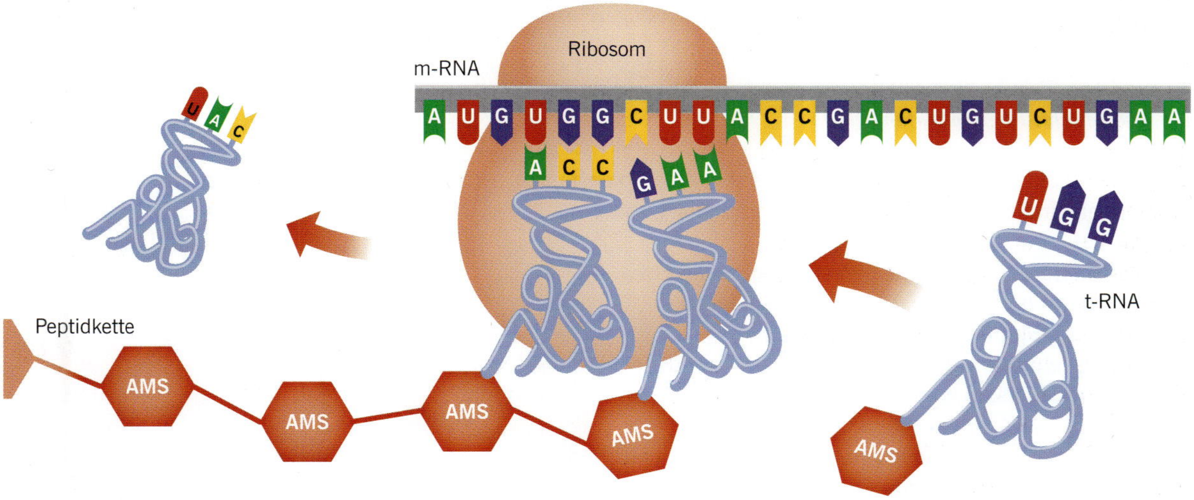

Herstellung einer Peptidkette

Merke ***Translation (lat.: translatio = Übertragung)***

Hierbei handelt es sich um einen enzymatisch gesteuerten Übertragungsprozess, bei dem die Basensequenz der m-RNA auf die Aminosäurensequenz übertragen wird. Es kommt zur Bildung von Peptidketten.

?

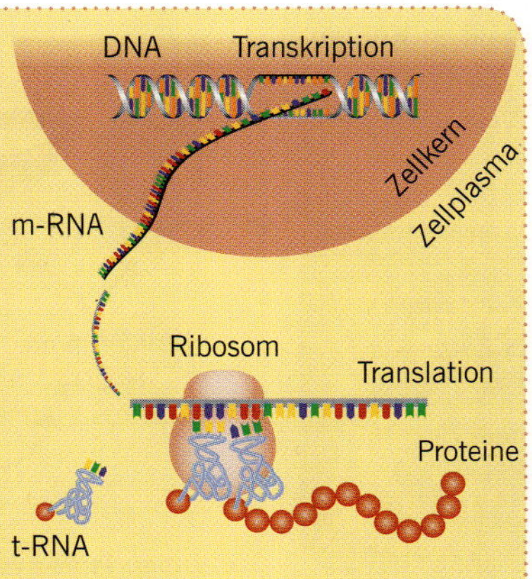

Aufbau von Körpereiweiß

1. ***Erläutern Sie die Unterschiede zwischen RNA und DNA.***
2. ***An welchen Orten wird im Organismus Körpereiweiß aufgebaut?***
3. ***Welche Vorgänge laufen beim Aufbau von Körpereiweiß ab? Verwenden Sie hierfür die Begriffe DNA, m-RNA, t-RNA, Transkription, Translation, genetischer Code.***

RNA

Die Abkürzung RNA steht für Ribonucleinsäure. Sie unterscheidet sich von der DNA, indem sie nur einen Strang aufweist und die Base Thymin durch die Base Uracil ersetzt wird. Als Zucker ist eine Ribose vorhanden. Der Phosphatrest bleibt gleich. RNA-Moleküle haben unterschiedliche Funktionen. Die einzelnen RNA-Typen werden durch vorgeschaltete Kleinbuchstaben kategorisiert.

m-RNA = Messenger-RNA:
Sie fungiert als Überträger bzw. Bote der Erbinformation vom Zellkern zu den Ribosomen.

t-RNA = Transfer-RNA:
Sie transportiert Aminosäuren zu den Ribosomen und vermittelt den Einbau der Aminosäuren.

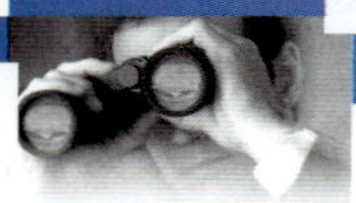

Säure-Basen-Gleichgewicht

Das **Säure-Basen-Gleichgewicht** beschreibt das **Gleichgewicht,** also die **Balance** von Säuren und Basen im menschlichen Körper. Wie bereits bekannt, gibt der **pH-Wert,** also die Wasserstoffionenkonzentration (H^+), Aufschluss über das im Körper vorherrschendes saure oder alkalische Milieu der Körperflüssigkeiten.

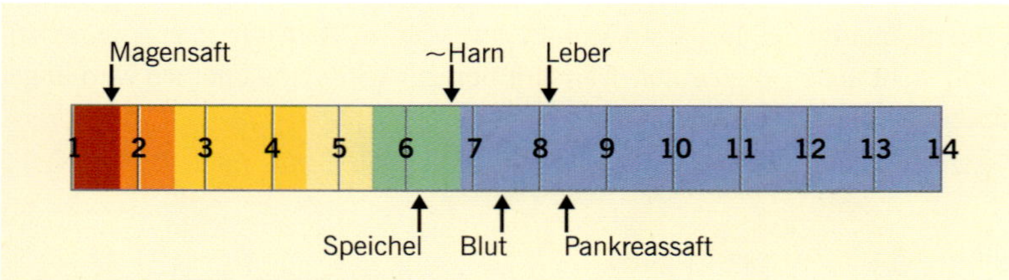

pH-Wert verschiedener Körperflüssigkeiten

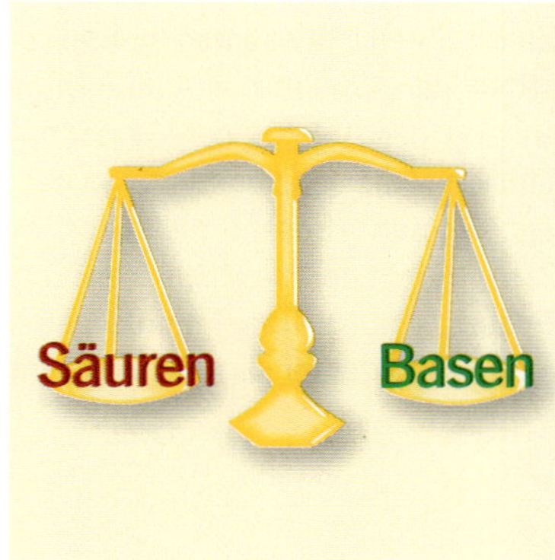

Gleichgewicht

Im Körper gibt es zahlreiche Prozesse, die von einem konstanten pH-Wert, also von einem Säure-Basen-Gleichgewicht abhängig sind:

- Funktionsweise der Proteine und somit auch der Enzyme
- Molekülform der Proteine und der Zellbestandteile
- Durchlässigkeit der Membrane
- Bindungsvermögen von Hämoglobin (je geringer der pH-Wert, desto schwächer wird Sauerstoff an Hämoglobin gebunden)

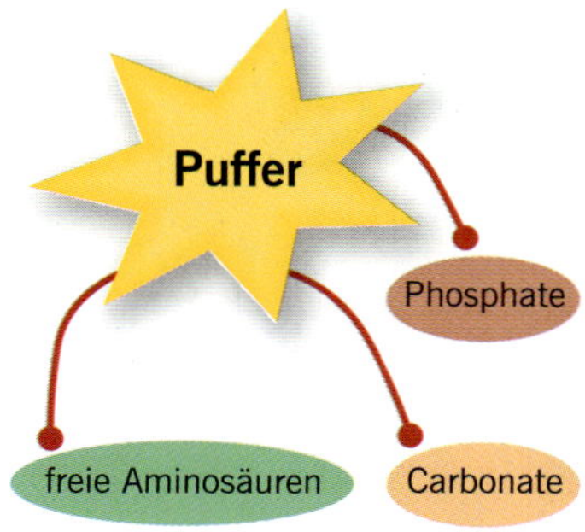

Damit diese pH-Wert-abhängigen Aktivitäten nicht behindert werden, muss der jeweilige pH-Wert konstant gehalten werden. Das regelt der Körper über sogenannte Puffer, wie beispielsweise freie Aminosäuren, Phosphate und Carbonate. Puffer können Protonen (H^+) bzw. Hydroxylionen (OH^-) abgeben oder binden und so den pH-Wert regulieren.

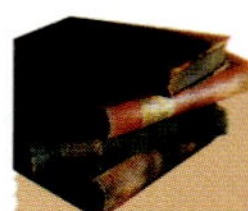

Acidose/Alkalose
Acidose: Der pH-Wert des Blutes liegt unter 7,35.
Alkalose: Der pH-Wert im Blut liegt über 7,45.

Hierzu ein praktisches Beispiel:
Entsteht bei Hochleistungssportlern oder durch starke körperliche Beanspruchung verstärkt Milchsäure im Körper, so steigt die H^+-Ionenkonzentation im Blut an. Eine starke pH-Wert-Veränderung wird nun über das Puffersystem verhindert, indem **H^+-Ionen** an **Bicarbonat (HCO_3^-)** gebunden werden, wodurch **Kohlensäure (H_2CO_3)** entsteht. Die Kohlensäure zerfällt in **Kohlendioxid (CO_2),** und **Wasser (H_2O).** Kohlendioxid wird über die Atmung ausgeschieden. Bicarbonat wird in der Niere regeneriert. Der pH-Wert wird somit reguliert.

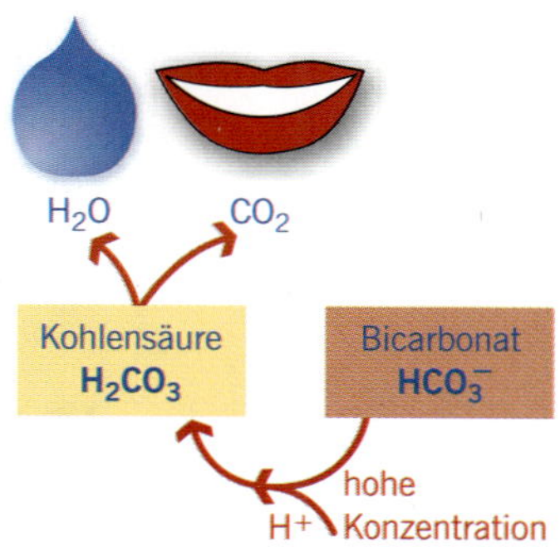

Beispiel: Puffersystem

@ ***Trennkost***
Dr. Hay, ein amerikanischer Arzt, hat um 1907 den Begriff der Trennkost geprägt. Er vertrat die Theorie, dass eine Übersäuerung des Körpers die Ursache von Zivilisationskrankheiten sei. Daraus entwickelte er die Theorie der Hayschen Trennkost. Machen Sie sich kundig, was sich hinter dem Begriff Haysche Trennkost verbirgt. Recherchieren Sie, ob diese Ernährungsform wissenschaftlich fundiert ist und heute noch angewandt wird.

? ***Bei Diabetikern kann es zu einer Übersäuerung (= Acidose) kommen. Welche Ursachen führen zu einer Acidose? Wie versucht der Körper, die Übersäuerung zu regulieren?***

5.6 Steckbriefe: Zusammenhänge der Stoffwechselvorgänge

Die wesentlichen Zusammenhänge der Stoffwechselvorgänge der **Kohlenhydrate, Fette** und **Eiweiße** werden in Form von Steckbriefen kurz und bündig zusammengefasst.

Kohlenhydrate

* Glukose kann in Form von Glykogen in der Leber und der Muskulatur gespeichert werden.
* Ist der Glykogenspeicher voll, werden Kohlenhydrate zu Fetten umgebaut.
* Aus Glukose können teilweise Fett und AS aufgebaut werden (Ausnahme: unentbehrliche AS).
* Abbau von Glukose unter Energiegewinn (Glykolyse, ZSZ, Atmungskette)
* **Kohlenhydratmangel:** Glycerin und AMS können zu Glukose aufgebaut werden. Glykogenabbau zu Glukose —> Energiegewinn.
* **Kohlenhydratvorrat erschöpft:** unvollständiger Abbau von Fetten —> Ketokörperbildung.

Fette

* **Abbau** von Fetten zu Glycerin und Fettsäuren (Glycerin —> Glukose —> Energiegewinn; Fettsäuren —> Nieren, Muskel —> Energiegewinn).
* **Aufbau** von Fetten aus Glukose und Fettsäuren möglich —> Einlagerung Fettgewebe.
* Chylomikronen, Prä-Beta-Lipoproteine transportieren Triglyceride ins Fettgewebe.
* Fettsäuren können nicht zu Glukose umgebaut werden.
* Ketokörperbildung aus Fettsäuren bei Kohlenhydratmangel.
* Unentbehrliche Fettsäuren müssen über die Nahrung aufgenommen werden.

Eiweiße

* Aufbau von Körpereiweiß aus AS (Translation, Transkription).
* Unentbehrliche AS kann der Körper nicht selbst bilden (Aufnahme —> Nahrung).
* Entbehrliche AS können in Anwesenheit von Stickstoff aus Glukose oder Fettsäuren aufgebaut werden.
* **Kohlenhydratmangel:** Aminosäuren werden zu Glukose umgebaut (—> Energiegewinn).
* Ausscheidung von Stickstoff über Harnstoffsynthese —> Harnstoff —> Niere —> Urin.

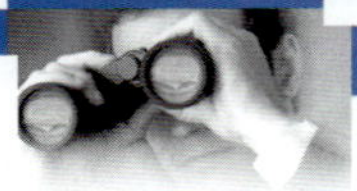

6 Ausscheidung

Bei der **Ausscheidung** werden die **Abbauprodukte** der Verdauung und der **einzelnen Stoffwechselvorgänge** auf unterschiedlichen Wegen aus dem Körper **transportiert.** Was und wie der Körper die einzelnen Substanzen ausscheidet, wird nachfolgend erläutert.

Wasser
Über die Lunge und die Atemwege wird ein verhältnismäßig geringer Anteil an Wasser ausgeschieden, während beispielsweise bei starker körperlicher Anstrengung über die Haut viel **Schweiß** und somit viel Wasser ausgeschieden werden. Die beim Schwitzen entstehende Verdünstungskälte senkt die Körpertemperatur ab. Durch das Schwitzen wird also die Körpertemperatur auf normalem Weg reguliert. Des Weiteren wird Wasser über den Urin und den Stuhl ausgeschieden (siehe Urin und Stuhl).

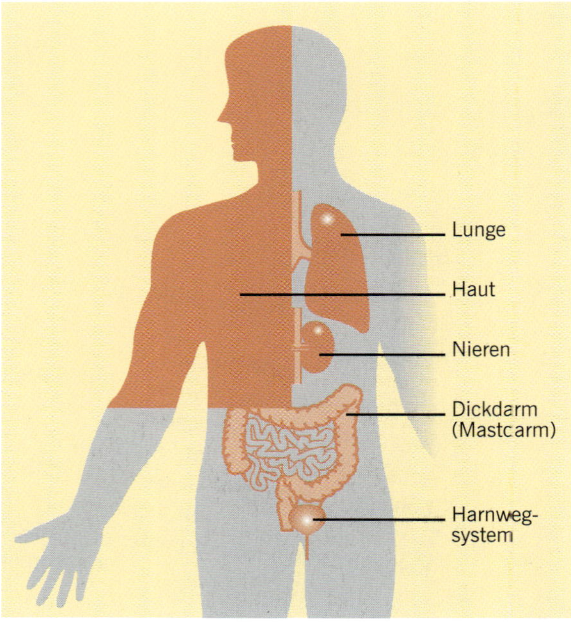

Ausscheidungssysteme

Kohlendioxid (CO_2)
Während der zahlreichen Stoffwechselprozesse wird **Kohlendioxid (CO_2)** frei. Das geschieht beispielsweise beim Abbau der **aktivierten Essigsäure** im **Zitronensäurezyklus** oder in der **Atmungskette.** Kohlendioxid ist ein Abbauprodukt, das über die Lungen durch die Atmung ausgeschieden wird.

Urin
Wie bereits bekannt, fallen beim Eiweißstoffwechsel stickstoffhaltige Verbindungen an. Um Vergiftungen zu vermeiden, müssen sie in der Leber zu **Harnstoff** abgebaut werden. Der Harnstoff stellt ein **Abfallprodukt** dar, das in den **Nieren** mit überschüssigem Wasser vermischt und als Urin über den **Harnleiter** in die **Blase** gelangt. Von dort aus wird der Urin über die Harnröhre ausgeschieden.

Bestimmte Stoffe werden nach der Verdauung bzw. als Endprodukte des Stoffwechsels ausgeschieden.
Benennen Sie die Ausscheidungsprodukte und -wege.

Stuhl
Die während der Verdauung **nicht verwertbaren Nahrungsbestandteile,** z. B. Cellulose, abgestorbene Darmzellen, Rückstände von Verdauungsenzymen, geringe Wassermengen (ca. 150 ml) werden im Enddarm (Mastdarm) vorübergehend gesammelt und später in Form von Stuhl abgegeben (siehe Ballaststoffe).

M/A ***Topfit für die nächste Stunde!***

Rahmenbedingungen: Ruhe
Teilnehmer: Einzelarbeit
Zeit: 4 Min.
Anleitung: Topfit in 4 Min.!

Setzen Sie sich aufrecht auf den Stuhl. Lehnen Sie den Rücken an die Stuhllehne. Neigen Sie den Kopf nach vorne, sodass das Kinn den Brustkorb berührt. Lassen Sie die Hände nach unten fallen. Schließen Sie die Augen und entspannen Sie sich. Beachten Sie bitte, dass die Übung nur Sinn macht, wenn im Klassenraum absolute Ruhe herrscht. Die Lehrkraft beendet die Entspannungsübung.

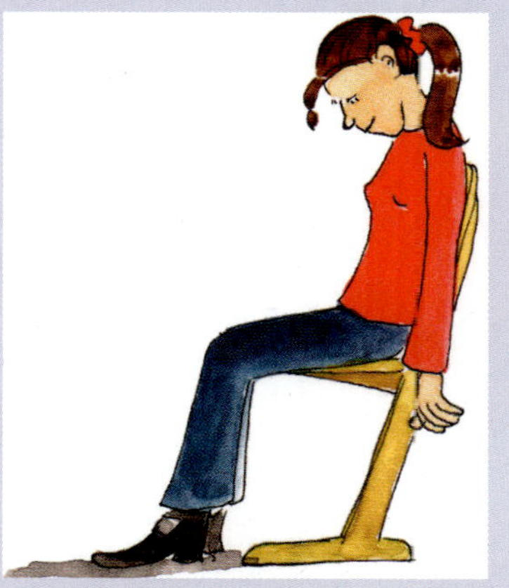

M/A 7 CHECKLISTE KLASSENARBEIT

Gemeinsam zu lernen ist besser! Bilden Sie mit einer Person Ihrer Klasse ein Lern-Tandem, in dem Sie gemeinsam für die bevorstehenden Klassenarbeiten lernen. Nähere Details finden Sie im Kapitel 2.8, Seite 81.

1. Zeigen Sie überblicksweise die einzelnen Stoffwechselschritte im menschlichen Körper auf. ☐
2. Wo befinden sich die einzelnen Hormondrüsen im Körper? Zeichnen Sie diese skizzenartig auf. ☐
3. Erläutern Sie den Aufbau und die Funktionsweise von Enzymen. ☐
4. Was ist ein Koenzym? Nennen Sie 3 Koenzyme, die eine wesentliche Bedeutung im Stoffwechsel haben. ☐
5. Welche Faktoren beeinflussen die Tätigkeit von Enzymen? ☐
6. Welche Rolle spielen Enzyme in der Küchenpraxis? Erläutern Sie diese anhand von 3 küchenpraktischen Beispielen. ☐
7. Erläutern Sie die einzelnen Schritte der Verdauung von Fetten, Kohlenhydraten und Eiweißen im Körper. ☐
8. Welche Enzyme spielen bei der Verdauung von Fetten, Kohlenhydraten und Eiweißen eine wichtige Rolle? ☐
9. Zeichnen und beschriften Sie den Aufbau von Zellmembranen. ☐
10. Im Körper finden zahlreiche Transportmechanismen statt. Erläutern Sie die Begriffe einfache Diffusion, Carrier-Transport, Transport über Kanalproteine. ☐
11. Im Körper finden passive und aktive Transportvorgänge statt. Zeigen Sie beide Vorgänge anhand von je einem Beispiel auf. ☐
12. Erläutern Sie, wie der menschliche Körper aus Glukose Energie gewinnen kann. Benutzen Sie hierfür folgende Begriffe: Glykolyse, anaerober und aerober Abbau von Brenztraubensäure, Zitronensäurezyklus, Atmungskette. ☐
13. Welche Aufgaben haben Fette im menschlichen Körper? ☐
14. Erläutern Sie stichwortartig die Beta-Oxidation der Fettsäuren (mit Skizze). ☐
15. Wie kann es im Körper zur Bildung von Ketokörpern kommen? ☐
16. Erläutern Sie in Stichworten den Stoffwechsel der Eiweiße. ☐
17. Welche Funktionen erfüllen Proteine im menschlichen Körper und wie kann die Eiweißversorgung im menschlichen Körper beurteilt werden? ☐
18. Erläutern Sie die Begriffe DNA, RNA, m-RNA, t-RNA. ☐
19. Wie können im Organismus körpereigene Eiweißstoffe aufgebaut werden? Verwenden Sie hierbei die Begriffe Transkription und Translation. ☐
20. Begründen Sie, warum es wichtig ist, dass im Körper ein Säure-Basen-Gleichgewicht besteht. ☐
21. Immer wieder werden in Zeitschriften sogenannte Trennkostdiäten angepriesen. Erläutern Sie das Prinzip, das hinter der Trennkost steckt. Sind Trennkostdiäten zu befürworten? ☐
22. Geben Sie anhand von Steckbriefen einen kurzen Überblick über die wesentlichen Stoffwechselzusammenhänge der Kohlenhydrate, der Fette und der Eiweiße. ☐

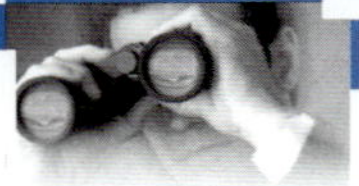

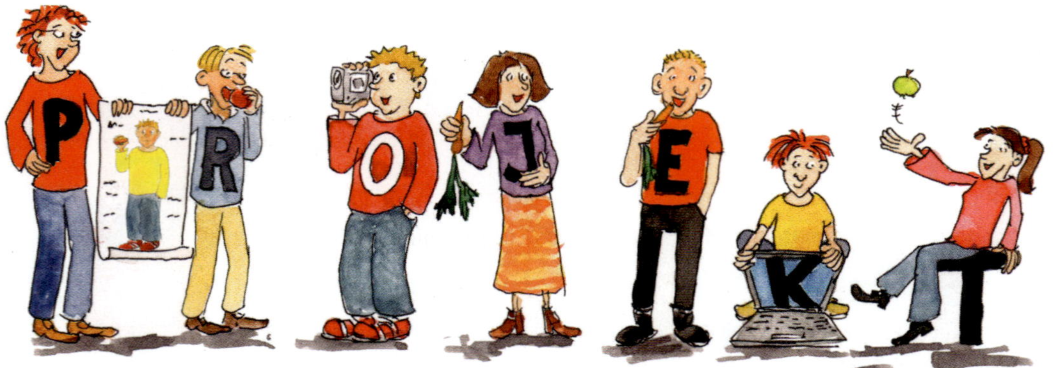

8 Projekt 7: Erlebnispräsentation „Der Weg der Nahrung durch den Körper“

Projektthema:	**Erlebnispräsentation „Der Weg der Nahrung durch den Körper“** Die meisten Menschen wissen nicht, was mit der Nahrung im Körper passiert. Eine Erlebnispräsentation, in welcher Form auch immer, soll den Weg der Nahrung durch den Körper in einer ansprechenden Form verdeutlichen.
Projektaufgabe:	Überlegen Sie sich mit Ihrer Projektgruppe, wie Sie eine Erlebnispräsentation „Der Weg der Nahrung durch den Körper“ in einer ansprechenden Art und Weise der Öffentlichkeit vorstellen können.
Gruppengröße:	gesamte Klasse
Zeitrahmen:	wird von der Lehrkraft festgelegt bzw. ist vom Umfang des Projekts abhängig

Hilfestellungen zur Projektumsetzung

Die nun aufgeführten Punkte sollen Ihnen bei der Realisierung des Projekts helfen. Finden Sie zuerst bitte 1 oder 2 Projektleiter/-innen, die das Projektgeschehen aktiv begleiten.

Rahmenbedingungen festlegen

- **Welche Personen sollen durch die Präsentation erreicht werden?**
  Diskutieren Sie in der Projektgruppe, für welche Zielgruppe (z. B. Grundschulkinder, Schulkollegen, Eltern, Öffentlichkeit) Sie die Erlebnispräsentation erarbeiten möchten.
- **Wann findet die Präsentation statt?**
  Diese Frage berücksichtigt die **Art** (z. B. wird die Erlebnispräsentation in Form einer interaktiven Ausstellung oder beispielsweise anhand einer Videopräsentation durchgeführt), den **Umfang** (z. B. dauert das Projekt 20 Min. oder 5 Std.) sowie die **schulischen Gegebenheiten** (z. B. Prüfungszeiten, Praktikumszeiten). Die Termine bzw. der Ausführungszeitraum des Projekts sollte mit den zuständigen Lehrern und der Schulleitung abgestimmt werden.
- **Wo findet die Präsentation statt?**
  Sehr häufig ergibt sich durch die Auswahl des Personenkreises auch der Ort der Präsentation (z. B. Grundschulkinder —> Grundschule, Öffentlichkeit —> Stadtbücherei, Foyer einer Krankenkasse). Legen Sie diesen gemeinsam fest und versuchen Sie, ihn mit den entsprechenden Ansprechpartnern abzuklären.

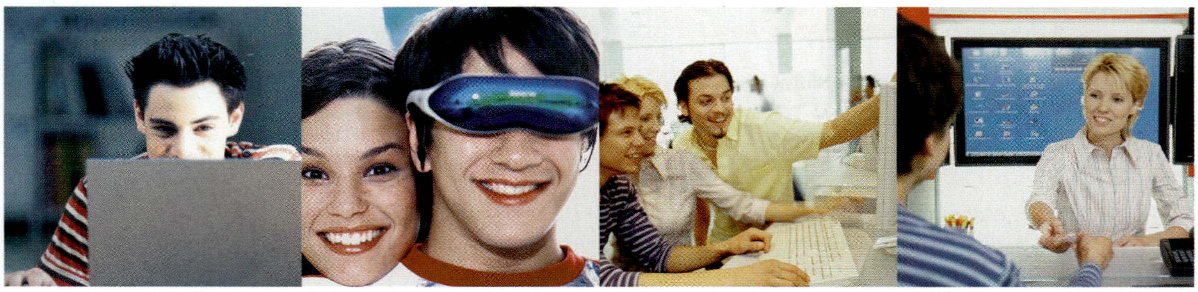

- **Welche Inhalte werden in welcher Form dargestellt?**
  Die Definition der Inhalte und die damit verbundenen Ziele sollten ganz klar und deutlich erarbeitet und festgehalten werden. Hierbei sollte die Zielgruppe im Auge behalten werden, woraus sich gleichermaßen der Schweregrad (= Niveau) und natürlich auch die Darstellungsweise der Erlebnispräsentation ergibt.

  - ❑ Welche Inhalte sollen transportiert werden?
  - ❑ Welche Ziele sollten verfolgt und natürlich auch realisiert werden?
  - ❑ Welchen Umfang soll die Erlebnispräsentation annehmen?
  - ❑ Welche Darstellungsweise wird gewählt und welche Medien werden entsprechend gewählt?

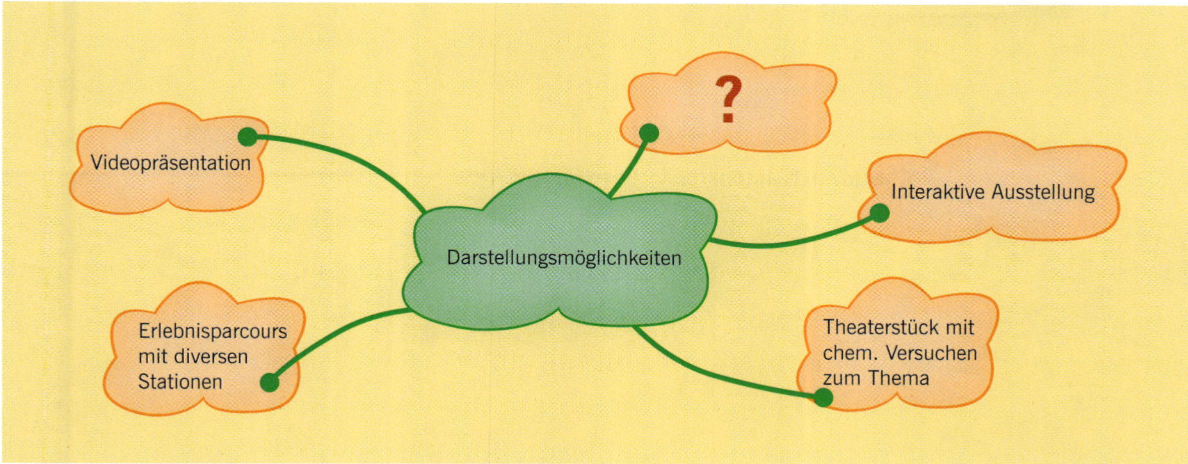

Steigen Sie nun in die konkrete Planung ein. Legen Sie nun genau fest, welche Schritte für die Realisierung des Projekts nötig sind. Hierbei kann Ihnen eine Checkliste gute Dienste erweisen.

Beispiel für eine Checkliste

- ❑ Welche wichtigen Schritte müssen mit der Schulleitung abgestimmt werden?
- ❑ Welche Personen müssen kontaktiert werden, wer übernimmt das?
- ❑ Muss für das Projekt geworben werden? Wenn ja, wie sieht die Werbung aus?
- ❑ Welche Tätigkeiten müssen erledigt werden (Grobplanung, Feinplanung mit Einsatzplänen)?
- ❑ Müssen Projektkleingruppen ins Leben gerufen werden, damit das Projekt zügig bearbeitet werden kann?
- ❑ Welche finanziellen Fragen müssen geklärt werden?
- ❑ Welche Medien und welche entsprechenden Räumlichkeiten werden benötigt bzw. müssen beschafft werden?
- ❑ Welche Personen können die Projektgruppe unterstützen, indem sie Ihnen im Umgang mit den Medien helfen (z. B. Zuschnitt eines Videofilms)?
- ❑ Welche logistischen Arbeiten müssen getätigt werden?

Merke ***Bei der Checkliste handelt es sich lediglich um Vorschläge, die als Anregung dienen sollen. Die Checkliste sollte also verändert bzw. ergänzt werden.***

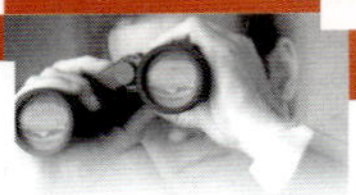

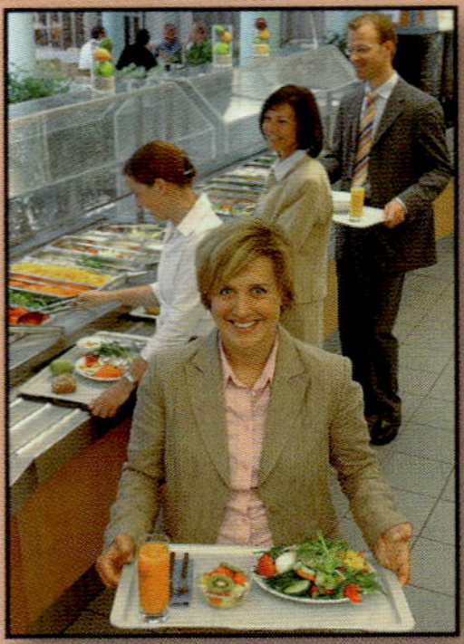

Das Frühstück, die Stärkung für den Tag!

8 Projekt

7 Checkliste Klassenarbeit

6.1 Altersstufen

6.2 Veränderungen im Alter

6.3 Energiebedarf im Alter

6.4 Nährstoffbedarf im Alter

6.5 Flüssigkeitsaufnahme im Alter

6.6 Tipps für eine altengerechte Ernährung

6 Ernährung im Alter

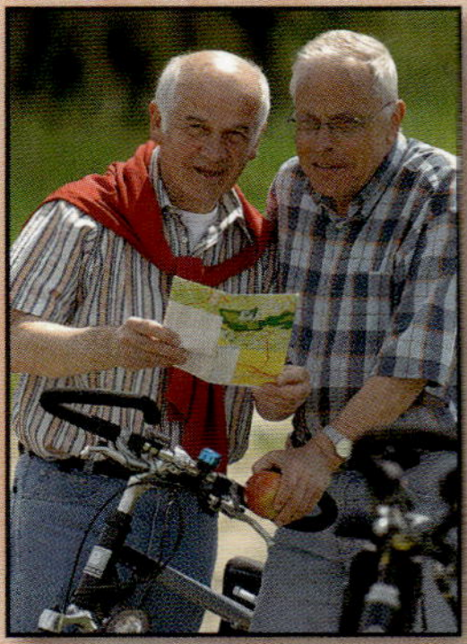

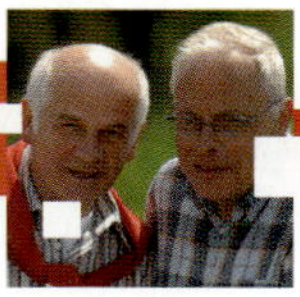

E. Vollwertige Ernährung in diversen Altersstufen

1 Vollwertige Ernährung von Jugendlichen und Erwachsenen

- *1.1 Richtlinien für eine vollwertige Ernährung*
- *1.2 Tagesleistungskurve*
- *1.3 Aufnahme und Einteilung der Mahlzeiten*
- *1.4 Empfohlene Nährstoffzufuhr für Jugendliche und Erwachsene pro Tag*

2 Ernährung während der Schwangerschaft

- *Wie ernährt sich eine Schwangere richtig?*

3 Ernährung eines Säuglings und Ernährung während der Stillzeit

- *3.1 Vorteile des Stillens*
- *3.2 Wie ernährt sich eine stillende Mutter richtig?*
- *3.3 Industriell hergestellte Säuglingsnahrung*
- *3.4 Das Abstillen*

4 Ernährung von Kids

- *4.1 Tipps für eine kindgerechte Ernährung*
- *4.2 Energiezufuhr von Kindern und Jugendlichen*

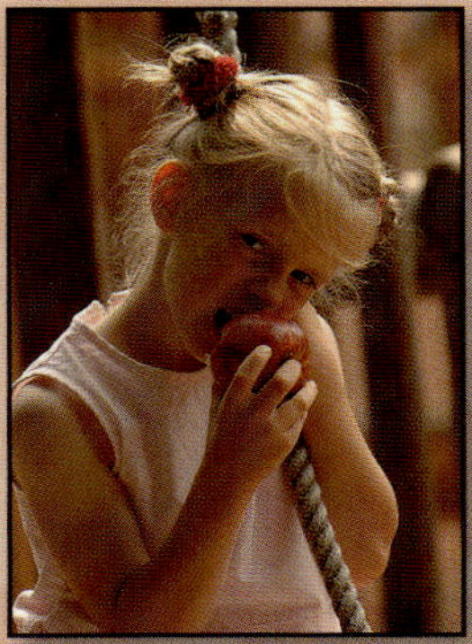

5 Ernährung von Sportlern

- *5.1 Ernährung von Freizeitsportlern*
- *5.2 Ernährung von Leistungssportlern*

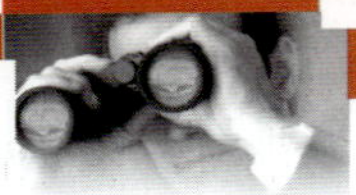

E. Vollwertige Ernährung in diversen Altersstufen

Um ernährungsbedingte Krankheiten auszuschließen, sollte sich ein Mensch entsprechend seinem Alter vollwertig ernähren. Was sich hinter einer vollwertigen Ernährung verbirgt und wie sich der Mensch entsprechend seinem Alter ernährt, wird im folgenden Kapitel ausgeführt.

1 Vollwertige Ernährung von Jugendlichen und Erwachsenen

Jugendliche und Erwachsene sollten sich **vollwertig** ernähren. Hierzu hat die **Deutsche Gesellschaft für Ernährung (DGE) 10 Regeln** für eine vollwertige Ernährung herausgegeben. Die Regeln bzw. Richtlinien werden nun in Kurzform ausgeführt, da sie im Eingangskapitel ausführlich dargelegt wurden.

1.1 Richtlinien für eine vollwertige Ernährung

10 Regeln bzw. Richtlinien für eine vollwertige Ernährung nach der DGE

1. Essen Sie **vielseitig!**
2. Essen Sie **reichlich Getreideprodukte** und **Kartoffeln.**
3. Essen Sie **5 x am Tag Gemüse** und **Obst.**
4. Essen Sie jeden Tag **Milch-** und **Milchprodukte** sowie **2 x** in der **Woche Fisch.** Fleisch, Eier und Wurstwaren sollten bedingt verzehrt werden.
5. **Meiden** Sie **Fette** und **fettreiche Lebensmittel.**
6. Verzehren Sie **Zucker** und **Salz in Maßen.**
7. Trinken Sie **reichlich Flüssigkeit,** vorzugsweise Wasser o. Ä.
8. Bereiten Sie die Speisen schmackhaft und schonend zu.
9. **Essen ist ein Genuss!** Nehmen Sie sich **Zeit** dazu.
10. **Bewegen** Sie sich **regelmäßig** und **achten** Sie auf Ihr **Gewicht.**

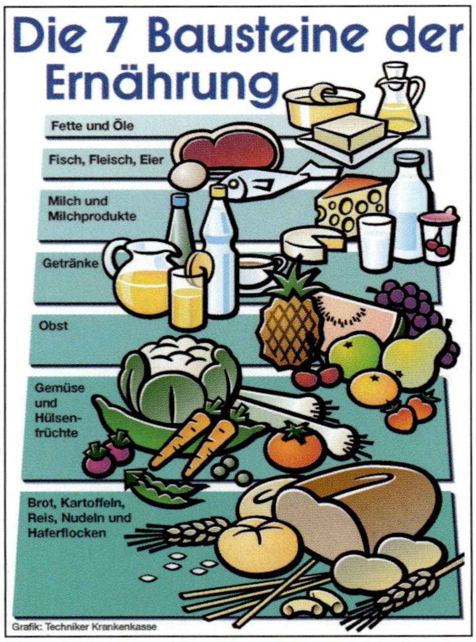

Die 7 Bausteine der Ernährung
Fette und Öle
Fisch, Fleisch, Eier
Milch und Milchprodukte
Getränke
Obst
Gemüse und Hülsenfrüchte
Brot, Kartoffeln, Reis, Nudeln und Haferflocken
Grafik: Techniker Krankenkasse

? ***Leiten Sie aus dem Ernährungskreis der DGE ab, welche Lebensmittelgruppen in verstärktem und welche in geringerem Maß verzehrt werden sollten.***

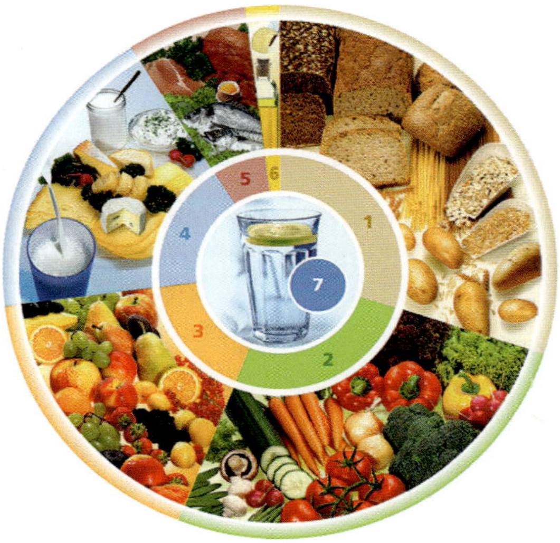

1
2
3
4
5
6
7

DGE-Ernährungskreis® (© Deutsche Gesellschaft für Ernährung e. V., Bonn)

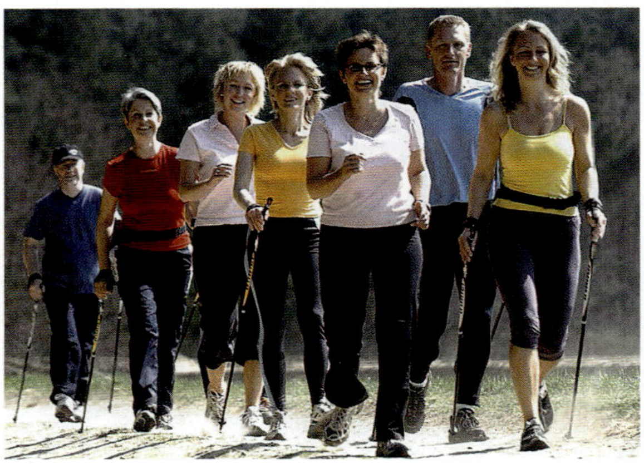

? ***Vergleichen Sie die Grafik „Die 7 Bausteine der Ernährung" mit dem Ernährungskreis der DGE. Gibt es Unterschiede?***

1.2 Tagesleistungskurve

Die **Leistungsfähigkeit** und das **Wohlbefinden** eines Menschen sind messbar und hängen u.a. von der **Anzahl** und den **Zeitabständen** der **Nahrungsaufnahme** ab.

Studien belegen, dass die **Tagesleistung** eines Menschen, der **5 kleine vollwertige Mahlzeiten** gleichmäßig über den Tag verteilt verzehrt, im Durchschnitt **höher** ist als die Leistungen von Personen, die nur **3 Mahlzeiten** am Tag zu sich nehmen.

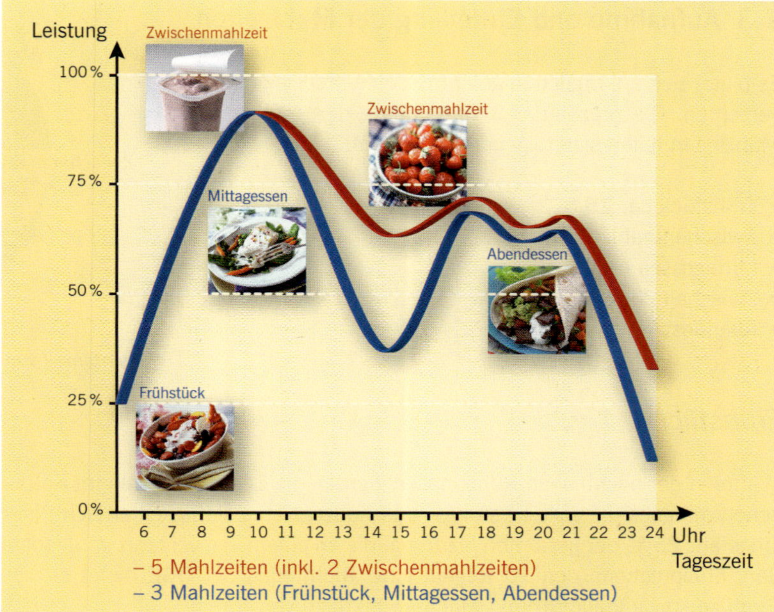

Leistungskurve

? ***Beobachten Sie sich einen Tag lang und zeichnen Sie Ihre persönliche Tagesleistungskurve in das Diagramm ein. Welche Speisen haben Sie zu welcher Zeit zu sich genommen? Versuchen Sie herauszufinden, ob es einen Zusammenhang zwischen der Mahlzeitenhäufigkeit, -aufnahme und der Leistungsfähigkeit gibt. Machen Sie ehrliche Angaben.***

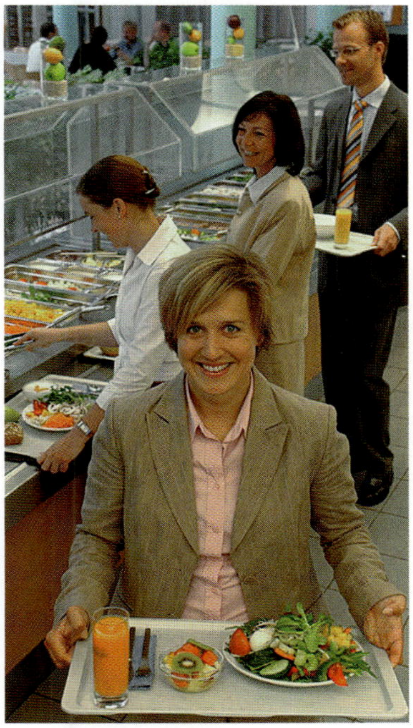

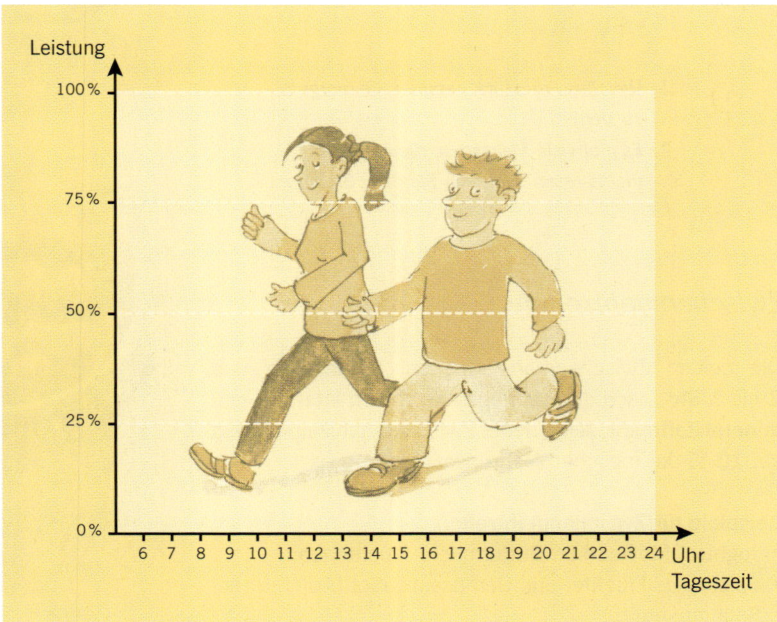

Persönliche Tagesleistungskurve

Tipp ***Sollte das Buch nicht Ihr Eigentum sein, dann kopieren Sie sich diese Seite und zeichnen Sie erst dann Ihre persönliche Tagesleistungskurve ein.***

1.3 Aufnahme und Einteilung der Mahlzeiten

Es bietet sich an, **täglich** ungefähr **5** kleine Mahlzeiten zu verzehren. Die prozentualen Verhältnisse der jeweiligen Mahlzeiten teilen sich folgendermaßen auf:

- Frühstück **ca. 25 %**
- Zwischenmahlzeit **ca. 10 %**
- Mittagessen **ca. 30 %**
- Zwischenmahlzeit **ca. 10 %**
- Abendessen **ca. 25 %**

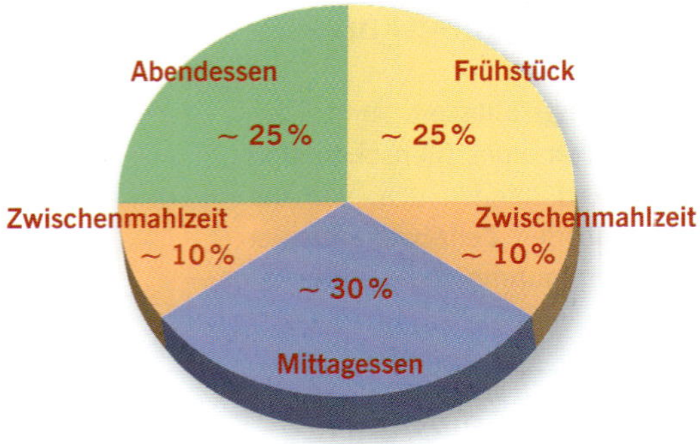

Prozentanteil von 5 Mahlzeiten eines Tages

Frühstück

Während der nächtlichen Ruhephasen werden die Energiereserven im Körper aufgebraucht. Damit ein Mensch bereits schon morgens die volle Leistungs- und Konzentrationsfähigkeit erreicht, ist ein vollwertiges Frühstück unumgänglich. Ungefähr **25 %** der gesamten Nahrung, die an einem Tag verzehrt wird, sollte durch das Frühstück aufgenommen werden. Entsprechend den **10 Regeln bzw. Richtlinien** der **DGE** bietet es sich an, zum Frühstück reichlich **Obst** oder **Gemüse** sowie **Vollkorn-** und **Milchprodukte** zu verzehren.

Beispiele für ein vollwertiges Frühstück sind:
- Vollkornbrötchen mit gekörntem Frischkäse und einem Obstsalat
- Vollkornmüsli mit Joghurt und frischen Früchten
- Vollkornbrötchen mit Käse und frischen Gurken o. Ä. belegt, Frühstücksei und frisch ausgepresster Orangensaft

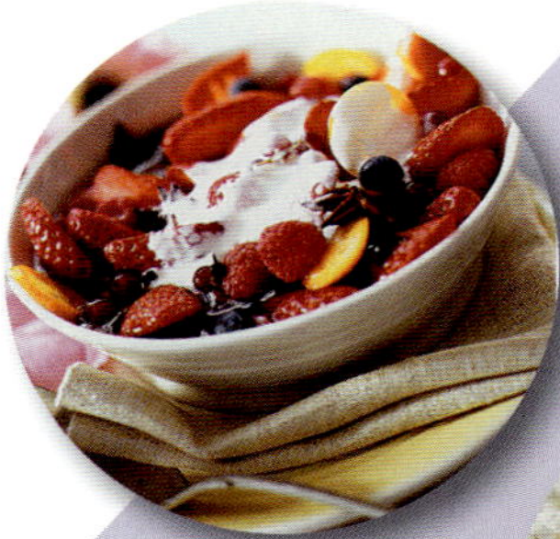

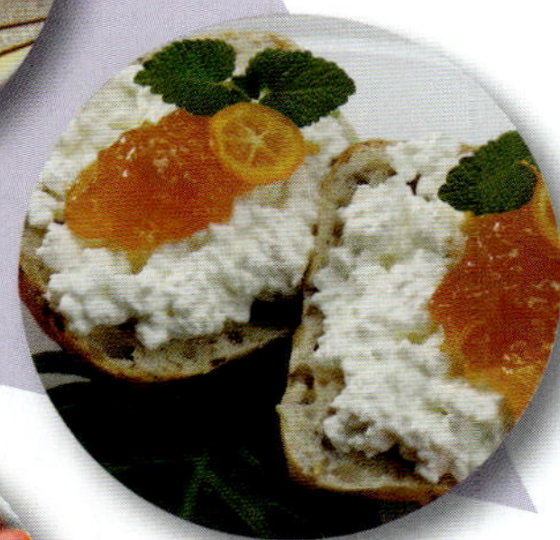

?
1. ***Welches Frühstück nehmen Sie morgens zu sich?***
2. ***Es gibt viele Menschen, die morgens nichts essen. Nehmen Sie dazu Stellung.***

Zwischenmahlzeiten

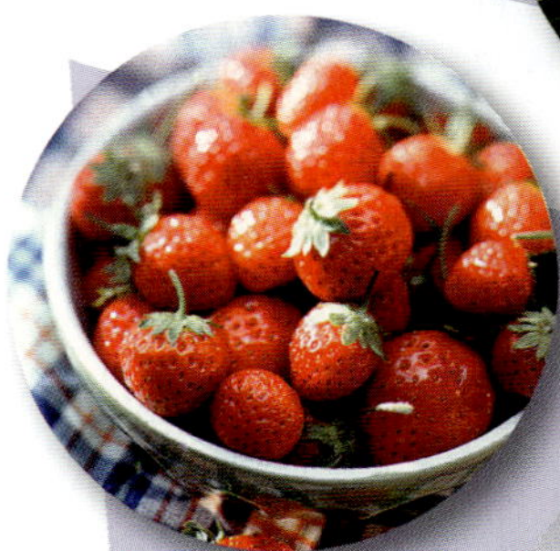

Die beiden Zwischenmahlzeiten **ca. 2 Std. vor** und **2 bis 3 Std.** nach dem Mittagessen sollten **vitamin-** und **mineralstoffreich** sein. Jede Zwischenmahlzeit beträgt **ca. 10 %** der täglichen Nahrungszufuhr.

Beispiele für Zwischenmahlzeiten
- Joghurt, Molkedrink, Buttermilch, Früchtequark
- Saisonales Früchte- und Gemüseangebot (Apfel, Birne, Salatgurke etc.)

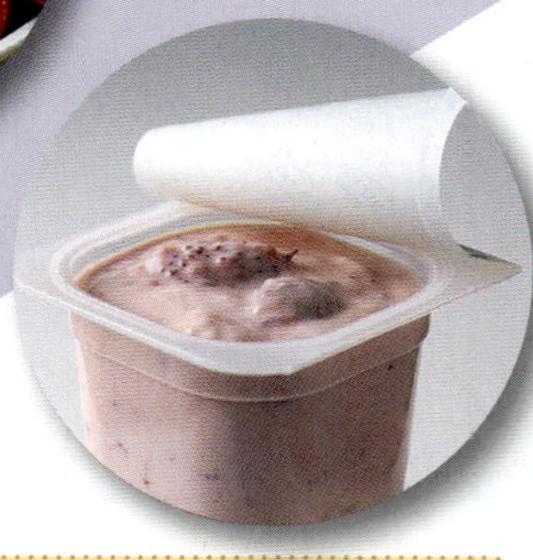

?
1. ***Welche Zwischenmahlzeiten nehmen Sie zu sich?***
2. ***Es gibt Menschen, die keine Zwischenmahlzeiten, sondern nur Frühstück, Mittagessen und Abendessen verzehren. Was halten Sie davon? Nehmen Sie dazu Stellung.***

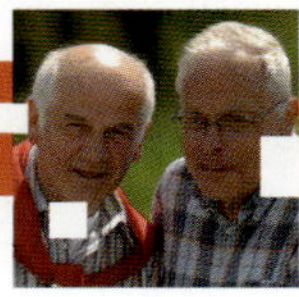

Mittagessen

Das Mittagessen macht **ca. 30 %** der täglichen Nahrungsaufnahme aus. Es sollte **abwechslungsreich, ausgewogen** und **vollwertig** sein, das heißt Vitamine und Mineralstoffe enthalten, nicht zu fettreich, nicht zu fleischlastig und nicht zu stark gewürzt sein.

Beispiele für vollwertige Mittagessen sind:
- Gedünstetes Fischfilet auf Gemüsebeet mit Salzkartoffeln und gemischtem Salat
- Wok-Gemüsepfanne mit Basmati-Reis und gemischten Blattsalaten
- Kartoffel-Tomaten-Zucchini-Auflauf mit Käse gratiniert

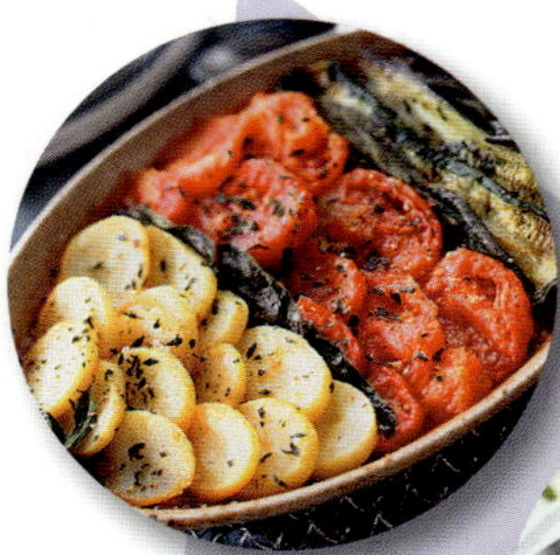

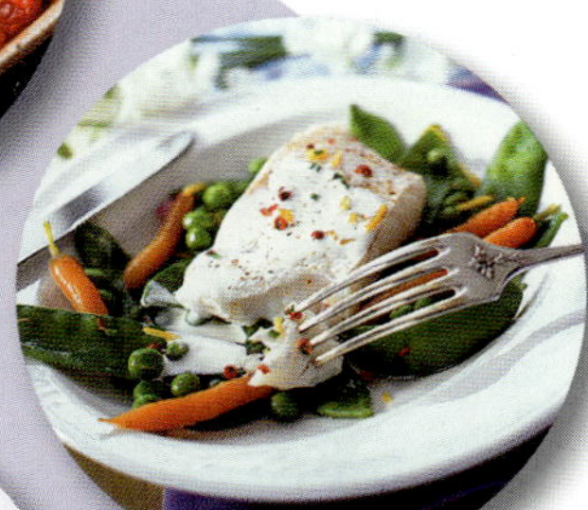

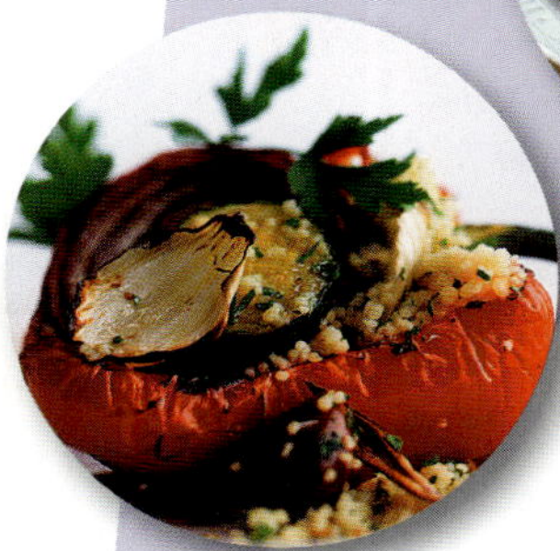

?

1. ***Welche Mahlzeiten nehmen Sie zum Mittagessen ein?***
2. ***Häufig haben Menschen aus beruflichen Gründen wenig Zeit, ein Mittagessen zu sich zu nehmen, trotzdem sollten sie etwas essen. Machen Sie konkrete Vorschläge, was gestresste Personen zum Mittag verzehren könnten.***

Abendessen

Der tägliche Nahrungsanteil des Abendessens beträgt **ca. 25 %** und ist damit gleich hoch wie der Anteil des Frühstücks. Fettreiche, schwer verdauliche Nahrungsbestandteile sind zu meiden. Vollkornprodukte, Gemüse und Salate sind angesagt.

Beispiele für ein Abendessen sind:
- Stück Gemüsepitta mit einem kleinen gemischten Salat
- Gefüllter Wrap mit Gemüse
- Griechischer Bauernsalat mit Vollkornbrot

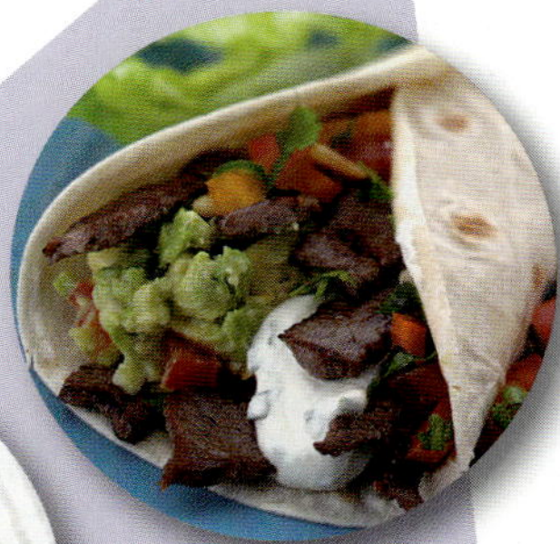

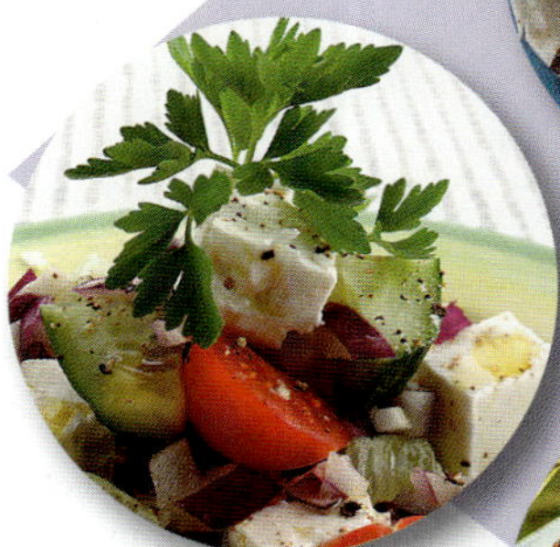

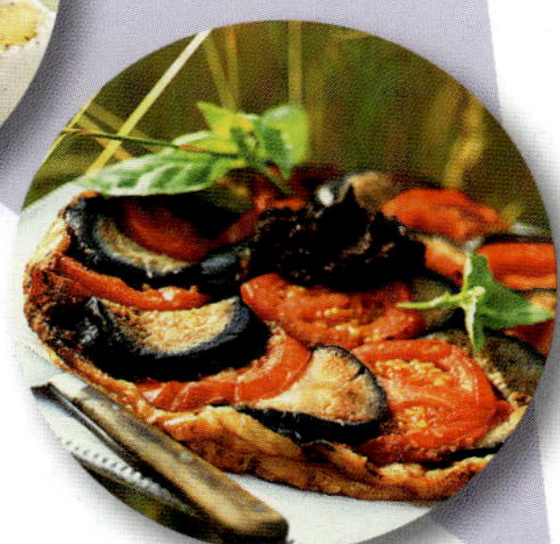

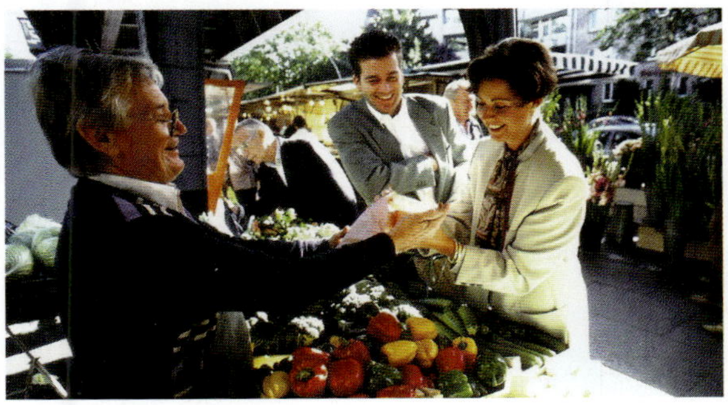

?

Selbstreflexion

Prüfen Sie Ihr Essverhalten bzw. die Aufnahme und die Regelmäßigkeit der Mahlzeiten.

Was sollten Sie an Ihrem Essverhalten verändern bzw. was ist daran positiv zu bewerten?

1.4 Empfohlene Nährstoffzufuhr für Jugendliche und Erwachsene pro Tag

Wie die Tabelle zeigt, differieren die Referenzwerte der Nährstoffzufuhr der Jugendlichen bzw. jungen Erwachsenen (19 Jahre bis 25 Jahre) leicht von den Werten der Erwachsenen.

> ***Erstellen Sie für sich einen vollwertigen Tageskostplan.***
>
> ***Der Tageskostplan sollte ein Frühstück, zwei Zwischenmahlzeiten, ein Mittagessen und ein Abendessen enthalten. Berechnen Sie die Nährwerte der einzelnen Mahlzeiten. Beachten Sie dabei den Grundumsatz und Ihren PAL-Wert sowie die Daten der nebenstehenden Tabelle.***
>
> ***Verwenden Sie zur Ergänzung eine Nährwerttabelle. Der Tageskostplan sollte Ihren Energieumsatz nicht übersteigen.***
>
> ***Überprüfen Sie selbst Ihre Essgewohnheiten, indem Sie den Tageskostplan mit den Mahlzeiten vergleichen, die Sie sonst verzehren.***
>
> ***Können Sie Ihre Essgewohnheiten so beibehalten oder müssen Sie etwas verändern?***

Nährstoffe	Einheit	Jugendliche*		Erwachsene*	
		m	w	m	w
Proteine	g/kg Körpergewicht	0,8		0,8	
Fette⊗	% in Energie	30		30	
Kohlenhydrate⊗	% in Energie	> 50		> 50	
Ballaststoffe⊗	g	~ 30 g		~ 30 g	
Wasser⊗	l	1,5–2		1,5–2	
Vitamine					
A	mg	1,0	0,8	1,0	0,8
D	µg	5		5	
B_1	mg	1,3	1,0	1,2	1,0
B_2	mg	1,5	1,2	1,4	1,2
C	mg	100		100	
Mineralstoffe					
Calcium	mg	1000		1000	
Phosphor	mg	700		700	
Magnesium	mg	400	310	350	300
Eisen	mg	10	15	10	15
Jod	µg	200[x]		200[x]	

* Jugendliche 19–25 Jahre, Erwachsene 25–51 Jahre, ⊗ Richtwerte — Quelle: DGE e. V.
[x] WHO, Schweiz = 150 µg

Übersicht: Referenzwerte für die tägliche Nährstoffzufuhr von Jugendlichen und Erwachsenen

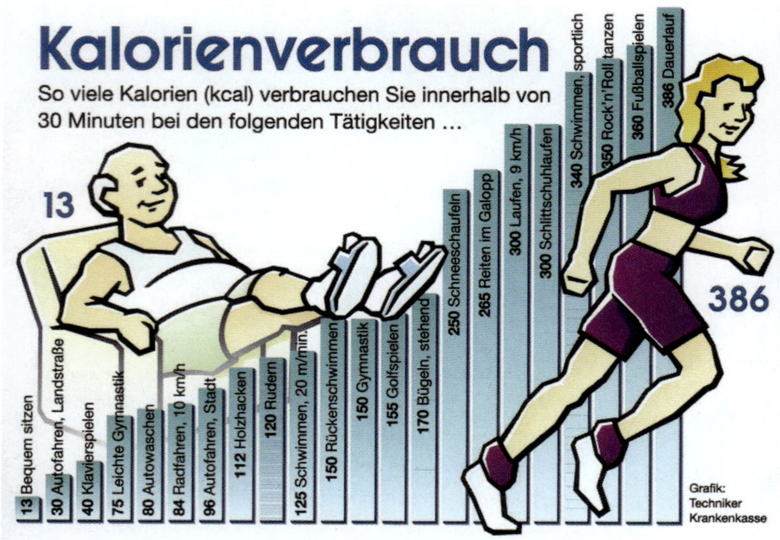
Kalorienverbrauch
So viele Kalorien (kcal) verbrauchen Sie innerhalb von 30 Minuten bei den folgenden Tätigkeiten …
13
386
13 Bequem sitzen
30 Autofahren, Landstraße
40 Klavierspielen
75 Leichte Gymnastik
80 Autowaschen
84 Radfahren, 10 km/h
96 Autofahren, Stadt
112 Holzhacken
120 Rudern
125 Schwimmen, 20 m/min.
150 Rückenschwimmen
150 Gymnastik
155 Golfspielen
170 Bügeln, stehend
250 Schneeschaufeln
265 Reiten im Galopp
300 Laufen, 9 km/h
300 Schlittschuhlaufen
340 Schwimmen, sportlich
350 Rock'n'Roll tanzen
360 Fußballspielen
386 Dauerlauf
Grafik: Techniker Krankenkasse

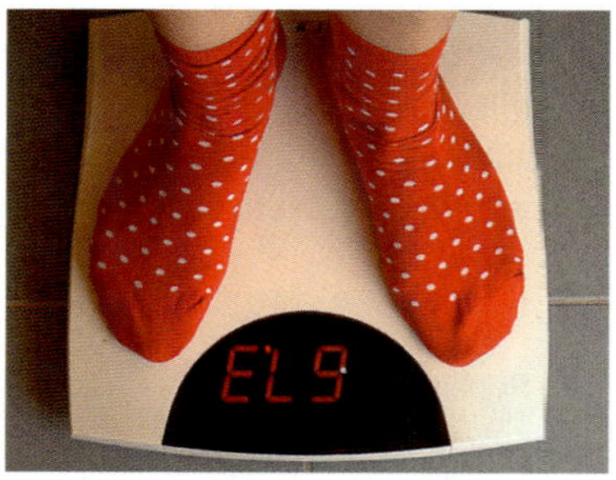

> 1. ***Wie viele Mahlzeiten sollten Sie täglich zu sich nehmen? Begründen Sie Ihre Aussage.***
> 2. ***Nennen Sie 10 Regeln einer vollwertigen Ernährung.***

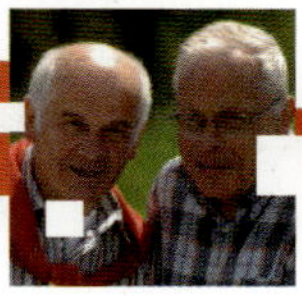

2 Ernährung während der Schwangerschaft

Damit sich ein Kind im Mutterleib gesund entwickelt, sollte sich eine Frau während der Schwangerschaft **vollwertig** ernähren. Entgegen der landläufigen Meinung, dass Schwangere gleich zu Beginn der Schwangerschaft mehr essen sollten, gilt es festzuhalten, dass der Energiebedarf erst ab dem vierten Schwangerschaftsmonat um rund **200 kcal/840 kJ pro Tag** steigt. Das bedeutet, dass während der ersten 3 Schwangerschaftsmonate das Gewicht konstant bleiben sollte. Vom **vierten** bis zum **sechsten** Schwangerschaftsmonat sollte die Gewichtszunahme **max. 250 g pro Woche** betragen. Ab dem siebten Monat steigt die Gewichtszunahme auf **500 g pro Woche.** Schwangere sollten während der Schwangerschaft **max. 12 kg bis 14 kg** zunehmen. Die Angaben beziehen sich auf normalgewichtige Frauen.

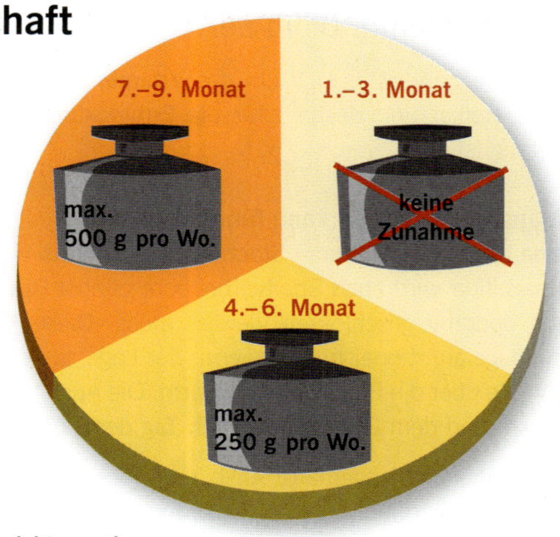

Gewichtszunahme während der Schwangerschaft bei Normalgewichtigen

Wie ernährt sich eine Schwangere richtig?

- Es müssen vermehrt **pflanzliche Lebensmittel** wie Kartoffeln und Vollkornprodukte aufgenommen werden.
- **Diäten** sind während der Schwangerschaft abzulehnen.
- Der Konsum von **Nikotin** und anderen **Drogen** ist tabu.
- Ab dem **vierten Monat** der Schwangerschaft ist der **Eiweißbedarf** um **10 g pro Tag** erhöht.
- Da der **Vitamin-** und **Mineralstoffbedarf** ansteigt, sollte auf eine **reichliche Zufuhr** von **Obst** und **Gemüse** Wert gelegt werden. Dieses sollte vor dem Garprozess sorgfältig geputzt und gewaschen werden. Eine ausreichende Versorgung mit **Folsäure, Eisen, Jod** und **Calcium** ist unerlässlich.

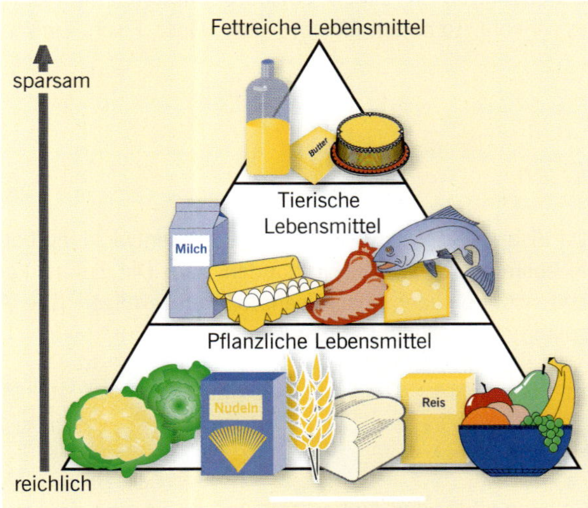

Sinnvolle Lebensmittelauswahl während der Schwangerschaft

Schwangere sollten zum Schutz vor Toxoplasmose und Listeriose folgende Lebensmittel meiden:

- Rohmilch und Rohmilchprodukte
- Käsesorten aus pasteurisierter Milch, z. B. Camembert
- Käse mit Oberflächenschmiere, z. B. Esrom, Tilsiter
- Im offenen Gefäß gelagerter Käse, z. B. Feta, Mozzarella
- Rohes nicht durchgegartes Fleisch, z. B. Carpaccio, Tatar
- Roher Fisch und Meerestiere, z. B. Sashimi, Austern
- Ungewaschenes Obst und Gemüse

? ***Erläutern Sie stichwortartig die Unterschiede zwischen einer normalen vollwertigen Ernährung und der Ernährungsweise während der Schwangerschaft.***

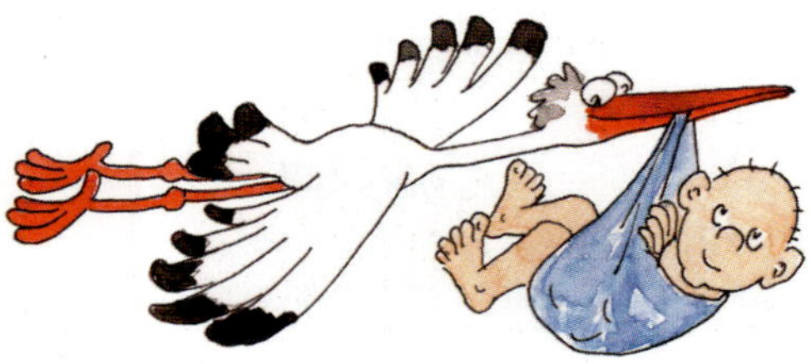

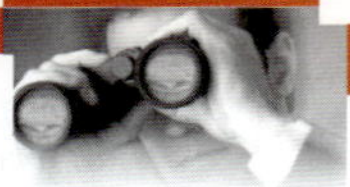

Folsäure (Vitamin B_9 in der BRD und USA, weltweit B_{11})

Bei Folsäure handelt es sich um das **Vitamin B_9**, das am **Gewebs-** und **Zellaufbau** beteiligt und deshalb für die **Entwicklung des Embryos** von großer Bedeutung ist.

Ein Mangel an Folsäure kann führen zu:

- **Spina bifida (lat.: spina = Stachel, Dorn, bifidus = in zwei Teile gespalten).** Spina bifida wird auch Spaltwirbel oder offener Rücken genannt, der umgehend operativ geschlossen werden muss. Diese Kinder sind häufig querschnittsgelähmt oder nur schwer in der Lage zu gehen. Meistens entfällt die Kontrolle über die Blase und den Darm. Die Ausbildung einer Spina bifida findet während dem **22.** und dem **28. Tag** der Embryonalentwicklung statt.
- **Anenzephalie:** mangelhafte Ausbildung des Gehirns bzw. teilweises Fehlen der Gehirnhäute, der Schädeldecke und des Schädeldaches. Zu diesem Neuralrohrdefekt kommt es in der Regel vor dem **26. Tag** der Schwangerschaft.
- **Fehl-** und **Frühgeburten**

Lebensmittel, in denen Folsäure enthalten ist: Leber, Vollkornprodukte, Rosenkohl, Tomaten, Eigelb, Nüsse, Obst, Fisch, Fleisch

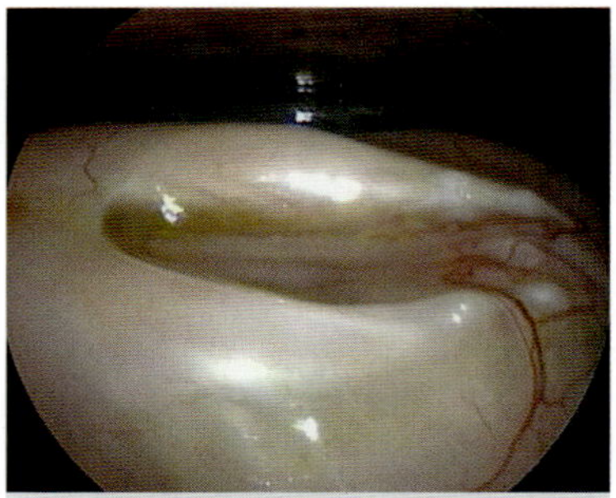

Vorgeburtliches Bild einer Spina bifida mit Sicht auf den unteren Rücken mit breiter Spalte und darin das freiliegende Rückenmark.

Tipp

In den USA sowie in Kanada wird das Mehl mit Folsäure angereichert, sodass die Wahrscheinlichkeit der Fehlbildungen reduziert wird. Die Backwaren, die täglich verzehrt werden, sind also folsäurehaltig.

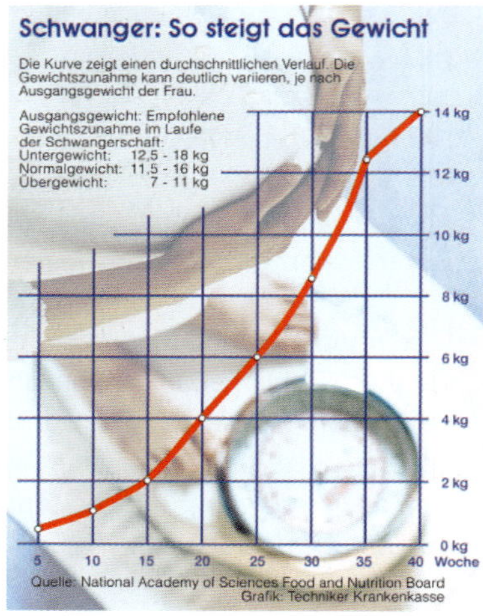

Eisen

Da Eisen an der Blutbildung und Gehirnentwicklung beteiligt ist, muss Eisen in ausreichendem Maß vorhanden sein. Die Zufuhr kann über eisenhaltige Lebensmittel oder über Eisenpräparate erfolgen. Die Aufnahme von Eisen sollte unter ärztlicher Fürsorge geschehen.

Calcium

Calcium ist für den Aufbau des Skeletts wichtig. Eine ausreichende Calciumversorgung ist deshalb unerlässlich.

Calciumhaltige Lebensmittel sind Milch- und Milchprodukte.

Jod

Ein Jodmangel während der Schwangerschaft kann zu körperlichen und geistigen Entwicklungsstörungen des im Mutterleib heranwachsenden Kindes führen.

Jodreiche Lebensmittel sind Fisch und jodiertes Salz.

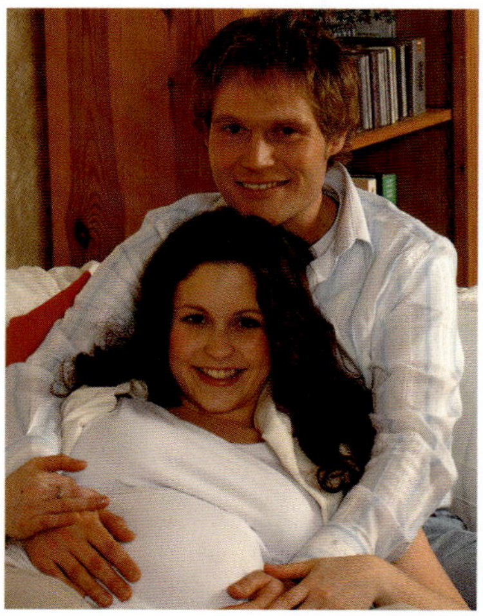

Merke ***Die Speisenauswahl in der Schwangerschaft sollte einer vollwertigen Ernährung gleichen. Einer ausreichenden Zufuhr von Folsäure, Jod, Calcium, Eisen und Eiweiß muss Rechnung getragen werden.***

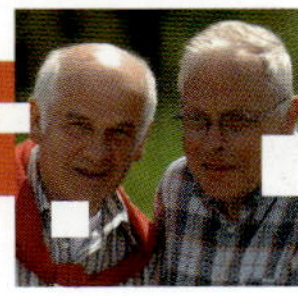

3 Ernährung eines Säuglings und Ernährung während der Stillzeit

Die Muttermilch ist ein **Supercocktail,** der alle Nährstoffe in einer optimalen Zusammensetzung enthält, die ein Säugling während des **ersten Lebenshalbjahres** benötigt.

3.1 Vorteile des Stillens

Wird ein Säugling gestillt, hat das für die Mutter und den Säugling verschiedene **Vorteile:**

- Die in der Muttermilch enthaltenen **Immunglobuline** stärken das mangelhaft entwickelte Abwehrsystem des Säuglings.
- Die Muttermilch ist **immer verfügbar, richtig temperiert** und **hygienisch einwandfrei.**
- Durch das Saugen wird die Entwicklung des Kiefers mit späterer Zahnbildung positiv beeinflusst.
- Der in der Muttermilch enthaltene Milchzucker hat nicht nur sättigende Wirkung, sondern fördert den Aufbau einer gesunden Darmflora beim Säugling.
- Muttermilch enthält weiterhin langkettige, mehrfach ungesättigte Fettsäuren, die für die Entwicklung des Gehirns des Säuglings wichtig sind.

Merke ***Obwohl die Muttermilch teilweise chemische Rückstände enthält, rät das Bundesinstitut für Risikobewertung (BfR) dazu, einen Säugling zu stillen. Nach heutigem Wissensstand sind gestillte Säuglinge besser vor Allergien, Infektionskrankheiten und späterem Übergewicht geschützt als Säuglinge, die keine Muttermilch erhalten.***

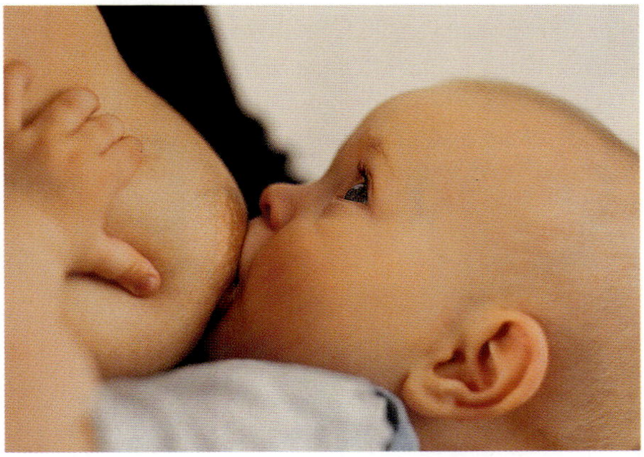

Tipp ***Vergleichen Sie die Nährstoffe und den Nährwert von Muttermilch und von industriell hergestelltem Milchpulver für Babys. Wie unterscheiden sich die Werte?***

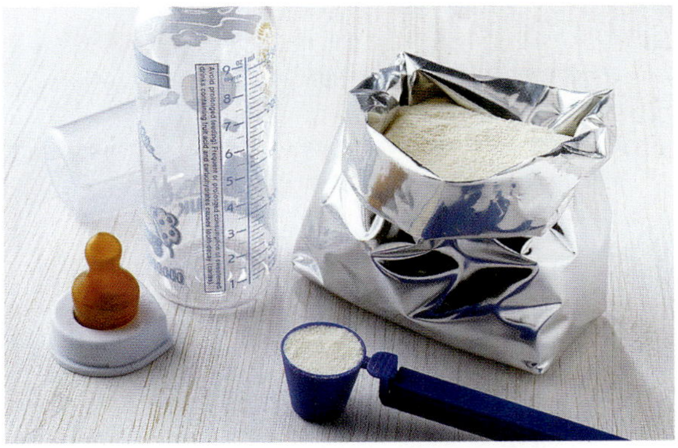

3.2 Wie ernährt sich eine stillende Mutter richtig?

Da die Mutter über die Milch die Nährstoffe an das Kind weitergibt, sollte sich die Mutter während des Stillens **ausgewogen** und **vollwertig** ernähren. Hierbei gelten die gleichen Ernährungsempfehlungen wie bei der Ernährung in der Schwangerschaft. Stillen erhöht den **täglichen Kalorienbedarf** um **ca. 500 kcal.** Starke Gewichtsverluste während der Stillphase sind abzulehnen, da Stillen viel Kraft kostet.

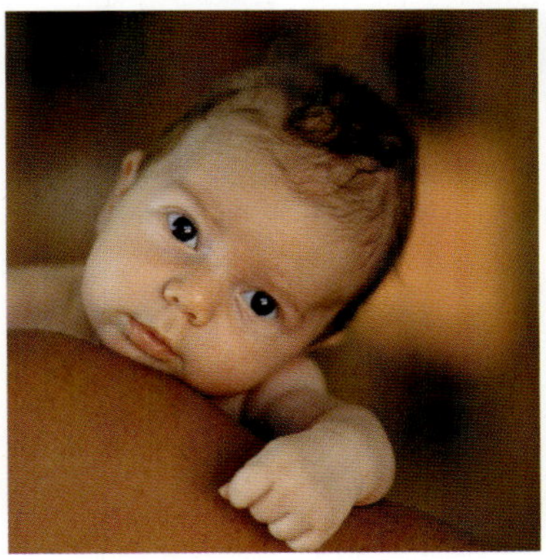

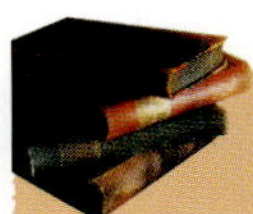

Kann ein Säugling mit Kuhmilch gefüttert werden?

Da der Eiweiß- und Mineralstoffanteil von Kuhmilch für einen Säugling in den ersten Lebensmonaten zu hoch ist, stellt Kuhmilch keine Alternative zur Muttermilch dar. Kuhmilch sollte vom Säugling erst nach dem ersten Lebensjahr aufgenommen werden.

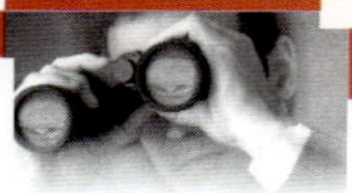

3.3 Industriell hergestellte Säuglingsnahrung

Wenn möglich sollte der Säugling mit Muttermilch versorgt werden. Ist das aus bestimmten Gründen nicht möglich, muss die Mutter auf industriell hergestellte Ersatzprodukte ausweichen. Da die Produkte sehr verschieden sind, werden die besonderen Merkmale überblicksweise dargestellt und Empfehlungen aufgeführt.

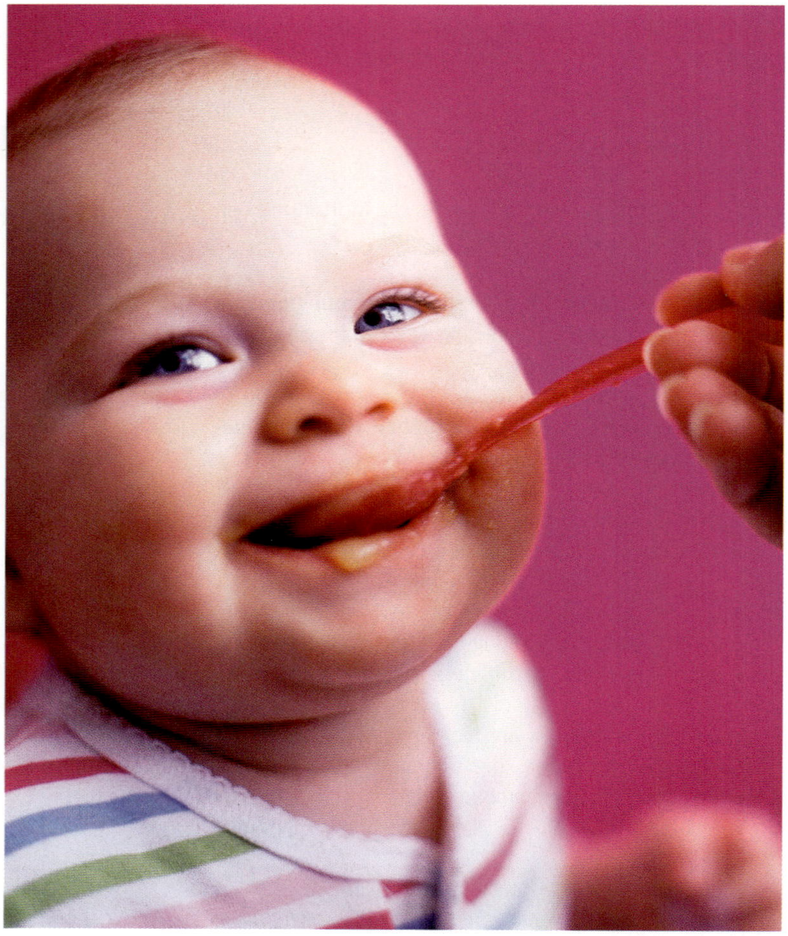

@ Recherchieren Sie im Internet, welche Gründe dazu führen können, dass ein Säugling mit industrieller Säuglingsnahrung ernährt werden muss.

1. Erläutern Sie die Vorteile des Stillens.

2. Welche industrielle Säuglingsnahrung gibt es? Erläutern Sie deren besondere Merkmale und Empfehlungen.

Bezeichnungen	Besondere Merkmale	Empfehlungen
Säuglingsmilchnahrung, -anfangsnahrung „PRE"	—> Inhaltsstoffe (Energie- und Nährstoffgehalt) der Muttermilch angepasst —> Kohlenhydratanteil = Milchzucker —> Trinkmenge und -zeit vom Säugling abhängig	Alternative zu Muttermilch, wenn das Stillen nicht möglich ist
Säuglingsmilchnahrung, -anfangsnahrung „1“	—> Inhaltsstoffe nur teilweise der Muttermilch angepasst —> Kohlenhydratanteil = Milchzucker, Stärke, Rohr- und Rübenzucker —> Nahrungsaufnahme aufgrund des Zucker- und Stärkegehalts nur in langen Abständen möglich	Abstände der Nahrungsaufnahme betragen ca. 4 Std.
Folgenahrung, -milch „2“	—> Inhaltsstoffe = hoher Gehalt an Eiweißen und Mineralstoffen (Ähnlichkeit mit Kuhmilch) —> Kohlenhydratanteil siehe „1“ + weitere Zuckerarten	erst ab dem vierten Lebensmonat möglich, jedoch nicht empfehlenswert – Nahrungsaufnahme nur alle 4 Std. möglich
Folgenahrung, -milch „3“	—> Inhaltsstoffe = fast gleich wie Kuhmilch —> Kohlenhydrate siehe „2“ + Geschmacks- und Aromastoffe	eigentlich überflüssig, ab dem achten Monat möglich

Industrielle Säuglingsnahrung

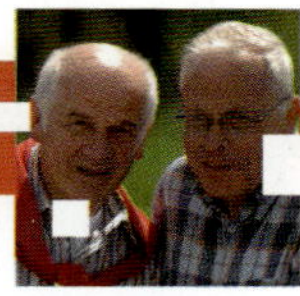

3.4 Das Abstillen

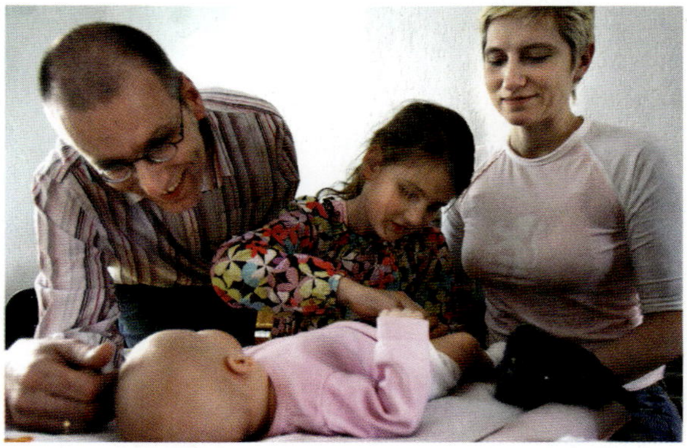

Wie lange gestillt wird, entscheidet die Mutter selbst. Die Abstillphase beginnt unter normalen Umständen ab dem **sechsten Monat,** das heißt, die Stillmahlzeiten werden schrittweise durch kindgerechte Breimahlzeiten (= Beikost) ersetzt. Ab dem **zehnten Monat** wird das normale Lebensmittelangebot systematisch erweitert und die Milchmahlzeiten werden reduziert. Hierbei ist ganz wichtig, dass das Baby genügend zu trinken bekommt (ungesüßte Kräutertees, abgekochtes körperwarmes Leitungswasser). Bei der Nahrungsveränderung ist eine langsame Vorgehensweise ratsam. Neue, kindgerechte Lebensmittel sollten einzeln in wöchentlichen Abständen dem Kind zugeführt werden, sodass sich der Säugling an die veränderte Nahrungszufuhr vorsichtig gewöhnen kann. Das Allergie- oder das Unverträglichkeitsrisiko hält sich dadurch stark in Grenzen.

Merke ***Allergieauslösende Lebensmittel wie Tomaten, Nüsse, Sellerie, Ei, tropische Früchte sollten als Beikost vermieden werden.***

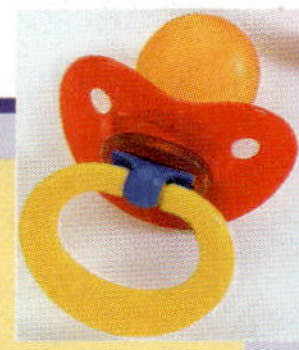

M/A ***Rate mal! Das Wortgitter!***

Zeitrichtwerte: **pro Person 5 Min.** für das Aufschreiben der Begriffe und **maximal 5 Min.** für das Finden der Begriffe
Arbeitsmaterial: Stift und Kopiervorlage
Teilnehmer: Partnerarbeit

Arbeitsauftrag:
Jeder Spieler wählt **10 Schlüsselwörter** aus den vorangegangenen Kapiteln und notiert sich diese auf den vorgegebenen Linien von **1 bis 10.** Nun müssen die Worte in das Wortgitter eingetragen werden. Möglichkeiten sind: von **rechts** nach **links,** von **links** nach **rechts,** von **oben** nach **unten** und von **unten** nach **oben** sowie **diagonal** in alle Richtungen. Sie können die Kästchen beliebig erweitern. Die frei bleibenden Quadrate werden mit beliebigen Buchstaben ausgefüllt. Das Blatt wird nun an der markierten Linie geknickt, sodass die Worte nicht mehr sichtbar sind. Das Blatt wird nun mit dem Nachbarn getauscht. Die Suche mit dem Leuchtstift kann beginnen. Am Ende darf zur Kontrolle das Blatt wieder aufgeklappt werden.

Beachte:
Unterhalten Sie sich am Ende mit Ihrem Partner über die Schlüsselworte. Sie werden merken, dass Sie die Worte auf spielerische Art und Weise besser behalten können.

Rate mal!

knicken

1. ____________
2. ____________
3. ____________
4. ____________
5. ____________
6. ____________
7. ____________
8. ____________
9. ____________
10. ____________

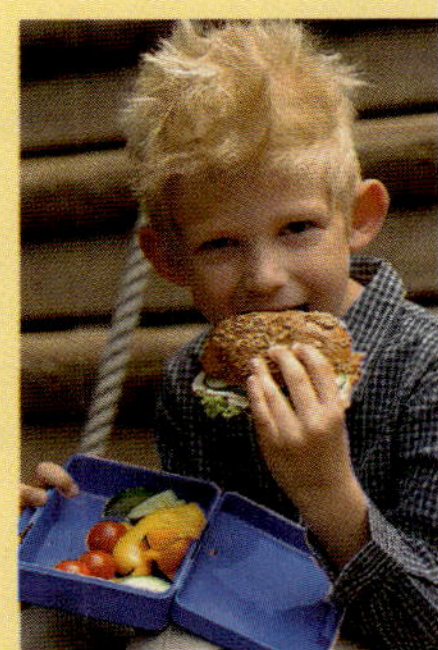

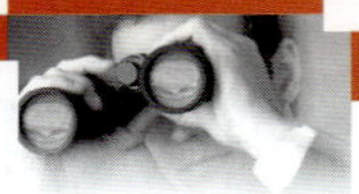

4 Ernährung von Kids

Nach Beendigung des **ersten** Lebensjahres sollte das Kind nicht mehr Breinahrung, sondern feste Nahrung zu sich nehmen. Der Speiseplan sollte kindgerecht sein. Hierzu im Folgenden einige Tipps.

4.1 Tipps für eine kindgerechte Ernährung

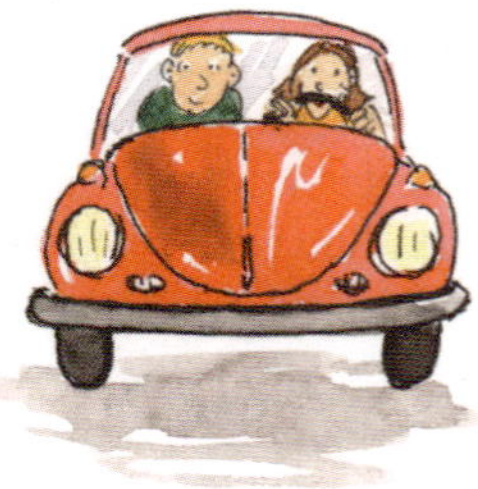

1. Die Speisen sollten nicht zu üppig, sondern liebevoll und kindgerecht zubereitet sein.
2. Speisen eher sparsam würzen (nicht zu viel Salz, Pfeffer und/oder Chili verwenden).
3. Um die Konzentrationsfähigkeit zu erhalten, sollten **5 Mahlzeiten pro Tag** verzehrt werden, z. B.:
   - Frühstück,
   - Pausenfrühstück (vitamin- und mineralstoffhaltig),
   - **warmes** Mittagessen,
   - Zwischenmahlzeit (vitamin- und mineralstoffhaltig),
   - Abendessen.

   Zu jeder Mahlzeit muss eine ausreichende Flüssigkeitszufuhr in Form von ungesüßtem Kräuter- oder Früchtetee, Mineralwasser usw. zugeführt werden.

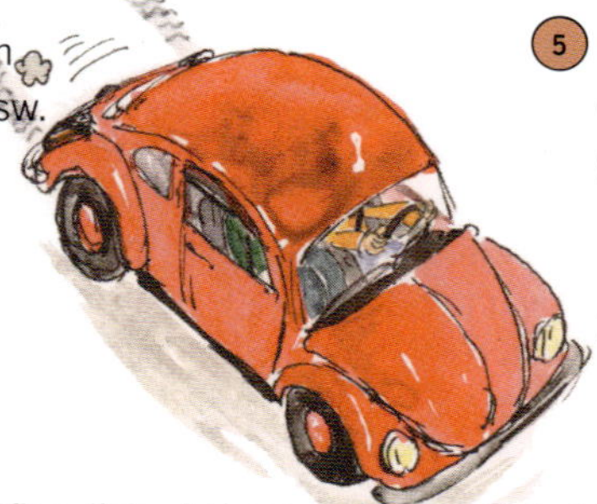

4. Da sich der Körper im Wachstum befindet, ist der Eiweißbedarf etwas erhöht. Auf eine ausreichende Zufuhr von fettarmen Milchprodukten muss Wert gelegt werden.
5. Da der Kohlenhydrat- und Fettbedarf nicht erhöht ist, muss darauf geachtet werden, dass die Kinder nicht zu viel Fette und Kohlenhydrate zu sich nehmen. Fette/Öle, Zucker und Eier sollten nur in Maßen angeboten werden.

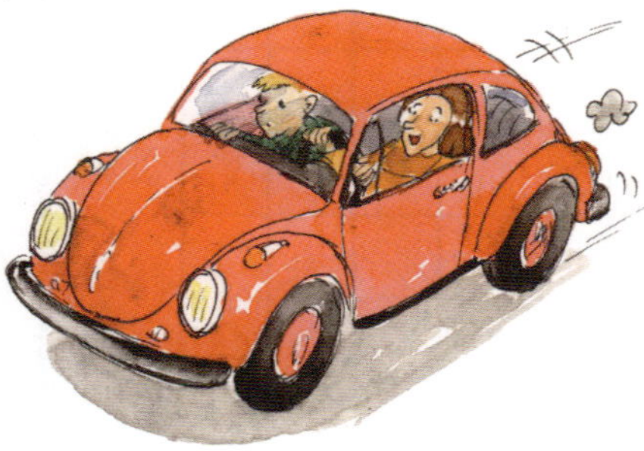

6. Pflanzliche Lebensmittel wie Getreideprodukte, Obst, Gemüse und Kartoffeln sind zu bevorzugen.
7. Stark blähende Speisen wie diverse Kohlsorten und Hülsenfrüchte sollten gemieden werden.
8. Harte und scharf angebratene Speisen sind zu meiden.
9. Bereits im Kindergartenalter können die Kleinen bei der Zubereitung der Speisen mithelfen. Selbstgemachtes schmeckt immer gut.
10. Süßigkeiten dürfen sparsam gegessen werden, das heißt nicht mehr als **600 kJ am Tag.** Verbietet man Kindern Süßigkeiten, so wächst die Begehrlichkeit nach dem Verbotenen.

4.2 Energiezufuhr von Kindern und Jugendlichen

Die Tabelle zeigt auf, wie hoch die durchschnittliche Energiezufuhr von **weiblichen** und **männlichen Kindern** und **Jugendlichen** im **Alter** von **1 bis 19 Jahren** ist. Wird diese Energiezufuhr um **5 % pro Tag** überschritten, bedeutet das eine Gewichtszunahme von **5 kg in einem Jahr.** Aus diesem Grund muss auf eine sorgfältige und ausgewogene Nahrungszufuhr geachtet werden, damit der Energiebedarf nicht überschritten und eine Gewichtszunahme vermieden wird.

Kinder	MJ/Tag		kcal/Tag	
	m	w	m	w
1 bis unter 4 J.	4,7	4,4	1100	1000
4 bis unter 7 J.	6,4	5,8	1500	1400
7 bis unter 10 J.	7,9	7,1	1900	1700
10 bis unter 13 J.	9,4	8,5	2300	2000
13 bis unter 15 J.	11,2	9,4	2700	2200
Jugendliche				
15 bis unter 19 J.	13,0	10,5	3100	2500

m = männlich, w = weiblich — Quelle: D-A-CH, DGE, ÖGE

Richtwerte für die durchschnittliche Energiezufuhr bei Kindern und Jugendlichen

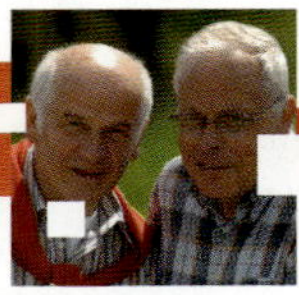

Kinder sollten sich ausgewogen ernähren! Erstellen Sie anhand der Angaben dieses Kapitels einen ausgewogenen vollwertigen Tageskostplan für ein 5-jähriges Mädchen. Berechnen Sie dabei den Energiebedarf. Hierbei sollte der in der Tabelle angewiesene Energiebedarf nicht überschritten werden.

Finden Sie heraus, welche Kostpläne es für Kinder gibt. Recherchieren Sie dabei u. a. auf der Webseite des Forschungsinstituts für Kinderernährung in Dortmund.

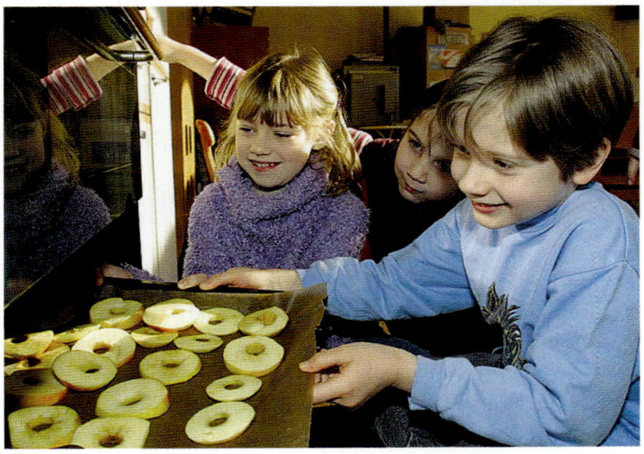

Ernährungserziehung beginnt bereits im Kindergarten!

M/A Wortkategorien

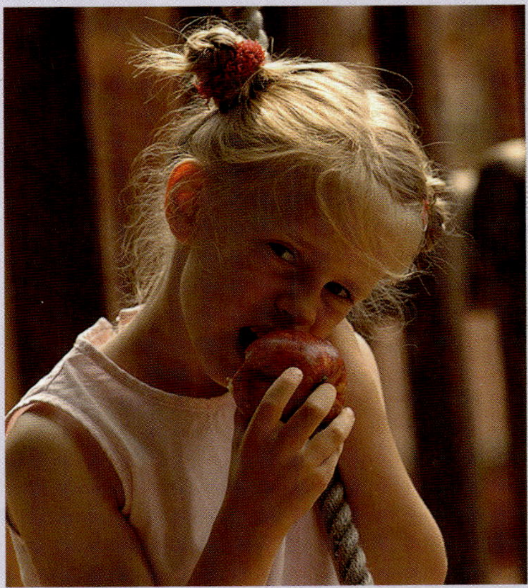

Zeitrichtwerte: **Pro Wortkategorie bzw. Zeile 3 bis 4 Min.** Legen Sie den Zeitrichtwert gemeinsam fest, die Zeitvorgabe ist von der Anzahl der Buchstaben und Wortkategorien abhängig.

Arbeitsmaterial: Stift und Kopiervorlage (Spielkopie)

Teilnehmer: **4 bis 5 Personen**

Arbeitsauftrag: Die Methode „Wortkategorien“ funktioniert wie das Spiel „Stadt, Land, Fluss“. Das Thema lautet: Wie ernähren sich die verschiedenen Altersgruppen richtig? Die Altersgruppen stehen in senkrechter Reihenfolge, die Buchstaben an der oberen Leiste können problemlos ergänzt bzw. verändert werden. Legen Sie zu Beginn gemeinsam die Buchstabenreihe und -anzahl der oberen Leiste fest. Alle Wörter, die gesucht werden, müssen mit der entsprechenden Altersgruppe und dem Thema zusammenhängen. Das gesuchte Wort muss mit dem ausgewiesenen Anfangsbuchstaben beginnen. **Beispiel:** Wortkategorie Säugling, **B** wie **B**abynahrung, **S** wie **S**upercocktail usw.

Wie ernähren sich verschiedene Altersgruppen richtig?

Wortkategorie	B	S	E	G
Säuglinge				
Stillende				
Kinder				
Jugendliche				
Erwachsene				
Sportler				
Senioren				

Die Buchstaben der oberen Liste dürfen ergänzt bzw. verändert werden.

5 Ernährung von Sportlern

Freizeitsportler, die sich in der Freizeit sportlich betätigen, und **Leistungssportler,** die sich einem harten Training und Wettkämpfen unterwerfen, müssen sich unterschiedlich ernähren.

5.1 Ernährung von Freizeitsportlern

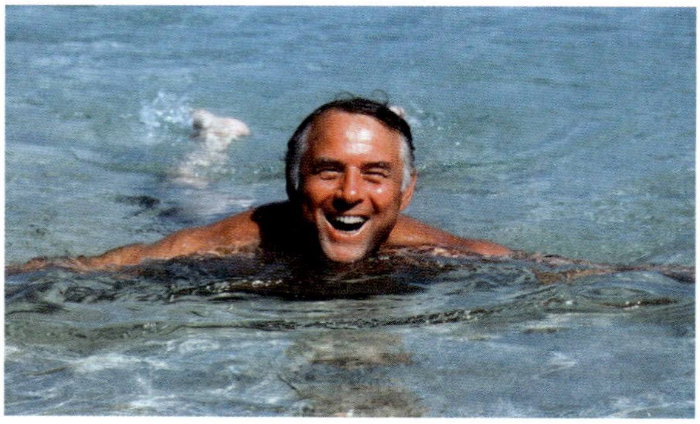

Eine besondere Ernährungsweise für den Freizeitsportler **(3 bis 4 x 1 Std. Sport in der Woche)** gibt es nicht. Hierbei gelten die Ernährungsgrundsätze der **vollwertigen Ernährung,** die bei einem gesunden Erwachsenen empfehlenswert sind. Zu beachten ist jedoch, dass aufgrund der körperlichen Anstrengung der Körper durch die Bildung von Schweiß vermehrt Wasser verliert. Dieser Wasserverlust muss durch geeignete Getränke wie beispielsweise Mineralwasser, Kräutertees, Apfelschorle ausgeglichen werden.

5.2 Ernährung von Leistungssportlern

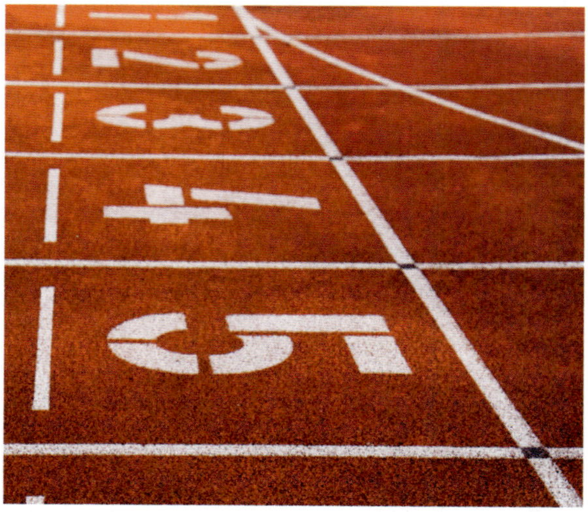

Bei ihnen gelten aufgrund des erhöhten Energieverbrauchs andere Ernährungsgrundsätze. Der Bedarf an Kohlenhydraten, teilweise an Eiweißen und je nach Sportintensität an Vitaminen und Mineralstoffen ist erhöht. Das wird im Nachfolgenden näher erläutert.

Kohlenhydrate

Leistungssportler haben einen Kohlenhydratbedarf von **ca. 60 %.** Da bei einer sportlichen Dauerbelastung die Muskeln aus Glykogen Energie gewinnen, sollten die Glykogenspeicher der Muskeln und der Leber **optimal** aufgefüllt sein. Das wird am besten durch den Verzehr von Polysacchariden (= Mehrfachzucker) gewährleistet. Aus diesem Grund wird Leistungssportlern empfohlen, **ca. 3 bis 4 Std.** vor dem Wettkampf Getreideprodukte (Brot, Flocken, Reis, Teigwaren) zu verzehren. Es müssen ballaststoffarme Getreideprodukte ausgewählt werden, damit der Magen-Darm-Trakt nicht zu stark beansprucht wird. Gleichermaßen schützt eine kleine Zwischenmahlzeit (z. B. eine Banane) vor dem Wettkampf **(ca. 30 Min. davor)** vor sofortigem Leistungsabfall während des Wettkampfes. Nach der Belastungsdauer hilft eine kohlenhydratbetonte Kost, die Glykogenspeicher aufrechtzuerhalten. Sind die Glykogenspeicher leer, werden die Fette zur Energiegewinnung herangezogen.

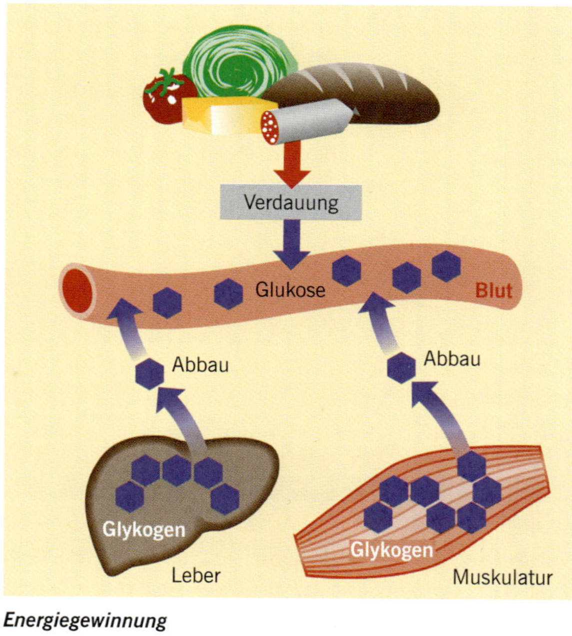

Energiegewinnung

Fette

Von einer übermäßigen Zufuhr an Fetten ist abzusehen. Der Fettbedarf gleicht dem Bedarf eines Erwachsenen, der **30 %** beträgt.

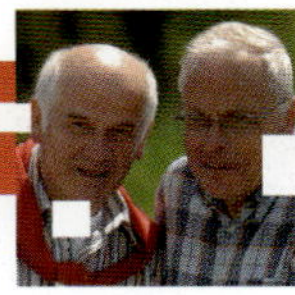

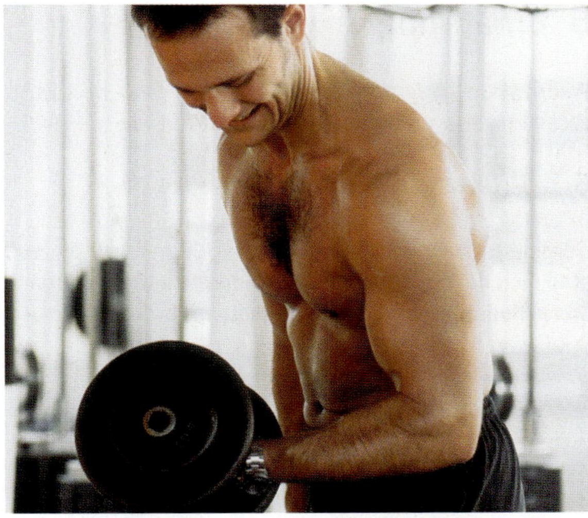

Eiweiße

Während der Belastungsphase beträgt der Eiweißbedarf **ca. 1,5 g Eiweiß pro kg Körpergewicht.** Das heißt, der Eiweißbedarf ist um **ca. 0,7 g pro kg Körpergewicht** erhöht, da diverse Aminosäuren für die Bereitstellung von Energie benötigt werden. Es sollten jedoch nicht mehr als **2 g Eiweiß pro kg Körpergewicht** verzehrt werden, da eine erhöhte Eiweißzufuhr die Nierenfunktion beeinträchtigen kann sowie einen Ausbruch von Gicht möglich macht. Kraftsportler benötigen für den Aufbau von Muskelmasse **ca. 1 g Eiweiß pro kg Körpergewicht** am Tag.

Flüssigkeit

Körperliche Belastungen führen zur **Schweißabgabe** und damit auch zur **Flüssigkeitsabgabe.** Der Körper muss diesen Wasserverlust durch die Zufuhr von Flüssigkeit ausgleichen. Wird die Flüssigkeitsbilanz des Körpers nicht ausgeglichen, können Folgen wie Schwindel, Übelkeit, Kopfschmerzen und Schwächeanfälle auftreten.

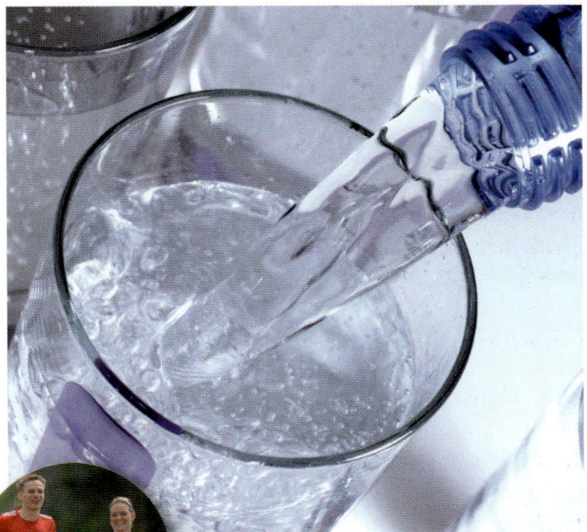

Merke ***Es gilt daher folgender Grundsatz:***
Die Flüssigkeitsbilanz muss ausgeglichen sein!

Beim Leistungssport gilt das **Prinzip der kleinen Mengen (= Nibbling-Prinzip)**, das heißt, während der Belastungsphase sollten, wenn möglich, immer wieder kleine Flüssigkeitsmengen zugeführt werden. Es werden **3 Kategorien** von **Sportgetränken** unterschieden: **hypotone, isotone** und **hypertone Getränke.**

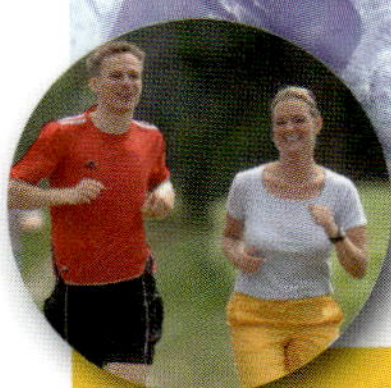

Isotone Getränke: Die aktiven Teilchen (= osmotische Teilchen) dieser Getränke entsprechen nahezu den osmotischen Teilchen des Blutes. Das führt zu einer schnellen Wasserresorption. Der **Elektrolythaushalt** wird dabei ausgeglichen.

Hypotone Getränke: Sie enthalten etwas weniger osmotische Teilchen, das heißt, die Wasserresorption dauert etwas länger. Trotzdem sind diese Getränke sehr empfehlenswert.

Hypertone Getränke: Sie sind als Sportgetränke abzulehnen, da der Anteil an **osmotischen Teilchen** höher ist als der des Blutes. Das heißt, die Flüssigkeitsaufnahme aus dem Dünndarm ins Blut dauert am längsten.

Sportgetränke	Beispiele
hypoton	• Früchte-, Kräutertees • Mineralwässer • Molke
isoton	• Apfelschorle (2 Teile Mineralwasser, 1 Teil Saft)
hyperton	• Fruchtsäfte • Limonaden • Colagetränke

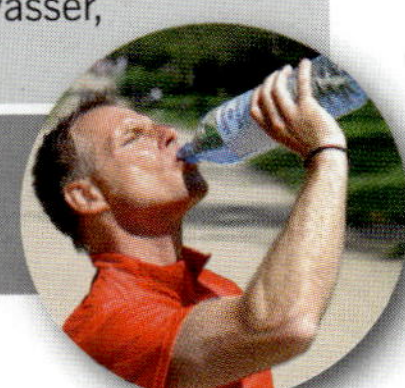

Vitamine und Mineralstoffe

Durch die sportliche Betätigung werden gleichermaßen **Vitamine** und **Mineralstoffe** verbraucht, die durch den Verzehr von **vitamin-** und **mineralstoffreicher Kost** wieder zugeführt werden müssen. Sportler sollten ein besonderes Augenmerk auf die Zufuhr von **Vitamin B, Magnesium, Calcium** und **Eisen** richten (siehe Mineralstoffe).

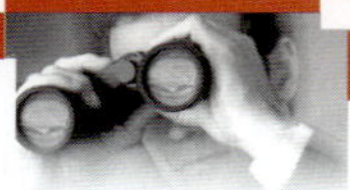

6 Ernährung im Alter

Wann wird ein Mensch als alt bezeichnet bzw. welche Altersstufen gibt es und wie ernähren sich alte Menschen richtig? Diese Fragen werden nachfolgend erörtert.

6.1 Altersstufen

Der Volksmund hat den Satz geprägt: **Man ist so alt, wie man sich fühlt!** Wissenschaftler hingegen gruppieren alte Menschen in verschiedene **Altersstufen** ein.

Unterschieden werden:

Gruppe	Alter (Jahre)
Ältere Menschen	65–74
Hochbetagte	75–90
Höchstbetagte	90–100
Langlebige	über 100

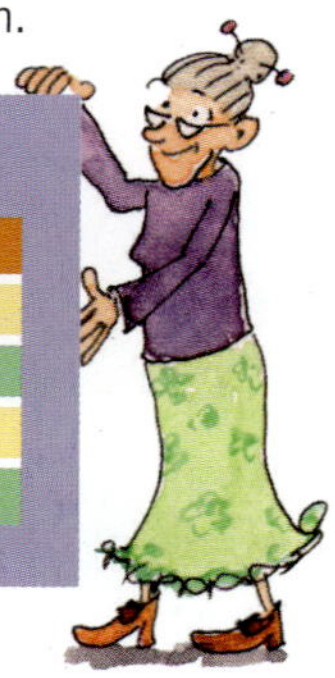

Altersstufen

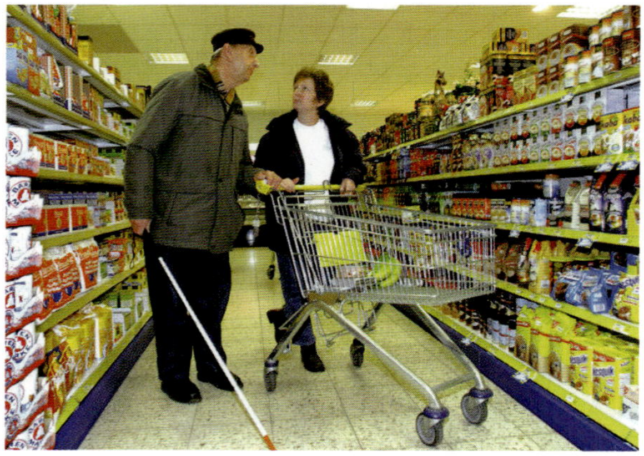

Die Altersstufen geben aber nur bedingt über die **körperliche** und **geistige Vitalität** eines Menschen Auskunft. So kann ein aktiver älterer Mensch aufgrund von Krankheit unter Umständen stärkere körperliche Einschränkungen haben als ein hochbetagter Mensch. Trotzdem kann der biologische Prozess des Altwerdens nicht aufgehalten werden. Die Minderung der Leistungsfähigkeit beginnt statistisch gesehen nach Vollendung des 30. Lebensjahres. Bei einem gesunden Menschen kann jedoch eine **gesunde, ausgewogene Ernährung** und **Lebensführung** den frühzeitigen Alterungsprozess positiv beeinflussen.

6.2 Veränderungen im Alter

Im Alter ist der Körper meist nicht mehr so belastungsfähig. Es treten häufig Funktionseinschränkungen von Organen und Körperstellen auf. Diese Einschränkungen haben häufig unmittelbaren Einfluss auf die Auswahl von Lebensmitteln. Im Folgenden werden wesentliche Veränderungen aufgeführt, die das Alter mit sich bringen:

- **Kauschwierigkeiten** aufgrund von Zahnersatz
- Mangelnde Sauerstoffversorgung der Zellen
- Veränderungen der **Skelettmuskulatur** und **Knochendichte** können zu verringerter Mobilität führen.
- Wird der **reduzierte Energiebedarf** nicht beachtet, kann das zu **Übergewicht** führen.
- Hang zur **Verstopfung** aufgrund von reduzierter Verdauungstätigkeit
- Der **Geruchs-** und **Geschmackssinn** ist nicht mehr so ausgeprägt, das heißt, häufig geht die **Lust am Essen** verloren.
- **Mangelndes Durstgefühl** kann zur **verminderten Flüssigkeitsaufnahme** führen.

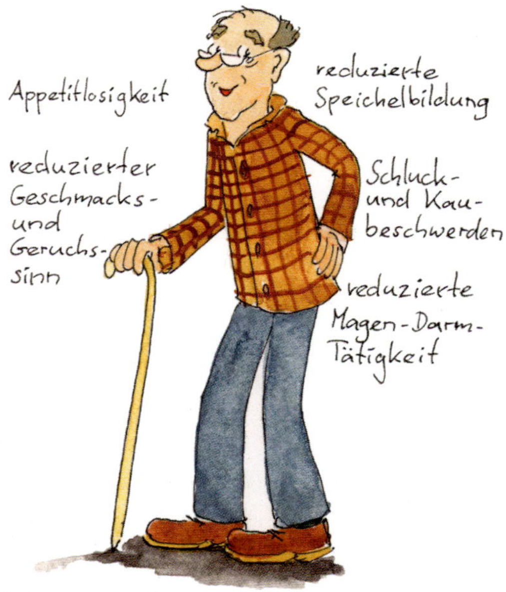

Veränderungen im Alter

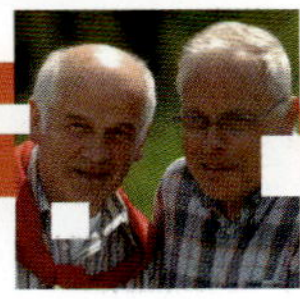

6.3 Energiebedarf im Alter

Im Alter verlangsamen sich die Stoffwechselprozesse, da sich der Grundumsatz und sehr häufig auch die körperliche Beweglichkeit reduzieren. Das bedeutet, dass die **Energiezufuhr** dem **reduzierten Energiebedarf** angepasst werden muss.

6.4 Nährstoffbedarf im Alter

Kohlenhydratbedarf

Es sollten **nicht mehr** als **50 %** des Gesamtenergiebedarfs in Form von Kohlenhydraten zugeführt werden. Ein ganz besonderes Augenmerk ist auf die Zufuhr von Zucker zu richten, da ein hoher Zuckerkonsum u. a. zu **Altersdiabetes** führen kann.

Ältere Menschen leiden sehr häufig an **Verstopfung,** deshalb sollten sie in einem ausreichenden Maß **Ballaststoffe** zu sich führen. In diesem Zusammenhang sollte auf eine **ausreichende** Zufuhr von **Flüssigkeit** Wert gelegt werden.

Fettbedarf

Der **Fettbedarf** darf **30 %** des Gesamtenergiebedarfs auf keinen Fall überschreiten. **Cholesterinreiche** Lebensmittel sollten nur in Maßen verzehrt werden, um **Fettstoffwechselerkrankungen** zu verhindern.

Vitamin- und Mineralstoffbedarf

Auf eine **vitamin-** und **mineralstoffreiche Kost** sollte besonders viel Wert gelegt werden. Diese Nährstoffe weisen eine hohe Nährstoffdichte auf, deshalb sind sie bei einem reduzierten Energiebedarf unerlässlich.

Beispiel:
Eine ausreichende Calciumzufuhr vermindert beispielsweise die Rückbildung der Knochenmasse und der Knochenstruktur (= Osteoporose). Calcium ist vor allem in Milch- und Milchprodukten enthalten. Diese Produkte sollten im Alter auf jeden Fall in ausreichendem Maß verzehrt werden.

Eiweißbedarf

Der Eiweißbedarf von älteren Menschen gleicht dem Eiweißbedarf von jüngeren Erwachsenen. Die Eiweißzufuhr beträgt also **0,8 g Protein pro kg Körpergewicht. Beispiele für gute Eiweißquellen sind** Hülsenfrüchte, magere Milchprodukte, magerer Fisch und mageres Fleisch.

Energie- und Nährstoffaufnahme	51–64 Jahre		ab 65 Jahre	
	m	w	m	w
Energiebedarf (kcal/Tag) bei Normalgewicht	2500	2000	2300	1800
Eiweiß (g/Tag)	58	46	54	44
Fett (%)	30	30	30	30
Kohlenhydrate (%) (mind. Aufnahme)	50	50	50	50
Ballaststoffe (g/Tag) (mind. Aufnahme)	30	30	30	30

Quelle: DGE e. V.

D-A-CH-Referenzwerte für den Energiebedarf und die Nährstoffzufuhr von Senioren

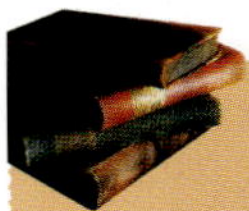

Nährstoffdichte
Das Verhältnis des Nährstoffgehalts eines Lebensmittels zu dessen Energiegehalt wird als Nährstoffdichte bezeichnet.

Berechnung der Nährstoffdichte (ND) eines Lebensmittels:

$$ND = \frac{\text{Nährstoffgehalt (g, mg, µm pro 100 g)}}{\text{Energiegehalt (kcal, kJ pro 100 g)}}$$

Bei der Bedarfsdeckung muss also ein besonderes Augenmerk auf die essenziellen Nährstoffe (z. B. bestimmte Vitamine und Mineralstoffe) gelegt werden, um eine hohe Nährstoffdichte zu erzielen.

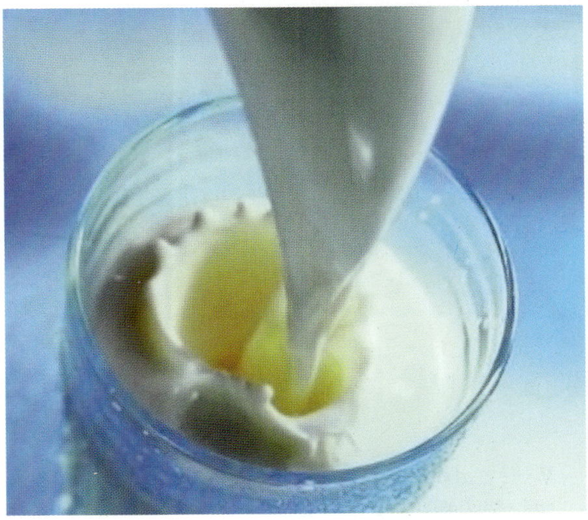

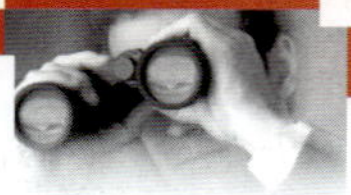

6.5 Flüssigkeitsaufnahme im Alter

Gerade weil das Durstgefühl im Alter nachlässt, müssen Senioren zur Aufrechterhaltung des Organismus ausreichend viel Flüssigkeit zu sich nehmen.

Die Trinkmenge muss **ungefähr 1 l bis 1,5 l pro Tag** betragen. Die Flüssigkeitszufuhr sollte in Form von **Früchte-** und **Kräutertees, Leitungs-** oder **Mineralwasser** erfolgen.

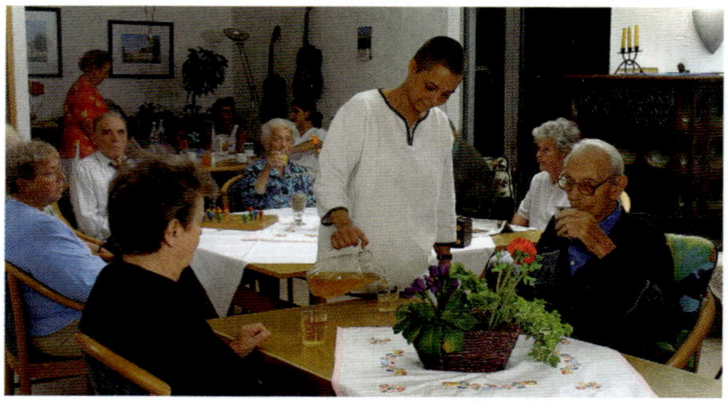

6.6 Tipps für eine altengerechte Ernährung

- Die Nahrung sollte **prinzipiell vertragen** werden. Das heißt, die Lebensmittel sollten schonend zubereitet werden. Hierbei bieten sich Garverfahren wie Dünsten und Dämpfen an.
- Der vielseitige Einsatz von **Kräutern** und **Gewürzen** erhöht den **Geruchs-** und **Geschmackswert** der Speisen.
- Das Essen sollte auf den **reduzierten Energiebedarf** abgestimmt werden, dabei sind fettreiche Produkte zu meiden. Ebenfalls sollte auf versteckte Fette geachtet werden.
- Die Verdauungsfunktionen werden durch eine **ausreichende Ballaststoffzufuhr** gefördert.
- Eine **vitamin-** und **mineralstoffreiche Kost** stärkt die Widerstandskräfte. Besonders die Zwischenmahlzeiten sollten viele Vitamine und Mineralstoffe enthalten.
- Die **Verwendung** von **Tiefkühlkost** erleichtert oftmals lange Vor- und Zubereitungsarbeiten.
- Eine **ausreichende Flüssigkeitszufuhr** hält die Körperfunktionen aufrecht. Es bietet sich an, bereits schon morgens die gesamte Trinkmenge für einen Tag bereitzustellen.

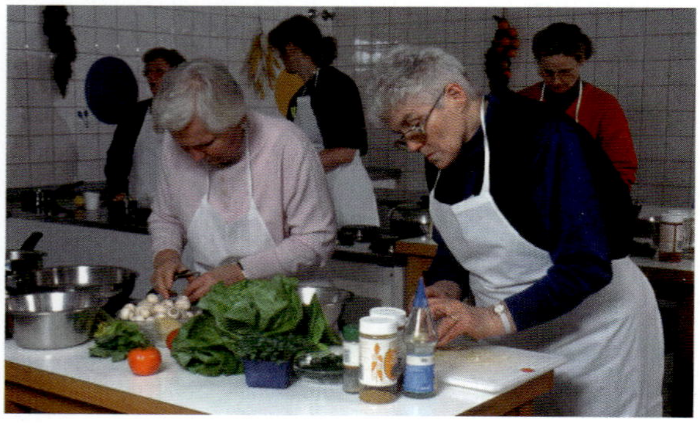

?

1. ***Stellen Sie einen Tageskostplan (Frühstück, Zwischenmahlzeiten, Mittagessen, Abendessen) für eine 70-jährige Frau (Nährstoffbedarf 2000 kcal/8400 KJ) zusammen.***
   Beachten Sie dabei die Energie- und Nährstoffaufnahme sowie die Tipps für eine altengerechte Ernährung.
2. ***Viele Senioren leiden an Appetitlosigkeit. Zeigen Sie Wege auf, wie Senioren Lust am Essen und Trinken bekommen können.***

Tageskostplan (Blankoformular)

Mengen	Lebensmittel	Energie		Eiweiß g	Fett g	Kohlenhydrate g	Ballaststoffe g
		kJ	kcal				
1. Frühstück							
2. Frühstück							

Mittagessen, Nachmittagsmahlzeit, Abendessen, Spätmahlzeit fortlaufend ergänzen!

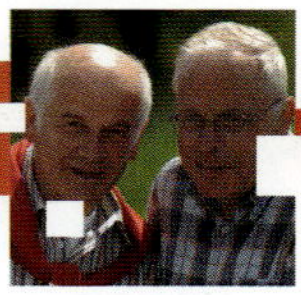

M/A 7 CHECKLISTE KLASSENARBEIT

Gemeinsames Lernen ist besser! Bilden Sie mit einer Person Ihrer Klasse ein Lern-Tandem, in dem Sie gemeinsam für die bevorstehenden Klassenarbeiten lernen. Nähere Details finden Sie im Kapitel 2.8, Seite 81.

1. Erläutern Sie stichwortartig die wichtigsten Regeln einer vollwertigen Ernährung. ☐
2. Warum ist es sinnvoll, dass 5 kleine Mahlzeiten über den Tag verteilt aufgenommen werden? ☐
3. Geben Sie jeweils 4 Beispiele für ein vollwertiges Frühstück und Abendessen an. ☐
4. Worauf sollten Sie bei der Auswahl von Zwischenmahlzeiten gesteigerten Wert legen? ☐
5. Nehmen Sie zu folgender Aussage Stellung: Während der Schwangerschaft sollte die Nahrungsaufnahme verdoppelt werden. ☐
6. Wie sollte sich eine Frau während der Schwangerschaft ernähren? Geben Sie hierfür mehrere Beispiele. ☐
7. Erläutern Sie folgende Begriffe: Spina bifida, Anenzephalie. ☐
8. Warum ist der Verzehr von calcium-, eisen- und jodhaltigen Lebensmitteln während der Schwangerschaft sehr wichtig? ☐
9. Welche Vorteile hat ein Säugling, wenn er ca. 5 bis 6 Monate gestillt wird? ☐
10. Warum sollte ein Säugling in den ersten Lebensmonaten nicht mit Kuhmilch versorgt werden? ☐
11. Welche industriell hergestellte Säuglingsnahrung gibt es? Nennen Sie deren Bezeichnungen und die besonderen Merkmale. ☐
12. Wann würden Sie einer Mutter dazu raten, ihren Säugling mit industriell hergestellter Säuglingsnahrung zu füttern? ☐
13. Sie machen ein Praktikum in einer Kindertagesstätte. Die Kinder werden von einer Köchin mit Essen versorgt. Sie dürfen mit der Köchin einen Wochenspeiseplan für die Kids erstellen. Stellen Sie 5 vollwertige, kindgerechte Mittagessen zusammen. ☐
14. Wie können Sie bereits schon im Kindergarten das Essverhalten positiv beeinflussen? Machen Sie dazu 4 verschiedene Vorschläge. ☐
    mit Essen, schön dekorieren, ausstechen, klein pürieren
15. Wie ernähren sich Leistungssportler richtig? Nehmen Sie dazu Stellung, indem Sie die Nährstoffe mit einbeziehen. ☐
16. Wie viel Flüssigkeit sollte ein Leistungssportler zu sich nehmen? ☐
17. Es gibt isotone, hypotone und hypertone Getränke. Erläutern Sie die Unterschiede. ☐
18. Welche Getränke würden Sie einem Leistungssportler empfehlen? Nennen Sie 5 Beispiele und begründen Sie Ihre Auswahl. ☐
19. Im Alter treten verschiedene Beschwerden auf, die sich unmittelbar auf die Ernährung auswirken können. Geben Sie hierzu 4 Beispiele. ☐
20. Wie verändert sich der Kohlenhydrat-, Fett- und Eiweißbedarf im Alter? ☐
21. Sie geben Kochkurse für ältere Menschen. Machen Sie konkrete Vorschläge, wie sich ältere Menschen sinnvoll ernähren können. ☐

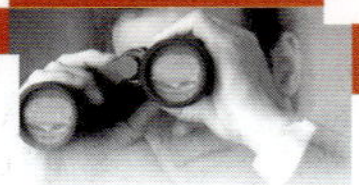

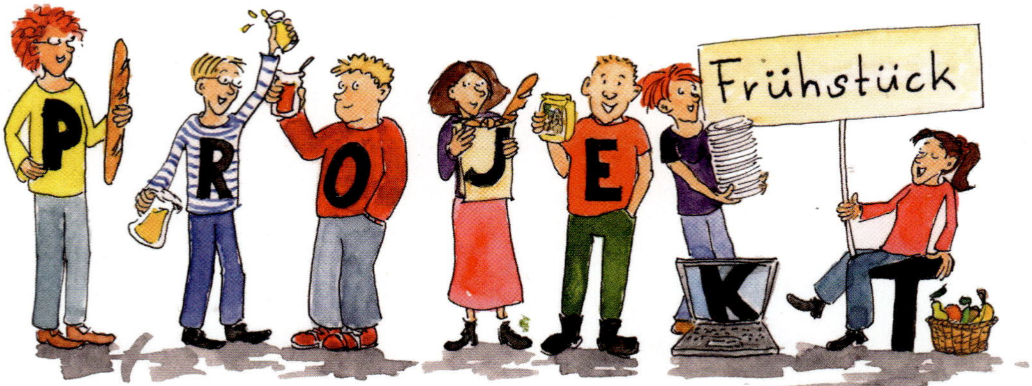

8 Projekt 8: „Das Frühstück, die Stärkung für den Tag!"

Projektthema:	**Das Frühstück, die Stärkung für den Tag!** Ein vollwertiges Frühstück ist eine gute Stärkung zu Tagesbeginn. Viele junge Menschen starten in den Tag, ohne zu frühstücken. Das wirkt sich während der Schule erheblich auf die Konzentrations- und die Leistungsfähigkeit aus.
Projektaufgabe:	Bearbeiten Sie das Thema **Frühstück** unter Berücksichtigung verschiedener Gesichtspunkte (Teilthemen) Ihrer Wahl (z. B. Wie frühstücken Menschen in anderen Ländern?). Stellen Sie h erfür verschiedene Kleingruppen zusammen. Jede Kleingruppe sollte einen anderen Themenschwerpunkt bearbeiten. Überlegen Sie, wie Sie die einzelnen Teilthemen auf eindrucksvolle Art und Weise bearbeiten und Ihren Mitschülern präsentieren können. Beziehen Sie, wenn möglich, Ihre Mitschüler während der Präsentations- bzw. Aktionsphase aktiv mit ein (z. B. gemeinsame Herstellung von Frühstücksbrötchen).
Gruppengröße:	**ca. 4 Teilnehmer** für ein Teilthema (die Anzahl der Teilthemen ist von der Klassengröße abhängig)
Zeitrahmen:	Dieser wird von den Lehrkräften festgelegt.

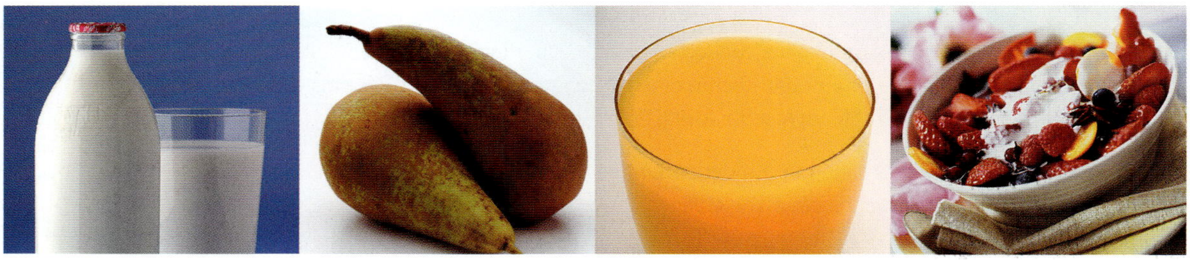

Planungshilfen für das Projekt „Das Frühstück, die Stärkung für den Tag!"

Findungsphase

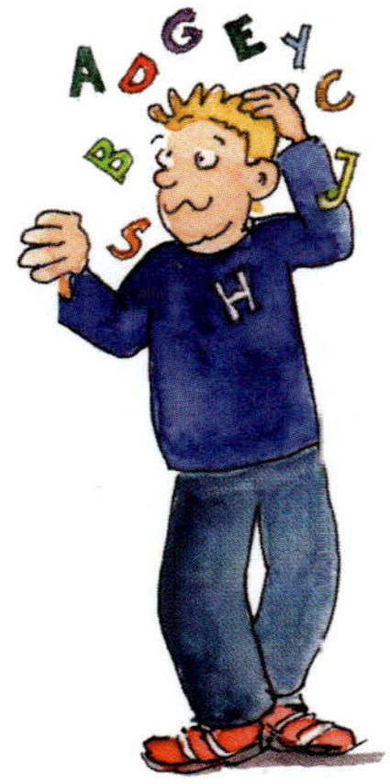

- Bestimmen Sie einen Gruppensprecher, der die Findungsphase moderiert.
- Versuchen Sie, das genannte Thema unter verschiedenen Gesichtspunkten zu beleuchten. Dabei kann Ihnen eine ABC-Liste oder eine Mindmap helfen.

Beispiel einer ABC-Liste

Aufgabenstellung: Schließen Sie sich in **Zweiergruppen** zusammen. Sammeln Sie nun zu jedem Buchstaben des Alphabets einen Begriff, der zum o. g. Thema passt. Setzen Sie sich nun mit einer weiteren **Zweiergruppe** zusammen und legen Sie sich auf die **10 wichtigsten Begriffe** fest. Wiederholen Sie diesen Vorgang mit einer weiteren **Vierergruppe.** Stellen Sie die Begriffe auf einer Tafel oder einem Plakat dar. Formulieren Sie nun die Teilthemen.

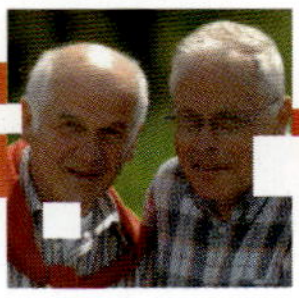

Mindmap
In der Mitte ist das Thema ausgewiesen. Sammeln Sie zu diesem Thema sogenannte Teilthemen und schreiben Sie diese als Hauptäste auf. Nun können die Kleingruppen einen Ast auswählen und diesen weiter bearbeiten (= Nebenäste).

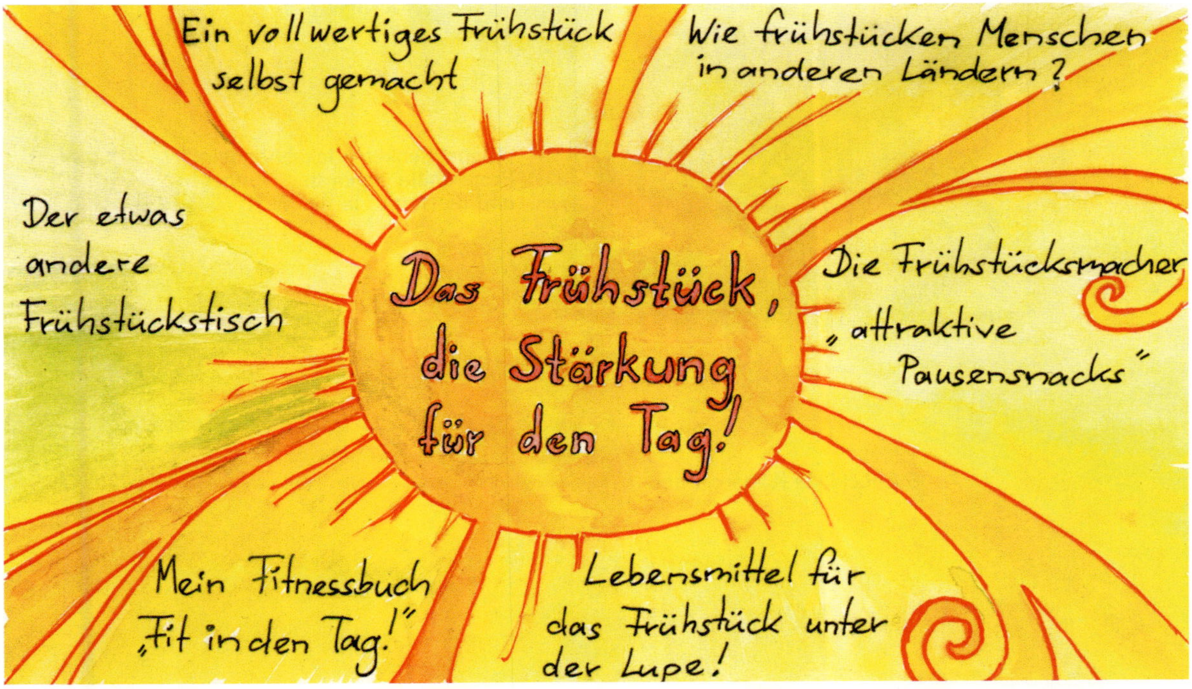
Das Frühstück, die Stärkung für den Tag!
Ein vollwertiges Frühstück selbst gemacht
Wie frühstücken Menschen in anderen Ländern?
Der etwas andere Frühstückstisch
Die Frühstücksmacher „attraktive Pausensnacks"
Mein Fitnessbuch „Fit in den Tag!"
Lebensmittel für das Frühstück unter der Lupe!

Bearbeitungsphase

Überlegen Sie nun in der Kleingruppe, wie Sie das Thema bearbeiten möchten.

Hierzu einige Tipps:
- Recherchieren und sammeln Sie Informationen für Ihren Themenschwerpunkt.
- Werten Sie die Informationen aus, indem Sie die für Sie relevanten Schwerpunkte (= Ziele) festlegen.
- Bereiten Sie die Schwerpunkte auf und überlegen Sie hierbei, wer was wie bearbeitet und präsentiert.
- Bitte beachten Sie bei der Vorbereitung einer Präsentation, dass ein Medien- und Methodenwechsel die Zuhörerschaft positiv beeinflusst.
- Überlegen Sie auch, wie Sie Ihre Schulkameraden aktiv mit einbinden können.

Aktionsphase

- Was muss organisiert und bereitgestellt werden?
- Wer übernimmt in welcher Zeit welche Tätigkeit?
- Welche Medien, welches Arbeitsmaterial kommen zum Einsatz?

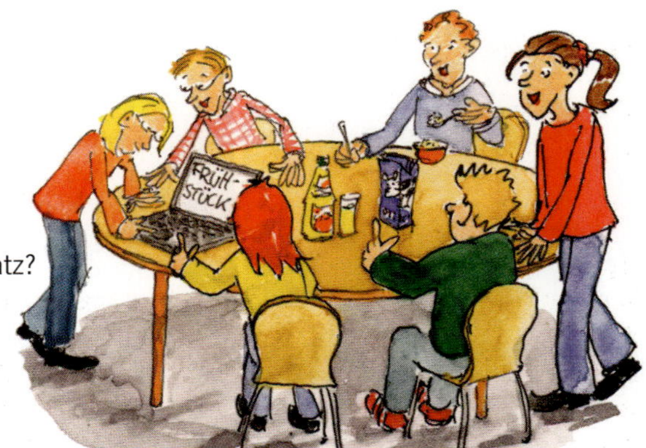
FRÜH-STÜCK

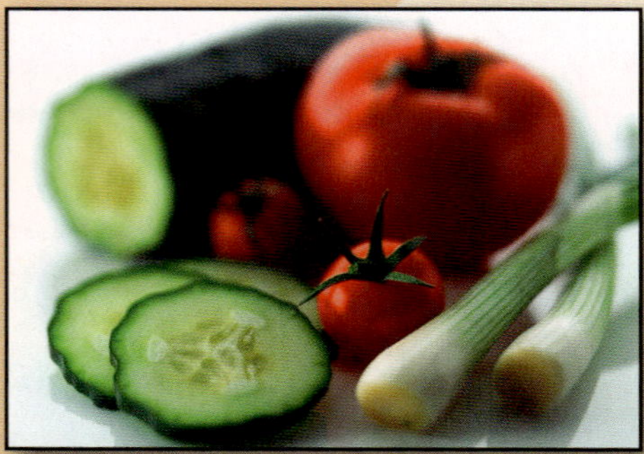

7 Projekt

**„Global denken – lokal handeln!“
Projekthilfe gegen den Hunger
und die Armut in der Welt**

6 Checkliste Klassenarbeit

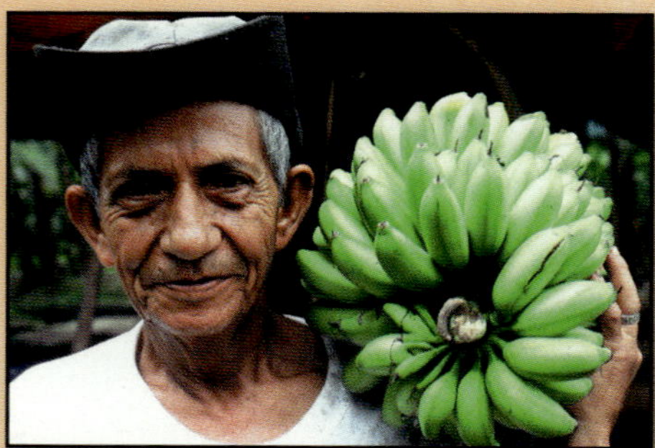

5 Welternährung

5.1 Weltweite Entwicklung der Bevölkerung

5.2 Wer ist arm und wo herrscht Armut?

5.3 Ursachen von Armut

5.4 Handlungsfelder zur Verbesserung der Armut

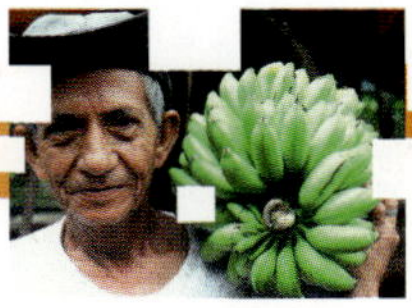

F. Alternative Kostformen/Welternährung

- 1 Vegetarismus
  - 1.1 Gründe und Argumente des Vegetarismus
  - 1.2 Grundformen des Vegetarismus
  - 1.3 Pseudoformen bzw. degenerierte Formen des Vegetarismus
  - 1.4 Spezielle Kostformen des Vegetarismus
- 2 Vollwerternährung
  - 2.1 Empfehlungen zur Aufteilung von unerhitzter Frischkost und erhitzter Frischkost
  - 2.2 Aspekte der Vollwerternährung
  - 2.3 11 wichtige Grundsätze der Vollwerternährung
  - 2.4 Orientierungstabelle: Lebensmittelauswahl Vollwerternährung
  - 2.5 Bewertung der Vollwerternährung
- 3 Makrobiotik
  - 3.1 Moderne Form der Makrobiotik (nach G. Ohsawa)
  - 3.2 Makrobiotische Standardernährung (nach M. Kushi)
  - 3.3 Bewertung der Makrobiotik
- 4 Überblick: alternative Kostformen

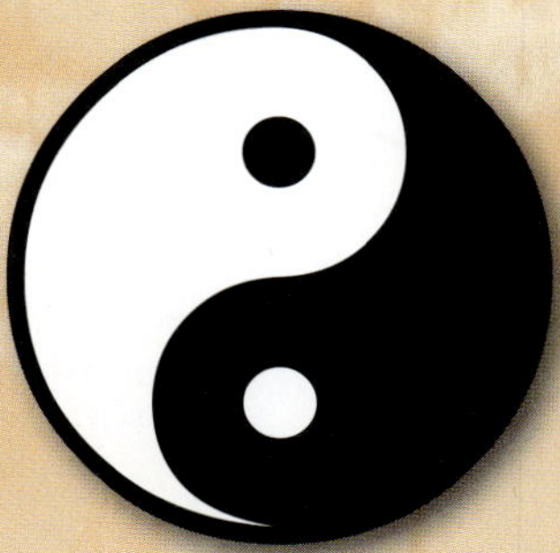

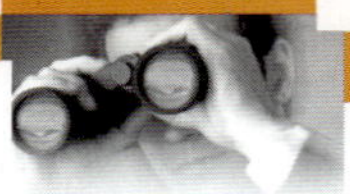

F. Alternative Kostformen und Welternährung

Der Begriff **alternativ** stammt aus dem lateinischen Sprachraum und bedeutet so viel wie **wahlweise,** also sich zwischen zwei Möglichkeiten entscheidend. Es gibt mehrere alternative Kostformen, die sich durch spezielle Merkmale von der **heute üblichen** Ernährungsweise unterscheiden. Obwohl sich die alternativen Kostformen durch verschiedene Schwerpunkte deutlich voneinander unterscheiden, vereinen sie sich meistens in folgenden Punkten:

- Der Hauptanteil der Lebensmittel ist **pflanzlicher** Natur und weist einen **geringen** bis **keinen Verarbeitungsgrad** auf.
- **Regionale** und **saisonale Produkte** aus überwiegend **ökologischem Anbau** werden bevorzugt.
- Auf eine **schonende Zubereitung** der Lebensmittel wird Wert gelegt.
- **Industrielle Zusatzstoffe** werden überwiegend **abgelehnt.**

Alternative Kostformen stammen aus unterschiedlichen Kulturkreisen und sind überwiegend **ganzheitlich orientiert,** das heißt, **soziale Gerechtigkeit, Umweltschutz, Spiritualität,** die Bewusstmachung der Zusammenhänge von **Geist, Psyche** und **Körper** sind Schlagworte, die je nach Kostform eine wichtige Rolle spielen. Die folgenden Seiten geben einen Einblick in die Grundlagen des **Vegetarismus** inkl. der Mischformen **Vollwerternährung** und **Makrobiotik.**

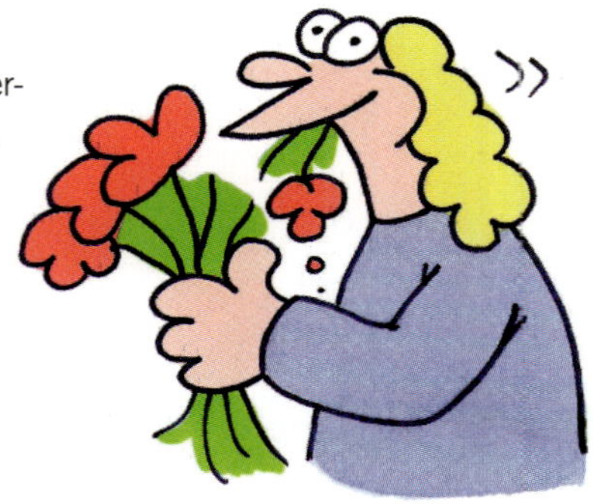

1 Vegetarismus (lat. vegetus = belebt, erregend)

Der Vegetarismus geht auf den griechischen Philosophen und Mathematiker **Pythagoras (6. Jahrhundert v. Chr.)** zurück, der an die Wiedergeburt der menschlichen und tierischen Seelen glaubte und somit vom Verzehr von **beseelten Tieren** Abstand nahm. Als Vegetarier werden die Menschen bezeichnet, die keine Nahrungsmittel zu sich nehmen, die von getöteten Tieren stammen. Dazu zählen auch Fisch, Weich- und Schalentiere und tierische Fette (Speck, Rinder- und Schweinefett). Vegetarier verzichten meist auf den Genuss von Alkohol und Nikotin und legen auf körperliche Aktivitäten besonderen Wert.

1.1 Gründe und Argumente des Vegetarismus

Es gibt unterschiedliche Gründe bzw. Motive, weshalb sich ein Mensch für den Vegetarismus entscheidet. Diese können sein:

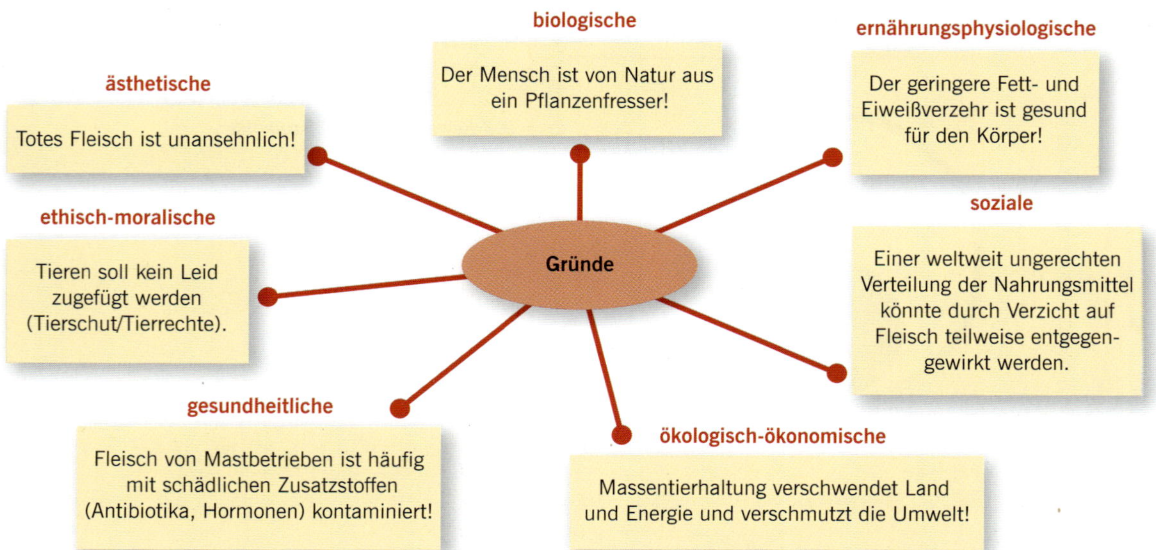

1.2 Grundformen des Vegetarismus

Es werden **3** verschiedene **Grundformen** des Vegetarismus unterschieden: der **Ovo-Lakto-Vegetarier,** der **Lakto-Vegetarier** und der **Veganer.** Wie die nachfolgende Tabelle zeigt, liegen die Unterschiede in der Aufnahme der Nahrungsmittel begründet.

Formen des Vegetarismus	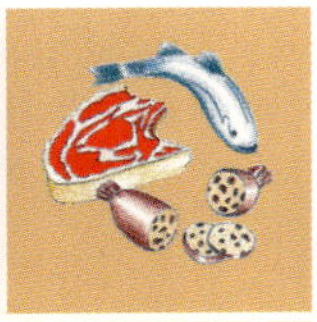	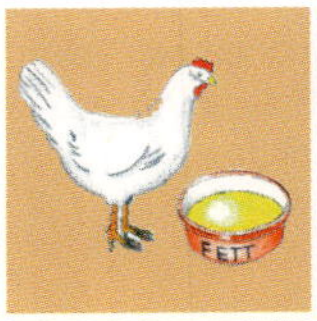	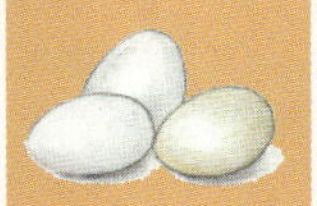	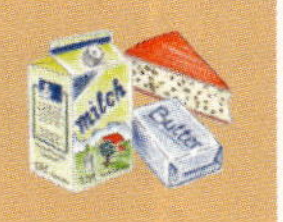	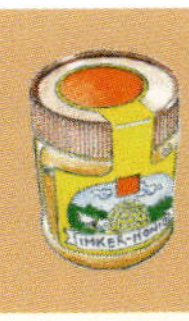	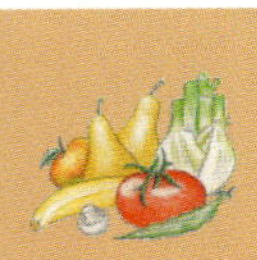
Ovo-Lakto-Vegetarier	–	–	+	+	+	+
Lakto-Vegetarier	–	–	–	+	+	+
Veganer	–	–	–	–	–	+

+ = konsumierte Lebensmittel, – = Lebensmittel, die nicht konsumiert werden (Ovo = Ei, Lakto = Milch)

Bewertung der einzelnen Formen

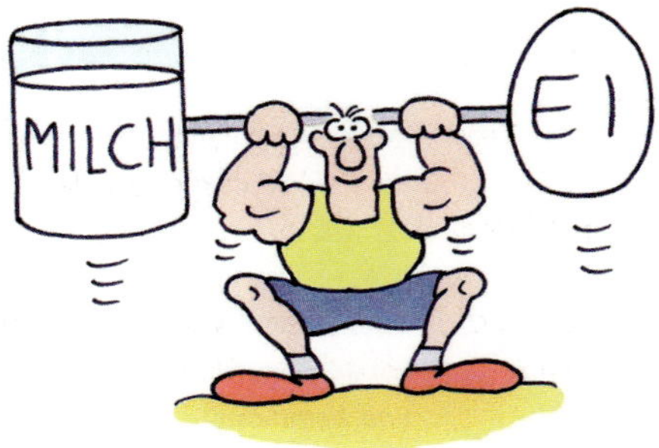

(Ovo-)Lakto-Vegetarier: Wird auf eine ausgewogene Zusammenstellung der Nahrung geachtet, treten keine Mangelerscheinungen von Calcium, Vitamin B_{12}, Vitamin D, Eisen und Jod auf. Es ist ebenfalls eine ausreichende Fett- und Eiweißzufuhr gewährleistet. Der Anteil an Ballaststoffen und Polysacchariden ist etwas höher als gewöhnlich, die Fettzufuhr (gesättigte Fettsäuren, Cholesterin) dagegen geringer. Das begünstigt einen niedrigen Blutdruck und einen geringen Blutfettspiegel. Übergewicht, Fettstoffwechselstörungen und Gicht treten seltener auf.

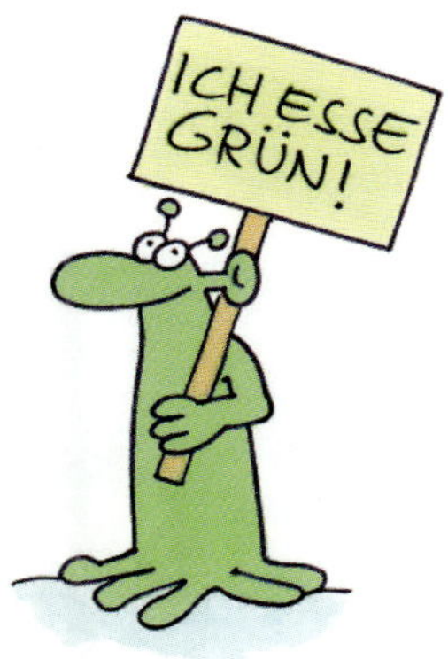

Veganer: Sie verzehren ausschließlich pflanzliche Produkte und somit kann es leicht zur Unterversorgung durch Calcium, Vitamin B_{12}, Vitamin D, Eisen, Jod und Eiweiß kommen. Die Nahrungsauswahl muss deshalb mit großer Fachkenntnis erfolgen.

Risikogruppen: Kleinkinder, Säuglinge, Stillende, Schwangere und Senioren sollten von einer veganen Ernährung absehen. Es kann leicht zu einer Unterversorgung an Eiweiß, Vitaminen und Mineralstoffen kommen.

1.3 Pseudoformen bzw. degenerierte Formen des Vegetarismus

Pesce-Vegetarier und **Pudding-Vegetarier** werden als Pseudoformen oder degenerierte Formen des Vegetarismus bezeichnet. Sie weichen also von den Grundformen und Grundmotiven des Vegetarismus ab. Pesce-Vegetarier lehnen zwar Fleisch und Geflügel ab, nehmen jedoch Fisch- und Fischware, Eier, Milchprodukte, Honig etc. zu sich. Durch den Verzehr von Fisch wird die Jodzufuhr gesichert. Bei Pudding-Vegetariern ist eine negative Entwicklung zu verzeichnen, da diese stark industriell verarbeitete Lebensmittel und Süßigkeiten verzehren. Fleisch und Fisch werden jedoch abgelehnt.

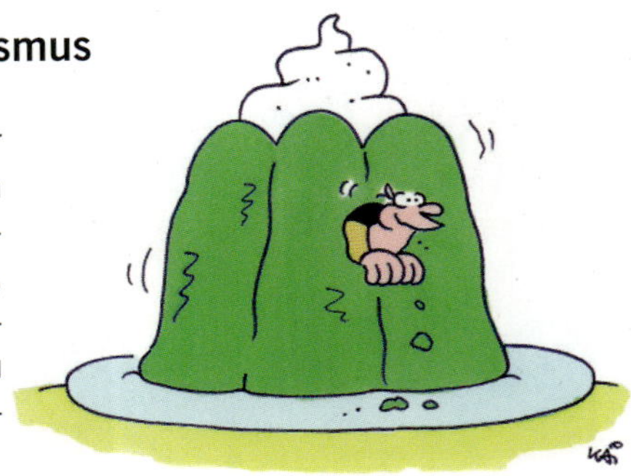

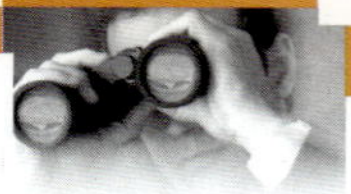

1.4 Spezielle Kostformen des Vegetarismus

Kostform	Prinzip	Ziel	Beurteilung
Schnitzer-Kost J. G. Schnitzer geb. 1930, Zahnarzt	**Intensivkost ist vegetabile Kost:** nur Rohkost wie Salat, Gemüse, Obst, Nüsse **Normalkost ist ovo-lakto-vegetabile Kost:** Kost aus kontrolliertem Anbau (kein Zucker, Kaffee und Gemüsesaft)	Die Verdauungsorgane sollen entgiftet werden. Die Gesundheit soll gefördert werden. Prävention von Zivilisationskrankheiten.	Die Intensivkost ist als Dauerkost abzulehnen (extrem nährstoffarm). Die Normalkost ist bei einer sehr guten Nahrungsmittelauswahl auf Dauer geeignet.
Waerland-Kost A. Waerland, 1876–1955, Naturphilosoph	**Lakto-vegetabile Kost:** • viel Kartoffeln • viel Flüssigkeit • Rohkost, Getreidebrei • gesäuerte Milch, Milchprodukte • Kein(e) Fleisch, Eier, Zucker, Auszugsmehl und Genussmittel	Legt auf eine basenüberschüssige Kost Wert, um der Übersäuerung des Organismus entgegenzuwirken.	Ist bei einer sehr guten Nahrungsmittelauswahl auf Dauer geeignet.
Bircher-Benner-Kost M. Bircher-Benner, 1867–1939, Arzt	**Ovo-lakto-vegetabile Kost:** • **50 %** des Tagesbedarfs sollen aus Rohkost und Müsli bestehen • Kein(e) Zucker und Genussmittel • Es gibt eine Haupt- und zwei kleine Zwischenmahlzeiten	Mobilisierung der Selbstheilungskräfte des Körpers. Die Zwischenmahlzeiten würden die Verdauungsorgane zusätzlich belasten.	Ist bei einer sehr guten Nahrungsmittelauswahl auf Dauer geeignet.

?

1. ***Stellen Sie für einen Ovo-Lakto-Vegetarier ein ausgewähltes 3-Gänge-Menü zusammen und bereiten Sie dieses im fachpraktischen Unterricht zu.***
2. ***Informieren Sie sich über die Vita von M. Bircher-Benner.***

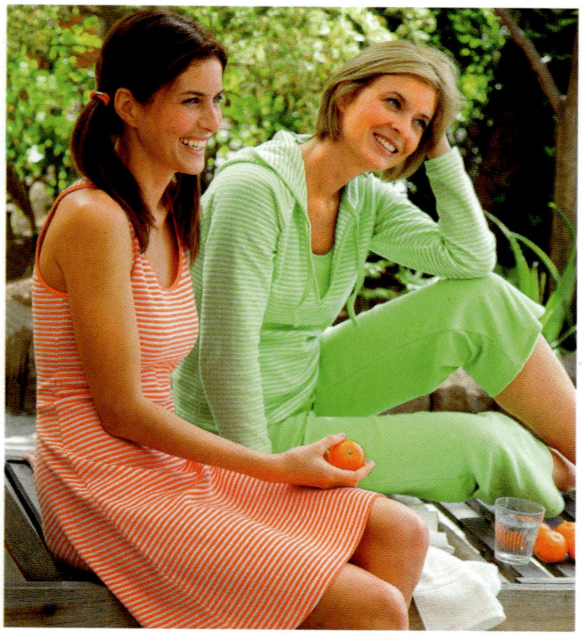

Lifestyle

Konsequent vegetarisch leben erstreckt sich auf alle Lebensbereiche (Kleidung, Wohnung usw.). Anstelle von tierischen Materialien (z. B. Wolle, Seide, Leder) werden Alternativen wie **Naturfasern** (z. B. Baumwolle, Leinen) oder aber **Kunstleder** und **Latex** ausgewählt.

@ ***Erkundigen Sie sich auf der Webseite des VEBU = Vegetarierbund Deutschland über die neuesten Veröffentlichungen.***

Vegetarierbund Deutschland

Zitat von Pythagoras

„Alles, was der Mensch den Tieren antut, kommt wieder auf den Menschen zurück!“

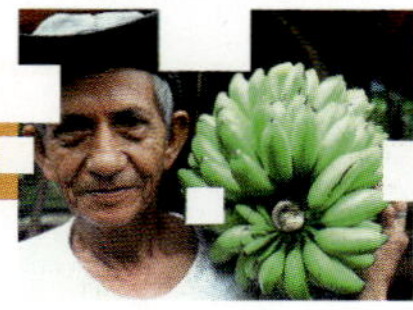

2 Vollwerternährung

Oberstes Ziel der Vollwerternährung ist es, den Menschen in seinem **gesamten Gefüge (= ganzheitlich, vernetzte Denkweise)** zu betrachten. Die Ernährung wird also nicht isoliert von den ökologischen, sozialen, ökonomischen und gesundheitlichen Aspekten betrachtet, sondert bindet diese Aspekte in die Ernährungsweise des Menschen mit ein. Die Vollwerternährung wurde von den Ärzten M. Bircher-Benner (1867–1939) und W. Kollath (1892–1970) begründet und von den Ernährungswissenschaftlern Leitzmann, v. Koerber und Männle Anfang 1980 in Gießen weiterentwickelt. Es entstand die **Gießener Konzeption der Vollwerternährung,** deren Grundsätze 1981 erstmalig veröffentlicht und weiterentwickelt nun folgender Definition unterliegen:

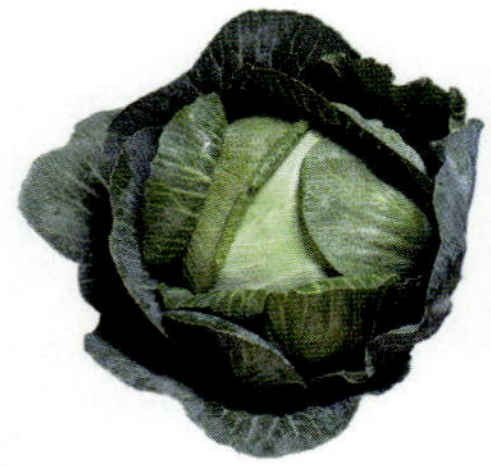

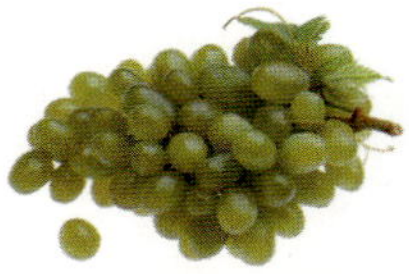

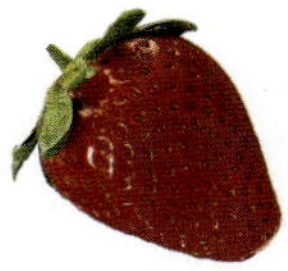

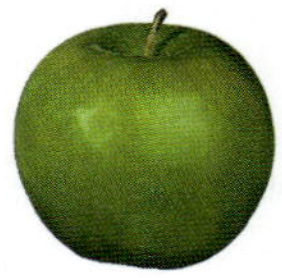

Definition der Vollwerternährung

Vollwerternährung ist eine überwiegend pflanzliche (lakto-vegetabile) Ernährungsweise, bei der gering verarbeitete Lebensmittel bevorzugt werden. Gesundheitlich wertvolle, frische Lebensmittel werden zu genussvollen und bekömmlichen Speisen zubereitet. Die hauptsächlich verwendeten Lebensmittel sind Gemüse und Obst, Vollkornprodukte, Kartoffeln, Hülsenfrüchte sowie Milch und Milchprodukte, daneben können auch geringe Mengen an Fleisch, Fisch und Eiern enthalten sein.
Ein reichlicher Verzehr von unerhitzter Frischkost wird empfohlen, etwa die Hälfte der Nahrungsmenge. Zusätzlich zur Gesundheitsverträglichkeit der Ernährung werden im Sinne der Nachhaltigkeit auch die Umwelt-, Wirtschafts- und Sozialverträglichkeit des Ernährungssystems berücksichtigt. Das bedeutet u. a., dass Erzeugnisse aus ökologischer Landwirtschaft sowie regionale und saisonale Produkte verwendet werden. Weiterhin wird auf umweltverträglich verpackte Erzeugnisse geachtet. Außerdem werden Lebensmittel aus fairem Handel sogenannter Entwicklungsländer verwendet. Mit Vollwerternährung sollen eine hohe Lebensqualität und besonders Gesundheit, Schonung der Umwelt, faire Wirtschaftsbeziehungen und soziale Gerechtigkeit weltweit gefördert werden.

(Quelle: Leitzmann, C., v. Koerber, K., Männle, Th., Gießener Formel, akt. IN: UGB-Forum 20 (5) S. 256, 2003)

?

1. ***Fassen Sie die wesentlichen Punkte der Gießener Konzeption der Vollwerternährung stichwortartig zusammen.***
2. ***Welche Aspekte werden bei dieser Kostform besonders berücksichtigt? Nehmen Sie dazu Stellung!***
3. ***Erläutern Sie die Abbildung von Kapitel 2.1.***

2.1 Empfehlung zur Aufteilung von unerhitzter Frischkost und erhitzter Kost

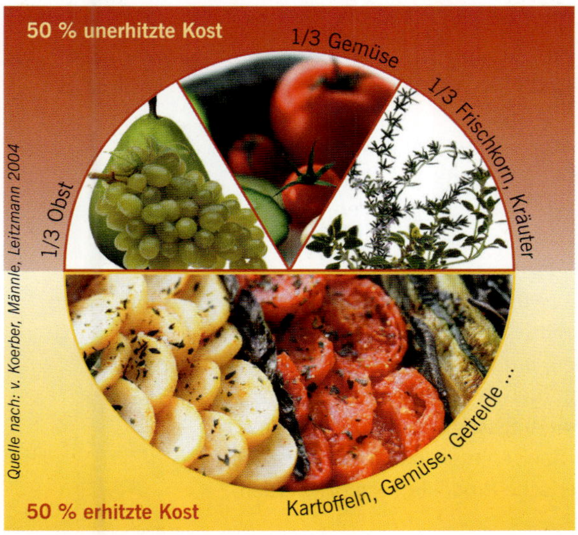

Gewichtsanteile an der Gesamtnahrung

Bei der Vollwerternährung wird äußerster Wert darauf gelegt, dass ungefähr die Hälfte der zu verzehrenden Lebensmittel aus Frischkost bestehen, also nicht erhitzt werden.

50 % der Nahrung = unerhitzte Produkte, davon:
- **1/3** aus unerhitztem Obst
- **1/3** aus unerhitztem Gemüse
- **1/3** aus Frischkorn, Nüssen, Kräutern etc.

50 % der Nahrung = erhitzte Produkte:
- Kartoffeln, Hülsenfrüchte, Gemüse
- Milchprodukte
- Fleisch, Fisch und Eier nur in geringem Maß

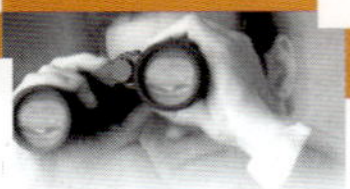

2.2 Aspekte der Vollwerternährung

Da die Vollwerternährung einen ganzheitlichen Anspruch hat, werden nachfolgend die verschiedenen Aspekte der Vollwerternährung stichwortartig umrissen.

Gesundheitliche Aspekte: Hierbei steht die Gesundheit aller Menschen im Vordergrund. Der in den Entwicklungsländern verbreitete Hunger, aber auch die in den Industrieländern vorhandene Überernährung und die damit verbundenen Zivilisationskrankheiten sollen verhindert werden.

Soziale Aspekte: Der Hunger in der Welt muss bekämpft werden. Den inhumanen Lebens- und Arbeitsbedingungen sowie der Kinderarbeit sollte Einhalt geboten werden, das heißt, die soziale Gerechtigkeit muss weltweit gefördert werden.

Ökologische Aspekte: Hierbei ist das Ziel, die Umwelt, also den natürlichen Lebensraum des Menschen, so gut wie möglich zu schonen, das heißt, Umweltbelastungen müssen reduziert werden. Die Art der Erzeugung, Verarbeitung, Zubereitung und Vermarktung der Lebensmittel sowie die Entsorgung von Verpackungsmaterial belasten die Umwelt und müssen besonders berücksichtigt werden.

Ökonomische Aspekte: Billige Importfuttermittel, hohe Verschuldungen des Südens, Lebensmittelüberproduktionen in der EU, absolute Armut und die damit verbundenen Folgeerscheinungen sind Schlagworte, die bei den ökonomischen Aspekten berücksichtigt werden, mit dem Ziel, weltweit faire Wirtschaftsbeziehungen zu schaffen.

Aspekte, die bei der Vollwerternährung berücksichtigt werden

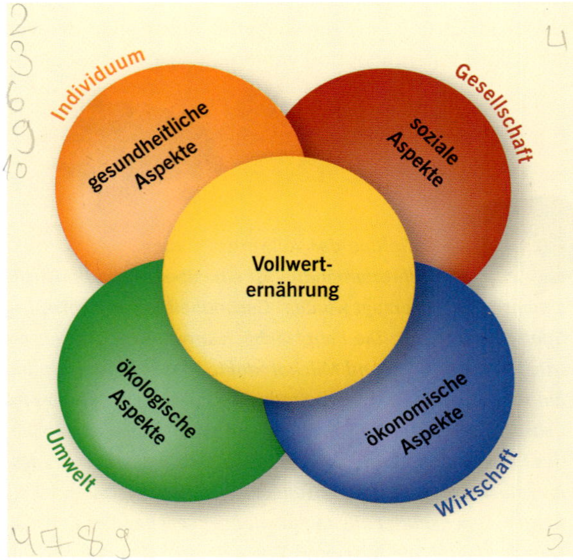

@ ***Versuchen Sie herauszufinden, welche Zusammenhänge zwischen den einzelnen Aspekten bestehen.***

2.3 11 wichtige Grundsätze der Vollwerternährung

1. Auf eine **lakto-vegetabile Ernährungsweise** wird geachtet. Es werden hauptsächlich pflanzliche Lebensmittel bevorzugt.
2. Die Lebensmittel sollten **naturbelassen,** das heißt so gering wie möglich verarbeitet sein.
3. Etwa **50 %** der Lebensmittel werden in Form von **unerhitzter Frischkost** verzehrt.
4. Produkte aus **anerkannt ökologischer Landwirtschaft** sollten bevorzugt werden. Diese sollten unter sozialverträglichen Bedingungen erzeugt und vermarktet werden.
5. **Regionale** und **saisonale** Marktangebote sollten bevorzugt genutzt werden.
6. Vermeidung von Nahrungsmitteln, die unter Anwendung bestimmter **technischer Verfahren** erzeugt wurden (gentechnisch erzeugte Lebensmittel, bestrahlte Lebensmittel)
7. Eine Auswahl von **umweltverträglichen Produkten** treffen, um Schadstoffemissionen zu senken
8. Umweltfreundliche verpackte Lebensmittel bzw. Lebensmittel ohne Verpackung bevorzugen
9. Lebensmittel mit **Zusatzstoffen, z. B. Farb- und Konservierungsstoffen,** werden abgelehnt.
10. Auf eine **fettreduzierte** und **schonende** Zubereitung der Speisen muss Wert gelegt werden.
11. Reduzierung der Veredelungsverluste, indem weniger tierische Produkte verzehrt werden

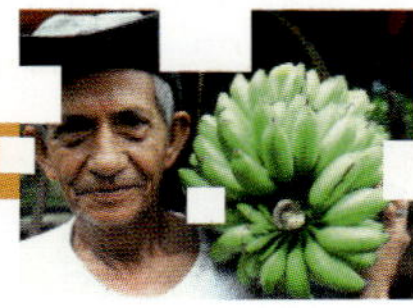

2.4 Orientierungstabelle: Lebensmittelauswahl Vollwerternährung

Die Lebensmittel der Vollwerternährung werden in **4 Wertstufen** eingeteilt. Hierbei werden die eingangs erwähnten Aspekte berücksichtigt. Die **Stufen 1 bis 4** reichen von **sehr empfehlenswert (Wertstufe 1), empfehlenswert (Wertstufe 2), weniger empfehlenswert (Wertstufe 3)** und **nicht empfehlenswert (Wertstufe 4).** Die dafür vorgesehene Lebensmittelauswahl ist in der Tabelle ersichtlich.

Wertstufen (1–4)	Bild	Lebensmittelauswahl
❶ sehr empfehlenswert	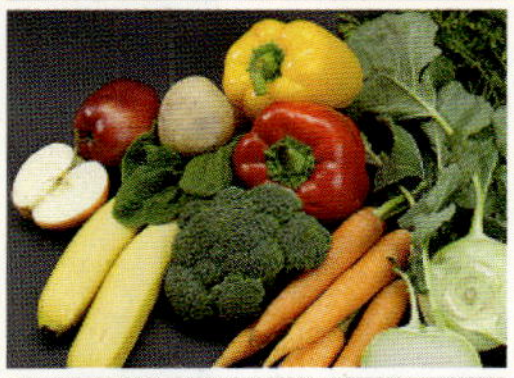	Nahrungsmittel, die **nicht** oder **sehr gering** verarbeitet und **nicht erhitzt** sind **Beispiele:** gekeimte Getreidekörner, frisches Gemüse und frisches Obst, Nüsse, Ölsamen, Ölfrüchte, Mineralwasser, Quellwasser, frische Kräuter und frisch gemahlene Gewürze, Vorzugsmilch, frisch gequetschte Flocken
❷ empfehlenswert	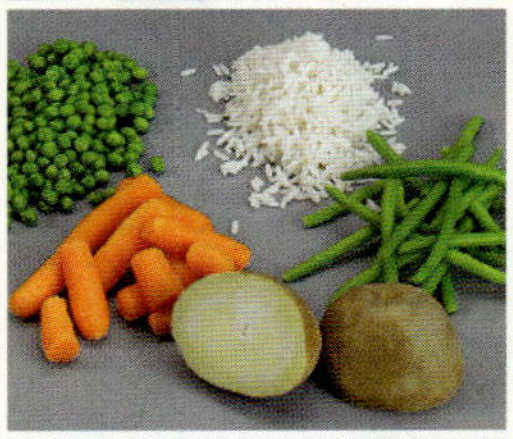	Empfohlen sind Nahrungsmittel, die **nur gering verarbeitet** und **erhitzt** werden. **Beispiele:** bissfestes Obst und Gemüse, gegarte Kartoffeln und Hülsenfrüchte, kalt gepresste Öle, Butter, geröstete Nüsse, pasteurisierte Milch, Milchprodukte ohne Zusatzstoffe, Kräuter-, Früchtetees, verdünnte Gemüse- und Fruchtsäfte, gemahlene Gewürze, getrocknete Kräuter, Honig (nicht wärmebehandelt), Fleisch (2 x in der Wo.), Fisch (1 x Wo.)
❸ weniger empfehlenswert	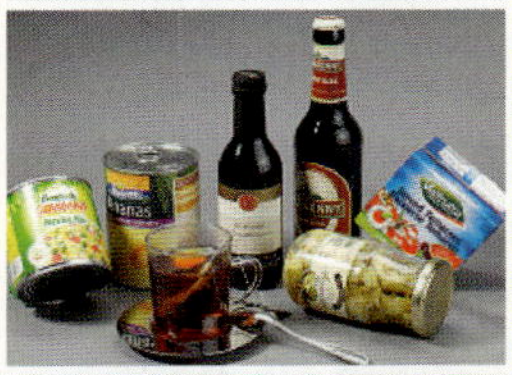	Stark **be- und verarbeitete Produkte** sollten **selten verzehrt** werden. **Beispiele:** Gemüse-, Obstkonserven, H-Milch, Milchprodukte (mit Zusatzstoffen), Fleisch-, Wurst- und Fischwaren, Bier, Wein, schwarzer Tee, extrahierte raffinierte Fette und Öle, Kräutersalz, Trockenobst (geschwefelt), Dicksaft, Zucker, Sirup, vorgefertigte Kartoffelprodukte, Tofu
❹ nicht empfehlenswert	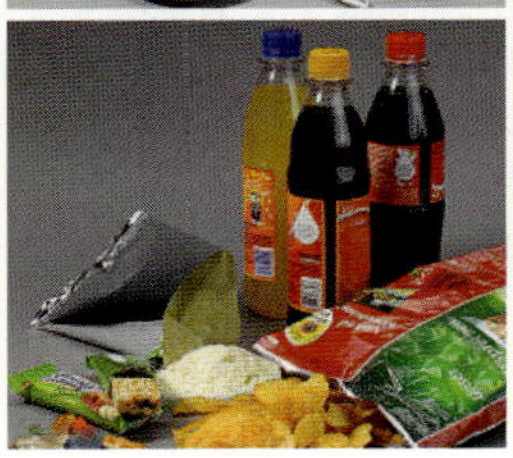	**Komplett verarbeitete Lebensmittel** sollten gemieden werden. **Beispiele:** Fertigprodukte, Halbfertigprodukte, Süßigkeiten, Alkohol, Limonaden, Aromen, Instantgetränke, gehärtete Margarine, Sterilmilch, Kondensmilch, Schmelzkäse, Getreidestärke, Ballaststoffpräparate, Nahrungsergänzungsmittel

2.5 Bewertung der Vollwerternährung

Die **Deutsche Gesellschaft für Ernährung (DGE)** kommt bei der Bewertung der **Vollwerternährung** zu folgendem **Fazit:**

Die Vollwerternährung ist als Dauerkost geeignet, zwar wird die Einteilung der Lebensmittel in Wertstufen nicht immer der ernährungsphysiologischen Qualität gerecht, die Orientierung an diesem System führt aber letztendlich zu einer pflanzlichen Kost mit hohem Getreide- und Rohkostanteil. Gleichzeitig werden bei der Lebensmittelauswahl auch ökologische und soziale Aspekte berücksichtigt.

(Quelle: DGE)

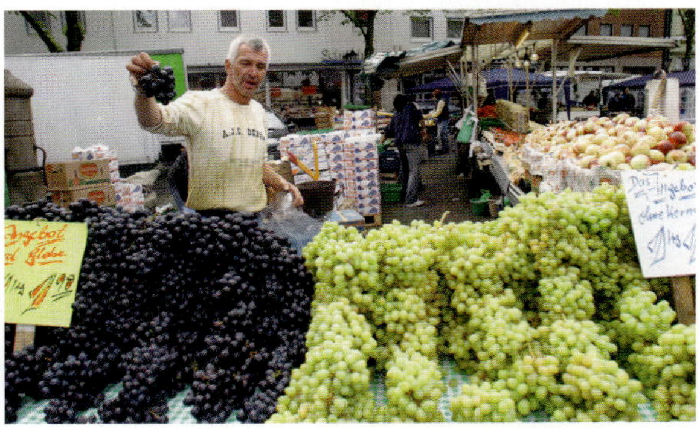

Nehmen Sie zum Fazit der Deutschen Gesellschaft für Ernährung Stellung!

3 Makrobiotik

Die **Makrobiotik,** vereinfacht übersetzt **großes, langes Leben (griech.: makrós = lang, groß; bíos = Leben),** ist eine alternative Ernährungsform, die bereits im **4. Jahrhundert v. Chr.** in China entstand und im Taoismus (= Daoismus) verwurzelt ist, also sich an der fernöstlichen Philosophie und Religion orientiert (z. B. Yin und Yang, Lehre von Yi, 5 Wandlungsphasen). Ende des **19. Jahrhunderts** entwickelte der **japanische Militärarzt S. Ishizuka** eine moderne Theorie der Makrobiotik, indem er alte Denkweisen mit naturwissenschaftlichen Erkenntnissen verknüpfte. Ishizuka stützte sich auf **5** wesentliche Annahmen:

1. Die Grundlage für Glück und Gesundheit bietet die Ernährung.
2. Die Verhältnisse von Natrium und Kalium bestimmen die Qualität der Lebensmittel.
3. Hauptbestandteil der Nahrung ist Vollgetreide.
4. Nahrungsmittel sollten so natürlich wie möglich gegessen werden.
5. Die Auswahl der Nahrung sollte regional und saisonal sein.

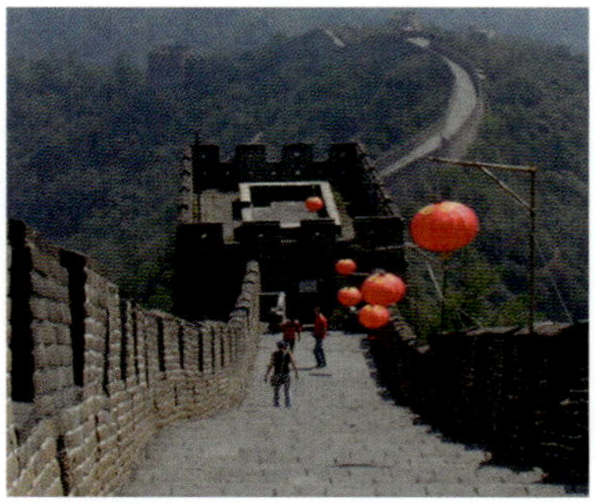

3.1 Moderne Form der Makrobiotik (nach G. Ohsawa)

Der Japaner G. Ohsawa (1893–1966) befolgte krankheitsbedingt Ishizukas Heilungs- bzw. Ernährungsansätze, entwickelte diese weiter und machte sie in Europa und den USA bekannt. Seine Lehre beruhte ebenfalls auf dem Taoismus (= Lehre des Weges), der u. a. auf dem Prinzip der **Zweiheit,** den Polen **Yin** (ausdehnen, passiv, weiblich) und **Yang** (zusammenziehen, aktiv, männlich), basiert. Gesundheit ist nur dann zu erlangen, wenn ein **Ausgleich** zwischen den **Polen** (Yin und Yang) vorhanden ist. Auch die Lebensmittel enthalten **Yin-** und **Yang-Anteile,** zwischen denen ebenfalls ein Ausgleich herrschen muss. Hierbei nimmt besonders **Getreide** eine zentrale Rolle ein. Ohsawa entwickelte das **10-Stufen-Modell** der Ernährung. Die Stufen reichen von **7 bis –3**. Während bei der **siebten Stufe** ausschließlich **Getreide (Cerealien)** verzehrt werden soll, **reduziert** sich die Getreideaufnahme **um 10 % pro Stufe.** Bei der geringsten **Stufe (–3)** werden nur noch **10 % Getreide** verzehrt. Des Weiteren empfahl er die Aufnahme von wenig Flüssigkeit und viel Kochsalz. Um Krankheiten zu heilen, empfahl G. Ohsawa eine reine Getreidekost, infolgedessen lehnte er die Behandlung von Krankheiten durch Ärzte ab.

10 Stufen der Ernährung (nach G. Ohsawa)

Stufe	Getreide	Gemüse	Suppe	tier. Eiweiß	Salate/ Früchte	Desserts
7	100 %	–	–	–	–	–
6	90 %	10 %	–	–	–	–
5	80 %	20 %	–	–	–	–
4	70 %	20 %	10 %	–	–	–
3	60 %	30 %	10 %	–	–	–
2	50 %	30 %	10 %	10 %	–	–
1	40 %	30 %	10 %	20 %	–	–
–1	3 %	30 %	10 %	20 %	10 %	–
–2	20 %	30 %	10 %	25 %	10 %	5 %
–3	10 %	30 %	10 %	30 %	15 %	5 %

Yin und Yang

Die Begriffe Yin und Yang sind bereits schon seit dem 4. Jahrhundert v. Chr. aus dem chinesischen Taoismus bekannt. Die Weltanschauung ist im Buch „I Ging" niedergeschrieben. Beide Begriffe haben sowohl zeitliche als auch räumliche Bedeutung. Sie sind komplementär zueinander. Der Gegensatz ist grundsätzlich relativ, niemals absolut. Yin kann niemals ohne Yang existieren, sie bedingen und ergänzen sich also gegenseitig.

Für was stehen Yin und Yang?
Yin (Erde/Mond) – Yang (Sonne)
Yin (Wasser) – Yang (Feuer)
Yin (Materie) – Yang (Energie)
Yin (Welt) – Yang (Geist) usw.

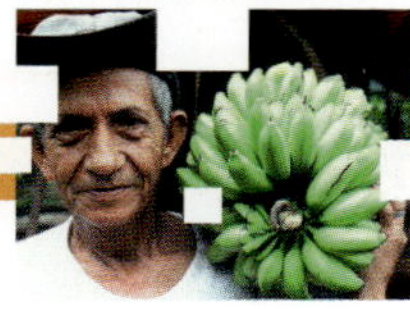

3.2 Makrobiotische Standardernährung (nach M. Kushi)

Nach dem Tod von G. Ohsawa übernahm der japanische Politikwissenschaftler M. Kushi die Führung in der Makrobiotik. Kushi gab die **Ernährung in Stufen** komplett auf und schaffte eine **modifizierte Form der Makrobiotik,** indem er die Nahrungsauswahl an die westlichen Ernährungsgewohnheiten anpasste. In der Regel gibt es **3 Mahlzeiten am Tag.** Gegessen wird nur so lange, bis ein Sättigungsgefühl eingekehrt ist, langes Kauen ist dabei Voraussetzung. Vom Verzehr von extrem Yin- und Yang-betonten Lebensmitteln wird abgesehen.

Empfohlene und nicht empfohlene Lebensmittelgruppen bzw. Lebensmittelauswahl

Prozentanteil	Lebensmittel bzw. -gruppen, die verzehrt werden sollten	Lebensmittel, die nicht verzehrt werden sollten
50–60	pflanzliche Kost, das heißt vollwertiges Getreide (z. B. Weizen, Gerste, Mais, Reis, Hirse, Hafer, Bulgur)	• Milch- und Milchprodukte
20–25	Gemüse aus biologischem Anbau (nur zu einem geringen Anteil ungegart)	• Geflügel, Fleisch, Käse, Eier
10–13	pflanzliches Eiweiß (u. a. Linsen, Tofu, Algen)	• Zucker, Süßstoffe, Honig, Salz
5–10	Suppe, Getränke (Suppe aus natürlich fermentiertem Getreide und Bohnen)	• tropische Früchte, scharfe Gewürze
ca. 5	Algen (Kombu, Wakame, Nori), geringe Mengen an Fisch, Samen	• schwarzer Tee, Kaffee

Merke ***Abweichungen von den Standardangaben sind in Ausnahmefällen möglich!***

3.3 Bewertung der Makrobiotik

Die **ursprünglich makrobiotische Kost (nach Ohsawa)** ist aufgrund der stark eingeschränkten Lebensmittelauswahl und vor allem der geringen Trinkmenge abzulehnen. Diese Kost führt zu starken Mangelerscheinungen, wie z. B. Eiweißmangel, Vitaminmangel (A, D, B_{12}, Niacin, Folsäure), Mineralstoffmangel (z. B. Calcium und Jod). Besonders Säuglinge, Kinder, Schwangere und Stillende sollten sich nicht makrobiotisch ernähren. Studien an Kleinkindern und Säuglingen haben zutage gefördert, dass die unzureichende bzw. einseitige Nährstoffzufuhr zu starken Schäden wie **Rachitis, Osteoporose, Anämie** und **Wachstumsverzögerung** führen kann.

Die makrobiotische Standardernährung (nach Kushi) ist für Erwachsene unter sorgfältiger Auswahl der Lebensmittel durchführbar. Positiv an dieser modifizierten Ernährungsweise sind die hohe Ballaststoffzufuhr, der eingeschränkte Fett- und Zuckerverzehr und der Alkoholverzicht. Gesunde Kinder, die sich im Wachstumsstadium befinden, sollten sich ausschließlich vollwertig ernähren.

@ ***Versuchen Sie, im Internet zu recherchieren, welche Yin- und Yang-betonten Nahrungsmittel es gibt. Finden Sie außerdem heraus, was sich hinter folgenden Begriffen verbirgt: Kombu, Wakame, Gomasio, Tofu, Tempeh, Miso, Shoyu.***

? ***Erläutern Sie stichwortartig die Unterschiede zwischen der modernen Form der Makrobiotik und der makrobiotischen Standardernährung.***

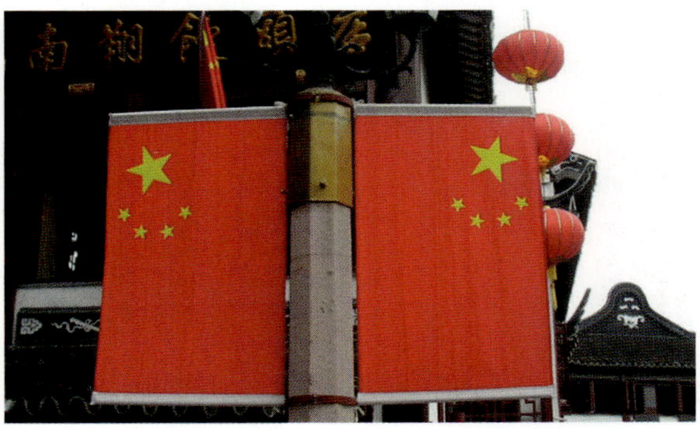

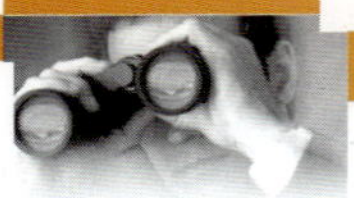

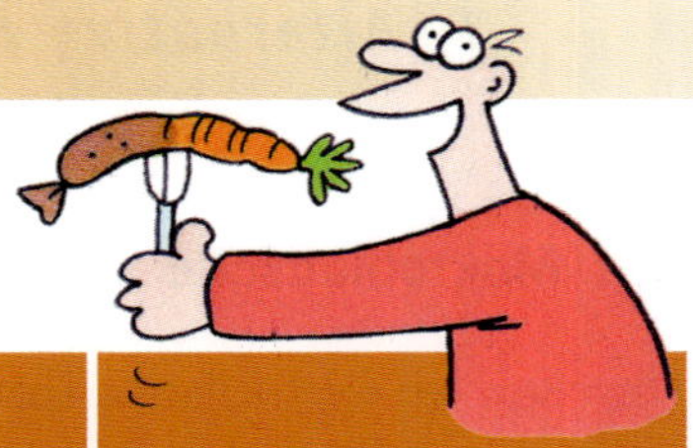

4 Überblick: alternative Kostformen

Kostformen	Grundprinzipien	als Dauerkost		Hinweise
		☺ geeignet	☹ ungeeignet	
Anthroposophische Kost 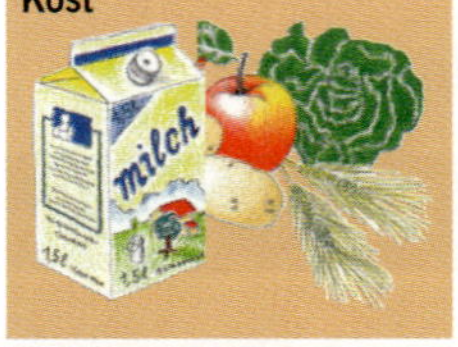	Es wird eine ovo-lakto-vegetabile Kost aus biologisch-dynamischem Landbau verzehrt. Gemieden, aber nicht verboten werden folgende Lebensmittel: Fleisch, Fisch, Zucker, Kartoffeln, Tomaten, Paprika (= Nachtschattengewächse).	☺		Die geringe Zufuhr an Cholesterin und gesättigten Fettsäuren ist sehr positiv zu bewerten. Ein Verzicht auf Kartoffeln, Tomaten etc. ist ernährungsphysiologisch nicht haltbar.
Bircher-Benner-Kost	Ovo-lakto-vegetabile Kost mit einem 50%igen Rohkostanteil, Müsli, Obst und Gemüse	☺		Lebensmittel müssen sorgfältig ausgewählt werden.
Haysche Trennkost	Die Übersäuerung des Organismus ist laut Dr. Hay der Grund von Zivilisationskrankheiten, deshalb sollten nach seiner Theorie die Eiweiße und Kohlenhydrate separat verzehrt werden. Die Kost muss 80 % Basenbildner und 20 % Säurebildner enthalten.		☹	Ist als Dauerkost abzulehnen, da die Theorie der Übersäuerung, der Trennung und der separaten Aufspaltung der Nährstoffe aus ernährungswissenschaftlicher Sicht nicht haltbar ist.
Makrobiotik (nach Kushi) 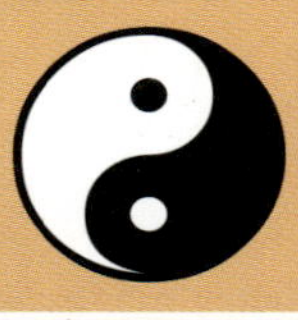	Weltanschaulich begründete Kost nach Yin und Yang, überwiegend vegetabile Kost (Getreide, Gemüse, Hülsenfrüchte, …). Abgelehnt werden z. B. Kaffee, Milch und Milchprodukte, Fleisch.	☺		Nur für Erwachsene geeignet, nicht für Kinder, Säuglinge, Stillende und Schwangere (= mangelnde Nährstoffzufuhr möglich).
Ovo-Lakto-Vegetarismus	Kein Verzehr von toten Tieren. Eier, Milchprodukte, Honig sowie Obst und Gemüse sind erlaubt.	☺		Gilt als ausgewogene Kostform bei sorgfältiger Lebensmittelauswahl.
Schnitzer-Kost 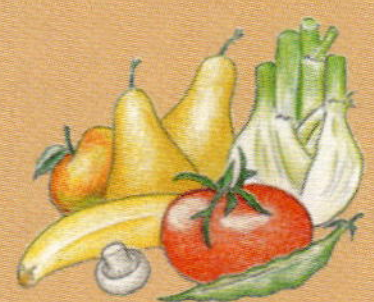	Die Schnitzer-Normalkost ist eine ovo-lakto-vegetabile Kost, die zu empfehlen ist. Die Schnitzer-Intensivkost ist eine vegane Kost.	☺	☹	Die Intensivkost ist sehr nährstoffarm und auf Dauer abzulehnen, die Normalkost ist zu empfehlen.
Veganer (Vegetarismus)	Kein Verzehr von Tieren und tierischen Produkten. Es werden ausschließlich pflanzliche Produkte aufgenommen.		☹	Es tritt sehr häufig eine Unterversorgung an Calcium, Vitamin B_{12}, D, Eisen, Jod und Eiweiß auf.
Vollwerternährung 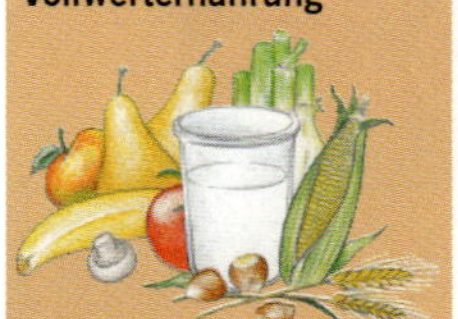	Hauptsächlicher Verzehr einer lakto-vegetabilen Kost, wobei der geringe Verarbeitungsgrad sowie die regionale und saisonale Produktauswahl eine große Rolle spielen.	☺		Gilt als ganzheitliche Kostform, da soziale, gesellschaftliche, ökonomische und ökologische Aspekte eine große Rolle spielen.

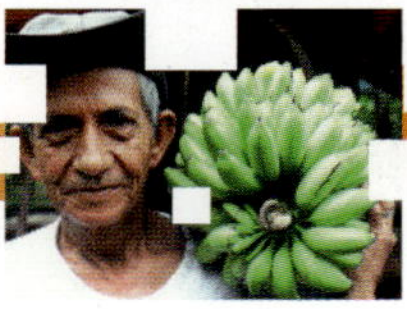

5 Welternährung

Unter dem Begriff **Welternährung** wird der Zusammenhang zwischen stetig wachsender Weltbevölkerung und der gleichmäßigen Verteilung der Nahrungsmittel diskutiert. Das heißt, obwohl derzeit weltweit **genügend** Nahrungsmittel vorhanden wären, also die gesamte Menschheit ernährt werden könnte, hungern weltweit **ca. 850 Mio.** Menschen. Der Welthunger wird jährlich durch den **Welthunger-Index (WHI)** festgelegt. Der **WHI** wird aus den Anteilen an **Unterernährten**, den **untergewichtigen Kindern (unter 5 Jahren)** und der **Kindersterblichkeit** ermittelt. Vergleicht man den WHI von **1990** und **2011** wird klar, dass es Länder gibt, in denen der Hunger zurückgegangen ist. Ebenso gibt es Länder, in denen der WHI, also der Hunger, zugenommen hat (siehe Grafik).

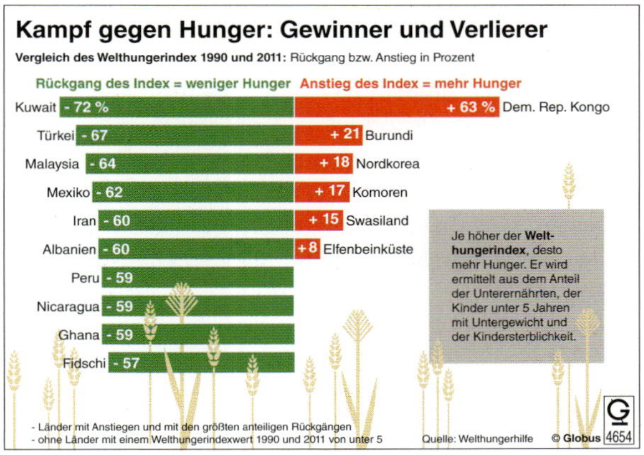

5.1 Weltweite Entwicklung der Bevölkerung

Laut **Vereinten Nationen** lebten und leben

1927 2 Mrd. Menschen,

1960 3 Mrd. Menschen,

1999 6 Mrd. Menschen

2025 ungefähr 8 Mrd. Menschen auf der Erde.

Die Anzahl der Menschen wird sich in naher Zukunft also im Vergleich zu 1927 ungefähr **vervierfachen.**

Zukunftsperspektive

Zukünftig ist **ungefähr** alle **14 Jahre** mit einem Bevölkerungswachstum von **1 Mrd.** Menschen zu rechnen. Dieses Wachstum wird voraussichtlich ausschließlich in den Entwicklungsländern zu verzeichnen sein.

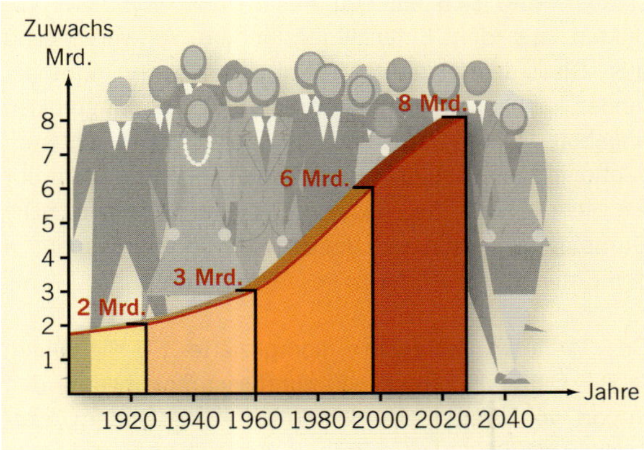

Entwicklung des Bevölkerungswachstums von 1920 bis 2025

> **Merke** ***Zu beachten ist jedoch, dass die Anzahl der weltweit Hungernden rückläufige Tendenzen aufweist, also abnimmt. Trotzdem wird die Zahl der chronisch Hungernden eher steigen, da die Weltbevölkerung stetig zunimmt.***

5.2 Wer ist arm und wo herrscht Armut?

In der weltweiten Entwicklungszusammenarbeit wurde eine messbare Größe für Armut festgelegt, um zu definieren, wer als arm gilt. Wer ist also arm? Das sind Menschen, die weniger als 1 US-Dollar am Tag zur Verfügung haben. Hauptsächlich in Schwarzafrika, Asien und Lateinamerika ist die Ernährungslage gravierend und sehr ernst. Zu den ärmsten Ländern der Welt gehören derzeit Burundi, Eritrea, Kongo, Äthiopien, Sierra Leone, Niger, Angola, Liberia, Sambia und Tadschikistan.

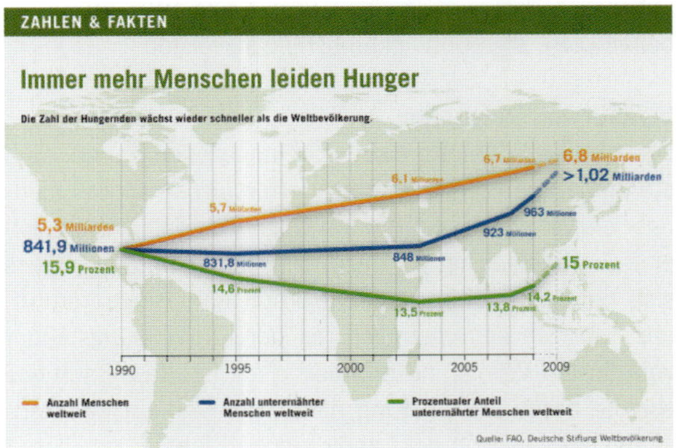

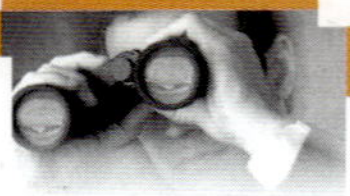

5.3 Ursachen von Armut

Derzeit wird die **Schere** zwischen der **Armut** in den Entwicklungsländern und dem **Überfluss** in den Industrieländern immer **größer.** Es wäre zu kurz gegriffen zu behaupten, dass die Armut und der damit verbundene Hunger allein durch den Mangel an Nahrung entsteht. Die Armut in der Welt hat verschiedene Ursachen. Die Ursachen sind **politischer, gesellschaftlicher, ökologischer** und **ökonomischer** Natur. Sie werden stichwortartig beschrieben.

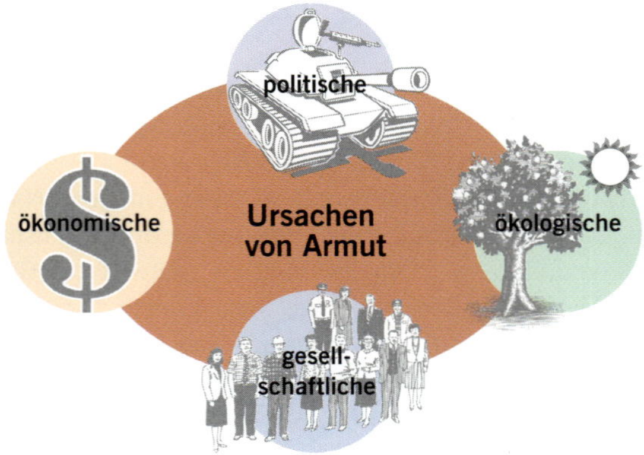

Politische und ökonomische Ursachen

Agrarsubventionen, Einfuhrbeschränkungen

Die Subventionierung der Landwirtschaft in den Industriestaaten wirkt sich auf den Absatzmarkt von Agrarprodukten aus den Entwicklungsländern schwerwiegend aus. Die subventionierten Agrarprodukte der Industrieländer können auf dem Weltmarkt zu Dumpingpreisen angeboten werden. Das bedeutet, dass für die nicht subventionierten Produkte aus den Entwicklungsländern nur ein sehr begrenzter Absatzmarkt vorhanden ist. Die Dumpingpreise ruinieren die Existenz der Kleinbauern in den Entwicklungsländern.

Des Weiteren verhindern komplizierte EU-Richtlinien (z. B. Qualitätsnormen, Einfuhrbeschränkungen) den Import von Waren aus den Entwicklungsländern. Entwicklungsländer sind aufgrund der hohen Einfuhrzölle der Industriestaaten nicht in der Lage, veredelte Produkte zu exportieren (Beispiel: Für Schokolade müssen hohe Zölle bezahlt werden, deshalb wird die Rohware Kakao eingeführt.).

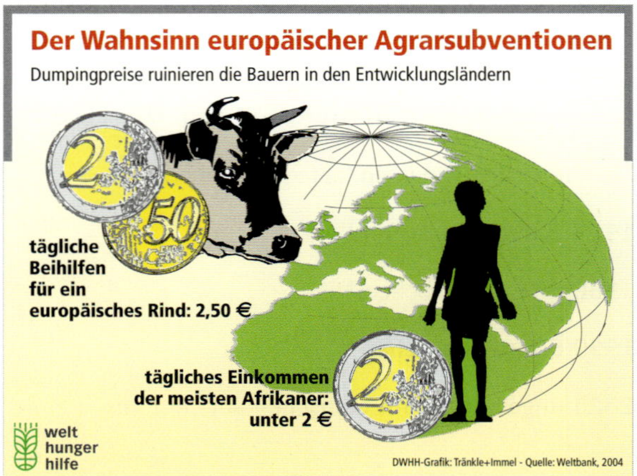

Dumping, Export, Import

Dumping: *Export eines Produkts unter dem Inlandspreis, um den ausländischen Markt zu dominieren*
Export: *Ausfuhr von Ware in das Ausland*
Import: *Einfuhr von Ware aus dem Ausland*

Schulden

Hohe Importpreise und niedrige Exporterlöse führen zu negativen Handelsbilanzen in den Entwicklungsländern. Trotz Schuldenerlassen sind die Staatsschulden vieler Entwicklungsländer so hoch, dass nur sehr begrenzte Mittel zur Verfügung stehen, um die eigene Armut zu bekämpfen, also Entwicklungshilfe zu leisten.

Verkauf von Rohstoffen

Obwohl die Rohstoffpreise leicht angezogen haben, sind die Einnahmen aus Rohstoffexporten um ein Drittel niedriger als vor ca. 40 Jahren. Im Gegenzug dazu ergab sich eine Preissteigerung von technologischen Gütern, sodass sich der Terms of Trade nicht erholt hat. Hinzu kommt, dass nur ein sehr geringer Teil der Entwicklungsländer von diesem Wohlstand profitiert. Fakt ist, dass nach wie vor die breite Bevölkerung nicht vom Verkauf der Rohstoffe, sondern von der Landwirtschaft lebt.

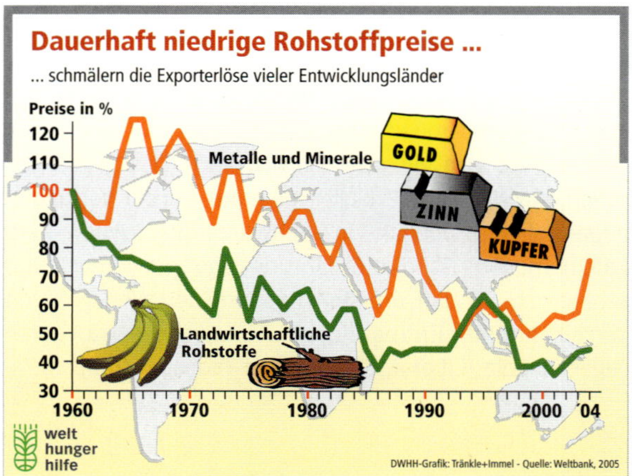

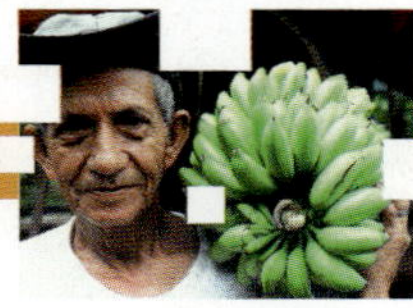

Fortsetzung: politische und ökonomische Ursachen

Kriege
Häufig gibt es Zusammenhänge zwischen Armut und Kriegen. Die Wahrscheinlichkeit, dass in einem armen Land ein Krieg ausbricht, ist häufiger, als es in einem reichen Land der Fall ist. Schlechte Regierungsführung, mangelnde Gleichberechtigung, ungerechte Herrschaftsstrukturen führen gerade in Entwicklungsländern sehr häufig zu Kriegen und zerstören jegliche Lebensgrundlage der Menschen.

Bildung
Obwohl die Bildungsmöglichkeiten in vielen Entwicklungsländern sich verbessert haben, reicht das bisher investierte Geld nicht aus, um jedem Kind eine Schulbildung zu ermöglichen. Besonders in ländlichen Gegenden gibt es wenig Schulen, wenig gut ausgebildete Lehrkräfte und oft schlecht ausgestattete Schulen. Ohne Bildung ist es zukünftig schwer möglich, die Existenz einer Familie zu sichern.

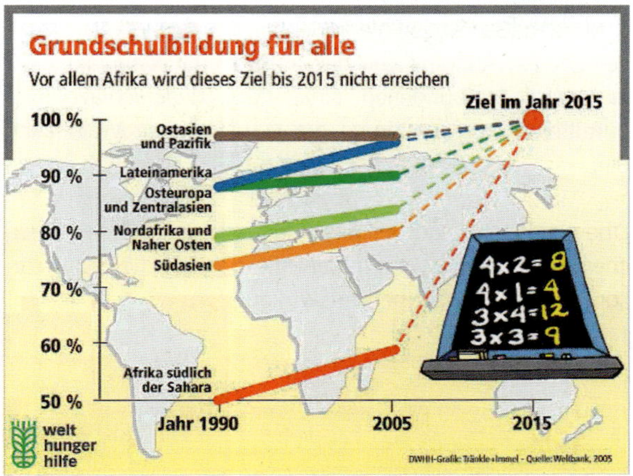

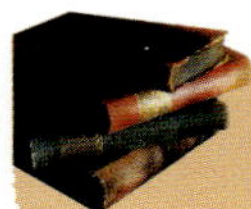

Terms of Trade =
Beziehung zwischen Import- und Exportpreisen

Fassen Sie stichwortartig zusammen, welche Ursachen Armut in der Welt haben kann.

Ökologische Ursachen
Der Klimawandel wird sich insbesondere in den armen Ländern wie Afrika deutlich bemerkbar machen. Die dadurch zunehmenden Naturkatastrophen (Wirbelstürme, Hochwasser, Erosionen) und die damit verbundenen Folgeerscheinungen wie Versalzungen und Austrocknungen machen Agrarflächen nicht mehr nutzbar und tragen somit unmittelbar zur Armut bei. Wie die Grafik verdeutlicht, gehen also weltweit große Agrarflächen verloren.

Schmelzen beispielsweise aufgrund der Erderwärmung die Gletscher, sind Länder (Himalaya-Staaten, Ecuador), die ihr Trinkwasser aus Gletschern beziehen, langfristig von einer Trinkwassernot bedroht. Gleichermaßen ist zu vermerken, dass sich der Wasserverbrauch in den letzten **100 Jahren verzehnfacht** hat. Weltweit leiden derzeit **31 Länder** an Wassermangel, bis **2025** wird die Zahl auf **50** steigen. Weltweit werden derzeit **ca. 15 %** der landwirtschaftlichen Flächen bewässert. Aufgrund von Wassermangel können die Agrarflächen nicht ausreichend ausgedehnt werden, was bei einem Völkerwachstum notwendig wäre.

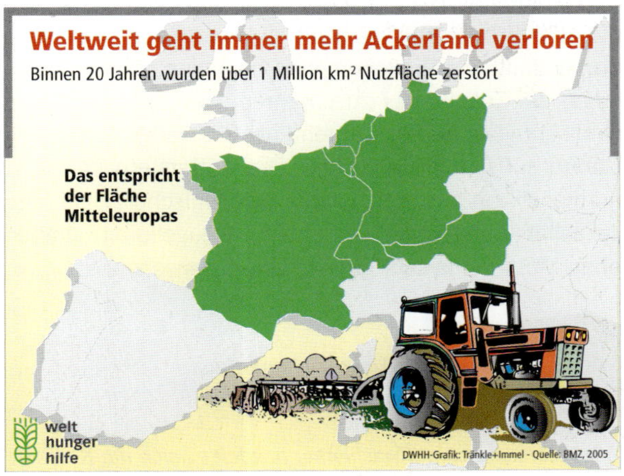
Weltweit geht immer mehr Ackerland verloren
Binnen 20 Jahren wurden über 1 Million km² Nutzfläche zerstört
Das entspricht der Fläche Mitteleuropas
welt hunger hilfe
DWHH-Grafik: Tränkle+Immel - Quelle: BMZ, 2005

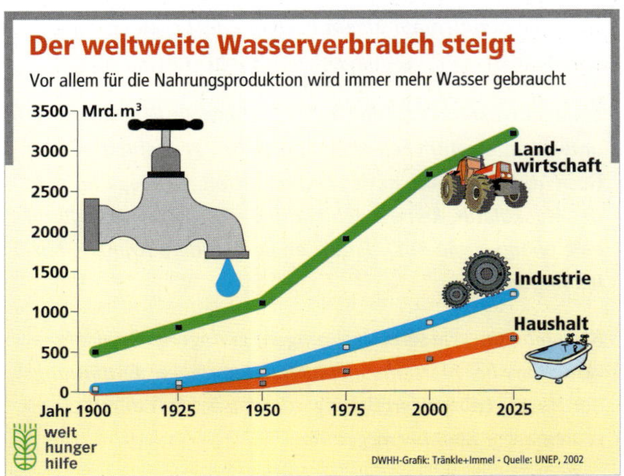

Recherchieren Sie, was sich hinter dem Begriff Welthunger-Index (WHI) verbirgt.
Auf welchen Indikatoren basiert dieser Index?

Gleichermaßen tragen die in den vergangenen Jahren stattgefundenen Abholzungen des tropischen Regenwalds und die damit verbundenen sinkenden Niederschläge nun unmittelbar zur Zerstörung der verbleibenden Waldfläche bei.

Überweidungen und der Bau von Verkehrsflächen verursachen irreparable Agrarschäden, die sich auf die Grundversorgung der Menschheit auswirken.

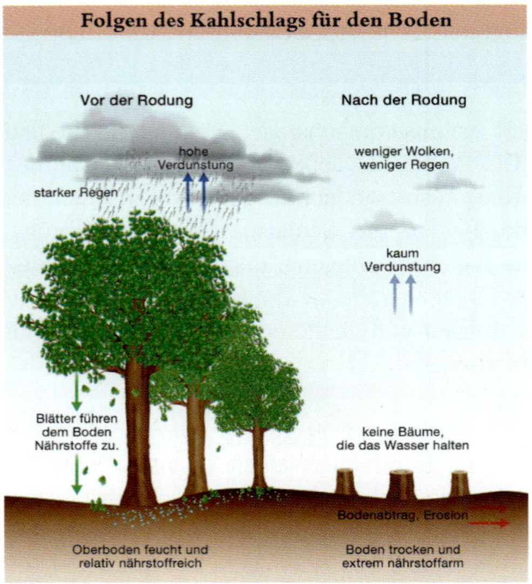

Gesellschaftliche Ursachen

In den Entwicklungsländern sind die Kinder für die Versorgung der Alten verantwortlich. So liegt beispielsweise die Lebenserwartung im Süden von Afrika bei 46 Jahren. Sterben Kinder und junge Erwachsene mangels medizinischer Hilfe an Krankheiten wie **Aids, Tuberkulose, Parasitenbefall** oder **Malaria** und **Kwashiorkor,** entfällt die Alterversorgung. Das heißt, die erwerbstätige Generation entfällt. Die Großeltern sind häufig nicht mehr in der Lage, die Enkelkinder zu ernähren. Besonders in Afrika sind sehr viele Mütter während der Schwangerschaft und Geburt auf sich allein gestellt. Die Müttersterblichkeit ist aufgrund von unzureichender medizinischer Hilfe und sexueller Aufklärung sehr hoch. Neugeborene haben ohne Mutter eine sehr geringe Überlebenschance.

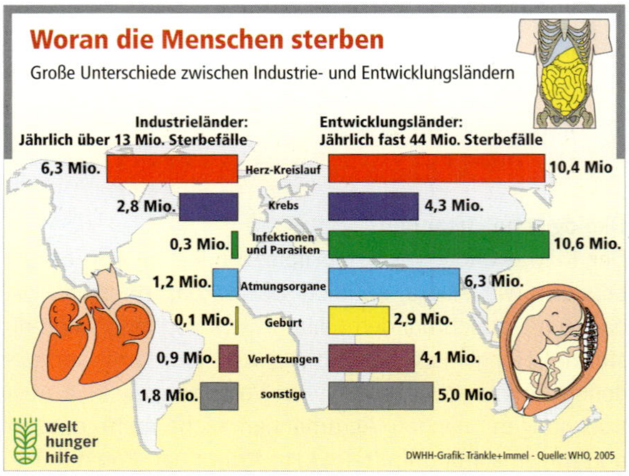

Protein-Energie-Malnutrition (= Marasmus, Kwashiorkor)

Bei Marasmus und Kwashiorkor handelt es sich um Krankheiten, von denen Kinder in Entwicklungsländern betroffen sind. Sie beruhen auf einem Protein-Energie-Mangel, der durch einen Nahrungsmangel verursacht wird.

Marasmus: starkes Gewichtsdefizit (Gewicht liegt 40 % unter dem eigentlichen Normalgewicht), greisenhaftes Gesicht, starker Abbau des Unterhautfettgewebes und der Muskulatur, keine Ödembildung – hauptsächlich durch eine energiearme Kost, Parasiten oder andere Krankheiten hervorgerufen.

Kwashiorkor: Wassereinlagerungen, geringerer Gewichtsverlust als bei Marasmus, Hautveränderungen, Entfärbung der Haare, Lebervergrößerung – hauptsächlich durch eine proteinarme Kost hervorgerufen.

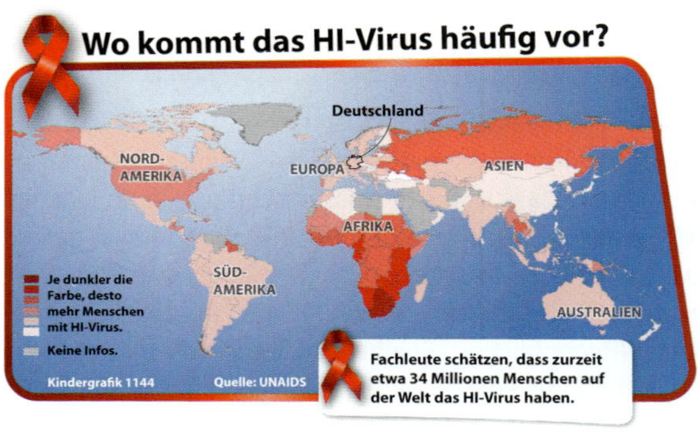

@ Welche Maßnahmen können ergriffen werden, um Kinder vor Marasmus und Kwashiorkor zu schützen? Finden Sie heraus, welche Überlebenschancen Kinder haben, die an Marasmus oder Kwashiorkor erkranken.

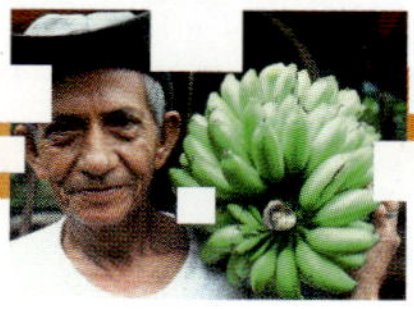

5.4 Handlungsfelder zur Verbesserung der Armut

Sicherlich könnte die Liste der Ursachen von Armut noch ausführlicher dargestellt werden, entscheidender ist jedoch, wie die Armut bekämpft werden kann. Hierbei erschließen sich unterschiedliche Handlungsfelder, die nachfolgend beschrieben werden.

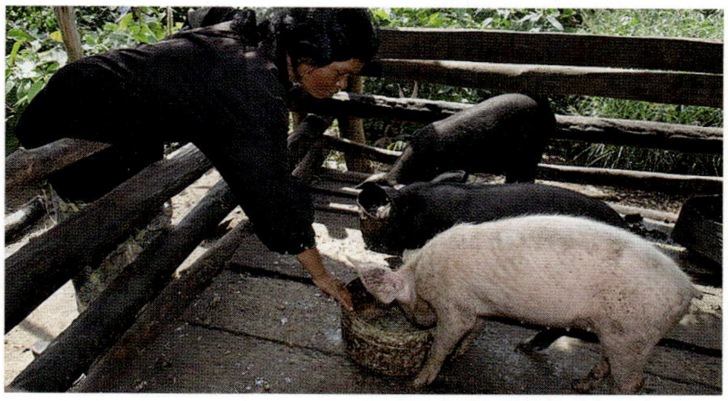

Förderung der einheimischen Ressourcen
Die Regierungen der Entwicklungsländer müssen zu einer soliden Finanzpolitik befähigt werden, sodass sie langfristig in der Lage sind, die Staatseinnahmen im Land zu mobilisieren. Grundlage hierfür ist der Aufbau von demokratisch kontrollierten Haushalten mit effektiven Steuersystemen. Des Weiteren müssen der Kapitalflucht und der Korruption Einhalt geboten werden.

Schuldenerlasse fördern und soziale Grunddienste stärken
Auf internationaler Ebene muss dafür gesorgt werden, dass die Entschuldungsinitiative von Entwicklungsländern vorangetrieben wird. Überwachungsprozesse müssen diese Länder vor einer erneuten Schuldenspirale schützen. Finanzielle Förderprogramme für die Einrichtung von sozialen Grunddiensten (Bildung, Gesundheitsversorgung, sexuelle Aufklärung, Wasserversorgung), aber auch für die Steigerung der ländlichen Agrarproduktionen würden sich positiv auf die Armut auswirken.

Reform der Welthandelsstrukturen
Die Interessen der Entwicklungsländer sollten auf internationaler Handelsebene stärker berücksichtigt werden. Der Abbau bzw. die Beseitigung von Importzöllen für Rohwaren aus den Entwicklungsländern sollte beschleunigt werden. Ebenso sollten die Subventionen für Agrarexporte in die Entwicklungsländer minimiert werden, um die lokalen Märkte der armen Länder vor ausländischem Agrardumping zu schützen.

Sozialverträgliche Landverteilung
Die Regierungen der Entwicklungsländer müssen bei der Agrar- und Bodenreform unterstützt werden. Hierbei wäre eine sozialverträgliche Landverteilung von Vorteil, um insbesondere Kleinbauern und Landarbeitern Grundflächen bereitzustellen, damit sie in der Lage sind, ihre Familien zu ernähren.

Realisierung der Menschenrechte und Gleichberechtigung der Geschlechter
Die Menschenrechte und die Kernarbeitsnormen (z. B. Abschaffung von Zwangsarbeit), aber auch die Gleichberechtigung der Geschlechter (z. B. kein Frauenhandel) müssen verwirklicht werden, um eine dauerhafte Armutsminderung zu gewährleisten.

Verantwortungsvolle Regierungen stärken
Regierungen von Entwicklungsländern, die bestrebt sind, verantwortungsvoll zu handeln, indem sie versuchen, Demokratie, Rechtssicherheit und Rechtsstaatlichkeit aufzubauen, müssen international gestärkt und unterstützt werden.

Förderung von menschlicher Sicherheit
Gewaltsame Konfliktbewältigung schafft neue Armut. Aus diesem Grund müssen Maßnahmen zur Stärkung der zivilen Kontrollen sowie für Krisenpräventionen und friedliche Konfliktbeilegungen gefördert werden.

„Armut ist nicht gottgegeben. Armut kann durch gemeinsame Anstrengungen beseitigt werden. Die Strategie muss alle Sektoren und Ebenen unserer Gesellschaft umfassen, vor allem müssen dabei der Staat, der Markt sowie die Zivilgesellschaft mit eingeschlossen werden.“ (Zitat von: Ela Bhatt, Indien, Trägerin des alternativen Nobelpreises, Gründerin von SEWA)

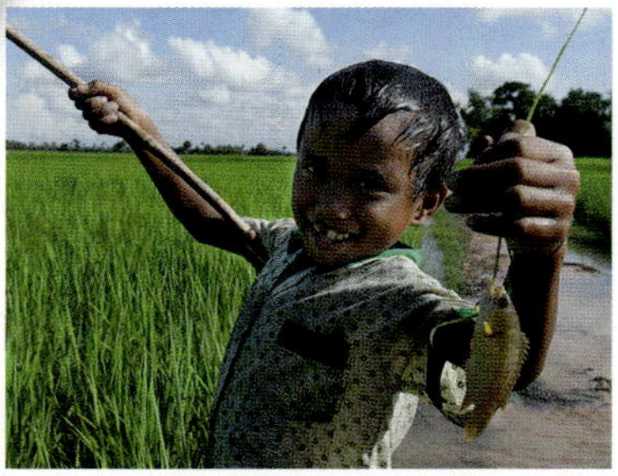

Fairer Handel – TransFair

Der gemeinnützige Verein **TransFair e. V.** handelt nicht mit Produkten aus den Entwicklungsländern, sondern vergibt das Gütesiegel **Fairtrade** an Produzenten aus Entwicklungsländern, die hauptsächlich mit Agrarprodukten wie Kaffee, Kakao, Bananen usw. handeln. Mit dem Produktsiegel fördert **TransFair** besonders benachteiligte kleinbäuerliche Familien. Durch den Kauf von **Fairtrade-Produkten** unterstützt der Verbraucher folgende Grundsätze: Die Produktionsbetriebe sind verpflichtet, soziale und ökologische Mindeststandards einzuhalten, das heißt sozialverträgliche Arbeitsbedingungen zu schaffen und die ökologische Landwirtschaft zu fördern (kein Einsatz von Pestiziden). Tagelöhner und Vertreter der Plantagen verhandeln über die Fairtrade-Handelsprämien. Festgesetzte Mindestpreise der Produkte sichern das Existenzminimum der Arbeiter. Produzenten werden im Qualitätsmanagement geschult. Genossenschaftsorientierte Kleinbauern sind an den Entscheidungen mit beteiligt.

Ein langfristiges Ziel von **TransFair** ist es also, ungerechte Weltwirtschaftsstrukturen abzubauen. Gleichermaßen unterstützt der Verein zahlreiche Sozialprojekte wie den Bau von Brunnen, den Bau von Gemeinschaftsräumen, Schulen und Apotheken.

@ ***Versuchen Sie herauszufinden, wie teuer 1 kg Bohnenkaffee mit Fairtrade-Siegel und 1 kg Bohnenkaffee ohne Siegel ist.***
Machen Sie sich auf der Webseite von TransFair e. V. kundig über deren Grundsätze.

M/A ***Stammtischdiskussion***

Zeitrichtwerte: Die Stammtischdiskussion sollte **ca. 10 bis 15 Min.** dauern.

Arbeitsmaterial: nur Notizblock mit Stift für den Beobachter der Diskussion

Teilnehmer: **ca. 5 Diskussionsteilnehmer** und **1 Diskussionsbeobachter**

Hinweise: Die Teilnehmer sitzen sich gegenüber, wenn möglich an einem runden Tisch.

Arbeitsauftrag: Die Gruppenmitglieder wählen ein Thema aus, über das sie diskutieren möchten (z. B. Kann der Welthunger bekämpft werden? Wirkt sich der Klimawandel auf die Armut der Welt aus?).

Nun übernimmt jeder Teilnehmer eine bestimmte Rolle (z. B. UN-Gesandter, Bürgermeister einer Stadt eines Entwicklungslandes, Mitglied einer Hilfsorganisation). Nun versucht sich jedes Gruppenmitglied entsprechend seiner Rolle an der Diskussion zu beteiligen.

Beobachter: Dieser hält fest, wie die einzelnen Gruppenmitglieder ihre Standpunkte vertreten und wie viel Dominanz, Macht, aber auch Unsicherheit die Diskutierenden besitzen. Der Diskussionsbeobachter führt am Ende der Diskussionsrunde mit der Gruppe eine Feedback-Runde durch.

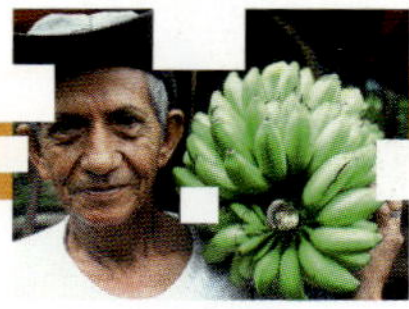

M/A 6 CHECKLISTE KLASSENARBEIT

Gemeinsames Lernen ist besser! Bilden Sie mit einer Person Ihrer Klasse ein Lern-Tandem, in dem Sie gemeinsam für die bevorstehenden Klassenarbeiten lernen. Nähere Details finden Sie im Kapitel 2.8, Seite 81.

1. Erläutern Sie den Begriff **alternative Kostformen.** ☐
2. Pythagoras, der griechische Philosoph und Mathematiker, war Vegetarier. Welche Theorie vertrat er, was den Vegetarismus anging? ☐
3. Nennen Sie Gründe bzw. Motive, weshalb Menschen sich vegetarisch ernähren. ☐
4. Welche 3 Grundformen des Vegetarismus kennen Sie? Erläutern Sie bitte genau, welche Nahrungsmittel bei den einzelnen Grundformen verzehrt bzw. gemieden werden. ☐
5. Bewerten Sie ernährungsphysiologisch die 3 Grundformen des Vegetarismus. ☐
6. Warum gelten Pesce-Vegetarier und Pudding-Vegetarier als Mischformen bzw. degenerierte Formen des Vegetarismus? ☐
7. Welche Prinzipien und Ziele verbergen sich hinter der Schnitzer-Kost, der Waerland-Kost und der Bircher-Benner-Kost? Beurteilen Sie diese speziellen Kostformen. ☐
8. Geben Sie wichtige Punkte der Gießener Konzeption der Vollwerternährung wieder. ☐
9. Die Vollwerternährung verfolgt einen ganzheitlichen Ansatz. Welche Aspekte werden bei der Vollwerternährung berücksichtigt? ☐
10. Laut Frau Müller sollten sich alle Menschen in Deutschland nach den Prinzipien der Vollwerternährung ernähren. Nehmen Sie zu dieser Aussage Stellung. ☐
11. Geben Sie stichwortartig die 11 wichtigsten Grundsätze der Vollwerternährung wieder. ☐
12. Erläutern Sie den Begriff Makrobiotik. Seit wann gibt es diese alternative Kostform? ☐
13. Erläutern Sie ausführlich die moderne Form der Makrobiotik, die der Japaner G. Ohsawa vertrat. ☐
14. Erläutern Sie das Prinzip, das hinter Yin und Yang steht. ☐
15. G. Ohsawas moderne Form der Makrobiotik wurde durch die makrobiotische Standardernährung nach M. Kushi abgelöst. Worin liegen die Unterschiede? ☐
16. Bewerten Sie unter ernährungsphysiologischen Gesichtspunkten die Makrobiotik von G. Ohsawa und M.Kushi. ☐
17. Geben Sie einen kurzen Überblick (Grundprinzipien, als Dauerkost geeignet oder nicht, wichtige Hinweise) über die Haysche Trennkost, die anthroposophische Kost und die Vollwertkost. ☐
18. Welternährung! Weit über 850 Mio. Menschen leben in Armut! Für Armut gibt es in der Entwicklungszusammenarbeit eine messbare Größe. Wann wird ein Mensch als arm bezeichnet? In welchen Teilen der Welt leben die ärmsten Menschen? ☐
19. Nennen und erläutern Sie die Ursachen von Armut. ☐
20. Wie kann auf internationaler, nationaler und individueller Ebene Entwicklungshilfe geleistet werden? ☐
21. Ständiger Nahrungsmangel führt zu Unterernährung. Welche Krankheiten können dabei vor allem bei Kleinkindern auftreten? ☐
22. Um welche Belange kümmert sich der Verein TransFair? ☐
23. Wie sieht das internationale Gütesiegel aus, das auf fair gehandelten Produkten aufgedruckt ist? Zeichnen Sie es auf. ☐

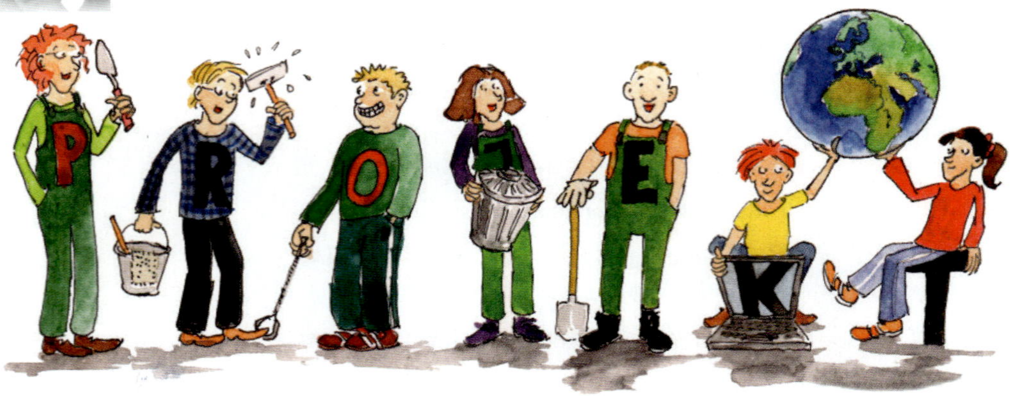

7 Projekt 9: „Global denken – lokal handeln!“ – Projekthilfe gegen den Hunger und die Armut in der Welt

Projektthema:	**„Global denken – lokal handeln!“** Die Augen dürfen vor der weltweiten Armut nicht verschlossen werden! Aus diesem Grund ist globales Denken und vor allem lokales Handeln angesagt, da alle Menschen ein Recht auf Nahrung und Leben haben. Leisten Sie mit Ihrem Projekt einen Beitrag für die Bekämpfung von Hunger und Armut in der Welt.
Projektaufgabe:	Überlegen Sie sich mit Ihrer Projektgruppe, welches Entwicklungsland Sie mit Ihrer Hilfe unterstützen können. Erkundigen Sie sich konkret, welche Projekte Sie unterstützen könnten und wie diese Unterstützung realisiert werden kann.
Gruppengröße:	gesamte Klasse
Zeitrahmen:	wird von der Lehrkraft festgelegt bzw. ist vom Umfang des Projekts abhängig

Hilfestellungen zur Projektumsetzung

Die nun aufgeführten Punkte sollen Ihnen bei der Realisierung des Projekts helfen. Suchen Sie zuerst bitte einen oder zwei Projektleiter, die die Projektfindung und -umsetzung moderieren.

Projektfindung

Welches Land wollen Sie mit Ihrer Projektgruppe unterstützen?

- Recherchieren Sie im Internet, welche Länder dieser Welt besonders von Armut betroffen sind.
- Finden Sie heraus, welche Hilfsorganisationen in diesen Ländern tätig sind und welche Projekte von den Organisationen realisiert werden.
- Vielleicht haben Sie auch Bekannte oder Freunde, die bereits schon in der Entwicklungshilfe tätig sind und sich über Ihr Engagement freuen?
- Legen Sie in der Projektgruppe konkret fest, welches Hilfsprojekt Sie in welchem Land unterstützen möchten.

Wie soll die Unterstützung aussehen?

- Setzen Sie sich mit der Hilfsorganisation in Verbindung und lassen Sie sich genau erklären, wie Sie helfen können. Meistens sind die Hilfsorganisationen entweder auf Geld- oder Sachspenden angewiesen.

Wie kommt die Projektgruppe zu Sachspenden?

- Überlegen Sie, welche Maßnahmen Sie ergreifen können, um an die nötigen Sachspenden zu kommen.

  Beispiele hierfür sind:
  Sponsoren (Firmen) suchen, die entsprechende Sachgegenstände zur Verfügung stellen. Betriebe ausfindig machen, die gebrauchte, aber noch gut erhaltene Sachgegenstände auswechseln und diese verschenken. Geld mobilisieren, um neue Sachgegenstände zu kaufen (siehe nachfolgende Seite).

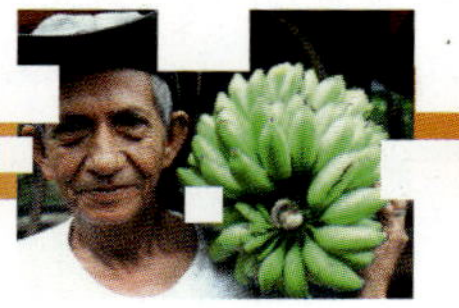

Wie kann eine Projektgruppe zu Geld kommen, um ein Entwicklungsprojekt zu unterstützen?
Nachfolgend erhalten Sie Projektideen, die beliebig ausgebaut werden können.

„Eine feuchte Sache ...“

Der Autowaschdienst auf dem Schulparkplatz.

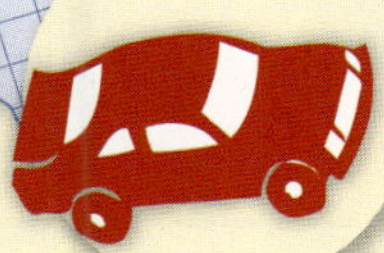

„Tüten packen ...“

Die Waren der Kunden werden an den Kassen des Supermarkts von Schülern eingepackt.

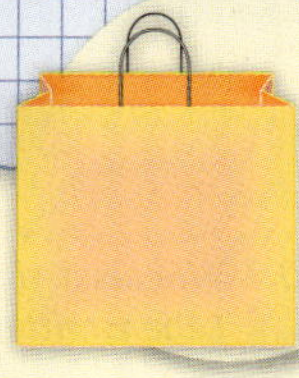

„Laufen macht Spaß ...“

Der Charitylauf mit Wasser. Der Erlös geht an das Projekt „Brunnen bauen für den Sudan“.

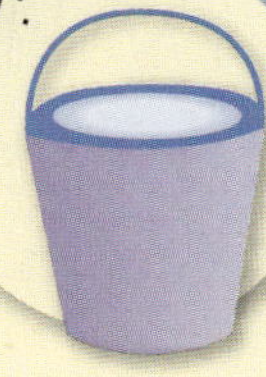

„Saubere Umwelt ...“

Schüler helfen bei der Müllentsorgung in der Stadt und auf dem Land.

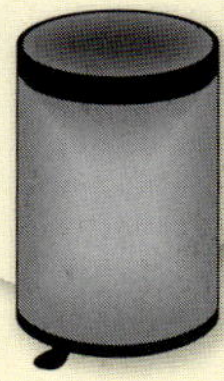

„Kaufen Sie etwas ...“

Verkauf von Selbstgemachtem auf dem Wochenmarkt zu Ostern.

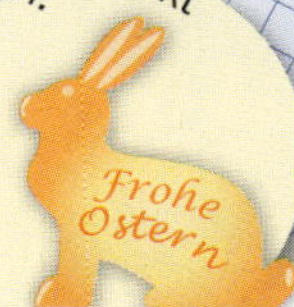

Legen Sie nun konkret fest, was Sie machen wollen. Steigen Sie jetzt in die Einzelplanung ein. Halten Sie anhand einer Checkliste fest, welche Aufgaben und damit verbundenen Schritte nötig sind, um das Projekt zu realisieren.

Beispiel für eine Checkliste

- ❑ An welchem Tag und zu welcher Zeit findet/finden die Aktion bzw. die Aktionen statt?
- ❑ Welche Personen müssen informiert werden?
- ❑ Muss für das Projekt geworben werden? Wenn ja, wie sieht die Werbung aus?
- ❑ Welche Tätigkeiten müssen erledigt werden (Grobplanung, Feinplanung mit Einsatzplänen)?
- ❑ Welche finanziellen Fragen müssen geklärt werden (z. B. Kasse mit Wechselgeld installieren).
- ❑ Müssen Materialien vorgefertigt oder für die Aktion bereitgestellt werden?
- ❑ usw.

Merke ***Bitte beachten Sie, dass diese Liste lediglich als Anregung dienen soll, sie ist auf keinen Fall vollständig!***

Tipp ***Tipps zum Schluss***
- ***Überlegen Sie, in welchem Rahmen Sie die Sach- oder Geldspenden übergeben möchten.***
- ***Verfolgen Sie außerdem, wie sich das Projekt entwickelt.***

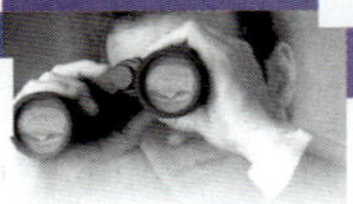

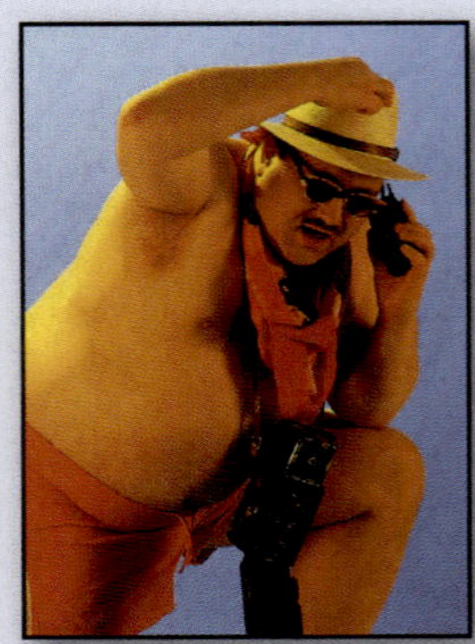

12 Projekt

„Active teens!“
Der etwas andere Gesundheitstag in der Schule

11 Checkliste Klassenarbeit

10 Lebensmittelallergien

10.1 Wie lässt sich eine Lebensmittelallergie feststellen?

10.2 Wie entsteht eine Allergie?

10.3 Kreuzallergien

10.4 Praktische Tipps bei Lebensmittelallergien

10.5 Lebensmittel, die von Allergikern häufig vertragen werden

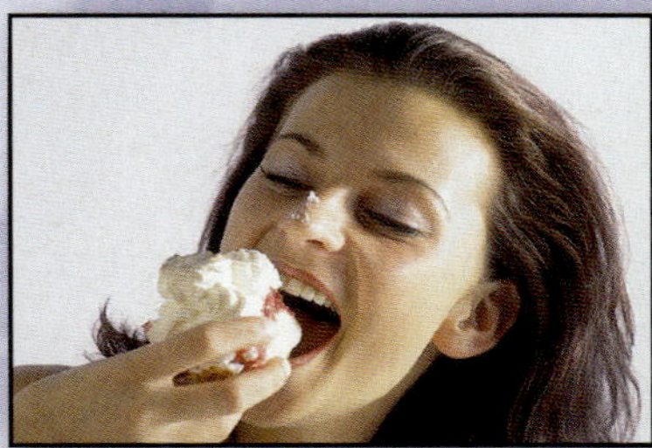

9 Krebs und Ernährung

9.1 Wie entsteht ein Tumor?

9.2 Krebsvorsorge

9.3 Welche Schadstoffe in Lebensmitteln können das Krebsrisiko erhöhen?

9.4 Ernährungsfaktoren, die das Krebsrisiko beeinflussen

8 Lebensmittelintoleranz (Zöliakie, Phenylketonurie, Milchzuckerunverträglichkeit)

8.1 Zöliakie

8.2 Phenylketonurie (PKU)

8.3 Milchzuckerunverträglichkeit (= Laktoseintoleranz)

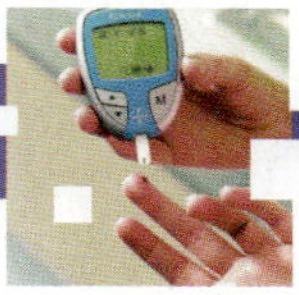

G. Fehlernährung und Diätetik

- 1 Entstehung von Krankheiten
- 2 Unterernährung
  - 2.1 Untergewicht
  - 2.2 Essstörungen
- 3 Überernährung
- 4 Leichte Vollkost
- 5 Zuckerkrankheit
  - 5.1 Blutzuckerregulation im Körper
  - 5.2 Diabetes mellitus
  - 5.3 Leitlinien für eine Ernährungstherapie bei Diabetikern
  - 5.4 Besonderheiten bei Diabetes Typ 1
  - 5.5 Komplikationen und Spätschäden bei Diabetes mellitus

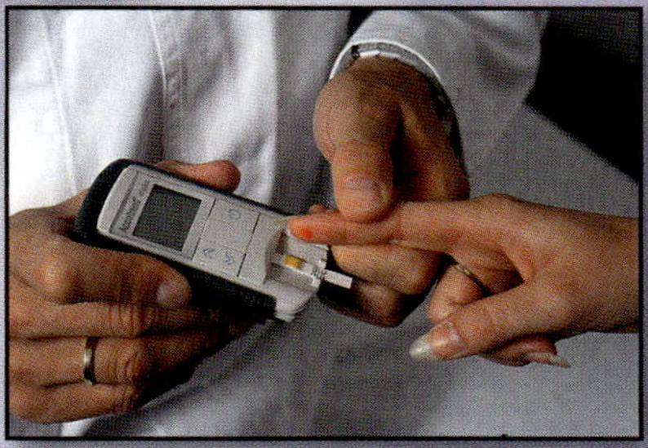

- 6 Fettstoffwechselstörungen
  - 6.1 Überblick: Hyperlipoproteinämie
  - 6.2 Erhöhter Cholesteringehalt im Blut
  - 6.3 Erhöhter Triglyceridgehalt im Blut
- 7 Gicht
  - 7.1 Formen von Gicht
  - 7.2 Vier Stadien der Gicht
  - 7.3 Leitlinien für eine Ernährungstherapie bei Gicht
  - 7.4 Harnsäuregehalt von Lebensmitteln

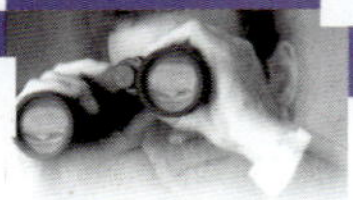

G. Fehlernährung und Diätetik

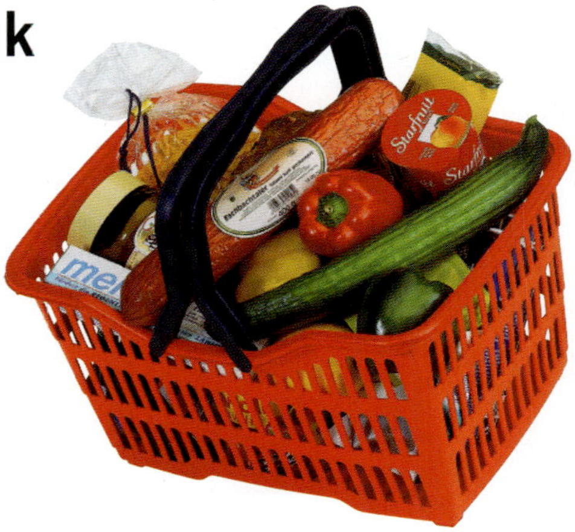

Immer mehr Menschen ernähren sich falsch, was sehr häufig zur Entstehung von Krankheiten führt. Um welche Krankheiten es sich handelt und welche diätetischen Maßnahmen erforderlich sind, wird in diesem Kapitel beschrieben.

1 Entstehung von Krankheiten

Früher wurden Krankheiten oft als Mysterium betrachtet. Heute hat sich das Wissen über die Entstehung von Krankheiten massiv erweitert. Vereinfacht ausgedrückt können Krankheiten von **äußeren** und **inneren** Faktoren verursacht werden. Es ist jedoch auch möglich, dass mehrere Faktoren ursächlich an der Entstehung einer Krankheit beteiligt sind. Die **inneren Faktoren** kann der Mensch **nicht beeinflussen,** die **äußeren Faktoren** sind **teilweise beeinflussbar.** Wo es dem Menschen möglich ist, sollte er vorbeugend tätig sein, um den Ausbruch von Krankheiten zu verhindern.

Äußere Faktoren

Krankheitserreger: Mikroorganismen (z. B. Viren, Bakterien), die in den Organismus eindringen, können je nach Immunabwehr unterschiedlich schwere Infektionskrankheiten auslösen.

Psychische Einflüsse: Naturkatastrophen, Kriege, aber auch Dauerstress und Reizüberflutungen können Menschen psychisch so beeinflussen, dass sie krank werden.

Umwelteinflüsse: Werden das Körpergewebe oder die Organe durch physikalische oder chemische Einflüsse geschädigt, entstehen Krankheiten bzw. Verletzungen (z. B. dauerhaft hoher Bleigehalt im Wasser —> Immunabwehr geschädigt).

Soziale Faktoren: Mangelnde Hygiene, Armut und Hunger verursachen in den Entwicklungsländern häufig Krankheiten. In den Industriestaaten können Arbeitslosigkeit, Vereinsamung, übertriebene Normen und Ideale zu einer Über- oder Fehlernährung und somit zum Ausbruch von Krankheiten führen.

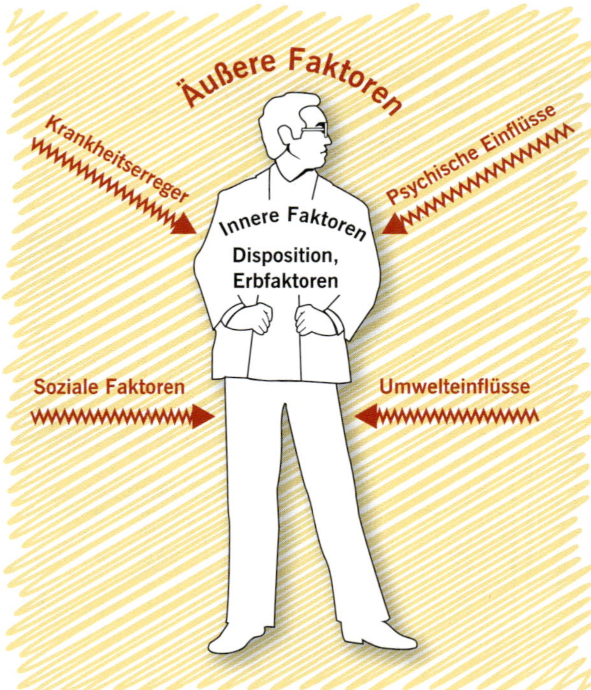

Entstehung von Krankheiten

Innere Faktoren

Erbfaktoren: Durch einen Defekt am Erbgut oder durch genetisch bedingte Veranlagungen können Krankheiten entstehen (z. B. Down-Syndrom, Gicht, Diabetes Typ 1).

Disposition: Die Bereitschaft, also eine Disposition, für eine bestimmte Krankheit kann vererbt werden. Es kann im Laufe des Lebens dann durch beispielsweise äußere Faktoren zum Ausbruch der Krankheit kommen.

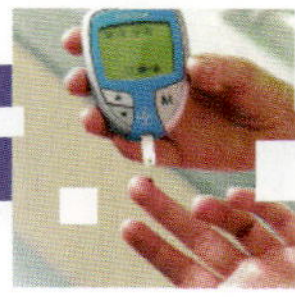

2 Unterernährung

Bei einer Unterernährung liegt ein starker Nährstoff- und Energiemangel vor, das heißt, es treten Mangelerscheinungen im Körper auf. Eine **Unterernährung** kann beispielsweise durch einen **Nahrungsmangel,** eine **Nahrungsverweigerung** oder durch **Krankheiten** oder **Medikamente** verursacht werden. Untergewicht und im schlimmsten Fall der Tod können die Folgen einer anhaltenden Unterernährung sein.

2.1 Untergewicht

In Deutschland leiden sehr wenig Menschen an Untergewicht, während in den **Entwicklungsländern** über die **Hälfte** der Erwachsenen untergewichtig ist. Trotz der niedrigen Zahlenwerte der Deutschen muss das Thema **Untergewicht** ernst genommen werden.

Body-Mass-Index (= BMI) von Untergewichtigen

Laut **WHO** (= World Health Organization) liegt der **Body-Mass-Index (BMI) von Untergewichtigen** in den Industrieländern bei:

- Untergewichtige Person: **BMI unter 18,00**
- Leicht untergewichtige Person: **BMI von 17,00 bis 18,49**
- Mäßig untergewichtige Person: **BMI von 16,00 bis 16,99**
- Extrem untergewichtige Person: **BMI < 16,00**

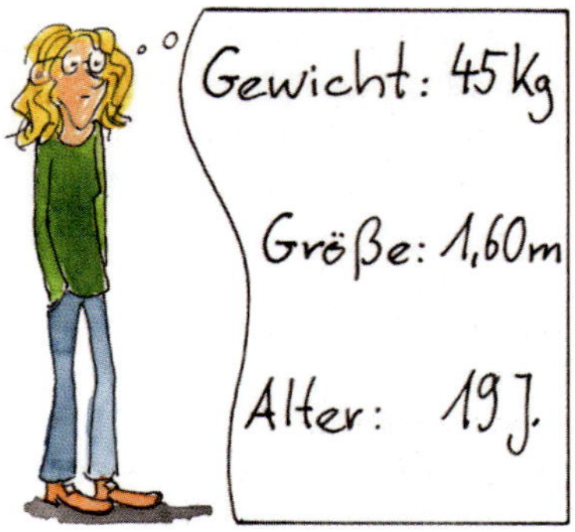

Ursachen von Untergewicht

Untergewichtige Personen sind nicht gleich krank, trotzdem kann Untergewicht verschiedene Ursachen haben und im schlimmsten Fall zu Erkrankungen führen. Mögliche Ursachen für Untergewicht sind:

- **Vererbung** (aktiver Stoffwechsel, der genetisch bedingt ist)
- **Krankheit,** die vorhanden ist und nicht erkannt wurde
- **Essstörungen** (psychische Ursachen)

Eine Frage an die Ernährungsexperten ...

Ich heiße Susi, bin 19 Jahre alt und 1,60 m groß. Derzeit wiege ich 45 kg und hätte gerne gewusst, ob ich untergewichtig bin?

2.2 Essstörungen

Faktoren wie geltende Schönheitsideale, fortwährende Diäten, mangelndes Selbstbewusstsein, familiäre Probleme, Schulprobleme, Selbstfindungskrisen usw. können vorzugsweise bei weiblichen Jugendlichen ein gestörtes Verhältnis zum Essen auslösen. Derzeit werden **3** verschiedene Arten von Essstörungen unterschieden:

- **Anorexia nervosa (Magersucht)**
- **Bulimia nervosa (Ess-Brech-Sucht)**
- **Binge-Eating-Disorder (siehe Übergewicht)**

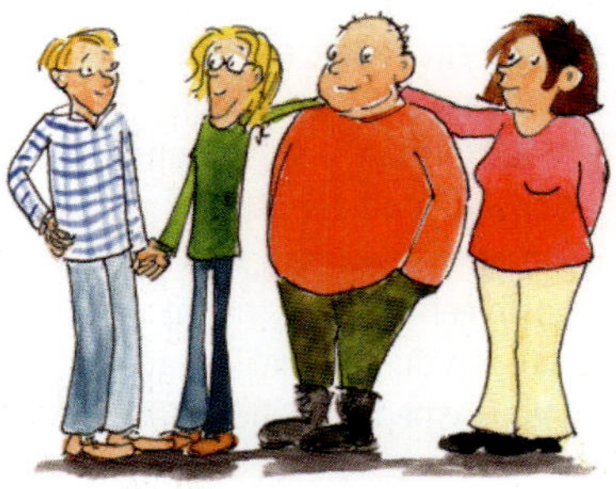

Bei der Magersucht kommt es zu sichtbarem Untergewicht, während bei Bulimia nervosa die Betroffenen abnehmen oder aber das Gewicht halten. Bei einer Binge-Eating-Disorder ist das Gegenteil der Fall. Die Betroffenen leiden meist an Übergewicht. Diese Störungen werden im nachfolgenden Kapitel erläutert.

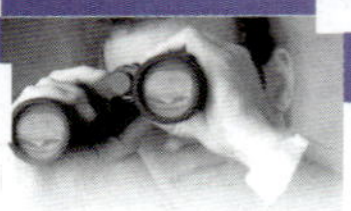

Anorexia nervosa – Magersucht

Bei der Krankheit **Anorexia nervosa** handelt es sich um eine **psychisch bedingte Essstörung.** Sie beginnt meistens in der Pubertät, während sich die Körperproportionen verändern. Ungefähr **95 %** aller Betroffenen sind Mädchen.

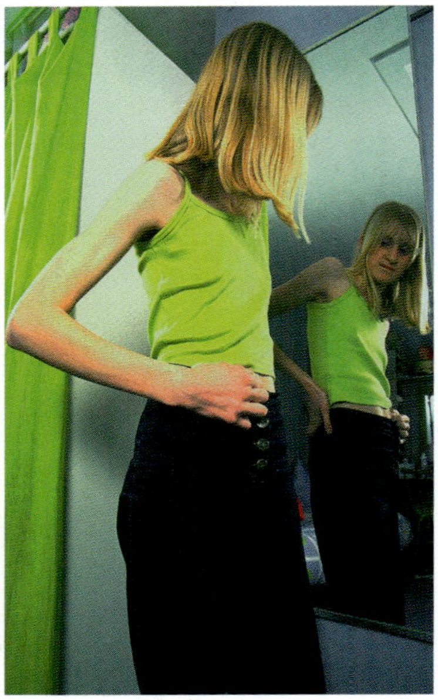

Beispiel

Petra ist eine strebsame, aktive Schülerin, die zeitweise sehr schwach, blass und kränklich aussieht. Zu Hause hilft sie ihrer Mutter begeistert bei der Küchenarbeit. Geschickt schafft sie es immer wieder zu verbergen, dass sie trotz starken Hungers schon seit Monaten nur ein Obststück und eine dünne Scheibe Brot am Tag isst. Ihren abgemagerten Körper versucht sie, mit vielen Kleidungsstücken zu verdecken, sodass es keinem auffällt, wie dünn sie tatsächlich geworden ist. Die Waage von Petra zeigt derzeit 42 kg an, wobei sie 1,80 m groß ist. Morgens weiß sie oft nicht mehr, wo sie die Kraft hernehmen soll, um in die Schule zu gehen …

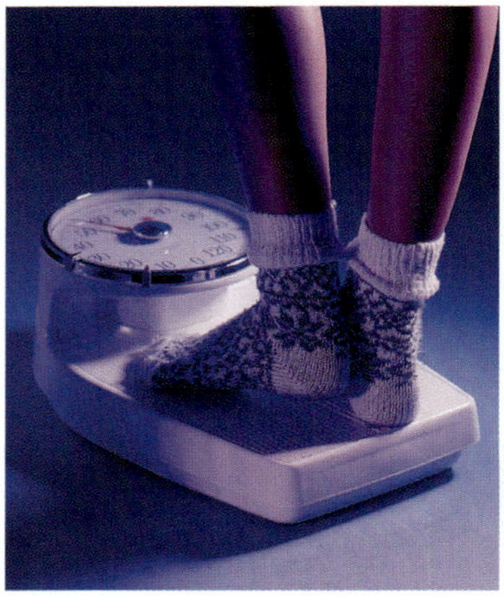

Diagnostische Kriterien, z. B.:
- Das Körpergewicht liegt **ca. 15 %** bis **25 %** unter dem alters- und größentypischen Normalgewicht. Der **BMI** beträgt **ca. 17,5** mit **sinkender Tendenz.**
- Andauernde Gewichtskontrollen, da große Furcht vor einer Gewichtszunahme herrscht
- Die Betroffenen sind gedanklich nur noch mit den Themen Essen, Gewichtskontrolle und Aussehen beschäftigt. Sie empfinden sich oder einen Teil ihres Körpers unbegründet als zu dick.
- Hyperaktivität, Perfektionismus, übertriebene sportliche Aktivität sind an der Tagesordnung.
- Mindestens 3 aufeinanderfolgende Menstruationszyklen bleiben aus.

Auswirkungen auf den Körper:
- Ein Östrogenmangel kann zu einer verringerten Knochendichte und zu einer späteren Osteoporose führen.
- Durch einen Eiweißmangel kann es zu Blutarmut und Ödembildung kommen.
- Ein erhöhter Cortisolspiegel kann zu Haarausfall und Hautveränderungen führen.
- Kaliummangel kann zu lebensbedrohlichen Herzrhythmusstörungen führen.

Möglichkeiten der Therapie:
- Die Betroffenen müssen sich zunächst einmal zugestehen, dass sie krank sind und Hilfe benötigen.
- Medizinische und verhaltenstherapeutische Hilfen richten sich nach dem Schweregrad der Magersucht. Es muss sehr langsam ein normales Essverhalten erlernt werden. Das heißt, die Nahrungsmengen müssen sehr vorsichtig gesteigert werden, damit das Gewicht stabilisiert werden kann. Gleichzeitig müssen durch eine Therapie die psychischen Ursachen behandelt werden.
- Intensivmedizinische Maßnahmen sind erforderlich, wenn die magersüchtige Person unter einem **BMI von 17** liegt.

@ ***Finden Sie heraus, wie häufig Essstörungen bei Männern auftreten und wie sich diese äußern.***
Welche Organisationen oder Einrichtungen gibt es in Ihrem Umfeld, die essgestörten Menschen Hilfe anbieten?

? ***Ihre Freundin ist magersüchtig, wie verhalten Sie sich?***

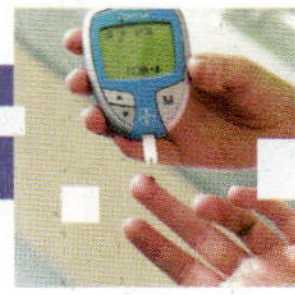

Bulimia nervosa – Ess-Brech-Sucht

Die **Bulimia nervosa** ist von einem Wechselspiel zwischen Fressanfällen und gewichtsreduzierenden Maßnahmen gekennzeichnet. Es ist durchaus möglich, dass die Betroffenen innerhalb von **2 Std.** unglaublich große Nahrungsmengen zu sich nehmen. Es handelt sich meistens um Nahrungsmittel, die einen hohen Kaloriengehalt aufweisen (Chips, Eiscreme, Süßigkeiten). Nach den Essanfällen helfen Diäten, Brechanfälle, Abführmittel und enorme sportliche Aktivitäten, eine Zunahme des Körpergewichts zu verhindern.

Recherchieren Sie bitte im Internet, welche Nahrungsmittel von Personen, die an Bulimia nervosa erkrankt sind, bevorzugt verzehrt werden.

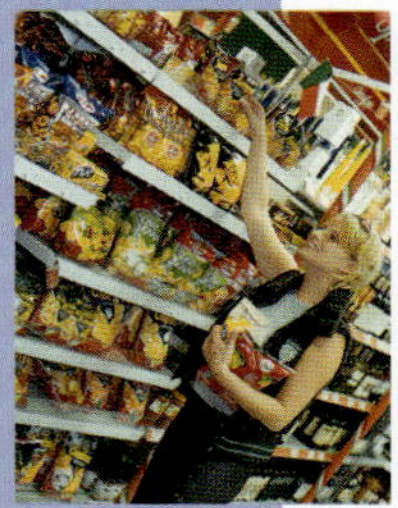

Beispiel

Kathrin ist eine erfolgreiche Chefsekretärin. Sehr oft kreisen ihre Gedanken um das **Thema Essen** und um ihre Figur. Jeden dritten Tag fährt sie zum Supermarkt und kauft möglichst große Mengen an billigen Lebensmitteln ein. Zu Hause möchte sie beim Essen nicht gestört werden. Sie isst so große Mengen, dass sie total die Kontrolle über das Essen verliert. Der Gedanke an eine Gewichtszunahme löst bei ihr Panik aus, deshalb steckt sie sich nach den Essattacken den Finger in den Mund und erbricht, manchmal nimmt sie auch Abführmittel. Kathrin hat Angst, dass ihre Kolleginnen die Ess-Brech-Anfälle mitbekommen. Sie versucht, sich deshalb in der Öffentlichkeit sehr diszipliniert zu verhalten. Da die Einkäufe immer sehr viel Geld kosten, hat sie vor dem finanziellen Ruin Angst ...

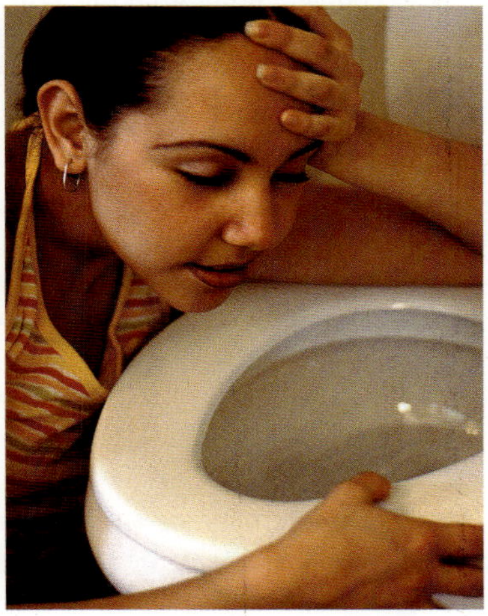

Diagnostische Kriterien, z. B.:
- Essanfälle mit Kontrollverlusten
- Um eine Gewichtszunahme zu vermeiden, kommt es zu einem Kompensationsverhalten, das heißt, Abführmittel, harntreibende Medikamente, aber auch Erbrechen, übertriebene sportliche Maßnahmen und Diäten sollen die Gewichtszunahme verhindern.
- Die Betroffenen bewerten sich meist über ihren Körper und ihre Figur.
- Die Essanfälle und das Erbrechen o. Ä. treten wechselseitig mindestens **2 Mal pro Woche** über einen Zeitraum von **mindestens 3 Monaten** auf.

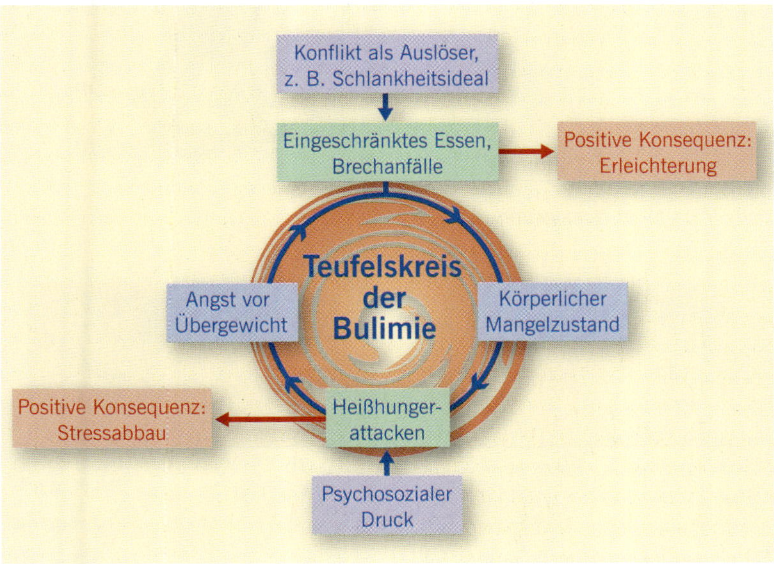

Es gibt in der Regel verschiedene Ursachen, die zu einer bulimischen Essstörung führen. Positive Konsequenzen verstärken das Fehlverhalten (Erbrechen, Essattacken), sodass ein Teufelskreis entsteht, aus dem man nur sehr schwer austreten kann.

1. Erklären Sie anhand der Abbildung den Teufelskreis der Bulimie.
2. Eine Ess-Brech-Sucht kann zum finanziellen Ruin führen! Nehmen Sie zu dieser Aussage Stellung!
3. Warum verstärken positive Konsequenzen das Fehlverhalten der Betroffenen?

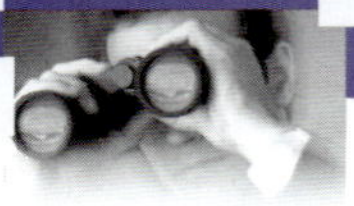

Auswirkungen auf den Körper und die Seele sind:
Bei den Betroffenen können unterschiedliche Folgeschäden auftreten, diese sind je nach Kompensationsmechanismus unterschiedlich. Die Speiseröhre, der Mundraum und die Zähne werden besonders durch die beim Erbrechen aufsteigende Magensalzsäure angegriffen. Des Weiteren können Herzrhythmusstörungen, Kreislaufprobleme und Nierenschäden, aber auch seelische Folgen wie Depressionen, Selbsthass, Schwarz-Weiß-Denken auftreten. Die an Bulimie nervosa erkrankten Personen müssen behandelt werden.

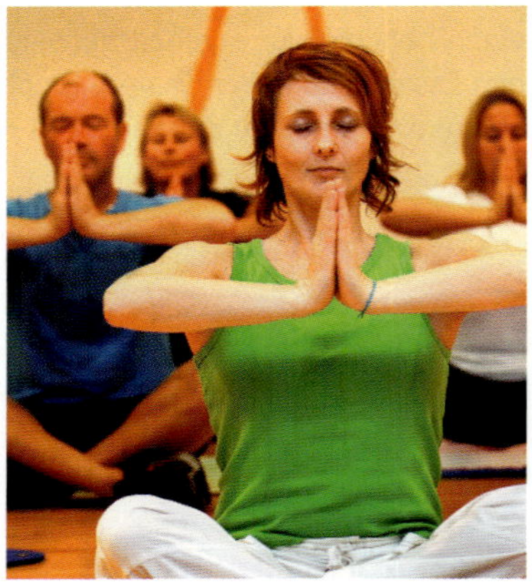

Möglichkeiten der Therapie:
- Entspannungstechniken zum Stressabbau
- Regelmäßige Mahlzeiten mindern die Essanfälle und die Gier.
- Therapeutische Maßnahmen und eine medizinische Betreuung mit evtl. Anschluss an eine Selbsthilfegruppe

Merke ***Personen, die an Anorexia nervosa leiden, können bulimische Verhaltensweisen entwickeln.***

3 Überernährung

Von einer Überernährung spricht man, wenn sich Personen über den Energiebedarf hinaus ernähren. Meist nehmen sie sehr **fett-** und **zuckerreiche Nahrungsmittel** auf. Erfolgt die **Überernährung** über einen längeren Zeitraum, führt dies zu **Übergewicht.** Hinzu kommt meist ein Bewegungsmangel.

Übergewicht und Adipositas bei Erwachsenen

Immer mehr Deutsche sind übergewichtig, wobei die Tendenz steigt. Doch ab welchem Körpergewicht gilt ein Erwachsener als übergewichtig? Dem **Body-Mass-Index (BMI),** kurz **BMI,** wird neben all den Berechnungsmöglichkeiten die größte Bedeutung zugemessen, da der BMI am besten mit der errechneten Fettgewebsmasse des Körpers korreliert. Ein Erwachsener gilt als übergewichtig, wenn der **BMI** zwischen **25 und 29,9** liegt. Eine **Adipositas,** also eine **behandlungsbedürftige Fettleibigkeit,** liegt dann vor, wenn sich die Körpermasse aufgrund der Vermehrung des Fettanteils erhöht. Der **BMI** liegt dann **zwischen 30** und **39,9.** Bei einer **extremen Adipositas (Fettsucht)** beginnt der **BMI bei einem Wert ≥ 40.** Die von der **WHO** festgelegten Grenzwerte für **Übergewicht** und **Adipositas** gelten ausschließlich für **Erwachsene.**

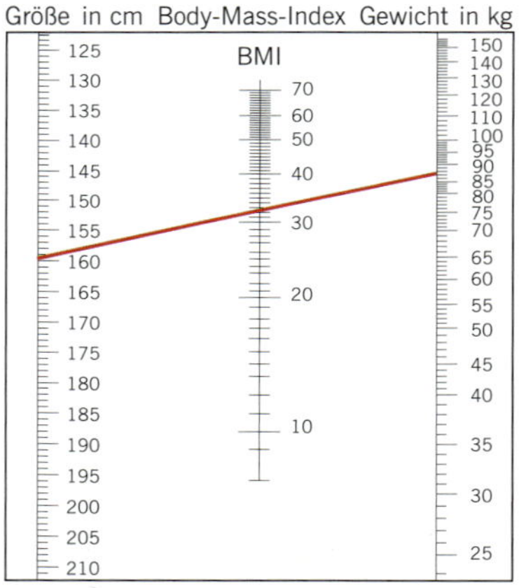

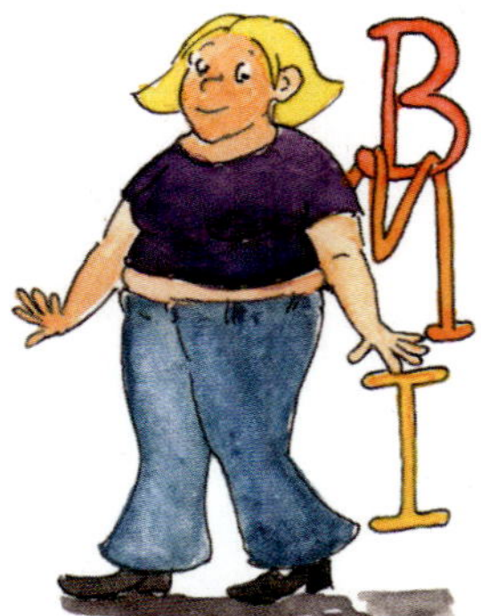

Body-Mass-Index-Nomogramm

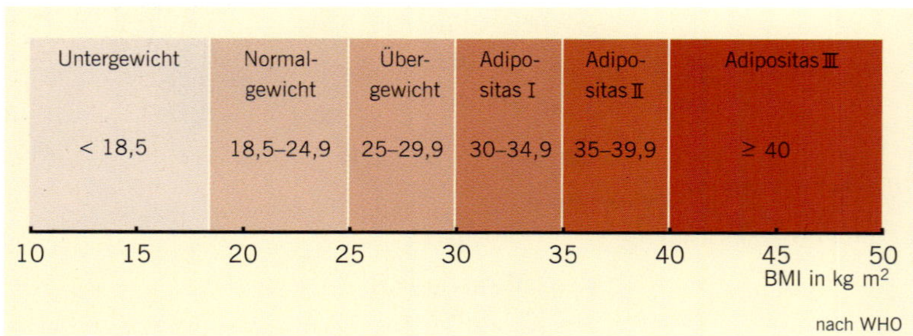

Einteilung Übergewicht, Adipositas I–III

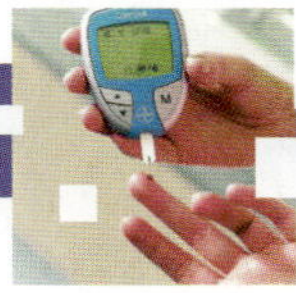

Übergewicht und Adipositas bei Kindern und Jugendlichen

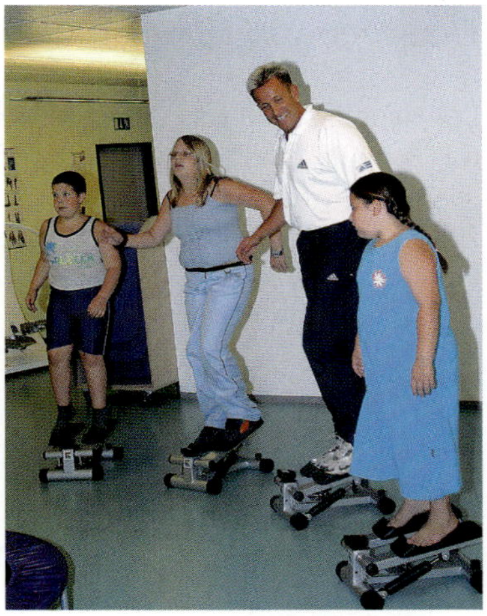

Die **WHO (= World Health Organization, Weltgesundheitsorganisation)** bezeichnet **Adipositas** insbesondere bei Kindern und Jugendlichen als eine der größten Herausforderungen im **21. Jahrhundert.** Mittlerweile läuten auch in Deutschland die Alarmglocken, da jedes **fünfte Kind** und jeder **dritte Jugendliche** als übergewichtig gilt. Die Tendenz gilt – vornehmlich in den Industrieländern – als steigend. Die BMI-Werte der Erwachsenen können aufgrund der **alters-** und **geschlechtsspezifischen Veränderungen** der Körperfettmasse bei Kindern und Jugendlichen nicht angewandt werden. Das heißt, bei Kindern und Jugendlichen werden BMI-Perzentilen für die Festlegung der Gewichtskategorisierung (Normal-, Übergewicht, Adipositas) herangezogen. So kann an alters- und geschlechtsbezogenen Perzentilenkurven abgelesen werden, ob ein Kind bzw. Jugendlicher übergewichtig ist oder nicht (siehe Tabelle, unter Berücksichtigung von Körpergewicht/-größe, Alter und Geschlecht).

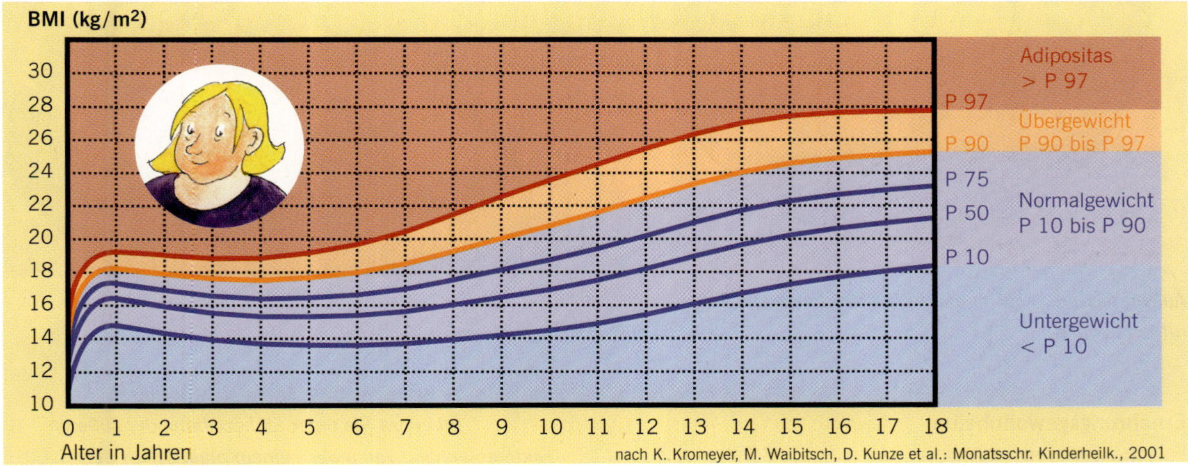

Perzentile für den BMI für Mädchen und weibliche Jugendliche

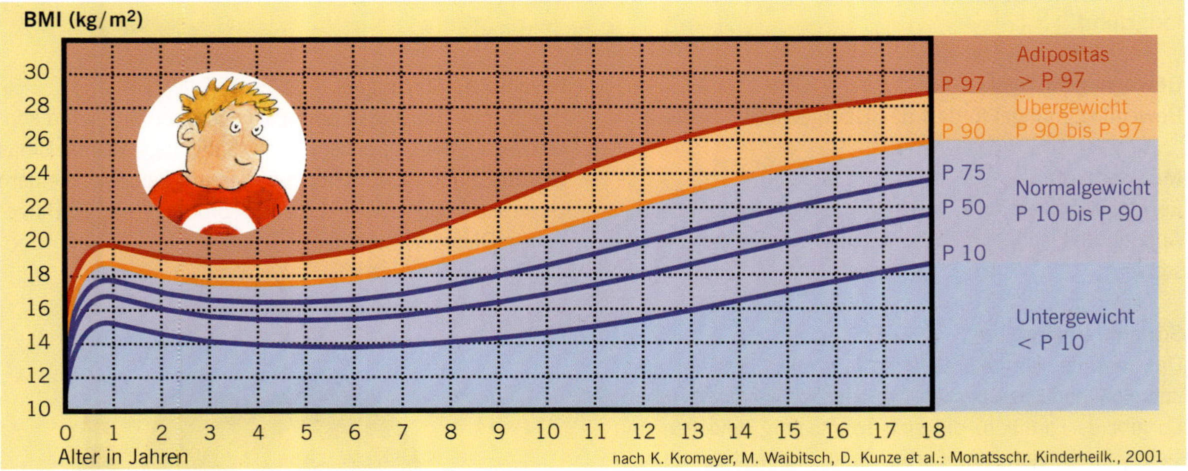

Perzentile für den BMI für Jungen und männliche Jugendliche

Perzentil =
Bewertungsgröße aus der statistischen Auswertung, für den ein prozentualer Anteil aller Messwerte größer oder gleich ist.

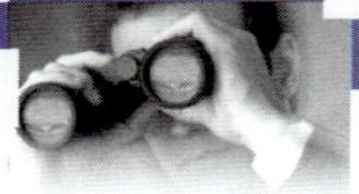

Ursachen von Übergewicht

Die Hauptursache von Übergewicht ist immer eine über einen längeren Zeitraum andauernde positive Energiebilanz. Das bedeutet, dass der Körper täglich mehr Nahrungsenergie (kcal/kJ) aufnimmt, als er verbraucht (= positive Energiebilanz). Es gibt zahlreiche äußere Faktoren, die dazu beitragen, dass die Energiebilanz eines Menschen positiv ist, also zu Übergewicht führen kann. Diese sind:

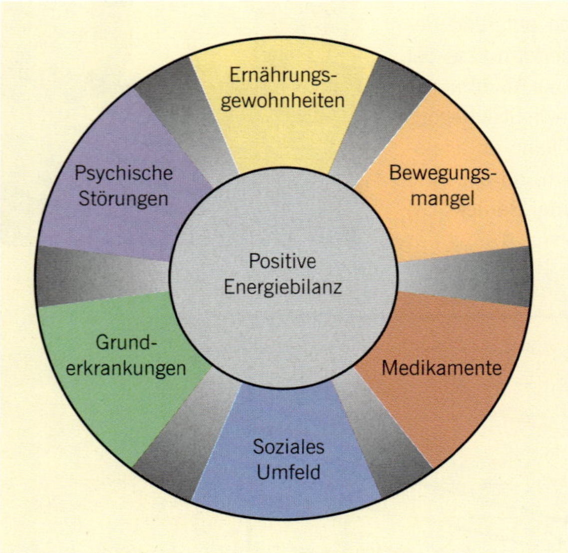

Äußere Faktoren, die zu einer positiven Energiebilanz führen können

@ ***Recherchieren Sie, was sich hinter dem Begriff Binge-Eating-Disorder (BED) verbirgt.***

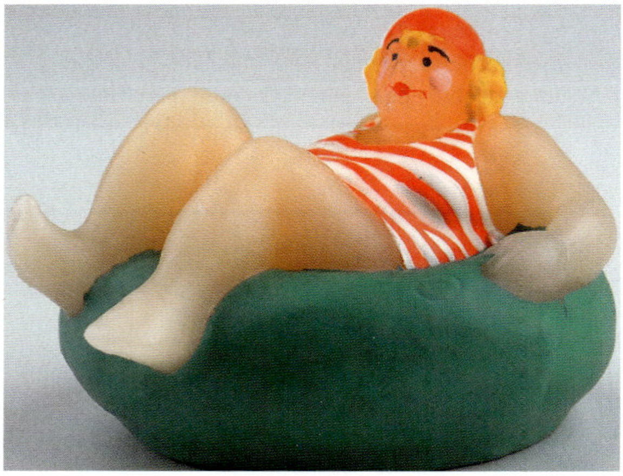

? ***Äußere Faktoren können bei einem Menschen zu einer positiven Energiebilanz führen. Erläutern Sie unter Einbeziehung der äußeren Faktoren anhand von jeweils einem praktischen Beispiel, wie es bei einem Menschen zu einer positiven Energiebilanz kommen kann.***

Ernährungsgewohnheiten
Falsche Ernährungsgewohnheiten (z. B. Schlingen beim Essen, Essen bei Langeweile) werden meist schon im Kindesalter anerzogen und im Erwachsenenalter meist fortgeführt.

Bewegungsmangel
Bewegungsmangel fördert das Übergewicht.

Medikamente
Es gibt Medikamente (z. B. Hormonpräparate), die den Appetit und somit auch häufig die Nahrungsaufnahme steigern.

Soziales Umfeld
Das soziale Umfeld (Familie, Schule, Betrieb) trägt entscheidend dazu bei, ob viel oder wenig verzehrt wird. So gibt es Familien, die sich sehr wenig bewegen und sich vornehmlich von Fertig- oder Halbfertigprodukten ernähren.

Grunderkrankungen
Grunderkrankungen an hormonproduzierenden Organen (Unterfunktion der Schilddrüse) können zu Übergewicht führen.

Psychische Störungen
Psychische Störungen oder psychosoziale Probleme können dazu führen, dass der Hunger-Sättigungs-Mechanismus gestört ist und nicht richtig funktioniert. Es kann zu einem Überessen oder aber auch zu Essstörungen (z. B. Binge-Eating-Disorder) kommen.

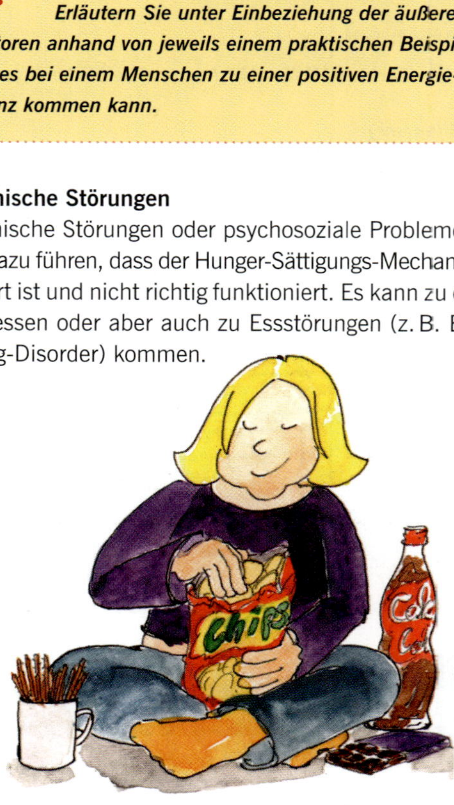

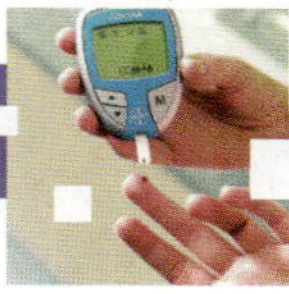

Gesundheitliche Folgen von Übergewicht

Übergewicht belastet den gesamten Organismus des Menschen und führt somit zu gesundheitlichen Folgen.

Gelenke und Knochen
Da die **Knochen** und **Gelenke** durch das Übergewicht überdurchschnittlich stark beansprucht werden, kann es zu Abrieb und Verschleißerscheinungen kommen. Die Wirbelsäule und die Gelenke der Hüfte, der Beine und der Füße sind davon besonders betroffen.

Herz-Kreislauf-System
Durch das Übergewicht werden das **Herz** und der **Kreislauf** sehr stark beansprucht. Diese Mehrarbeit, die dabei geleistet werden muss, kann zu **Bluthochdruck,** zu einem **Herzinfarkt** oder zu einer **chronischen Herzschwäche** führen.

Stoffwechselkrankheiten
Folgekrankheiten wie **Diabetes mellitus** und **Störungen des Fettstoffwechsels** können durch dauerhaftes Übergewicht ausgelöst werden.

Psychische Störungen
Psychische Störungen, die ausschlaggebend für die Entstehung des Übergewichts waren, werden meist nicht beseitigt, sondern verstärkt.

Lunge
Die Lunge muss bei übergewichtigen Personen mehr leisten, um den Körper mit Sauerstoff zu versorgen. Zu chronischem Sauerstoffmangel kann es kommen, wenn die Kapazität der Lunge nicht ausreicht. Müdigkeit, nächtliches Schnarchen und unzureichende Sauerstoffversorgung der Zellen sind die Folgen.

1. ***Welche Ursachen können zu Übergewicht führen? Erläutern Sie das anhand von Beispielen.***
2. ***Erläutern Sie die gesundheitlichen Folgen, die ein langanhaltendes Übergewicht mit sich bringt.***

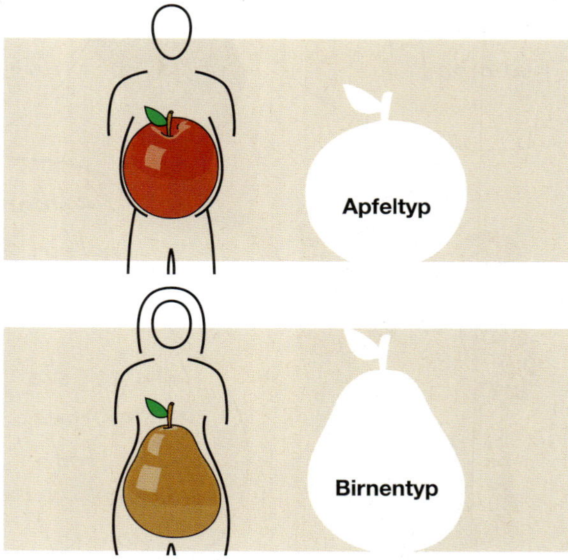

Eine Gefäßverkalkung wird durch das bauchbetonte (= androide) Übergewicht stärker beschleunigt als durch das hüftbetonte (= gynoide) Übergewicht.

Metabolisches Syndrom (tödliches Quartett)

Kommen zu einer Adipositas noch 2 bis 3 weitere Risikofaktoren hinzu, ist die Gefahr, an einer Herz-Kreislauf-Erkrankung zu leiden, sehr hoch.
Risikofaktoren sind:
- ***Adipositas (bauchbetont)***
- ***Bluthochdruck***
- ***Diabetes mellitus oder erhöhter Nüchtern-Blutzucker***
- ***Erhöhter Blutcholesterinspiegel (Triglyceridgehalt zu hoch, HDL-Fraktion zu gering)***

Jeder der oben aufgeführten Risikofaktoren kann bereits allein die Blutgefäße und somit das Herz-Kreislauf-System schädigen. Das heißt, je mehr Risikofaktoren gleichzeitig vorhanden sind, umso größer ist die Wahrscheinlichkeit, dass schwere Gefäßschädigungen mit Folgeschäden (z. B. Schlaganfall, Arterienverschlüsse) auftreten.

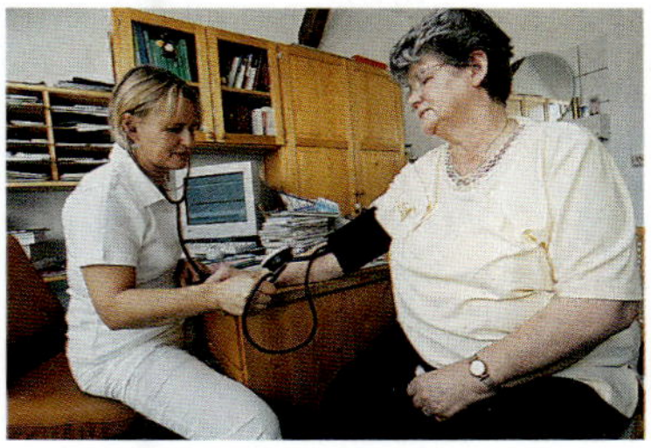

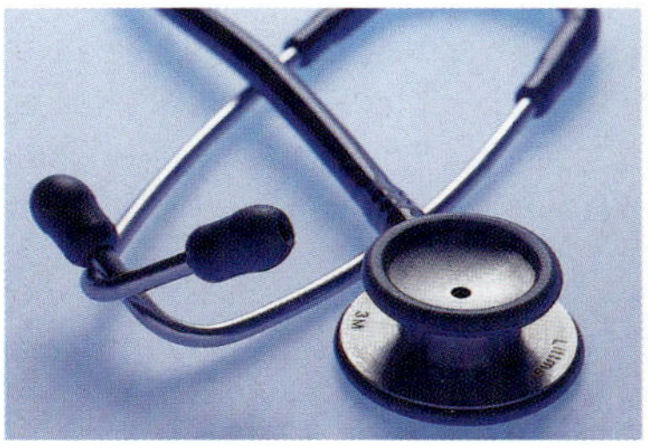

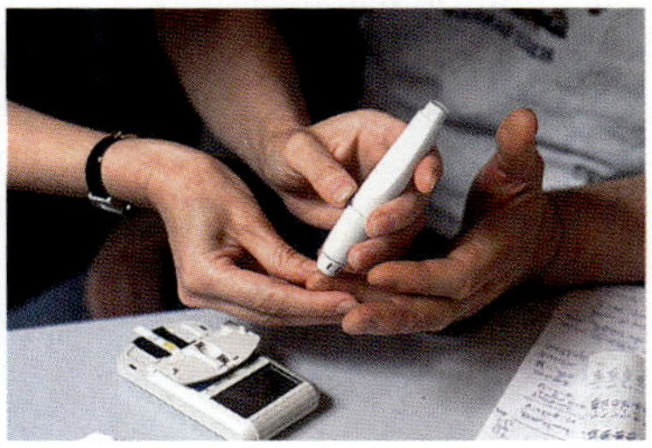

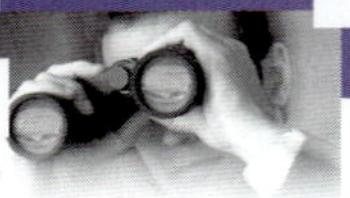

Diäten – (k)eine Hilfe?

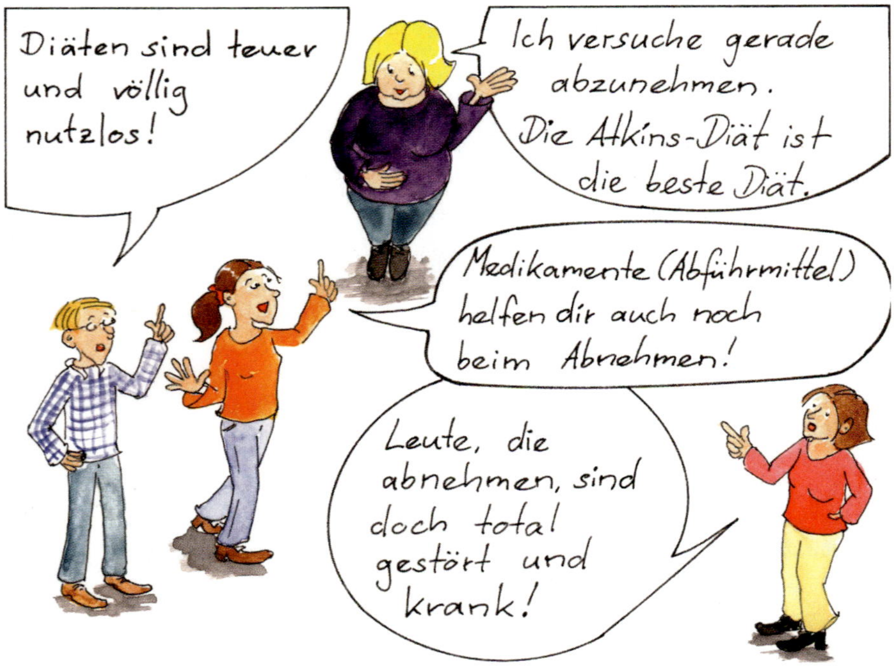
Diäten sind teuer und völlig nutzlos!
Ich versuche gerade abzunehmen. Die Atkins-Diät ist die beste Diät.
Medikamente (Abführmittel) helfen dir auch noch beim Abnehmen!
Leute, die abnehmen, sind doch total gestört und krank!

Tauschen Sie sich mit Ihren Klassenkameradinnen und -kameraden über die einzelnen Aussagen der Abbildung aus.
Welche Meinung vertreten Sie zum Thema Diäten? Nehmen Sie dazu gegenseitig Stellung.

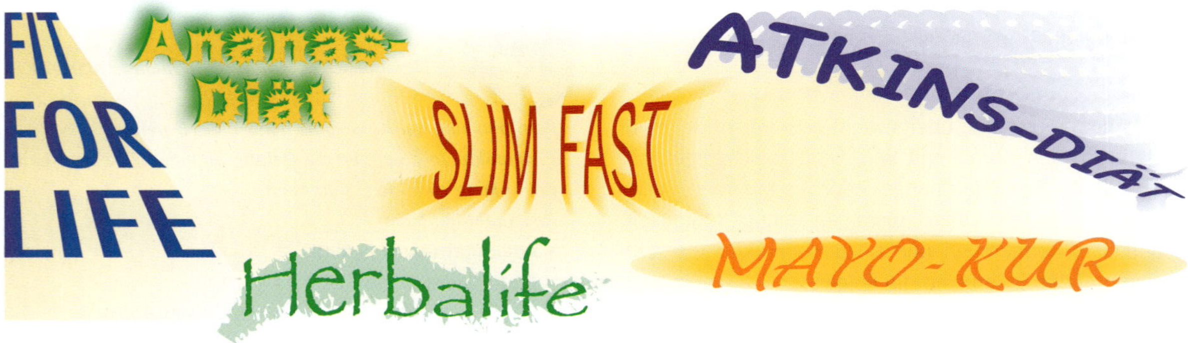
FIT FOR LIFE
Ananas-Diät
SLIM FAST
ATKINS-DIÄT
Herbalife
MAYO-KUR

Diäten verfolgen meist 2 Ziele: zum einen den **Heilungsprozess** von **Krankheiten** zu **unterstützen** und zum anderen die **Entstehung** bestimmter **Krankheiten** zu **verzögern** oder eventuell zu **unterbinden.** Dieses Kapitel befasst sich hauptsächlich mit Diäten, die zur **Reduzierung des Gewichts** eingesetzt werden. Auf dem Markt wird derzeit eine Vielzahl von Reduktionsdiäten angeboten. Die meisten Diäten versprechen eine schnelle und einfache Gewichtsreduzierung. Sehr häufig nehmen die Menschen also schnell ab, haben jedoch nachfolgend die Schwierigkeit, die verlorenen Pfunde nicht wieder zuzunehmen. Um abzunehmen, muss dem Körper also weniger Energie zugeführt werden als dieser tatsächlich benötigt. Die Energiebilanz ist also negativ. Die meisten Diäten sind sehr kritisch unter die Lupe zu nehmen. Es gibt sogenannte Diätfallen, wo eine Gewichtsreduzierung meist nicht zum Erfolg führt bzw. Dinge versprochen werden, die nicht zum eigentlichen Ziel führen.

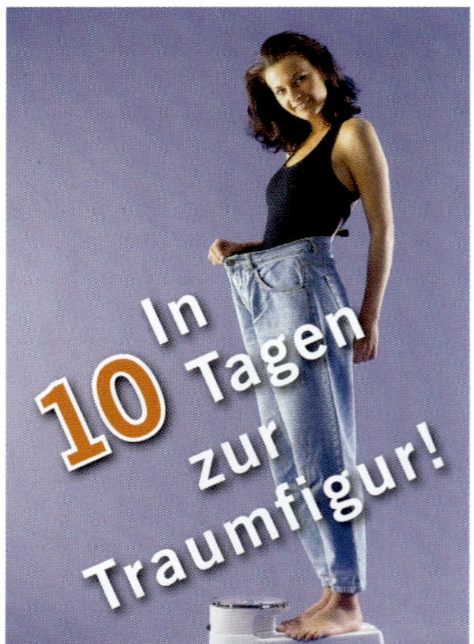
In 10 Tagen zur Traumfigur!

Recherchieren Sie im Internet, was Sie zum Thema Diätfallen finden.

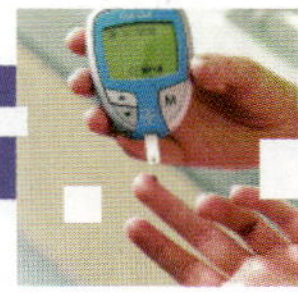

Überblick Diättypen

Es ist nicht immer einfach, sich im Diätendschungel zurechtzufinden. Die folgende Tabelle zeigt einige **Diättypen,** die **Besonderheiten** sowie deren **Vor- und Nachteile** auf. Eine kurze **Beurteilung** gibt darüber Aufschluss, ob der Diättyp empfehlenswert oder eingeschränkt empfehlenswert ist.

Bezeichnung	Besonderheiten	Vorteile	Nachteile	Beurteilung
Totales Fasten (= Nulldiät) z. B. Wasserfasten 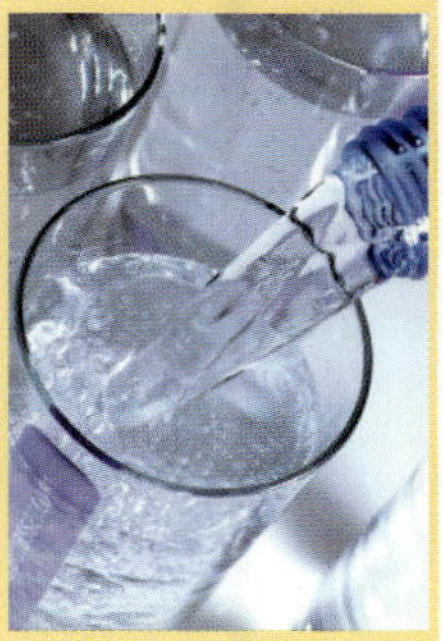	**„Der Name steht für das Programm!"** Vollständiger Verzicht auf Nahrung. Zufuhr von energiearmen Getränken sowie Vitaminen und Mineralstoffen in Form von Präparaten. Künstliche Hungersnot führt zur Senkung des Grundumsatzes. **Gewichtsverlust:** **4-wöchiges Fasten im Durchschnitt 380 g bis 450 g pro Tag**	• kein Diätplan erforderlich • schnelle Gewichtsabnahme • zeitsparend	• es ist schwer, die Diät durchzuhalten • Personen fühlen sich häufig sehr schwach • Herz-Kreislauf-Probleme können auftreten • Jo-Jo-Effekt ist vorprogrammiert	Ärztl. Kontrolle (stationär oder ambulant) ist notwendig. Fasten eignet sich zum Einstieg von extrem fettsüchtigen Personen. Ernährungsexperten lehnen Nulldiäten, bei denen Alkohol gereicht wird, ab.
Modifiziertes Fasten (= abgewandelte Nulldiät)	Es handelt sich um eine erweiterte Form des Fastens, bei dem die Aufnahme von **ca. 50 g biologisch hochwertigem Eiweiß, ca. 90 g Kohlenhydraten und ca. 7 g essenziellen Fettsäuren** erfolgt. **Gewichtsabnahme ist im Vergleich zum totalen Fasten unwesentlich geringer.**	• zeitsparend • schnelle Abnahme • das Befinden ist besser als bei einer Nulldiät	• Ernährungsverhalten wird bedingt verändert	Ärztl. Kontrolle (stationär oder ambulant) ist notwendig. Nach dem Abfasten darf die Energiezufuhr **4 Wochen** lang nur **1 000 kcal** betragen.
Formula-Diäten Produkte sind von diversen Firmen z. B. in Pulver oder Granulatform erhältlich 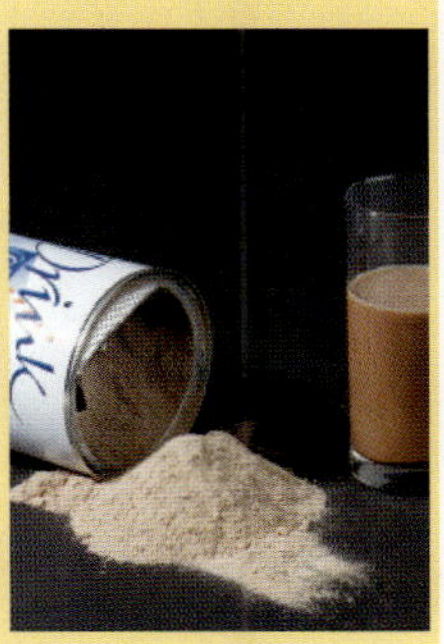	Industriell hergestellte kalorienarme, nährstoffarme Instantprodukte, die mit Milch oder Wasser angerührt werden. Grundbedarf an Nährstoffen kann genau festgelegt werden. **Gewichtsabnahme:** **2 bis 3 kg pro Woche**	• zeitsparend • einfache Handhabe bei der Zubereitung • Nährwertgehalt kann gezielt errechnet werden	• teuer • auf die Dauer einheitlicher, langweiliger Geschmack • es erfolgt keine Umstellung der Essgewohnheiten • Verstopfung aufgrund der geringen Ballaststoffzufuhr möglich	Einstiegshilfe für stark übergewichtige Personen (BMI über 30), jedoch mit ärztlicher Aufsicht

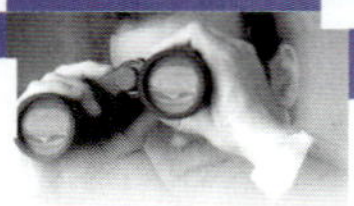

Bezeichnung	Besonderheiten	Vorteile	Nachteile	Beurteilung
Diäten mit extremen Nährstoffrelationen z. B. Kartoffeldiät, Moyo-Diät, Atkins-Diät 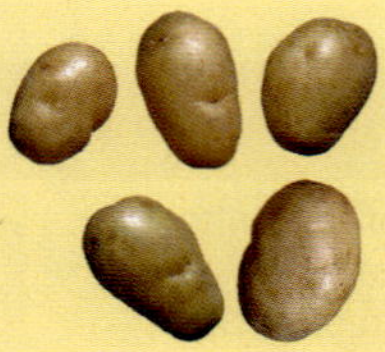	1 oder 2 Hauptnährstoffe werden verstärkt eingesetzt (z. B. kohlenhydratreiche Diät) **Gewichtsabnahme: ca. 4,5 kg im Jahr (Langzeitstudie)**	• meist schneller Gewichtsverlust • einfach • häufig preiswert	• Führen sehr häufig zu einer unausgewogenen Nährstoffaufnahme, das heißt Unterversorgung an essenziellen Nährstoffen oder Überversorgung von nicht essenziellen Nährstoffen	Diese Diäten sind nur eingeschränkt zu empfehlen, da keine dauerhafte Umstellung der Ernährungsweise erfolgt. Besonders eiweiß- und fettbetonte Diäten können Heißhungerattacken auslösen, sie sind strikt abzulehnen. Jo-Jo-Effekt ist vorprogrammiert.
Energiereduzierte Mischkost 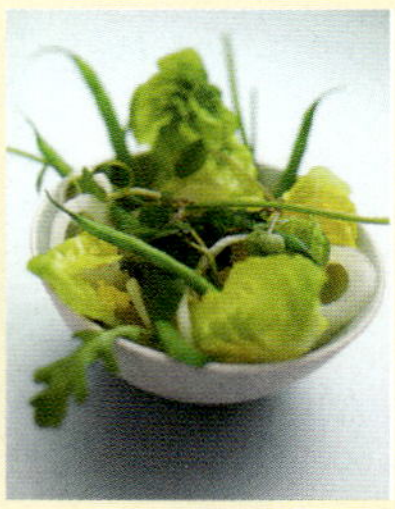	Geringe Energiezufuhr etwas über 1 000 kcal **Gewichtsabnahme: knapp 1 kg in 1 Woche**	• abwechslungsreiche, ausgewogene Nahrungszufuhr und Nährstoffversorgung	• Berechnung der Nährstoffzufuhr nimmt Zeit in Anspruch	Gute Art der Gewichtsreduzierung mit langanhaltendem Effekt, wenn gleichzeitig die Essgewohnheiten verändert werden

?

1. ***Welche Diättypen gibt es? Führen Sie deren Besonderheiten, Vor- und Nachteile stichwortartig auf.***
2. ***Wie beurteilen Sie die einzelnen Diättypen?***

@

Recherchieren Sie im Internet und kommen Sie folgenden Diätlügen auf die Spur!

Diätlügen

- *Trennkost (Trennen von kohlenhydrat- und eiweißreichen Lebensmitteln) macht schlank!*
- *Alles, was nach 18 Uhr verzehrt wird, macht fett!*
- *Ein üppiges Frühstück erweitert den Magen und kurbelt somit das Hungergefühl an!*
- *Ein Glas eiskaltes Wasser vor dem Essen verhindert die Gewichtszunahme!*
- *Körpermassagen lassen Fettpolster schmelzen!*
- *Schlankheitspillen und Abführmittel erhalten die Figur!*
- *Lasse ich eine Mahlzeit pro Tag aus, werde ich nicht dick!*
- *Fett macht fett! Ein kompletter Fettverzicht erhält die Figur!*
- *Light-Produkte schmecken leicht und machen schlank!*

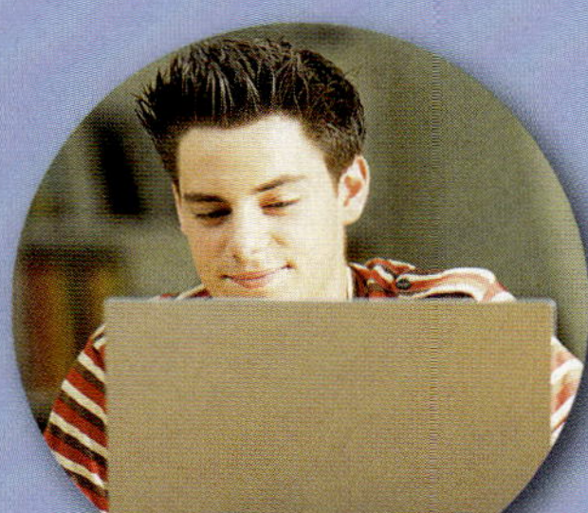

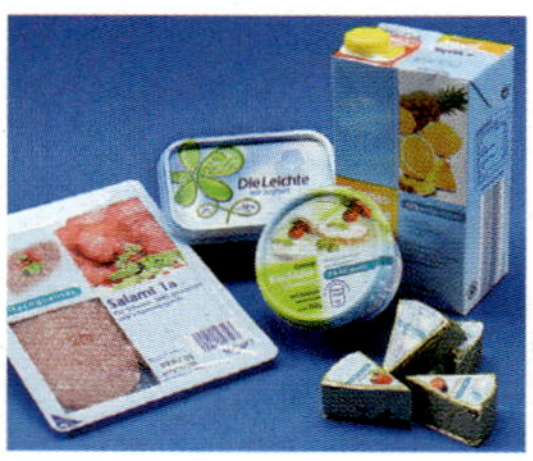

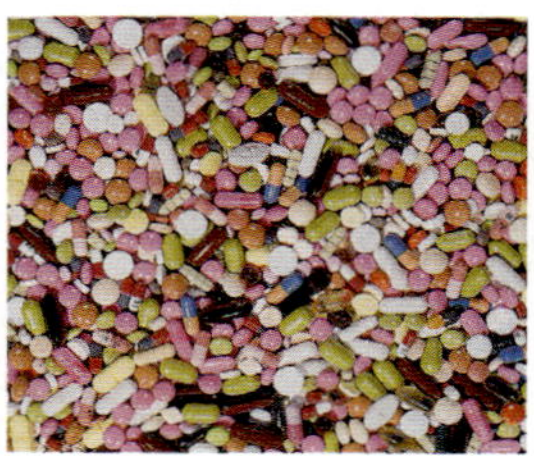

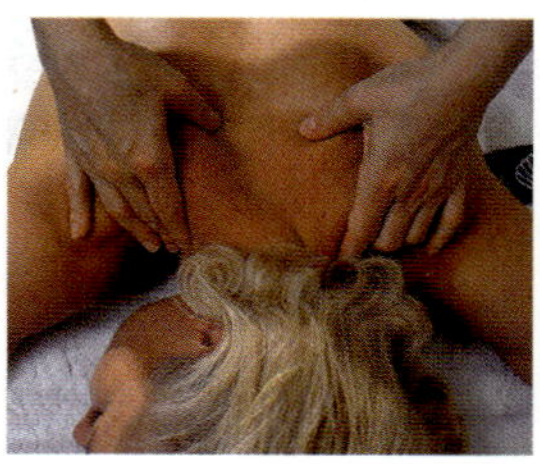

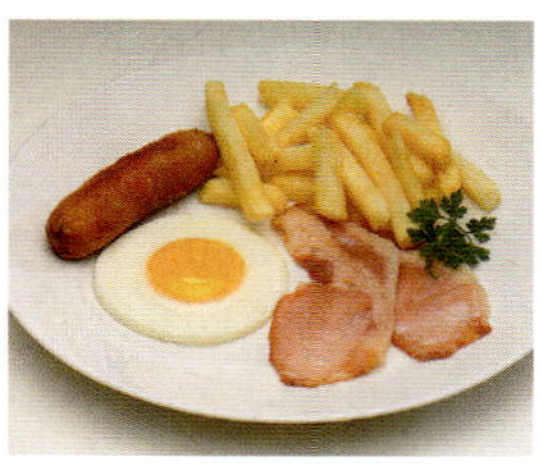

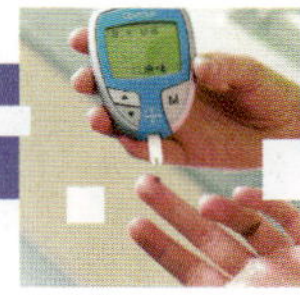

Welche wichtigen Kriterien zeichnen eine gute Diät aus?

Eine gute Diät zeichnet sich durch folgende Kriterien aus:

- Die Nährstoffauswahl sollte ausgewogen sein: gezielter Einkauf von vitamin- und mineralstoffreichen Produkten.
- Bei der Zubereitung sollten fettarme Garverfahren ausgewählt werden.
- Es ist von Vorteil, wenn die Vorlieben und Abneigungen des Individuums berücksichtigt werden.
- Essgewohnheiten müssen verändert werden (z. B. 5 kleine Mahlzeiten über den Tag verteilt, kein Naschen, keine fetten Zwischenmahlzeiten, übermäßigen Süßigkeitenkonsum drosseln).
- Das Abnehmen sollte auf einen längeren Zeitraum angelegt sein, ein schnelles Abnehmen führt zum berühmten **Jo-Jo-Effekt.**
- Fettarme Garverfahren auswählen, um die Speisen zuzubereiten.
- Es sollten **ca. 1 000 kcal pro Tag** verzehrt werden. Das hängt von der Größe und dem Gewicht der einzelnen Personen ab.
- Sport und Bewegung unterstützen das Abnehmen.
- Eine tägliche Gewichtskontrolle sowie die tägliche Protokollierung des Gewichts ist notwendig.

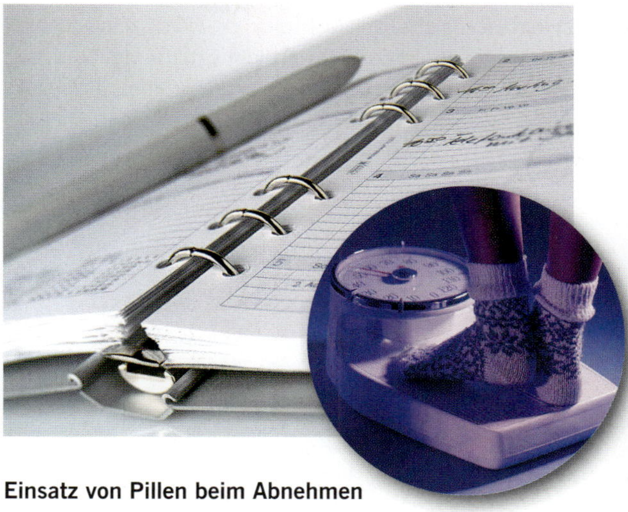

Einsatz von Pillen beim Abnehmen

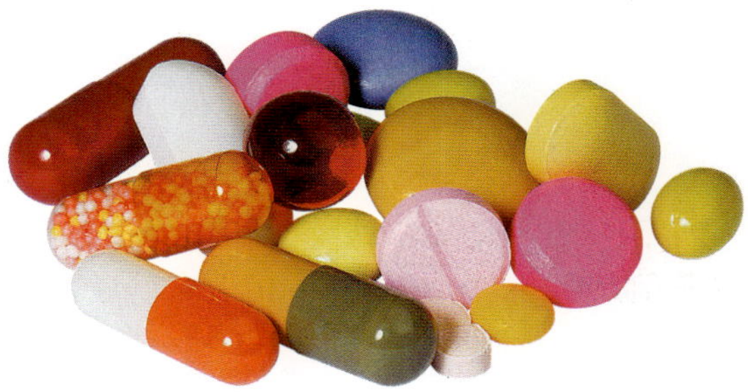

Diätpillen, Abführmittel, Appetitzügler usw. sind entweder wirkungslos oder schädigen den Körper. Da Diätpillen nicht das Essverhalten verändern, kommt es nach der Absetzung der Pillen meist zur Gewichtserhöhung. Die Einnahme von Pillen zur Gewichtsreduzierung ist vollständig abzulehnen.

Jo-Jo-Effekt

Von einem **Jo-Jo-Effekt** wird dann gesprochen, wenn nach einer Reduktionsdiät eine schnelle unerwünschte Gewichtszunahme erfolgt. Das heißt, das Gewicht steigt **ab** und **auf** wie bei einem **Jo-Jo.** Häufig ist am Ende das eigentliche Körpergewicht höher als das ursprüngliche Ausgangsgewicht. Die Ursachen des **Jo-Jo-Effekts** liegen meist an der Beibehaltung der Essgewohnheiten oder aber an einer über den Bedarf erhöhten Energiezufuhr. Das Phänomen kann vermieden werden, wenn die Diät sehr **ausgewogen** ist und die **Abnahme langsam erfolgt**.

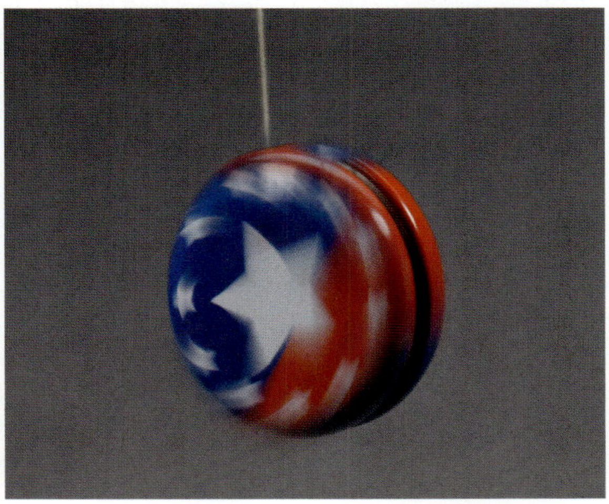

?

1. ***Durch welche wichtigen Kriterien zeichnet sich eine gute Diät aus?***
2. ***Erläutern Sie den Begriff Jo-Jo-Effekt.***

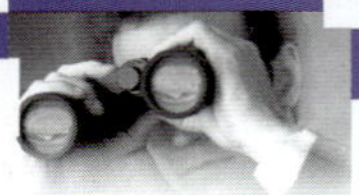

4 Leichte Vollkost

Durch eine leichte Vollkost sollen die Verdauungsorgane und der gesamte Stoffwechsel entlastet werden. Die Nährstoffzufuhr entspricht der **vollwertigen Ernährung.** Grundsätzlich müssen alle Lebensmittel, Speisen und Getränke sowie Garverfahren gemieden werden, die erfahrungsgemäß sehr häufig Unverträglichkeiten auslösen. Das **Motto** lautet: **Alles, was vertragen wird, ist erlaubt!**

Wann ist eine leichte Vollkost empfehlenswert?

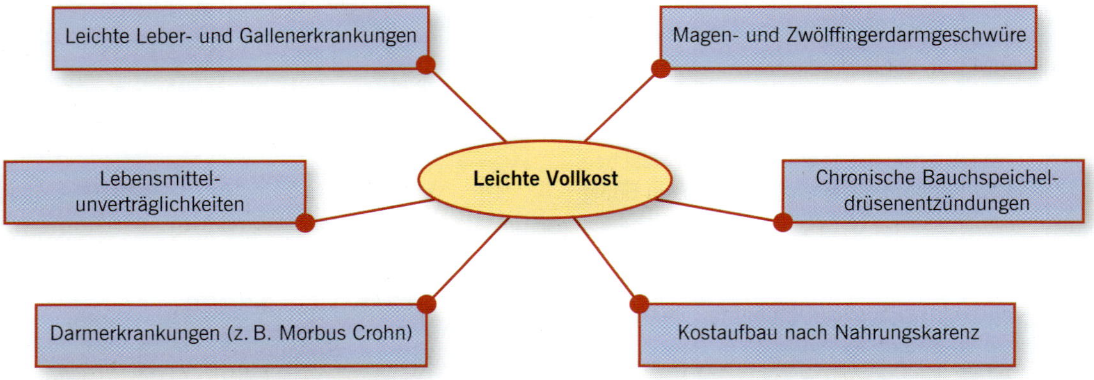

10 Ernährungsempfehlungen für eine leichte Vollkost

1. Es sollten **regelmäßig mehrere kleine Portionen pro Tag** aufgenommen werden.
2. Zum Essen muss ausreichend Zeit vorhanden sein. Gutes Kauen der Speisen ist wichtig.
3. **Fett-** und **zuckerreiche** Lebensmittel sollten nicht verzehrt werden.
4. Die **Flüssigkeitsaufnahme** beträgt **ca. 1,5** bis **2 l** am Tag.
5. Stark **blähende Speisen** (z. B. Kohl, Zwiebeln) sind zu meiden.
6. Ungeeignet sind **scharfe Gewürze** und **zu viel Salz.**
7. Die Speisen müssen **richtig temperiert,** das heißt nicht zu heiß und nicht zu kalt sein.
8. Es empfiehlt sich, auf **Nikotin, Alkohol** und **koffeinreiche Getränke** zu verzichten.
9. Die Auswahl sollte auf **schonende** und **wenig fettreiche Garverfahren** fallen.
   Geeignete Garverfahren sind: Garen in der Folie, Dünsten, Dämpfen, Pochieren, Kochen.
   Ungeeignete Garverfahren sind: Frittieren, Braten, Schmoren, Grillen.
10. Eine angemessene körperliche Aktivität und Bewegung unterstützen den Stoffwechsel.

? ***Sie sind Diätassistentin in einem Krankenhaus und für die digitale Erstellung eines Wochenspeiseplans für Schonkostgänger (leichte Vollkost) verantwortlich. Stellen Sie 7 Mittagessen tabellarisch dar. Gehen Sie davon aus, dass es Sommer ist. Achten Sie bei der Erstellung des Wochenplans auf eine abwechslungsreiche Menüauswahl, auf die Jahreszeit, die farbliche Zusammenstellung der Einzelkomponenten sowie die 10 Regeln der leichten Vollkost.***

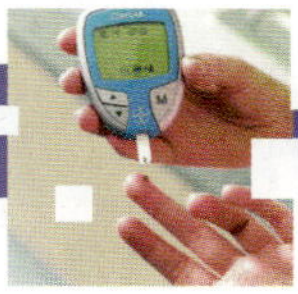

Geeignete und weniger geeignete Lebensmittelauswahl bei einer leichten Vollkost

Lebensmittelgruppen	Geeignete Lebensmittel	weniger geeignete Lebensmittel
Backerzeugnisse	fettarmes Gebäck, älteres Brot, feines Vollkornbrot, Obstkuchen ohne Sahne	frisches Hefegebäck, Fettgebackenes, Sahne- und Cremetorten, Blätterteiggebäck
Eier	fettarme Eierspeisen, weich gekochte Eier	Eierspeisen mit Mayonnaise, hart gekochte Eier
Fette	kleine Mengen natürlicher Pflanzenöle	große Mengen an Öl, Schmalz, Talg
Fisch	Magerfisch (z. B. Hecht, Zander, Flussbarsch, Schellfisch)	Fettfisch (z. B. Hering, Aal, Lachs)
Fleisch	mageres Fleisch (z. B. Pute, Kalb- und Rindfleisch)	fettes, gepökeltes, geräuchertes Fleisch (z. B. Gans, Geflügelhaut)
Fleischware	magere Wurstwaren (z. B. Geflügelwurst, kalter Braten, gekochter fettarmer Schinken)	fette, würzige und geräucherte Wurstwaren
Gemüse, Salate	leicht verträgliche Gemüsesorten (z. B. Karotten, Zucchini, gehäutete Tomaten)	keine schwer verdaulichen, blähenden Gemüse (z. B. Kohl, Lauch, Oliven, Gurken, Rettiche)
Getränke	stilles Wasser, Kräutertees, Gemüse- und Obstsäfte mit geringem Zuckergehalt	Alkohol, kohlensäurehaltige und koffeinhaltige Getränke, Limonade, eisgekühlte Getränke
Getreideprodukte	Reis, Nudeln, Grieß, Getreideflocken	keine Einschränkungen
Gewürze	Die Verträglichkeit ist individuell verschieden und muss ausprobiert werden.	große Mengen an Pfeffer, Salz, Curry, Paprika, Senf, Zwiebel- und Knoblauchpulver
Kartoffeln	Klöße, Salzkartoffeln, Pellkartoffeln, Püree	Pommes frites, Bratkartoffeln, Rösti (= gebratene oder in Fett ausgebackene Kartoffelgerichte)
Milch und Milchprodukte	fettarme Produkte (z. B. Milch 1,5 % Fett, Magerquark, fettarmer Käse, Kefir)	Sahne, Sauerrahm, würzige und fetthaltige Käsesorten, Vollmilch
Obst	reife, leicht verträgliche, gekochte oder rohe Obstsorten	unreifes, rohes Stein- und Kernobst (z. B. Birnen, Apfelsinen, Aprikosen)
Süßigkeiten	in Maßen Konfitüre und Honig	Schokolade, Pralinen, Marzipan, Sahnebonbons
Zucker	nur in geringen Mengen	nicht in großen Mengen

?

1. ***Fassen Sie in Stichworten zusammen, für wen eine leichte Vollkost geeignet ist.***
2. ***Welche wesentlichen Regeln müssen bei einer leichten Vollkost beachtet werden?***

5 Zuckerkrankheit

In Deutschland nimmt die Zahl an Personen, die an der Zuckerkrankheit leiden, stetig zu. Nicht nur ältere Menschen, sondern auch Kinder, Jugendliche und junge Erwachsene sind davon betroffen. Dieses Kapitel gibt über die Regulation des Blutzuckers und die Blutzuckerkrankheit (Diabetes mellitus) Auskunft.

5.1 Blutzuckerregulation im Körper

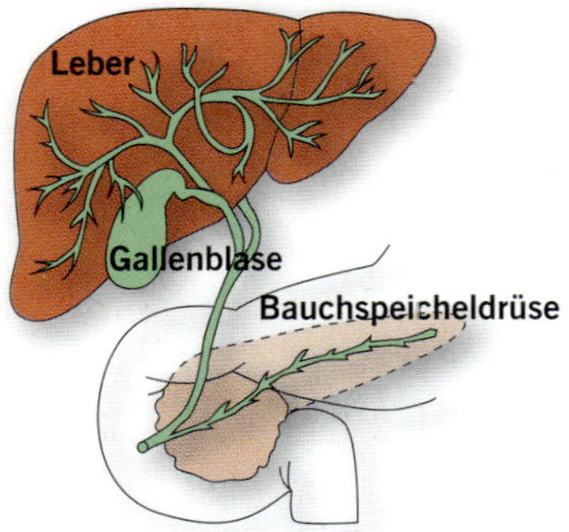

An der Regulation des Blutzuckerspiegels sind zahlreiche Hormone (z. B. Insulin und Glucagon) beteiligt. Die Höhe des Blutzuckerspiegels ist von verschiedensten Faktoren wie:

- **Leistungsfähigkeit der Bauchspeicheldrüse,**
- **Insulinempfindlichkeit der Muskelzellen,**
- **Menge und Art der verzehrten Kohlenhydrate,**
- **Zeitabstände der Mahlzeiten,**
- **Medikamente und Höhe der Dosis (Insulin, Tabletten)**

abhängig.

Bei einem gesunden Menschen liegt der **Nüchtern-Blutzucker** zwischen **60 mg** und **100 mg Glukose pro 100 ml Blut.** Bei einem Zuckerkranken sind Werte zwischen **160 mg** und **180 mg pro 100 ml Blut** zu messen.

Insulin

In der Bauchspeicheldrüse, genauer in den Beta-Zellen der **Langerhans'schen Inseln,** wird das Hormon Insulin gebildet. Nimmt ein Mensch durch die Nahrung beispielsweise viel Zucker auf, führt das zu einem erhöhten Blutglukosespiegel, das heißt, Insulin muss vermehrt ausgeschüttet werden, damit Glukose in den Leber- und Muskelzellen zu Glykogen umgebaut werden kann. Auf diesem Weg wird der Blutglukosespiegel gesenkt. Gleichzeitig fördert Insulin die Bildung von Fetten und Eiweißen im Muskel- und Fettgewebe.

Merke ***Insulin senkt den Blutzuckerspiegel.***

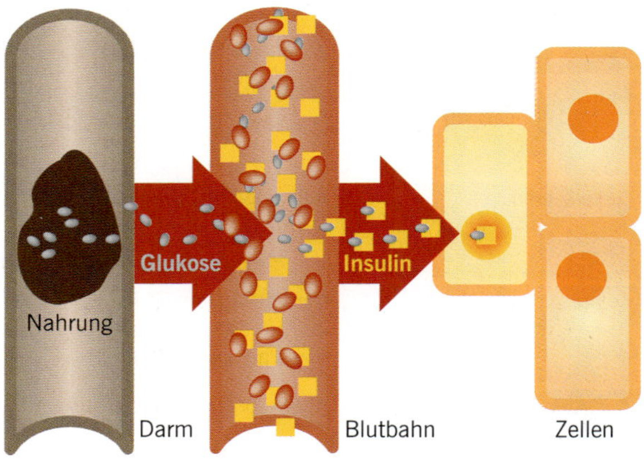

Insulin senkt den Blutglukosespiegel.

Glucagon

Glucagon wird in den **Alphazellen** der **Langerhans'schen Inseln** gebildet. Dieses wirkt dem Insulin genau entgegen, das heißt, es erhöht den Blutzuckerspiegel, indem es in der Leber die Umwandlung von Glykogen zu Glukose veranlasst. Glukose wird von der Leber ins Blut abgegeben. An einer Erhöhung des Blutzuckerspiegels sind neben Glucagon auch noch **Adrenalin (Nebennierenmark), Glucocorticoid (Nebennierenrinde)** und **Thyroxin (Schilddrüse)** beteiligt.

Merke ***Glucagon, Adrenalin, Glucocorticoid und Thyroxin erhöhen den Blutzuckerspiegel.***

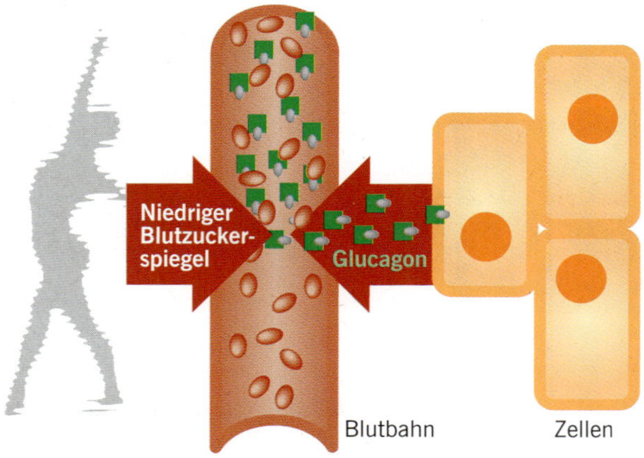

Glucagon erhöht den Blutglukosespiegel.

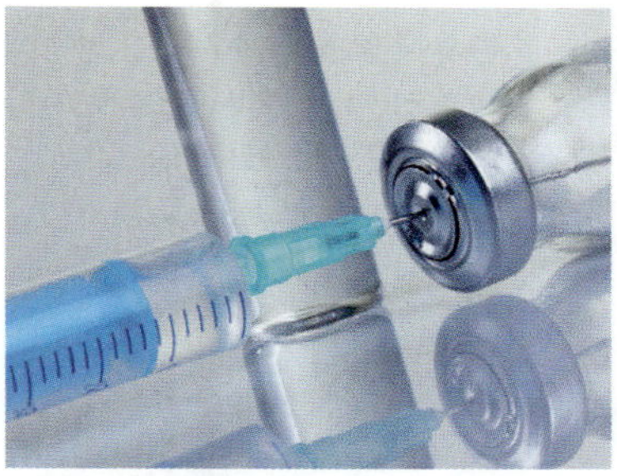

Humaninsulin

Insulin

Insulin ist ein Peptid, das aus 51 Aminosäuren besteht. Ist der Körper nicht mehr in der Lage, das Hormon zu produzieren, kann dieses jedoch auf biosynthetischem Weg oder aus der Bauchspeicheldrüse von Schweinen und Rindern gewonnen werden. Ungefähr 95 % des in Deutschland verkauften Insulins wird auf gentechnologischem Weg hergestellt. Der Transport von Glukose aus dem Blut in die Zellen, aber auch die Bildung von Muskeleiweiß und Glykogen wird von Insulin gesteuert bzw. gefördert.

5.2 Diabetes mellitus

Diabetes mellitus (= **honigsüßer Durchfluss)** steht als Sammelbegriff für diverse Stoffwechselstörungen, insbesondere die Störung des Glukosestoffwechsels. Zu einem gestörten Glukosestoffwechsel kann es kommen, wenn beispielsweise die Insulinproduktion vermindert oder gestört ist oder aber Insulin am Erfolgsorgan nur bedingt oder gar nicht wirken kann. Es werden zwei Diabetestypen voneinander unterschieden: **Diabetes mellitus Typ 1** und **Diabetes mellitus Typ 2.**

Diabetes mellitus Typ 1

Bei diesen Personen sind die Inselzellen der Bauchspeicheldrüse so geschädigt, dass sie kein Insulin mehr produzieren können. Diese Schädigung wird durch Viren verursacht, die die **Langerhans'schen Zellen** zerstören (= Autoimmunprozesse) und somit einen **absoluten Insulinmangel** hervorrufen. Dieser Erkrankungstyp kommt sehr häufig bei **Jugendlichen, Kindern** und **jungen Erwachsenen** vor. Typische Symptome hierfür sind **unstillbarer Durst, starke Harnflut, Müdigkeit** bis zu **Bewusstlosigkeit, Herzrasen** und **Unruhe.**

Absoluter Insulinmangel

Bei einem absoluten Insulinmangel werden die insulinabhängigen Gewebe und Zellen nicht mehr ausreichend mit der energieliefernden Glukose versorgt. Das heißt, aufgrund des Insulinmangels kann Glukose nur bedingt oder gar nicht mehr in die Zellen eingeschleust werden. Um diesen Energiemangel auszugleichen, findet ein **verstärkter Eiweiß-** und **Fettabbau** statt.

Beim **Eiweißabbau** werden die Aminosäuren in der Leber zu Glukose umgebaut. Das hat einen zusätzlichen Anstieg von Glukose im Blut zur Folge.

Beim **Fettabbau** wird das Fettgewebe ungebremst abgebaut. Das führt zu einem hohen Gehalt von freien Fettsäuren im Blut. Die Fettsäuren werden unvollständig zu Ketonkörpern abgebaut. Ein nach Aceton riechender Atem und Urin sowie eine Übersäuerung des Körpers sind die Folgen.

Bei einem Blutzuckerwert von **180 mg/dl** wird die Nierenschwelle überschritten, das heißt, die Glukose wird mit dem Harn ausgeschieden **(= Glukosurie),** das führt gleichermaßen zu hohen Wasserverlusten und zu einem erhöhten Durstgefühl.

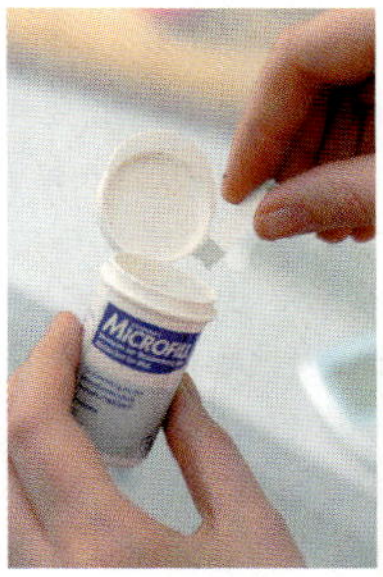

Teststreifen

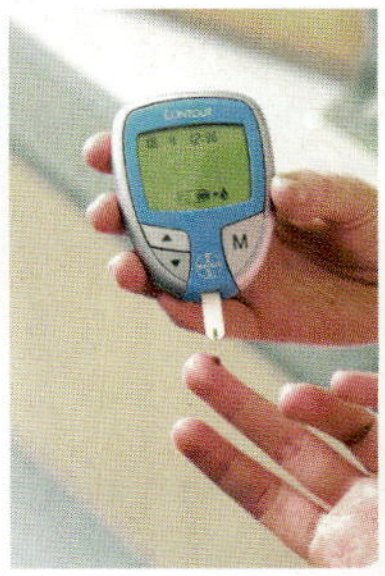

Blutzuckermessung

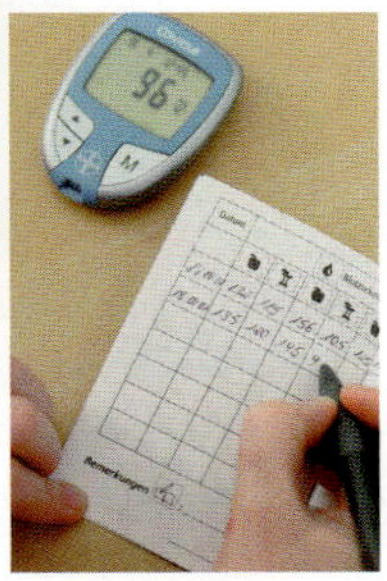

Dokumentation

Anhand von Teststreifen und eines Blutzuckermessgeräts kann festgestellt werden, ob eine Person einen erhöhten Blutzuckerspiegel hat.

Merke ***Ein absoluter Insulinmangel führt zu einem erhöhten Blutzuckerspiegel (= Hyperglykämie; 160 mg bis 180 mg/100 ml Blut) und einer Übersäuerung des Blutes sowie zu extremen Wasser-, Nährstoff- und Gewichtsverlusten.***

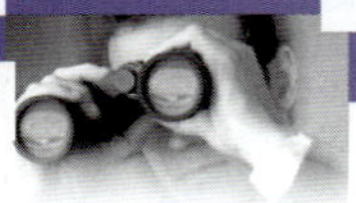

Werkzeuge für die Verabreichung von Insulin

Damit der Blutzuckerspiegel reguliert werden kann, sind Diabetes-Typ-1-Patienten gezwungen, sich Insulin mit einer **Spritze,** einem **Insulin-Pen** oder einer **Insulinpumpe** zu verabreichen. Die Aufnahme von Insulin muss mit dem Arzt auf die Ernährung, die aktuellen Blutzuckerwerte und die körperliche Betätigung abgestimmt werden. Neuerdings ist es möglich, dass Blutzuckermessgeräte die gemessenen Blutzuckerdaten über einen Funksender drahtlos an die Insulinpumpe senden. Der Mikroprozessor der Insulinpumpe errechnet, wie viel Insulin zusätzlich zum Basisinsulin zugeführt werden muss. Die externe Insulinpumpe ermöglicht eine präzise und flexible Insulingabe, das heißt, eine Grundversorgung an Insulin ist gewährleistet. Diese Art der Insulintherapie eröffnet den Betroffenen eine neue Lebensqualität.

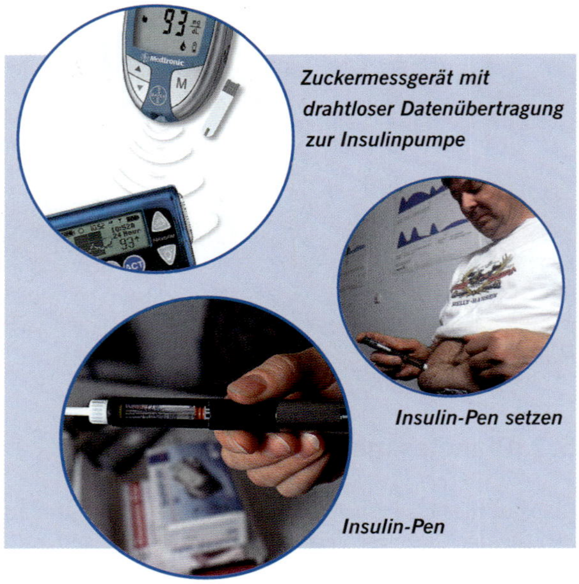

Zuckermessgerät mit drahtloser Datenübertragung zur Insulinpumpe

Insulin-Pen setzen

Insulin-Pen

Diabetes mellitus Typ 2

In vielen Fällen wird bei einem Typ-2-Diabetiker die Zuckerkrankheit erst sehr spät erkannt, obwohl eine erbliche Veranlagung vorliegen kann. Die Hauptursache von Diabetes Typ 2 ist Übergewicht mit einhergehendem Bewegungsmangel. Aufgrund des großen Nahrungsangebots muss also die Bauchspeicheldrüse verstärkt Insulin produzieren, was zu einer Empfindlichkeit bzw. Abstumpfung der Körperzellen gegenüber Insulin führen kann. Die Körperzellen werden also insulinresistent, das heißt, sie reagieren nur noch bedingt auf Insulin. Die betroffenen Personen können meist durch Gewichtsabnahme und Ernährungsumstellung, Verzicht auf Nikotin und Alkohol, Steigerung der Bewegungstätigkeit und eigenverantwortliche Selbstkontrolle erfolgreich behandelt werden. Reicht das nicht aus, helfen Medikamente, den Blutzuckerspiegel zu regulieren.

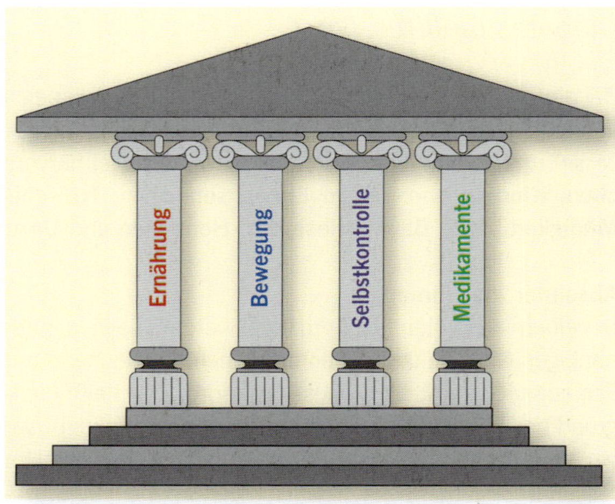

4-Säulen-Modell der Diabetesbehandlung

Merke ***Die ersten Symptome bei Diabetes mellitus Typ 2 können Müdigkeit, Gewichtszunahme und Schlappheit sein.***

?

1. ***Erläutern Sie die Blutzuckerregulation im menschlichen Körper.***
2. ***Welche Methoden gibt es, Diabetes festzustellen?***
3. ***Erläutern Sie stichwortartig das Stoffwechselgeschehen von einem Typ-1-Diabetiker.***
4. ***Welche Symptome treten bei einem Typ-2-Diabetiker auf, wie kann diese Art von Diabetes behandelt werden?***

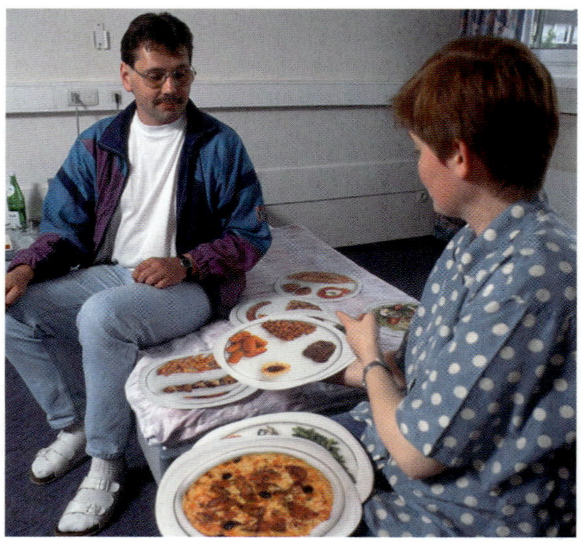

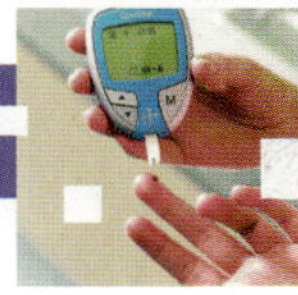

5.3 Leitlinien für eine Ernährungstherapie bei Diabetikern

Für beide Diabetikertypen gibt es keine speziellen diätetischen Maßnahmen zu beachten, sondern es wird für beide eine **kaloriengerechte, kohlenhydratkontrollierte Mischkost** empfohlen.

- Eine Ernährungsumstellung bzw. eine Gewichtsreduzierung ist bei übergewichtigen Personen dringend erforderlich. Gewichtsreduzierende Maßnahmen sollten unter ärztlicher Aufsicht durchgeführt werden.

- Um den Blutzuckerspiegel konstant zu halten, das heißt, um eine Über- bzw. Unterzuckerung zu vermeiden, sollte ein Diabetiker **ungefähr 6 kleine Mahlzeiten** über den Tag verteilt zu sich nehmen.

- Der Gesamtenergiebedarf sollte folgendermaßen sein:
  45 % bis 60 % Kohlenhydrate
  25 % bis 30 % Fett
  10 % bis 20 % Eiweiß

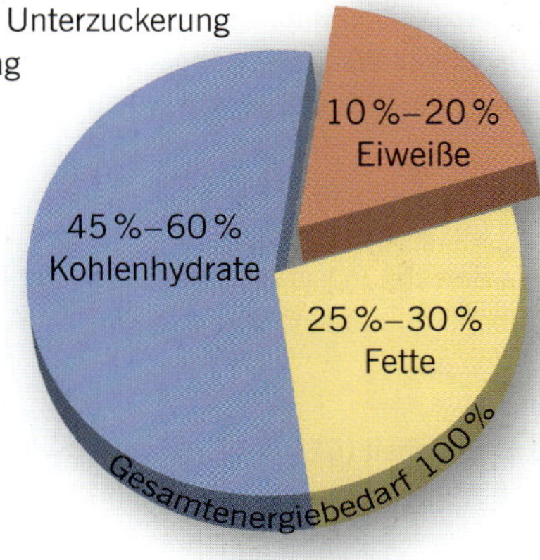

Kohlenhydrate
Sie sind Zuckerlieferanten und dienen zum größten Teil der Energiegewinnung, auf sie ist ein besonderes Augenmerk zu richten. Damit der Umgang mit Kohlenhydraten leichter fällt, gibt es sogenannte Austauschtabellen für Kohlenhydrate (siehe folgende Seite). Anhand dieser Tabellen können die Nahrungsmittel für jede Mahlzeit individuell ausgetauscht werden.
Das ist für Diabetiker des Typs 1 von Bedeutung. **Ballaststoffreiche Lebensmittel** (Hülsenfrüchte, Vollkornprodukte, Obst und Gemüse) sind zu bevorzugen.
Lebensmittel, die **Traubenzucker, Malzzucker, Rohr-und Rübenzucker** enthalten, sollten nur in ganz geringen Mengen verzehrt werden.

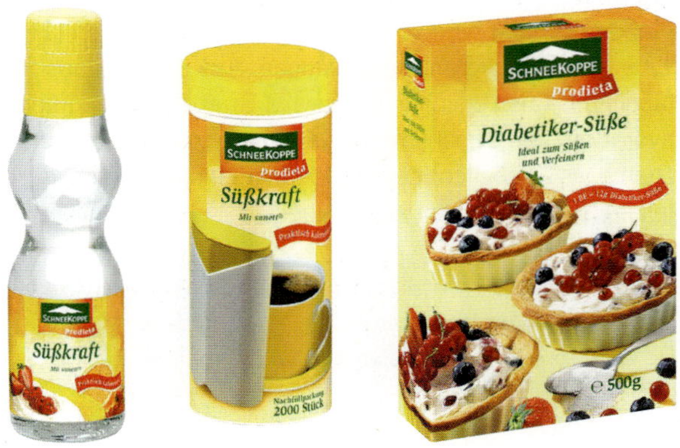

Fette
Fettarme Lebensmittel sind zu bevorzugen. Anstelle von tierischen Fetten sollten pflanzliche Öle (z. B. Raps-, Walnuss- und Olivenöl) verwendet werden. Gehärtete und gesättigte Fettsäuren sollten **10 %** der Gesamtenergiezufuhr nicht überschreiten. Es sollten nicht mehr als **300 mg** Cholesterin **am Tag** aufgenommen werden.

Eiweiße
Bei eiweißhaltigen Lebensmitteln sollte darauf geachtet werden, dass der Fettanteil nicht zu hoch ist.

Getränke
Es sollte ein vernünftiger Umgang mit Alkohol erfolgen. 1 Glas Bier oder Wein schadet nicht, trotzdem müssen die Kalorien beachtet werden. **1,5** bis **2 l Flüssigkeit** (Mineralwasser, ungezuckerte Tees) trinken.

Diätprodukte
Süßstoffe schmecken zwar süß, haben aber keine Kohlenhydrate und müssen deshalb nicht angerechnet werden.

Würzen
Zum Würzen empfiehlt es sich, die Kochsalzmenge zu reduzieren und viele Kräuter zu verwenden.

? ***Erläutern Sie in eigenen Worten, welche Leitlinien ein Diabetiker bei einer Ernährungstherapie beachten sollte.***

@ ***Recherchieren Sie im Internet, welche Produkte von der Lebensmittelindustrie für einen Diabetiker angeboten werden.***

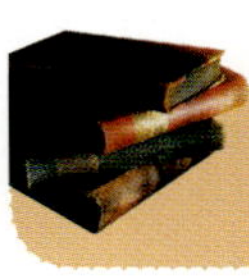

Deziliter (dl)
1 dl = 0,1 l = 100 ml

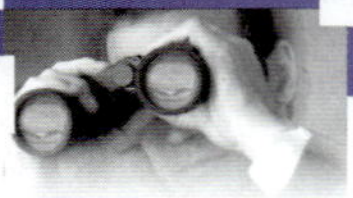

5.4 Besonderheiten bei Diabetes mellitus Typ 1

Sie müssen sich durch Spezialisten einstellen und beraten lassen, das heißt, die gespritzte Insulinmenge muss auf den Kohlenhydratgehalt der ausgewählten Lebensmittel abgestimmt werden. Damit ein Diabetiker die in der Nahrung vorhandenen Kohlenhydratmengen richtig einschätzen kann, gibt es Hilfestellungen wie beispielsweise **Diabetiker-Waagen** (siehe Abbildung) oder **Austauschtabellen für Kohlenhydrate.**

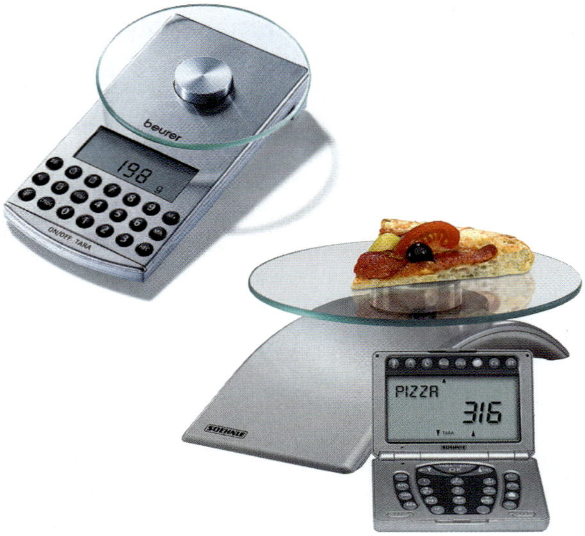

Austauschtabellen für Kohlenhydrate

Als Berechnungsgrundlage für den Kohlenhydratgehalt von Lebensmitteln sind 2 Richtmaße (= Austauscheinheiten) festgelegt:

1 Broteinheit (BE) = 12 g Kohlenhydrate in einem Lebensmittel,

1 Kohlenhydrateinheit (KE) = 10 g Kohlenhydrate in einem Lebensmittel = **vereinfachte und gängigere Berechnungsversion.**

Die Deutsche Diabetes-Gesellschaft e. V. empfiehlt, beide Werte gleichwertig als Schätzgrößen zu verwenden. Als Planungseinheit wird von einer Kohlenhydratportion (10–12 g Kohlenhydraten) ausgegangen. Aus den Austauschtabellen ist also ersichtlich, wie viel Gramm eines kohlenhydrathaltigen Lebensmittels einer **BE** oder **KE** entsprechen. Das ermöglicht dem Diabetiker eine abwechslungsreiche Speisenzusammenstellung.

@ ***Finden Sie heraus, was sich hinter dem Begriff HbA1c-Wert verbirgt und welche Bedeutung dieser Wert für einen Diabetes-Typ-1-Patienten hat.***

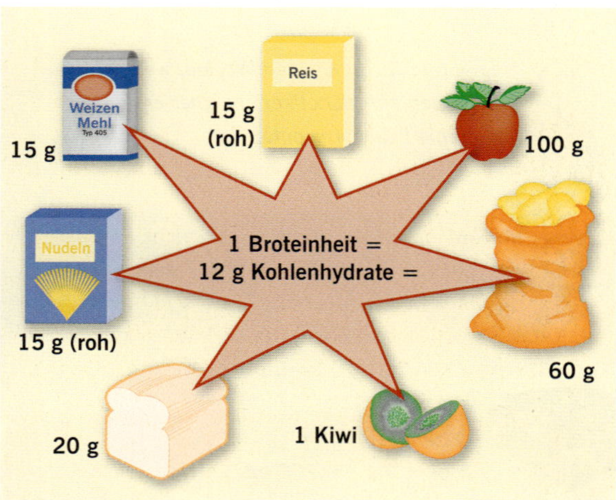

Tageskostplan für einen Diabetiker (21 KE)

Mahlzeiten	KE	KH	Eiweiß	Fett	kcal
1. Frühstück					
1 Sch. Weizenmischbrot	2	20	2	0,3	50
1 Brötchen	2	20,4	2	0,8	106
20 g Margarine	–	–	–	16	144
200 g Speisequark	0,3	3	11	0,2	62
40 g Aufschnitt	–	–	4,3	1,2	31
2. Frühstück					
2 Sch. Ananas	1,8	18	–	–	80
Mittagessen					
150 g Rohkost	0,3	3	–	1,5	20
5 g Essig/Öl	–	–	–	4,9	46
150 g Fleisch	–	–	31,5	10,5	240
140 g Kartoffelkloß	3,6	36	2,3	–	158
200 g Gemüse	1	10	4	–	36
5 g Margarine	–	–	–	4	36
100 g Obst	1	10	1	–	44
Nachmittagsmahlzeit					
150 g Diätpudding	1,2	12	6	2,6	96
Abendessen					
100 g Roggenbrot	4	40	4	0,6	100
20 g Margarine	–	–	–	16	144
30 g Käse	–	–	18	4,8	80
80 g Rohkost	1	10,4	0,8	–	48
200 ml Kefir	0,6	6	4	2	55
Spätmahlzeit					
200 ml Buttermilch	2,4	24	16	–	176
Endsummen	**21,2**	**212,8**	**106,9**	**65,4**	**1752**

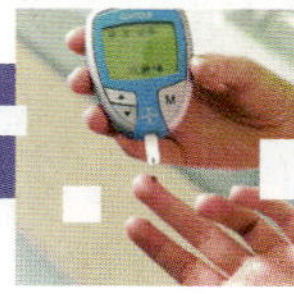

5.5 Komplikationen und Spätschäden bei Diabetes mellitus

Diabetisches Koma

Ein diabetisches Koma, also die Bewusstlosigkeit aufgrund von einem sehr hohen Blutzuckerspiegel, kann durch Diätfehler, Infekte oder durch falsche Insulindosierungen zustande kommen. Die zu hohen Blutzucker- und Harnsäurewerte führen zur Übersäuerung des Blutes (= Azidose). Das diabetische Koma ist lebensgefährlich, da die Blutzuckerwerte **300 bis 600 mg/dl** erreichen können **(Normalzustand sind 80 bis 100 mg/dl).** Es muss **sofort** der **Notarzt** gerufen werden.

Hypoglykämischer Schock

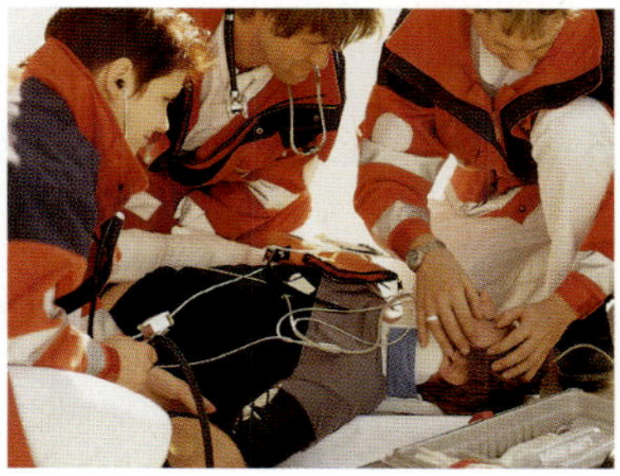

Eine Überdosierung von Insulin oder blutzuckersenkenden Medikamenten oder eine zu geringe Nahrungsaufnahme kann zu einem niedrigen Blutzuckerspiegel führen. Das hat eine **Unterzuckerung (50 mg/dl)** zur Folge, die sich durch **Herzrasen, Sehstörungen, Unruhe, Zittern, Schwächegefühl, Benommenheit, Sprachstörungen bis zur Bewusstlosigkeit** bemerkbar macht. Meist kann eine Unterzuckerung durch die Gabe von Zucker in flüssiger Form oder von Traubenzucker behoben werden.

Spät- oder Folgeschäden

- Sehstörungen bis hin zur Erblindung
- Massive Durchblutungsstörungen an den großen Gefäßen führen auf lange Sicht zum:
  - Herzinfarkt
  - Schlaganfall
  - Beinverlust (Amputation der Beine)
- Nierenschädigungen bis hin zur Nierendialyse
- Beeinträchtigungen des Nervensystems
- Arteriosklerose

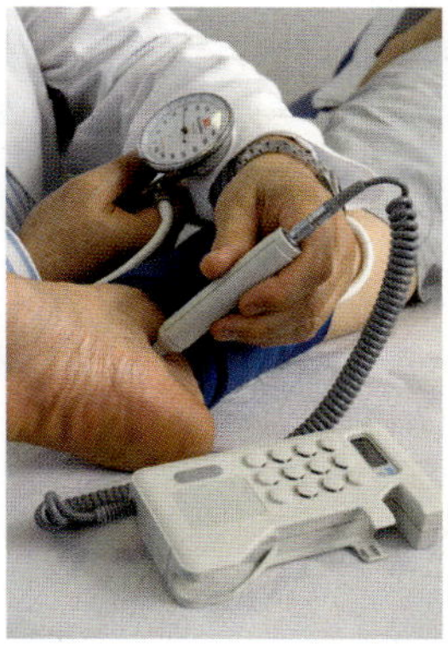

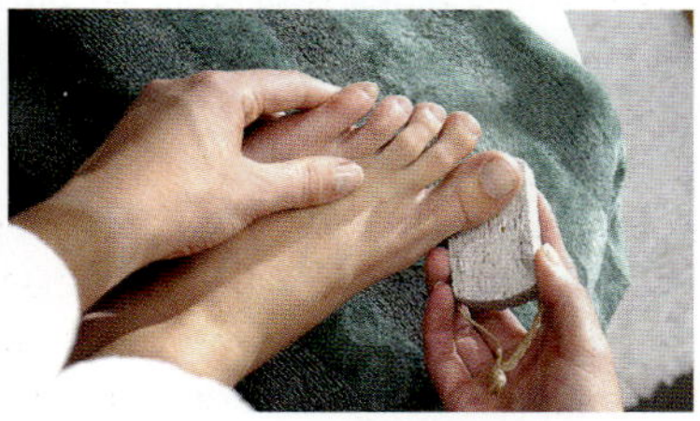

Diabetiker müssen die Beine regelmäßig kontrollieren lassen und pflegen, da bereits schon kleine Wunden schlecht abheilen und daraus schwere Folgeschäden entstehen können.

M/A ***Rollenspiel***

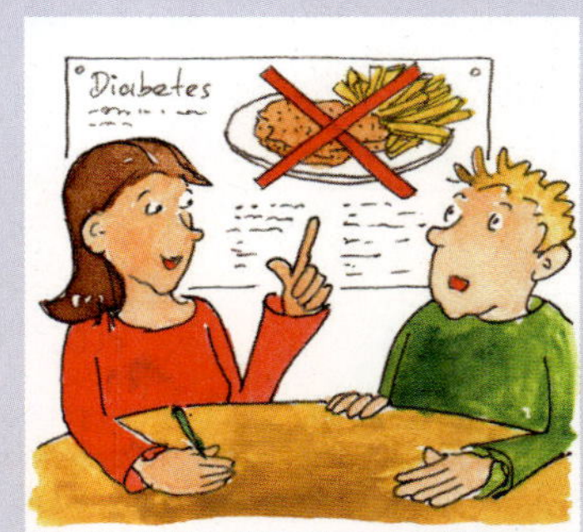

Zeitrichtwerte: für ein Beratungsgespräch **ca. 10 bis 15 Min.**
Arbeitsmaterial: Notizblock, Schreibzeug
Teilnehmer: 2 Personen (Patient und Ernährungsberater)
Hinweise: Die Teilnehmer sitzen an einem Tisch.

Arbeitsauftrag: **Schlüpfen Sie in die Rolle eines Ernährungsberaters oder eines Patienten.** Sie sind in einer Klinik als Ernährungsberaterin oder -berater tätig. Zu Ihren Patientinnen gehört eine leicht übergewichtige 70-jährige Dame, bei der vor kurzem Diabetes mellitus Typ 2 festgestellt wurde. Bei einem ersten Beratungsgespräch stellt sich heraus, dass die Dame keine Ahnung von Diabetes mellitus hat und sehr verunsichert ist. Sie möchte nun von Ihnen mehr über dieses Krankheitsbild sowie die damit verbundene Essensumstellung wissen. Führen Sie ein fundiertes Beratungsgespräch durch.

Hinweis: Tauschen Sie nach dem Gespräch die Rollen.

6 Fettstoffwechselstörung

Bei Fettstoffwechselstörungen kann entweder die Konzentration einzelner Blutfette **erhöht (= Hyperlipoproteinämien) oder verringert (= Hypolipoproteinämie)** sein. Dieses Kapitel richtet das Augenmerk ausschließlich auf die **Hyperlipoproteinämie.** Hierbei handelt es sich um Störungen, bei denen gewisse **Fettbestandteile** (Cholesterin und Triglyceride) über den Normwerten im Blut vorliegen. Es gibt vielfältige Ursachen, wie es zu diesen erhöhten Werten kommen kann. Unterschieden werden die **primäre** und die **sekundäre Form** einer Hyperlipoproteinämie. Bei der **primären Form** handelt es sich um eine **genetisch** bedingte Störung, während die **sekundäre Form** als Folge von Grunderkrankungen **(z. B. Diabetes mellitus)** auftritt. Begünstigt wird eine Fettstoffwechselstörung durch Risikofaktoren wie Stress, Bewegungsmangel und bestimmte Medikamente (z. B. Beta-Blocker, Cortison).

6.1 Überblick: Hyperlipoproteinämie

Der Transport der Fette, die mit der Nahrung aufgenommenen oder vom Körper abgebaut werden, erfolgt über das Blut. Wird vom Arzt ein **hoher Cholesteringehalt** oder ein **hoher Triglyceridgehalt** oder eine **Mischung beider Werte** gemessen, dann liegt eine Störung vor. Unterschieden werden:

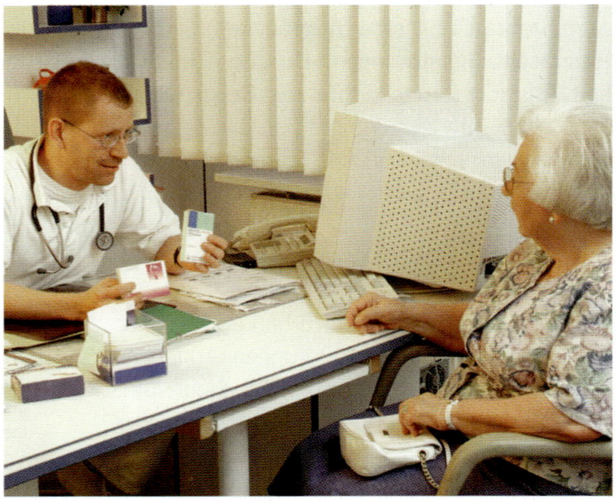

- Erhöhter Cholesteringehalt im Blut = Hyper**cholesterin**ämie (= grenzwertiger Cholesterinwert 200 bis 240 mg/dl)
- Erhöhter **Triglyceridgehalt** im Blut (= Hyper**triglycerid**ämie, = Triglyceridwert über 200 mg/dl)
- **Kombination** der **beiden o. g. Störungen** = Cholesterin- und Triglyceridgehalt im Blut ist erhöht.

Übersicht Lipoproteine

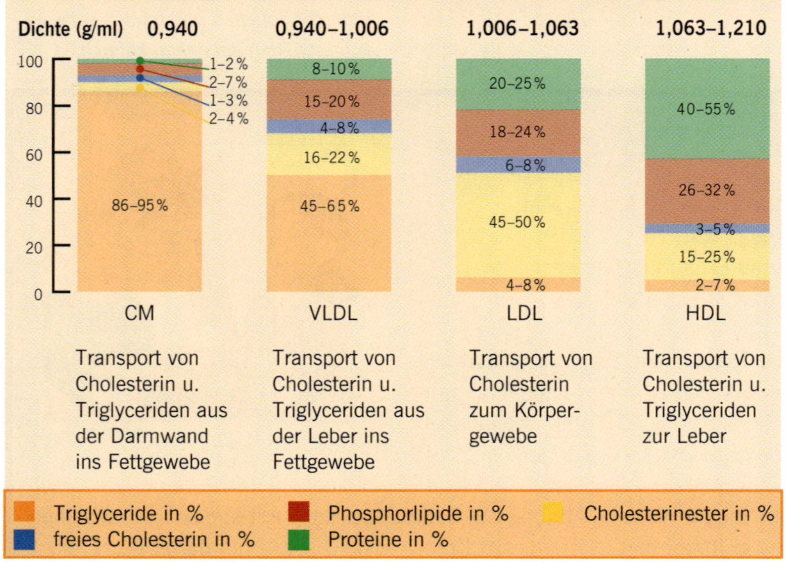

Welche Ursachen und welche Folgen kann ein erhöhter Triglycerid- bzw. Cholesteringehalt haben?

Lipoproteine

Triglyceride, Cholesterin und freie Fettsäuren können im Blut (= wässrige Lösung) nicht transportiert werden, da sie darin nicht löslich sind. Deshalb müssen sie sich für den Transport mit Eiweiß (Proteinen) zu sogenannten Lipoproteinen verbinden. Sie bestehen also aus einer Eiweißhülle und dem Fettbestandteil im Inneren. Lipoproteine stellen somit eine Art Transportfahrzeug für Fette dar.
Es gibt insgesamt 4 Lipoproteine: die VLDL, die LDL, die HDL und die Chylomikronen (CM). Sie unterscheiden sich im Wesentlichen durch die physikalische Dichte, aber auch durch den Aufbau, die Größe und die Aufgaben voneinander (siehe Fette).

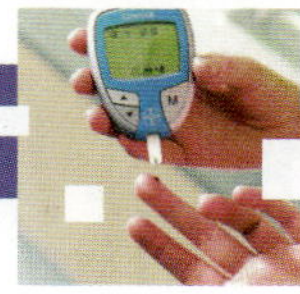

6.2 Erhöhter Cholesteringehalt im Blut

Durch eine cholesterinreiche Kost oder aber auch durch Veranlagung oder durch eine Grunderkrankung kann sich der Cholesterinspiegel im Blut erhöhen bzw. der Cholesterinabbau im Blut gestört sein. Hierbei kann es zur Anreicherung von **Beta-Lipoproteinen (LDL)** kommen. Wie bereits aus dem Kapitel der Fette bekannt, begünstigt das **LDL** die Ablagerung von Cholesterin in den Arterien, während das **HDL** den Abtransport von Cholesterin in die Leber fördert. Umgangssprachlich wird das **LDL** als **schlechtes Cholesterin** und das **HDL** als **gutes Cholesterin** bezeichnet. Ist also im Blut viel **LDL** vorhanden, setzt sich Cholesterin an den Arterienwänden ab, wodurch sich die Gefäße verengen. Es entsteht eine **Arteriosklerose.** Aufgrund der Verengung der Arterien kann es zu Durchblutungsstörungen kommen, was einen **Herzinfarkt** oder aber auch einen **Schlaganfall** auslösen kann.

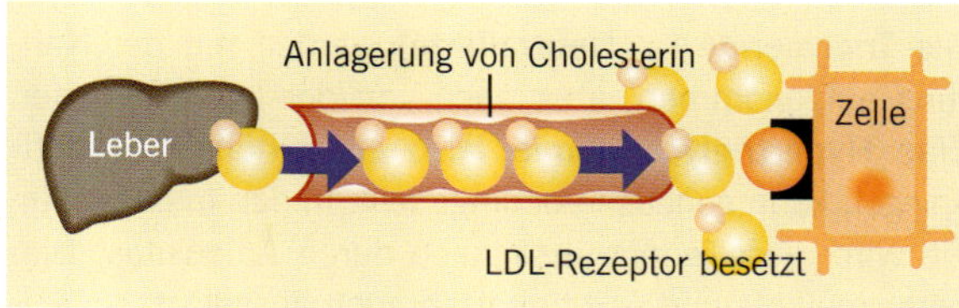

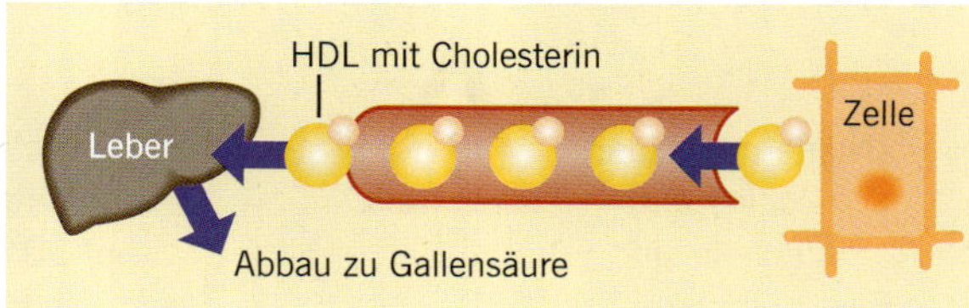

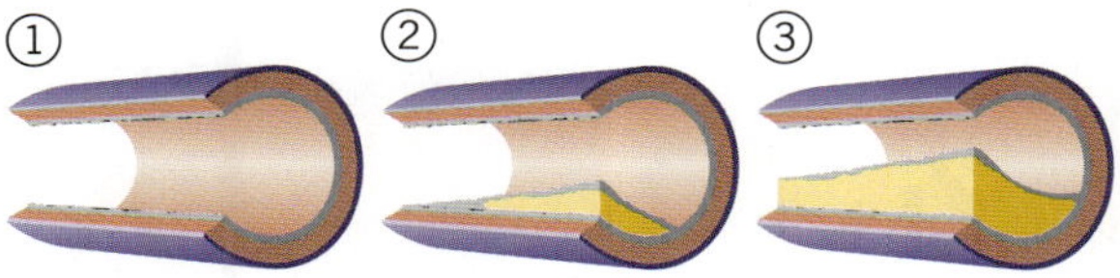

Gesunde Arterie — Arterie mit ersten Gefäßveränderungen — Stark verengte Arterie

Stadien der Arteriosklerose

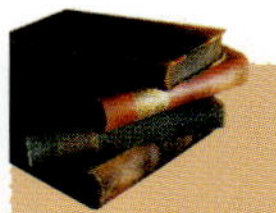

Cholesterin

Cholesterin ist Bestandteil von Zellmembranen, die Ausgangssubstanz von Hormonen und am Aufbau der Gallensäure beteiligt. Cholesterin wird hauptsächlich vom Körper selbst in der Leber produziert. Es ist wasserunlöslich und muss deshalb in Form von Lipoproteinen transportiert werden.

Diätetische Leitlinien für die Hypercholesterinämie

- Reduktion des Fettanteils der Nahrung **(ca. 20 % des Gesamtenergiebedarfs)**
- Die Ölsäure (z. B. Walnussöl, Sojaöl) und die Linolsäure (z. B. grünes Blattgemüse) wirken sich positiv auf den LDL-Gehalt aus und sind zu bevorzugen.
- Bei der Speisenzubereitung sollten fettarme Garverfahren ausgewählt werden.
- Übergewicht sollte durch eine kalorienreduzierte Mischkost langsam reduziert werden.
- Sportliche Betätigung sowie der Verzicht auf Alkohol und das Rauchen unterstützt die Senkung der Blutcholesterinwerte.
- Ballaststoffreiche Kost ist notwendig, da Ballaststoffe Cholesterin binden und somit den Cholesterinspiegel senken.
- Tierisches Eiweiß sollte durch pflanzliches Eiweiß ersetzt werden.
- Blutfettsenkende Medikamente können dann eingesetzt werden, wenn die diätetischen Maßnahmen bedingt greifen.
- Die Cholesterinzufuhr sollte **300 mg pro Tag** auf keinen Fall überschreiten. Das heißt, gemieden werden sollten Nahrungsmittel, die viel Cholesterin enthalten (z. B. Butter, Meeresfrüchte, Innereien). Es gilt jedoch zu beachten, dass eine Reduktion der Cholesterinzufuhr nicht automatisch eine Senkung des Cholesterinspiegels mit sich bringt, da der Körper selbst auch noch Cholesterin produziert.

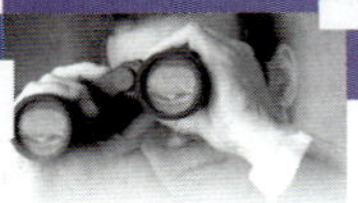

6.3 Erhöhter Triglyceridgehalt im Blut

Die **Triglyceride (= Neutralfette)** werden mit der Nahrung aufgenommen, aber auch von der Leber gebildet. Eine **Hypertriglyceridämie,** also ein erhöhter Blutfettspiegel, kann genetisch bedingt sein. In den meisten Fällen wird diese jedoch ursächlich durch Adipositas, Diabetes mellitus und Alkoholmissbrauch ausgelöst.

Bewertung	Gehalt in 100 ml Blut
normal	~150 mg
grenzwertig	150 mg–200 mg
bedenklich	> 200 mg

Triglyceridgehalt im Blut

Diätetische Leitlinien für die Hypertriglyceridämie

Niedermolekulare Zucker und Alkohole sind zu meiden (= Traubenzucker, Fruchtzucker, Rohr- und Rübenzucker).

Die Einschränkung der Fettzufuhr auf 30 % des Gesamtenergiebedarfs ist notwendig.

Auf eine reichliche Zufuhr von Vitaminen und Mineralstoffen ist zu achten. 5 bis 6 kleine Mahlzeiten sind sinnvoll.

Ballaststoffreiche Kost (z. B. Vollkornprodukte) ist zu bevorzugen.

Alkohol sollte nicht getrunken werden.

Produkte, die Omega-3-Fettsäuren enthalten, sind zu bevorzugen (z. B. Lachs, Hering, Makrelen).

Es gilt, den Fettkonsum und das Übergewicht zu reduzieren!

Grundsätzlich muss das Problem, das einen hohen Triglyceridgehalt verursacht, behoben werden (z. B. Übergewicht reduzieren und Alkohol vermeiden).

Körperliche Bewegung hilft, das Übergewicht zu reduzieren.

Geeignete Lebensmittel	Ungeeignete Lebensmittel	Geeignete Lebensmittel	Ungeeignete Lebensmittel
Kalbsfleisch, Pute, Huhn (nicht gebraten)	Gans, Ente, Innereien	Pellkartoffeln, Salzkartoffeln, Püree, Knödel	Kroketten, Pommes frites
Frisches Obst	Trockenfrüchte, kandierte Früchte	magerer Fisch	Fettfisch (z. B. Aal)
Frisches Gemüse	In Öl eingelegtes Gemüse	Ungesüßte Kräutertees, Mineralwasser	Zuckerhaltige Erfrischungsgetränke
Buttermilch, Sauermilch, fettarme Milch, Magerkäse	Vollmilch, Sahne, Sauerrahm, Käse über 30 % Fett i. Tr.	Soßen aus Gemüse (selbst gemacht)	Ketchup, Mayonnaise, Cocktailsoßen, Remouladen
Vollkornprodukte	Helle Brote u. Brötchensorten, helles Gebäck	Künstliche Süßstoffe	Zucker, Honig, Traubenzucker

7 Gicht

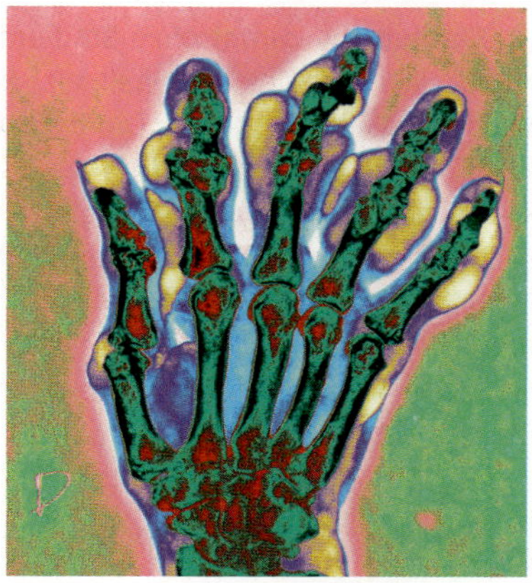

Röntgenbild einer gichtkranken Hand

Die **Gicht** beruht auf einer Störung des **Purinstoffwechsels.** Ab einer **Harnsäurekonzentration** von **ca. 9 mg pro 100 ml Blut** ist der Harnsäuregehalt im Blut so erhöht, dass die Harnsäure nicht mehr löslich ist und ausfällt, das heißt, es kommt zu Ablagerungen von Harnsäurekristallen in den Gelenken (z. B. Großzehengrundgelenk) und Weichteilen (Ohrmuschel, Schleimbeutel). Diese Ablagerungen führen zu **schmerzhaften Entzündungen** bis hin zu **Gelenkdeformationen.** Von der Krankheit sind weitaus mehr Männer **(~ 30 %)** als Frauen **(~ 3 %)** betroffen. Die Krankheitsrate nimmt jedoch bei Frauen nach der Hormonumstellung (Menopause) zu.

7.1 Formen von Gicht

Es werden die **primäre** und die **sekundäre Form** von Gicht unterschieden.

Primäre Gicht: Hierbei handelt es sich um eine **angeborene Stoffwechselkrankheit.** Der erhöhte Harnsäurespiegel wird in den meisten Fällen durch eine Störung der **Harnausscheidung** und seltener durch einen **Enzymdefekt** verursacht, der die Harnproduktion erhöht. In den meisten Fällen wird eine primäre Gicht durch äußere Faktoren wie beispielsweise purinreiche Ernährung, hoher Alkoholkonsum und hoher Fettkonsum ausgelöst.

Sekundäre Gicht: Hier bedingt eine erworbene Krankheit (z. B. Leukämie, Nierenschäden) die Stoffwechselstörung.

Purine/Hyperurikämie
Purine sind Bausteine der Nukleinsäuren, die vom Körper selbst gebildet oder durch den Verzehr von tierischen Lebensmitteln (z. B. Innereien, Fleisch) dem Körper zugeführt werden können. Die Purine werden im Purinstoffwechsel durch mehrere Zwischenstufen zum Endprodukt Harnsäure abgebaut.
Hyperurikämie:
Liegt der Harnsäurespiegel im Blut > 6,5 mg/dl, spricht man von einer Hyperurikämie, also einem erhöhten Harnsäurespiegel, der zu Gicht führen kann.

@ ***Finden Sie heraus, was sich hinter dem Begriff Lesch-Nyhan-Syndrom verbirgt.***

7.2 Vier Stadien der Gicht

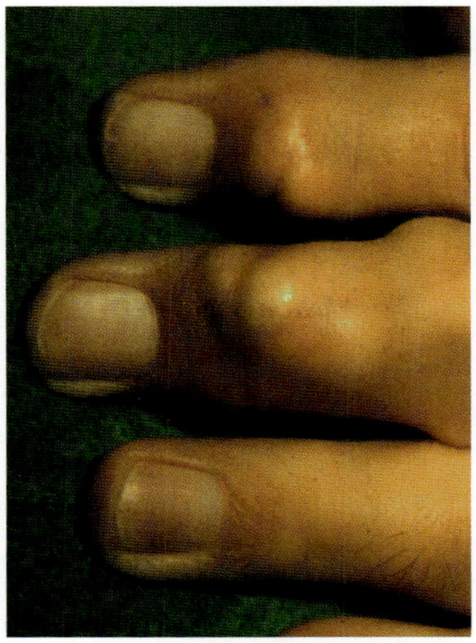

Gichtfinger

1. Stadium (= symptomfreies Stadium)
Zu viel Harnsäure (= Hyperurikämie), jedoch ohne typische Krankheitszeichen (Symptome)

2. Stadium (= Entzündungsstadium)
Nach dem Verzehr von purinhaltigem Essen oder durch hohen Alkoholkonsum kann häufig nachts ein akuter Gichtanfall auftreten, der unbehandelt mehrere Stunden und Tage anhalten kann. Es kommt zu schmerzhaften Gelenkattacken, die beim ersten Gichtanfall meist nur in einem Gelenk (Großzehengrundgelenk, Sprunggelenk, Kniegelenk, Daumengrundgelenk) vorkommen. An den betroffenen Stellen treten typische Entzündungszeichen wie Rötungen, Schwellungen, Schmerzen und lokale Temperaturerhöhungen auf. Bei einem akuten Gichtanfall stehen zunächst die Schmerzlinderung und die Eindämmung der Entzündungsreaktion durch ärztliche Behandlung im Vordergrund.

3. Stadium (= symptomfreies Stadium)
Zwischen zwei Gichtanfällen tritt meist ein symptomfreier Intervall ein.

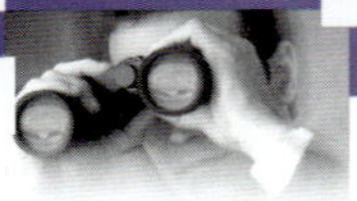

4. Stadium (= chronisches Stadium)
Wird eine Gicht nicht behandelt, kann das zu chronischen Entzündungen mehrerer Gelenke führen. Die Gelenke können sich im Laufe der Zeit verändern, das heißt, es kommt zu regelrechten **Gelenkdeformationen** mit starken Bewegungseinschränkungen. Ebenso kann es zur Bildung von bizarren Verwachsungen, den sogenannten **Gichtknoten (Gicht-Tophi),** unter der Haut kommen. Von Gichtknoten besonders betroffen sind die Ohrmuscheln, aber auch die Finger und die Füße (siehe Abbildung). Lagern sich die Harnsäurekristalle in der Niere ab, ist ein akutes **Nierenversagen (= Niereninsuffizienz)** nicht auszuschließen.

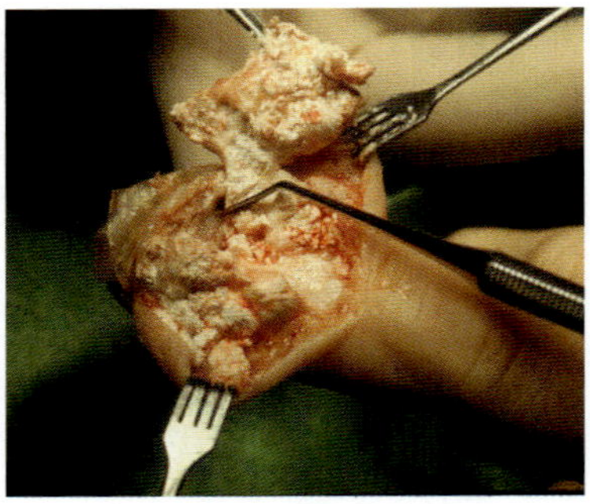

Operation an einem Gichtfinger

Merke ***Bei einem Anstieg der Harnsäurekonzentration über 6,5 mg pro 100 ml Blut oder einer Veränderung des pH-Wertes in Richtung saurer Bereich kann es zur Ausfällung von Harnsäure in den Gelenken und Geweben kommen = Gicht!***

7.3 Leitlinien für eine Ernährungstherapie bei Gicht

Bei ganz akuten Gichtfällen werden in erster Linie Medikamente eingesetzt, um entweder die Harnsäureausschüttung über die Niere zu fördern oder die Harnsäuresynthese zu hemmen. Gleichzeitig kann jedoch eine **bewusste Ernährungsumstellung** zur Harnsäuresenkung beitragen. Eine Harnsäuresenkung von **5 mg Harnsäure in 100 ml** Blut wäre dabei erstrebenswert. Es gilt, Folgendes zu beachten:

1. **Purinreiche Lebensmittel sollten gemieden werden!**
   Fettfisch, Innereien, Wild, Spargel, Linsen, Erbsen, Spinat, Pilze sind besonders purinreiche Lebensmittel (siehe Tabelle), die am besten nicht verzehrt werden sollten.

2. **Verzicht auf Alkohol ist angesagt!**
   Damit die Harnsäureausscheidung über die Niere steigt, sollten **pro Tag ca. 2 l Flüssigkeit** getrunken werden. Hierbei gilt es, auf Alkohol zu verzichten, da dieser die Harnsäureausscheidung hemmt. Kaffee, Tee und Kakao dürfen getrunken werden.

3. **Hoher Fettkonsum muss gedrosselt werden!**
   Ein hoher Fettkonsum verstärkt den Aufbau von Ketonkörpern – sie hemmen die Harnsäureausscheidung.

4. **Langsame Reduzierung von Übergewicht auf Normalgewicht ist angebracht!**
   Übergewichtige Personen (BMI über 25) sollten das Gewicht durch eine kalorienreduzierte Mischkost langsam abbauen. Auf das Fasten (= Nulldiät) sollte dabei verzichtet werden, da es durch einen schnellen Abbau der Fette zur Bildung von Ketonkörpern kommt, die die Ausscheidung von Harnsäure hemmen.

@ ***Finden Sie im Internet weitere Informationen zum Thema Gicht.***

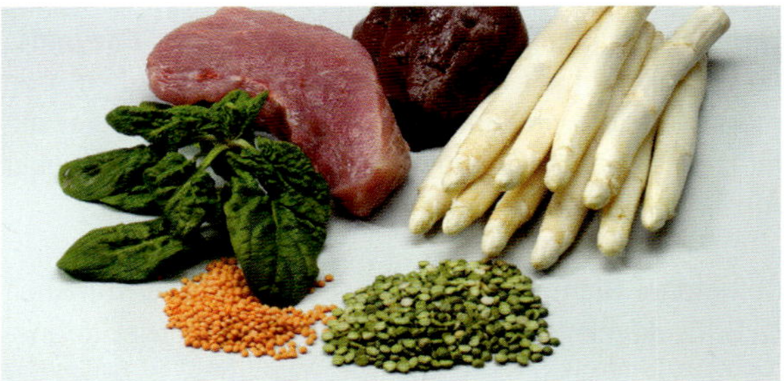

Purinreiche Lebensmittel

Harnsäurewerte bei einer purinarmen und einer streng purinarmen Diät

Diät	Harnsäure/Tag	Harnsäure/Woche
purinarm	max. 500 mg	3000 mg
streng purinarm	max. 300 mg	2000 mg

VERBOTEN! VERBOTEN! VERBOTEN!

- *Innereien (Bries, Niere, Leber)*
- *Fettfische, Krustentiere*
- *Erbsen, Linsen, Bohnen (weiß)*

VERBOTEN! VERBOTEN! VERBOTEN!

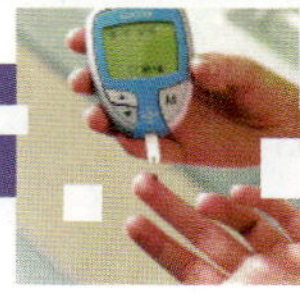

7.4 Harnsäuregehalt von Lebensmitteln

Aus der Tabelle ist der **Harnsäuregehalt** von Lebensmitteln mit **niedrigem, mittlerem** und **hohem Puringehalt** ersichtlich. Der Einfachheit halber wird derzeit in fast allen Lebensmitteltabellen nicht der Puringehalt, sondern der **Harnsäuregehalt (mg) pro 100 g essbaren Anteil** ausgewiesen.

Niedriger Puringehalt		Mittlerer Puringehalt		Hoher Puringehalt	
Lebensmittel	**Harnsäure (mg)**	**Lebensmittel**	**Harnsäure (mg)**	**Lebensmittel**	**Harnsäure (mg)**
Joghurt (3,5 %)	5–10	Bananen	40–70	Lachs	150–300
Edamer (30 %,40%, 45 %)	5–10	Blumenkohl	40–70	Truthahn	150–300
Gurken	5–10	Tofu	40–70	Schweinefleisch (Bug, Filet, Hals, Haxen)	150–300
Alkoholfreies Bier	5–10	Knäckebrot	40 - 70	Sardinen, in Öl	300–500
Weißbrot	10–20	Roggenkörner	40–70	Rindermilz	300–500
Kartoffeln	10–20	Flusskrebse	40–70	Kalbsleber	300–500
Möhren	10–20	Erbsen	70–100	Sprotten, geräuchert	500–1000
Endivie	10–20	Scholle	70–100	Schweinemilz	500–1000
Brötchen	20–40	Fleischwurst	70–100	Schweineleber	500–1000
Eierteigwaren	20–40	Bohnen, Linsen	100–150	Rinderleber	500–1000
Spargel	20–40	Hummer	100–150	Bierhefe, trocken	1000–2000
Apfelsinen, Ananas	20–40	Rindfleisch (Hüfte, Kamm, Bauch)	100–150	Kalbsbries	1000–2000

Quelle: Der kleine Souci, Fachmann, Kraut, Wissenschaftliche Verlagsgesellschaft mbH, Stuttgart

Puringehalt einzelner Lebensmittelportionen

Merke

1 mg Purine = 2,4 mg Harnsäureäquivalent!

@ ***Finden Sie heraus, wie Gicht vom Arzt diagnostiziert werden kann und was sich hinter der Genvariante SLC2A verbirgt, auf die Alan Wright und seine Kollegen von der Universität Edinburgh stießen.***

?

1. ***Was verstehen Sie unter dem Begriff Gicht?***
2. ***Welche Formen der Gicht kennen Sie? Erläutern Sie diese.***
3. ***Erläutern Sie stichwortartig die verschiedenen Stadien der Gicht.***
4. ***Was sind Purine?***
5. ***Erstellen Sie mithilfe der Tabelle (siehe oben) einen Tageskostplan für einen Gichtkranken. Die Kost sollte purinarm sein.***

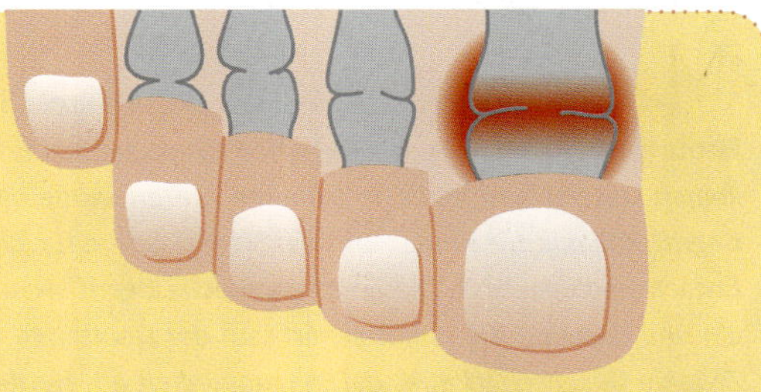

Entzündetes Großzehengelenk

8 Lebensmittelintoleranz (Zöliakie, Phenylketonurie, Milchzuckerunverträglichkeit)

Immer mehr Menschen leiden in Deutschland an einer Lebensmittelintoleranz, das heißt, sie vertragen bestimmte Bestandteile von Lebensmitteln nicht, was zu starken Beeinträchtigungen im Alltag führen kann. Im folgenden Verlauf werden das Krankheitsbild und die diätetischen Maßnahmen von Zöliakie, von einer Phenylketonurie und einer Laktoseintoleranz beschrieben.

8.1 Zöliakie

Bei der **Zöliakie** handelt es sich um eine **chronische Erkrankung** der Dünndarmschleimhaut, die aufgrund von einer **Glutenunverträglichkeit** hervorgerufen wird. Die Dünndarmschleimhaut besteht aus fingerartigen Ausstülpungen, den sogenannten Darmzotten. Sie vergrößern die Oberfläche der Darmschleimhaut. Bei an Zöliakie erkrankten Personen kommt es beim Verzehr von glutenhaltigen Lebensmitteln zu Entzündungsreaktionen der Darmschleimhaut, wobei sich die Darmzotten zurückbilden. Durch die Rückbildung können die Nähr- und Wirkstoffe nicht mehr in vollem Umfang aufgenommen und an das Blut weitergegeben werden. Es kommt zu Mangelerscheinungen an fettlöslichen Vitaminen, Mineralstoffen (Eisen und Calcium) und Eiweißen etc.

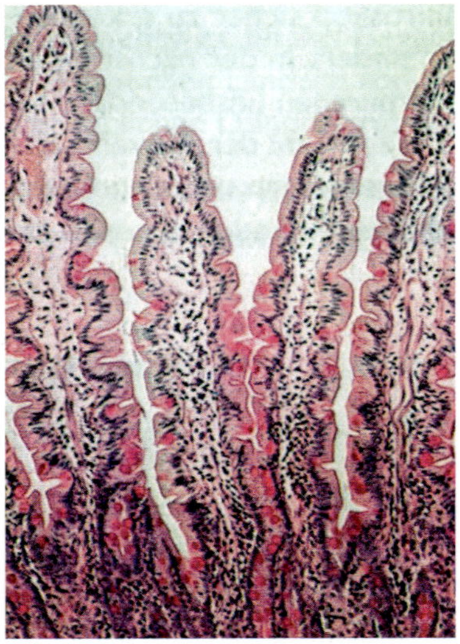

Gewebeschnitt normale Dünndarmschleimhaut

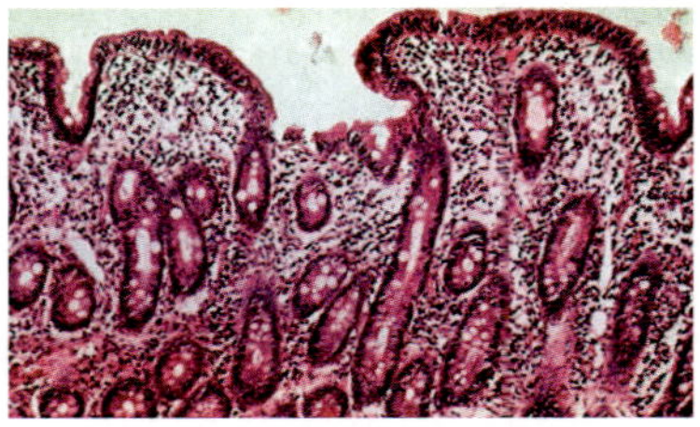

Gewebeschnitt veränderte Dünndarmschleimhaut

Symptome bei Kindern

Kinder leiden sehr häufig an Gedeihstörungen bis hin zum Gewichtsstillstand. Sie haben meist einen **aufgeblähten Leib, übel riechende, schaumige Durchfälle** und **erbrechen** leicht. Weinerliches und missmutiges Verhalten sind keine Seltenheit.

Symptome bei Erwachsenen

Massive Gewichtsverluste, Durchfälle mit **Fettstühlen,** aber auch **Knochenschmerzen, Schlaflosigkeit, Migräneanfälle, Appetitlosigkeit** und gelegentliches Erbrechen können auf eine Zöliakie hindeuten.

Nicht nur erbliche Faktoren, sondern auch Infektionen, bestimmte Umweltfaktoren und ein gestörtes Immunsystem können eine Zöliakie auslösen. Damit diese eindeutig diagnostiziert werden kann, muss eine Dünndarmbiopsie mit einer Gewebsabnahme stattfinden. Eine nicht behandelte Zöliakie kann unter Umständen zur Entstehung von Dünndarmkrebs führen.

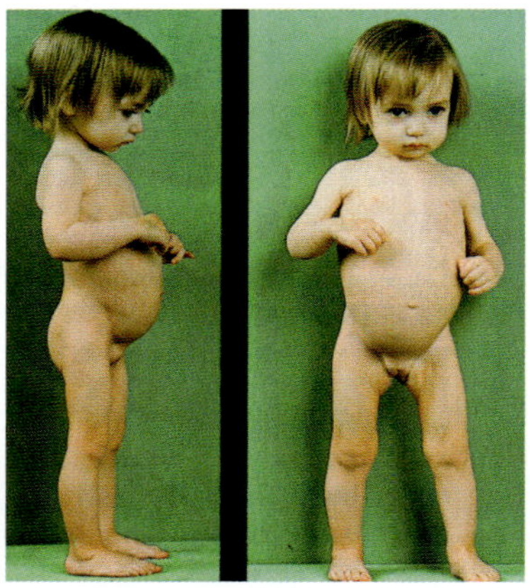

Zöliakiekrankes Kind

Merke ***Unterschied zwischen Zöliakie und Sprue***
Heute gibt es zwischen den Begriffen Sprue und Zöliakie keinen Unterschied mehr. In früheren Jahren wurde der Begriff Zöliakie für Kinder und der Begriff Sprue für die Erwachsenen gewählt. Die unterschiedliche Begriffswahl für ein und dieselbe Krankheit gehört laut der Deutschen Zöliakie Gesellschaft e. V. der Vergangenheit an. Heute wird ausschließlich der Begriff Zöliakie verwendet.

Gluten (lat. = Leim) ist der Sammelbegriff für das Getreideeiweiß der unterschiedlichsten Getreidearten wie Weizen, Roggen, Dinkel, Grünkern, Kamut. Es besteht aus 90 % Proteinen (Prolamine und Gluteline), ca. 8 % Lipiden und 2 % Kohlenhydraten. Gluten bildet in Verbindung mit Wasser das sogenannte Klebergerüst des Backwerks und ist somit für dessen Gashaltefähigkeit und Stabilität verantwortlich.

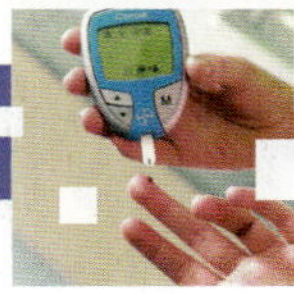

Welche Lebensmittel sollten gemieden werden?

Durch eine lebenslange glutenfreie Diät kann die Zöliakie gestoppt werden. Hierbei sollten folgende Lebensmittel auf keinen Fall verzehrt werden:

- Gerste, Hafer, Roggen, Weizen, Kamut, Einkorn, Grünkern, Dinkel
- Alle Lebensmittel, die aus den obigen Getreidearten hergestellt werden (z. B. Brot, Brötchen, paniertes Fleisch, Nudeln, Knödel, Bier, Kuchen, Torten etc.)

Folgende Lebensmittel können verstecktes Gluten enthalten:
- Kroketten
- Wurstwaren
- Eis, Chips, Schokolade
- Milchprodukte mit Früchten
- Pudding
- Gebundene Soßen und Suppen
- Halbfertig- und Fertigprodukte (da Gluten emulgierende bindende, stabilisierende und gelierende Eigenschaften aufweist, die sich die Hersteller zunutze machen)

Merke ***Zöliakie basiert auf einer Unverträglichkeit gegenüber dem Klebereiweiß Gluten bzw. Gliadin (alkoholische Fraktion von Gluten). Wird auf die Zufuhr dieser Nahrungsbestandteile nicht verzichtet, dann kommt es zur Rückbildung der Darmzotten, was eine mangelnde Nährstoffresorption mit sich bringt. Spätfolgen, wie Darmkrebs können auftreten.***

? ***Wussten Sie, ...***
... dass bereits 0,25 g Weizen die Darmzotten so schädigen können, dass sofortige Symptome von Zöliakie auftreten können?

@ ***Gehen Sie auf die Webseite der Deutschen Zöliakie Gesellschaft e.V. und finden Sie heraus, welche Lebensmittel unbedenklich verzehrt werden können, also kein Gluten enthalten.***

Testen Sie Ihr Wissen!

Notieren Sie, welche Lebensmittel für eine zöliakiekranke Person unbedenklich sind.

❑ Zucker	❑ Nüsse
❑ Reis	❑ Hülsenfrüchte
❑ Butter	❑ Fleisch
❑ Kräuter (frisch)	❑ Baguette
❑ Pflanzenöle	❑ Mais
❑ Tofu	❑ Wasser
❑ Wein	❑ Malzbier
❑ Kopfsalat	❑ Pommes frites
❑ Kartoffelchips	❑ Weizenmischbrot
❑ Zwieback	❑ Bananen

M/A ***15 x F und 15 x A***

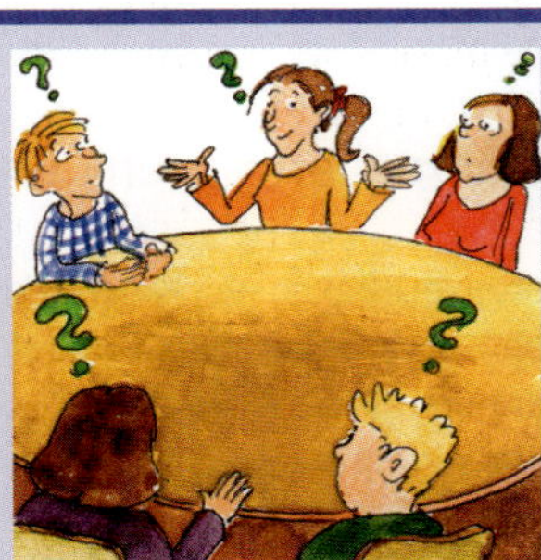

Zeitrichtwerte: **ungefähr 15 Min. bis 30 Min.**
Teilnehmer: **5 bis 10 Personen**
Hinweise: Die Teilnehmer sitzen an einem Tisch.

Arbeitsauftrag:
Ein Schüler denkt sich einen Spezialbegriff zu einem Kapitel aus (z. B. Zöliakie). Die Gruppenteilnehmer versuchen, durch 15 geschickte Fragestellungen herauszufinden, um welchen Begriff es sich handelt. Die Antworten (15 x möglich) dürfen nur mit **ja** und **nein** und mit **vielleicht** beantwortet werden. Nachdem Sie den Begriff durch Fragen herausbekommen haben, tragen Sie fachlich alles zusammen, was Sie zu dem Begriff wissen. Ergänzen Sie Ihr Wissen, indem Sie den Begriff nochmals im Buch nachschlagen und die entsprechenden Abschnitte durchlesen.

Hinweis: Ist das Erraten der Begriffe zu schwer, kann die Anzahl der gestellten Fragen erhöht werden.

8.2 Phenylketonurie (PKU)

Hierbei handelt es sich um eine **angeborene Stoffwechselkrankheit,** bei der die betroffenen Säuglinge bzw. Kinder die unentbehrliche Aminosäure Phenylalanin nicht mehr vollständig abbauen können. Phenylalanin wird u. a. zur Bildung von **Insulin, Melanin** und **Thyroxin** benötigt. **Phenylalanin** wird auf **enzymatischem** Weg in der Leber zu **Tyrosin** umgewandelt. Aufgrund eines Enzymdefekts wird **Phenylalanin** unvollständig zu **Phenylbrenztraubensäure** abgebaut. Sowohl eine Ansammlung von Phenylalanin als auch von Phenylbrenztraubensäure kann das Gehirn bis hin zum Schwachsinn schädigen. **Phenylalanin** ist vor allem in eiweißhaltigen Lebensmitteln vorhanden, auf die weitestgehend verzichtet werden muss. Neben einer kontinuierlichen Ernährungstherapie sollte einmal im Monat der **Phenylalaninspiegel** im Blut kontrolliert werden. Nur bei einer strikten Einhaltung einer Diät kommt es zu keinen Entwicklungsstörungen.

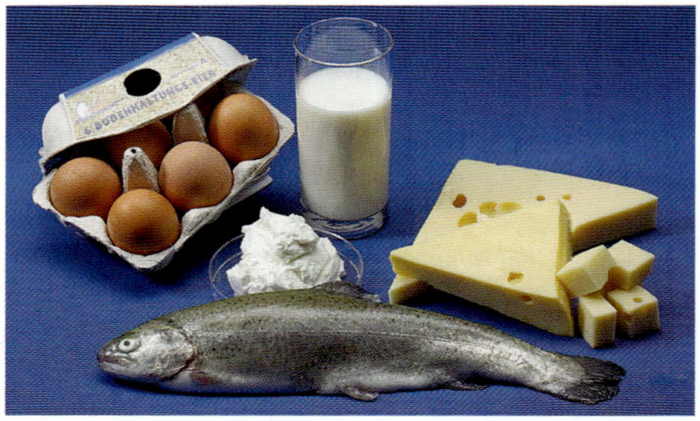

Eiweißhaltige Lebensmittel sollten gemieden werden.

Phenylalanin
Hierbei handelt es sich um eine unentbehrliche Aminosäure, die in sehr vielen Lebensmitteln enthalten ist. 1879 wurde Phenylalanin aus Pflanzenquellen isoliert und 1882 chemisch hergestellt.

Leitlinien für eine Ernährungstherapie bei Phenylketonurie

- Die Ernährungstherapie besteht aus einer phenylalaninarmen Diät. Das heißt, die betroffenen Personen müssen eine individuell berechnete Menge an Phenylalanin erhalten. Das ist notwendig, da ein absoluter Mangel an Phenylalanin schwere Entwicklungsstörungen mit sich führt.
- Säuglinge müssen eine Säuglingsmilch speziell für Phenylketonuriekranke erhalten.
- Die betroffenen Personen, insbesondere sich im Wachstum befindende Personen, sollten auf phenylalaninhaltige Lebensmittel wie Fleisch, Fisch, Wurst, Käse, Brot, Eiprodukte, Nüsse, Milchprodukte weitestgehend verzichten bzw. auf Ersatzprodukte zurückgreifen. Hierbei geben spezielle Lebensmittellisten, die den Phenylalaningehalt ausweisen, Auskunft.
- Hauptbestandteil der Nahrung bilden eiweißarme Produkte wie Zucker, stärkehaltige Produkte aus Weizen, Reis, Mais, Pflanzenöle etc.

8.3 Milchzuckerunverträglichkeit (= Laktoseintoleranz)

Eine Milchzuckerunverträglichkeit kann entweder durch einen angeborenen **Laktasemangel (Gendefekt)** oder im Erwachsenenalter durch einen erworbenen Laktasemangel oder als Folgeerkrankung einer Grunderkrankung (z. B. chronische Darmerkrankung) ausgelöst werden. Indem das Verdauungsenzym **Laktase** fehlt bzw. nur bedingt vorhanden ist, kann der mit der Nahrung aufgenommene **Milchzucker** in der Dünndarmschleimhaut nicht oder nur teilweise zu **Glukose** und **Galaktose** abgebaut und resorbiert werden. Milchzucker dringt somit in die tieferen, bakteriell besiedelten Darmabschnitte ein. Dort beginnt der bakterielle Abbau des Milchzuckers zu **Essigsäure, Milchsäure, Kohlendioxid** und **Wasserstoff.** Die entstandenen Spaltprodukte erhöhen den **osmotischen Druck** und den **Wassereinstrom** in das Darminnere.

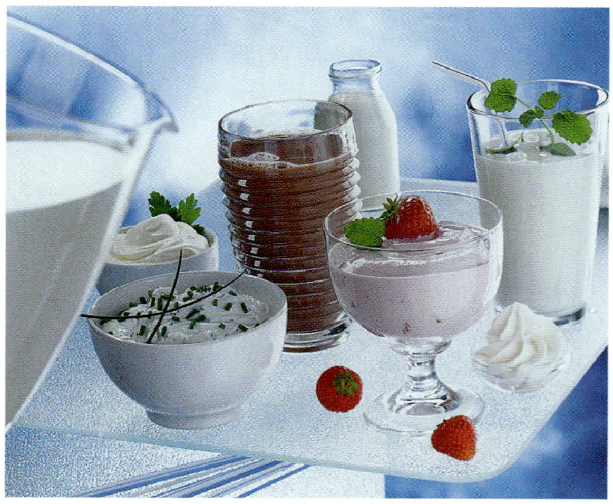

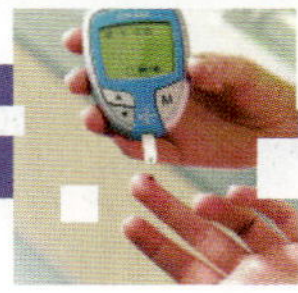

Die entstandenen Säuren reizen die Darmschleimhaut und steigern die Darmbewegung, was zu starken Durchfällen, saurem Stuhl und Darmkrämpfen führt.

> ***Schlagen Sie in einer Lebensmitteltabelle nach und finden Sie heraus, welche Lebensmittel besonders viel Laktose enthalten.***

Leitlinien für eine Ernährungstherapie bei Milchzuckerunverträglichkeit

- Lebensmittel, die Milchzucker enthalten, wie beispielsweise Milch- und Milcherzeugnisse, Sahnebonbons, Schokolade, Instantprodukte, Süßstoffe, Fertiggerichte, Kleieprodukte, fettreduzierte Wurstwaren und bestimmte Brotsorten, sollten gemieden werden.
- Es gilt zu beachten, dass Milchzucker sehr häufig während der Herstellung von Lebensmitteln zugesetzt wird, da er den Geschmack positiv beeinflusst.
- Häufig werden kleine Mengen laktosehaltiger Nahrungsmittel vertragen. Hierzu gehören insbesondere fermentierte Milcherzeugnisse (Sauermilch, Joghurt, Kefirerzeugnisse und bestimmte Käsesorten).

9 Krebs und Ernährung

In Deutschland erkrankt im Jahresdurchschnitt knapp **0,5 Mio.** Menschen an Krebs – Tendenz steigend. Wird Krebs rechtzeitig erkannt, können derzeit ungefähr **40 %** der an Krebs erkrankten Personen geheilt werden. Die Heilungschancen sind je nach Krebsart und Vorkommen jedoch sehr unterschiedlich. Im medizinischen Sinn versteht man unter Krebs einen bösartigen (malignen) Tumor. Ungefähr **5 %** bis **10 %** aller Krebserkrankungen entstehen aufgrund einer erblichen Anlage, d. h., es wird also nicht der Krebs vererbt, sondern im Körper ist die Anlage, an Krebs zu erkranken, vorhanden. Hinzu treten bestimmte Stoffe oder Faktoren, die Krebs auslösen können. Sie werden in der Fachsprache auch als Prokarzinogene bezeichnet. Diese können biologischer, chemischer oder physikalischer Natur sein (siehe Tabelle).

Prokarzinogene	Beispiele
Biologisch	Viren (Hi-Viren)
Chemisch	Formaldehyd, Asbest, freie Radikale
Physikalisch	Radioaktivität, UV-Strahlen

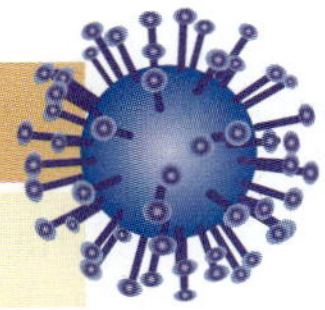

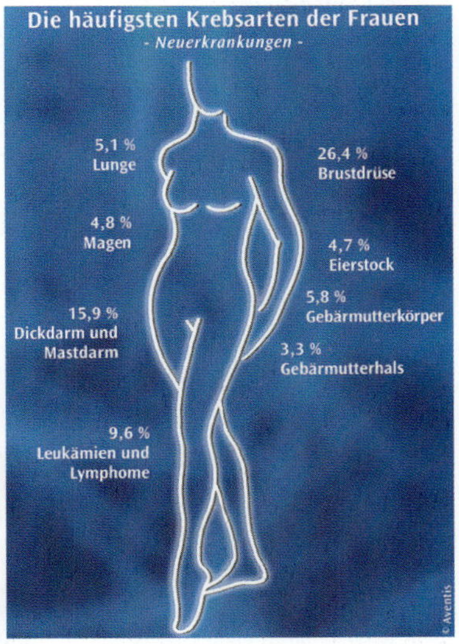

Kokarzinogene

Des weiteren gibt es Faktoren, die eine Krebserkrankung **begünstigen**. Diese Faktoren werden als **Kokarzinogene** bezeichnet. Zu diesen Faktoren zählen die **Umwelteinflüsse** (z. B. Abgase), **Substanzen in Nahrungs- und Genussmitteln** (z. B. Alfatoxine, Gifte bestimmter Schimmelpilze) aber auch das **Ernährungsverhalten eines Menschen** (z. B. erhöhter Fett- und Alkoholkonsum).

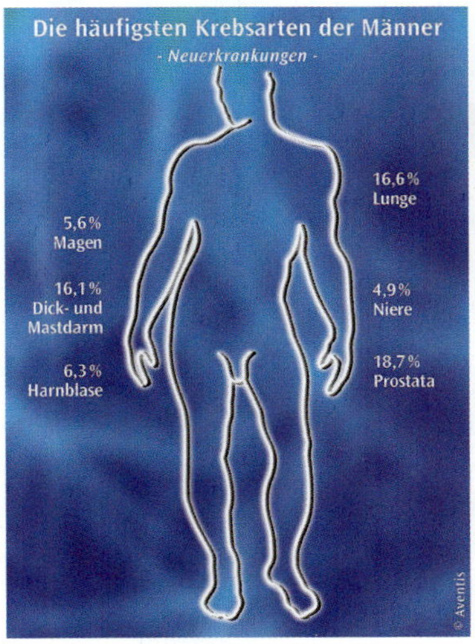

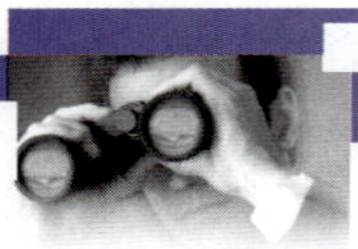

9.1 Wie entsteht ein Tumor?

In der Regel erfolgt die Entstehung eines Tumors über einen längeren Zeitraum und unterliegt mehreren biologischen Phasen. Diese komplexen Vorgänge können dennoch in 3 Hauptphasen gegliedert werden, die im Folgenden kurz beschrieben werden.

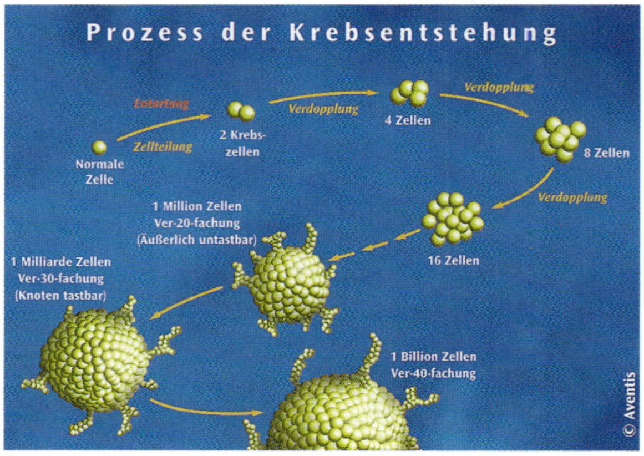

Initiationsphase (= Auslösung)

In dieser Phase trifft eine **krebsauslösende Substanz (= Prokarzinogen)** auf eine gesunde Körperzelle und versucht, deren **Erbsubstanz (DNA)** zu schädigen. Der Körper mobilisiert im Regelfall sein zelleigenes Abwehrsystem (DNA-Reparaturenzyme oder programmierter Zelltod), um die Schädigung zu beheben. Wird der Defekt nicht behoben, kann das natürliche Zellwachstum nicht mehr ordnungsgemäß reguliert werden. Die veränderte (mutierte) Zelle vermehrt sich nun leichter.

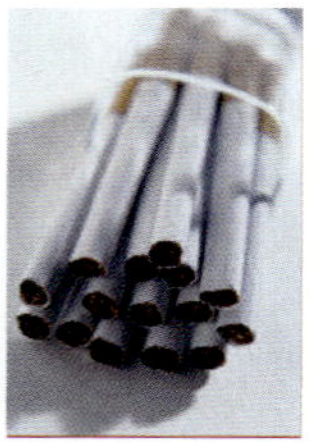

Promotion (= Förderung)

Der entstandene Wachstumsvorteil der mutierten Zelle kann durch weitere Faktoren, sogenannte **Promotoren bzw. Kokarzinogene** wie beispielsweise Alkohol, hoher Fettkonsum und auch Tabakkonsum, begünstigt bzw. stimuliert werden. Hierbei wird das Zellwachstum der mutierten Zelle positiv beeinflusst. Auch hier ist es noch möglich, dass nicht initiierte gesunde Zellen das Zellwachstum der mutierten Zelle verhindern können.

Progression (= Tumorwachstum, Metastasenbildung)

Versagen alle Schutzmechanismen, führt das zum unkontrollierten Wachstum der geschädigten Zelle – es kommt zum **irreversiblen Tumorwachstum.** Werden die Krebszellen über das Blut- und Lymphsystem zu anderen Geweben transportiert, können sich Metastasen bilden, das heißt, der Tumor ist nicht mehr abgekapselt, sondern dringt nun in gesundes Gewebe ein, es bilden sich Tochtergeschwülste. Je nachdem, wo der Tumor bzw. die Metastasen lokalisiert sind, kann es zu Fehlfunktionen der Organe und zu massiven Störungen im gesamten Organismus kommen, was tödlich enden kann.

9.2 Krebsvorsorge

Je früher Krebs erkannt wird, umso besser sind die Heilungschancen. Deshalb sind regelmäßige Vorsorgeuntersuchungen von großer Bedeutung.

Deutschland führend in der Vorsorge

	Gebärmutterhalskrebs		Brustkrebs		Prostatakrebs		Dickdarmkrebs	
	PAP-Test* (Abstrich)		Mammographie		Tastuntersuchung der Prostata		Stuhlbluttest (FOBT)** Dickdarmspiegelung (Koloskopie)	
	Alter	Wie oft?	Alter	Wie oft?	Alter	Wie oft?	Alter	Wie oft?
Deutschland	ab 20 Jahre seit 1971	jährlich	ab 50 Jahre ab 2003 regionales Screening geplant ab 2005 landesweites Screening	alle 2 Jahre	ab 45 Jahren Tastuntersuchung	jährlich	50-54 Jahre FOBT ab 55 Jahre FOBT oder Koloskopie Wiederholung	jährlich alle 2 Jahre nach 10 Jahren
Frankreich	25-65 Jahre	alle 3 Jahre	50-74 Jahre seit 1994 landesweites Screening	alle 2 Jahre	kein Programm		50-74 Jahre FOBT	alle 2 Jahre
Schweden	23-50 Jahre 50-60 Jahre	alle 3 Jahre alle 5 Jahre	min. 40 bis max. 74 Jahre seit 1986 landesweites Screening	variiert je nach Region von 18 bis 36 Monaten	kein Programm	Teilnahme einzelner Zentren an einer europäischen Studie zur Erkennung von Prostatakrebs (ERSPC)	kein Programm	
England	20-65 Jahre seit 1988	alle 3-5 Jahre	50-64 Jahre seit 1988 landesweites Screening	alle 3 Jahre	kein Programm	kostenloses Aufklärungsmaterial für Männer mit Interesse an einem PSA-Test***	50-69 Jahre FOBT	Pilotprojekte seit 2000 (400.000 Teilnehmer) noch keine Endergebnisse

Grafik: AOK-Mediendienst

* Eine spezielle Methode zur Beurteilung von Zellen wurde von dem Anatomen George Papanicolaou in den USA entwickelt. Sie wird kurz Pap-Test genannt.

** Englisch: fecal occult blood test

*** PSA-Test: Blutuntersuchung Prostataspezifisches Antigen, kann eventuell Hinweise auf Prostatakrebs geben

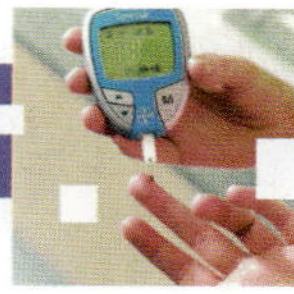

9.3 Welche Schadstoffe in Lebensmitteln können das Krebsrisiko erhöhen?

In der Nahrung gibt es zahlreiche Stoffe, die das Krebsrisiko erhöhen und somit den menschlichen Körper schädigen können. Diese Schadstoffe können durch eine **falsche Lagerhaltung,** durch **natürlichen Verderb** und durch eine **falsche Zubereitung von Speisen** entstehen. Im Folgenden werden die Schadstoffe einzeln beleuchtet.

Schimmelpilze

Schimmelbefallene Lebensmittel sollten komplett weggeworfen werden, da sich der Schimmel meist durch das ganze Lebensmittel zieht und sich kanzerogene **Alfatoxine (Pilzgifte)** bilden. **Alfatoxine** gehören zu der Gruppe der hochgiftigen **Mykotoxine,** die krebserregend wirken. Eine verstärkte Schimmelbildung bei Lebensmitteln tritt hauptsächlich in feucht-warmem Klima auf. Mandeln, Erdnüsse, Käse und Getreide sind unter diesen Bedingungen besonders schimmelanfällig.

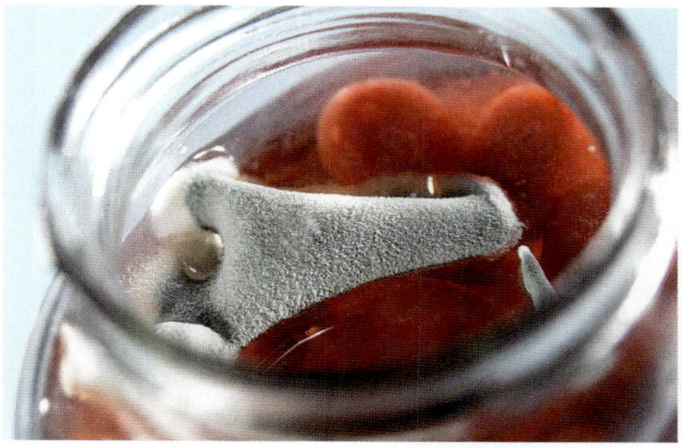

Nitrosamine

Reagieren im Körper die Amine, also die Abbauprodukte des Eiweißstoffwechsels, mit Nitrat bzw. Nitrit, kommt es zur Bildung der krebserregenden Substanzen, den Nitrosaminen. Mittlerweile ist nachgewiesen, dass Nitrosamine **Magenkrebs** auslösen können. Nitrate gelangen hauptsächlich über die Düngemittel in verschiedene Gemüsesorten wie z. B. Spinat, Rote Bete, Radieschen, Kopfsalat. Auch beim Grillen von gepökelter Fleisch- und Wurstware und beim Erhitzen von eiweiß- und nitritreichen Lebensmitteln (z. B. Schinken und Käse) entstehen Nitrosamine.

Tumor

Ein Tumor ist im engeren Sinne eine Neubildung von Körpergewebe, das durch eine Fehlregulation des Zellwachstums entsteht.
Bösartige Tumore können den gesamten Organismus massiv stören und führen unbehandelt zum Tod.

@ ***Finden Sie heraus, welches Gemüse einen sehr hohen Nitratgehalt aufweist.***

Braunfäule

Graugrüne bzw. braune Flecken auf Tomaten und Kartoffeln sind mit Vorsicht zu genießen. Hierbei handelt es sich meist um die Braunfäule, eine Pilzerkrankung, bei der giftige, **krebserregende Mykotoxine** gebildet werden. Die von Braunfäule betroffenen Lebensmittel sollten komplett weggeworfen werden, auch wenn nicht unmittelbar der typische Verderb an den Lebensmitteln sichtbar ist.

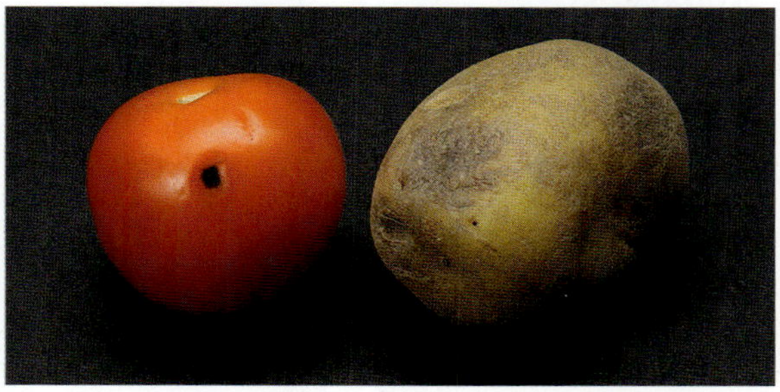

Benzpyrene

Tropft Fleischsaft, Fett oder Marinade beim Grillen auf die Holzkohle, so entstehen **Benzpyrene,** die in Form von bräunlichem Rauch aufsteigen und sich auf dem Grillgut absetzen. Benzpyrene wirken **krebserregend.** Beim Grillen mit Holzkohle sollte das Bratgut auf eine Aluminiumschale gelegt werden, um die Entstehung toxischer Stoffe zu vermeiden.

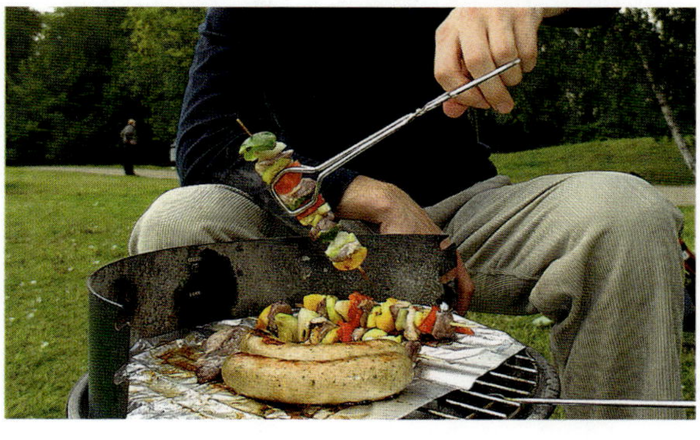

9.4 Ernährungsfaktoren, die das Krebsrisiko beeinflussen

Es ist derzeit nicht wissenschaftlich bewiesen, dass bestimmte Diäten sich positiv bei einer Krebserkrankung auswirken.

Sekundäre Pflanzenstoffe/Antioxidanzien

Nahrungsmittel wie Obst, Gemüse und Vollkornprodukte enthalten **bioaktive Substanzen** wie sekundäre Pflanzenstoffe, Ballaststoffe und Milchsäure, die sich positiv auf den Körper und somit auf den Gesundheitszustand auswirken. Die in bestimmten Gemüsesorten vorkommenden **Antioxidanzien** verhindern bzw. verzögern Oxidationsprozesse. Sie fungieren als sogenannte Oxidationshemmer und bewahren somit das Erbgut und die Membranen vor **oxidativen** Schäden. Außerdem sind sie in der Lage, freie Radikale, z. B. Sauerstoffradikale, zu entschärfen, wobei sie die Entartung von Zellen verhindern. In Zwiebelgewächsen, aber auch in Brokkoli, Kohl, Ingwer, Tee und Kaffee sind Antioxidanzien enthalten.

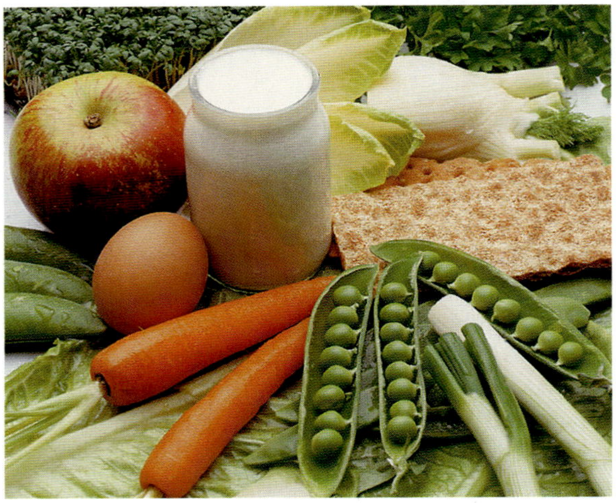

Merke ***Obst, Gemüse und Vollkornprodukte tragen aufgrund der bioaktiven Substanzen (z. B. Antioxidanzien) zu einem gesunden Körper bei und sollten deshalb nach den Regeln der DGE verzehrt werden.***

Alkohol

Da sich in Tierversuchen das Stoffwechselprodukt **Acetaldehyd** als kanzerogen erwiesen hat, geht man davon aus, dass Alkohol möglicherweise einen krebsfördernden Effekt hat.

Adipositas

Adipositas (= BMI über 30) kann einen Risikofaktor für Krebs darstellen. So kann es beispielsweise bei übergewichtigen Frauen sein, dass verstärkt Androgene zu Östrogenen umgewandelt werden. Das kann mit anderen Faktoren zu einer Erhöhung des Östrogenspiegels führen, was einen Risikofaktor für die Entstehung von **Brust- oder Gebärmutterkrebs** darstellt.

Körperliche Aktivität

Durch körperliche Aktivität wird der Energieverbrauch erhöht, was sich bei angepasster Energiezufuhr positiv auf das Körpergewicht und somit auf die Entstehung von **Adipositas** auswirkt. Ebenso verringert sich die Verweildauer des Nahrungsbreis im Darm, das heißt, kanzerogene Stoffe können nicht so stark wirken. Des Weiteren wirkt sich körperliche Aktivität positiv auf den gesamten Stoffwechsel und das Hormon- und Immunsystem aus.

Tipps

für eine gesunde Ernährung und Lebensweise

1. Der Konsum von Alkohol und von Tabakwaren sollte eingegrenzt werden.
2. Eine vitamin-, mineralstoff- und ballaststoffreiche Pflanzenkost ist zu bevorzugen.
3. Vermeiden Sie Dauerstress.
4. Schimmelbefallene Lebensmittel sollten nicht mehr verzehrt, sondern weggeworfen werden.
5. Beim Grillen mit Holzkohle grundsätzlich geeignete Grillschalen verwenden.
6. Tägliche körperliche Bewegung ist wichtig.
7. Das Essen so gering wie möglich salzen. Salz kann sehr gut durch Küchenkräuter ersetzt werden.
8. Pflanzliche Öle mit essenziellen Bestandteilen sind zu bevorzugen.
9. Übergewicht sollte langsam, aber stetig auf Normalgewicht reduziert werden.
10. Um Übergewicht zu vermeiden, sollte nur so viel Energie zugeführt werden, wie der Körper auch tatsächlich benötigt (siehe 10 Regeln der DGE).

10 Lebensmittelallergien

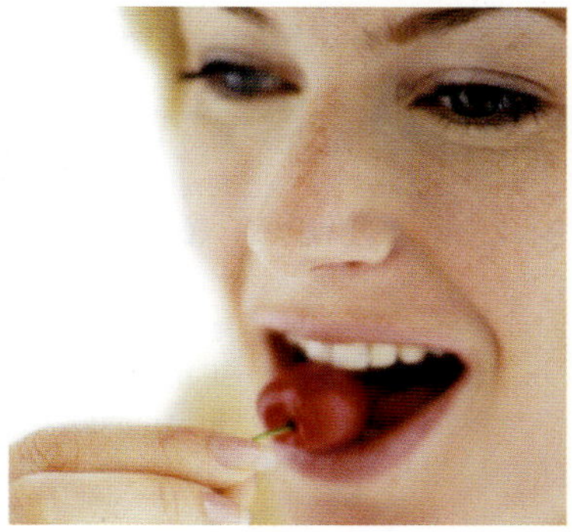

Ungefähr **2 % bis 3 %** der Erwachsenen reagieren in Deutschland auf bestimmte Lebensmittel allergisch. Bei Kindern liegt die geschätzte Rate bei ungefähr **1,3 % bis 8 %.** Experten schätzen, dass die Zahl an Allergikern in den nächsten Jahren zunehmen wird. Die Ursachen hierfür sind sehr vielschichtig. Aus aller Welt werden immer mehr fremde Nahrungsmittel eingeführt, die teilweise nicht vertragen werden und Allergien auslösen können. Chemische Substanzen, die Lebensmittel haltbar machen, können allergische Reaktionen hervorrufen – aber auch Zusatzstoffe in Fertiggerichten stellen ein hohes Allergierisiko dar.

10.1 Wie lässt sich eine Lebensmittelallergie feststellen?

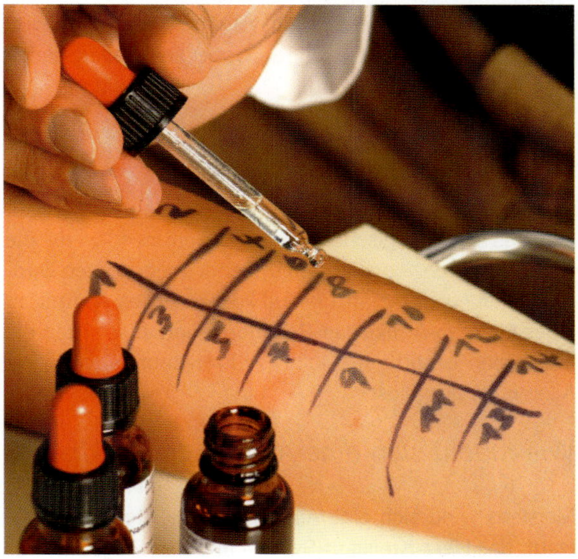

Nach der Erhebung der Krankenvorgeschichte führt der erfahrene Allergologe meist eine Ernährungsanamnese durch. Dabei muss der Patient über einen Zeitraum von **ca. 4 Wochen** ein Allergietagebuch führen, in dem alle verzehrten Lebensmittel aufgeschrieben werden, bei denen allergische Symptome aufgetreten sind. Nachdem das Allergietagebuch ausgewertet ist, können verschiedene Tests (z. B. Bluttest, Hauttest) durchgeführt werden.

Hauttest

Hierbei werden Lebensmittelallergene in die Haut gerieben, gestochen oder gespritzt. Bei einem positiven Testergebnis bilden sich Rötungen an den entsprechenden Stellen (siehe Bild).

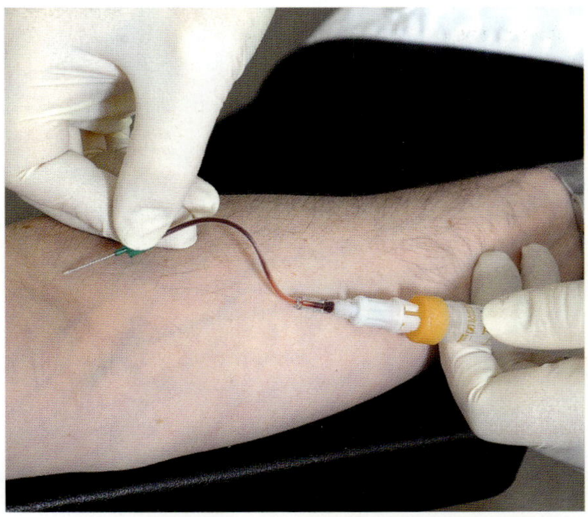

Bluttest (RAST-Test)

Bei der Blutuntersuchung wird der Antikörpergehalt (IgE-Antikörper) des Blutes gemessen.

Bei einem Haut- und auch einem Bluttest kann es sein, dass es noch nicht einwandfrei möglich ist, die Allergie festzulegen, meist wird dann noch ein Provokationstest durchgeführt.

Provokation

Die Testperson erhält Mahlzeiten, in denen das verdächtige Lebensmittel enthalten ist. Kommt es zu allergischen Reaktionen, ist das allergieauslösende Lebensmittel eingekreist.

Merke ***Die positiven Testergebnisse können nur in der Zusammenschau mit dem Krankheits- und Beschwerdebild vom Arzt beurteilt werden. Ein Test reicht in der Regel nicht aus, um ein Allergen zu identifizieren.***

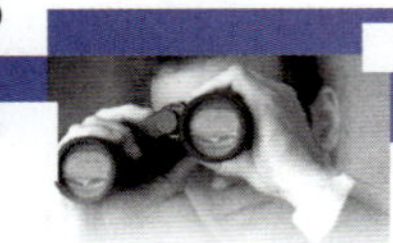

10.2 Wie entsteht eine Allergie?

Eine allergische Reaktion kann auch als **Andersreaktion** (griech.: **allos = anders** und **ergon = Wirkung bzw. Reaktion)** bezeichnet werden. Das heißt, der Körper reagiert anders als normal. Allergene sind Stoffe, die eine allergische Reaktion auslösen. Im Prinzip kann jedes Lebensmittel solche Allergene enthalten, meist handelt es sich hierbei um Eiweißsubstanzen tierischer oder pflanzlicher Herkunft.

1. Phase = Sensibilisierung

Dringt das Allergen in den Körper ein, bildet das Immunsystem sogenannte Antikörper. Diese positionieren sich auf den Mastzellen des Immunsystems. Diese Phase wird als Sensibilisierung bezeichnet, wobei keine allergischen Symptome ersichtlich sind.

2. Phase = allergische Reaktion

Dringt dasselbe Allergen wiederholt in den Körper ein, kann es zur allergischen Reaktion kommen, wenn die Belastungsgrenze des Immunsystems überschritten wird. Das Allergen dockt an die Antikörper an, es kommt zu einer **Allergen-Antikörper-Reaktion.** Hierbei schütten die Mastzellen bestimmte Stoffe (z. B. Histamine) aus. Die Allergie ist ausgelöst.

1. Phase = Sensibilisierung

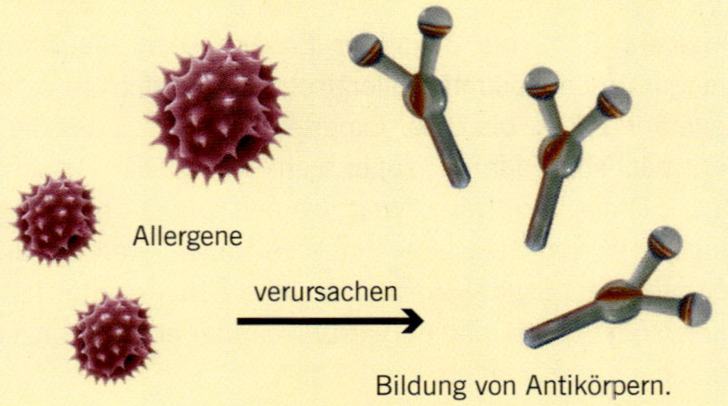

2. Phase = allergische Reaktion

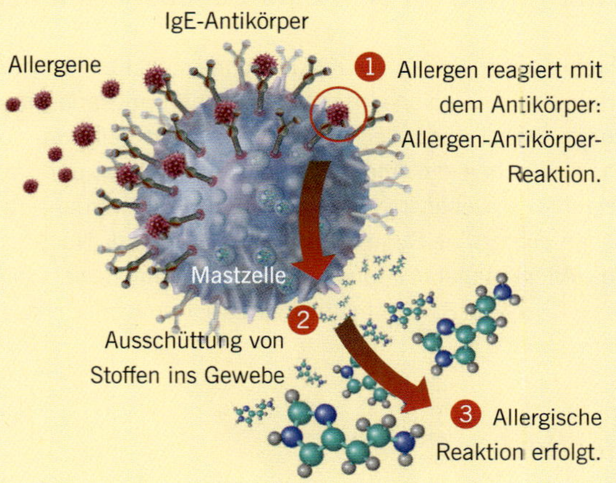

Wie macht sich eine Allergie bemerkbar?

Meistens wirkt sich eine Allergie auf die **Atemwege,** die **Haut,** das **Herz-Kreislauf-System** und den **Magen-Darm-Trakt** aus. Dabei sind unterschiedlichste Symptome und Reaktionen vorhanden (siehe Tabelle).

Wo?	Allergische Reaktion
Atemwege	Kopfschmerzen, Herzrasen, Müdigkeit, Schwindel
Haut	Rötungen, Juckreiz, Ekzeme, Hitzewallungen
Herz-Kreislauf-System	Kopfschmerzen, Herzrasen, Müdigkeit, Schwindel
Magen-Darm-Trakt	Verstopfung, Krämpfe, Sodbrennen, Übelkeit, Durchfall, Blähungen

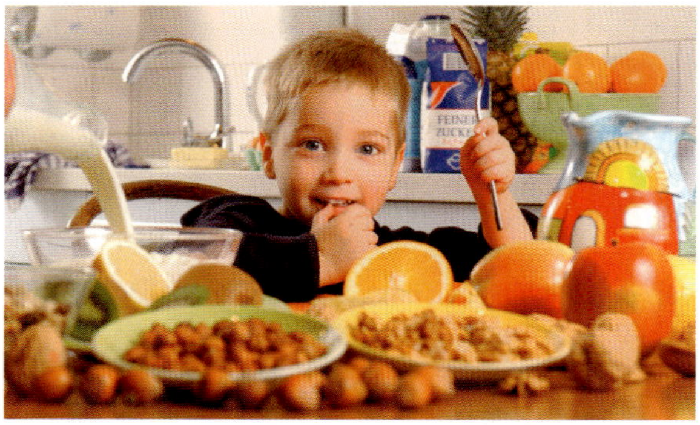

1. Erläutern Sie in Stichworten, wie eine Allergie entsteht.

2. Wie macht sich eine Allergie bemerkbar?

Histamine

Histamine sind Eiweißsubstanzen, die als Gewebshormone und Neurotransmitter wirken und sich an der Abwehr von Fremdstoffen im Körper beteiligen. Sie regeln die Magensäureproduktion und sind mitbeteiligt an der Steuerung des Schlaf-Wach-Rhythmus.

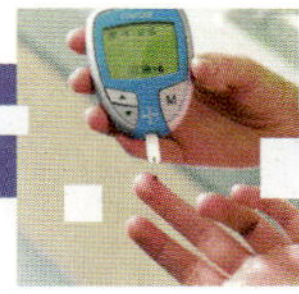

Welche Lebensmittel können Allergien auslösen?

Prinzipiell kann jedes Lebensmittel eine Allergie auslösen. Trotzdem gibt es **14 Hauptallergene**, die in den Mitgliedstaaten der Europäischen Union die meisten Lebensmittelallergien auslösen. Diese Lebensmittel müssen auf der Lebensmittelpackung **optisch besonders** hervorgehoben werden.

Hierbei handelt es sich um folgende Lebensmittel:

- Glutenhaltiges Getreide (z. B. Dinkel, Gerste, Kamut, Roggen)
- Krebstiere
- Eier
- Fisch
- Erdnüsse
- Soja
- Lupinen
- Milch und Laktose
- Schalenfrüchte (z. B. Mandeln, Haselnüsse, Walnüsse)
- Sellerie
- Senf
- Sesamsamen
- Schwefeldioxid und Sulfite
- Weichtiere

Wo sind die Allergene auf dem Etikett ausgewiesen?

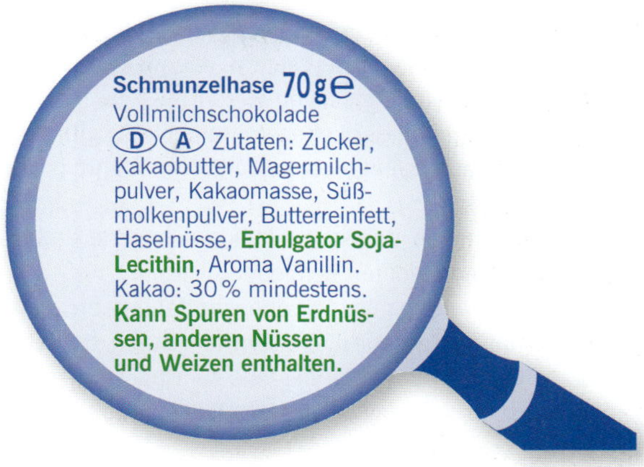
Schmunzelhase 70 g e
Vollmilchschokolade
D A Zutaten: Zucker, Kakaobutter, Magermilchpulver, Kakaomasse, Süßmolkenpulver, Butterreinfett, Haselnüsse, Emulgator Soja-Lecithin, Aroma Vanillin.
Kakao: 30 % mindestens.
Kann Spuren von Erdnüssen, anderen Nüssen und Weizen enthalten.

Merke *Es gibt Lebensmittel (z. B. Wein), bei denen keine Zutatenliste vorhanden ist. Enthält ein Wein beispielsweise Sulfide, so muss Folgendes auf dem Etikett ausgewiesen werden: „... Sulfide enthalten!"*

@ ***Keine Regel ohne Ausnahmen! Finden Sie heraus, welche Ausnahmeregelungen bei der Allergenkennzeichnung vom Gesetzgeber vorgenommen wurden. Allergene können auch durch den Herstellungsprozess in die Lebensmittel gelangen. Finden Sie heraus, ob und wie das auf der Verpackung gekennzeichnet werden muss.***

10.3 Kreuzallergien

Es gibt Menschen, die bereits eine **Pollenallergie** haben und im Laufe der Zeit zusätzlich eine **Lebensmittelallergie** erhalten. Das liegt darin begründet, dass bestimmte Allergene von Nahrungsmitteln den Allergenen einiger Pollenarten **sehr ähnlich** sind. Diese werden von den Antikörpern als **feindliche Eindringlinge** erkannt und vom Immunsystem gleichermaßen angegriffen. Es ist beispielsweise möglich, dass eine Person, die gegen Birkenpollen allergisch ist, keine Äpfel und Nüsse verträgt.

Pollenallergene	Nahrungsmittelallergene
Kräuterpollen	• Curry, Dill, Estragon, Kamille, Kümmel, ... • Sellerie, Tomaten, Paprika
Baumpollen	• Pflaumen, Äpfel, Pfirsiche • Karotten, Kartoffeln, Tomaten • Nüsse • Curry, Pfefferminze, ...
Gras- und Getreidepollen	• Tomaten, Sellerie • Erbsen, Bohnen, Linsen • Roggen, Gerste, Weizen • Banane, Kiwi • Petersilie, Curry, Thymian

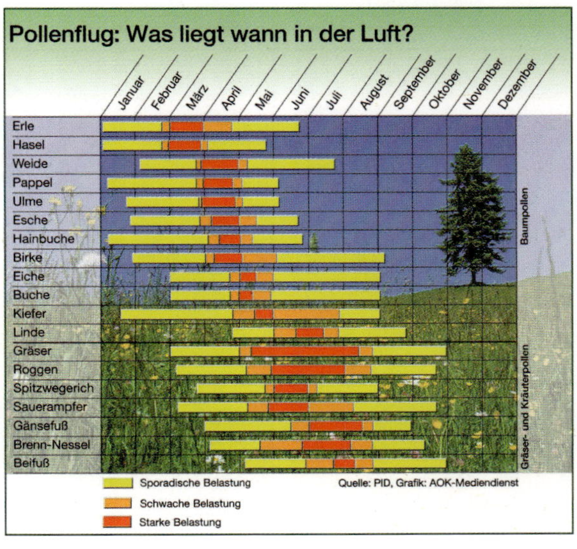

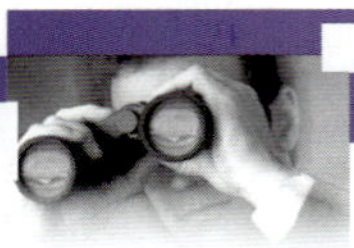

10.4 Praktische Tipps bei Lebensmittelallergien

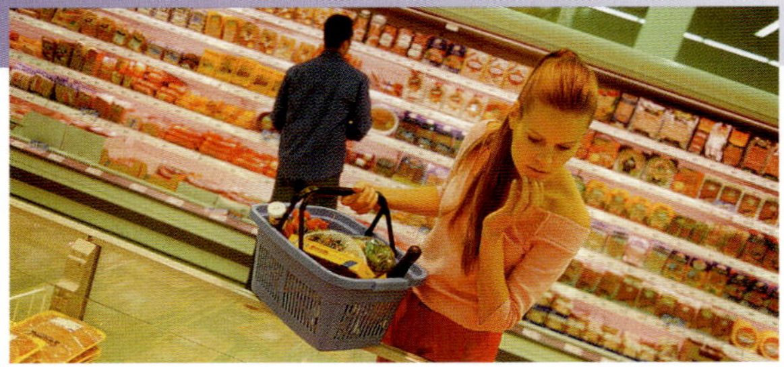

- Allergene, die eine Allergie auslösen, sollten gemieden werden, das heißt, vom Verzehr allergieauslösender Lebensmittel sollte abgesehen werden.
- Die Zutatenliste auf der Lebensmittelpackung gibt über evtl. allergieauslösende Lebensmittel Auskunft (siehe EU-Liste).
- Fertigprodukte, in denen versteckte Allergene enthalten sein können, sollten gemieden werden.
- Sehr häufig werden gegarte Lebensmittel besser vertragen als naturbelassene Lebensmittel. Durch den Garprozess werden störende Allergene sehr häufig zerstört, deshalb sollten Allergiker gegarte Lebensmittel bevorzugen.
- Eine intakte Darmflora begünstigt die Funktion des Immunsystems. Aus diesem Grund sollte auf eine gesunde Darmflora geachtet werden.
- Entspannungstechniken helfen, Stress abzubauen. Stress begünstigt das Allergierisiko.
- Lösen Grundnahrungsmittel Allergien aus, kann durch eine fundierte Ernährungsberatung herausgefunden werden, welche Lebensmittel dem Allergiker zur Verfügung stehen.

@ ***Finden Sie heraus, was sich hinter dem Begriff Pseudo-Allergien verbirgt.***

? ***Welche Maßnahmen können Sie treffen, um eine intakte Darmflora zu erhalten?***

Antikörper

Das Immunsystem bildet sogenannte Antikörper aus (meist vom Typ IgE = Immunglobulin E), wenn ein Allergen in den Körper eindringt. Zu einer Allergen-Antikörper-Reaktion kommt es dann, wenn das Allergen erneut in den Körper eindringt und an die Antikörper andockt (Schlüssel-Schloss-Prinzip). Das führt zu einer allergischen Reaktion, wobei Antikörper im Blut nachgewiesen werden können.

10.5 Lebensmittel, die von Allergikern häufig vertragen werden

Brote
- Sauerteigbrot
- Brote mit glutenfreien Mehlmischungen

Getränke
- Kaffee (Bohnenkaffee)
- Grüner Tee, Schwarztee
- Mineralwasser

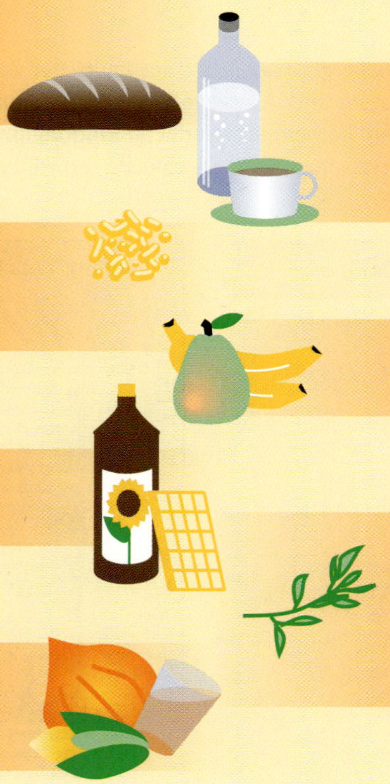

Getreide
- Reis, Mais, Tapioka, Hirse
- Dinkel, Johannisbrotkernmehl

Obst
- Bananen-, Birnen-, Aprikosensaft

Fette
- Sonnenblumenöl, Kokosfett

zum Würzen
- Salz
- Verdünnter Essig
- Rosmarin, Majoran, Ingwer, Muskatnuss

Gemüse
- Gemüsemais, Kürbis
- Gemüsesäfte

M/A 11 CHECKLISTE KLASSENARBEIT

Gemeinsames Lernen ist besser! Bilden Sie mit einer Person Ihrer Klasse ein Lern-Tandem, in dem Sie gemeinsam für die bevorstehenden Klassenarbeiten lernen. Nähere Details finden Sie im Kapitel 2.8, Seite 81.

1. Erläutern Sie stichwortartig, welche inneren und äußeren Faktoren Krankheiten auslösen können.
2. Welche Ursachen können zu Untergewicht führen?
3. Welche diagnostischen Kriterien liegen bei einer Magersucht vor?
4. Wie kann einer magersüchtigen Person geholfen werden? Machen Sie verschiedene Vorschläge.
5. Erläutern Sie den Teufelskreis der Bulimie anhand eines konkreten Beispiels.
6. Welche Auswirkung kann Bulimie auf den Körper und die Seele haben? Welche Therapiemöglichkeiten gibt es?
7. Erläutern Sie den Begriff Adipositas. Welche verschiedenen Stufen gibt es?
8. Nennen Sie wesentliche Ursachen, die zu Übergewicht führen können.
9. Diäten – (k)eine Hilfe!? Welche Diätenfallen kennen Sie? Erläutern Sie diese anhand von verschiedenen Beispielen.
10. Welche Diättypen gibt es? Nennen Sie deren Besonderheiten, Vor- und Nachteile.
11. Nach einer Diät tritt sehr häufig ein Jo-Jo-Effekt ein. Erläutern Sie konkret, was sich hinter diesem Begriff verbirgt.
12. Erläutern Sie die Regulation des Blutzuckerspiegels im menschlichen Körper.
13. Erläutern Sie den Unterschied zwischen einem Diabetes mellitus Typ 1 und Typ 2.
14. Welche 4 Säulen der Diabetesbehandlung kennen Sie?
15. Welche diätetischen Maßnahmen sollte ein Typ-2-Diabetiker einhalten?
16. Erläutern Sie den Begriff Hypercholesterinämie sowie die diätetischen Maßnahmen.
17. Welche Formen von Gicht kennen Sie?
18. Welche Ernährungstherapie schlagen Sie einer an Gicht erkrankten Person vor?
19. Beschreiben Sie das Krankheitsbild von Kindern und Erwachsenen, die an Zöliakie erkrankt sind.
20. Welche Lebensmittel sollten Personen, die an Zöliakie erkrankt sind, meiden? Begründen Sie Ihre Auswahl.
21. Wie entsteht ein Tumor?
22. Welche Schadstoffe in Lebensmitteln können das Krebsrisiko erhöhen?
23. Welche Ernährungsfaktoren beeinflussen das Krebsrisiko?
24. Wie lässt sich eine Lebensmittelallergie feststellen?
25. Wie entsteht eine Allergie?
26. Nennen Sie Lebensmittel, die eine Allergie auslösen können.
27. Erläutern Sie den Begriff Kreuzallergien anhand von 2 Beispielen.
28. Nennen Sie praktische Tipps, die Sie bei Nahrungsmittelallergien beachten sollten.
29. In welchen Fällen sollte eine leichte Vollkost bevorzugt werden?
30. Nennen Sie wesentliche Ernährungsempfehlungen bei einer leichten Vollkost.

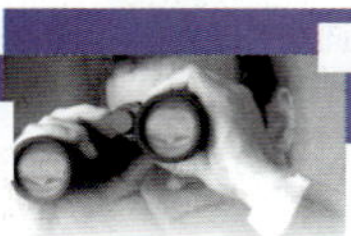

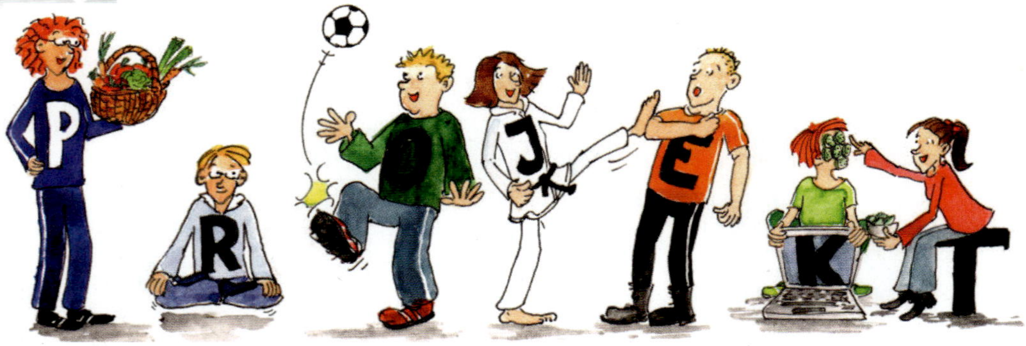

12 Projekt 10: „Active teens!“ Der etwas andere Gesundheitstag in unserer Schule!

Projektthema: **„Active teens!“ Der etwas andere Gesundheitstag in unserer Schule!**
Immer mehr Teenager essen während der Schulzeit ungesund und treiben so gut wie keinen Sport. Das soll sich ändern! Deshalb soll an Ihrer Schule ein Gesundheitstag unter dem Motto „Active teens!“ stattfinden. Auf die Plätze, fertig, los!

Projektaufgabe: Gestalten Sie für Ihre Klassenstufe (z. B. alle 2 BFH-Klassen) einen Gesundheitstag. Überlegen Sie ganz konkrete Angebote, die zum Projektthema passen und die sich an Ihrer Schule realisieren lassen!

Gruppengröße: gesamte Klasse

Zeitrahmen: wird von der Lehrkraft festgelegt bzw. ist vom Umfang des Projekts abhängig

Hilfestellungen zur Projektumsetzung

Die nun aufgeführten Punkte sollen Ihnen bei der Realisierung des Projekts helfen. Finden Sie zuerst bitte einen oder zwei Projektleiter, die das Projektgeschehen aktiv begleiten.

Rahmenbedingungen festlegen

- Legen Sie konkret einen Tag und, wenn möglich, den Zeitrahmen für den Gesundheitstag fest. Beachten Sie, dass der Zeitrahmen auch von der Angebotsvielfalt abhängig ist.
- Stimmen Sie die Daten mit Ihren Lehrkräften und der Schulleitung ab.

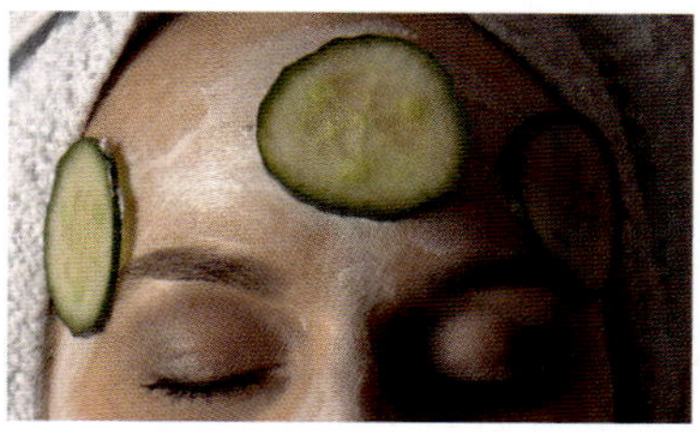

Angebote für den Gesundheitstag finden

- Recherchieren Sie im Internet, ob es Schulen gibt, die bereits schon einen Gesundheitstag durchgeführt haben. Welche Angebote wurden gemacht? Welche Erfahrungsberichte liegen vor?
- Welche Angebote möchten Sie am Gesundheitstag anbieten? Sammeln Sie in der Projektgruppe Ideen (z. B. durch die Methoden Mindmapping, Brainwriting, Brainstorming).
- Überlegen Sie, ob es in Ihrem Umfeld **Personen** (Freunde, Bekannte) oder **Institutionen** (Gesundheitsamt, Kreisjugendring, Krankenhaus, Ärzte etc.) gibt, die Ihnen bei der Realisierung der Angebote behilflich sein können. Nehmen Sie zu den entsprechenden Personen Kontakt auf und stellen Sie Ihnen Ihr Projekt vor.
- Werten Sie nun die Angebote aus und legen Sie die Angebote für Ihren Tag fest.
- Legen Sie genau fest, ob jeder Teilnehmer alle Angebote durchläuft oder ob jeder Teilnehmer die Menge und die Wahl der Angebote selbst bestimmen kann.

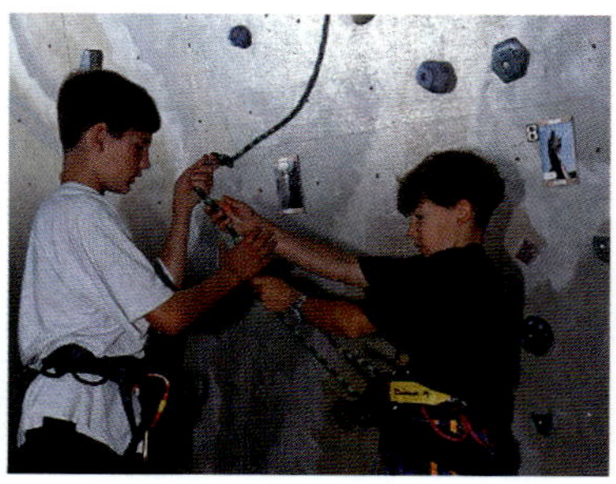

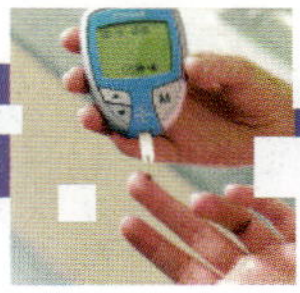

Festlegung der Örtlichkeiten

- Nachdem die Angebote ausgewählt sind, sollten die Örtlichkeiten (z. B. Turnhalle, Küchen, Klassenräume, Schwimmbad) festgelegt und reserviert werden. Das sollte im Einvernehmen mit der Schulleitung bzw. dem Raumplanungsteam erfolgen.

Kosten

- Welche Kosten kommen auf Sie zu? Überlegen Sie, welche Kosten bei den einzelnen Angeboten anfallen. Erstellen Sie einen groben Kostenvoranschlag und stimmen Sie diesen mit der Schulleitung ab. Überlegen Sie außerdem, wie und wer Ihr Projekt finanziell unterstützen könnte.

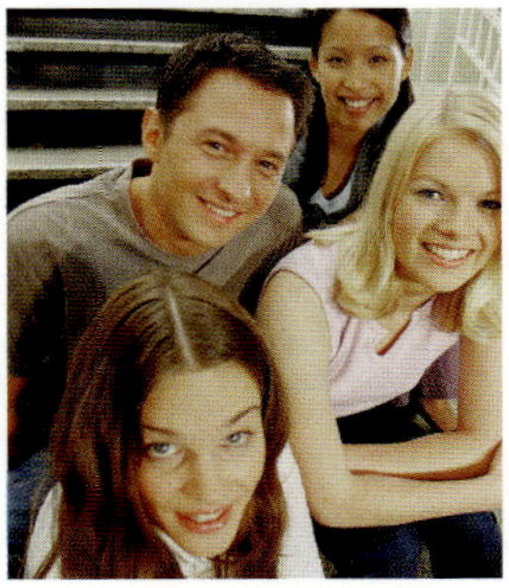

Bildung von kleinen Projektgruppen

- Damit die Angebote detailliert geplant und organisiert werden können, sollten nun kleine Projektgruppen (max. 4 Personen) gebildet werden.
- Die Kleingruppen wählen nun ein Angebot (z. B. Stressabbau durch Entspannungsübungen) aus. Die Gruppe ist für die detaillierte Planung und spätere Durchführung des Angebots verantwortlich.

Erstellung einer Checkliste

Steigen Sie nun in die Einzelplanung ein. Halten Sie anhand einer Checkliste genau fest, welche Aufgaben und damit verbundenen Schritte nötig sind, um Ihr Gesundheitsangebot zu realisieren.

Beispiel für eine Checkliste

- [ ] Welche Inhalte sind im Angebot enthalten, das heißt, was wird bei diesem Angebot gemacht?
- [ ] Welche Inhalte folgen nacheinander, das heißt, welche Programmelemente folgen der Reihe nach?
- [ ] Welches Material, welche Gegenstände, welche Waren etc. werden benötigt und müssen besorgt werden?
- [ ] Welches Informationsmaterial muss für das Angebot erstellt werden?
- [ ] Erstellung von einem Arbeits- und Zeitplan (Grobplanung, Feinplanung mit Einsatzplänen).
- [ ] Ermittlung der konkreten Kosten für das Angebot und Weiterleitung an die Projektleiter und die Schulleitung usw.

Merke ***Bitte beachten Sie, dass diese Liste lediglich als Anregung dienen soll, sie ist auf keinen Fall vollständig!***

Tipp *Tipps zum Schluss*

- ***Bestimmen Sie für jede Angebotsgruppe einen Projektleiter.***
- ***Die Projektleiter der einzelnen Angebotsgruppen sollten sich in regelmäßigen Zeitabständen treffen, um sich über die Entwicklung zu informieren.***
- ***Vor dem Gesundheitstag sollten sich nochmals alle Projektmitglieder zum gemeinsamen Austausch und zur damit verbundenen Feinabstimmung treffen. Viel Spaß!***

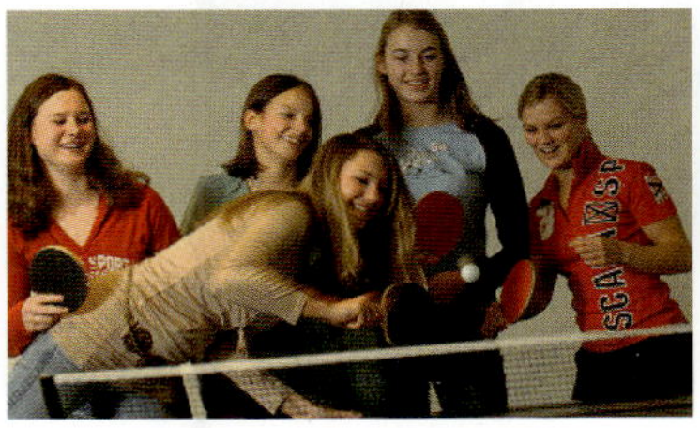

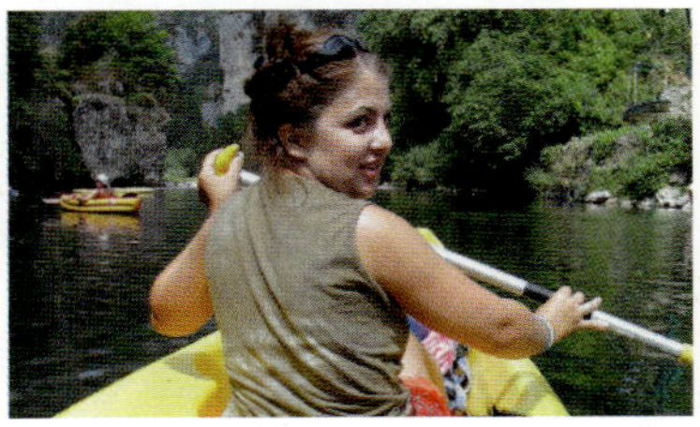

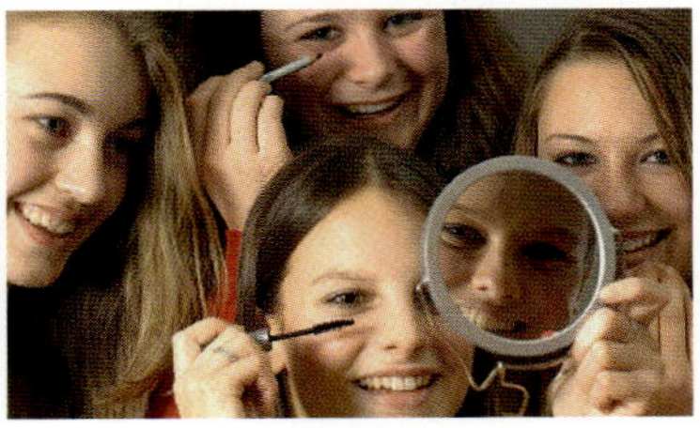

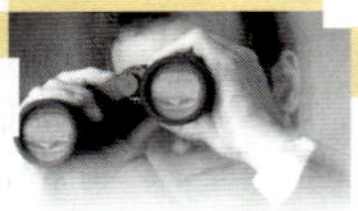

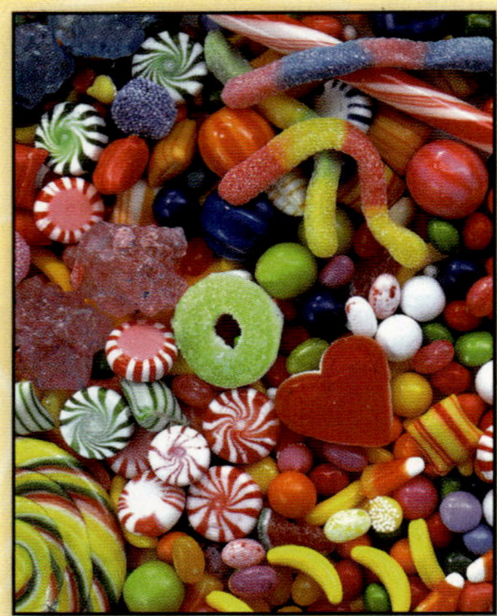

9 Projekt

Lebensmitteltrends

8 Checkliste Klassenarbeit

7 Lebensmittelrecht

7.1 Lebensmittelrecht

7.2 Lebensmittelkennzeichnung

6 Amtliche Lebensmittelüberwachung

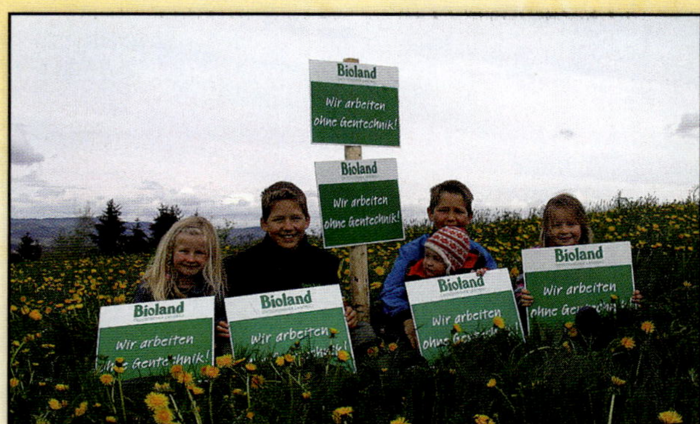

H. Lebensmitteltoxikologie, Lebensmitteltrends, Lebensmittelrecht

- 1 Schadstoffe und Zusatzstoffe in Lebensmitteln
  - *Schadstoffe*
  - *Zusatzstoffe*

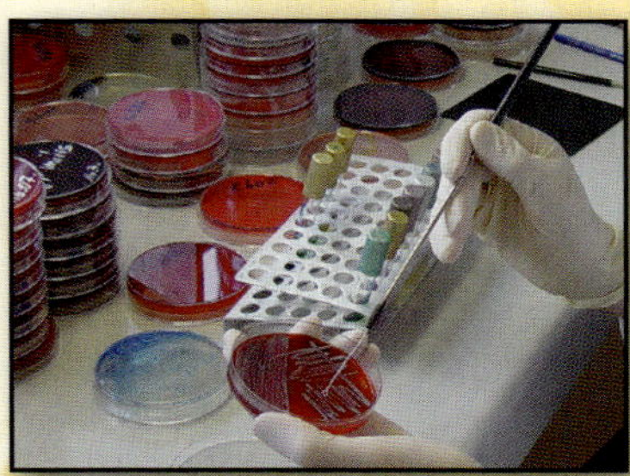

- 2 Schwermetalle
  - *Cadmium*
  - *Blei*
  - *Quecksilber*
- 3 Rückstände in Lebensmitteln aus der Landwirtschaft
- 4 Radioaktive Belastungen
  - *Strahlenarten*
  - *Strahlenschäden*
  - *Bestrahlung von Lebensmitteln*
- 5 Lebensmitteltrends
  - *5.1 Überblick*
  - *5.2 Novel Food (NF)*
  - *5.3 Functional Food (= Funktionelle Lebensmittel)*
  - *5.4 Nahrungsergänzungsmittel*
  - *5.5 Nano-Food*
  - *5.6 Gentechnik*

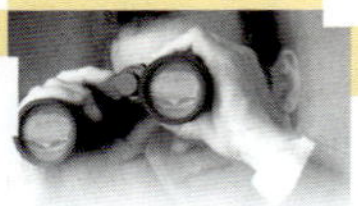

H. Lebensmitteltoxikologie, Lebensmitteltrends, Lebensmittelrecht

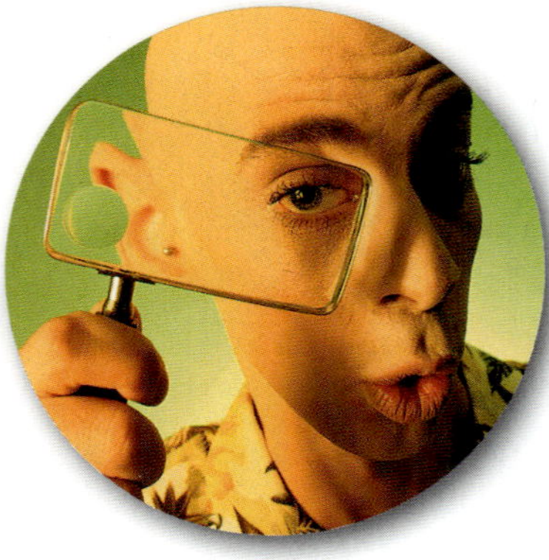

Schadstoffe und Zusatzstoffe, aktuelle Trends der Lebensmittelindustrie, aber auch die Lebensmittelüberwachung und das Lebensmittelrecht spielen in der heutigen Zeit für den Konsumenten, aber auch für den Produzenten eine große Rolle. Die einzelnen Begriffe werden in diesem Kapitel nicht nur erklärt, sondern genau unter die Lupe genommen.

1 Schadstoffe und Zusatzstoffe in Lebensmitteln

Bei **Schadstoffen** handelt es sich umgangssprachlich um Stoffe bzw. Stoffgemische, die sich auf den Menschen und die Umwelt (Tiere, Pflanzen, andere Organismen) schädigend auswirken. Sie sind für den Menschen sehr gefährlich. **Schadstoffe** können durch die **Landwirtschaft,** den **Verkehr** und die **Industrie,** aber auch durch **falsche Be- und Verarbeitung** sowie **unsachgemäße Lagerung** in die Lebensmittel gelangen. Gleichermaßen können sie von Natur aus in den Lebensmitteln vorhanden sein.

Landwirtschaft

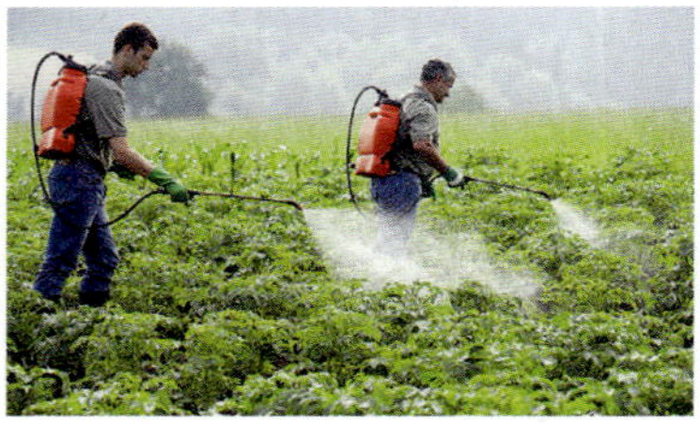

Beispiele: Zur Bekämpfung der Schädlinge setzt der Landwirt sehr häufig Pestizide ein, die schädlich wirken können. Durch übermäßige Stickstoffdüngung zur Ertragsförderung gelangen vermehrt Nitrate in das Grundwasser. Der Körper baut Nitrat zu Nitrit um, wodurch der Sauerstofftransport im Körper gestört wird.

Verkehr und Industrie

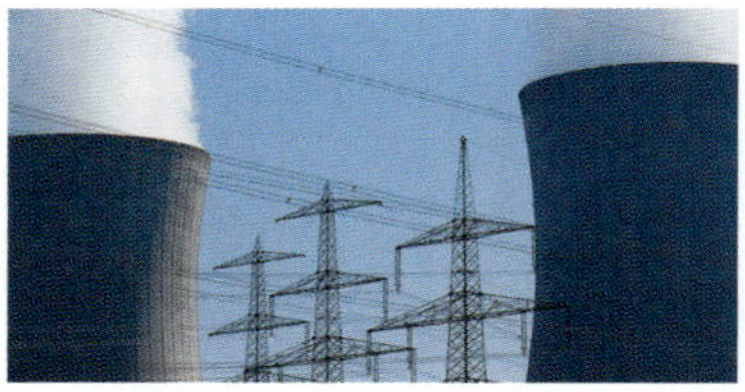

Beispiele: Abgase und Feinstaub werden durch den Verkehr und die Industrie verursacht und vergiften die Atmosphäre mit toxischen Schwermetallen wie Blei, Quecksilber und Cadmium. Diese gelangen beispielsweise über das Grundwasser in die Nahrungskette.

Unsachgemäße Lagerung, Be- und Verarbeitung von Lebensmitteln

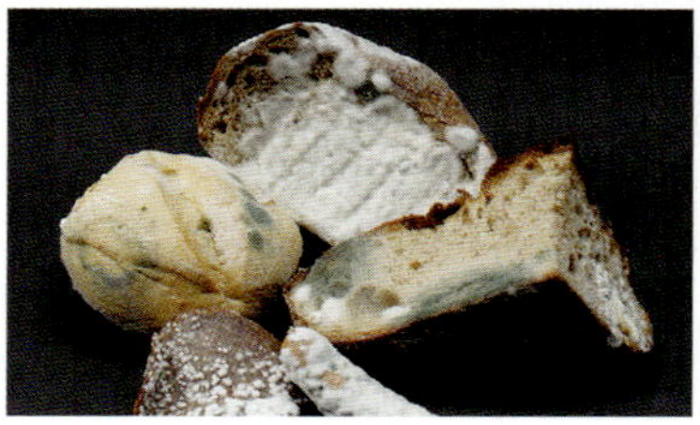

Beispiele: Bei der Lagerung von Brot oder Obst in feuchtwarmem Klima kann es zur Bildung von giftigen Schimmelpilzen (Alfatoxinen) und zur Entstehung von Fäulnisprozessen kommen. Beim Grillen von nitratreicher Wurstware können krebserregende Benzpyrene entstehen.

Schadstoffe natürlichen Ursprungs

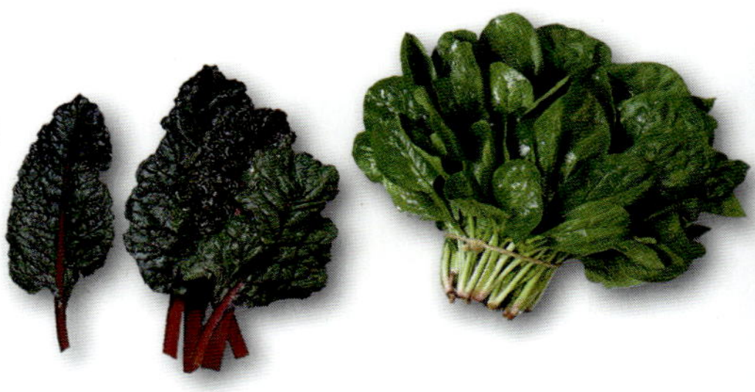

Beispiele: Es gibt Schadstoffe, die in der Natur gebildet und in Lebensmitteln natürlicherweise vorhanden sind, z. B.:
Solanin: grüne Stellen der Kartoffel
Oxalsäure: Rhabarber, Spinat
Blausäure: Kerne von Obst und Mandeln

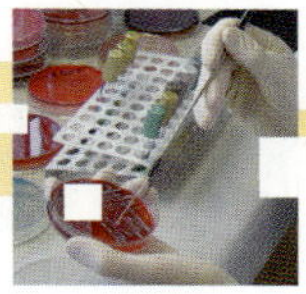

Zusatzstoffe werden den Lebensmitteln gezielt zugesetzt, um deren **Eigenschaften** (Geruch, Geschmack, Aussehen, Haltbarkeit) zu **verbessern** bzw. die **technologische Verarbeitung** zu erleichtern. Die meisten Zusatzstoffe dürfen nur in limitierten Mengen einem bestimmten Lebensmittel zugesetzt werden. Gemäß der europäischen Rechtsvorschriften unterliegen Lebensmittelzusatzstoffe strengsten Zulassungsvorschriften. Das heißt ein Zusatzstoff kann einem Lebensmittel nur dann zugesetzt werden, wenn dieser von den entsprechenden Aufsichtsbehörden **EU-weit genehmigt** wird, ansonsten gilt das **Verbotsprinzip**.

@ Recherchieren Sie im Internet, welche Stoffe den Zusatzstoffen gleichstehen bzw. wie die Zusatzstoff-Rahmenrichtlinien im Lebensmittelrecht der EU geregelt sind.

EU-weit sind ungefähr **320 Zusatzstoffe** zugelassen, die nach dem Verwendungszweck verschiedenen **Klassen (= Klassennamen)** zugeordnet werden. Der Klassenname gibt Auskunft über die Aufgabe des Zusatzstoffes.

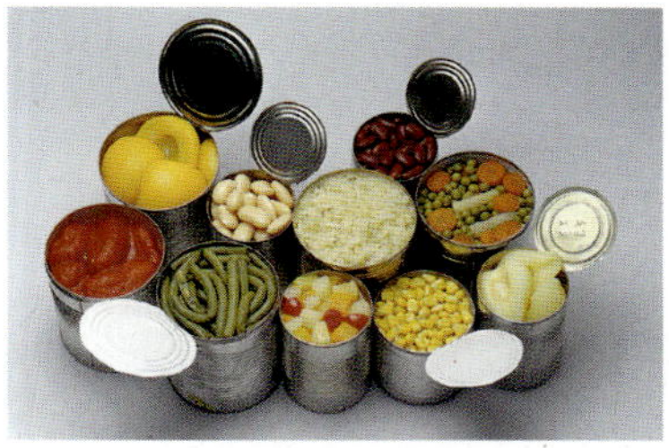

Es gibt folgende Klassen:

Süßungsmittel, Farbstoffe, Konservierungsstoffe, Antioxidationsmittel, Trägerstoffe, Säuerungsmittel, Säureregulatoren, Trennmittel, Schaumverhüter, Füllstoffe, Emulgatoren, Schmelzsalze, Festigungsmittel, Geschmacksverstärker, Schaummittel, Geliermittel, Überzugsmittel, Feuchthaltemittel.

Die Zusatzstoffe sind nach ihrer hauptsächlichen Funktion im verzehrfertigen Lebensmittel eingeteilt. Sie werden auf den Lebensmittelpackungen mit dem **Klassennamen** und der genauen Bezeichnung des Zusatzstoffes **oder** der **E-Nummer** ausgewiesen. Der Buchstabe **E** steht für **EG/EU bzw. edible/essbar**. Die E-Nummern geben dem Verbraucher die Gewähr, dass die Zusatzstoffe von den europäischen Aufsichtsbehörden strengstens geprüft und als gesundheitlich unbedenklich eingestuft worden sind.

Merke ***Die E-Nummern und der Klassenname müssen auf der Zutatenliste eines Lebensmittels ausgewiesen werden. Die E-Nummer steht für einen in der Europäischen Union zugelassenen Zusatzstoff.***

Farbstoffe und Konservierungsstoffe stehen sehr häufig im Kreuzfeuer der Kritik. Aus diesem Grund werden sie nachfolgend besonders unter die Lupe genommen.

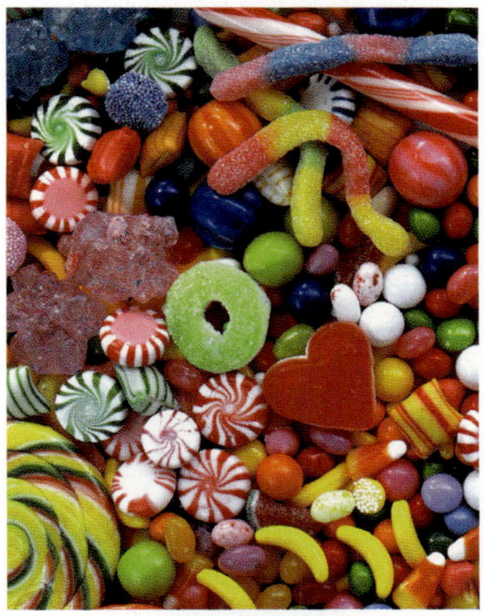

Farbstoffe

Das Auge isst mit! EU-weit sind ungefähr **43** Farbstoffe zum Färben von Lebensmitteln zugelassen. Sie werden Lebensmitteln zugesetzt, um:

- deren optische Wirkung zu verbessern,
- verarbeitungsbedingte Farbverluste auszugleichen,
- den lebensmitteltypischen Geschmack erkennbar zu machen und
- gleichbleibende Farbstandards in Lebensmitteln zu gewährleisten.

Der gezielte Einsatz von Farbstoffen dient also dazu, den Lebensmitteln ein **appetitanregendes** Aussehen zu verleihen und dadurch das Konsumverhalten beim Verbraucher zu fördern. Farbstoffe lassen sich in **2 Gruppen** einteilen: Es gibt die **natürlichen** und die **synthetischen** Farbstoffe.

Natürliche Farbstoffe werden hauptsächlich von Pflanzen und in geringem Maß von Tieren gewonnen.

Farbstoffe	E-Nr.	Farbe	Herkunft	Einsatz im Lebensmittel, z. B.	ADI-Wert
Chlorophyll	140	grün	grüne Blätter	Desserts, Kaugummi, Süßwaren, Konfitüre, Gelees, Marmeladen	nicht festgelegt
Kurkumin	100	gelb bis orange	Kurkumawurzel	Margarine, Marmelade, Wurst, Pasteten, Konfitüre	nicht festgelegt
Riboflavin	101	gelb	Molke, Hefe	Cremespeisen, Süßwaren, Teigwaren, Mayonnaise	nicht festgelegt

Beispiele natürlicher Farbstoffe

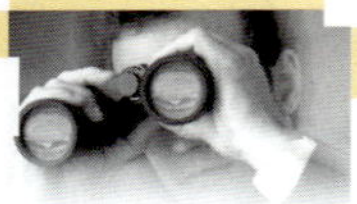

Synthetische Farbstoffe: Es gibt **naturidentische Farbstoffe,** die den Farbstoffen aus der Natur nachempfunden werden, und **künstliche** Farbstoffe, die kein Vorbild in der Natur haben. Beide Arten werden jedoch auf rein **synthetischem Weg** hergestellt. Synthetische Farbstoffe, besonders die sogenannten **Azofarbstoffe,** sind gesundheitlich nicht ganz unbedenklich: Sie können besonders bei Personen, die **Salicyl-** und **Benzoesäure** nicht vertragen, **Pseudoallergien** hervorrufen. Aufgrund der chemischen Struktur können sie bei Kindern ein hyperaktives Verhalten (Zappelphilipp) auslösen. Hautrötungen und Reizungen, wie beispielsweise **Neurodermitis,** aber auch **Atemwegsprobleme (Asthma)** sind keine Seltenheit.

Farbstoffe	E-Nr.	Farbe	Einsatz im Lebensmittel, z. B.	ADI-Wert
Azorubin	122	dunkelrot	Surimi, Lachsersatz, Senf, Frucht- und Obstweine, Kuchen	4,0 mg/kg
Tartrazin	102	zitronengelb	Speiseeis, Kuchen, Senf, Würzsoßen, Desserts, Pudding	7,5 mg/kg
Cochenillerot A	124	rot	Schmelzkäse, Soßen, essbare Käserinden, Süßwaren, Speiseeis	4,0 mg/kg

Beispiele synthetischer Farbstoffe

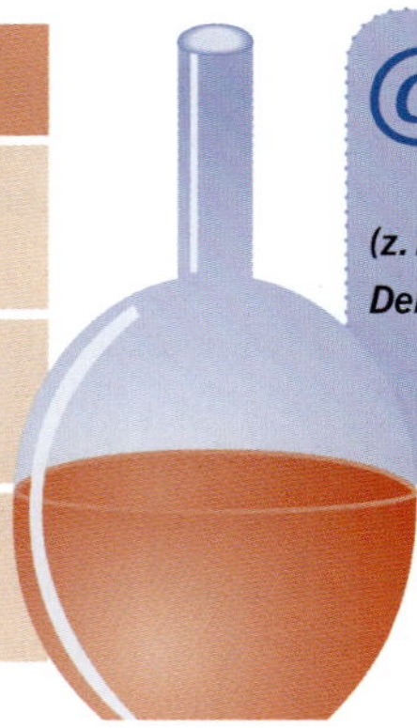

@ *Finden Sie heraus, warum bei bestimmten Farbstoffen (z. B. E 102) zukünftig ein Deklarierungshinweis gegeben werden muss. Wie lautet der Hinweis?*

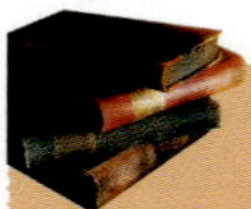

ADI-Wert

Durch Tierversuche (Ratten- und Mäuseversuche) werden die Höchstmengen von Zusatzstoffen ermittelt, bei denen keinerlei gesundheitliche Beeinträchtigungen hervorgerufen werden. Die Höchstmengen werden als No Effect Level (= NEL) bezeichnet. Dieser NEL-Wert kann nicht ohne Weiteres auf den Menschen übertragen werden, sondern muss durch den Sicherheitsfaktor 100 dividiert werden. Es ergibt sich der ADI-Wert (= Acceptable Daily Intake), also die erlaubte Tagesdosis des Zusatzstoffes, bei der ein Mensch mit keinen gesundheitlichen Schäden zu rechnen hat.

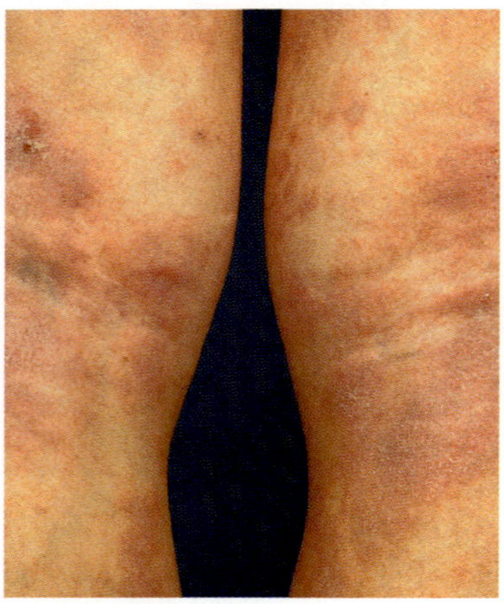

Neurodermitis

@ ***Recherchieren Sie im Internet, welche natürlichen Farbstoffe von Tieren gewonnen werden und bei welchen Lebensmitteln sie zum Einsatz kommen. Finden Sie heraus, auf welcher Webseite Sie das gesamte E-Nummern-Verzeichnis einsehen können.***

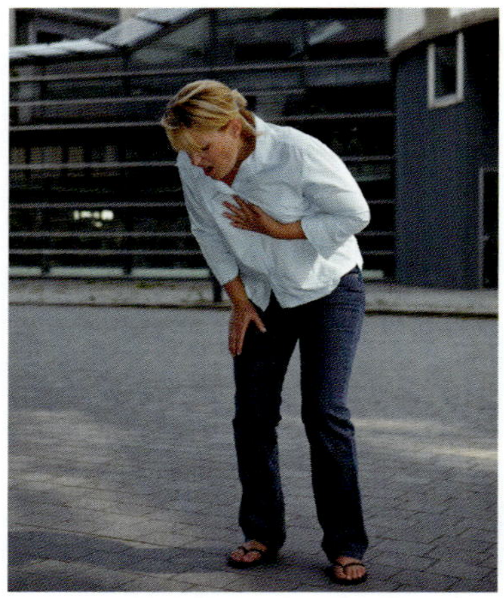

Atembeschwerden

?

1. ***Bilden Sie sich Ihre Meinung. Diskutieren Sie in der Klasse, welche Vor- und Nachteile der Einsatz von Lebensmittelfarbstoffen mit sich bringt.***
2. ***Ergänzen Sie die Tabelle der synthetischen und natürlichen Zusatzstoffe mit je 3 weiteren Beispielen. Hilfestellungen erhalten Sie aus Büchern und dem Internet.***
3. ***Welchen Nutzen haben E-Nummern auf Lebensmittelpackungen?***
4. ***Finden Sie heraus, bei welchen Lebens- und Genussmitteln die Verwendung von Farbstoffen untersagt ist.***

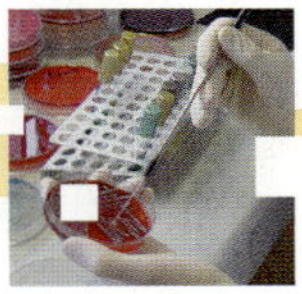

Chemische Konservierungsstoffe

Chemische Konservierungsstoffe sind **Zusatzstoffe,** die bei der Lebensmittelverarbeitung eingesetzt werden, um die **Lebensmittelsicherheit** zu **erhöhen.** Das heißt, Lebensmittelvergiftungen und Lebensmittelinfektionen werden verhindert. Sie **verlängern** bzw. **gewährleisten die Haltbarkeit** von Produkten, indem sie **biologische Einflüsse ausschalten,** das heißt das **Wachstum von Mikroorganismen** (z. B. Bakterien, Pilze, Hefen) **hemmen** und **verzögern.** Um das Wirkungsspektrum der Konservierungsstoffe zu erhöhen, werden geringe Dosen bestimmter Konservierungsmittel parallel eingesetzt. Bezüglich der Verwendung und der Mengen unterliegen sie jedoch klaren Vorgaben bzw. Einschränkungen. Chemische Konservierungsstoffe müssen auf Lebensmittelpackungen ausgewiesen werden. Es gibt durchaus Konservierungsstoffe, die beim Menschen Pseudoallergien hervorrufen können. Durch die Deklarationspflicht erhält der Konsument jedoch die Möglichkeit, sich zwischen Produkten mit oder ohne Konservierungsstoffen zu entscheiden.

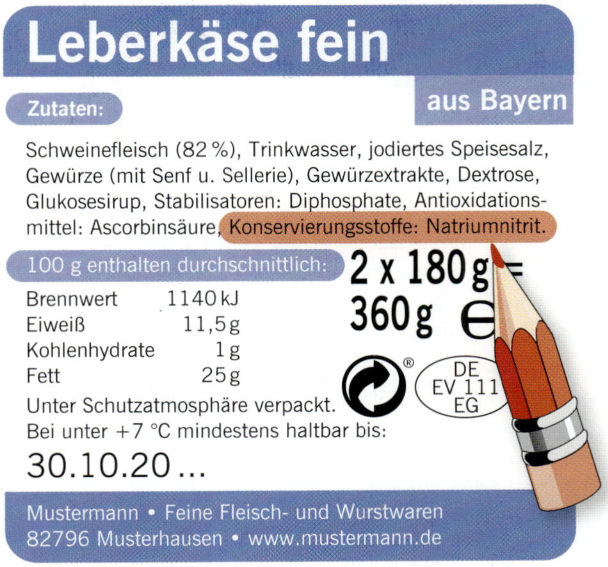

Konservierungsstoffe	E-Nr.	In Lebensmitteln enthalten	Gesundheitliche Bedenken	ADI-Wert
Sorbinsäure, Sorbinsäureverbindungen	200–203	Käse, abgepacktes Schnittbrot und Backwaren, Trockenfrüchte, Mayonnaise	bei erhöhter Dosis Haut- und Schleimhautreizungen möglich	25 mg/kg
Benzoesäure, Benzoate	210–213	Sauerkonserven, Mayonnaise, kandierte Früchte	Krämpfe, Beeinträchtigungen des Nervensystems möglich	5 mg/kg
PHB-Esther	214–219	Fischpasteten, Marinaden, Würzsoßen, Süß- und Backwarenfüllungen	allergische Reaktionen möglich	10 mg/kg
Schwefeldioxid, Schwefeldioxidverbindungen	220–228	getrocknete Kartoffelerzeugnisse, Trockenfrüchte, Wein	Übelkeit, Erbrechen, Durchfall, Asthmaanfälle	0,7 mg/kg
Nitrat, Nitratverbindungen	249–252	gepökelte Fleischerzeugnisse, Hart- und Schnittkäse, eingelegte Heringe u. Sprotten	in geringen Mengen unbedenklich	0,06 mg bis 5 mg
Propionsäure	280–283	industriell hergestellte Backwaren (abgepacktes Brot, Pita)	in geringen Mengen unbedenklich	nicht festgelegt

Beispiele für chemische Konservierungsstoffe

Tipp

Tipps im Umgang mit Zusatzstoffen

- ***Informationen über Zusatzstoffe sensibilisieren das Verbraucherverhalten. Hierfür bietet der Markt zahlreiche Literatur.***
- ***Die Zutatenliste auf den Lebensmittelpackungen sollte genau durchgelesen werden, um bedenkliche Zusatzstoffe zu meiden.***
- ***Bei selbst hergestellten Produkten entscheidet der Verbraucher, welche Zutaten ein Produkt enthält. Beispiele: selbst hergestelltes Brot aus Mehl von der Mühle, selbst getrocknete Früchte.***

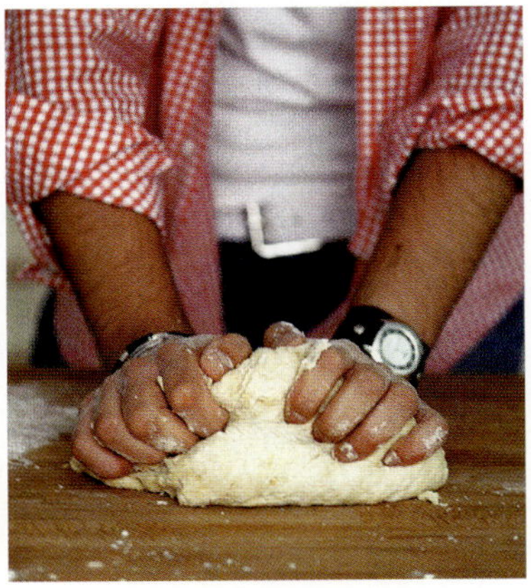

?

1. ***Welche Funktionen haben die Konservierungsstoffe in Lebensmitteln?***
2. ***Welche Konservierungsstoffe gibt es und wo werden sie zugesetzt?***

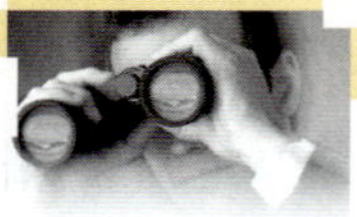

2 Schwermetalle (Cadmium, Blei, Quecksilber)

Durch die **Luft,** durch das **Wasser** und über die **Nahrung** gelangen Schwermetalle wie **Cadmium, Quecksilber** und **Blei** in den menschlichen Organismus. Glücklicherweise ist die Belastung in den letzten Jahren zurückgegangen, trotzdem wirken höhere Mengen an Schwermetallen **toxisch (= giftig)** und können unterschiedlichste Symptome und Krankheiten auslösen und verursachen.

Cadmium

Die Cadmiumbelastung in der Umwelt wird meist durch den Verkehr, durch industrielle Verbrennungsprozesse (Müllverbrennungsanlagen), Klärschlamm und phosphathaltigen Kunstdünger verursacht. Kleinere Mengen entstehen beim Verarbeiten von Eisen und Stahl. Pflanzen nehmen das Cadmium aus dem Boden, Tiere über das Futtermittel und die Futterpflanzen auf. Es reichert sich in den Organen (Leber, Niere) der Tiere an. Der Mensch nimmt also Cadmium über die Nahrung, die Luft und das Trinkwasser auf.

Lebensmittel, die Cadmium enthalten:

- **Pflanzliche Lebensmittel** (Sellerie, Spinat, Waldpilze)
- **Fische, Schalen- und Krustentiere**
- **Innereien** (Niere, Leber von Rind und Schwein)

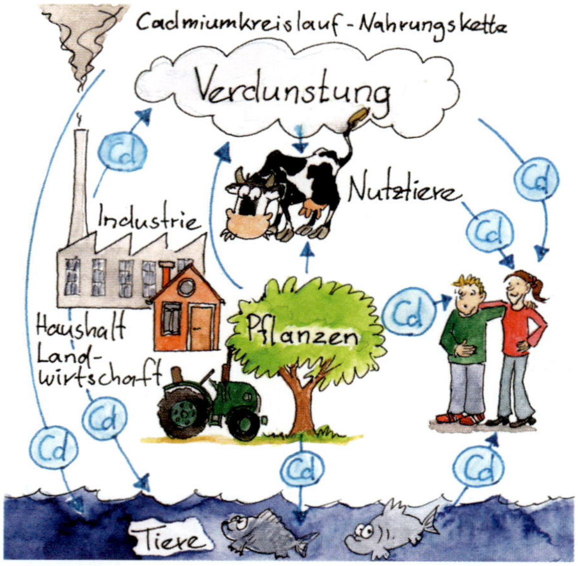

Cadmiumkreislauf–Nahrungskette

Merke ***Pflanzen und Tiere (z. B. Fische), die neben Müllverbrennungsanlagen oder befahrenen Straßen oder Industrieanlagen angebaut bzw. beheimatet sind, sollten nicht verzehrt werden. Gleichermaßen sollten Innereien sehr selten auf dem Speiseplan stehen.***

Cadmium im menschlichen Körper

Das Cadmium lagert sich hauptsächlich in den von der Ausscheidung betroffenen Organen (Niere, Leber, Darm) an und löst dort Vergiftungserscheinungen aus. Typische Symptome hierfür sind **Erbrechen, Übelkeit, Funktionsstörungen der Nieren** bis zu **Nierenversagen** sowie **Magen-** und **Darmreizungen.** Des Weiteren verhindert Cadmium die Resorption von Calcium im Darm, was zur starken Mobilisierung von Calcium aus den Knochen führt. **Knochenschäden, Osteoporose, Gelenkschmerzen** und **Wirbelsäulenveränderungen** sind die Folgen. Ein Eisen-, Zink- und Kupfermangel fördert die Aufnahme von Cadmium, was besonders häufig bei Frauen auftreten kann.

Itai-Itai-Krankheit

In den 50er- und 60er-Jahren erkrankten viele Japaner an der tödlichen Krankheit Itai-Itai, wörtlich die Aua-Aua-Krankheit. Diese Krankheit wurde durch silber-, blei-, zink- und kupferabbauende Bergwerke verursacht, die cadmiumhaltiges Abwasser in einen Fluss ableiteten. Dieser Fluss wurde befischt und für die Bewässerung von Reisfeldern genutzt. Die Japaner verzehrten unwissentlich cadmiumhaltige Nahrungsmittel, was zu Skelettveränderungen, Knochenverformungen, Nierenschäden und schließlich zum Tod führte.

@ ***Recherchieren Sie, wie die Skandinavier das Problem von Cadmium in Kunstdünger gelöst haben.***

?

1. ***Erläutern Sie, wie Cadmium in die Nahrungsmittel gelangt.***
2. ***Welche Lebensmittel können besonders viel Cadmium enthalten?***
3. ***Wie wirkt sich Cadmium auf den menschlichen Körper aus?***

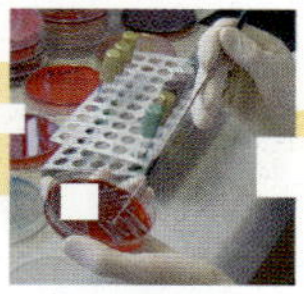

Blei

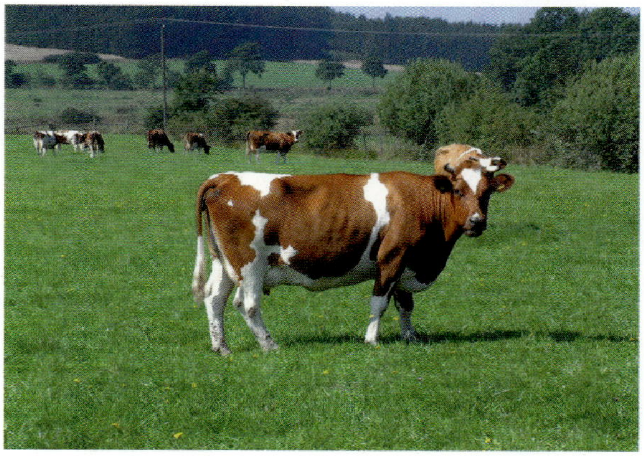

Blei gelangt durch die Abgase der bleiverarbeitenden Industrie in die Umwelt und setzt sich auf den Böden oder als Feinstaub auf Pflanzen, insbesondere auf Pflanzen mit rauer, großer, haariger Oberfläche, ab. Weidetiere nehmen beim Grasen den Feinstaub auf und speichern Blei in der Leber, der Niere und dem Gehirn. Trinkwasser, das teilweise immer noch in Bleirohren transportiert wird, kann ebenso einen erhöhten Bleigehalt aufweisen. Selbst bestimmtes Keramikgeschirr im Haushalt kann Blei enthalten, dieses kann je nach Keramikqualität an die Lebensmittel abgeben werden (= Bleilässigkeit).

Lebensmittel, die Blei enthalten:
- **Obst, Gemüse, Waldpilze**
- **Innereien (z. B. Leber, Niere, Gehirn)**

Blei im menschlichen Körper
Blei wird hauptsächlich über die Atemwege und zu einem geringeren Teil über die Nahrung aufgenommen. Es wird mit dem Blut zur Leber, Niere, aber auch zum Nervensystem transportiert. Der größte Bleianteil wird jedoch im Skelett eingelagert. Bereits in sehr geringen Dosen wirkt sich Blei schädigend auf die Nieren, das Nerven- und Blutsystem aus. Blei verringert den Aufbau von Hämoglobin, indem die beteiligten Enzyme und der Eiseneinbau behindert bzw. gehemmt werden. Außerdem stört es den Vitamin-D- und den Calciumstoffwechsel. Die typischen Symptome für eine Bleibelastung oder -vergiftung sind **Anämie, Übelkeit, Müdigkeit, Nierenstörungen, Muskelschwäche** und **Essstörungen.** Blei ist also für den Menschen als krebserzeugend einzustufen.

Tipp ***Tipps für die Reduzierung des Bleigehalts***

- ***Pflanzliche Lebensmittel sorgfältig waschen und je nach Bedarf schälen.***
- ***Innereien und Wildpilze meiden bzw. nur sehr selten verzehren.***
- ***Im Haushalt nur Keramikerzeugnisse verwenden, die für den Lebensmittelgebrauch gekennzeichnet sind.***
- ***Bei Salaten und Kohl sollten die äußeren Blätter entfernt werden.***
- ***Bleirohre im Haushalt sollten ausgetauscht werden.***

Plankton
Hierbei handelt es sich um im Wasser frei schwebende Organismen, die sich nicht selbst fortbewegen.

Quecksilber

Durch das Verbrennen fossiler Brennstoffe, durch Verhüttungsprozesse im Bergbau, durch Ausbringen von Klärschlamm und durch ungeklärte Abwässer der Industrie gelangt Quecksilber in die Umwelt (Boden, Wasser, Luft). Auch amalgamhaltige Zahnfüllungen enthalten Quecksilber.

Quecksilber in der Nahrungskette
Mit der Nahrung nimmt der Mensch den Hauptanteil an Quecksilber auf. Das geschieht, indem das im Wasser (Seen, Flüssen, Ozeane) vorhandene Quecksilber durch Mikroorganismen zu organischem Methyl-Quecksilber umgewandelt wird. Dieses setzt sich auf Plankton, Pflanzen und Bodentieren ab, wovon sich die Fische und Muscheln ernähren. Indem der Mensch die Fische und Muscheln isst, gelangt das Quecksilber in den menschlichen Organismus.

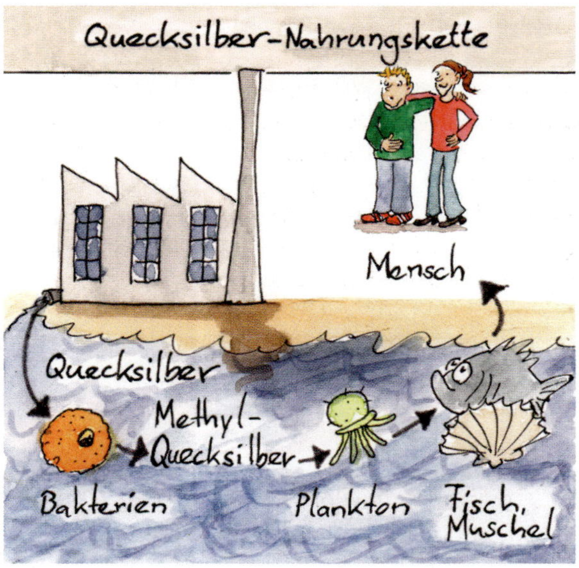

Quecksilber-Nahrungskette

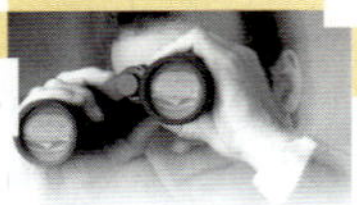

Lebensmittel, die Quecksilber enthalten:
- **Süßwasserfische** (z. B. Hering, Regenbogenforelle)
- **Seefische** (z. B. Aal, Thunfisch, Schwertfisch)
- **Innereien** (z. B. Leber und Niere)
- **Wildpilze** (z. B. Steinpilze)

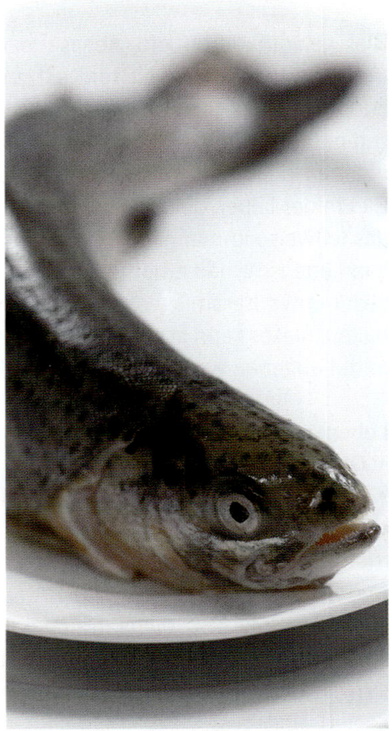

Quecksilber im menschlichen Körper
Quecksilber wird über das Blut zum Gehirn transportiert, was zu folgenschweren Schädigungen des zentralen Nervensystems führen kann. Gleichermaßen wird es in der Niere und der Leber angereichert. Bei Quecksilbervergiftungen können folgende Symptome auftreten: **Schwindel, Übelkeit, Kopfschmerzen, Abgeschlagenheit, Haarausfall, Sprach-** und **Konzentrationsstörungen.** Eine hohe Quecksilberbelastung während der Schwangerschaft kann beim ungeborenen Kind zu starken körperlichen und geistigen Schädigungen führen.

@ ***Versuchen Sie herauszufinden, welche Quecksilber-Höchstmengen pro Woche und kg Körpergewicht von der WHO/FAO festgelegt worden sind.***

Merke ***Der Quecksilbergehalt kann nur durch Verzicht auf quecksilberhaltige Lebensmittel reduziert werden, das heißt, bei der Be- und Verarbeitung der Lebensmittel treten keine Quecksilberverluste auf.***

M/A *Pro- und Kontra-Texte*

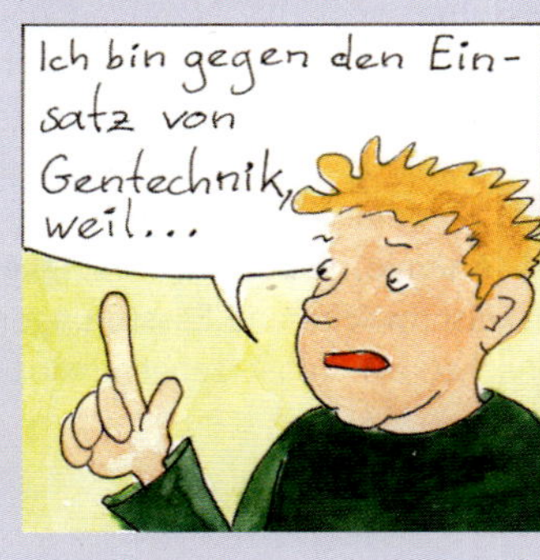

Zeitrichtwerte: **15 Min. Recherchearbeit von Pro- und Kontra-Texten im Internet,**
15 Min. Auswertung und Meinungsbildung,
15 Min. Pro- und Kontra-Diskussion in der Klasse

Arbeitsmaterial: Internetzugang, Stifte und Papier

Teilnehmer: **ca. 4 Personen**

Arbeitsauftrag: Wählen Sie gemeinsam aus diesem Kapitel ein Thema aus, über das Sie diskutieren möchten (z. B. Gentechnik). Finden Sie nun zu diesem Thema prägnante Pro- und Kontra-Texte (z. B. „Sind gentechnisch veränderte Nahrungsmittel gesundheitlich bedenklich?“). Benutzen Sie bei Ihren Recherchen das Internet oder Fachzeitschriften. Lesen Sie nun die Texte gemeinsam durch und prüfen Sie die Argumentationen. Führen Sie in der Gruppe eine Diskussion. Folgende Fragen helfen Ihnen bei der Diskussion weiter:

- An welchen Punkten stimme ich mit den Texten überein und warum?
- Wo und vor allem warum bin ich anderer Meinung?
- Welche Pro- und Kontra-Positionen nehmen die Gruppenteilnehmer ein?
- Verändert die Diskussion meine Standpunkte, wenn ja – warum?
- Welche Meinung vertrete ich am Ende der Diskussion?

Führen Sie am Ende eine **Feedback-Runde** durch. Hierbei sollte jedes Gruppenmitglied ein persönliches Fazit abgeben.

3 Rückstände in Lebensmitteln aus der Landwirtschaft

Über die Nahrungskette können Rückstände aus Pflanzenschutz- und Tierarzneimitteln in den menschlichen Organismus eindringen und je nach Empfindlichkeit **Allergien** oder die Entstehung von **Krebs** fördern. In diesem Kapitel werden die Pflanzenschutz- und Tierarzneimittel sowie deren Auswirkungen näher beschrieben.

Pflanzenschutzmittel

Pflanzenschutzmittel, auch **Pestizide** genannt, unterliegen in Deutschland einer strengen Zulassungs- und Höchstmengen-Verordnung, das heißt, sie müssen gesetzlich zugelassen sein und dürfen nur in bestimmter Dosierung eingesetzt werden. Gleichermaßen müssen vorgeschriebene Wartezeiten nach dem Ausbringen bzw. vor der Ernte eingehalten werden. All diese Maßnahmen sind notwendig, um die Gesundheit von Mensch, Tier und Natur nicht zu gefährden. Pflanzenschutzmittel haben das Ziel, Pflanzen vor:

- Tieren (z. B. Schädlingen),
- Mikroorganismen,
- unerwünschten Pflanzen und Pflanzenteilen,
- unerwünschtem Wachstum und
- Krankheiten

zu schützen.

Das heißt, sie werden eingesetzt, um den wirtschaftlichen Schaden so gering und den Ertrag so hoch wie möglich zu halten.

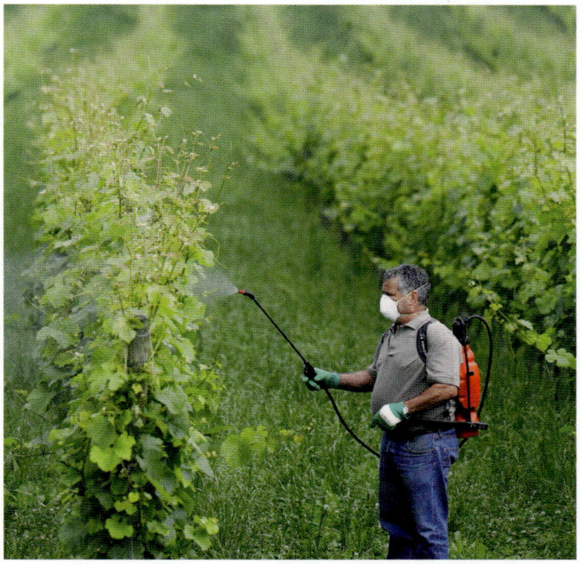

Merke ***Pflanzenschutzmittel müssen gesetzlich zugelassen werden. Federführend ist in Deutschland das Bundesamt für Verbraucherschutz und Lebensmittelsicherheit (BVL) zuständig.***

Arten von Pflanzenschutzmitteln

Es gibt verschiedene Arten von Pflanzenschutzmitteln.

Insektizide töten pflanzenschädigende Insekten ab und dienen ferner in der Landwirtschaft dem Vorrats- und Materialschutz.

Herbizide (lat. herba. = Gras, Kraut) werden zur Bekämpfung von Unkraut eingesetzt. Sie wirken entweder ätzend oder dringen in die Pflanzen ein und lösen Stoffwechsel- und Wachstumsstörungen aus. Herbizide werden in der Regel sehr schnell abgebaut.

Merke ***Im Vietnamkrieg wurden Herbizide zur Entlaubung von Bäumen eingesetzt.***

Fungizide verhindern das Wachstum von Pilzen (z. B. Mehltau, Schorfflecken) und Sporen, das heißt, sie erhalten meist die äußere Qualität von Produkten.

DDT

Das wohl bekannteste Insektizid ist das DDT (= Dichlordiphenyltrichlorethan), das um 1940 als Kontakt- und Fraßgift auf den Markt kam und aufgrund seiner hohen Wirksamkeit weltweit eingesetzt wurde. Ungefähr 30 Jahre später wurde der Einsatz von DDT von vielen westlichen Industriestaaten verboten, da es in den Verdacht geriet, krebsfördernd zu wirken. Seit den Stockholmer Konventionen (2004) darf DDT weltweit nur noch zur Bekämpfung von krankheitsübertragenden Insekten (z. B. Malariaüberträgern) eingesetzt werden.

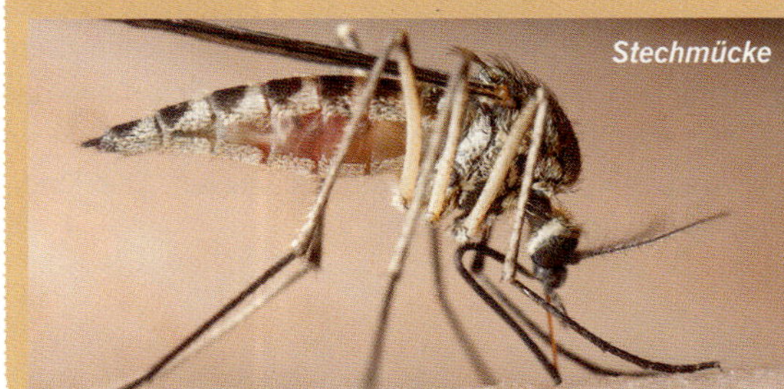

Stechmücke

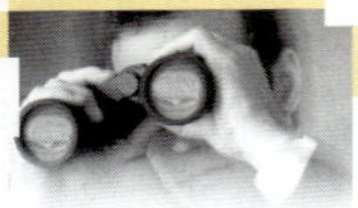

Warum stehen Pflanzenschutzmittel immer wieder in der Kritik?

Derzeit wird der Umgang mit Pflanzenschutzmitteln sehr kontrovers diskutiert. Es ist äußerst fraglich, ob die Pflanzenschutzmittel, wie einst angenommen, tatsächlich die Produktivität gesteigert haben oder ob das nicht dem technischen Fortschritt und den Neuzüchtungen etc. zuzuschreiben ist. Ebenso gibt es Exportländer, in denen Pflanzenschutzmittel eingesetzt werden, die in Deutschland nicht erlaubt sind, das heißt, trotz strenger Importvorschriften kann importierte Ware durchaus höhere Pestizidrückstände enthalten. Da es überall schwarze Schafe gibt, ist es nicht ausgeschlossen, dass auch in Deutschland die Höchstmengen der Pflanzenschutzmittel überschritten bzw. bestimmte Wartezeiten nicht eingehalten werden und deshalb höhere Pestizidwerte in Obst und Gemüse zu verzeichnen sind. Selbst Produkte aus biologischem Anbau können kontaminiert sein, wenn bei Nachbarfeldern Pflanzenschutzmittel eingesetzt werden. Im Laufe der Zeit können Schädlinge eine Resistenz gegen Pflanzenschutzmittel entwickeln, das heißt, die Wirksamkeit der Pflanzenschutzmittel nimmt ab.

@ ***Welche Methoden werden im biologischen Landbau angewendet, um Pflanzenschutz zu betreiben?***

? ***Diskutieren Sie in der Klasse den Einsatz von Pflanzenschutzmitteln. Bilden Sie sich Ihre Meinung.***

Arzneimittel im Tierstall

Viele Mastbetriebe stehen unter einem starken wirtschaftlichen Druck, der nicht zuletzt durch die stetige Nachfrage des Konsumenten nach günstigen tierischen Produkten (Fleisch, Eier, Milch) verursacht wird. Massentierhaltung ist die Folge, das heißt, große Tierbestände werden auf engstem Raum aufgezogen. Das löst bei den Tieren nicht nur Stress, sondern sehr häufig auch Krankheiten und Anfälligkeiten aus. Die Tierhalter sind deshalb bei der Aufzucht sehr häufig gezwungen, Arzneimittel wie Antibiotika oder Psychopharmaka einzusetzen.

Antibiotika

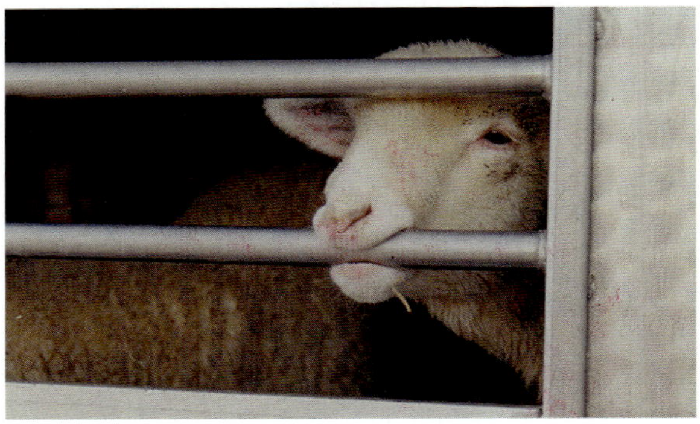

Antibiotika sind Medikamente, die das Wachstum von Mikroorganismen hemmen oder diese abtöten. Deshalb werden sie von den Tierhaltern zur Behandlung kranker Tiere, aber auch in geringen Mengen zur Vorbeugung von Infektionskrankheiten, eingesetzt. Sie haben einen Zusatznutzen, da sie das Wachstum und die Leistung der Tiere fördern. Antibiotika müssen vollständig abgebaut sein, bevor ein Lebensmittel vom behandelten Tier in den Handel und somit auf den Teller des Konsumenten gerät. Das hat mehrere Gründe:

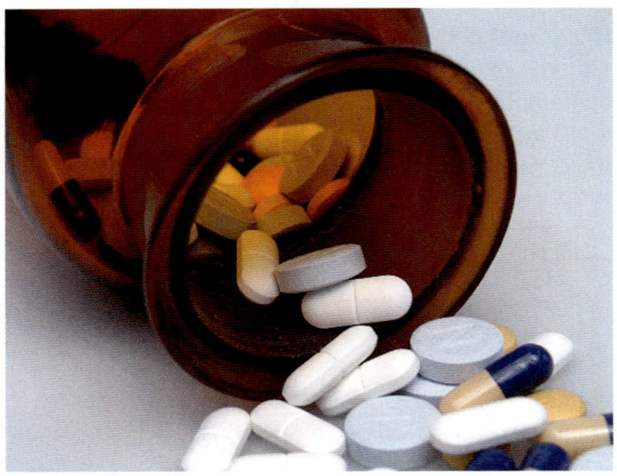

- Bei manchen Menschen können Antibiotika schon in geringen Mengen **Allergien** auslösen.
- Antibiotika können die **Bakterien der Darmflora schädigen,** das heißt, resistentere Mikroorganismen machen sich breit, was Durchfälle und Erbrechen auslösen kann.
- Es kann zur einer **Antibiotikaresistenz** kommen, das heißt, bestimmte Mikroorganismen entwickeln gegen das Antibiotikum eine Widerstandsfähigkeit. Das Medikament verliert seine Wirkung.

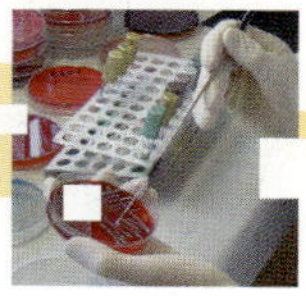

Psychopharmaka (= Beruhigungsmittel)

Platzangst, Rangeleien um das Futter, Machtkämpfe und Tiertransporte zum Schlachthof lösen bei Tieren sehr häufig Stress und Aggressivität aus. Konventionelle Tierhalter lösen das Problem sehr häufig, indem sie den Tieren Psychopharmaka (z. B. Tranquilizer) verabreichen, die angstlösend und entspannend wirken. So werden hohe Tierverluste und schlechte Fleischqualität vermieden. Damit die Psychopharmaka nicht auf dem Teller des Konsumenten landen, müssen bei behandelten Tieren vor dem Schlachten sogenannte Wartezeiten eingehalten werden.

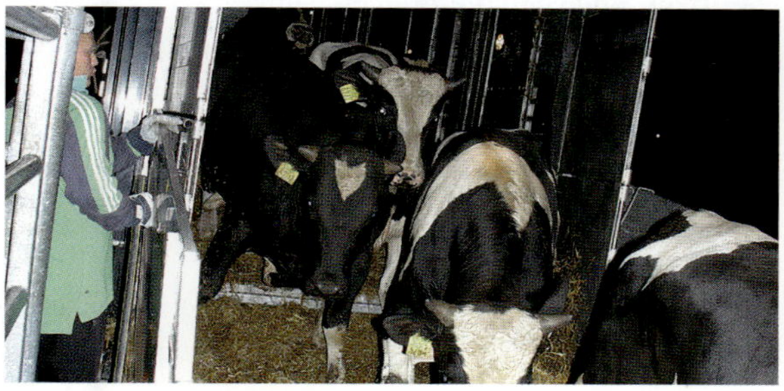

Beta-Blocker
Sie gehören zu der Gruppe der Tranquilizer und üben eine beruhigende Wirkung aus, indem sie die Beta-Rezeptoren der Muskelzellen verschiedener Organe blockieren und somit die Wirkung der Stresshormone (Adrenalin, Noradrenalin) hemmen. Die Pulsfrequenz, der Blutdruck und die Schlagkraft des Herzens werden gesenkt.

Halten Sie ein Kurzreferat zum Thema „Konventioneller (= herkömmlicher) und ökologischer Landbau“. Gehen Sie dabei auf folgende Schwerpunkte ein: Tierhaltung, Schädlingsbekämpfung, Düngung, Anbau von Produkten und die damit verbundenen gesetzlichen Bestimmungen.

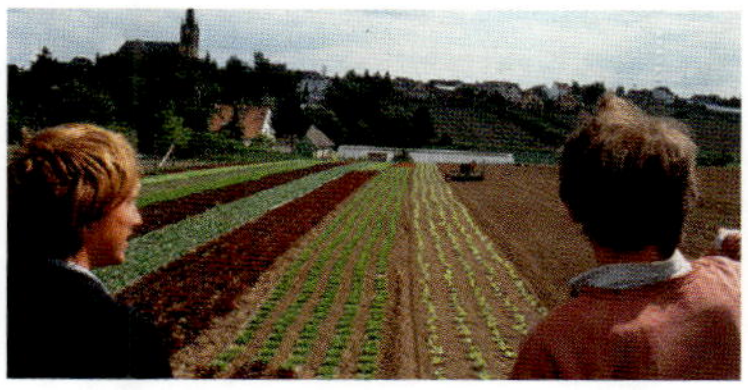

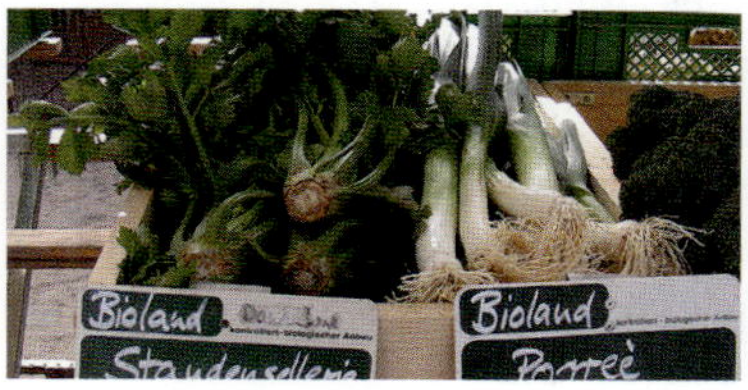

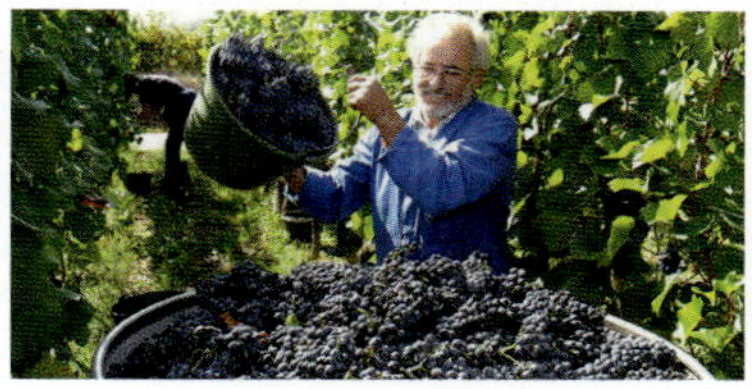

4 Radioaktive Belastungen

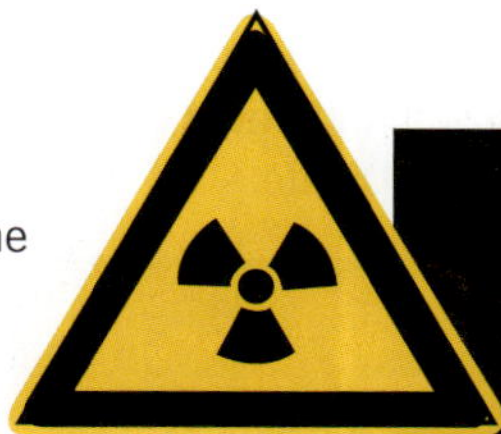

Auf den Menschen wirken natürliche Strahlen (= kosmische und terrestrische Strahlen), aber auch zivilisatorische Strahlen (= künstliche Strahlen) ein. Diese Strahlen sind in der Regel nicht direkt wahrnehmbar.

- **Kosmische Strahlen:** Hochenergetische Teilchen aus dem Weltall reagieren mit der Lufthülle. Es bilden sich atomare Teilchen, die auf die Erde einwirken.
- **Terrestrische Strahlen:** Es sind natürliche Radionuklide, die seit der Entstehung der Erde in Gestein und Boden vorhanden sind.
- **Künstliche Strahlen:** Sie entstehen durch Reaktorunfälle (Tschernobyl, 1986), durch den Fall-out von Kernwaffenversuchen, sie werden in der Medizin, in der Technik, aber auch im Haushalt angewendet.

Die Gefährlichkeit von Strahlen bzw. radioaktiven Substanzen hängt nicht nur von deren Art, sondern ebenso von deren Menge und Lebensdauer (= Halbwertzeit) ab. Radioaktive Strahlen und Substanzen wirken direkt oder indirekt, also über die Nahrungskette, auf den Menschen.

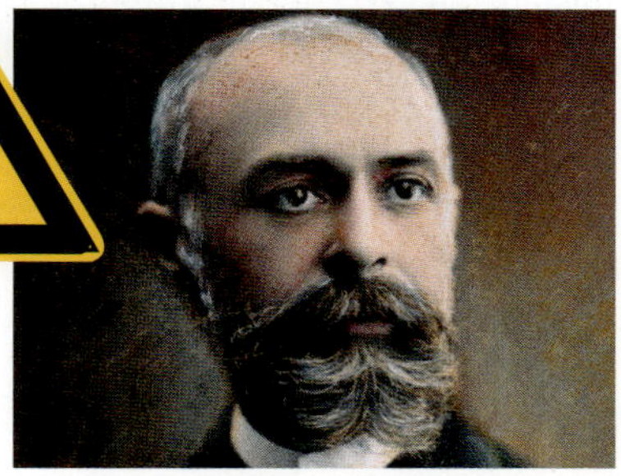

Antoine Henri Becquerel (1852–1908), Professor für Physik in Paris, entdeckte als Erster die Radioaktivität.

Becquerel (Bq)
ist die Maßeinheit (SI-Einheit) der Radioaktivität. Ein Bq gibt die Zahl der Atome an, die in einer Sekunde zerfallen. Beispiel: Bei einem Messwert von 85 Bq/kg Gemüse zerfallen pro Sekunde 85 Atomkerne in 1 kg Gemüse. EU-Grenzwerte von Milch, Milcherzeugnissen und Babynahrung liegen bei 370 Bq/kg und für alle anderen Lebensmittel bei 600 Bq/kg.

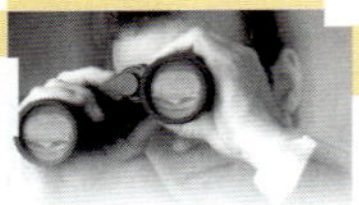

Strahlenarten

Zerfällt der **instabile Atomkern** bestimmter Nuklide (Atomkernarten) ohne äußere Einwirkung, kommt es zur Abgabe von Energie in Form von **Strahlen.** Radioaktivität ist also die physikalische Größe, mit der die Zerfallsrate (pro Sek. zerfallene Atomkerne) beschrieben wird. Die Maßeinheit für die Radioaktivität wird in Becquerel (Bq) ausgedrückt. Radionuklide (z. B. Radium-226, Caesium-137) sind also die Kerne von radioaktiven Atomen. Die beim Zerfall von Atomkernen ausgesandten radioaktiven Strahlen können das innere Gefüge von Materie so verändern, dass Schäden entstehen. Die Strahlen lassen sich nach dem Verhalten im elektrischen Feld in **Alpha-, Beta- und Gamma-Strahlen** einteilen.

Alpha-Strahlen (α-Strahlen): Beim radioaktiven Zerfall werden zweifach positiv geladene Heliumkerne aus dem Kern gesendet. Da es sich um große Teilchen handelt, können sie schon durch ein Blatt Papier abgebremst werden. Die Reichweite beträgt **4 cm** bis **7 cm. Schutz des Menschen durch:** Mundschutz, Handschuhe, **mind. 10 cm** Abstand von den Strahlenquellen.

Beta-Strahlen (β-Strahlen): Werden aus dem Kern eines Radionuklids Elektronen abgegeben, da sich Neutronen in Protonen umwandeln, entstehen Beta-Strahlen. Die Reichweite beträgt **ca. 1 m** bis **2 m.** Die sehr schnellen Teilchen lassen sich durch Absorber (z. B. **4 mm** dickes Aluminiumblech) abschirmen. **Schutz des Menschen durch:** eine **ca. 4 mm** dicke Aluminiumschicht.

Gamma-Strahlen (γ-Strahlen): Hierbei handelt es sich um energiereiche elektromagnetische Strahlen, die physikalisch den **Röntgenstahlen** gleichen. Die Reichweite in der Luft beträgt mehrere Kilometer. Sie haben ein starkes Durchdringungsvermögen und werden nur durch ganz dicke Schichten wie beispielsweise **1 m** Beton oder Aluminium oder **20 cm** Blei abgeschwächt. **Schutz des Menschen durch:** Werkstoffe mit großer Dichte.

Beispiele für eine erfolgreiche Abschirmung von Strahlen

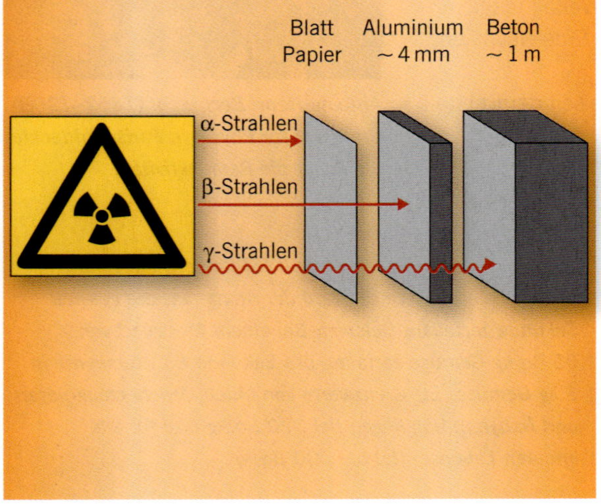

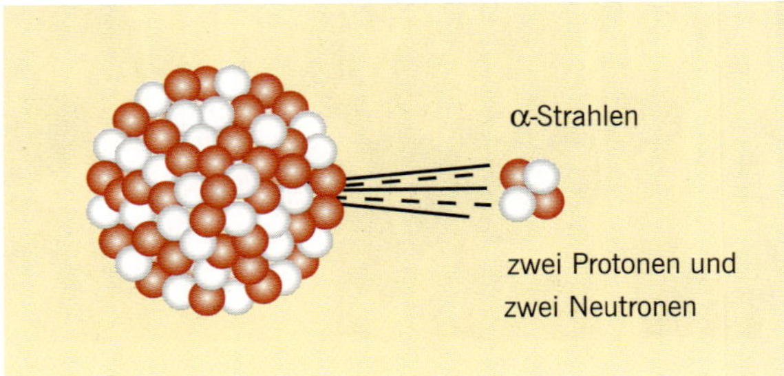

Modell: Entstehung von Alpha-Strahlen

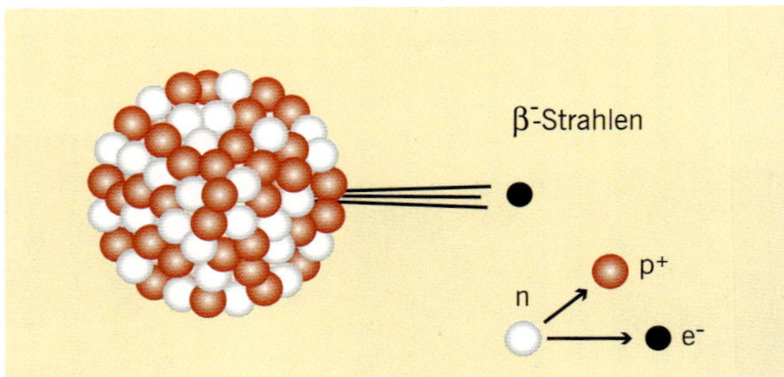

Modell: Entstehung von Beta-Strahlen

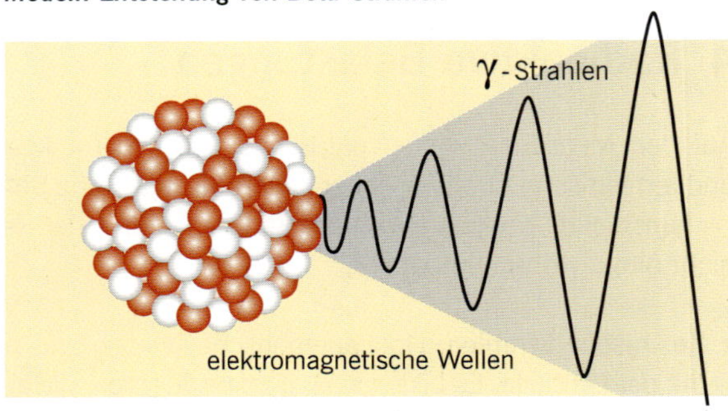

Modell: Entstehung von Gamma-Strahlen

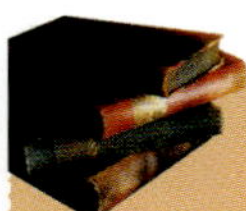

Halbwertzeit (HWZ)

Physikalische Halbwertzeit =
Zeit, in der die Hälfte einer bestimmten Anzahl von radioaktiven Nukliden zerfällt.

Biologische Halbwertzeit =
Zeit, in der die Hälfte einer bestimmten Anzahl von radioaktiven Nukliden aus dem Körper ausgeschieden oder abgebaut wird.

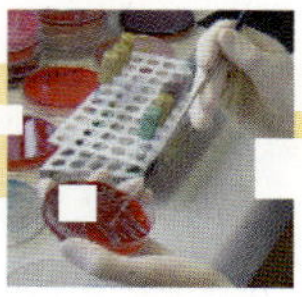

Wichtige Radionuklide

Besonders bei Reaktorunfällen (z. B. Tschernobyl, 1986), aber auch bei oberirdischen Atomwaffenversuchen o. Ä. treten radioaktive Elemente aus, die sich auf Menschen, Tiere und Pflanzen auswirken. Besonders radioaktive Elemente sind Caesium, Jod und Strontium. Diese haben im Körper unterschiedliche Wirkungsspektren und eine unterschiedliche Halbwertzeit.

Merke ***Sievert, abgekürzt Sv, ist die Maßeinheit für die Schädlichkeit einer Strahlendosis.***
0,5 Sv: Strahlenkater; 1,5 Sv: Übelkeit und Erbrechen;
3 Sv: Hautrötungen, 20 % Sterblichkeit;
7 Sv: Dosis tödlich, sicherer Tod.

@ ***Wie sicher sind Castortransporte und Atommüllendlager? Bilden Sie sich ein Urteil!***

Radionuklide	Wirkungsweise	HWZ phys.	HwZ biol.	Wirkungsort
Caesium^{134}	verstoffwechselt wie Kalium	2 Jahre	~100 Tage	Körper (gesamt)
Caesium^{137}	verstoffwechselt wie Kalium	~ 30 Jahre	~100 Tage	Körper (gesamt)
Iod^{131}	wirkt in der Schilddrüse	8 Tage	~150 Tage	Schilddrüse
Strontium^{90}	verstoffwechselt wie Calcium	28 Jahre	50 Jahre	Skelett, durch hohe HWZ kann Knochen- bzw. Blutkrebs entstehen

Wirkungsort und Wirkungsweise von Radionukliden

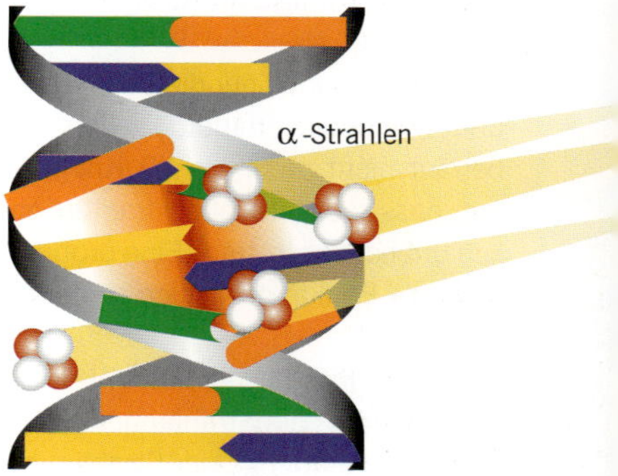

Alpha-Strahlen wirken auf die DNA.

Einige wild wachsende Pilzsorten und Wildbret sind vor allem im Süden Deutschlands selbst mehrere Jahrzehnte nach dem Reaktorunglück von Tschernobyl mit Caesium^{137} kontaminiert.

Strahlenschäden

Äußere und innere Strahlen können sich negativ auf die Organe oder das Gewebe und im späteren Verlauf auf die Fortpflanzung des Menschen auswirken. Wird eine Körperzelle durch Strahlen geschädigt, können der Zellstoffwechsel und die Zellteilung außer Kontrolle geraten. Das kann zur Entstehung von **Krebs** führen. Strahlen können aber auch das **Erbgut (= DNA)** schädigen **Chromosomenanomalien** sind die Folge. Bleibt die Reparatur aus, können diese Schäden auf die nachfolgende Generation vererbt werden. Aus diesem Grund sollte man sich vor Strahlen, wo auch immer möglich, schützen und die Bestrahlungsdauer so gering wie möglich halten.

@ ***Finden Sie heraus, was sich hinter den Begriffen Radiolyse, Radikal- und Peroxidbildung verbirgt.***

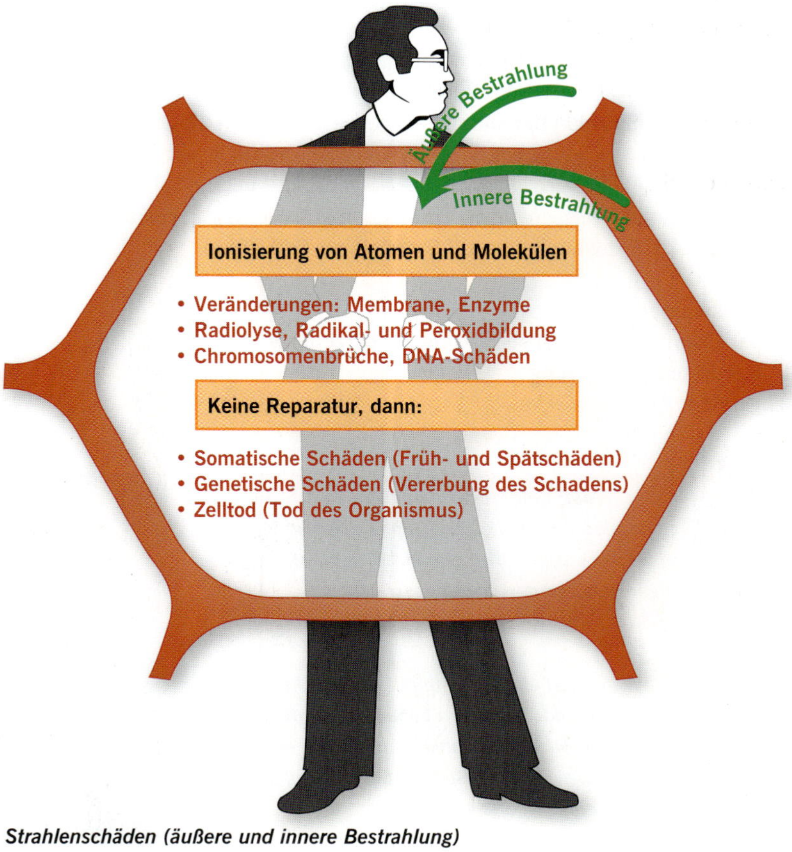
Äußere Bestrahlung
Innere Bestrahlung
Ionisierung von Atomen und Molekülen
• Veränderungen: Membrane, Enzyme
• Radiolyse, Radikal- und Peroxidbildung
• Chromosomenbrüche, DNA-Schäden
Keine Reparatur, dann:
• Somatische Schäden (Früh- und Spätschäden)
• Genetische Schäden (Vererbung des Schadens)
• Zelltod (Tod des Organismus)

Strahlenschäden (äußere und innere Bestrahlung)

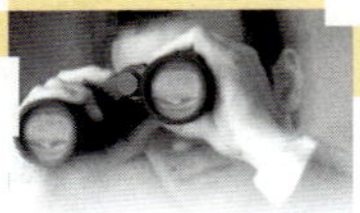

Bestrahlung von Lebensmitteln

Laut EU-Richtlinien darf ein Produkt mit **ionisierenden Strahlen** (Elektronen-, Gamma- und Röntgenstrahlen) nur behandelt werden, wenn die Bestrahlung **technologisch sinnvoll, gesundheitlich unbedenklich**, dem **Verbraucher nützlich** und nicht als **Ersatz für Hygiene- und Gesundheitsmaßnahmen** eingesetzt wird. Obwohl in einigen EU-Ländern eine Reihe von Lebensmitteln bestrahlt wird, hält in Deutschland die Skepsis gegenüber bestrahlten Lebensmitteln an. Ziel der Bestrahlung ist es, die Haltbarkeit von Lebensmitteln zu verbessern, indem

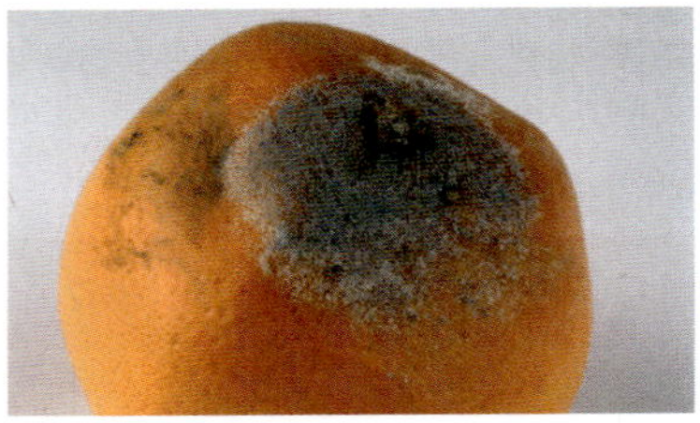

- **Mikroorganismen und Insekten abgetötet werden,**
- **die vorzeitige Reifung von Lebensmittel verhindert wird,**
- **die Sprossung und Auskeimung unterbunden wird.**

In Deutschland ist nur die **Bestrahlung** von **getrockneten aromatischen Kräutern** und **Gewürzen** erlaubt. Die max. durchschnittlich absorbierte Gesamtdosis beträgt nicht mehr als **10 Kilogray.** Die Weltgesundheitsorganisation bestätigt, dass sachgerecht bestrahlte Lebensmittel nicht radioaktiv, also gesundheitlich unbedenklich sind. Eine ordnungsgemäße Strahlenbehandlung wird durch folgende Punkte gesetzlich sichergesellt:

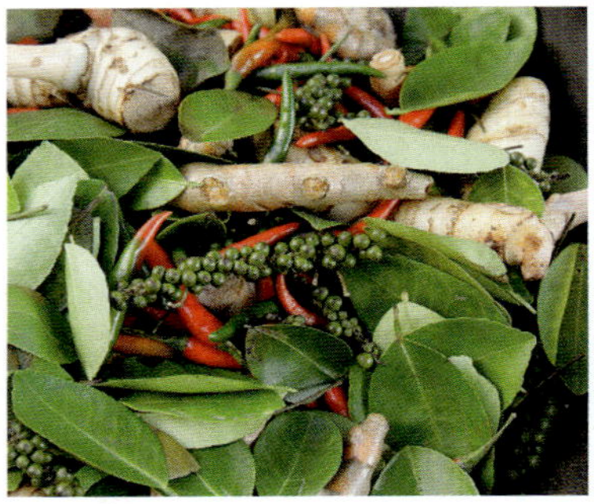

- Lebensmittel kommen nicht direkt mit der Strahlungsquelle in Kontakt. Sie werden um die Strahlenquelle herum oder unter dieser platziert.
- Die Höchstmenge der Strahlendosis ist festgelegt.
- Die Bestrahlung darf nicht parallel zu einer chemischen Behandlung des Lebensmittels erfolgen.
- Es dürfen nur Strahlungsanlagen eingesetzt werden, die ausschließlich Strahlungszwecken dienen und von den EU-Mitgliedstaaten zugelassen sind. Das gilt insbesondere für Drittstaaten.

Merke ***Die durchschnittlich absorbierte Gesamtstrahlendosis darf 10 Kilogray nicht überschreiten. Das heißt, 1 kg eines Lebensmittels hat eine max. Strahlendosis von 10 000 J Energie.***

Bestrahlte Lebensmittel oder Lebensmittel, die bestrahlte Bestandteile enthalten, müssen auf der Verpackung mit den Worten **„bestrahlt“** oder **„mit ionisierenden Strahlen behandelt“** ausgewiesen werden.

EU-Länder (z. B. Belgien, Italien), die auch andere Lebensmittel bestrahlen, dürfen diese nur mit Ausnahmegenehmigung in Deutschland verkaufen. Ferner ist die direkte Einwirkung von UV-Strahlen zur Entkeimung von:

- **Trinkwasser,**
- **der Oberfläche von Obst- und Gemüseerzeugnissen,**
- **Hartkäse bei Lagerung**

zugelassen.

@ ***Recherchieren Sie im Internet, welche Regelungen für bestrahlte Lebensmittel aus Drittländern (nicht EU-Mitgliedstaaten) gelten.***

Merke ***Unter welchen Bedingungen die Behandlung der oben genannten Erzeugnisse stattfinden muss, ist in der Lebensmittelbestrahlungsverordnung (LMBestrV) geregelt und dort nachzulesen.***

?

1. ***Wann darf ein Lebensmittel in der EU mit ionisierenden Strahlen behandelt werden?***
2. ***Welche wichtigen Punkte müssen bei einer ordnungsgemäßen Strahlenbehandlung unbedingt befolgt werden?***

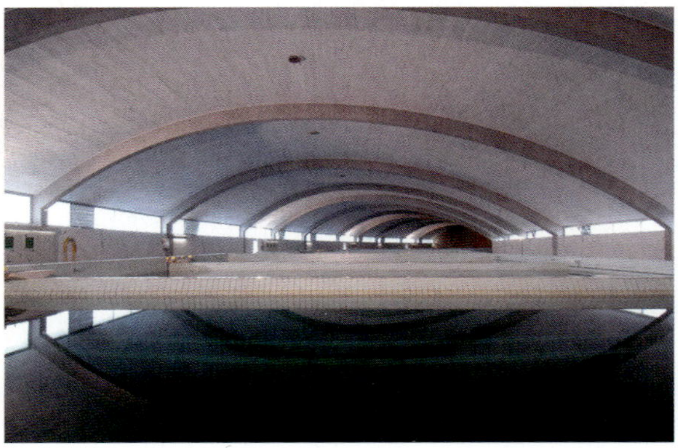

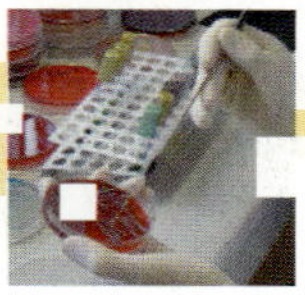

Pro und kontra Bestrahlung von Lebensmitteln

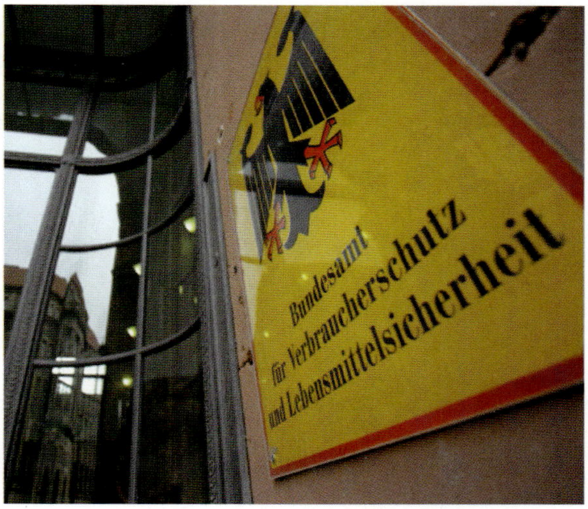

Obwohl jährlich viele Lebensmittelproben auf eine Strahlenbehandlung hin untersucht werden, ist es nicht vollständig auszuschließen, dass bestrahlte, nicht deklarierte Lebensmittel auf den deutschen Markt gelangen. Bestrahlungskritiker vermuten, dass die Dunkelziffer höher ist, als landläufig angenommen wird. Ferner schließen sie Gesundheitsschädigungen beim Verzehr von bestrahlten Produkten nicht aus. Sie kritisieren gleichermaßen, dass durch die Bestrahlung häufig verdorbene Ware nicht mehr auf den ersten Blick als solche erkannt werden kann. Der wissenschaftliche Lebensmittelausschuss der EU-Kommission schließt derzeit jedoch aus, dass beim Verzehr bestrahlter Produkte gesundheitliche Schäden auftreten werden. Allerdings warnt das Gremium davor, dass die Lebensmittelhygiene durch den Einsatz von Strahlen nicht vernachlässigt werden sollte.

1. Bilden Sie sich selbst eine Meinung, indem Sie sich über diverse Medien über das Thema „Bestrahlung von Lebensmitteln" informieren. Diskutieren Sie Pro und Kontra in der Klasse.
2. Welche Lebensmittel werden in Belgien, Frankreich, Italien und Großbritannien noch bestrahlt?
3. Wie findet in Deutschland eine Lebensmittelüberwachung von bestrahlter Ware statt?

5 Lebensmitteltrends

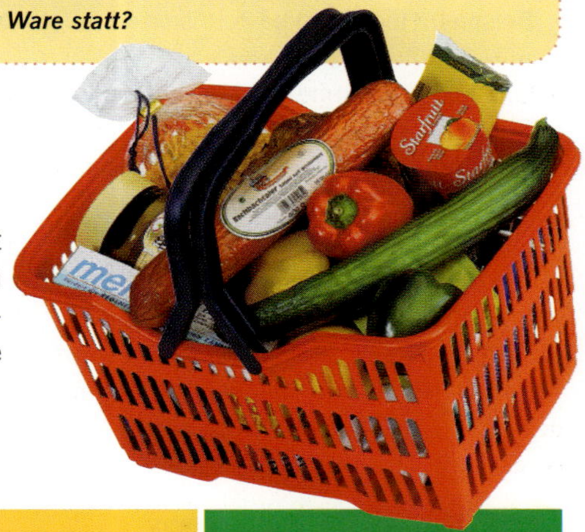

Die Lebensmittelindustrie entwickelt sich stetig weiter und wartet mit vielfältigen Produkten und neuen Lebensmitteltrends auf, sodass es dem Verbraucher zunehmend schwerer fällt, sich im „Lebensmitteldschungel" zurechtzufinden. Dieses Kapitel gibt einen Über- und Einblick in die derzeit aktuellen Lebensmitteltrends.

5.1 Überblick

Aktuelle Trends	Was steckt dahinter?	Lebensmittel
Novel Food (NF) (= neuartige Lebensmittel)	Lebensmittel und Lebensmittelzutaten, die eine gezielt modifizierte primäre Molekularstruktur haben oder die aus Mikroorganismen, Pilzen und Algen isoliert sind	• Fettersatzstoffe • Öl aus Mikroalgen • Streichfette (Phytosterine)
Functional Food (= funktionelle Lebensmittel)	Lebensmittel sollen über die normale Ernährungsfunktion hinaus einen speziellen gesundheitsfördernden Zusatznutzen haben.	• Vitamine A, C, E • Fischöle • Probiotische Bakterien
Nahrungsergänzungsmittel	Sie sollen die allgemeine Ernährung ergänzen.	• Mineralstoff- und Vitaminpräparate
Nano-Food	Lebensmittel werden mit Nanopartikeln versetzt und erhalten dadurch steuerbare Eigenschaften.	• Schokoriegel, der in der Sonne nicht schmilzt • Ketchup, das gut fließt
Genfood	Hierbei handelt es sich um Lebensmittel die aus gentechnischen Organismen hergestellt sind oder gentechnische Organismen enthalten oder gentechnische Organismen sind.	• GV-Sojabohnen • GV-Mais • GV-Tomaten

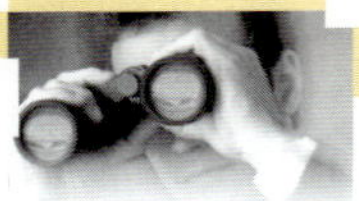

5.2 Novel Food (NF)

Der Begriff **Novel Food,** kurz **NF,** stammt aus dem Englischen und bedeutet übersetzt **neuartige Lebensmittel.** Hierbei handelt es sich um Lebensmittel und -zutaten, die vor dem **15. Mai 1997** noch nicht in nennenswertem Umfang in der EU zum Verzehr in den Handel gebracht worden sind. Außerdem müssen sie in eine der folgenden Kategorien eingestuft werden können.

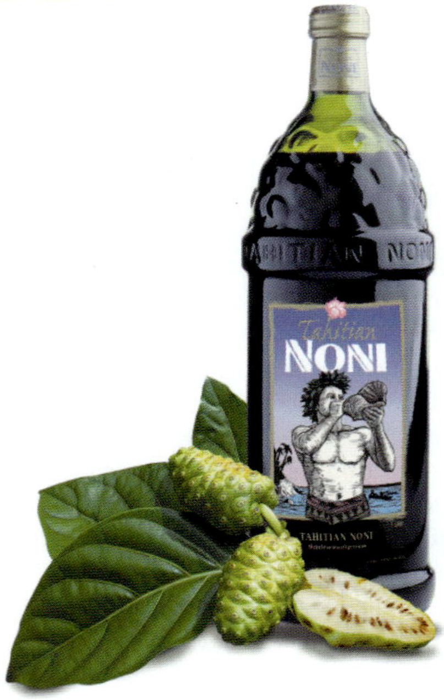

Lebensmittel und Lebensmittelzutaten

- die eine neue oder gezielt modifizierte primäre Molekularstruktur haben.
  Beispiel: Fettersatzstoffe, Trehalose (Zuckerersatz)

- die aus Mikroorganismen, Pilzen oder Algen sind oder daraus isoliert wurden.
  Beispiel: Öl aus Mikroalgen

- bei deren Herstellung ein neuartiges Verfahren angewandt wurde, das verglichen mit dem herkömmlichen Produkt zu wesentlichen Veränderungen in der Zusammensetzung oder der Struktur führte – was sich auf den Nährwert, den Stoffwechsel oder die Menge an unerwünschten Stoffen im Lebensmittel auswirkt.
  Beispiel: Hochdruckpasteurisierte Fruchtzubereitung

- die aus Pflanzen bestehen oder aus diesen isoliert wurden, und aus Tieren isolierte Lebensmittelzutaten.
  Beispiel: gelbe Streichfette mit Phytosterinen

Merke

Damit der europäische Binnenmarkt funktioniert und die Sicherheit des Verbraucherschutzes gewährleistet ist – unterliegen „Neuartige Lebensmittel" der Novel-Food-Verordnung (EG) Nr. 258/97. Von dieser Verordnung ausgenommen sind:

- ***Aromen und Extraktionslösungsmittel,***
- ***Lebens- und Futtermittel aus genetisch veränderten Organismen,***
- ***Lebensmittelzusatzstoffe und bestrahlte Lebensmittel.***

?

1. ***Erläutern Sie den Begriff „Novel Food (NF)".***
2. ***Nennen Sie vier Kategorien, in die ein neuartiges Lebensmittel eingestuft werden muss.***

Kennzeichnungspflicht

Zum Verbraucherschutz gelten für neuartige Lebensmittel strenge **Prüf-** und **Zulassungsverfahren**. Bevor ein neuartiges Lebensmittel also auf den Markt kommt, muss es von der EU-Kommission als **gesundheitlich unbedenklich** eingestuft werden. Der Verbraucher darf beim Verzehr des Produktes nicht geschädigt werden. Es dürfen ihm keine Mangelerscheinungen entstehen und er darf nicht irregeführt werden. Aus diesem Grund unterliegen neuartige Lebensmittel der Kennzeichnungspflicht. Hierbei müssen die wissenschaftlichen Unterschiede von neuartigen zu konventionellen Erzeugnissen klar ausgewiesen werden. Dies können bestimmte Verfahren, veränderte Merkmale, bestimmte Zusammensetzungen, Nährwerte aber auch der Verwendungszweck sein.

@

Recherchieren Sie im Internet, welche beiden Zulassungsverfahren es für Novel Food gibt. Worin liegen die Unterschiede, welche Vorteile und Nachteile ergeben sich für den Antragsteller und den Verbraucher?

Novel-Food	Verwendungszweck	Zulassung
Noni-Saft	Fruchtsaft	2003
Isomaltulose	Zuckerersatz	2005
Reisgetränk mit Phytosterinen	Cholesterinsenker	2008
Allanblackia-Öl	Brotaufstriche auf Sahnebasis	2008

5.3 Functional Food (= funktionelle Lebensmittel)

Dem Konsumenten steht mittlerweile in Deutschland ein großes Marktsegment an **Functional Food** zur Verfügung. Der Markt boomt – die Tendenz ist steigend. **Functional Food,** übersetzt **funktionelle Lebensmittel,** soll dem Verbraucher über die reine **Ernährungsfunktion** hinaus einen **spezifischen gesundheitsfördernden Zusatznutzen** bieten. Aus diesem Grund werden den Lebensmitteln bestimmte Nährstoffe und Substanzen (z. B. Bakterienkulturen, Vitamine) zugesetzt. Der tatsächliche gesundheitliche Zusatznutzen ist derzeit noch wissenschaftlich umstritten. Für funktionelle Produktgruppen gibt es in Deutschland noch keine einheitliche gesetzliche Definition. Das heißt, es besteht keine klare Abgrenzung gegenüber konventionellen Lebensmittel. Wichtig ist jedoch, dass funktionelle Lebensmittel keine Arzneimittel sind. Enthalten funktionelle Lebensmittel **neuartige Zutaten,** so unterliegen sie der Novel-Food-Verordnung und müssen ein Genehmigungsverfahren durchlaufen.

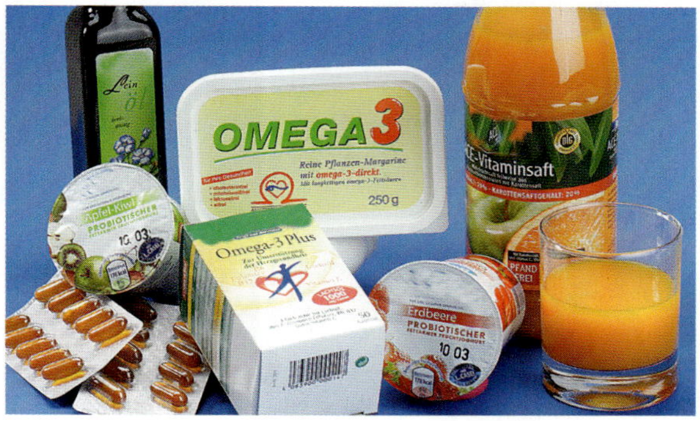

Merke ***Beim Verzehr von funktionellen Lebensmitteln bleibt man nicht automatisch gesund bzw. wird nicht krank. Funktionelle Lebensmittel ergänzen lediglich eine gesundheitsbewusste Ernährung.***

Zugesetzte Substanzen	Beispiele	Lebensmittel	Wirkungsweise
Antioxidanzien	Vitamine (A, C, E)	besondere Gemüsemischungen, ACE-Getränke	sollen das Krebsrisiko senken
Mehrfach ungesättigte Fettsäuren	Omega-3-Fettsäuren	Margarine, Milchprodukte	Vorbeugung von Herz-Kreislauf-Erkrankungen
Präbiotika	Inulin, Oligofruktose	Joghurt, Müsli	sollen das Krebsrisiko senken
Probiotika	spezielle Bakterienkulturen	Joghurt, Quark, Käse	sollen das Krebsrisiko senken
Sekundäre Pflanzenstoffe	Phytosterine	Margarine, Milchprodukte	Vorbeugung von Herz-Kreislauf-Erkrankungen

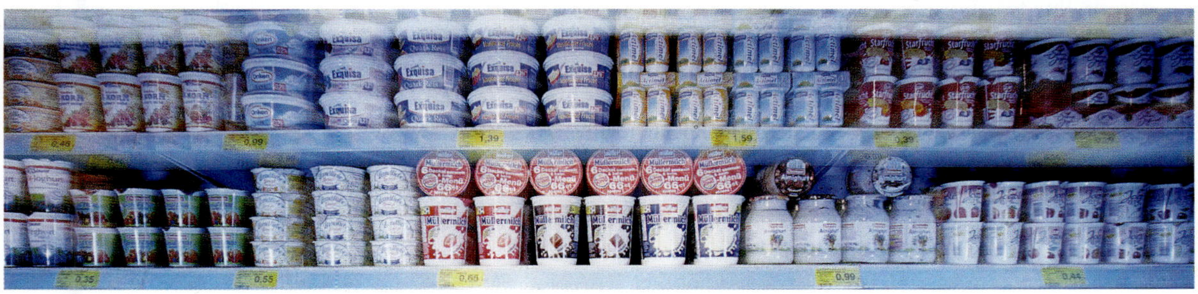

FOSHU

Die ursprüngliche Idee von Functional Food stammt aus Japan. Die Produkte sind auf dem japanischen Markt seit 1993 erhältlich und tragen dort die Bezeichnung FOSHU (Foods for Specific Health Use), also Essen mit einem speziellen gesundheitlichen Nutzen. Für funktionelle Lebensmittel gibt es in Japan eine klare Definition. Es handelt sich um Nahrungsmittel (keine Kapseln, Tabletten oder Puder), deren Inhaltsstoffe natürlichen Ursprungs sind. Sie sind bzw. können Teil der täglichen Nahrungszufuhr sein und haben eine spezielle Funktion (z. B. verbessern sie die Immunabwehr, unterstützen den Genesungsprozess, verlangsamen das Altern etc.). Produkte, die dieser Definition entsprechen, erhalten vom japanischen Gesundheitsministerium das FOSHU-Siegel.

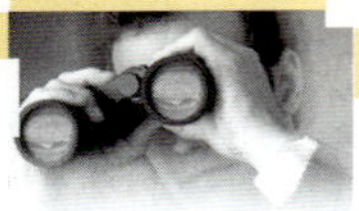

Iss dich gesund!
Functional Food

Der Lebensmittelindustrie sind in puncto Werbung Grenzen gesetzt. Nicht nur für konventionelle, sondern auch für funktionelle Lebensmittel gelten das Lebensmittel- und Futtermittelgesetzbuch (LFGB) sowie die am **1. Juli 2007** europaweit eingeführte **Verordnung für nährwert- und gesundheitsbezogene Aussagen (Health-Claims-Verordnung).** Verbraucher dürfen beim Kauf und Verzehr von Lebensmitteln grundsätzlich nicht in die Irre geführt (§ 11 LFGB) und getäuscht werden.

Vorschriften zum Schutz vor Täuschung laut § 11 Abs. 1 Nr. 2 LFGB

Verbraucher dürfen durch die Werbung (Etikettierung, Werbeaussage) nicht in die Irre geführt werden, das heißt, der Verbraucher wird dann in die Irre geleitet, wenn durch die Werbung einem Produkt eine Wirkung zugesprochen wird, die wissenschaftlich nicht belegt ist.

Beispiel: „Dieses Produkt verhindert Herz-Kreislauf-Erkrankungen."

Verordnung über nährwert- und gesundheitsbezogene Angaben
(EG Nr. 1924/2006, Health-Claims-Verordnung)

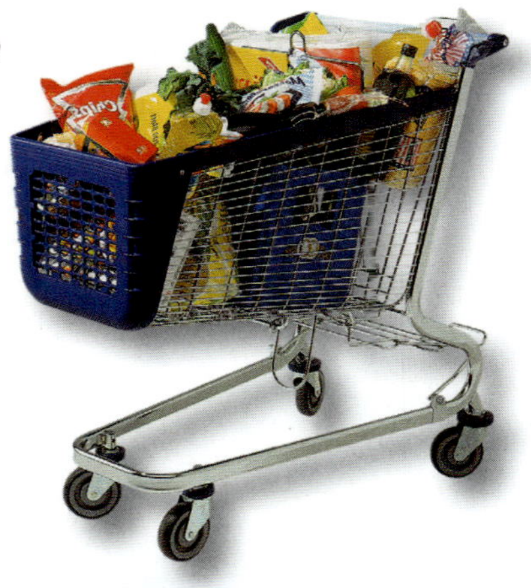

Seit **1. Juli 2007** gilt europaweit die einheitliche Verordnung über **nährwert- und gesundheitsbezogene Angaben** bei der Kennzeichnung und Aufmachung von Lebensmitteln und bei deren Werbung. Nährwert- und gesundheitsbezogene Angaben dürfen nur gemacht werden, wenn sie **nicht falsch, mehrdeutig und irreführend** sind. Die EU-Kommission hat **Nährwertprofile,** also charakteristische Nährstoffzusammensetzungen festgelegt, denen Lebensmittel und -kategorien entsprechen müssen, wenn sie mit nährwert- und gesundheitsbezogenen Angaben beworben werden sollen. Entspricht also ein Lebensmittel den charakteristischen Nährstoffzusammensetzungen nicht, ist eine nährwert- und gesundheitsbezogene Werbung nicht möglich. Die Angaben müssen wissenschaftlich abgesichert sein.

Vorteile der Verordnung:

- ✓ In den Mitgliedstaaten der Europäischen Union werden durch die Nährwertprofile und Positivlisten einheitliche Regeln herrschen.
- ✓ Der Verbraucher wird durch die Werbung nicht in die Irre geführt, da nährwert- und gesundheitsbezogene Aussagen wissenschaftlich abgesichert werden müssen.
- ✓ Die eigenverantwortliche Entscheidung des Verbrauchers für eine gesunde und ausgewogene Ernährung ist möglich.
- ✓ Harmonisierung des EU-Binnenmarkts
- ✓ Hohes Verbraucherschutzniveau wird gewährleistet.

@ *Recherchieren Sie im Internet, welche Nährwertprofile es gibt.*

? *Welche Nachteile entstehen dem Verbraucher durch die Health-Claims-Verordnung?*

Merke *Zukünftig gilt das Verbotsprinzip, das heißt, es ist alles verboten, was nicht erlaubt ist!*

Wesentliche Angaben

Im weiteren Verlauf wird ausgeführt, was sich hinter den Begriffen **gesundheitsbezogene, nährwertbezogene** und **krankheitsbezogene Angaben** verbirgt.

Gesundheitsbezogene Angaben (engl. = health claims) müssen den speziellen Nährstoffprofilen entsprechen und sind in einer „Positivliste" (verbindliche Liste zulässiger Aussagen) aufgeführt. Daten über Gewichtsabnahme (Dauer/Ausmaß) bzw. Empfehlungen von Ärzten oder Angaben, die vorgeben, dass durch den Verzicht auf das Produkt die Gesundheit beeinträchtigt wird, sind unzulässig. Ferner unterliegen gesundheitsbezogene Angaben speziellen Anforderungen. Die Kennzeichnung, die Aufmachung und die Lebensmittelwerbung müssen folgende Informationen tragen:

- Hinweis auf die Bedeutung einer ausgewogenen, abwechslungsreichen Ernährung und gesunden Lebensweise
- Information über die Lebensmittelmenge und zum Verzehrmuster, um eine positive Wirkung zu erhalten
- Hinweis, welche Personen vom Verzehr der Lebensmittel Abstand nehmen sollten
- Warnhinweis, wenn Lebensmittel bei übermäßigem Verzehr eine Gesundheitsgefahr darstellen

z.B. ***„Calcium ist gut für die Knochen" ist nur zulässig, wenn die Angaben gelistet sind.***

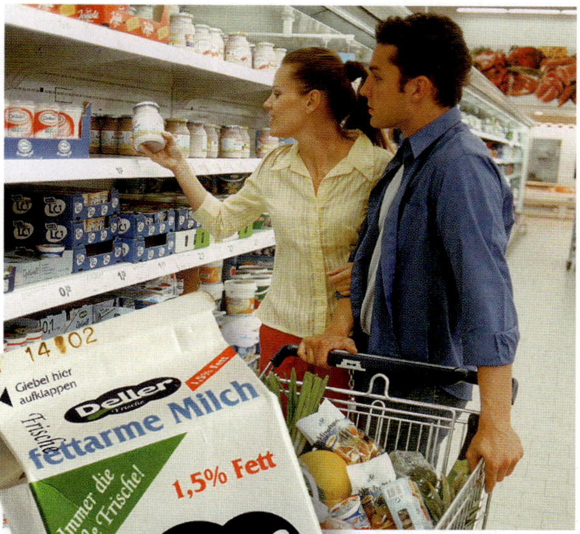

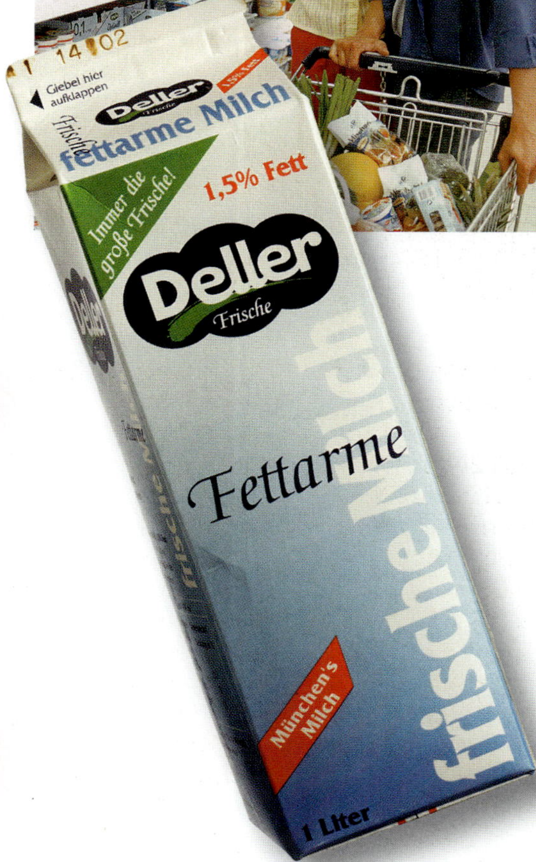

Nährwertbezogene Angaben
Titel wie **„zuckerfrei"**, **„fettarm"**, **„natriumfrei"** und **„energiereduziert"** sind nährwertbezogene Angaben, die ein Produkt unter genau festgeschriebenen Bedingungen tragen darf. Sie sind im Anhang der nährwert- und gesundheitsbezogenen Verordnung genau aufgeführt.

z.B. ***„Zuckerfrei": Diese Angabe darf nur verwendet werden, wenn das Produkt nicht mehr als 0,5 g Zucker pro 100 g/ml enthält.***

Angaben:
- **zur Senkung des Krankheitsrisikos (risk reduction claims)**
- **über die Entwicklung und die Gesundheit von Kindern**

Diese Angaben sind nur dann erlaubt, wenn sie wissenschaftlich belegt und von der europäischen Lebensmittelbehörde (EFSA) zugelassen worden sind.

z.B. ***„Eine ausreichende Calciumzufuhr kann das Osteoporoserisiko senken."***

@ ***Recherchieren Sie im Internet, welche nährwertbezogenen Angaben es im Anhang des Gesetzes EG Nr. 1924/2006 gibt.***

Welche Werte müssen eingehalten werden, damit Produkte folgende Bezeichnung tragen dürfen:
- ***zuckerarm***
- ***fettarm***
- ***energiefrei***
- ***energiearm***

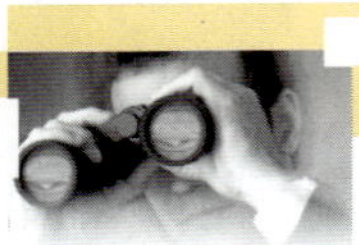

Krankheitsbezogene Angaben

Krankheitsbezogene Angaben, nach denen durch den Lebensmittelverzehr Krankheiten beseitigt, gelindert oder verhindert werden, sind bislang **unzulässig.**

> z. B. ***„Schützt vor Krebs", „schützt vor Osteoporose", „schützt gegen Grippe" sind unzulässige Angaben.***

Krankheitsbezogene Aussagen

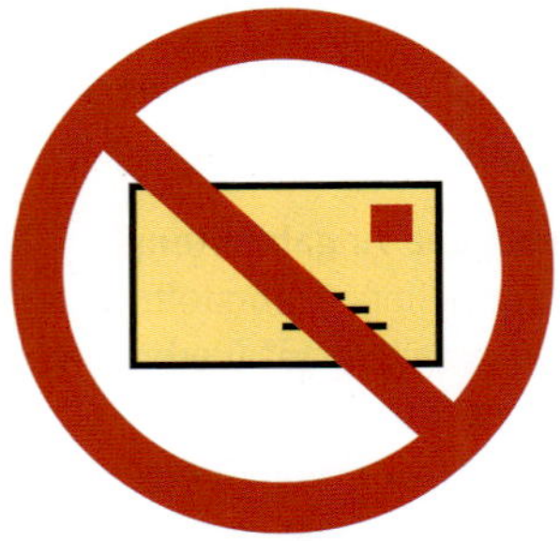

Keine Werbung!

Ziel der EU-weit geltenden Health-Claims-Verordnung ist es, dem Verbraucher einen besseren Überblick über den Lebensmittelmarkt zu gewähren. Des Weiteren wird eine Vergleichbarkeit der Lebensmittel und eine Harmonisierung der Rechtsvorschriften erreicht. Wie sich die Health-Claims-Verordnung in der Praxis bewährt, wird sich in den nächsten Jahren herausstellen.

> Merke ***Nahrungsergänzungsmittel, diätetische Lebensmittel, Mineralwasser und Trinkwasser und neuartige Lebensmittel unterliegen der Health-Claims-Verordnung.***

Pro und kontra funktionelle Lebensmittel

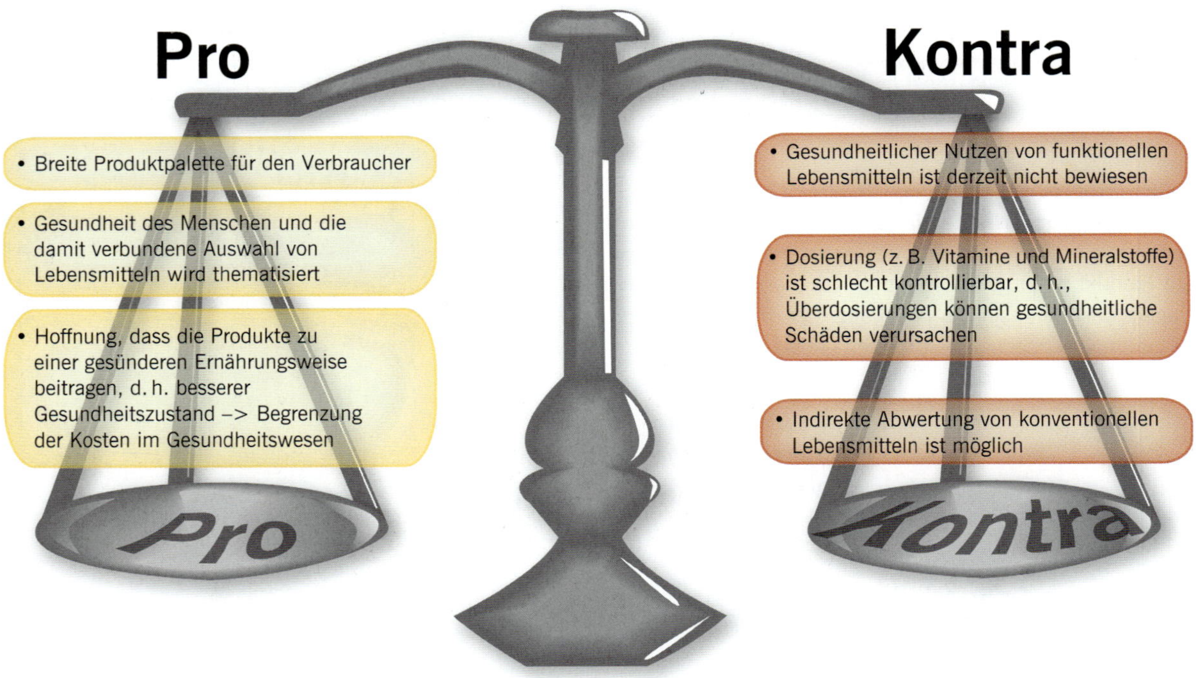

> ?
> ***1. Finden Sie weitere Vor- und Nachteile von funktionellen Lebensmitteln heraus.***
> ***2. Nennen Sie wesentliche Inhalte der Verordnung über nährwert- u. gesundheitsbezogene Angaben.***

> @ ***Immer häufiger erscheinen in der Presse die Begriffe Designer-Lebensmittel und Nutraceuticals auf. Recherchieren Sie, was sich hinter den Begriffen verbirgt.***

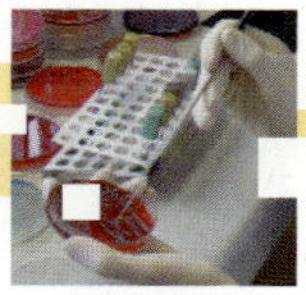

5.4 Nahrungsergänzungsmittel

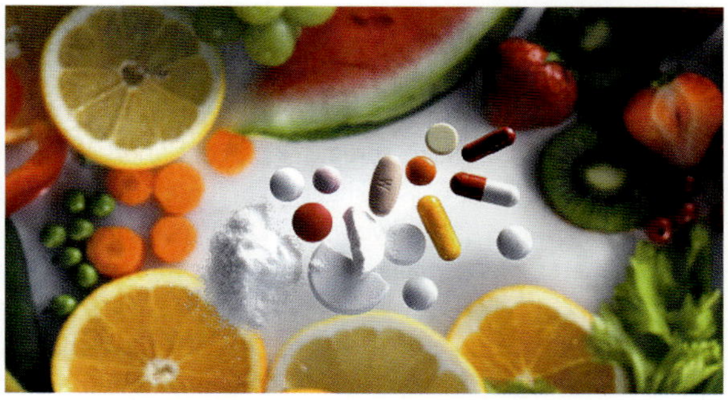

Nahrungsergänzungsmittel sind Lebensmittel, die in dosierter Form als Tabletten, Kapseln, Pastillen und anderen Darreichungsformen wie Pulverbeutel, Flüssigampullen und Flaschen mit Tropfeinsätzen in kleinen handelsüblichen Mengen erhältlich sind, um die **allgemeine Ernährung zu ergänzen.** Sie können ein Konzentrat von Nährstoffen (Vitamine, Mineralstoffe einschließlich Spurenelemente) und sonstigen Stoffen mit ernährungsspezifischer und physiologischer Wirkung enthalten. Trotz der lebensmitteluntypischen Form sind Nahrungsergänzungsmittel Lebensmittel und **keine Arzneimittel.** Sie unterliegen somit keiner Zulassungspflicht. Für sie gelten die Bestimmungen des deutschen Lebensmittel-, Bedarfsgegenstände- und Futtermittelgesetzbuches (LFGB), das heißt, die Verbraucher dürfen durch die Packungsangaben nicht getäuscht und irregeführt werden.

Merke ***Nahrungsergänzungsmittel sind für gesunde Personen, die sich ausgewogen und abwechslungsreich ernähren, in der Regel überflüssig (Ausnahme: Risikogruppen).***

Risikogruppen für einen Nährstoffmangel

Aufgrund von veränderten Lebenssituationen können Nahrungsergänzungsmittel in manchen Lebensphasen sinnvoll sein. In Absprache mit dem Arzt kann über das Blutbild festgestellt werden, welche Nährstoffe ergänzt werden sollten. Folgende Personengruppen haben einen erhöhten Nährstoffbedarf:

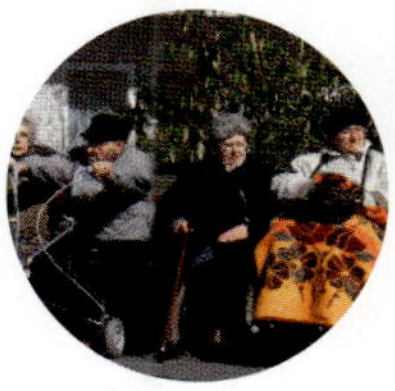

Senioren: Besonders bei betagten älteren Menschen kann es aufgrund von Appetitlosigkeit, Kaubeschwerden oder Einkaufs- und Zubereitungsproblemen und durch Einnahme von Medikamenten zu einer unzureichenden Aufnahme von Nährstoffen kommen.

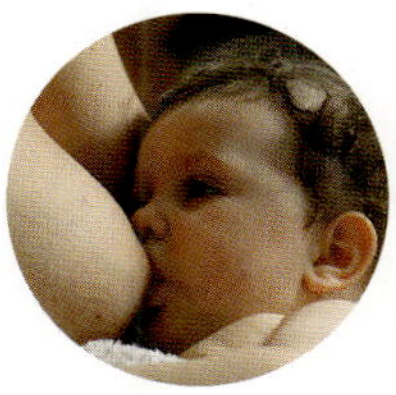

Schwangere und Stillende: Sie benötigen während der Schwangerschaft und Stillzeit bestimmte Vitamine (Folsäure) und Mineralstoffe (Eisen, Jod) in höheren Dosen.

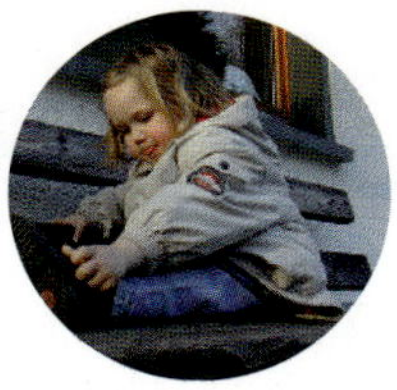

Kinder und Jugendliche: Wenn sie zu gering oder zu einseitig essen, können sie einen Nährstoffmangel erleiden.

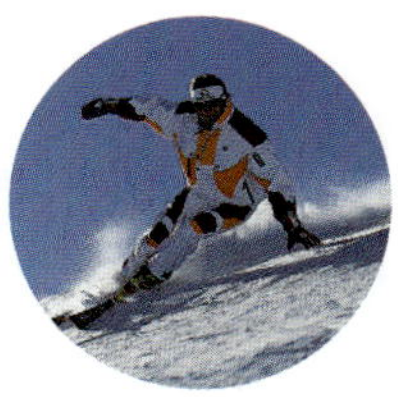

Hochleistungssportler: Aufgrund der extremen sportlichen Aktivität und der damit verbundenen hohen Schweißabsonderung haben Hochleistungssportler einen erhöhten Nährstoffbedarf. Ein ganz besonderes Augenmerk sollte auf Vitamine der B-Gruppe, Eisen, Zink und Jod gelegt werden.

Kennzeichnung von Nahrungsergänzungsmitteln

Nahrungsergänzungsmittel müssen laut **§ 4 der Nahrungsergänzungsmittelverordnung (NemV)** zusätzlich zu den in der Lebensmittel-Kennzeichnungsverordnung vorgeschriebenen Angaben folgende Angaben enthalten:

- Verkehrsbezeichnung „Nahrungsergänzungsmittel“
- Name der Nährstoffe oder sonstigen Stoffen
- Empfohlene tägliche Verkehrsmenge in Portionen des Erzeugnisses
- Warnhinweis: „Die angegebene empfohlene tägliche Verkehrsmenge darf nicht überschritten werden.“
- Hinweis, dass die Nahrungsergänzungsmittel keinen Ersatz für eine ausgewogene und abwechslungsreiche Ernährung darstellen
- Hinweis, dass die Produkte außerhalb der Reichweite von kleinen Kindern gelagert werden müssen

?

1. Erläutern Sie den Begriff Nahrungsergänzungsmittel.

2. Welche Angaben müssen Nahrungsergänzungmittel auf der Packung ausweisen?

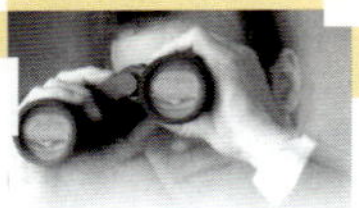

5.5 Nano-Food

Die Wunderpizza! Vorstellbar wäre, dass eine mit Nanopartikeln beschichtete Fertigpizza sich in der Mikrowelle bei 300 W rot färbt und nach Tomate schmeckt und bei 400 W grün aussieht und nach Spinat schmeckt. In der Lebensmittelindustrie laufen die Forschungen mit Nanopartikeln derzeit auf Hochtouren. Das Wort Nano leitet sich von dem griechischen Wort „Nanos“, der Zwerg, ab. Die Größe eines Nanopartikels liegt etwa zwischen **1 nm** und **100 nm (Nanometer). Ein Nanometer** ist der **milliardste Teil eines Meters (1 nm = 10^{-9} = 0,000000001 m).** Nanopartikel kommen **frei** in der **Natur** vor (z. B. bei einem Vulkanausbruch), können aber auch durch **Industrieabgase** oder auf **synthetischem Weg** hergestellt werden. Nanopartikel werden in der **Automobilindustrie** (Antireflex- oder Heizschichten auf den Scheiben), in der **Kosmetikindustrie** (Sonnenschutzmittel), in der **Verpackungsindustrie** (Packungen, in denen beispielsweise Lebensmittel länger haltbar sind) und zwischenzeitlich auch bei der Herstellung von bestimmten Lebensmitteln eingesetzt. Nanopartikel verleihen Lebensmitteln neue und zugleich gezielt steuerbare Eigenschaften, das heißt, der Geschmack, das Aussehen, die Beschaffenheit und die Verhaltensformen von Lebensmitteln lassen sich sehr konkret festlegen. Nachfolgend werden einige Beispiele aufgeführt, bei denen die Lebensmittelindustrie versucht, Nanopartikel einzusetzen.

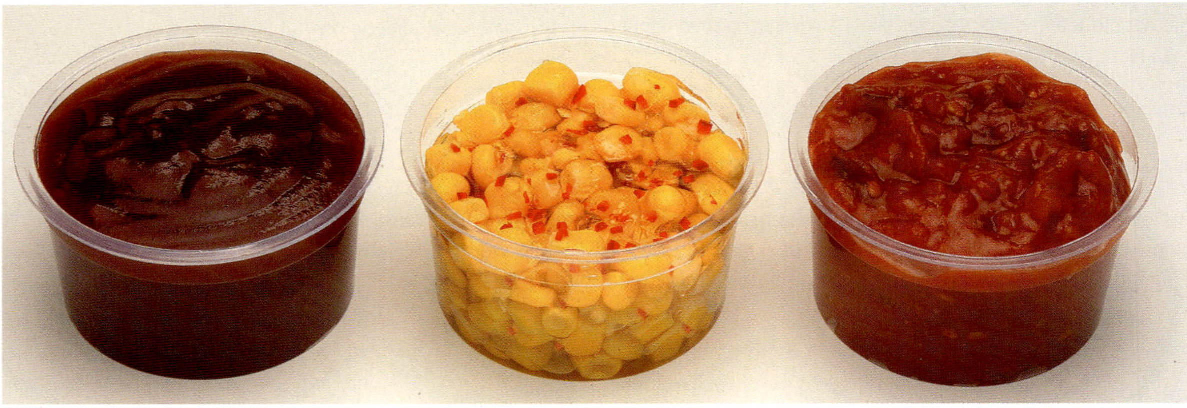

Merke ***Nanopartikel von 100 nm sind ungefähr 5000-mal kleiner als ein Punkt am Ende eines Satzes.***

Beispiele aus der Lebensmittelindustrie

- Schokoladenriegel sollen in der prallen Sonne nicht mehr schmelzen. Der Überzug enthält Nanopartikel (Titandioxid).
- **Nanokapseln** sollen z. B. Vitamine und andere Substanzen erst an gezielten Stellen im Körper abgeben.
- Verbesserung der **Fließeigenschaften von Ketchup** durch Nanopartikel (Siliziumdioxid)
- **Thermolabel:** Über Sensoren wird die Temperatur in Packungen kontrolliert. Das Label färbt sich, wenn die Temperatur nicht dem Soll-Zustand entspricht. So kann z. B. die Einhaltung der Kühlkette kontrolliert werden.

Die Lebensmittelkonzerne haben größtes Interesse daran, sich die **Nanotechnologie** zu eigen zu machen. Zukunftsmusik, aber Forschungsgegenstand sind beispielsweise Getränke, deren Farbe sich auf Wunsch verändern kann, oder „personalisierte Lebensmittel“, bei denen ein Nanofilter in der Packung bestimmte Inhaltsstoffe unterdrücken kann.

? ***Erläutern Sie stichwortartig, warum Nanopartikel in der Lebensmittelindustrie auf dem Vormarsch sind. Welche Vorteile und welche Nachteile ergeben sich aus der Nanotechnologie für den Verbraucher?***

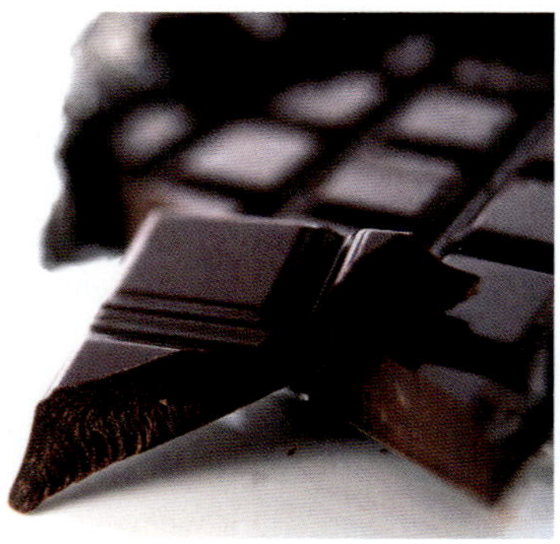

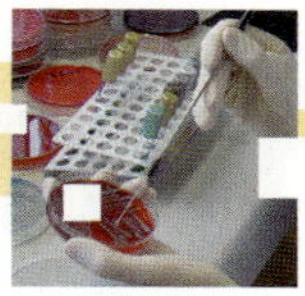

Ist Nano-Food gefährlich?

Obwohl die Nanopartikel extrem klein sind, besitzen sie eine relativ große Oberfläche. Sie gelten als sehr reaktionsfreudige Teilchen. Nanopartikel können über die Haut, die Atmung und den Mund in den Blutkreislauf und schließlich auch zum Herz, Gehirn und zu anderen inneren Organen gelangen. Die genauen Transportwege sind bislang noch unklar. Gleichermaßen ist die Frage noch ungeklärt, ob Nanopartikel Krebs verursachen oder das Erbgut schädigen können. Aufgrund der Ungewissheit, welche Wirkung Nanopartikel im menschlichen Organismus tatsächlich haben, fordern Nano-Food-Kritiker für den Verbraucherschutz eine klare Kennzeichnung und Standardisierung sowie mehr Forschung zu potenziellen Risiken.

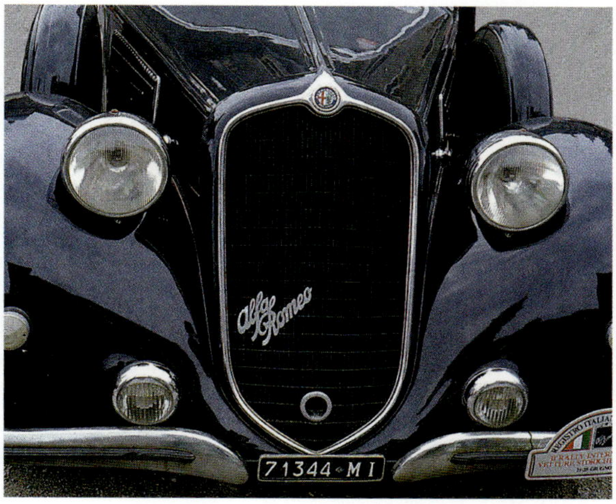

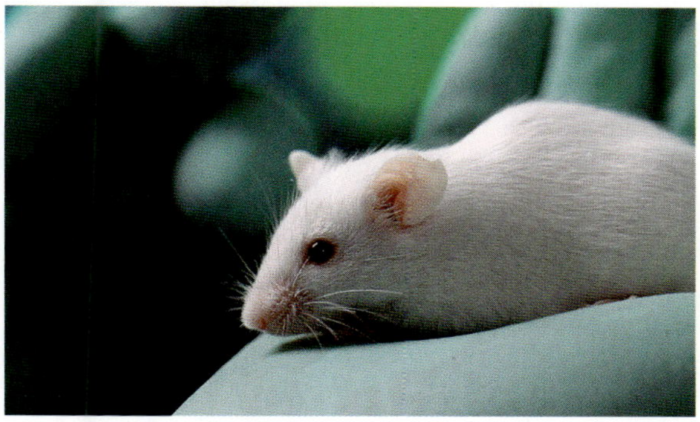

@ *Recherchieren Sie im Internet den derzeitigen wissenschaftlichen Stand der Nanotechnologie.*

Nutzung der Nanotechnologie

- **Verfahrenstechnik für Oberflächengestaltung und -behandlung,**
  z. B. schmutzabweisende Autolacke
- **Imprägnierung von Textilfasern,**
  z. B. geruchsabweisende Socken
- **Kosmetikindustrie,**
  z. B. Tagescremes mit UV-Schutz, Sonnenschutzmittel, Zahncremes
- **Lebensmittelindustrie,**
  z. B. um Lebensmitteleigenschaften zu steuern und die Lebensmittelüberwachung zu verbessern

Gekennzeichnet als Gen-Food?

Alte und neue Kennzeichnungspflicht für gentechnisch veränderte Lebens- und Futtermittel

GVO: gentechnisch veränderter Organismus

	Beispiel	*alt*	*neu*
GVO-Lebensmittel	Mais, Sojasprossen, Tomaten	ja	ja
aus GVO hergestellte Lebensmittel	Maismehl	ja	ja
	raffiniertes Mais-, Soja-, Rapsöl	nein	ja
	Glukosesirup aus Maisstärke	nein	ja
Lebensmittel von Tieren, die mit GVO-Futtermitteln gefüttert wurden	Fleisch, Eier, Milch	nein	nein
Lebensmittelzusatzstoffe/ Aromen aus GVO	Lezithin aus GVO-Sojabohnen in Schokolade	nein	ja
mit GVO-Enzymen* hergestellte Lebensmittel	Käse (Chymosin)	nein	nein
GVO-Futtermittel	Mais	nein	ja
aus GVO hergestellte Futtermittel	Maiskleber, Sojamehl	nein	ja
Futtermittelzusatzstoffe aus GVO	Vitamin B2 (Riboflavin)	nein	ja
GVO-Pflanze	Chicoree	ja	ja

*Enzyme verbleiben nicht im Lebensmittel Quelle: EU-Kommission, BMU, BMVEL © Globus 8599

5.6 Gentechnik

Seit vielen Jahrhunderten arbeiten Züchter durch traditionelle Zuchtmethoden daran, neue Pflanzensorten mit besseren Eigenschaften zu züchten, mit dem Ziel, qualitativ bessere und höhere Erträge zu gewinnen und Pflanzen vor Krankheiten und Schädlingen zu schützen. Trotz aller Versuche geht immer noch **zu viel Ernte durch Schädlinge, Krankheiten** etc. verloren. Um Ernteverluste zu reduzieren und den Ertrag zu steigern, kann die Gentechnik über die Artgrenzen hinaus die traditionelle Züchtung unterstützen, das heißt, die Gentechnik setzt die traditionelle Züchtung nicht außer Kraft.

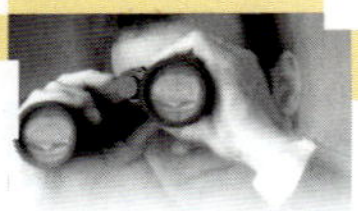

Geschichtlicher Abriss der Gentechnik

1953 entdeckten die Wissenschaftler F. Crick und J. Watson mithilfe der Röntgenstrukturanalyse die räumliche Struktur der Erbsubstanz (DNA). **1961** gelang es dem Amerikaner Marshall Nirenberg und seinem deutschen Mitarbeiter Heinrich Matthaei, die ersten Worte des genetischen Codes zu entschlüsseln. Der vollständige Code wurde von Nirenberg erst **1966** vollständig entschlüsselt. Der bahnbrechende Durchbruch geschah **1973**. Ein Wissenschaftlerteam entwickelte die DNS-Rekombinationstechnik, also die heutige Gentechnik. Hierbei handelte es sich um eine Technik, bei der genetische Informationen von einem auf den anderen Organismus übertragen werden. **1978**, also wenige Jahre später, konnten Mikroorganismen auf gentechnischen Weg so umgewandelt werden, dass sie in der Lage waren, das für die Zuckerkrankheit notwendige Insulin zu produzieren. 4 Jahre später kam das erste auf gentechnischem Weg gewonnene Medikament, Insulin, auf den Markt. **1994** wurden erstmals in Nord- und Südamerika, aber auch in Asien gentechnisch veränderte Pflanzen, wie beispielsweise herbizidtolerante Sojabohnen oder insektenresistenter Mais, angebaut. **1996** verabschiedet die EU-Kommission 2 Richtlinien zur Regulierung und Freisetzung von genetisch veränderten Organismen. 1 Jahr später wurde in der EU der Anbau von gentechnisch verändertem insektenresistentem Mais zugelassen. Seit **2004** gilt die neue EU-Verordnung für genetisch veränderte Lebens- und Futtermittel. Das Gesetz gibt den Verbrauchern, den Landwirten und der Lebensmittelindustrie die Möglichkeit, sich für oder gegen den Einsatz und Verbrauch von gentechnisch veränderten Lebens- und Futtermitteln zu entscheiden (siehe S. 427).

Wie funktioniert die Gentechnik?

Suchvorgang und Isolierung
Zunächst wird das Gen, das verwendet werden soll, im Labor identifiziert und anschließend isoliert. Die Isolation geschieht durch den Einsatz sogenannter **Genscheren,** hierbei handelt es sich um **Restriktionsenzyme,** die den gewünschten **DNA-Abschnitt gezielt** aus dem DNA-Riesenmolekül (Spenderorganismus) herausschneiden.

Transport
Damit der isolierte DNA-Abschnitt transportiert werden kann, muss ein **DNA-Transportmolekül (= Vektor)** mit den gleichen Genscheren isoliert werden.

Verbindung (= Rekombination)
Mithilfe von **DNA-Ligasen,** einer Art **Kleber,** kann der isolierte DNA-Abschnitt mit dem DNA-Transport-Abschnitt verklebt werden. Es entsteht ein **rekombiniertes DNA-Molekül.**

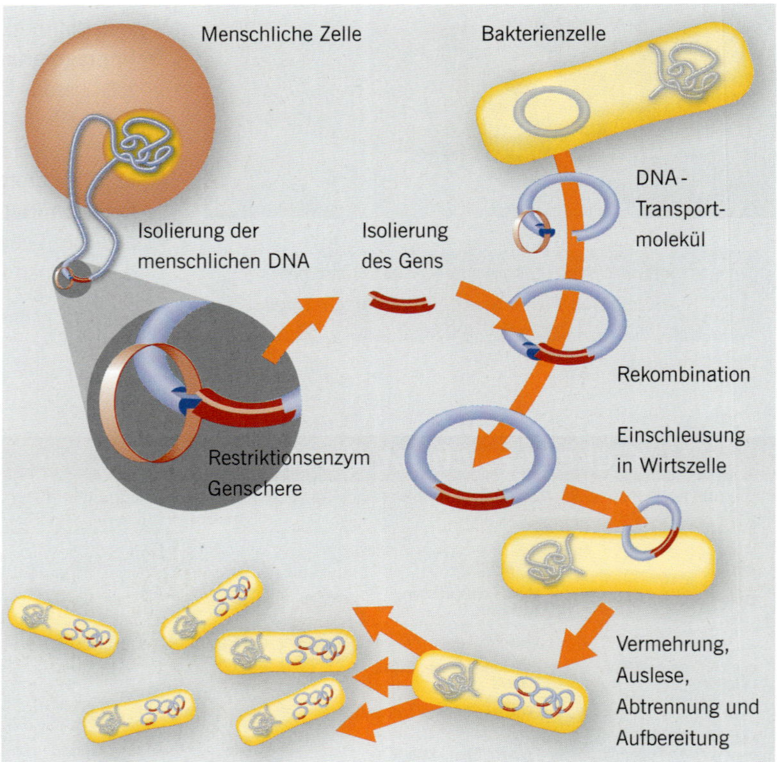

Wie funktioniert die Gentechnik?

Einschleusung
Durch spezielle Verfahren wird das rekombinierte DNA-Molekül in die Wirtszelle eingeschleust, wo eine Auslese und identische Vermehrung des rekombinierten DNA-Moleküls stattfindet, was auch als **Klonieren** bezeichnet wird.

Merke ***Die Gentechnik ist nicht an eine Art gebunden, sondern überwindet Artengrenzen! Bei der Gentechnik findet eine gezielte Genübertragung statt, was dem Organismus neue Eigenschaften verleiht.***

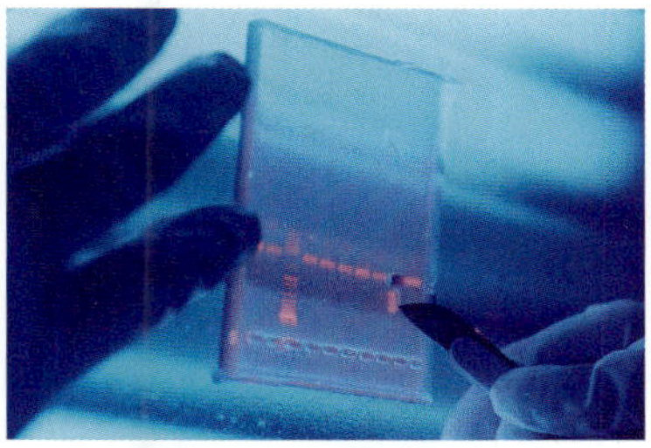

Genanalyse

@ Finden Sie heraus, welche Möglichkeiten es gibt, fremde Gene in Pflanzenzellen einzuschleusen. Folgende Suchbegriffe können Ihnen weiterhelfen: Genkanone, Mikroinjektion, Gentransfer.

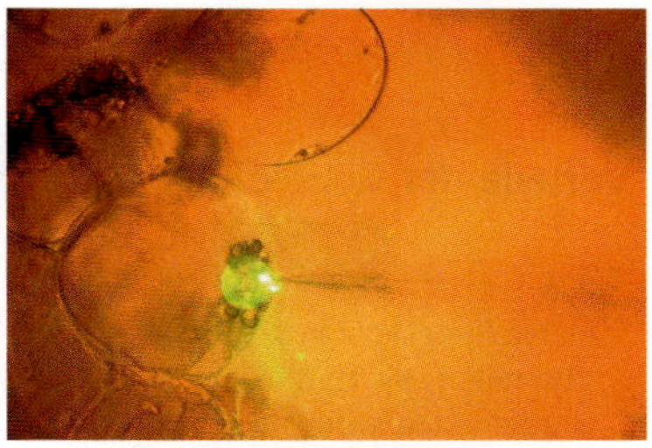

Mikroinjektion in die Zelle eines Kartoffelkallus

Gentechnisch veränderte Lebensmittel

Ziel der Gentechnik ist es, die Erträge von Pflanzen und bestimmten Tieren zu steigern, aber auch Produkten durch den Zusatz gentechnisch veränderter Zusatzstoffe und Hilfsmittel bestimmte Eigenschaften zu verleihen, die dem Menschen zugute kommen sollen. Der Nutzen der Gentechnik wird derzeit äußerst kontrovers diskutiert. Gentechnisch veränderte Lebensmittel können in 3 Gruppen eingeteilt werden. Diese sind:

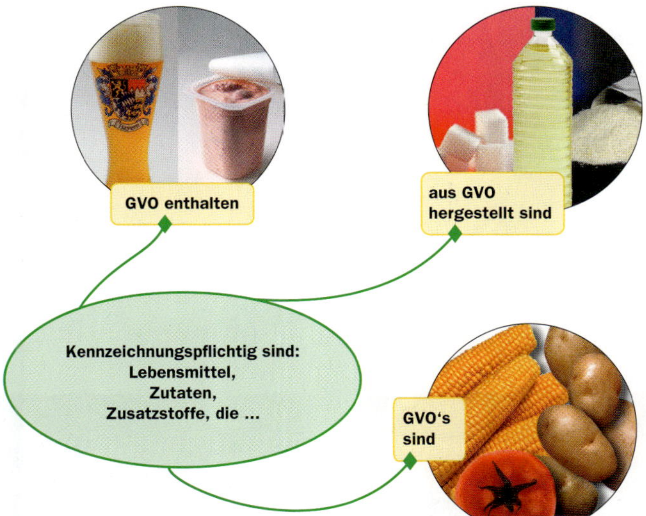
GVO enthalten
aus GVO hergestellt sind
Kennzeichnungspflichtig sind: Lebensmittel, Zutaten, Zusatzstoffe, die ...
GVO's sind

Klassische Züchtung

Bei der klassischen Züchtung werden die Erbinformationen bestimmter Pflanzen nach dem Zufallsprinzip gemischt (= Kreuzung) und dann selektiert, also ausgelesen. Die Züchtung einer neuen Sorte dauert ungefähr 10 bis 15 Jahre. Die klassische Züchtung kann derzeit durch die Gentechnik unterstützt, aber nicht ersetzt werden.

Merke Forscher versuchen mittels Gentechnik, aus Pflanzen bestimmte Medikamente zu gewinnen. Der eigentliche Nutzen ist derzeit noch ungeklärt.
Beispiele: Tabakpflanzen —> Bildung von Wachstumshormonen,
Kartoffeln —> Bildung von Impfstoffen

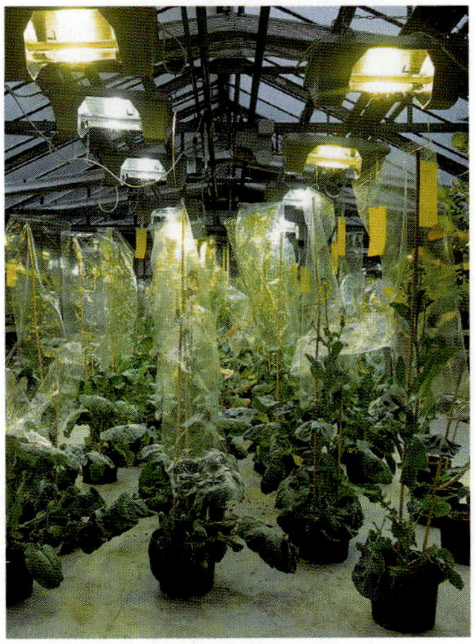

Pflanzenzüchtung

GVO-Zulassungsverfahren

Das oberste Gebot ist die Sicherheit! Gentechnisch veränderte Produkte müssen genauso sicher sein wie konventionelle Produkte. Das heißt, ein gentechnisch verändertes Produkt darf sich prinzipiell nicht negativ auf die Gesundheit von Menschen, Tieren und Umwelt auswirken. Aus diesem Grund unterliegen Lebensmittel- und Futtermittel, die aus GVO bestehen, daraus hergestellt sind oder GVO sind, einem strengen Zulassungsverfahren. Erst nachdem das Produkt die Genehmigung erhält, darf es vermarktet werden.

@ Sie möchten ein gentechnisch verändertes Produkt auf den Markt bringen. Recherchieren Sie im Internet, welche Schritte dafür nötig sind

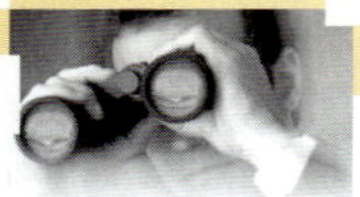

Vor- und Nachteile der Gentechnik

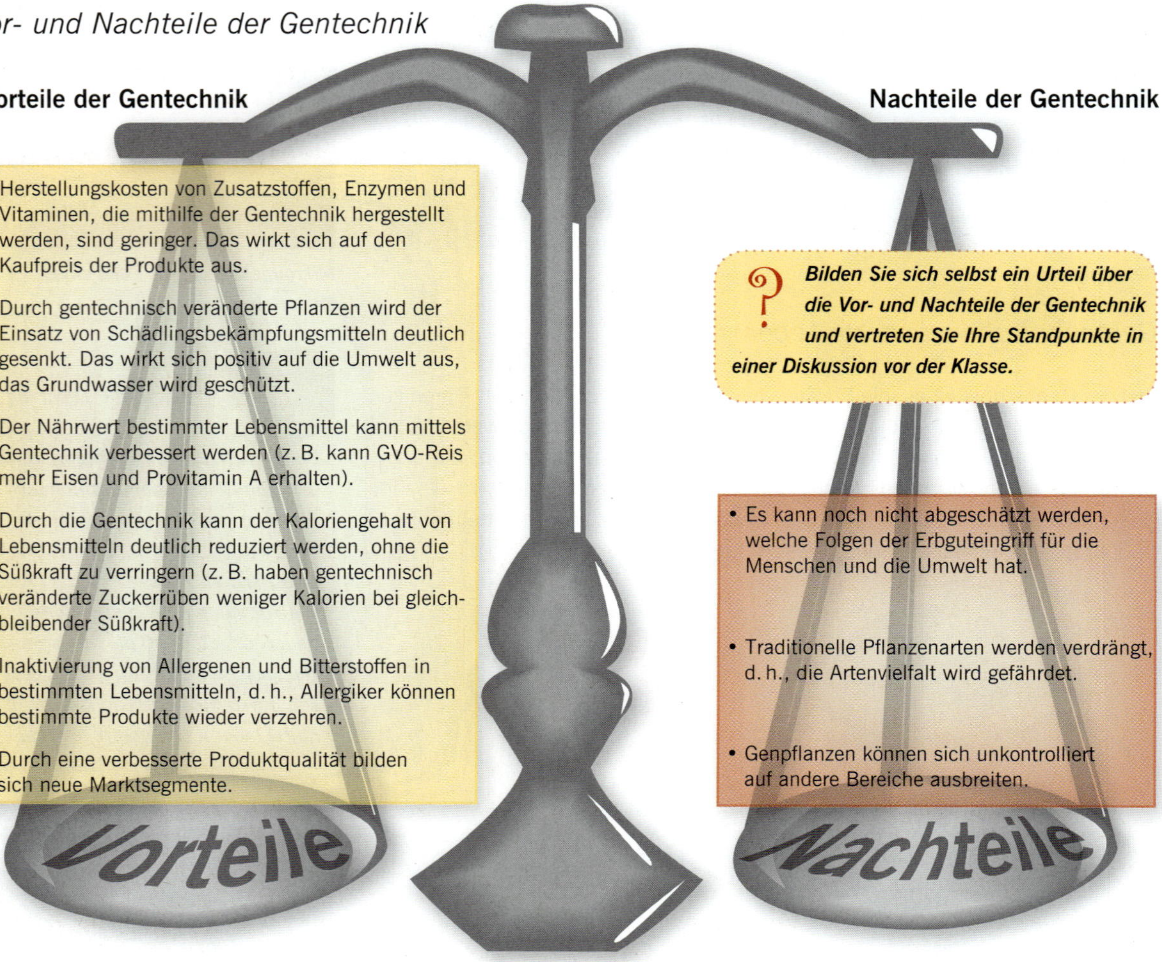

Vorteile der Gentechnik

- Herstellungskosten von Zusatzstoffen, Enzymen und Vitaminen, die mithilfe der Gentechnik hergestellt werden, sind geringer. Das wirkt sich auf den Kaufpreis der Produkte aus.
- Durch gentechnisch veränderte Pflanzen wird der Einsatz von Schädlingsbekämpfungsmitteln deutlich gesenkt. Das wirkt sich positiv auf die Umwelt aus, das Grundwasser wird geschützt.
- Der Nährwert bestimmter Lebensmittel kann mittels Gentechnik verbessert werden (z. B. kann GVO-Reis mehr Eisen und Provitamin A erhalten).
- Durch die Gentechnik kann der Kaloriengehalt von Lebensmitteln deutlich reduziert werden, ohne die Süßkraft zu verringern (z. B. haben gentechnisch veränderte Zuckerrüben weniger Kalorien bei gleichbleibender Süßkraft).
- Inaktivierung von Allergenen und Bitterstoffen in bestimmten Lebensmitteln, d. h., Allergiker können bestimmte Produkte wieder verzehren.
- Durch eine verbesserte Produktqualität bilden sich neue Marktsegmente.

Nachteile der Gentechnik

Bilden Sie sich selbst ein Urteil über die Vor- und Nachteile der Gentechnik und vertreten Sie Ihre Standpunkte in einer Diskussion vor der Klasse.

- Es kann noch nicht abgeschätzt werden, welche Folgen der Erbguteingriff für die Menschen und die Umwelt hat.
- Traditionelle Pflanzenarten werden verdrängt, d. h., die Artenvielfalt wird gefährdet.
- Genpflanzen können sich unkontrolliert auf andere Bereiche ausbreiten.

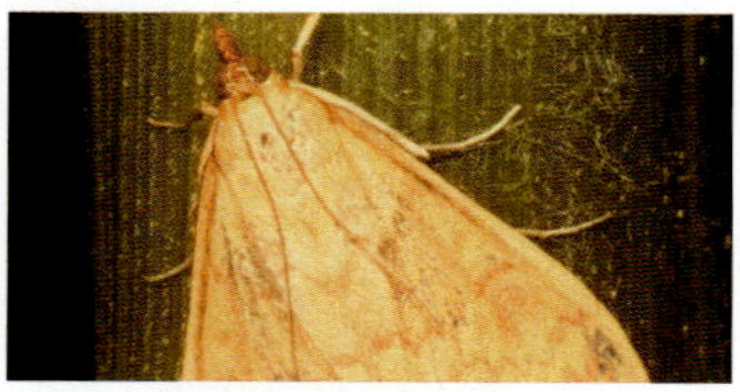

Maiszünsler (Schmetterling)

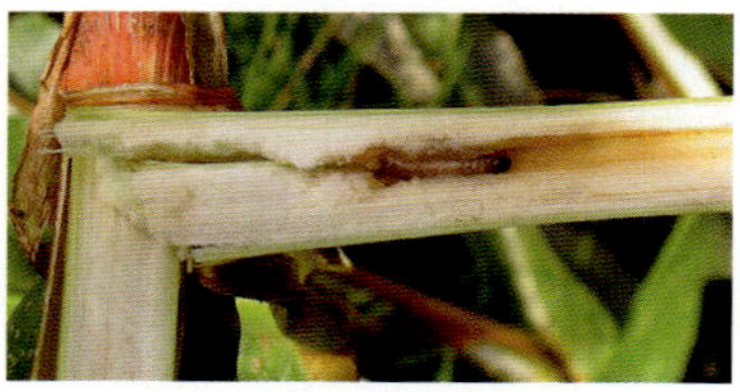

Maiszünslerlarve im Stängel einer Maispflanze

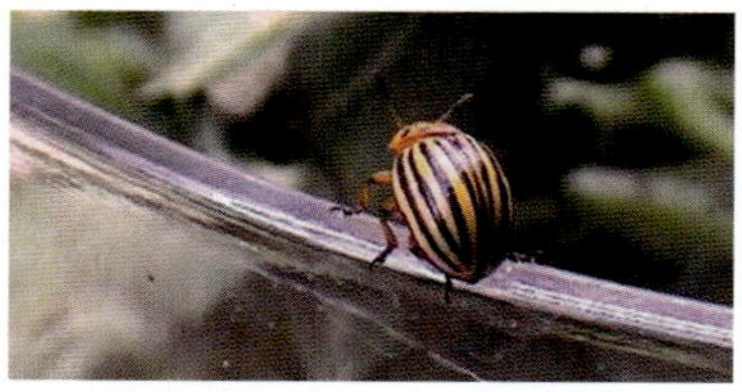

Kartoffelkäfer

Kennzeichnung

Seit **2004** gilt das neue Gesetz für gentechnisch veränderte Lebens- und Futtermittel, das für alle Mitgliedstaaten der EU verbindlich ist. In der EU-Verordnung ist die Zulassung, Kennzeichnung, Sicherheitsbewertung und Rückverfolgbarkeit von GV-Lebensmitteln bzw. GV-Futtermitteln eindeutig geregelt.

Welche Produkte müssen gekennzeichnet werden?

Es müssen alle Futtermittel, Lebensmittel, Zutaten, Zusatzstoffe und Aromen gekennzeichnet werden, die:
- aus gentechnisch veränderten Organismen hergestellt sind oder aus GVO stammen,
- gentechnisch veränderte Organismen enthalten,
- gentechnisch veränderte Organismen sind,
- mit gentechnisch veränderten Mikroorganismen produziert werden (müssen noch im Lebensmittel vorhanden sein).

Durch diese Gesetzesregelung erhalten die Verbraucher, aber auch die Landwirte die Wahlfreiheit, sich für oder gegen ein Produkt/Futtermittel mit oder ohne GVO-Herkunft zu entscheiden.

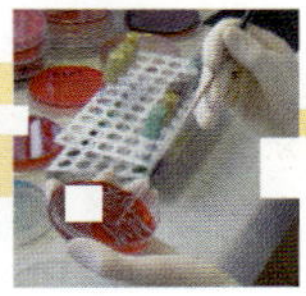

Welche Produkte sind von der Kennzeichnung ausgenommen?

- Werden Tiere mit gentechnisch verändertem Futtermittel gefüttert, so müssen die daraus entstandenen tierischen Produkte (Milch, Eier, Fleisch) nicht gekennzeichnet werden.
- Technische Hilfsstoffe (z. B. Enzyme) aus gentechnisch veränderten Mikroorganismen, die im Endprodukt außer Funktion sind
- Zutaten/Zusatzstoffe aus gentechnisch veränderten Mikroorganismen, die im Endprodukt nicht mehr nachgewiesen werden können
- Lebensmittel und Zutaten, die Spuren von GVO-Beimischungen enthalten, wenn sie zufällig, technisch nicht vermeidbar in das Produkt gelangen bzw. der Schwellenwert von **0,9 %** nicht überschritten wird

Wie muss die Kennzeichnung erfolgen?

Von gesetzlicher Seite ist der Kennzeichnungstext genau vorgegeben und ist vom gentechnisch verwendeten Ausgangsmaterial abhängig. Folgende Textpassagen sind zulässig:

- **„enthält gentechnisch veränderte …"**
- **„gentechnisch verändert"**
- **„aus gentechnisch veränderten … hergestellt"**

Bei verpackten Lebensmitteln muss die Kennzeichnung in der Zutatenliste erfolgen.

Bei Produkten, die keine Zutatenliste enthalten, muss der Kennzeichnungstext auf dem Etikett klar lesbar sein.

Bei loser, unverpackter Ware muss die Deklarierung auf einem Schild direkt neben der Ware erfolgen.

Speisekarten in Restaurants oder Wochenpläne von Kantinen müssen hinter dem entsprechenden Gericht den Kennzeichnungstext platzieren.

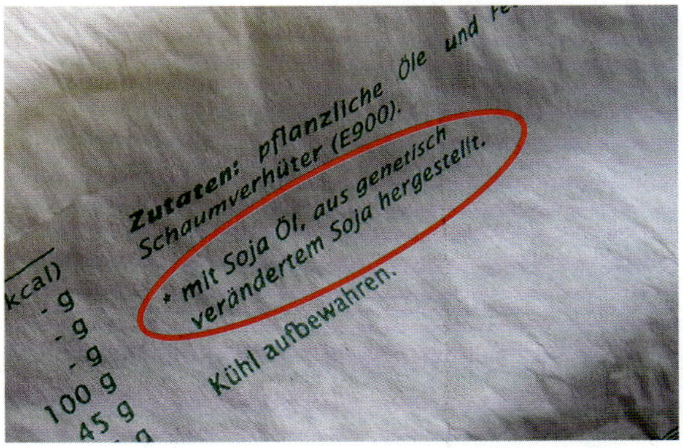

Merke **Rückverfolgbarkeit/Zulassung**

Seit 1. Januar 2005 besteht für alle Lebens- und Futtermittel (egal ob mit oder ohne GVO) eine Rückverfolgbarkeitspflicht. Das heißt, die Hersteller und Händler sind verpflichtet, die Rückverfolgbarkeit sämtlicher Vertriebs- und Verarbeitungsstufen, die ein Produkt durchläuft, zu gewährleisten.

@ ***Recherchieren Sie, wie das Gentechnik-Logo aussieht und wer dieses vergibt.***

Kennzeichnung „ohne Gentechnik"

Seit 2009 gibt es für Lebensmittelproduzenten die Möglichkeit das nationale **„ohne Gentechnik-Logo"** zu verwenden, wobei hierfür **strenge gesetzliche Bestimmungen eingehalten werden müssen.** Werden beispielsweise **Tiere** mit Futtermittel gefüttert, die keine gentechnisch veränderten Stoffe enthalten, dann dürfen die daraus entstehenden Produkte (Milch, Käse, Joghurt) das Gentechnik-Logo tragen. Bei Lebensmitteln **nicht-tierischen Ursprungs** dürfen die Zutaten und Zusatzstoffe nicht aus gv-Pflanzen stammen. Grundsätzlich dürfen Lebensmittel **keine GVO-Verunreinigungen** enthalten, wenn das **Gentechnik-Logo** verwendet wird.

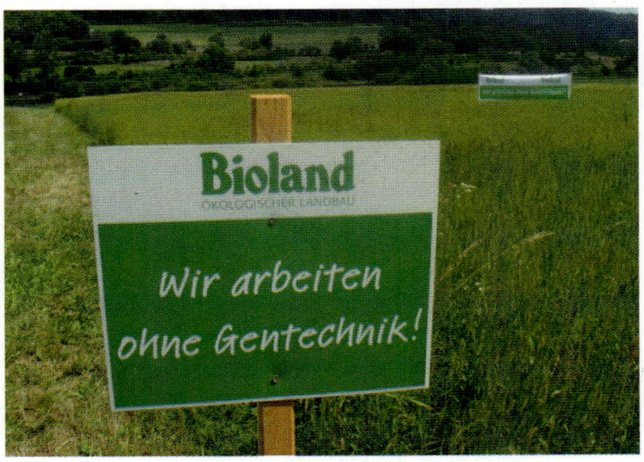

6 Amtliche Lebensmittelüberwachung

Das Bundesministerium für Ernährung, Landwirtschaft und Verbraucherschutz **(BMELV)** ist die **oberste** Bundesbehörde in Deutschland, die für die Themenbereiche **Verbraucher-, Ernährungs- und Landwirtschaftspolitik** zuständig ist und Deutschland in diesen Politikfeldern auf EU-Ebene vertritt. Zum Geschäftsbereich des BMELV gehören das **Bundesinstitut für Verbraucherschutz und Lebensmittelsicherheit (BLV)** und das **Bundesinstitut für Risikobewertung (BfR).**

Das BLV ist hauptsächlich für die Sicherheit von Lebensmitteln und dem gesundheitlichen Verbraucherschutz zuständig (= Risikomanagement).

Die Aufgaben des BfR liegen in der Risikobewertung, Risikokommunikation und Forschung. Das BfR arbeitet sehr eng mit dem BLV und auf internationaler Ebene mit der Europäischen Behörde für Lebensmittelsicherheit (EFSA) zusammen.

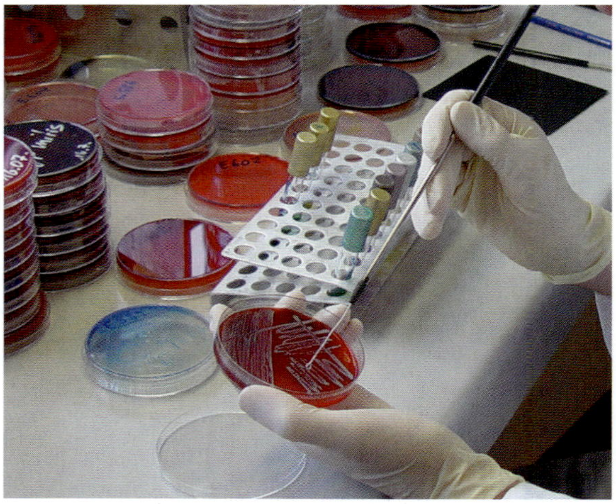

Lebensmittelüberwachung

@ *Recherchieren Sie die Zuständigkeiten des Bundesinstituts für Risikobewertung (BfR), der Bundesforschungsanstalten sowie des Bundessortenamtes.*

Aufgaben der Ministerien für Verbraucherschutz

Für die amtliche Überwachung und Kontrolle von Lebensmitteln und Bedarfsgegenständen (= Gegenstände, die mit Lebensmitteln in Berührung kommen) ist das Ministerium für **Verbraucherschutz bzw. Ernährung** der **einzelnen Bundesländer** zuständig. Lebensmittelkontrolleure und Sachverständige aus Human- und Veterinärmedizin sowie der Lebensmittelchemie überwachen den Verbraucherschutz. Die für die Städte und Gemeinden zuständigen Lebensmittel- und Veterinärüberwachungsbehörden überprüfen durch unangemeldete, regelmäßige Kontrollen und gezielte Probenamen die verschiedenen Erzeuger-, Herstellungs- und Handelsbetriebe (z. B. Gaststätten, Großküchen, Fleischereien, Bäckereien). Die Entnahme einer Probe erfolgt gegen Empfangsbescheinigung, als Beweisstück bleibt eine versiegelte Zweitprobe im Betrieb zurück. Die Proben werden im Lebensmitteluntersuchungsamt analysiert und begutachtet. Entspricht eine Probe nicht der rechtlich definierten Zusammensetzung oder wurde die Keimzahl oder bestimmte Höchstmenge überschritten, werden die Produkte beanstandet und bei Gesundheitsgefährdung aus dem Verkehr gezogen. Solche Betriebe haben mit hohen Auflagen, Bußgeldern und im schlimmsten Fall mit einer Betriebsschließung zu rechnen. Die Kontrolleure überprüfen außerdem die Einhaltung gesetzlicher Vorschriften, richtige Kennzeichnung von Lebensmitteln, die hygienischen Verhältnisse des Betriebs (Produkt-, Betriebs- und Personalhygiene) sowie das dokumentierte Eigenkontrollsystem (HACCP-Konzept) des Betriebs.

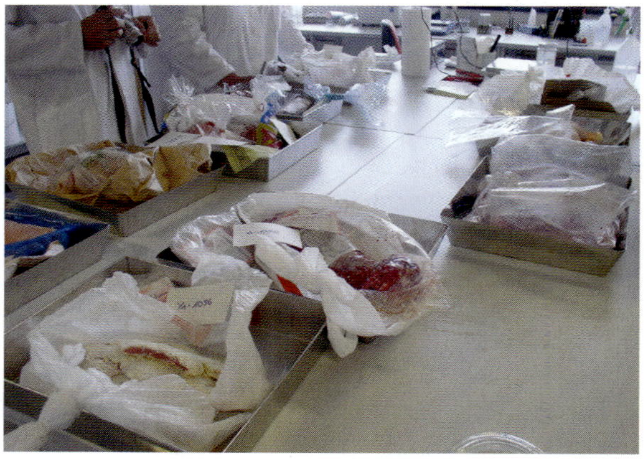

Fleischproben

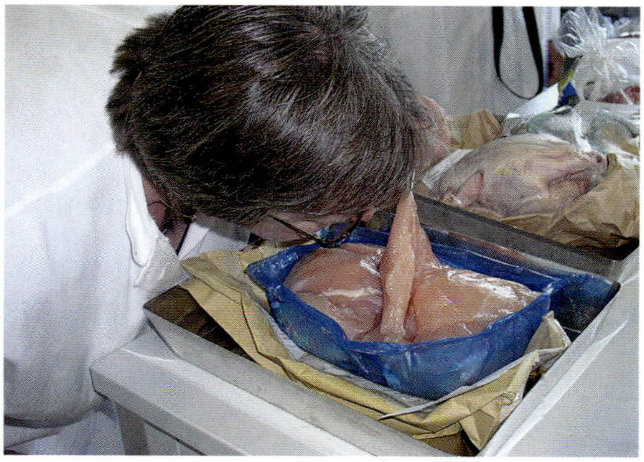

Geruchsprobe

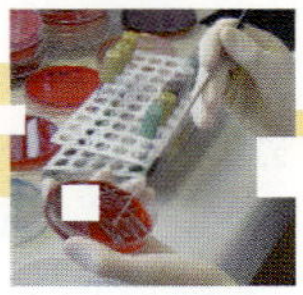

Einstufung der Betriebe in Risikokategorien

Damit die Überwachungshäufigkeit von Betrieben bestimmt werden kann, müssen die Betriebe in sogenannte Risikokategorien eingestuft werden. Haupteinstufungsmerkmale sind:

- Betriebsart (z. B. Fleischerei, Großküche)
- Verhalten des Lebensmittelunternehmers
- Verlässlichkeit der Eigenkontrolle (HACCP-Konzept)
- Hygienemanagement (Betriebs-, Produkt- und Personalhygiene)

Diese Merkmale werden fein gegliedert und bepunktet, sodass sich ein Einstufungssystem ergibt. So wird beispielsweise entsprechend der Lebensmittelsicherheit ein fleischverarbeitender Betrieb in eine andere Kategorie eingestuft als ein Getränkebetrieb. Die Häufigkeit der Kontrollfrequenz eines Betriebs ist also von den Haupteinstufungsmerkmalen abhängig. Ziel der Risikobeurteilung ist es, Betriebe mit gleichem Risiko zu vergleichen.

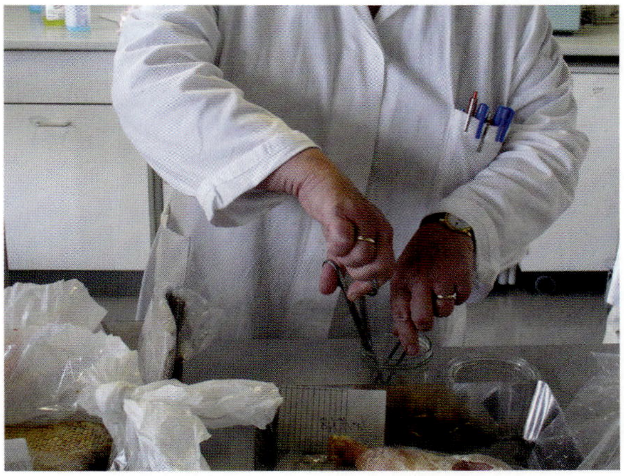

Fleischanalyse

@ ***Es gibt 3 verschiedene Hygienearten. Recherchieren Sie im Internet, was sich hinter den Begriffen Betriebshygiene, Produktionshygiene und persönliche Hygiene verbirgt. Geben Sie zu allen 3 Hygienearten jeweils 2 Beispiele aus der Küchenpraxis.***

Eigenkontrolle der Wirtschaftsbetriebe

Wirtschaftbetriebe die Lebensmittel herstellen, verarbeiten und verkaufen, müssen betriebsinterne Qualitätskontrollen durchführen. Die Rückverfolgbarkeit der einzelnen Produkte muss gewährleistet und dokumentiert werden und bei Betriebskontrollen vorgelegt werden.

? ***Wie hygienisch ist die Schulküche? Nehmen Sie einen Abstrich von folgenden Küchenartikeln:***

- ***feuchter Küchenschwamm,***
- ***gereinigte Arbeitsfläche,***
- ***gereinigtes Küchenbrett.***

Untersuchen Sie die Abstriche unter dem Mikroskop. Was sehen Sie?

7 Lebensmittelrecht

7.1 Lebensmittelrecht

Seit 2005 ist das Lebensmittelrecht in der Europäischen Union durch die sogenannte EU-Basis-Verordnung geregelt. Das Dachgesetz des deutschen Lebensmittelrechts ist das seit dem **7. September 2005** geltende Lebensmittel-, Bedarfsgegenstände- und Futtermittelgesetzbuch, kurz **LFGB.** Das LFGB ist in 11 Abschnitte unterteilt, wobei das In-den-Verkehr-bringen von Lebensmitteln, Futtermitteln und Bedarfsgegenständen und die damit verbundene **Sicherheit** und **Überwachung** bzw. **Monitoring** der Waren für den Gesundheitsschutz des Verbrauchers klar geregelt werden. Produzenten und Händler haben das In-den-Verkehr-bringen von einwandfreier Ware sicherzustellen. Wird das nicht gewährleistet, gelten die ausgewiesenen Straf- und Bußgeldvorschriften.

7.2 Lebensmittelkennzeichnung

Der größte Teil der Lebensmittel findet sich in verpackter, verschlossener Form in den Regalen der Läden wieder. Die Kennzeichnung von Lebensmitteln in Fertigpackungen unterliegt der Lebensmittel-Kennzeichnungsverordnung (LMKV). Durch die Kennzeichnung erhält der Verbraucher wesentliche Informationen über die Inhaltsstoffe, die Eigenschaften und die Qualitätsmerkmale der Produkte. Auf den Lebensmittelpackungen müssen von gesetzlicher Seite 7 wesentliche Angaben ausgewiesen sein. Diese werden im näheren Verlauf genauer beschrieben.

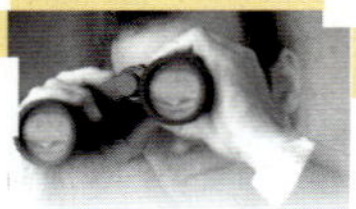

Pflichtangaben bei verpackten Produkten

Mindesthaltbarkeitsdatum

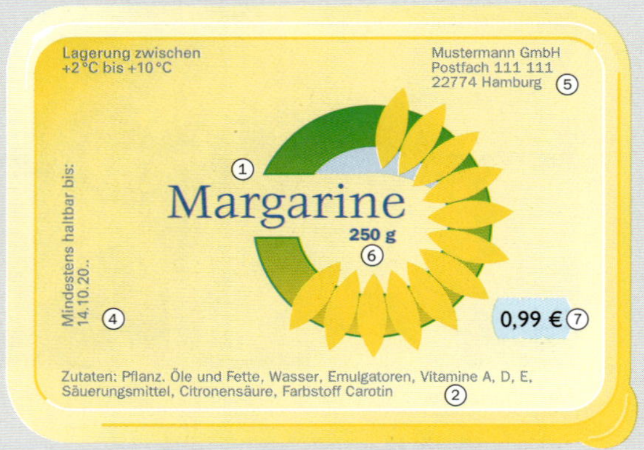
Lagerung zwischen +2 °C bis +10 °C
Mustermann GmbH
Postfach 111 111
22774 Hamburg ⑤
①
Margarine
250 g
⑥
Mindestens haltbar bis: 14.10.20.. ④
0,99 € ⑦
Zutaten: Pflanz. Öle und Fette, Wasser, Emulgatoren, Vitamine A, D, E, Säuerungsmittel, Citronensäure, Farbstoff Carotin ②

Verbrauchsdatum

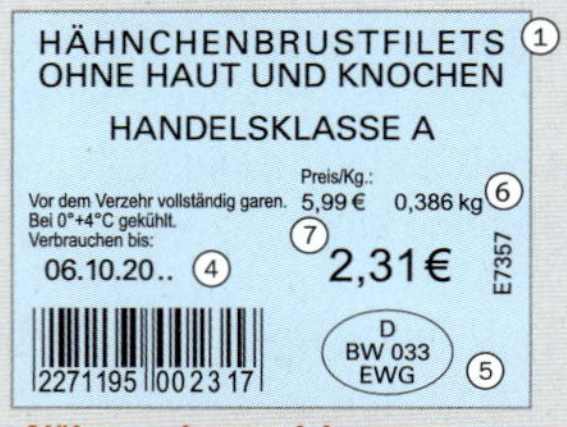
HÄHNCHENBRUSTFILETS ①
OHNE HAUT UND KNOCHEN
HANDELSKLASSE A
Preis/Kg.:
Vor dem Verzehr vollständig garen. 5,99 € 0,386 kg ⑥
Bei 0°+4°C gekühlt.
Verbrauchen bis:
06.10.20.. ④
⑦ 2,31€
E7357
2271195 002317
D
BW 033
EWG
⑤

Nährwertkennzeichnung

③

Energie- und Nährstoffgehalt		
	pro 100 g	pro Portion 10 g
Brennwert	220 kJ/540 kcal	22 kJ/54 kcal
Eiweiß	0 g	0 g
Kohlenhydrate	0 g	0 g
davon Zucker und Ballaststoffe	0 g	0 g
Fett davon:	50 g	5,0 g
gesättigte FS* einfach gesättigte FS*	7 g 10 g	0,7 g 1,0 g
mehrfach ungesättigte FS*davon: Omega-3-Fettsäuren Omega-6-Fettsäuren	33 g 25 g 8 g	3,3 g 2,5 g 0,8 g
Natrium	< 0,03 g	< 0,003 g
Vitamin E Vitamin A	33 mg 450 µg	3,3 mg 45 µg

* FS = Fettsäuren, eine Tagesportion entspricht ca. 20 g

1. Verkehrsbezeichnung

Der Name, also die **verkehrsübliche** Bezeichnung des Produkts bzw. die Beschreibung des Produkts, damit es von anderen Produkten unterschieden werden kann.

Merke ***Fantasienamen, Hersteller- oder Handelsmarken sind kein Ersatz für die Verkehrsbezeichnung!***

2. Zutatenliste

Zutaten und **Zusatzstoffe** müssen in **absteigender Reihenfolge** ihres Gewichtsanteils auf der Lebensmittelpackung ausgewiesen werden. Das gilt auch für **Zutaten in einer Zutat** (= zusammengesetzte Zutaten).

Merke ***Prozentual müssen Zutaten auf dem Etikett genannt werden, wenn sie im Produktnamen, durch Worte, Bilder oder grafische Darstellungen auf der Packung ersichtlich sind.***

Zusatzstoffe müssen mit dem Klassennamen (z. B. Farbstoff), dem Stoffnamen und der E-Nummer aufgeführt werden.

Angaben zu **gentechnisch veränderten Produkten** (siehe Gentechnik). Lösen Zutaten und daraus hergestellte Produkte allergische und andere Unverträglichkeitsreaktionen aus, so müssen sie gekennzeichnet werden (siehe Seite 397).

3. Nährwertkennzeichnung

Es müssen Angaben über den **Brennwert** und die **Mengenangaben** von folgenden Stoffen – **Fett, gesättigte Fettsäuren, Kohlenhydrate, Zucker, Eiweiß** und **Salz** – in Tabellenform (soweit Platz vorhanden) ausgewiesen werden.

4. Mindesthaltbarkeitsdatum (MHD)/Verbrauchsdatum

Bis zu diesem Datum behält das Produkt in ungeöffnetem Zustand und unter angemessenen Lagerbedingungen die speziellen Produkteigenschaften. Nach Ablauf des Datums ist das Lebensmittel nicht automatisch schlecht, es sollte jedoch vor dem Verzehr kritisch geprüft werden. Nach Ablauf des Verbrauchsdatums sollte das Produkt nicht mehr verzehrt werden, da es sich hierbei in mikrobiologischer Hinsicht um leicht verderbliche Produkte handelt.

5. Hersteller

Name bzw. Firma und Anschrift des Herstellers, Verpackers oder des in der EU niedergelassenen Verkäufers und das genusstaugliche Kennzeichen müssen auf der Packung sein.

6. Füllmenge

Sie gibt Auskunft über das **Gewicht,** das **Volumen** oder die **Stückzahl.** Werden Produkte in Flüssigkeiten angegeben, muss das **Abtropfgewicht** ausgewiesen sein.

7. Preis

Der **Endpreis** ist auf der **Verpackung** oder einem **Schild** direkt neben der Packung auszuweisen. Gleichzeitig muss der Grundpreis (pro kg oder l, bei kleineren Mengen g/ml) ausgewiesen werden (100 g Nüsse: 80 Cent).

Merke ***Für viele Lebensmittelgruppen (z. B. Käse, Hackfleisch, Milcherzeugnisse, Eier) gibt es spezielle Verordnungen.***

8. Los- oder Chargennummer

Die Lebensmittel werden durch die **Nummer** einer **Charge** zugeordnet. In der Charge sind Produkte, die zu gleichen Bedingungen hergestellt, erzeugt und verpackt wurden.

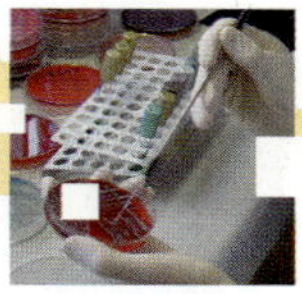

M/A 8 CHECKLISTE KLASSENARBEIT

Gemeinsames Lernen ist besser! Bilden Sie mit einer Person Ihrer Klasse ein Lern-Tandem, in dem Sie gemeinsam für die bevorstehenden Klassenarbeiten lernen. Nähere Details finden Sie im Kapitel 2.8, Seite 81.

1. Erläutern Sie den Unterschied zwischen Schadstoffen und Zusatzstoffen. ☐
2. Erläutern Sie, auf welchen Wegen Schadstoffe in den menschlichen Organismus kommen können. ☐
3. Welche Gesetze geben über Zusatzstoffe Auskunft? Wie müssen Zusatzstoffe auf Lebensmittelpackungen ausgewiesen werden? ☐
4. Warum werden einige Lebensmittel mit Farbstoffen versetzt? Welchen Zweck verfolgt die Lebensmittelindustrie dabei? ☐
5. Auf welchem Weg gelangt Cadmium in den menschlichen Körper? Nennen Sie Lebensmittel, die Cadmium enthalten können. ☐
6. Nennen Sie Gründe, warum bestimmte landwirtschaftliche Betriebe sehr häufig Pflanzenschutzmittel einsetzen. ☐
7. Welche Arten von Pflanzenschutzmitteln gibt es und warum wird ihr Einsatz in der Öffentlichkeit sehr häufig diskutiert? ☐
8. Warum sollte in der Tierhaltung der Einsatz von Antibiotika und Psychopharmaka vermieden werden? ☐
9. Tschernobyl, nein danke! Welche Strahlenarten kennen Sie? Wie wirken sich radioaktive Strahlen auf den Menschen aus? ☐
10. Dürfen Lebensmittel in Deutschland bestrahlt werden? Aus welchen Gründen werden Lebensmittel bestrahlt? ☐
11. Welche Kriterien müssen bei der ordnungsgemäßen Bestrahlung von Lebensmitteln eingehalten werden? ☐
12. Welche Lebensmitteltrends gibt es derzeit? Geben Sie einen kurzen Überblick. ☐
13. Erläutern Sie den Begriff Novel Food und geben Sie hierfür einige Beispiele aus der Lebensmittelindustrie. ☐
14. Nennen Sie Gründe, warum neuartige Lebensmittel strengen Prüf- und Zulassungsvoraussetzungen unterliegen. ☐
15. Erläutern Sie den Begriff Functional Food. Welcher Ursprung steckt dahinter? ☐
16. Welche Substanzen können funktionellen Lebensmitteln zugesetzt werden? ☐
17. Der Lebensmittelindustrie sind in puncto Werbung sehr enge Grenzen gesetzt. Benennen Sie konkrete Punkte, die bei der Werbung von Lebensmitteln beachtet werden müssen. ☐
18. Was sind Nahrungsergänzungsmittel? In welcher Form werden sie angeboten? ☐
19. Eine 80-jährige Frau leidet an Appetitlosigkeit und akuten Kauproblemen. Ihr Arzt stellt einen akuten Wirkstoffmangel fest. Was raten Sie der älteren Dame? ☐
20. Welche Angaben müssen bei Nahrungsergänzungsmitteln auf der Packung stehen? ☐
21. Erläutern Sie den Begriff Nano-Food. ☐
22. Gentechnik, eine Technik der Zukunft? Nehmen Sie dazu Stellung. ☐
23. Geben Sie einen kurzen geschichtlichen Abriss über bahnbrechende Fortschritte in der Gentechnik bzw. Gentechnologie. ☐
24. Erläutern Sie an einem Beispiel, wie die Gentechnik funktioniert. ☐

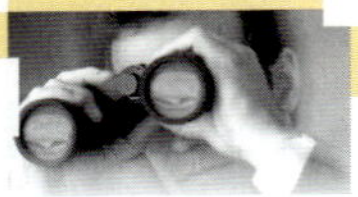

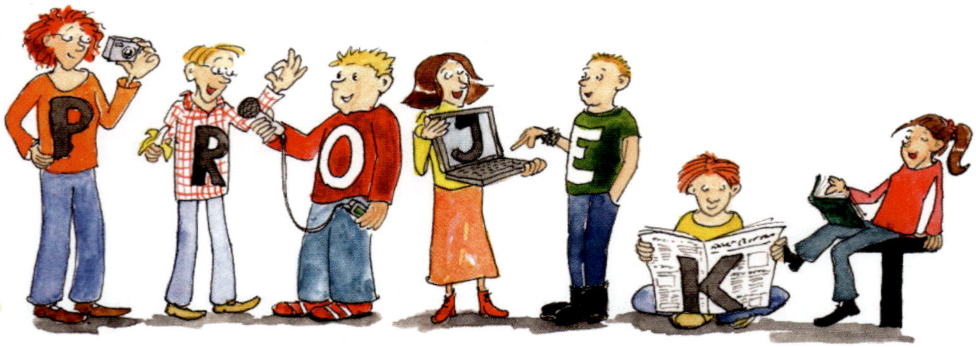

9 Projekt 11: Lebensmitteltrends

Projektthema:	**Lebensmitteltrends** Die Lebensmittelindustrie setzt durch immer neue Trends Akzente. Welche Trends gibt es? Was sind die Besonderheiten? Welche Vor- und Nachteile ergeben sich für den Verbraucher und die Umwelt?
Projektaufgabe:	Zeigen Sie anhand von neuesten Forschungsergebnissen und aktuellen Marktdaten neue Lebensmitteltrends auf. Präsentieren Sie die Trends in ansprechender Art und Weise in einer kleinen Zeitung o. Ä. Vermarkten Sie die Zeitung und überlegen Sie hierfür effektive Vermarktungsstrategien.
Gruppengröße:	gesamte Klasse
Zeitrahmen:	wird von der Lehrkraft festgelegt bzw. ist vom Umfang des Projekts abhängig

Folgende Textbausteine sollen Ihnen bei der Realisierung des Projekts eine Hilfestellung bieten. Diskutieren Sie in der Projektgruppe die einzelnen Punkte durch. Es besteht ebenso die Möglichkeit, dass einzelne Punkte in verschiedenen Kleingruppen gezielt bearbeitet und anschließend im Plenum vorgestellt und diskutiert werden. Wählen Sie einen Plenumssprecher, der die Diskussion moderiert und die einzelnen Ergebnisse festhält. Ergänzen Sie bei Bedarf die unten aufgeführten Textbausteine.

Verantwortungsbereiche schaffen

Die anstehenden redaktionellen Aufgaben sollten in Zuständigkeitsbereiche unterteilt werden. Besprechen Sie gemeinsam, welche Zuständigkeitsbereiche es gibt und wer für welchen Bereich die Verantwortung übernimmt. Ernennen Sie gleichermaßen einen Projektleiter, also einen Chefredakteur, und einen Assistenten.

Stellen Sie die einzelnen Redaktionsteams zusammen. Wählen Sie einen Chefredakteur und einen Assistenten.

Regelmäßige Redaktionstreffen

Damit der ständige Informationsaustausch gewährleistet ist, sollten sich die Verantwortlichen der jeweiligen Zuständigkeitsbereiche regelmäßig treffen. Nach den Sitzungen informieren die Verantwortlichen die Gruppenmitglieder über die wesentlichen Sitzungsergebnisse und Beschlüsse.

Legen Sie die regelmäßigen Sitzungstermine fest.

Erscheinungstermin der Zeitung

Jedes Redaktionsteam muss einen Redaktionsschluss und den Erscheinungstermin der Zeitung im Blick behalten.

Legen Sie in großer Runde die genannten Termine fest.

Seitenanzahl, Titel der Zeitung

Bevor mit den Schreibarbeiten begonnen wird, sollte die Anzahl der Seiten genau festgelegt werden. In die Entscheidungsfindung sollten die Druckkosten einbezogen werden. Der Name einer Zeitung sollte interessant und vielversprechend sein.

Legen Sie die Seitenanzahl und den Titel der Zeitung fest.

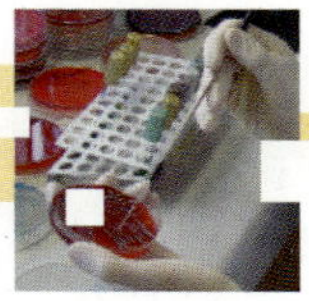

Zeitplan

Damit die Zeitung zu einem bestimmten Termin fertiggestellt werden kann, sollte ein genauer Fahrplan, also Zeitplan, festgelegt werden. Das heißt, wann müssen welche Arbeiten erledigt werden? Es müssen realistische Zeiten für die Korrekturen, das endgültige Gestalten der Seiten und den Druck eingeplant werden.

Machen Sie sich einen detaillierten Zeitplan. Kontrollieren Sie in regelmäßigen Abständen, ob Sie den Zeitplan eingehalten haben bzw. einhalten können.

Grundlayout

Das Grundlayout, also die Größe und die Aufteilung einer Seite, die Schriftart, die Schriftgröße und weitere Gestaltungselemente, sollte gemeinsam festgelegt werden. Bei der Formatwahl (= Größe der Zeitung) sollten die Folgekosten für den Druck mitbedacht werden. Damit das Layout effektiv aufbereitet werden kann, sollte eine Formatvorlage erstellt werden. Jedes Redaktionsteam schreibt seinen Text in die gefertigte Vorlage, das hat den Vorteil, dass eine Grundformatierung gewährleistet ist. Grafische Gestaltungselemente werden dem Layoutteam übermittelt. Das Layoutteam hat am Ende die Aufgabe, jede Seite individuell zu gestalten und der Zeitung ein Gesicht zu geben. Teamgeist und Kreativität sind hierbei erforderlich.

Entwickeln Sie gemeinsam ein Grundlayout für Ihre Zeitung! Suchen Sie hierfür passende Layout- und Bildbearbeitungsprogramme.

Stilformen

Eine Zeitung wird erst dann interessant, wenn verschiedene Stilformen wie Nachrichten, Reportagen, Features, Kommentare, Interviews, Kolumnen verwendet werden. Informationen können aber auch durch moderne Stilformen wie Tabellen, Diagramme, Fotos transportiert werden.

Informieren Sie sich über die unterschiedlichsten Stilformen und wenden Sie diese in Ihrer Zeitung an.

Recherche

Eine gute Recherche bezieht sich grundsätzlich auf die Faktenebene und stützt sich immer auf mehrere aussagekräftige Quellen. W-Fragen, wie beispielsweise Wer ...?, Was ...?, Woher ...?, Wie ...? Warum ...?, erleichtern erheblich die Recherchen. Rechercheprotokolle sind Strukturhilfen, dokumentieren den Rechercheweg und helfen, Ergebnisse leichter zu ermitteln. Wichtige Informationsquellen für Recherchen stellen das Internet, persönliche Kontakte (Informanten) und Archive dar.

Erforschen Sie die Hintergründe des gestellten Themas.

Papierstärke, Farbwahl, Bindung

Welche Papierstärke, welche Farben und welche Bindeart für die Zeitung gewählt werden, hängt ganz entschieden von den zur Verfügung stehenden Geldmitteln ab.

Holen Sie verschiedene Kostenvoranschläge ein und treffen Sie dann gemeinsam eine Entscheidung.

Vermarktung, Geldbeschaffung

Die Vermarktung einer Zeitung sollte auf jeden Fall kostendeckend, besser noch gewinnbringend sein. Geld kann durch Kleinanzeigen, Zuschüsse und Spenden und natürlich auch durch den Verkauf der Zeitung in die Kasse kommen. Grundsätzlich sollte sich ein Team über ortsbedingte Vermarktungsstrategien Gedanken machen. Hierfür gibt es kein Patentrezept.

Überlegen Sie, wie Sie Geld beschaffen können und Ihre Zeitung optimal vermarkten.

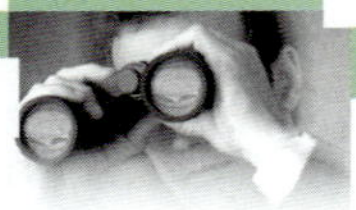

8 Projekt

Convenience Food

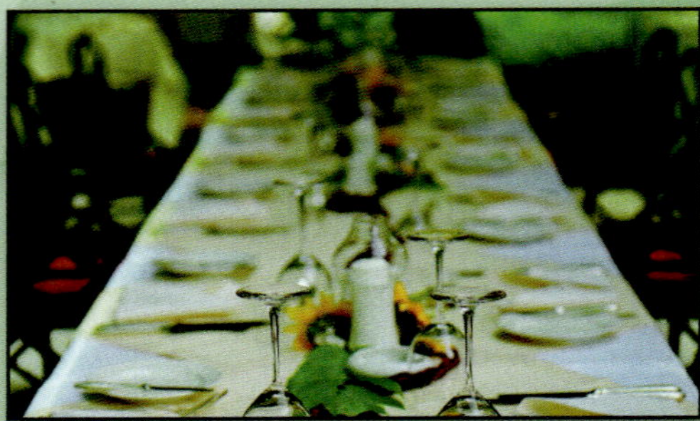

7 Checkliste Klassenarbeit

6 Außer-Haus-Verpflegung

6.1 Überblick: Außer-Haus-Verpflegung

6.2 Gastronomie, gastronomische Berufe

6.3 Gemeinschaftsverpflegung, Berufe in der Hauswirtschaft

6.4 Speiseplangestaltung und Speisenherstellung

6.5 Convenience Food

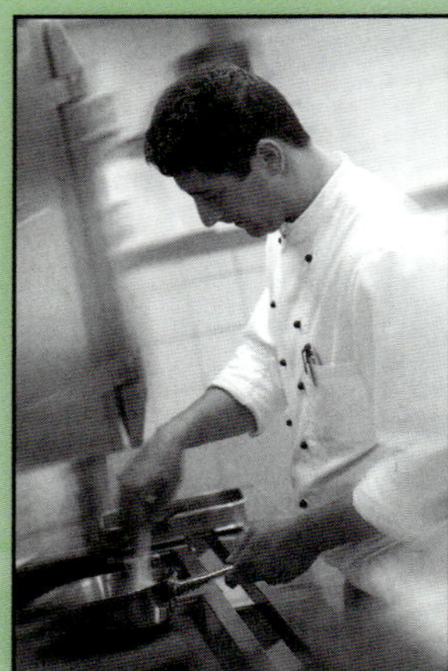

5 HACCP-Konzept

Geschichtlicher Hintergund

7 Schritte des HACCP-Konzepts

Wesentliche Bestandteile des Hygienekonzepts

I. Hygiene im Lebensmittelbereich/ Außer-Haus-Verpflegung

- **1 Überblick: Mikroorganismen**
  - *Bakterien*
  - *Pilze*
  - *Lebensbedingungen*

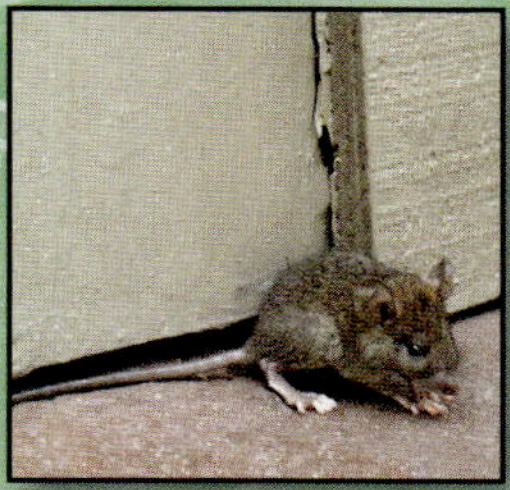

- **2 Lebensmittelvergiftungen, Lebensmittelinfektionen**
  - *Salmonellen*
  - *Staphylokokken*
  - *Botulismus*
  - *EHEC*
  - *Toxoplasmose*
  - *Listerien*
  - *Schimmelpilze*
- **3 Schädlinge**
  - *Insekten*
  - *Fliegen*
  - *Nager*
  - *Vorbeugende Maßnahmen gegen Schädlingsbefall*
  - *Betriebliche Eigenkontrollen*
- **4 Hygiene in lebensmittelbe- und -verarbeitenden Betrieben**
  - *Persönliche Hygiene*
  - *Produktionshygiene*
  - *Betriebshygiene*

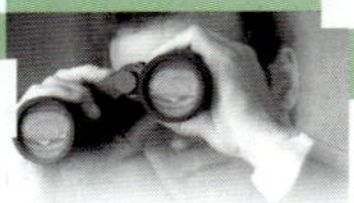

I. Hygiene im Lebensmittelbereich/ Außer-Haus-Verpflegung

Lebensmittel sollen zur Gesunderhaltung des Menschen beitragen und die Gesundheit nicht gefährden. Häufig jedoch werden Lebensmittel von Mikroorganismen so stark befallen, dass sie verderben und manchmal sogar Infektionskrankheiten oder Lebensmittelvergiftungen hervorrufen bzw. auslösen. Um das zu vermeiden, ist Hygiene (persönliche Hygiene, Betriebshygiene, Produktionshygiene) im Umgang mit Lebensmittel von größter Bedeutung. Bestimmte Hygienemaßnahmen müssen also in allen Bereichen, in denen Lebensmittel produziert, zubereitet, verkauft, gelagert und transportiert werden, eingehalten werden.

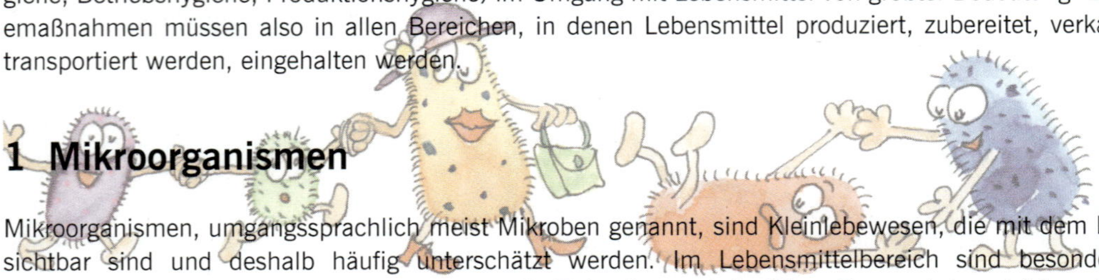

1 Mikroorganismen

Mikroorganismen, umgangssprachlich meist Mikroben genannt, sind Kleinlebewesen, die mit dem bloßen Auge nicht sichtbar sind und deshalb häufig unterschätzt werden. Im Lebensmittelbereich sind besonders **2 Arten** von Mikroorganismen von besonderer Bedeutung: die **Bakterien** und die **Pilze.** Sie werden nachfolgend in Steckbriefform beschrieben.

Überblick

Bakterien

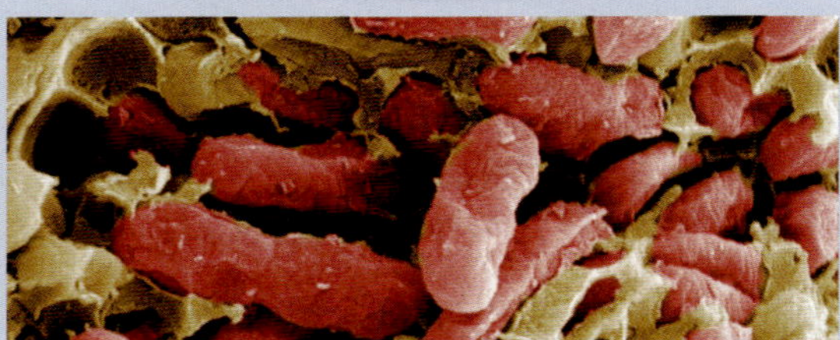

- Bakterien sind Einzeller.
- Sie haben keinen echten Zellkern, deshalb gehören sie zur Gruppe der Prokaryoten. Die DNA liegt frei im Cytoplasma vor.
- **Vermehrung:** durch Querteilung oder Sprossung
- **Übertragung durch:** Luft, Wasser, Körpersubstanzen und Boden möglich
- **Lebensweise:** Aerobe Bakterien benötigen zur Vermehrung Sauerstoff, anaerobe Bakterien nicht. Die Stoffwechselprodukte mancher Bakterien können beim Menschen eine Lebensmittelvergiftung auslösen.
- **Größe:** Sie liegt in der Regel bei 1 μm bis 10 μm.
- **Gestalt:** kugelig, stäbchen- und schraubenförmig

Pilze

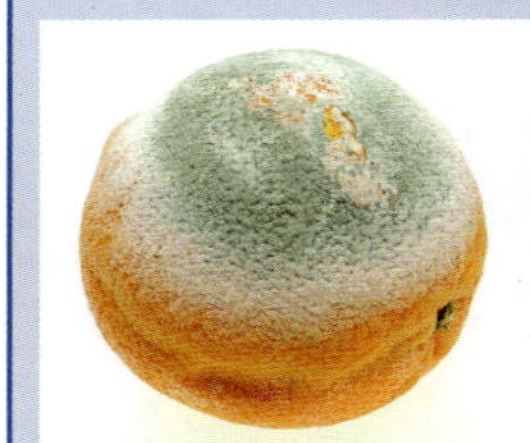

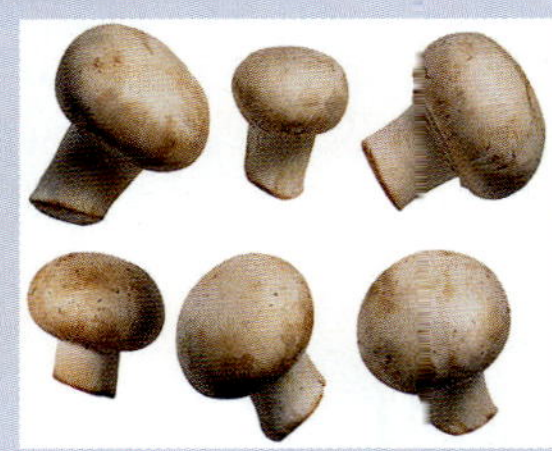

- Pilze besitzen einen Zellkern und Chromosomen.
- **Vermehrung:** An der Mutterzelle bilden sich Auswüchse, die sich vergrößern und sich zu eigenen Tochtergewächsen abtrennen.
- **Unterschieden werden:**
  - **Speisepilze:** Die Fruchtkörper wachsen oberhalb der Erde, die fadenförmigen Zellen der Pilze unter der Erde. Sie sind zum Verzehr geeignet.
  - **Schimmelpilze:** Sie besiedeln meist feste bis halbfeste Lebensmittel. Sie bilden ein fadenförmiges, weitverzweigtes **Myzel,** das in der Regel das Lebensmittel durchzieht. Viele Schimmelpilze scheiden gesundheitsschädliche **Mykotoxine,** also Giftstoffe, aus.
  - **Hefen:** Sie werden bei der Herstellung von Wein, Bier, Käse und Hefegebäck benötigt und vermehren sich durch Sprossung.
- **Größe und Gestalt:** sehr verschieden

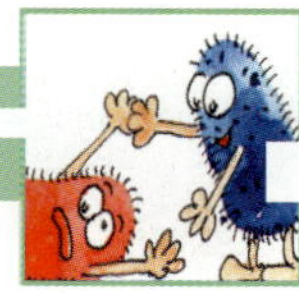

Lebensbedingungen von Mikroorganismen

Mikroorganismen benötigen für die Entwicklung bestimmte Lebensbedingungen. Hierzu zählen:

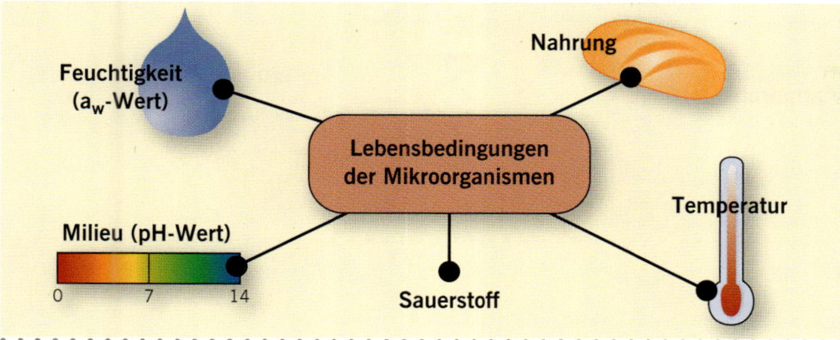

@ ***Recherchieren Sie, was sich hinter dem Begriff extremophil verbirgt. Geben Sie hierfür einige Beispiele.***

Nahrung

Mikroorganismen benötigen für die Entwicklung Nährstoffe (Kohlenhydrate, Fette, Eiweiße). Werden die Nährstoffe durch die Mikroorganismen abgebaut, kommt es zum Verderb der Lebensmittel. Es entstehen sehr häufig unangenehme Gase (Ammoniak, Schwefelwasserstoff), ein saurer, beißender oder ranziger Geschmack sowie Kohlendioxid und Alkohol.

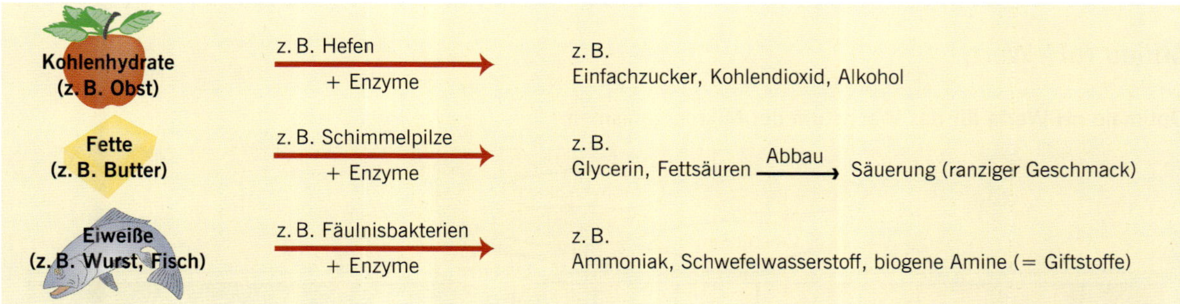

Temperatur

Die Mikroorganismen vermehren sich bei unterschiedlichen Temperaturen mehr oder weniger. Unterschieden werden **thermophile** (griech. thermos = heiß), **mesophile** (griech. mesos = mittlere) und **psychrophile** (griech. psychros = kalt) Mikroorganismen.

Arten von Mikroorganismen	Temperaturbereich	
	Optimales Wachstum	Wachstum
Psychrophile	5 °C–15 °C	0 °C–20 °C
Mesophile	15 °C–35 °C	5 °C–40 °C
Thermophile	45 °C–60 °C	40 °C–80 °C

Temperaturverhalten von Mikroorganismen

Die meisten Mikroorganismen vermehren sich bei Temperaturen von **+15 °C** bis **+50 °C** gut. Dieser Bereich wird in der Lebensmittelzubereitung als **kritischer Bereich** angesehen, der je nach Lebensmittel schnellstmöglich **unter- bzw. überschritten** werden sollte (z. B. langes Warmhalten der Speisen vermeiden).

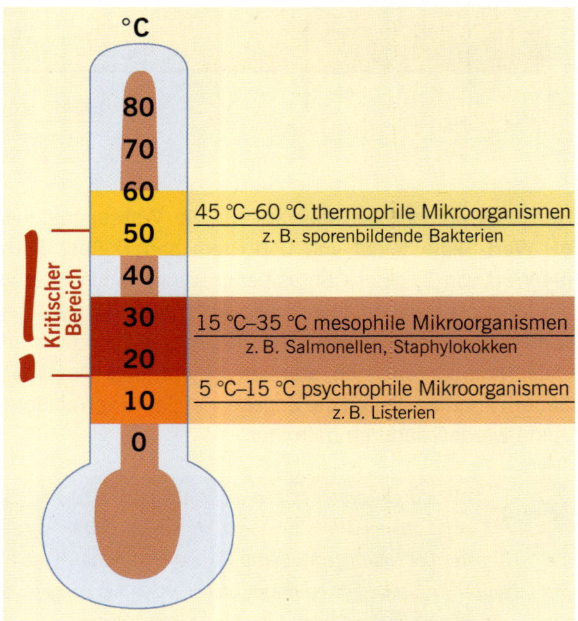

Optimales Wachstum bestimmter Arten von Mikroorganismen

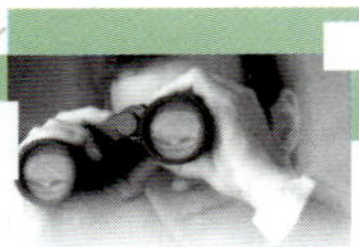

Sauerstoff

Es gibt Mikroorganismen, die sich

- **ohne** Sauerstoff **(anaerob),**
- **mit** Sauerstoff **(aerob),**
- sich **mit** und **ohne** Sauerstoff **(fakultativ anaerob)**

vermehren.

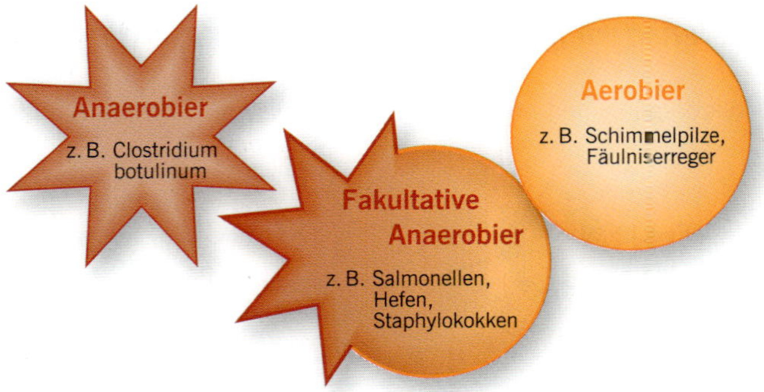

Feuchtigkeit (a_w-Wert)

Die Mikroorganismen benötigen für die Stoffwechsel- und Wachstumsprozesse freies Wasser. Die Wasseraktivität, kurz der **a_w-Wert,** stellt die **Maßzahl** des **frei verfügbaren Wassers** dar. Dieser Wert ist für das Leben der Mikroorganismen von großer Bedeutung. Der **a_w-Wert** von reinem Wasser ist **1,** wasserfreie Stoffe haben einen Wert von **0.** Der größte Teil der Mikroorganismen benötigt für die Entwicklung einen **a_w-Wert** zwischen **0,61 und 0,97.** Wird durch bestimmte Konservierungsverfahren wie Salzen, Zuckern, Trocknen oder Frosten der **a_w-Wert** stark gesenkt, so verringert sich automatisch das Wachstum der Mikroorganismen, da sich die Lebensbedingungen (= Wasserentzug) verschlechtert haben.

Milieu (pH-Wert)

Optimale pH-Werte für das Wachstum der Mikroorganismen

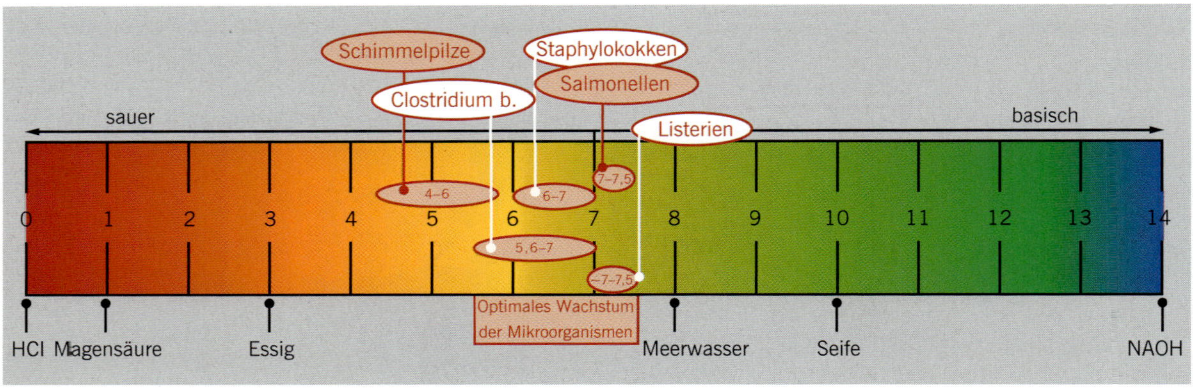

Der pH-Wert ist eine Maßzahl für die Wasserstoffionenkonzentration, die in einer wässrigen Lösung vorliegt. Die **pH-Wert-Skala** reicht von **0 (extrem sauer)** über **7 (neutral)** bis **14 (extrem basisch).** Reines **Wasser** hat einen **pH-Wert** von **7,** das heißt, es befinden sich im Wasser gleich viele **H^+-Ionen** wie **OH^--Ionen.** Es ist **neutral.** Die meisten Mikroorganismen bevorzugen einen **pH-Wert** zwischen **5,5** und **7,5,** in diesem Milieu gedeihen sie am besten. Verschiebt sich der pH-Wert stark in den sauren oder stark in den alkalischen Bereich, so ist die Stoffwechselaktivität vieler Mikroorganismen stark eingeschränkt. Das macht man sich beispielsweise beim Konservierungsverfahren **Säuern** zunutze. Durch die Zugabe von Säure vermindert sich das Wachstum der Mikroorganismen, die gesäuerten Produkte werden dadurch haltbarer.

@ ***Mikroorganismen tragen nicht nur zum Verderb von Lebensmitteln bei, sondern sie werden in der Lebensmittelindustrie für die Herstellung bestimmter Produkte gezielt eingesetzt. Finden Sie diese Bereiche heraus und erklären Sie die gezielte Nutzung.***

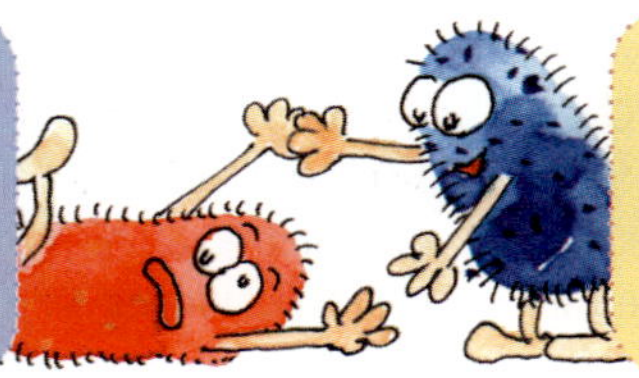

? ***Erläutern Sie anhand von Beispielen die einzelnen Lebensbedingungen von Mikroorganismen.***

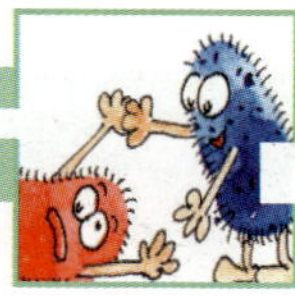

2 Lebensmittelvergiftungen, Lebensmittelinfektionen

Laut Angaben der Weltgesundheitsorganisation (World Health Organization, WHO) stellen Lebensmittelinfektionen und Lebensmittelvergiftungen in Ländern mit hohen Standards nach dem Übergewicht das zweitgrößte Erkrankungsrisiko dar.

Lebensmittelvergiftungen

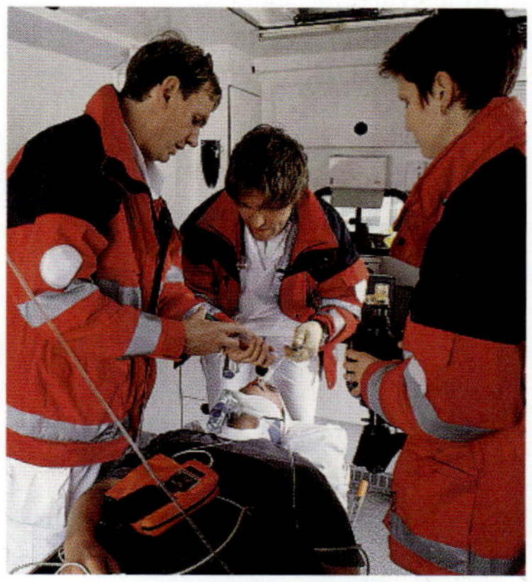

Lebensmittelvergiftungen treten auf, wenn Lebensmittel verzehrt werden, die Giftstoffe (Toxine) enthalten, das heißt, die in den Lebensmitteln enthaltenen **Toxine** lösen nach dem Verzehr im Körper die **Vergiftung** aus. Symptome wie Übelkeit, Erbrechen, Durchfälle und Bauchkrämpfe treten ungefähr **1** bis **10 Std.** nach dem Verzehr von vergifteten Lebensmitteln auf. Haben mehrere Personen dasselbe schlechte Essen verzehrt, sind typischerweise mehrere Personen betroffen. Eine Untersuchung der Speisereste gibt Klarheit darüber, ob Giftstoffe aus der Nahrung aufgenommen worden sind. Personen, die an einer Lebensmittelvergiftung erkrankt sind, sollten sich umgehend in ärztliche Behandlung begeben, damit starke Wasser- und Elektrolytverluste ausgeglichen werden können.

Lebensmittelinfektionen

Lebensmittel, die **krankheitserregende Mikroorganismen** enthalten, können **Lebensmittelinfektionen** verursachen. Meistens wird das Lebensmittel von den krankheitserregenden Mikroorganismen als eine Art **Transportvehikel** genutzt, um im Darmtrakt Toxine freizusetzen und somit eine Lebensmittelinfektion auszulösen. Werden die krankheitserregenden Mikroorganismen vor dem Nahrungsverzehr abgetötet, so kann der Ausbruch einer Infektionskrankheit verhindert werden. Typische Symptome für Lebensmittelinfektionen sind eine akute Darmentzündung, blutige und wässrige Stuhlgänge, Fieber, Kopf-, Glieder- und Gelenkschmerzen.

Besonders häufig infizierte Lebensmittel sind:

- Fische, Muscheln, Krabben
- Fleisch (roh), Geflügel (roh)
- Feinkost- und Rohkostsalate mit Mayonnaise
- Speiseeis
- Rohe Wurstwaren

Die meisten Lebensmittelvergiftungen und -infektionen werden durch den Verzehr von tierischen Produkten (Fleisch, Eier, Wurst und Milchprodukte) ausgelöst, die entweder kontaminiert, unhygienisch verarbeitet oder falsch zubereitet worden sind. Krankheitserreger wie **Salmonellen, Staphylokokken, EHEC** und **Listerien** verursachen die Infektionen bzw. Vergiftungen. Sie werden nachfolgend beschrieben.

Erläutern Sie den Unterschied zwischen einer Lebensmittelvergiftung und einer Lebensmittelinfektion.

Salmonellen

Salmonellen gehören laut **Infektionsschutzgesetz (§ 6 bzw. § 7 IfSG)** zu den **meldepflichtigen Infektionskrankheiten.** Sie sind stäbchenförmige Bakterien, deren **Länge ca. 2 µm bis 5 µm** beträgt. Es werden derzeit **ca. 2 500** verschiedene Typen unterschieden. In Deutschland treten die beiden **Typen Salmonella enteritidis** und **Salmonella typhimurium** am häufigsten auf.

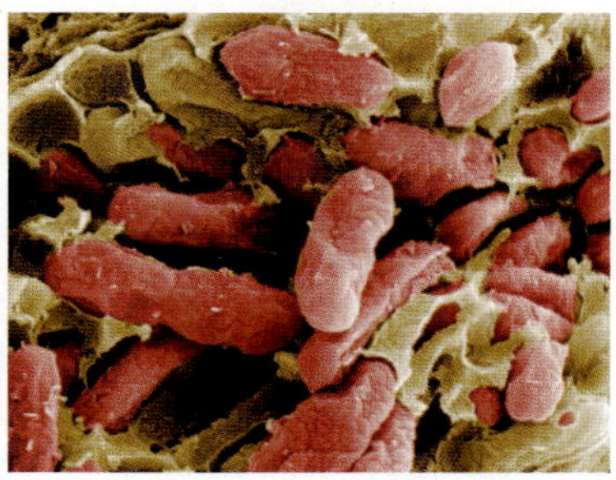

Salmonellen

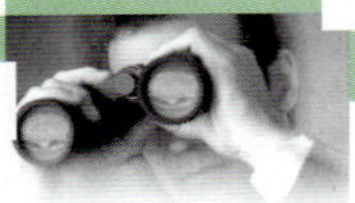

Vermehrung

Salmonellen können sich ohne oder mit Sauerstoff vermehren. Die Vermehrung erfolgt bei Temperaturen zwischen **7 °C** und **45 °C** besonders schnell, während das Wachstum bei Temperaturen unter **7 °C** bzw. **über 50 °C** nicht mehr möglich bzw. stark verlangsamt ist. Salmonellen können in Lebensmitteln abgetötet werden, wenn diese **ca. 10 Min.** auf **75 °C** Kerntemperatur erhitzt werden. Bei stark salz- bzw. säurehaltigen Lebensmitteln (pH-Wert unter 4,5) findet keine Vermehrung mehr statt.

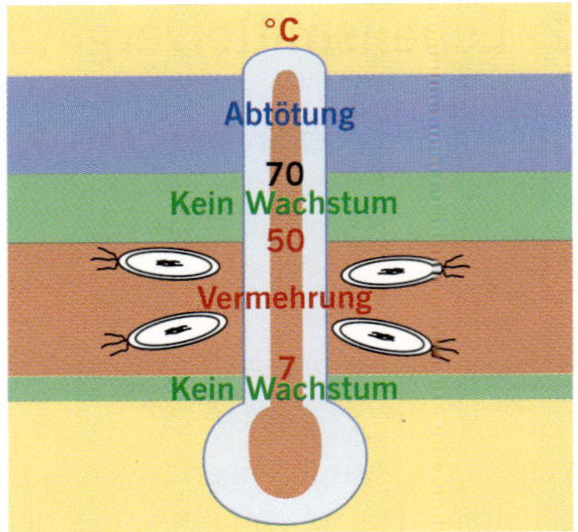

Temperatureinflüsse auf Salmonellen

Übertragung

Ein an Salmonellose erkrankter Mensch scheidet Salmonellen über den **Stuhl** und den **Urin** aus. Durch mangelnde persönliche Hygiene kann es zur Übertragung von Salmonellen auf Lebensmittel kommen. Rinder, Hühner, Schweine, Gänse, aber auch frei lebende Tiere wie Mäuse, Ratten und Schaben können Salmonellen enthalten und auf die Nahrungsmittel übertragen. Werden die kontaminierten Lebensmittel nicht durchgegart, sondern roh verzehrt, kann das zu einer Salmonellenerkrankung führen.

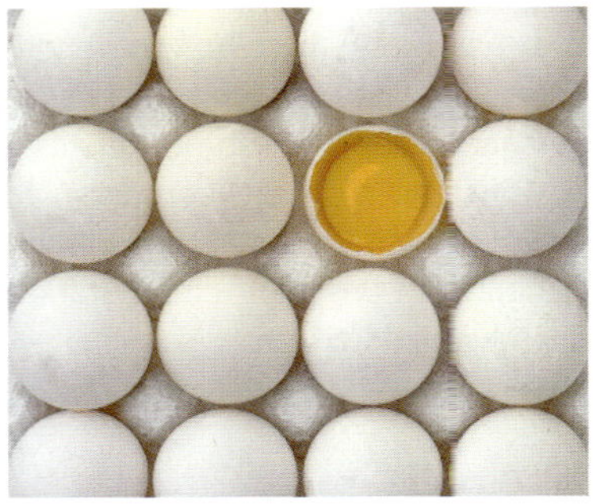

Die Salmonellenübertragung auf Nahrungsmittel findet sehr häufig durch tierische Ausscheidungsprodukte statt (z. B. Salmonellen auf Eierschalen durch Hühnerkot).

Übertragung von Salmonellen auf den Menschen

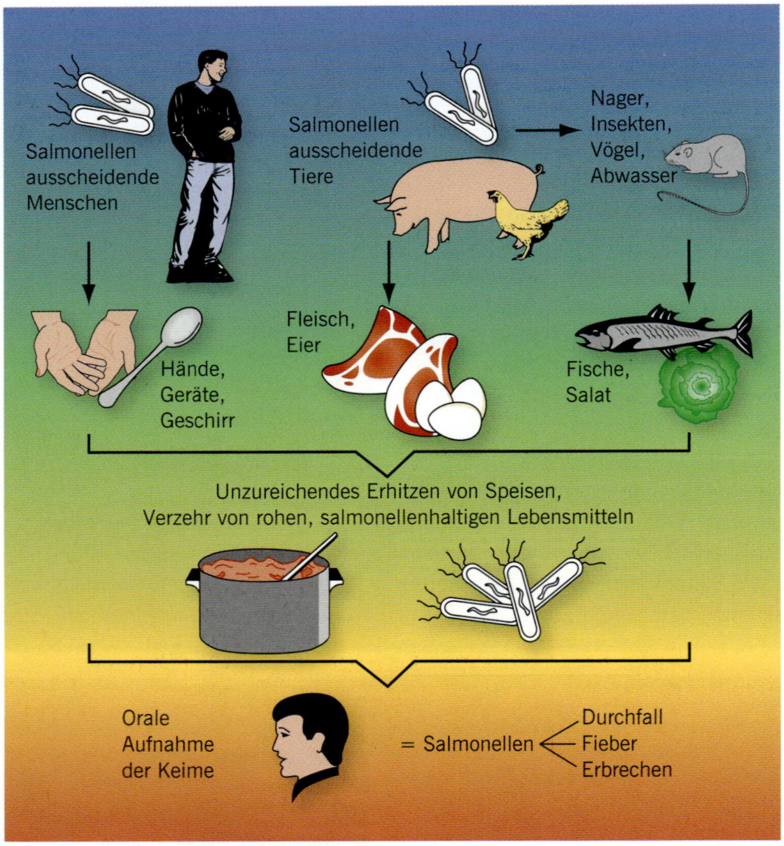

1. *Beschreiben Sie anhand der nebenstehenden Abbildung, wie es beim Menschen zur oralen Aufnahme von Salmonellen kommen kann.*
2. *Welche weiteren Hygieneregeln sollten in lebensmittelverarbeitenden Betrieben eingehalten werden, damit es zu keiner Salmonelleninfektion kommt?*

Finden Sie heraus, wie viele Menschen in Deutschland im vergangenen Jahr an Salmonellen erkrankt sind.

Erkrankung

Die Symptome einer Salmonellose beginnen meist nach **ungefähr 6** bis **12 Std.,** in der Regel nach dem Verzehr von keimbelasteten Speisen. **Heftige Durchfälle, Erbrechen** und **hohes Fieber** zeichnen eine Salmonellose aus. Nur bei einem sehr heftigen Krankheitsverlauf, vor allem bei älteren Menschen und Kleinkindern, erfolgt eine Behandlung durch **Antibiotika.** Die hohen **Wasser-** und **Elektrolytverluste,** die durch den Durchfall hervorgerufen werden, müssen auf jeden Fall ausgeglichen werden.

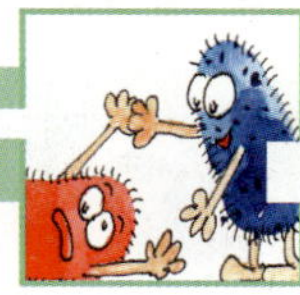

Vorsorge und Hygienemaßnahmen

- Große Fleischstücke müssen vor dem Garen vollständig aufgetaut werden. Das geschieht am besten über Nacht im Kühlhaus. Hierbei sollte die Auftauware nicht mit anderen Lebensmitteln und nicht mit der Auftauflüssigkeit in Berührung kommen (bedeckter Edelstahlbehälter mit Siebeinsatz).
- Fleisch, Fisch und Geflügel müssen ausreichend gegart werden **(10 Min., Kerntemperatur 75 °C).**
- Nach der Fleisch-, Fisch- und Geflügelverarbeitung müssen der Arbeitsplatz und die Arbeitsgeräte gründlich gereinigt und desinfiziert werden. Reinigungslappen müssen entfernt werden.
- Eine ausreichende Personalhygiene muss stattfinden, z. B. Hände nach dem Toilettengang gründlich waschen und desinfizieren sowie nach Bedarf Handschuhe tragen.
- Die Kühlkette sollte nicht unterbrochen werden.
- Salmonellen können über die Schale ins Rohei gelangen, Eierspeisen deshalb durchgaren oder pasteurisierte Eierwaren verwenden.
- Heiße Speisen nicht unnötig warm halten, sondern schnellstmöglich im Wasserbad herunterkühlen und fachgerecht kühl stellen.

Staphylokokken

Bei den **Staphylokokken** handelt es sich um kugelförmige Bakterien, die sich in traubenartigen Haufen anordnen und als **Eitererreger** bekannt sind. Sie kommen in **eiternden Wunden,** in den **Schleimhäuten,** im **Darmtrakt,** aber auch im **Speichel** vor.

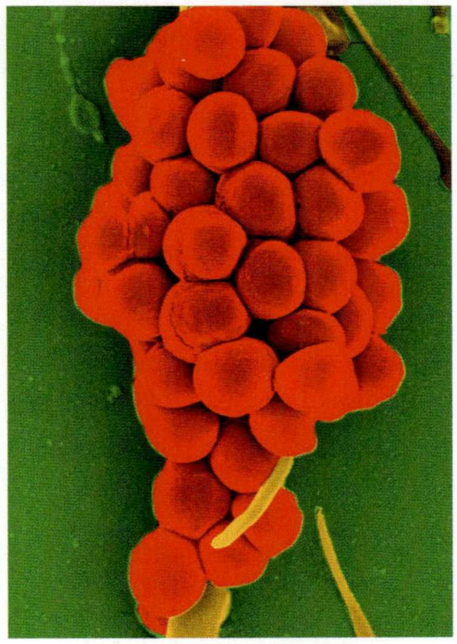

Staphylokokkus aureus/HZI/M. Rohde

Vermehrung

Es handelt sich um Bakterien, die sich **mit** oder **ohne** Sauerstoff vermehren. Am bedeutsamsten ist die Art der Staphylokokken aureus. Sie vermehren sich sehr gut bei Körpertemperatur und sind selbst bei Temperaturen von **ca. 10 °C** in der Lage, hitzestabile Giftstoffe, sogenannte Toxine, zu produzieren. Die in den Lebensmitteln vorhandenen Toxine werden erst bei Temperaturen um **100 °C, Einwirkzeiten ca. 1 Std.,** zerstört. Eine schnelle Vermehrung erfolgt bei eiweiß- und kohlenhydrathaltigen Lebensmitteln. Das Wachstum der Keime wird durch eine kühle Lagerung vermindert.

Übertragung

Staphylokokken-Vergiftungen werden in der Lebensmittel- und Speisenherstellung meist durch Menschen ausgelöst. Durch eiternde Wunden, durch das Husten und Niesen, aber auch durch mangelnde körperliche Hygiene (z. B. kein Händewaschen nach dem Toilettengang) können Lebensmittel mit Staphylokokken kontaminiert werden. Selbst an Haaren können die Eitererreger haften und Lebensmittel vergiften. So können aber auch zuerst die Keime auf Gegenstände und im späteren Arbeitsprozess auf Lebensmittel übertragen werden. Selbst Nutztiere können Träger von Staphylokokken sein und dabei Lebensmittel kontaminieren (Beispiel: Staphylokokken können Euterentzündungen bei Kühen hervorrufen, was eine Kontamination der Milch auslösen kann.).

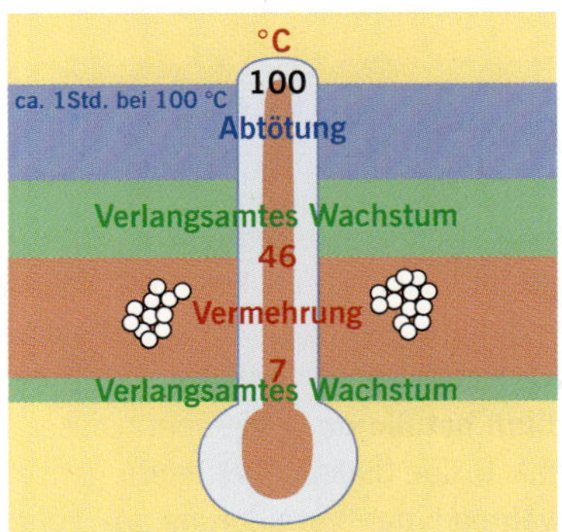

Temperatureinflüsse auf Staphylokokken

@ ***Recherchieren Sie im Internet, wann und von wem Salmonellen und Staphylokokken entdeckt wurden.***

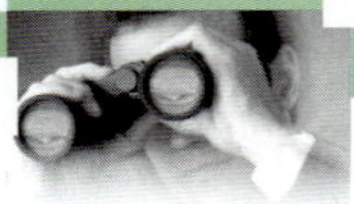

Übertragung von Staphylokokken auf den Menschen

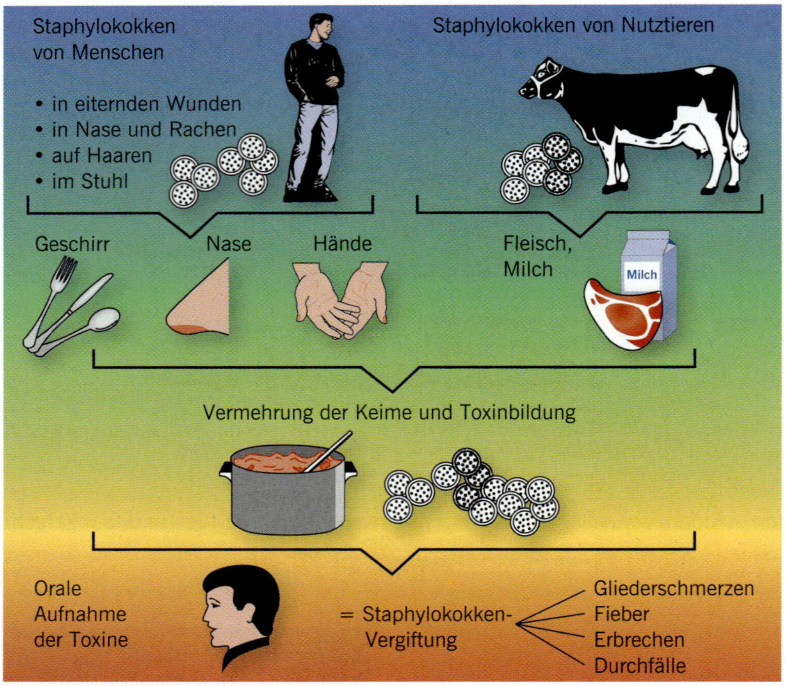

1. ***Beschreiben Sie anhand der nebenstehenden Abbildung, wie es beim Menschen zur oralen Aufnahme von Staphylokokken kommen kann.***
2. ***Welche weiteren Hygieneregeln sollten in lebensmittelverarbeitenden Betrieben eingehalten werden, damit es zu keiner Lebensmittelvergiftung durch Staphylokokken kommt?***

Besonders häufig infizierte Lebensmittel sind:

- Fleisch- und Geflügelsalate
- Fleischware
- Kartoffelsalat
- Cremespeisen
- Milch, Milchprodukte
- Eiprodukte

Erkrankung

Nach ungefähr **2** bis **6 Std.** können die gebildeten Toxine im menschlichen Körper Durchfälle, Erbrechen, Übelkeit, Gliederschmerzen und Kreislaufstörungen auslösen. In der Regel klingen die Symptome nach **1** bis **2 Tagen** wieder ab.

Vorsorge und Hygienemaßnahmen

- Vor der Arbeit müssen die Wunden fachgerecht abgedeckt werden. Bei der Arbeit sollten Handschuhe getragen werden.
- Personen, die niesen und husten, müssen sich von den Lebensmitteln abwenden und danach die Hände waschen.
- Es gilt ein Tätigkeitsverbot für Personen mit eiternden Wunden und Hautausschlägen.
- Lebensmittel sollten so rasch wie möglich kühl gestellt werden. Eine Unterbrechung der Kühlkette ist zu vermeiden.
- Zum Probieren von Speisen grundsätzlich 2 Löffel o. Ä. benutzen.

Botulismus

Beim Botulismus handelt es sich um eine lebensbedrohliche Lebensmittelvergiftung, also um keine Infektionskrankheit. In früheren Jahren wurde die Vergiftung häufig durch verdorbene Wurstware (lat. botulus) ausgelöst, was zur Namensgebung führte. Der Botulismus wird durch das Bakterium **Clostridium botulinum** verursacht. Dieses Bakterium kann ohne Sauerstoff gefährliche Toxine bilden. Die Gefahr geht also von den giftigen Toxinen aus, die sich während der Vermehrung im Lebensmittel bilden. Die Keime finden sich hauptsächlich im Erdboden und in Gewässern nahe von Küsten wieder.

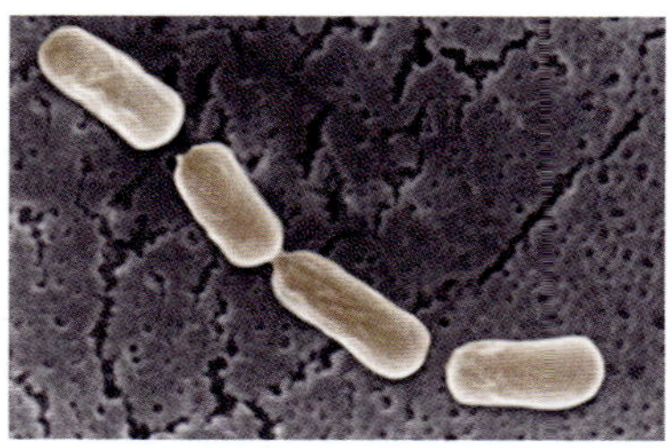

Clostridium botulinum

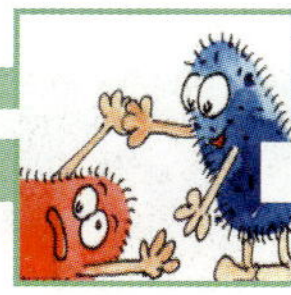

Vermehrung

Die Bakterien vermehren sich **anaerob** (Luftabschluss) und bilden hitzestabile, außerordentlich widerstandsfähige, langlebige Sporen, die selbst Temperaturen von **100 °C** überstehen – andere wiederum vermehren sich bei einer Salzkonzentration von **bis zu 10 %.**

Übertragung

Die im Erdboden vorkommenden Botulismus-Clostridien bleiben sehr häufig an sämtlichen Gemüsearten haften. Leider werden beim Haltbarmachen (z. B. Pasteurisieren) nur die Bakterien, nicht aber deren Sporen abgetötet, sodass diese besonders im luftdichten Raum auskeimen und sich vermehren und dabei giftige Toxine und Gase bilden. Die Gasbildung, die durch die Gärprozesse der Clostridien verursacht wird, führt dazu, dass sich die Konserven regelrecht **aufblähen,** es bilden sich **Bombagen.** Bei industriell gefertigten Konserven tritt Botulismus nur noch selten auf. Da das **Einmachen** im Privathaushalt stark rückläufig ist, tritt eine **Botulismus-Vergiftung** auch hier nur noch sehr selten auf.

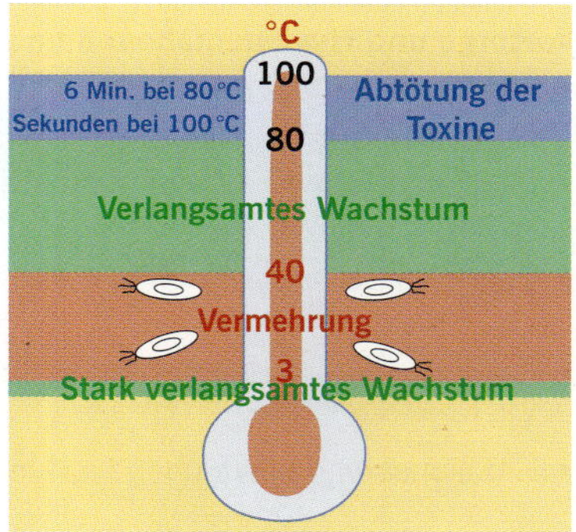

Temperatureinflüsse auf Botulismus-Clostridien

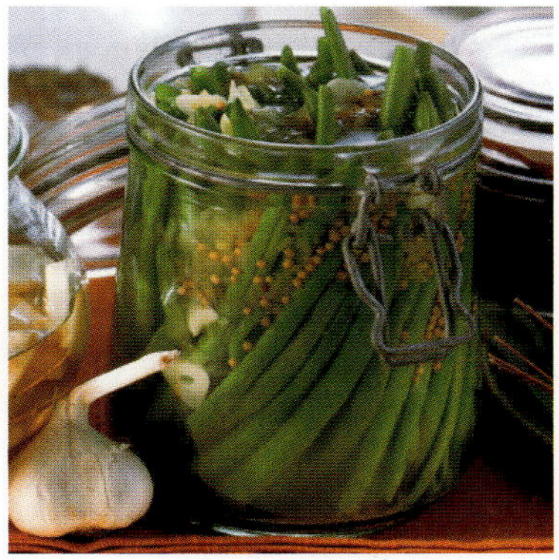

Merke ***Ist nach dem Einmachen der Deckel undicht, liegt Botulismus-Gefahr vor. Die Ware sollte nicht verzehrt werden. Aufgeblähte Konserven sind umgehend zu entfernen, der Inhalt darf auf keinen Fall verzehrt werden.***

Ursachen der Vergiftungen

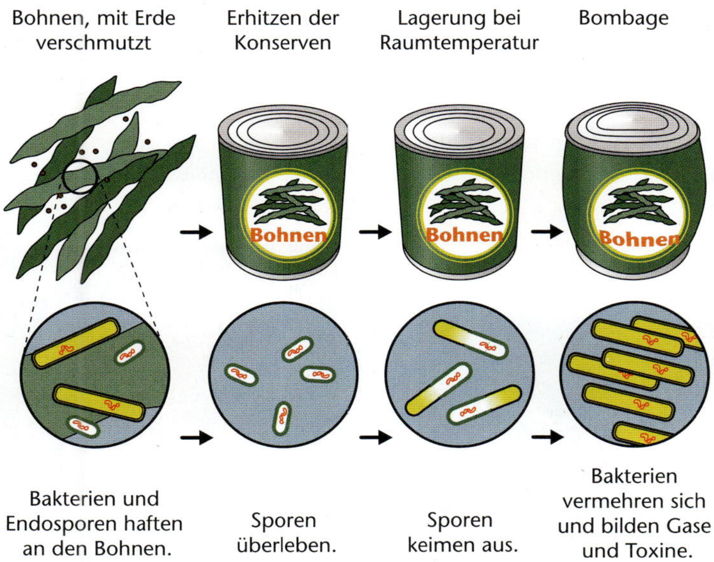

Besonders häufig infizierte Lebensmittel sind:

- Unzureichend sterilisierte Produkte, z. B. Wurstware, Bohnen
- Unzureichend gesäuerter Fisch
- Vakuumverpackte, mild gesalzene, wenig getrocknete Rauchware

Erkrankung

Die Vergiftung macht sich meist **12 Std.** nach dem Verzehr von vergifteten Konserven bemerkbar. Die Toxine blockieren die Signalübertragung zwischen Nerven und Muskeln. Das wirkt sich meist zuerst auf die Augen aus. Die Betroffenen sehen verschwommen und meist doppelt. Schluck- und Sprachstörungen, Lähmungen der Atemmuskulatur und der gesamten Muskulatur sind lebensgefährlich. Ein unbehandelter Botulismus führt zum Tod, deshalb müssen gegen die Lähmungen Intensivmaßnahmen und gegen die Toxine moderne Gegengifte verabreicht werden.

@ ***Finden Sie heraus, wie viele Menschen in Deutschland jährlich an Botulismus erkranken.***

Es sollen in einem Privathaushalt Bohnen sterilisiert werden. Finden Sie heraus, welche wichtigen Regeln Sie beim Sterilisieren einhalten sollten.

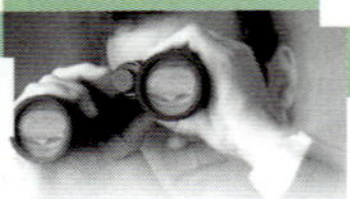

Vorsorge und Hygienemaßnahmen

- Prinzipiell sollte Gemüse, das mit Erde behaftet ist, gründlich geputzt und gewaschen werden
- Den Inhalt von Bombagen und aufgeblähten Vakuumverpackungen nicht verzehren, sondern entsorgen
- Den Inhalt von nicht richtig verschlossenen Einmachgläsern nicht verzehren, sondern entsorgen
- Fleischware ausreichend räuchern und pökeln
- Halbkonserven ausreichend kühlen

EHEC

Das Bakterium **Escherichia coli** stellt einen natürlichen Bestandteil der **Darmflora** sowohl bei Tieren als auch bei Menschen dar. Es ist sehr nützlich, indem es Krankheitserreger im Körper abwehrt und an der Spaltung von Nährstoffen beteiligt ist. Die Sondergruppe **Enterohämorrhagische Escherichia coli,** abgekürzt **EHEC,** stellt jedoch eine gefährliche Variante der Colibakterien dar. Sie können beim Menschen im Darm bereits in geringen Mengen **(unter 100 Keimen)** Krankheiten auslösen, da sie Giftstoffe produzieren.

Vermehrung

EHEC-Bakterien vermehren sich in Gegenwart oder Abwesenheit von Sauerstoff bei Temperaturen von **8 °C bis 47 °C** sehr gut.

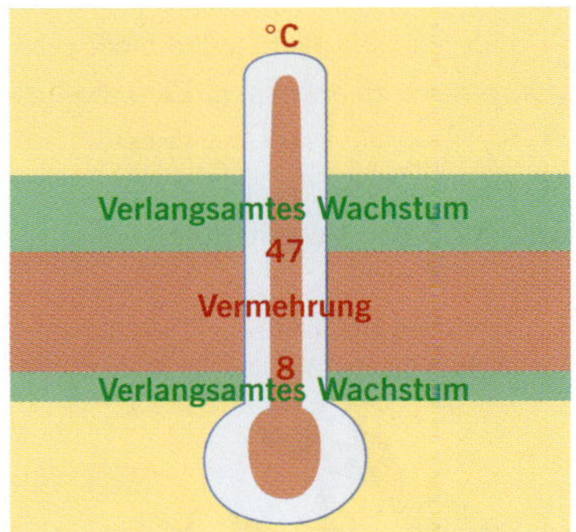

Temperatureinflüsse auf die EHEC-Bakterien

Übertragung

EHEC-Bakterien sind im **Kot von Nutztieren** (Rinder, Schafe, Ziegen, Schweine) enthalten. Lebensmittel, die von diesen Tieren stammen, können bei unzureichender Hygiene mit EHEC-Bakterien infiziert werden und durch den Rohverzehr beim Menschen Infektionen auslösen. Wird das kotbeschmutzte Fell von Nutztieren berührt, können Keime auf direktem Weg in den Mund oder aber indirekt auf Lebensmittel übertragen werden. Durch mangelnde Hygiene können EHEC-Bakterien durch Schmierinfektionen von Mensch zu Mensch übertragen werden.

Übertragung von EHEC-Bakterien auf den Menschen

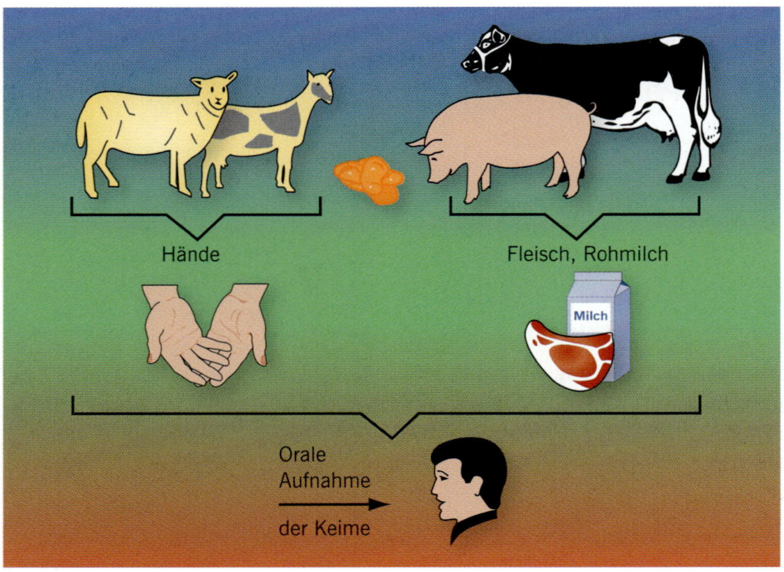

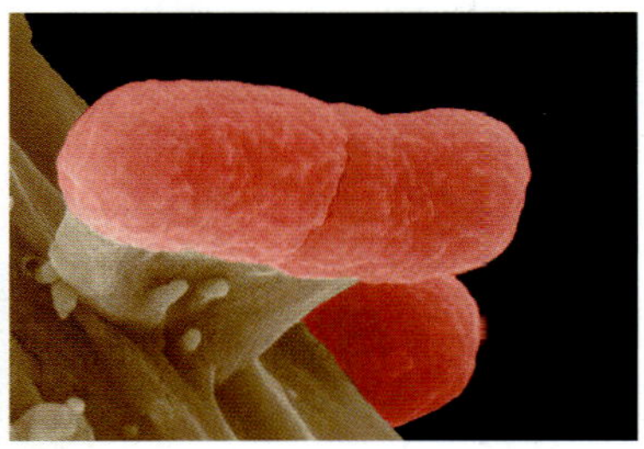

EHEC-Bakterien

EHEC-Infektionen sind meldepflichtig.
Informieren Sie sich im Internet, wie viele Fälle von EHEC-Erkrankungen im vergangenen Jahr gemeldet wurden.
Vergleichen Sie die Zahlen mit anderen Infektionserkrankungen.
Welche Schlüsse ziehen Sie daraus?

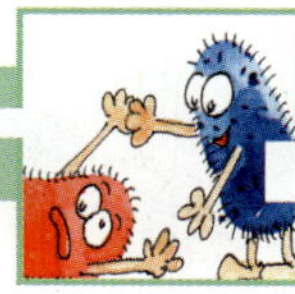

Erkrankung

Es ist durchaus möglich, dass eine Infektion mit EHEC-Bakterien symptomfrei verläuft, meist werden die Erreger nach **1** bis **3 Wochen** ausgeschieden. Bei mangelnder Hygiene können andere Menschen damit angesteckt werden. Typische Symptome bei einer EHEC-Erkrankung sind Übelkeit, Erbrechen und leicht wässrige Durchfälle. Bei einem starken Krankheitsverlauf kommt es zu Bauchkrämpfen und blutigen Stühlen. Bei ungefähr **5 %** bis **10 %** der Erkrankten, insbesondere bei immungeschwächten Menschen, aber auch bei Kleinkindern und älteren Menschen kann die Infektion zur Schädigung der Blutgefäße, zu neurologischen Störungen und zur Schädigung der Organe führen. Nierenstörungen sind keine Seltenheit.

Besonders häufig infizierte Lebensmittel sind:

- Rohmilch, Rohmilchkäse
- Rohes Fleisch (Tatar)
- Schnitt- und streichfähige Rohwürste
- Pflanzliche Lebensmittel, z. B. Gemüse, Gewürze, die mit Kot von Nutztieren gedüngt wurden

Vorsorge und Hygienemaßnahmen

- Kontakt mit Tierkot sollte gemieden werden. Nach der Berührung von Tieren sollten die Hände gründlich gereinigt werden.
- Persönliche Hygiene ist sehr wichtig. Nach dem Toilettengang müssen die Hände gründlich gewaschen werden.
- Bei der Verarbeitung von Fleisch in Großbetrieben sollten Handschuhe getragen werden (z. B. beim Zerkleinern von Fleisch, bei der Herstellung von Fleischteig).
- Auf das ausreichende Erhitzen von rohen tierischen Produkten (Rohmilch, Rindfleisch etc.) ist zu achten.
- Auf das lange Warmhalten von Lebensmitteln sollte verzichtet werden.

?

1. ***Geben Sie einen stichwortartigen Überblick über die Mikroorganismen.***
2. ***Beschreiben Sie jeweils 5 praktische Begriffe, wie Sie Lebensmittelinfektionen in der Schulküche und im Privathaushalt vermeiden können.***
3. ***Eine Mitarbeiterin einer Kantine leidet an Übelkeit und Durchfall. Ihr Chef fordert Sie aufgrund von Personalknappheit auf mitzuarbeiten. Nehmen Sie dazu Stellung.***

M/A ***Fransenball-König***

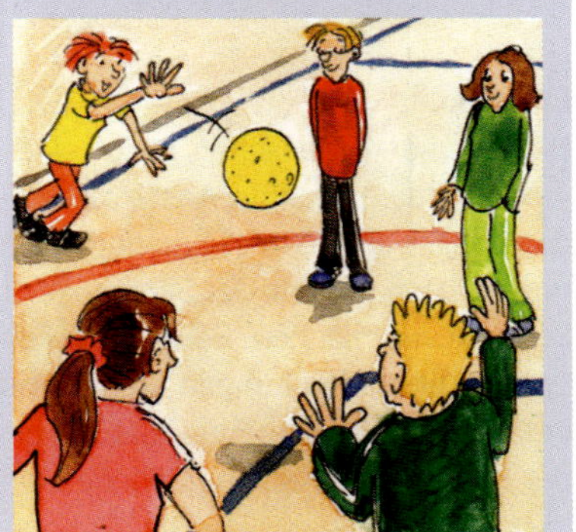

Zeitrichtwerte: **ca. 20 Min. bis 30 Min.**

Arbeitsmaterial: Softball o. Ä.

Teilnehmer: **8er-Team im Kreis**

Arbeitsauftrag: Die 8er-Gruppe wählt sich zunächst 2 Teamleiter aus. Die Teamleiter überlegen sich zu einem Kapitel dieses Buches verschiedene Fragen und sprechen sich ab, wer welche Frage stellt. Die Teammitglieder inkl. Teamleiter stellen sich in einem großen Kreis auf. Jeder sollte genügend Bewegungsfreiraum haben. Die Teamleiter stellen abwechselnd eine Frage zum ausgewählten Stoffgebiet und werfen den Ball einem Teammitglied zu. Wird die Frage richtig beantwortet, erhält das Teammitglied einen Punkt. Der Ball geht an die Teamleiter zurück usw. Ist ein Teammitglied nicht in der Lage, die richtige Antwort zu geben, so kann ein anderes Teammitglied die Frage beantworten und erhält bei richtiger Antwort den Punkt. Das Teammitglied mit den meisten Punkten ist Fransenball-König.

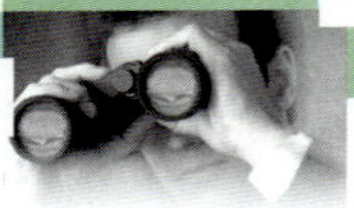

Toxoplasmose

Bei der **Toxoplasmose** handelt es sich um eine **Infektionskrankheit,** die durch **Parasiten** (Toxoplasma gondii) auf den Menschen und andere Tiere übertragen werden kann. Toxoplasmen sind hauptsächlich bei **Katzen** und **katzenähnlichen Tieren** zu finden, wo sie sich vermehren und mit dem Kot ausgeschieden werden.

Vermehrung, Übertragung

Menschen, aber auch Tiere, die mit Katzen und Katzenkot in Berührung kommen, können sich mit Toxoplasmen infizieren. Die Toxoplasmose-Erreger bilden im Muskelgewebe von erkrankten Tieren sogenannte **Zysten,** die Einzelparasiten enthalten. Wird nun das befallene rohe Fleisch verzehrt, kann sich ein Mensch mit Toxoplasmose-Erregern infizieren.

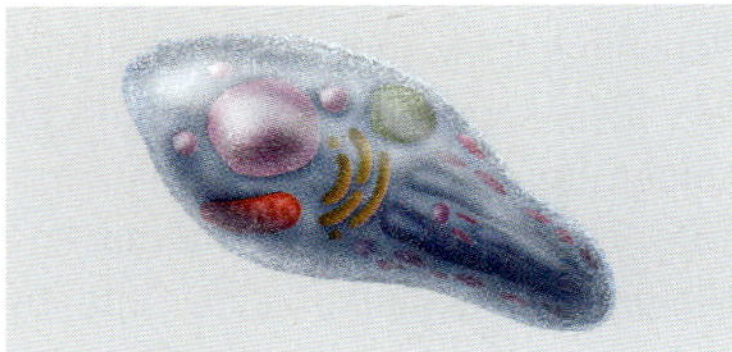

Parasit der Toxoplasmose

Übertragung von Toxoplasmen auf den Menschen

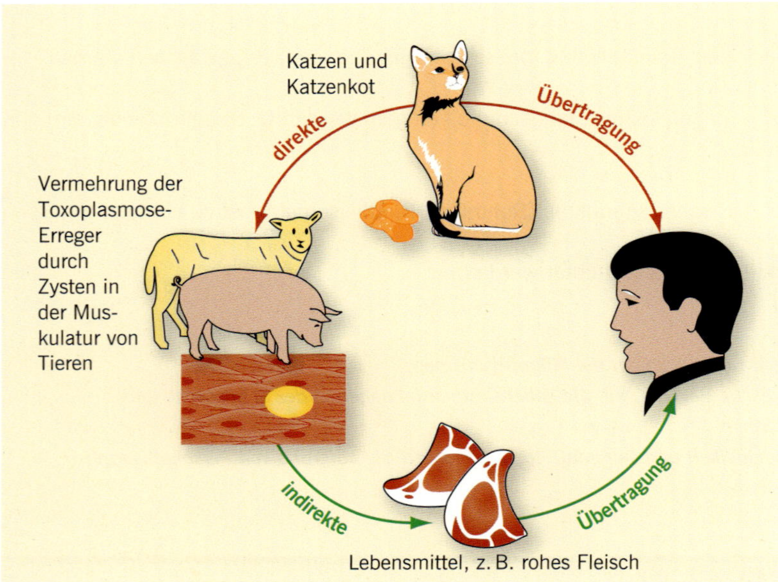

Beschreiben Sie in eigenen Worten, wie sich ein Mensch mit Toxoplasmose-Erregern infizieren kann und welche Auswirkungen auf die Gesundheit das mit sich bringt.

Besonders häufig infizierte Lebensmittel sind:

- Rohe Wurstware
- Rohes Fleisch (Tatar)
- Durch Katzenkot verunreinigte Lebensmittel, z. B. Gemüse, Salat, Obst

Erkrankung

Bei gesunden Menschen bleibt eine Infektion meist symptomlos, es kommt allerdings zur Bildung von **Antikörpern,** wodurch eine erneute Ansteckung verhindert wird. Bei **immungeschwächten Personen (Aids-Kranken)** verursachen die Erreger sehr häufig Entzündungsherde im Gehirn und in den Lungen. Bekommen Schwangere während des ersten und zweiten Drittels der Schwangerschaft eine Toxoplasmose-Infektion, so kann diese erhebliche Schäden beim Ungeborenen verursachen. Selbst eine Fehlgeburt ist nicht auszuschließen. Bei infizierten Ungeborenen kann es zu Schäden an der **Leber,** den **Lungen,** dem **Gehirn,** den **Augen** und auch am **Herzmuskel** kommen. Selbst **Verkalkungen der Hirngefäße, Epilepsie** und die Bildung eines Wasserkopfes sind nicht auszuschließen. Während der Schwangerschaft sollte der Kontakt mit Katzen gemieden werden.

Vorsorge und Hygienemaßnahmen

- Grundsätzlich sollte auf den Verzehr von rohem Fleisch verzichtet werden.
- Schwangere und immungeschwächte Personen sollten den Kontakt mit Katzen meiden.
- Nach dem Kontakt mit Katzen und Katzenkot sollten die Hände gründlich gewaschen werden.

Recherchieren Sie im Internet die neuesten wissenschaftlichen Veröffentlichungen zu EHEC, Botulismus und Toxoplasmose.

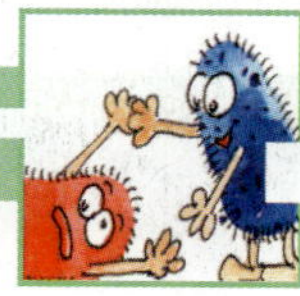

Listerien

Listerien sind **stäbchenförmige Bakterien,** die die Infektionskrankheit **Listeriose** verursachen, die hauptsächlich bei Schwangeren, Ungeborenen und immungeschwächten Personen zur krankheitsauslösenden Wirkung kommt. Die Bakterien, die keine Sporen bilden, sind sehr weit verbreitet und gegenüber Umwelteinflüssen äußerst widerstandsfähig. Sie sind als **Schmutzkeime** bekannt und sind daher im Wasser, im Boden, auf Pflanzen und im Kot, aber auch in Lebens- und Futtermitteln zu finden.

Vermehrung

Die Vermehrung der Listerien erfolgt sowohl bei hohen als auch bei niedrigen Temperaturen zwischen **0 °C** und **45 °C.**

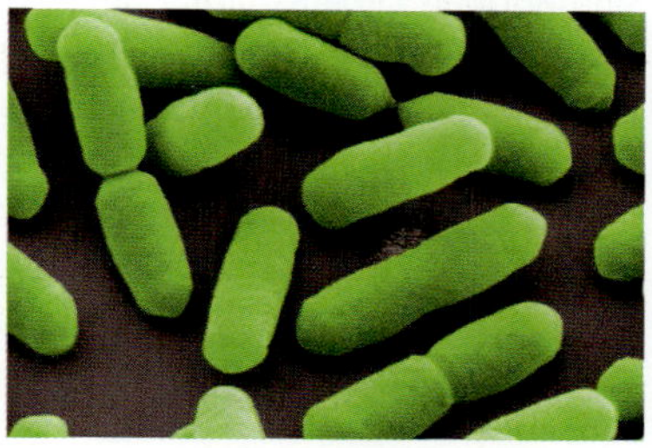

HZI/Listerien/M. Rohde

Übertragung

Die Übertragung der Listerien erfolgt nur ganz selten auf direktem Weg vom Tier auf den Menschen. In der Regel werden die Keime durch den Verzehr von kontaminierten Lebensmitteln, z. B. rohes Fleisch, Rohmilch, aber auch unsachgemäß pasteurisierte Lebensmittel, Räucherfisch, indirekt übertragen. Die Kontamination bei Wiederkäuern (Kühe, Schafe) erfolgt meist durch erdreichverschmutztes Futtermittel (Silagen).

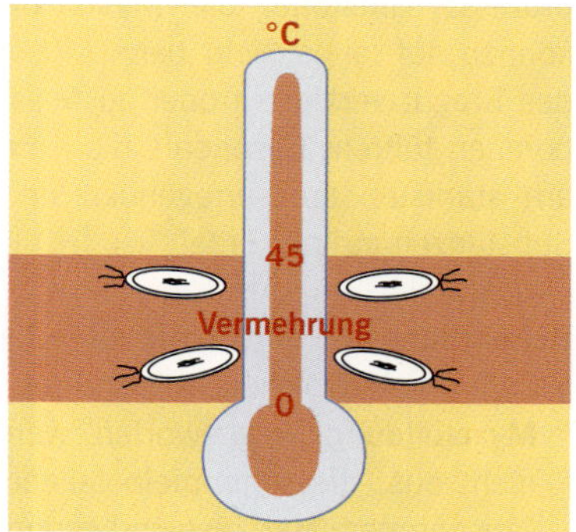

Temperatureinflüsse auf Listerien

Erkrankung

Bei gesunden Menschen verläuft die **Listeriose** meist symptomfrei. Allerdings ist es durchaus möglich, dass sich innerhalb von **24 Std.** eine **Magen-Darm-Entzündung (Gastroenteritis)** oder aber Übelkeit und Erbrechen einstellen können. Von der Ansteckung bis zum Ausbruch der Infektion können bis zu **70 Tage** vergehen. Bei Schwangeren kann eine Infektion zu einer Fehl- oder Frühgeburt führen. Bei immungeschwächten und älteren Menschen kann die Erkrankung zur Bauchfellentzündung und Blutvergiftung und zum Tod führen. Bei Kleinkindern ist eine Hirnhautentzündung keine Seltenheit.

Vorsorge und Hygienemaßnahmen

- Rohes Gemüse und rohes Obst sollte sorgfältig gewaschen werden.
- Nach dem Kontakt mit rohem Fleisch sollten die Hände und die Arbeitsgeräte sorgfältig gewaschen werden.
- Der Verzehr von rohem Fleisch, rohem Fisch und rohen Milchprodukten sollte gemieden werden.
- Nach dem Toilettenbesuch und nach dem Wickeln von Kindern sollten die Hände gründlich gewaschen werden.
- Geschirrhandtücher, Schwämme und Reinigungslappen sollten regelmäßig gewaschen werden.

Besonders häufig infizierte Lebensmittel sind:

- Rohmilch, Rohmilchkäse
- Rohwürste (Teewurst, Mettwurst)
- Vakuumverpackter Räucherlachs
- Rohes Fleisch
- Nachträglich kontaminierte Produkte (Käse, geräucherter Fisch)

1. Welche Hygienemaßnahmen können Sie treffen, um nicht an Listeriose zu erkranken?
2. Wie können Listerien übertragen werden?

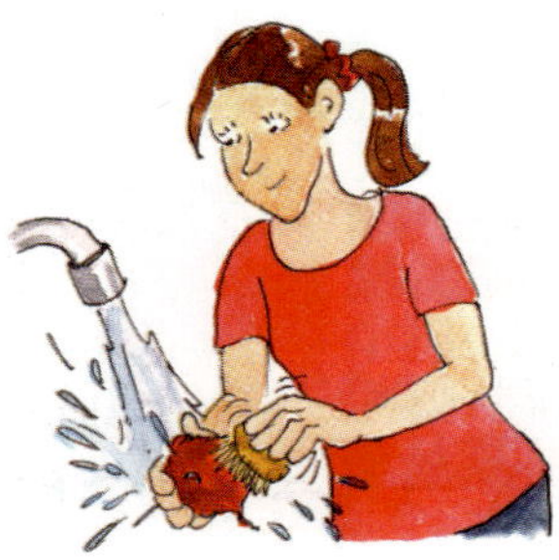

Finden Sie heraus, ob Listeriose zu den meldepflichtigen Krankheiten gehört.
Wie diagnostiziert der Arzt eine Listerieninfektion?

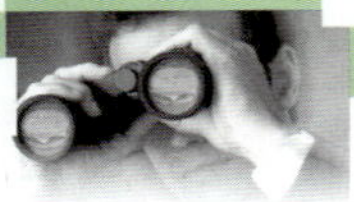

Schimmelpilze

Schimmelpilze können sich auf fast allen Lebensmitteln ausbreiten, besonders betroffen sind Backwaren, Brote, Obst, Früchte, Erdnüsse und Pistazien. Die Sporen der Schimmelpilze sind in der Luft vorhanden. Sie setzen sich auf den Lebensmitteln ab und bilden beim Keimen ein fadenartiges Geflecht, ein sogenanntes **Myzel.** Das Geflecht breitet sich auf dem und auch tief im Lebensmittel aus und bildet neue Sporen. Da das Geflecht im Inneren des Lebensmittels mit dem bloßen Auge nicht zu erkennen ist, wird die Ausbreitung des Schimmels vom Verbraucher meist völlig unterschätzt. Die Sporenträger sind als **gelber, schwarzer, grauer** oder **grünlicher Pilzrasen** auf der Oberfläche sichtbar. Am Ende des Wachstumsprozesses entstehen im Myzel durch Stoffwechselprozesse Giftstoffe, die **Mykotoxine.** Die **Mykotoxine** können auf lange Sicht beim Menschen **Krebs** erregen, das Erbgut verändern oder zu Missbildungen bei Ungeborenen führen. Besonders die **Alfatoxine** gelten als die am stärksten krebserregenden und leberschädigenden Substanzen auf der Erde.

Behandlung von verschimmelten Lebensmitteln

- Schimmelbefallene Lebensmittel sollten aufgrund der **Myzelbildung** weggeworfen werden; es reicht also nicht aus, die schimmelbefallene Stelle zu entfernen (Ausnahmen: Hartkäse und gering befallene Brotlaibe).
- Schimmelbefallene Lebensmittel sollten nicht an Nutztiere oder Haustüre verfüttert werden. Sie werden dadurch gleichermaßen geschädigt.
- Lebensmittel, die leicht schimmeln, sollten trocken und kühl gelagert werden.
- Werden der Kühlschrank, der Brotkasten und die Vorratsdose einmal in der Woche mit Essigwasser gereinigt, beugt das der Schimmelbildung vor.

Schimmelbefallene Lebensmittel	Entsorgen	Großzügig entfernen
Backwaren	x	
Brotlaib[x]		x
Brot (Scheiben)	x	
Getreideprodukte	x	
Konfitüre	x	
Milch	x	
Milchprodukte	x	
Nüsse	x	
Obst	x	
Säfte	x	

x nur bei sehr geringem Befall

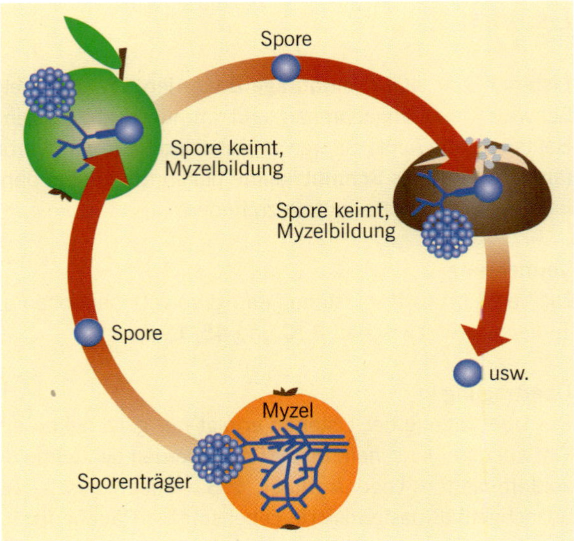

Vermehrung der Schimmelpilze durch Sporen

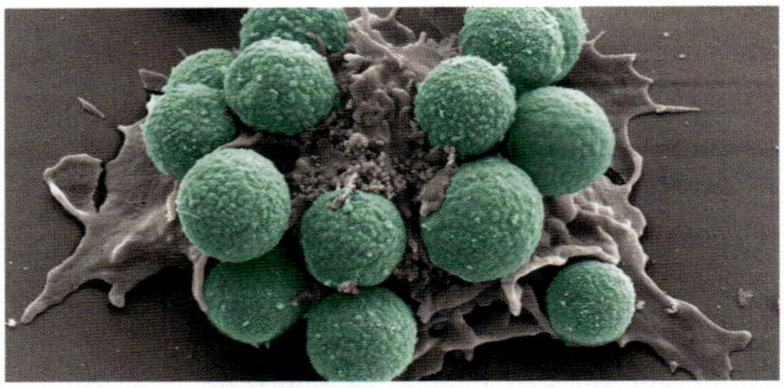

Aspergillus fumigatus, ein Schimmelpilz der Gattung Aspergillus HZI/M. Rohde

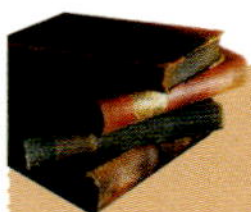

Edelschimmel

Es gibt Kulturschimmelarten, sogenannte Edelschimmel, die bei der Herstellung von bestimmten Lebensmitteln wie Weichkäse (Camembert, Roquefort, Brie) oder Salami zugesetzt werden, um die Reifung und ganz besonders die Aromabildung zu fördern. Auf der Lebensmitteloberfläche bildet sich ein weißer Edelschimmelbelag, der nicht giftig ist.

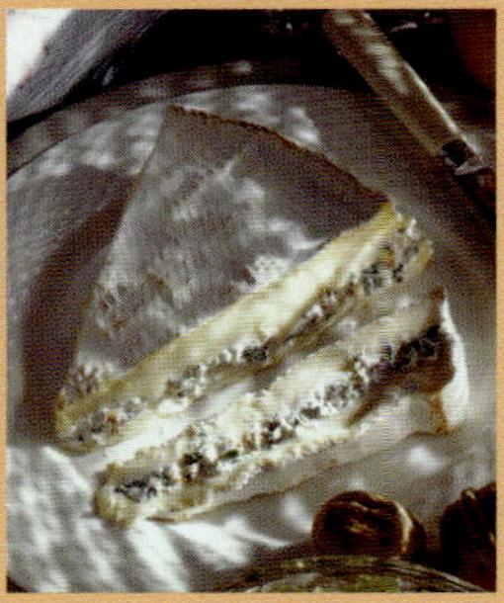

@ *Im Weinbau wird sehr häufig der Begriff Edelfäule benutzt.*
Was verbirgt sich dahinter?
Schimmelpilze – Freunde oder Feinde für den Menschen? Lebensrettende Antibiotika oder krebserregende Giftstoffe? Nehmen Sie zu diesen Aussagen Stellung.

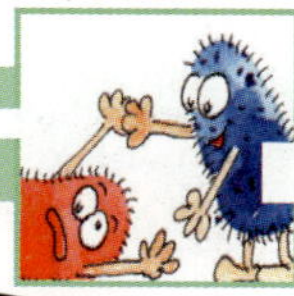

3 Schädlinge

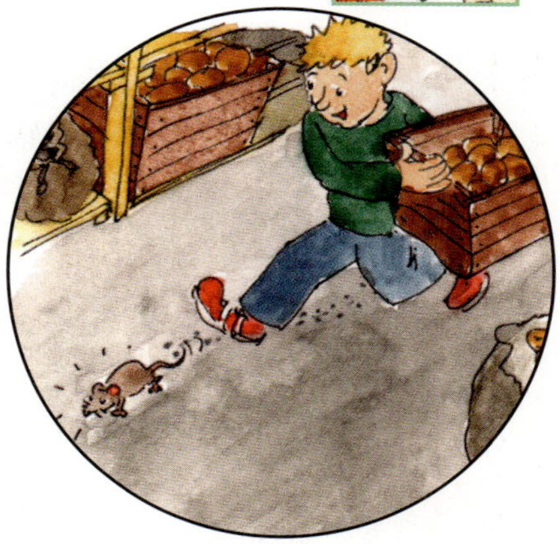

Bei Schädlingen handelt es sich um Tiere, die Lebensmittel so schädigen, dass sie nicht mehr verwendet werden können. Schädlinge müssen also bekämpft werden, da sie

- Lebensmittel anfressen (= Fraßschäden),
- lebensmittelschädigende Mikroorganismen übertragen und dadurch Krankheiten hervorrufen können,
- Verunreinigungen hinterlassen (z. B. Kot),
- sich rasant vermehren,
- Verpackungsmaterial und Dichtungen zerstören,
- häufig technische Defekte verursachen.

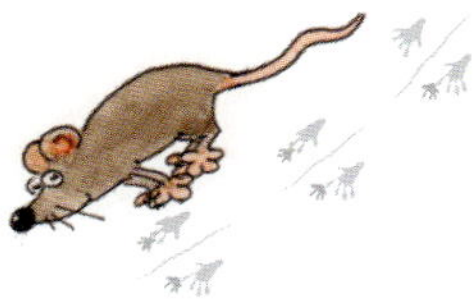

@ Recherchieren Sie im Internet, welche weiteren Schädlinge es in lebensmittelbe- und -verarbeitenden Betrieben geben kann. Welche Schäden hinterlassen sie? Wie kann dieser Schädlingsbefall behoben werden?

Selbst wenn ein Betrieb konsequent die Hygieneregeln einhält, ist es leider nicht auszuschließen, dass Schädlinge im Betrieb vorhanden sind. Sehr häufig werden die Tiere passiv durch den Warenverkehr in den Betrieb eingeschleust. Nicht selten werden Schädlinge durch eine unsachgemäße Mülllagerung angelockt oder gelangen von außen durch Schlitze, Risse und Schlupfwinkel in die Betriebsräume (= aktive Einschleusung).

Beispiele:
- Mäuse in Kartoffelsäcken
- Würmer und Raupen im Salat
- Getreidemotten in verschlossenen Getreidepackungen
- Ratten und Mäuse werden durch unsachgemäß gelagerten Müll angelockt.

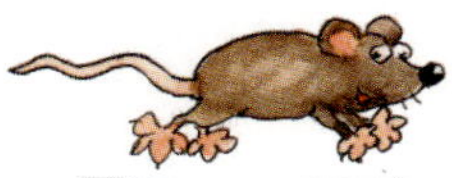

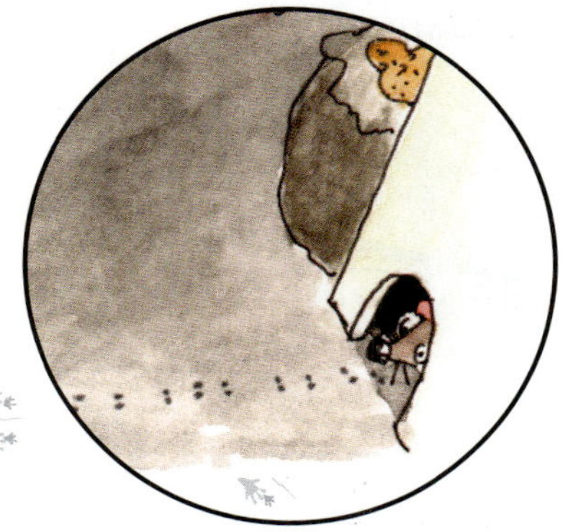

Wichtige Schädlinge auf einen Blick

In lebensmittelbe- und -verarbeitenden Betrieben kommen meist **3 Gruppen** von Schädlingen vor: die **Insekten (Schaben, Motten, Milben, Käfer),** die **Fliegen** und die **Nager (Mäuse, Ratten).** Aus der Tabelle sind die wichtigsten Informationen (Kennzeichen, Schäden, Bekämpfung) zu entnehmen.

Gruppe I: Insekten			
Schädlinge	**Kennzeichen**	**Schäden**	**Bekämpfung**
Schaben 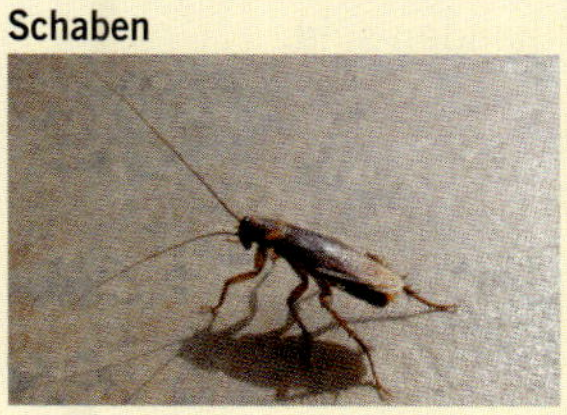	Sie sind Allesfresser, nachtaktiv und besonders lichtscheu.	Befallen hauptsächlich frische und gekochte pflanzliche Produkte. Sie hinterlassen Fraßschäden und Verunreinigungen.	Sehr schwierig, da die Eipakete in der Regel vor der chemischen Bekämpfung abgeworfen werden, das heißt, die Bekämpfung muss mehrmalig durchgeführt werden, um die Brut zu erfassen.

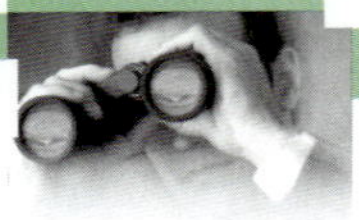

Gruppe I: Insekten (Fortsetzung von S. 451)

Schädlinge	Kennzeichen	Schäden	Bekämpfung
Motten 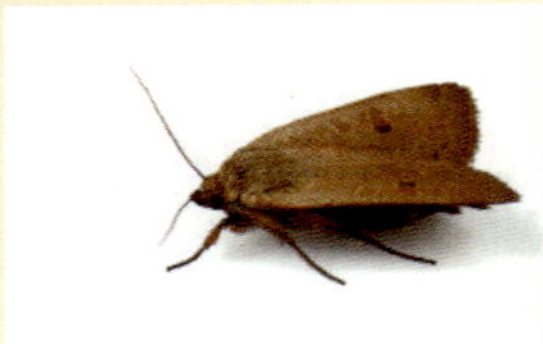	Fliegen bei Dämmerung	Befallenes Getreide, Nüsse, Schokolade, Hülsenfrüchte und Trockenobst. Sie hinterlassen Fraßschäden, Kot und Fadengespinste.	Befallene Ware kann durch Einfrieren (1 Tag) oder durch Hitzeeinwirkung (80 °C, 20 Min.) abgetötet werden, danach Ware entsorgen.

Gruppe II: Fliegen

Schädlinge	Kennzeichen	Schäden	Bekämpfung
Schmeiß-, Fleisch-, Stubenfliegen 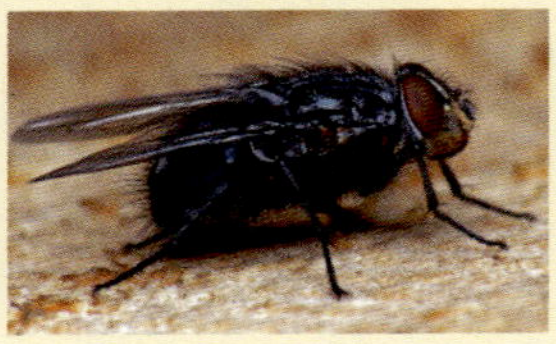	Sie vermehren sich bei geeigneten Temperaturen sehr rasch und stellen eine echte Belästigung dar.	Sie übertragen sehr leicht Mikroorganismen, da sie sich auch auf Kot und Aas aufhalten. Sie befallen sehr häufig Fleischerzeugnisse, Obst, Käse und Fisch und organische Substanzen und hinterlassen Fraßschäden.	Fliegengitter an den Fenstern anbringen, Speisen abdecken, Abfälle schnellstmöglich vorschriftsgemäß entsorgen, um Geruchsbildung zu vermeiden, damit Fliegen nicht angezogen werden

Gruppe III: Nager

Schädlinge	Kennzeichen	Schäden	Bekämpfung
Mäuse und Ratten 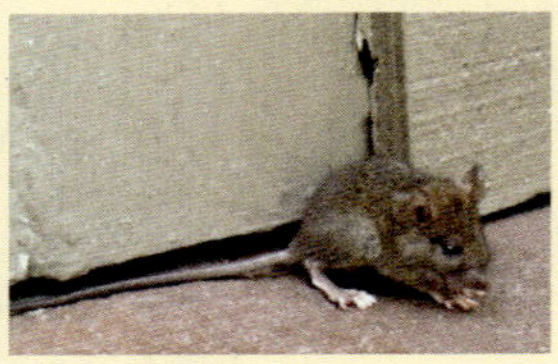	Sind häufig sehr schnell, verstecken sich in Ritzen, sind an allen Lebensmitteln interessiert.	Verunreinigungen durch Kot, Urin, Haare und Fraßschäden. Ratten und Mäuse übertragen sehr häufig Krankheitserreger, da sie sich in unsauberen Gegenden (Abwasser, Müll) aufhalten.	Fallen oder bei massivem Befall sollte eine Schädlingsbekämpfungsfirma hinzugezogen werden. Müllcontainer müssen sauber verschlossen sein und sollten, wenn möglich, nicht direkt neben den Vorratsräumen und der Küche sein. Kellerfenster sollten richtig verschlossen sein.

@ ***Recherchieren Sie im Internet, welche weiteren Vorratsschädlinge es gibt. Welche vorbeugenden Maßnahmen kann ein Betrieb treffen, um den Schädlingsbefall so gering wie möglich zu halten?***

? ***Sie sind Küchenleiter einer Großküche. Eine Mitarbeiterin meldet Ihnen, dass sie Mausekot im Trockenlager entdeckt hat. Wie reagieren Sie?***

Vorbeugende betriebliche Maßnahmen gegen den Schädlingsbefall

Zu der Sauberkeit im Betrieb (Betriebs-, Produktions- und persönliche Hygiene) sollte die angelieferte Ware in verstärktem Maß auf Schädlinge überprüft werden. Das gilt besonders bei **loser Frischware** und bei **Getreideprodukten.** Des Weiteren sollte das Augenmerk auf die Abfallbeseitigung gelegt werden. Hierbei gilt es zu beachten, dass eine konsequente Müllbeseitigung stattfinden sollte, d. h., die Müllcontainer müssen nach der Befüllung sachgemäß verschlossen werden, außerdem sollten keine offenen Abfälle herumliegen. Ebenso sollten die Türen, die zum Müllbereich hinführen, nur bei Bedarf geöffnet werden. Um die Einnistung von Schädlingen zu unterbinden, wäre es von Vorteil, wenn in den Vorratsräumen keine Ritzen und Schlupfwinkel vorhanden sind.

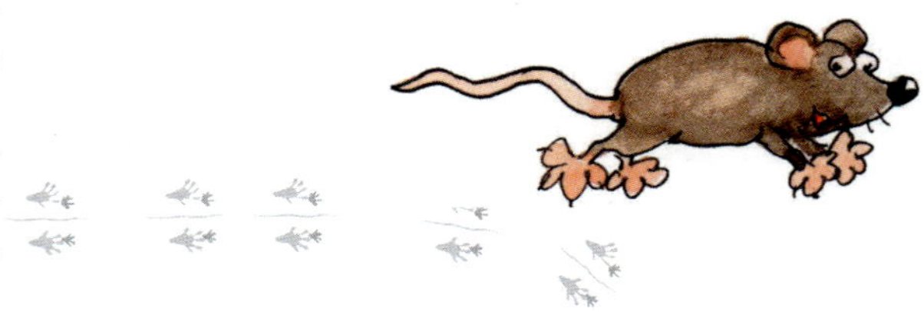

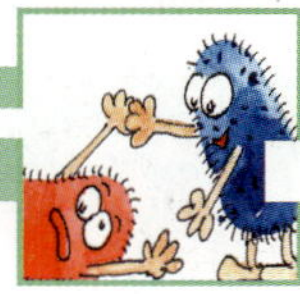

Betriebliche Eigenkontrolle

Grundsätzlich stellt die Schädlingsüberwachung in jedem lebensmittelver- und bearbeitenden Betrieb (z. B. Großküche) einen wesentlichen Baustein der Eigenkontrolle dar. So ist ein Betrieb vonseiten des Gesetzes verpflichtet, Eigenkontrollen durchzuführen, die nach folgender Vorgehensweise stattfinden könnten:

1. **Festhalten der Ausgangssituation** durch eine Betriebsbesichtigung (Küche, Keller, Vorratsräume, Kühlräume, Wareneingangsbereich, Müllbereich etc. werden inspiziert.)
2. **Erfassung** und **Analyse** der hygienischen Zustände der Betriebsräume
3. Ermittlung des **Ist-Zustands** des Schädlingsbefalls, das heißt, welche Schädlinge gibt es in den Betriebsräumen und wie stark ist der Befall? Hierbei bietet es sich an, die Niststätten und Schlupfwinkel freizulegen.
4. **Bekämpfungsplan** erstellen. Dieser sollte die Maßnahmen, die Vorgehensweise, die Mittel und die damit verbundenen Risiken erfassen. Bei starkem Schädlingsbefall sollte ein Schädlingsexperte hinzugezogen werden.
5. Gezielte **Durchführung der Schädlingsbekämpfung.** Hierbei sollten die Frequentierung der Räume, vorherrschende Temperaturverhältnisse und Hygienerisiken bedacht werden.
6. **Dokumentierter Nachweis** der Schädlingstilgung mit allen durchgeführten Maßnahmen
7. Durchführung von regelmäßigen Eigenkontrollen, damit ein Neubefall sofort erkannt wird

4 Hygiene in lebensmittelbe- und -verarbeitenden Betrieben

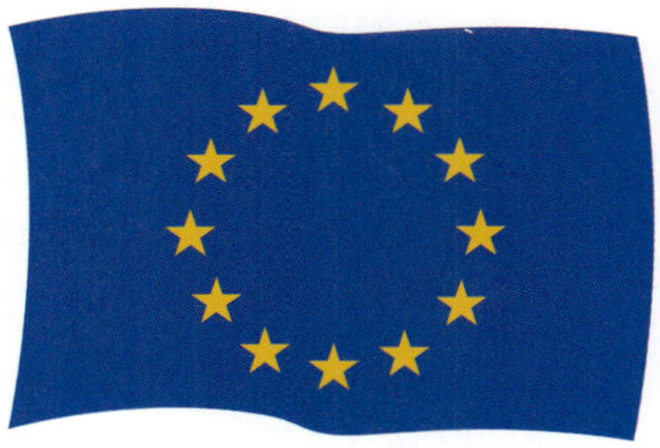

Seit dem **1. Januar 2006** gilt für alle Lebensmittelunternehmer das **EU-Hygiene-Paket.** Dieses Paket umfasst eine Reihe von Regelwerken (Nr. 852/2004, Nr. 853/2004, Nr. 854/2004), die in puncto Lebensmittelhygiene und somit auch Lebensmittelsicherheit für alle EU-Mitgliedstaaten verbindlich sind. Ein ganz besonderes Augenmerk ist auf die **Verordnung über Lebensmittelhygiene (EG Nr. 852/2004)** zu richten, laut der ein Lebensmittelunternehmer dafür Sorge zu tragen hat, dass bei allen Stufen der Lebensmittelherstellung und -vermarktung hygienisch einwandfreie Bedingungen zum Schutz des Konsumenten vorherrschen. Gleichermaßen sind die Betriebe verpflichtet, betriebliche **Eigenkontrollen** nach **HACCP** durchzuführen (siehe HACCP).

@ ***Recherchieren Sie im Detail, welche Inhalte in der EG-Verordnung 852/2004 über Lebensmittelhygiene vorhanden sind.***

Hygienearten

Im Wesentlichen werden **3 Hygienearten** unterschieden, die für die Lebensmittelsicherheit von elementarer Bedeutung sind:

- **Persönliche Hygiene** (= Personal)
- **Produktionshygiene** (= Rohstoffe, Arbeitsverfahren, Vorrat)
- **Betriebshygiene** (= Räume, Einrichtungsgegenstände)

Sie werden im folgenden Verlauf ausführlich beschrieben.

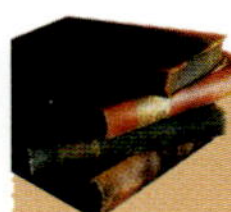

Lebensmittelsicherheit
Hierunter fallen alle Maßnahmen und damit verbundenen Konzepte, die sicherstellen, dass der Verbraucher durch den Konsum von Lebensmitteln keine gesundheitlichen Beeinträchtigungen und Schäden davonträgt.

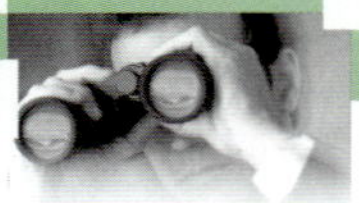

Persönliche Hygiene

Die persönliche Hygiene des Personals ist Grundvoraussetzung für den hygienischen Erfolg eines Unternehmens.
Folgende Hygieneregeln und -maßnahmen müssen die Beschäftigten (z. B. in Großküchen) einhalten:

- Beschäftigte benötigen vor der Aufnahme der Arbeit eine Erstbelehrung bezüglich der Tätigkeitsverbote und der damit verbundenen Pflichten (siehe IfSG). Diese stellen die Gesundheitsämter oder dazu befugte Ärzte gegen eine Unterschrift aus.
- Die Teilnahme an betriebsinternen, jährlichen Hygieneschulungen ist Pflicht.
- **Hygienisch einwandfreie, saubere Arbeitskleidung tragen** (Kopfbedeckung, Schürzen, Hosen, feste, geschlossene, rutschfeste Schuhe), **Haare zusammenbinden.**
- **Schmuck** (Uhren, Ringe, Ketten etc.) ist abzulegen.
- **Es besteht Rauchverbot!**
- Vor Arbeitsbeginn und nach jedem Toilettengang sowie nach dem Husten und Niesen sind die **Hände gründlich** mit **Seife** zu **reinigen** und zu **desinfizieren.**
- **Kleine Wunden** und **Schnittverletzungen** sind mit einem wasserdichten Verband abzudecken – danach Handschuhe tragen!
- Zum **Probieren** grundsätzlich **2 Löffel** o. Ä. verwenden.
- **Infektionskrankheiten** (§ 42 IfSG) müssen dem Vorgesetzten unverzüglich gemeldet werden (= Meldepflicht). Es besteht ein **Beschäftigungs- und Tätigkeitsverbot.**

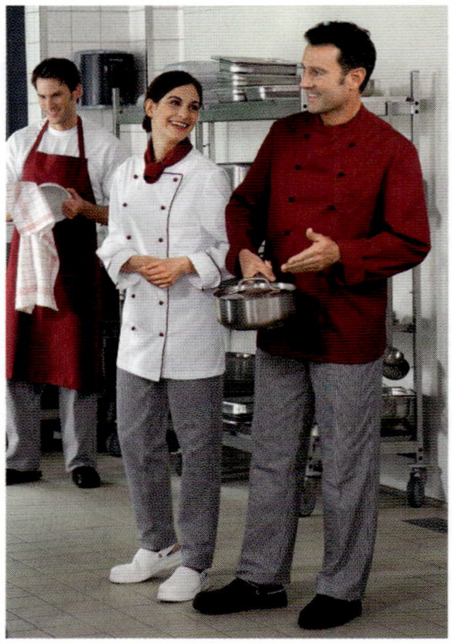

? ***Welche Gefahren und Risiken können von Personen ausgehen, die in lebensmittelver- und -bearbeitenden Betrieben tätig sind und die persönliche Hygienemaßnahmen nicht einhalten?***

Merke ***Die Vorgesetzten sind verpflichtet, das Personal in Hygienefragen regelmäßig zu schulen. Die betriebsinternen Belehrungen müssen dokumentiert werden. Die Schulung muss einmal im Jahr stattfinden.***

Produktionshygiene

Lebensmittel können bei der **Anlieferung,** bei der **Lagerhaltung** und vor allem **während der Verarbeitung** und **Ausgabe** mit Mikroorganismen belastet werden – aus diesem Grund müssen alle relevanten Hygienemaßnahmen in einem Betrieb (z. B. Großküche) getroffen werden, die eine **Kontaminierung der Produkte** verhindern und die Gesundheit des Konsumenten schützen.

Wareneingang und Lagerung
Eine **Wareneingangskontrolle** mit entsprechender **Dokumentation** ist Pflicht. Wichtige Kontrollkriterien sind die **Temperatur,** die **Verpackung,** die **Kontamination** sowie die **Vollständigkeit** der Ware.

Unreine und **reine** Lebensmittel werden entsprechend den jeweiligen Lagertemperaturen getrennt gelagert (z. B. Kopfsalat darf nicht neben dem Fleisch oder der Wurstware lagern). Die Lagerstätten müssen regelmäßig gereinigt und ggf. desinfiziert werden. **Temperaturkontrollen** und **Dokumentationen** sind **Pflicht!** Es müssen alle Hygienemaßnahmen ergriffen werden, die dazu beitragen, den Verderb und die Kontamination der vorrätigen Ware zu verhindern.

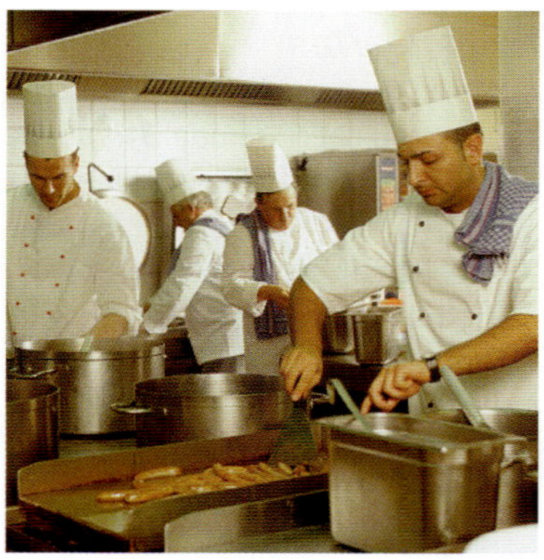

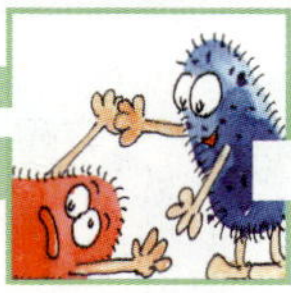

Kühlkette
Die Kühlkette von Lebensmitteln darf nicht unterbrochen werden.

Gefrorene Lebensmittel
Sie müssen so aufgetaut werden, dass die Bildung von Mikroorganismen auf ein Mindestmaß beschränkt wird. Das Auftauwasser muss abfließen können und danach fachgerecht entsorgt werden, da es ein Gesundheitsrisiko darstellt.

Verarbeitung
Gegenstände, Armaturen und Ausrüstungen, mit denen Lebensmittel in Berührung kommen, müssen nach jedem Gebrauch gereinigt und erforderlichenfalls desinfiziert werden. Die Verarbeitung der Lebensmittel muss in den jeweiligen Bereichen stattfinden (z. B. frisches Gemüse —> im unreinen Gemüsebereich).

Zwischenerzeugnisse
Sie müssen für die Lagerung so schnell wie möglich auf eine dem Produkt entsprechende Temperatur abgesenkt und fachgerecht aufbewahrt werden.

Warmhalten von Speisen
Langes Warmhalten von Speisen für den Direktverzehr muss vermieden werden. Warmhaltetemperatur muss **60 °C** überschreiten.

Transport von Lebensmitteln
Transportbehälter und/oder Lebensmittelcontainer müssen sauber sein. Werden damit zusätzlich andere Waren transportiert, müssen die Erzeugnisse streng voneinander getrennt werden. Wird Ware beim Transport temperiert, muss eine regelmäßige Temperaturkontrolle stattfinden.

Wasser
Es muss genügend Trinkwasser vorhanden sein, damit die Lebensmittel nicht kontaminiert werden. Brauchwasser muss in separaten Leitungen eingeleitet werden, darf also mit dem Trinkwasser nicht in Berührung kommen. Entstandener Dampf darf keine kontaminierungsfähigen Stoffe enthalten.

Abfälle
Sie sind schnellstmöglich zu entsorgen und in verschließbaren Behältern zu lagern. Es muss eine hygienisch einwandfreie und umweltfreundliche Entsorgung stattfinden.

Finden Sie weitere Maßnahmen, die in einem Betrieb eingehalten werden müssen, um die Produktionshygiene einzuhalten.

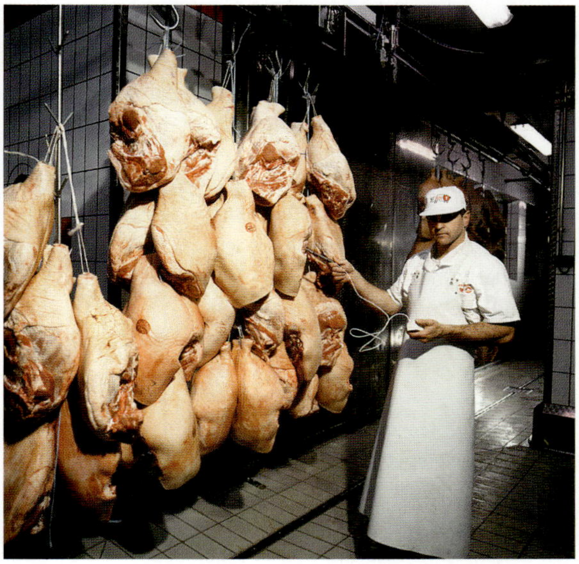

Lebensmittelhygiene – Begriffsbestimmung
(1) a) Lebensmittelhygiene = die Maßnahmen und Vorkehrungen, die notwendig sind, um Gefahren unter Kontrolle zu bringen und zu gewährleisten, dass ein Lebensmittel unter Berücksichtigung seines Verwendungszwecks für den menschlichen Verzehr tauglich ist.
Quelle: (EG Nr. 852/2003/ Artikel 2)

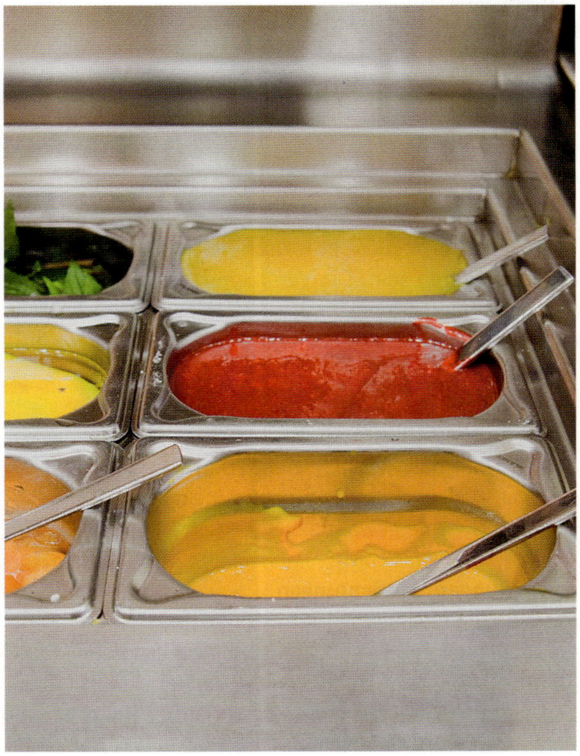

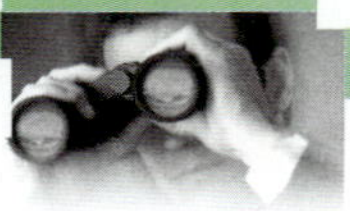

Betriebshygiene

Alle **Betriebsäume** und **Einrichtungsgegenstände** müssen so ausgelegt sein, dass Kontaminationen während aller Betriebsabläufe vermieden werden.

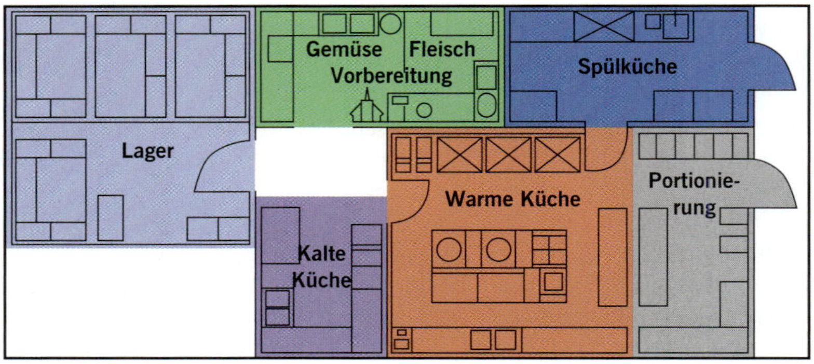

Trennung von Bereichen

In Betriebsräumen steht die Trennung von reinen und unreinen Bereichen im Vordergrund (inkl. Geschirr und Personal). Grundsätzlich muss ein sachgemäßer Warenfluss gewährleistet sein.

Bodenbeläge

Sie müssen wasserundurchlässig, wasserabstoßend, abriebfest und leicht zu reinigen und ggf. leicht zu desinfizieren sein und aus nicht toxischem Material bestehen. Es dürfen keine offenen Fugen vorhanden sein (z. B. fugenloser Industrieboden).

Wandflächen

Hierfür gelten die gleichen Vorschriften wie für die Bodenbeläge. Es sollte sich um glatte Flächen handeln, deren Höhe den jeweiligen Arbeitsvorgängen angemessen ist.

Decken, Deckenkonstruktionen, Lüftungen

Sie müssen so gebaut sein, dass sich kein Schmutz ansammelt sowie die Kondensation, der Schimmelbefall und das Ablösen von Deckenmaterial auf ein Minimum reduziert werden. Für eine gute Be- und Entlüftung muss gesorgt sein.

Fenster

Fenster, die nach außen aufgehen, müssen mit Insektengitter versehen werden, die für die Reinigung leicht abzunehmen sind.

Türen

Sie müssen **glatte** und **wasserabstoßende,** leicht zu reinigende Oberflächen aufweisen.

Flächen, Einrichtungsgegenstände

Alle Flächen und Einrichtungsgegenstände, mit denen Lebensmittel in Berührung kommen, sollten **glatt, abriebfest, korrosionsfest, nicht toxisch, leicht zu reinigen** und zu **desinfizieren** sein. Die Verarbeitung und Formgebung der Einrichtungsgegenstände sollte so gestaltet sein, dass sich der Schmutz sehr leicht entfernen lässt.

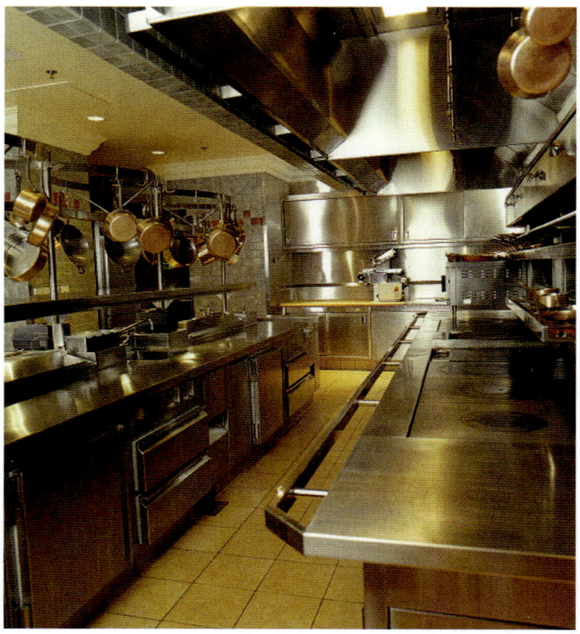

Sanitäre Anlagen, Umkleideräume

Sie sollten nicht direkt an die Produktionsräume angrenzen, aber für das Personal leicht erreichbar und in einem hygienisch einwandfreien Zustand sein, damit die persönliche Hygiene gewährleistet werden kann.

Vorrichtungen, Einrichtungen

Für die Händereinigung und Desinfektion, aber auch für die Reinigung und Desinfektion von Arbeitsgeräten sowie für die Haltung und Überwachung der Temperaturen von Lebensmitteln müssen geeignete Vorrichtungen bzw. Einrichtungen vorhanden sein.

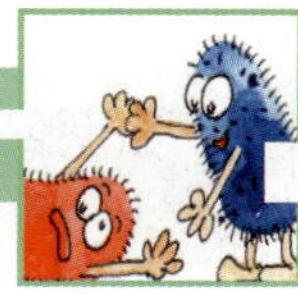

5 HACCP-Konzept

Hazard	**Gefahren**
Analysis	**Analyse, Untersuchung**
Critical	**kritisch, entscheidend**
Control	**Steuern, Lenken**
Point	**Punkte, Stellen**

Geschichtlicher Hintergrund – HACCP

1959 wurde von der NASA ein amerikanischer Konzern (Pillsbury Company) beauftragt, eine weltraumgeeignete Nahrung herzustellen. Diese Nahrung sollte makellos sein und jegliche Gesundheitsrisiken für die Raumfahrtbesatzung ausschließen. Gemeinsam mit der NASA und der US Army entwickelte der Konzern das **HACCP-Konzept,** das 1971 erstmalig veröffentlicht und dann weiterentwickelt wurde (s. u.).

Das **HACCP-Konzept (Hazard Analysis** and **Critical Control Point)** gilt weltweit als ein vorbeugendes Managementsystem für die **Lebensmittelsicherheit** und damit für den **Gesundheitsschutz** der Verbraucher. Es ist ein Konzept zur **Identifizierung, Bewertung** und **Behebung** von **gesundheitlichen Gefahren,** die bei der Lagerung, beim Transport sowie der Be- und Verarbeitung von Lebensmitteln entstehen können. Durch die seit dem **1. Januar 2006** in Kraft getretene Verordnung **EG Nr. 852/2004** über Lebensmittelhygiene ist jedes **Lebensmittelunternehmen** zur betrieblichen Eigenkontrolle nach den Prinzipien des **HACCP-Konzepts** verpflichtet.

Das HACCP-Konzept beruht auf folgenden 7 Schritten:

1. Gefahrenanalyse durchführen

Durch betriebsinterne Flussdiagramme (= Prozessverlauf vom Ausgangs- zum Endstoff) müssen alle **Gefahren bzw. Kontrollpunkte (CP)** ermittelt werden, die während des Prozessverlaufs (Lagerung, Transport, Ver- und Bearbeitung, Verpackung oder Ausgabe etc.) auftreten können, da sie für den Verbraucher eine gesundheitliche Gefahr darstellen. Gefahren können **physikalische, mikrobiologische** oder **chemische Ursachen** haben.

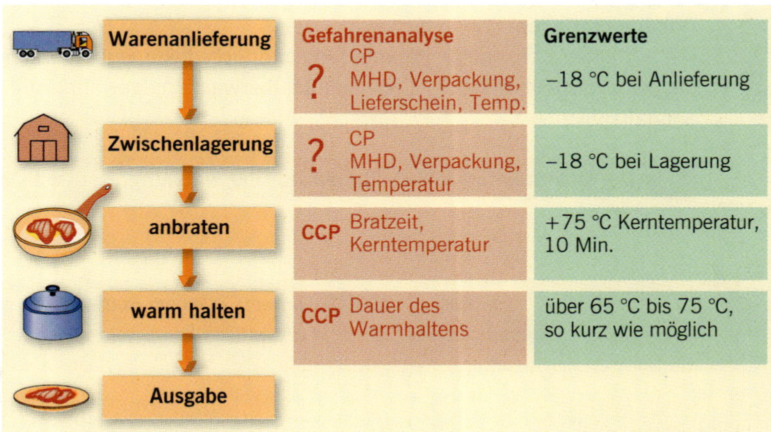

Fließschema: paniertes Putenschnitzel (tiefgefroren, 1 cm dick)

CP sind Punkte, die durch Einhaltung aller Hygienemaßnahmen nicht mehr kontrolliert werden müssen. Von den Kontrollpunkten geht keine Gefahr aus.

2. Kritische Kontrollpunkte (CCP) festlegen

Es müssen die kritischen Kontrollpunkte (CCP), also die **Stufen, Schritte** oder **Phasen** im **Prozessverlauf** bestimmt werden, von denen bei einem **Kontrollverlust** eine **gesundheitliche** Gefahr ausgeht. Diese Kontrollpunkte müssen **gezielt gelenkt** bzw. **gesteuert** werden.

Beispiel: CCP —> Braten von Geflügel —> Kerntemperatur ? —> wegen Salmonellengefahr.

3. Festlegung von Prüf- und Grenzwerten (Critical Limits)

Es werden **Grenz- und Richtwerte** (physikalisch, biologisch, chemisch, mikrobiologisch) festgelegt, die darüber Auskunft geben, ob ein Prozess unter Kontrolle ist oder ob Korrekturmaßnahmen ergriffen werden müssen. Grenzwerte sind **gesetzlich vorgeschrieben** bzw. entsprechen dem neuesten Stand von Technik und Wissenschaft.

Beispiel: Lagertemperaturen, Warmhaltezeiten, Kerntemperaturen für Lebensmittel

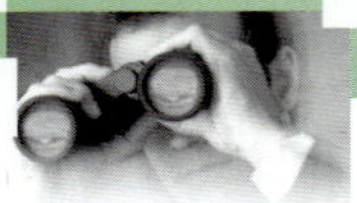

4. **Grenzwertüberwachung (Monitoring)**
Installation eines **Prüf- und Überwachungssystems,** das heißt Erfassung, Messung, Aufzeichnung und Überwachung aller Daten und Umstände, die für die Beherrschung des Risikos (CCP) notwendig sind

Beispiel: Kontrolle, ob Kerntemperaturmessung stattgefunden hat und ob diese dem Sollwert entspricht

5. **Festlegung von Korrekturmaßnahmen**
Es werden Korrekturmaßnahmen festgelegt, die zwingend erforderlich sind, wenn CCP außer Kontrolle geraten, also eine potenzielle Gesundheitsgefahr besteht (z. B. Nachdosierung, Zurückweisung, Sperrung).

Beispiel: Nachgaren von nicht durchgegartem Geflügel; wenn nicht möglich —> Sperrung!

6. **Verifikation, Revision des Systems**
Einrichtung von Bestätigungsverfahren (inkl. ergänzenden Prüfungen), durch die sichergestellt wird, dass das betriebliche HACCP-Konzept funktioniert.

Beispiel: betriebsinternes Kontrollsystem —> HACCP-Audit-Tabellen

7. **Dokumentationen**
Die einzelnen Konzeptschritte müssen schriftlich dokumentiert werden. Dadurch werden die Transparenz und die Nachvollziehbarkeit der Lebensmittelüberwachung gewährleistet (= Nachweis der Eigenkontrolle und der Sorgfaltspflicht).

Beispiel: Dokumentation —>Temperaturüberwachung, Kontrolle Wareneingang, Reinigungskontrolle etc.

Merke ***Für die Umsetzung des HACCP-Konzepts in einem Betrieb sollte, wenn möglich, ein fach- und sachkundiges HACCP-Team zusammengestellt werden, das über die nötigen Kompetenzen verfügt und regelmäßig geschult wird.***

Wesentliche Bestandteile eines Hygienekonzepts

Kontrolle Wareneingang
Das Mindesthaltbarkeitsdatum, die Temperatur, die Verpackung, der Zustand und die Vollständigkeit sollten beim Wareneingang kontrolliert und dokumentiert werden.

Temperaturüberwachung
Durch die Festlegung der **Grenzwerte** für **Kühl-, Tiefkühl-** sowie **Gar-** und **Warmhaltetemperaturen** (inkl. Kerntemperaturen) könnten regelmäßige Temperaturkontrollen durchgeführt und protokolliert werden. Beim Garprozess sollten Stichprobenkontrollen durchgeführt werden.

Beispiel für Datenblatt „Wareneingangskontrolle" (Fleisch, Fisch, Geflügel, Wild)

Lieferant	Datum	Sauberkeit Wagen, Fahrer?		Warenpackungen o.k.?		Lieferung korrekt?		MHD		Frisches Fleisch max. +7 °C		Geflügel, Hackfl., Wild max. +4 °C		Frischer Fisch max. +2 °C		Wareneingang verweigert		Ware angenommen		Unterschrift
Fisch Muster	25.08.	X	n	X	n	X	n	X	n	j	n	j	n	X	n	j	X	X	n	Frau Sommer

j = ja, n = nein —> Felder angekreuzt

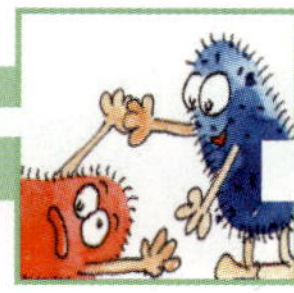

Rückverfolgbarkeit der Ware
Ein Lieferantenverzeichnis (Lieferant, Wareneingang, Warenmenge, Art der Ware, Mängel, Rückgabe) gibt Auskunft über die im Betrieb verwendeten Produkte. Des Weiteren sollten von produzierter Ware Rückstellproben gemacht werden, um diese im Ernstfall zu untersuchen.

Reinigungs- und Desinfektionspläne
Wer wann was wie und womit reinigt, sollte in Reinigungs- und Desinfektionsplänen festgehalten und mit einer Unterschrift quittiert werden.

Personalschulung
Das Personal muss in allen Fragen der Hygiene einmal im Jahr unterwiesen werden. Die Schulung muss ebenfalls dokumentiert werden.

Schädlingsbekämpfung
Betriebsstätten müssen regelmäßig auf Schädlingsbefall hin kontrolliert werden. Die Kontrolle ist zu dokumentieren, ebenso die Bekämpfungsmaßnahmen bei Befall.

Sie sind Ausbilder. Erläutern Sie Ihrem Azubi Sinn und Zweck des HACCP-Konzepts und die damit verbundenen Grundsätze.

Recherchieren Sie die gesetzlichen Regelungen von Rückstellproben in einem Betrieb (z. B. Kantine). Wie muss diese Probe aufbewahrt werden und welche Aufschrift ist verpflichtend?

6 Außer-Haus-Verpflegung

Aufgrund der zunehmenden **Mobilität** und **Flexibilität** in der Arbeitswelt essen immer mehr Menschen außerhalb der eigenen 4 Wände. Die Außer-Haus-Verpflegung besonders in den Sparten **„schnelle, leichte Zwischengerichte"** und **„Take-away-Produkte"** liegt im Trend. Bei den letztgenannten Produkten handelt es sich um verzehrfertige Produkte zum Mitnehmen, deren Branchensegment eine steigende Zuwachsrate verzeichnet.

6.1 Überblick: Außer-Haus-Verpflegung

In der Regel werden **2 Zweige** der Außer-Haus-Verpflegung unterschieden: die **Gastronomie** und die **Gemeinschaftsverpflegung.** In der Gastronomie ist zwischen der **klassischen Gastronomie (Restaurant, Gasthof),** der **Systemgastronomie** und dem **Catering-Sektor** zu unterscheiden. Die **Gemeinschaftsverpflegung** kann in die Bereiche **Betriebs-, Schul-** und **Anstaltsverpflegung** eingeteilt werden. Während sich der Gast in der Gastronomie die Speisen und Getränke ausgesprochen individuell zusammenstellen kann, ist das in den Bereichen der Gemeinschaftsverpflegung nur bedingt möglich; das ist vom jeweiligen Verpflegungsbereich abhängig.

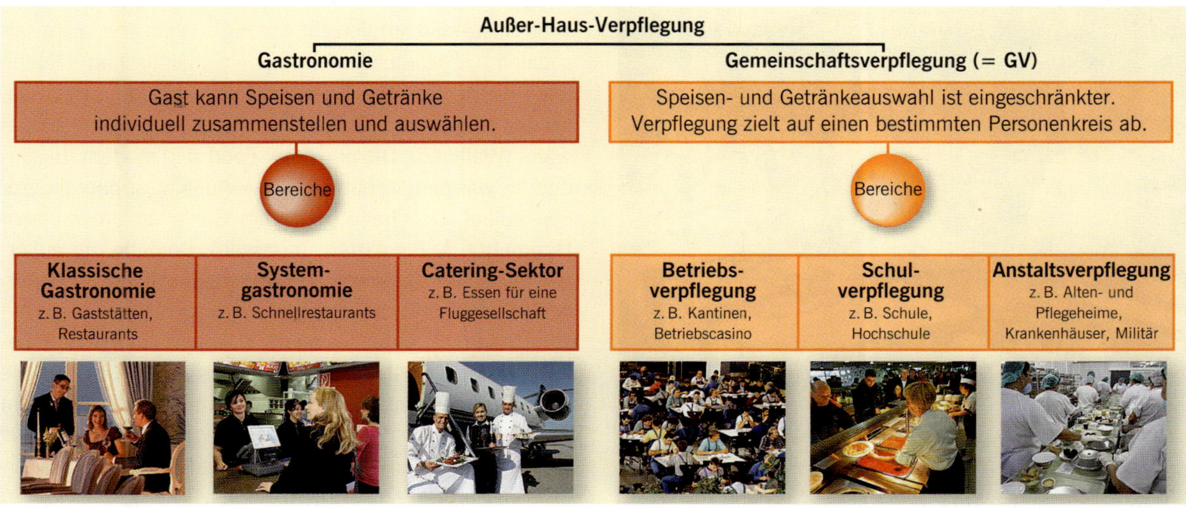
Außer-Haus-Verpflegung
Gastronomie
Gemeinschaftsverpflegung (= GV)
Gast kann Speisen und Getränke individuell zusammenstellen und auswählen.
Speisen- und Getränkeauswahl ist eingeschränkter. Verpflegung zielt auf einen bestimmten Personenkreis ab.
Bereiche
Bereiche
Klassische Gastronomie z. B. Gaststätten, Restaurants
System-gastronomie z. B. Schnellrestaurants
Catering-Sektor z. B. Essen für eine Fluggesellschaft
Betriebs-verpflegung z. B. Kantinen, Betriebscasino
Schul-verpflegung z. B. Schule, Hochschule
Anstaltsverpflegung z. B. Alten- und Pflegeheime, Krankenhäuser, Militär

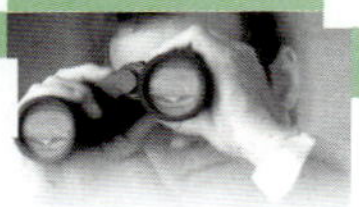

6.2 Gastronomie, gastronomische Berufe

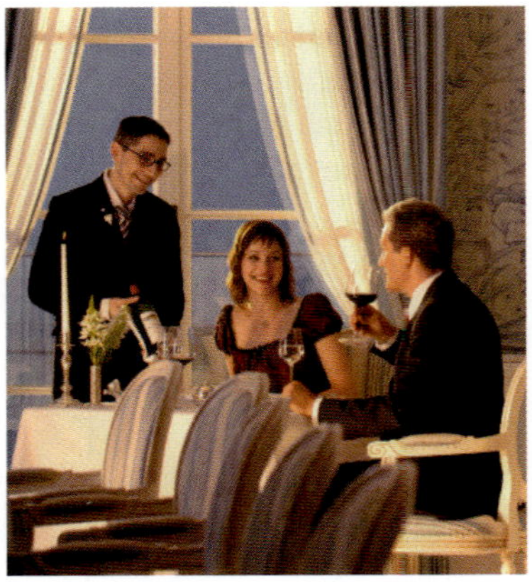

Klassische Gastronomie

Der Gast trifft in einem Restaurant aus einer Fülle an Speisen und Getränken eine **individuelle Auswahl.** Das Spektrum der Restaurants reicht von bürgerlicher bis hin zur gehobener Küche, was sich in der Regel an der **Qualität** der Speisen, dem **Service** und somit auch dem **Preis** bemerkbar macht. Ein gastronomischer Betrieb muss gewinnorientiert arbeiten, um sich wirtschaftlich zu etablieren. Durch die steigenden Energie- und Betriebskosten sowie höhere Einkaufspreise fallen für viele Gastronomen die Geschäftserwartungen negativ aus – die Umsätze in der klassischen Gastronomie sind derzeit rückläufig.

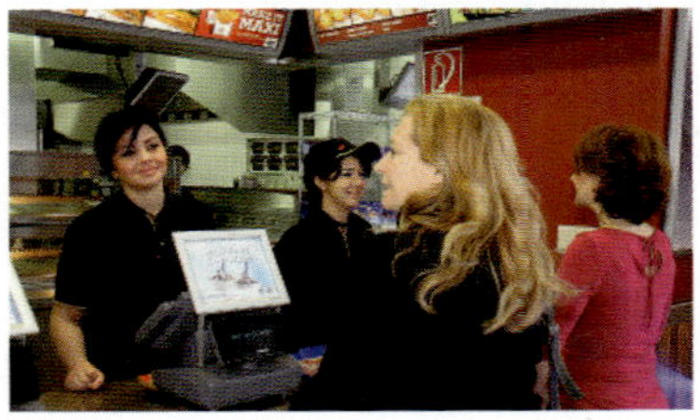

Systemgastronomie

Die Systemgastronomie, die über ein stark filialisiertes Segment an Kettenbetrieben verfügt, ist auf Wachstumskurs. Hierbei handelt es sich um Betriebe, die über ein standardisiertes Konzept verfügen, das sich problemlos allerorts vervielfältigen lässt (= Filialbildung). Die Kunden erhalten somit in allen Filialen einer Betriebskette dieselben Produkte in derselben Qualität.

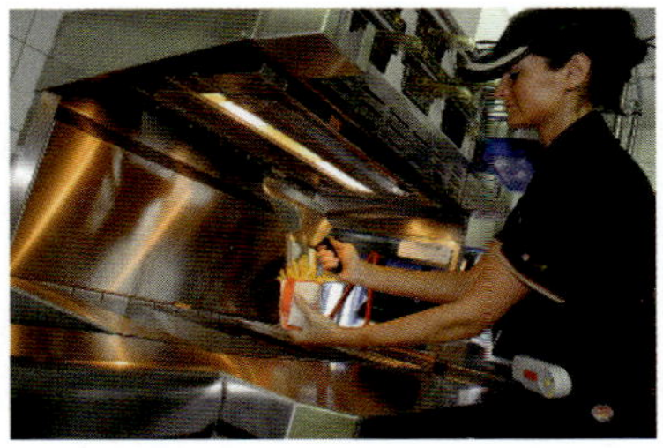

Catering-Sektor

Bei einem Catering-Unternehmen handelt es sich um ein Dienstleistungsunternehmen, das Speisen und Getränke an einem beliebigen Ort bereitstellt. Die Speisen werden in einer Produktzentrale (z. B. Großküche) verzehrfertig hergestellt. Der Leistungsumfang eines Caterers ist in der Regel anlass-, einrichtungs- und personenbezogen. Typische Geschäftsfelder sind Fluggesellschaften, Großveranstaltungen, Zugrestaurants und Partys.

Ein Non-Food-Catering-Unternehmen vermietet Ausstattungsgegenstände (z. B. Tische, Stühle, Bühnen) für diverse Anlässe.

> @ ***Recherchieren Sie, was sich hinter folgenden Begriffen verbirgt:***
> ***Partyservice, Slow-Food, Ethno-Food***

Gastronomische Trends

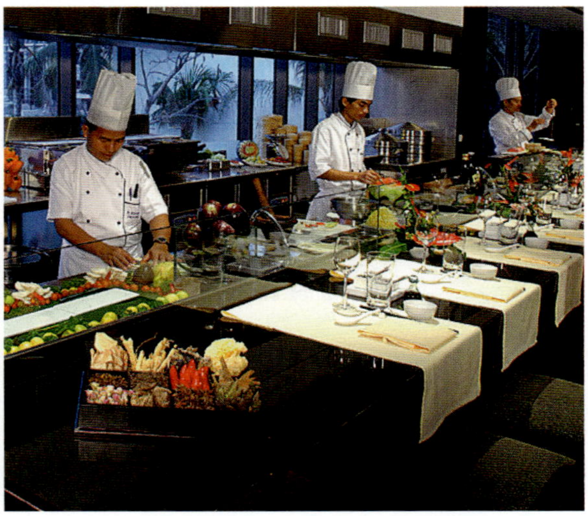

Viele Gäste sind am Verzehr von regionalen, aber auch saisonalen Produkten aus der einheimischen Küche interessiert. Bei der Speisenauswahl werden gesunde, für den Körper und die Seele wohltuende Produkte ausgewählt **(Wellfood). Bio** und **Slow-Food** sind modern. Besonders in warmen Monaten hat die Außengastronomie großen Zulauf. Der Trend geht zum Genießen unter freiem Himmel (z. B. Biergärten, Terrassen). Betriebe mit außergewöhnlichen **Gastronomiekonzepten** (z. B. Küchenpartys) setzen deutliche Akzente – weg vom bloßen Essen, hin zum Essen mit Entertainment (= Unterhaltung). Gehobenes Fastfood (Fast Casual) ist angesagter denn je. Viele Menschen bevorzugen in den Arbeitspausen bei stilvollem Ambiente den schnellen, vitaminreichen und gesunden Snack oder greifen auf Take-away-Produkte (= verzehrfertige Snacks zum Mitnehmen) zurück.

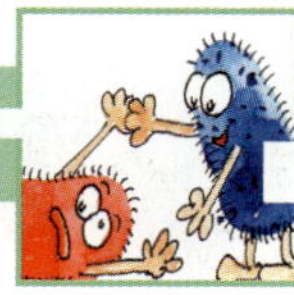

Ausbildungsberufe in der Gastronomie

Das Hotel- und Gaststättengewerbe bietet eine Vielzahl von Ausbildungsberufen an. In keiner anderen Berufssparte wird es jungen Menschen so leicht gemacht, nach der Ausbildung international tätig zu sein. Im Folgenden werden die Ausbildungsberufe in Form von Steckbriefen vorgestellt.

Köchin/Koch

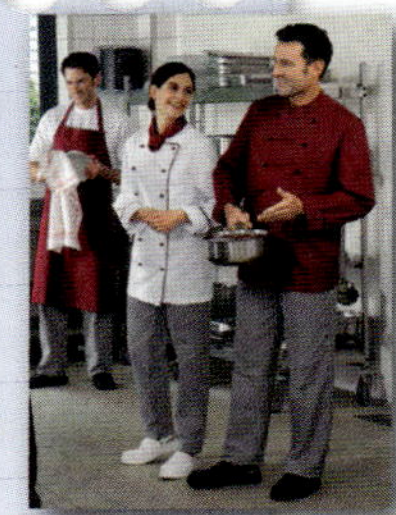

Ausbildungsdauer: 3 Jahre

Ausbildungsvoraussetzungen:
- Hauptschulabschluss
- Handwerkliches Geschick
- Teamfähigkeit, schnelle Auffassung
- Gesunder körperlicher Zustand
- Mathematische Fähigkeiten

Ausbildungsinhalte:
Speisen zubereiten und präsentieren, Umgang mit moderner Küchentechnik, Hygienevorschriften anwenden können, Gäste beraten

Nach der Ausbildung:
Arbeiten auf unterschiedlichsten Posten in einer Küche mit Aufstiegsmöglichkeit zum Sous-Chef, Küchenchef oder Küchendirektor

Hotelkauffrau/Hotelkaufmann

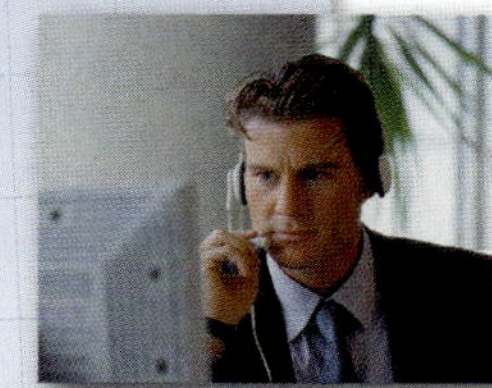

Ausbildungsdauer: 3 Jahre

Ausbildungsvoraussetzungen:
- Realschulabschluss, Abitur, nur selten Hauptschulabschluss
- Mathematisches Verständnis
- Gutes Benehmen
- Fähigkeit zur Organisation
- Kommunikations- und Teamfähigkeit

Ausbildungsinhalte:
Verkaufs- und Beratungsgespräche führen, Kalkulationen durchführen, Zahlungsverkehr tätigen und Rechnungen erstellen, Service von Speisen und Getränken

Nach der Ausbildung:
hauptsächlich kaufmännische Tätigkeiten in den Bereichen Personal-, Rechnungs- und Buchhaltungswesen mit Aufstiegsmöglichkeiten zum Personalleiter, Buchhaltungsleiter, F&B-Manager bis hin zum Direktionsassistenten und Hoteldirektor

Hotelfachfrau/Hotelfachmann

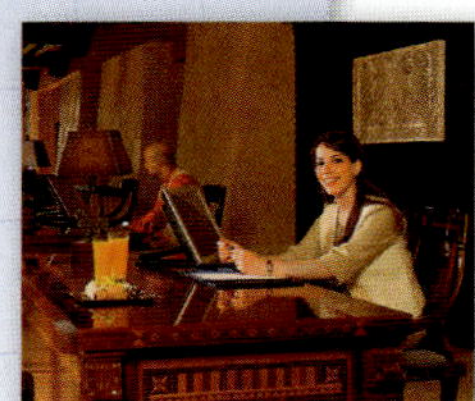

Ausbildungsdauer: 3 Jahre

Ausbildungsvoraussetzungen:
- Realschulabschluss, Abitur, nur selten Hauptschulabschluss
- Gutes Benehmen, nettes Erscheinungsbild
- Organisatorisches Geschick
- Fremdsprachenkenntnisse
- Kommunikations- und Teamfähigkeit

Ausbildungsinhalte:
Verkaufs- und Beratungsgespräche führen, Marketingkonzepte erstellen und durchführen, Personaleinsatzpläne führen, Arbeiten im Empfangsbereich, Herrichten sowie Kontrolle von Gasträumen

Nach der Ausbildung:
breite Einsatzmöglichkeiten in Verkauf, Etage, Rezeption, Restaurant, Bankett oder in der Verwaltung mit Aufstiegsmöglichkeiten zum Verkaufs- und Reservierungsleiter, Empfangschef oder zur Hausdame bis hin zum Direktionsassistenten und Hoteldirektor

@ ***Informieren Sie sich auf der Webseite des Deutschen Hotel- und Gaststättenverbands (DEHOGA) genau über die einzelnen Ausbildungsinhalte der ausgewiesenen Ausbildungsberufe im Hotel- und Gaststättengewerbe.***

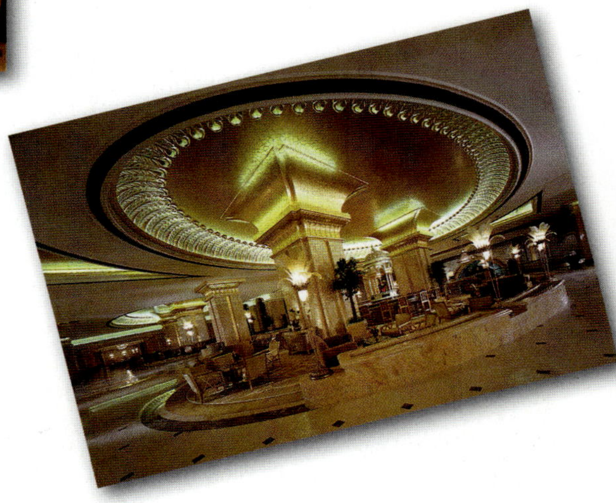

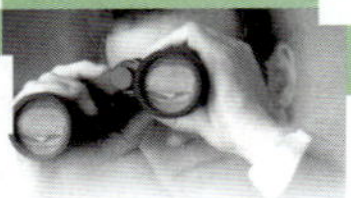

Restaurantfachfrau/-fachmann

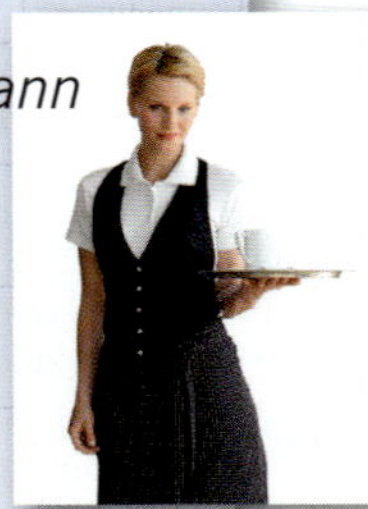

Ausbildungsdauer: 3 Jahre

Ausbildungsvoraussetzungen:
- Hauptschulabschluss, besser mittlere Reife
- Kommunikationsfähigkeit
- Teamfähigkeit
- Geschick im Umgang mit Kunden
- Organisationsfähigkeit

Ausbildungsinhalte:
Service-, Speisen- und Getränkekunde in Theorie und Praxis, Veranstaltungen planen und ausrichten, Kundengespräche führen, Angebote erstellen und gestalten, Abläufe im Service durchführen, Kassensysteme bedienen

Nach der Ausbildung:
Führen von Stationen, Verkauf im Restaurant, Verwaltungsorganisation mit Aufstiegsmöglichkeiten zum Bankettleiter, F&B-Manager, Restaurantdirektor und Betriebsleiter bzw. Hoteldirektor

Fachfrau/-mann für Systemgastronomie

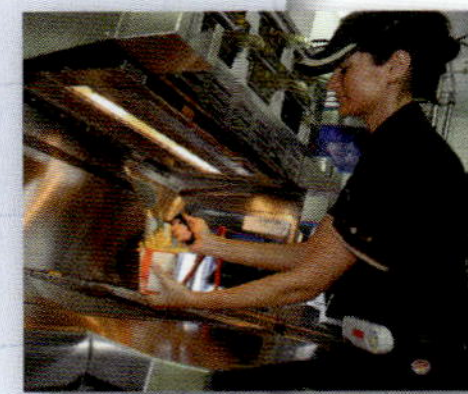

Ausbildungsdauer: 3 Jahre

Ausbildungsvoraussetzungen:
- Hauptschulabschluss, besser mittlere Reife oder Abitur
- Team- und Kommunikationsfähigkeit
- Betriebswirtschaftliches Geschick
- Organisations- und Verkaufstalent

Ausbildungsinhalte:
Personaleinsätze planen und durchführen, Produkte herstellen, präsentieren und verkaufen, Marketingkonzepte entwickeln und umsetzen, Kassensysteme bedienen, Qualitätsstandards erlernen und durchführen, Gäste beraten

Nach der Ausbildung:
Organisation und Führen von Produktions- und Betriebsstätten, Verwaltungsorganisation sowie Produktion und Verkauf von Speisen mit Aufstiegsmöglichkeiten zum Assistenten des Restaurantleiters, stv. Restaurantleiter, Franchisenehmer bis zum selbstständigen Unternehmer

Fachkraft im Gastgewerbe

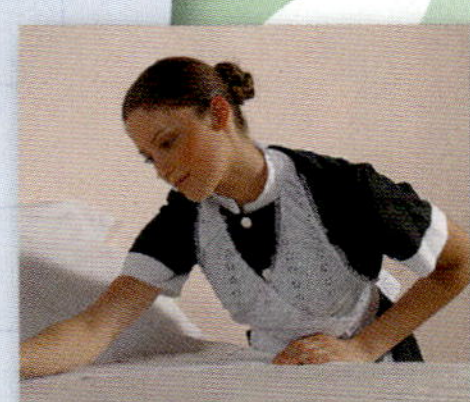

Ausbildungsdauer: 2 Jahre

Ausbildungsvoraussetzungen:
- Hauptschulabschluss
- Praktische Fähigkeiten und Fertigkeiten
- Teamfähigkeit
- Geschick im Umgang mit Kunden
- Belastbarkeit

Ausbildungsinhalte:
Service-, Speisen- und Getränkekunde in Theorie und Praxis, Gasträume herrichten, Gäste beraten und betreuen

Nach der Ausbildung:
vielfältige Beschäftigungsmöglichkeiten im Service, am Buffet und in der Küche mit Aufstiegsmöglichkeiten zum Kassierer, Magazinverwalter, zur Hausdamenassistentin oder Etagendame

Weiterbildungsmöglichkeiten (+ 1 Jahr Lehre):
- Restaurantfachfrau/-fachmann
- Hotelfachfrau/-fachmann
- Köchin/Koch, Systemfachfrau/-fachmann

Fort- und Weiterbildungsmöglichkeiten in gastgewerblichen Berufen sind beispielsweise:
- ***Betriebswirt/-in***
- ***Gastronom/-in***
- ***Meister/-in im Gastgewerbe (= Hotelmeister/-in, Küchenmeister/-in, Restaurantmeister/-in)***
- ***Barkeeper/-in***
- ***Sommelier***

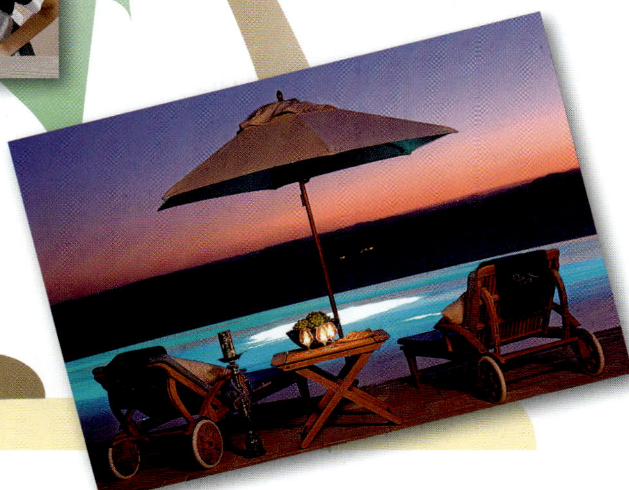

6.3 Gemeinschaftsverpflegung, Berufe in der Hauswirtschaft

Das derzeit größte Segment im Außer-Haus-Markt ist die Gemeinschaftsverpflegung. Sie ist bereits schon seit Längerem von einer starken Veränderung geprägt. Modernste Technik und hochwertige Food-Produkte bestimmen die Küchen. Die **3 Säulen** der **Gemeinschaftsverpflegung** umfassen die **Betriebs-, Schul-** und **Anstaltsverpflegung.**

Betriebsverpflegung

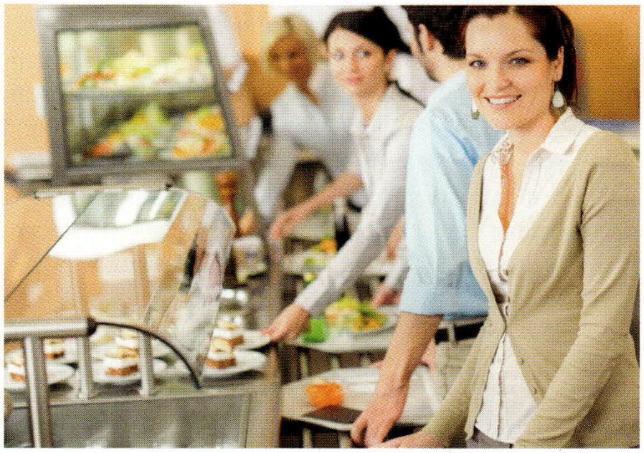

Kantinen mit schwerer Kost gehören der Vergangenheit an. In einer modernen Betriebskantine oder einem modernen Marktrestaurant haben die Gäste (Angestellte, Arbeiter) heute vielfach die Möglichkeit, sich aus einem reichhaltigen Warenspektrum das Menü individuell zusammenzustellen. Salatbuffets, Pasta- und Wokstationen, aber auch Fisch- und Fleischcounter ermöglichen es dem Gast, sich gesund zu ernähren. Viele Marktrestaurants bereiten die Speisen in kleinen Chargen marktfrisch vor den Augen des Gastes zu **(= Front-Cooking).** Der Gast steht im Mittelpunkt und soll sich während seiner Arbeitspause wohlfühlen.

Schulverpflegung

Derzeit ist im Schulwesen ein deutlicher Trend zur Ganztagsschule zu verzeichnen. Aus diesem Grund wird in sehr vielen Schulen eine Schulverpflegung (Zwischen- und Hauptmahlzeiten) angeboten. Eine **ausgewogene, gesunde, qualitativ hochwertige Verpflegung** fördert die Leistungsfähigkeit der Kinder und Jugendlichen und trägt zum Gesundheitsschutz und zur späteren Verbraucherbildung bei. Ein vollwertiges Essen wird besser akzeptiert, wenn die Kinder und Jugendlichen sich in irgendeiner Form an der Zusammenstellung der Speisen beteiligen können (z. B. Fragebogen). Das zwanglose Beisammensein während des Essens verbessert die sozialen Kontakte zwischen Lehrern und Schülern. Die Mittagsverpflegung kann entweder durch Eigenbewirtschaftung (z. B. Elterninitative) oder durch Fremdbewirtschaftung (z. B. Catering-Unternehmen) erfolgen. In der Regel werden **4 Systeme** bei der Schulverpflegung unterschieden: **Mischküche, Tiefkühlsystem, Cook & Chill und Warmverpflegung (siehe Begriffslexikon).**

Verpflegungssysteme

Mischküche
Es werden frische Produkte, aber auch Produkte mit unterschiedlichen Verarbeitungsgraden eingesetzt (Convenience-Produkte). Die Speisenzubereitung erfolgt vor Ort.

Tiefkühlsystem
Es werden hauptsächlich tiefgekühlte Speisen angeliefert und vor Ort erhitzt. Die Speisen sollten mit einem frischen Salat oder Dessert aufgewertet werden.

Cook & Chill
In einer Zentralküche werden die Speisen zubereitet, sofort abgekühlt und dann geliefert – wo sie vor Ort wieder erwärmt werden.

Warmverpflegung
Die Speisen werden von einer Zentralküche angeliefert und vor Ort ausgegeben.

?

1. ***Entwickeln Sie einen Wochenspeiseplan für eine Schulkantine. Beachten Sie dabei die Saison (Juni), das Alter der Essensteilnehmer (Ø 15–20 Jahre) und das Verpflegungssystem (Mischküche).***
2. ***Wie kann die Zufriedenheit der Essensteilnehmer in einer Schulkantine abgefragt werden? Geben Sie hierfür praktische Beispiele.***

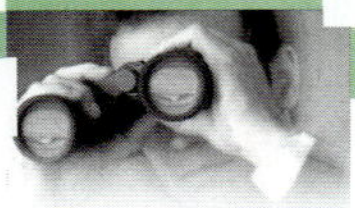

Anstaltsverpflegung

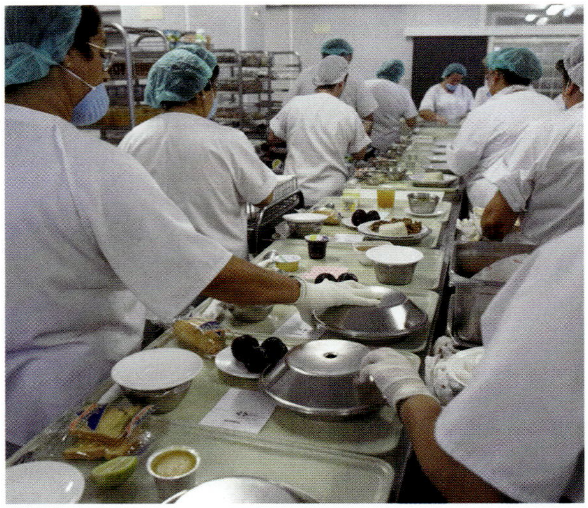

Die Sparte der Anstaltsverpflegung umfasst die Verpflegung in **Senioren- und Pflegeheimen, Krankenhäusern, Vollzugsanstalten,** aber auch in **Kinder-** und **Jugendheimen.** Die Essensteilnehmer werden meist über einen längeren Zeitraum voll verpflegt. Deshalb hat gerade in den letzten Jahren ein Umdenken dahingehend stattgefunden, dass die einzelnen Mahlzeiten abwechslungsreich und vollwertig sind und auf den Nährstoffbedarf der einzelnen Personengruppen abgestimmt werden. Zu beachten ist, dass im Regelfall vor allem in Krankenhäusern sowie Alten- und Seniorenheimen die Wahl zwischen verschiedenen Ernährungslinien zum Wohl der Bewohner bzw. zur Genesung der Patienten besteht. Sie sollten also in ausreichendem Maß mit den richtigen Nährstoffen versorgt werden.

Qualitätsziele der Gemeinschaftsverpflegung

- Die **Zusammensetzung** der Speisen sowie die Auswahl der Getränke müssen auf den Nährstoffgehalt und auf die Bedürfnisse der zu verpflegenden Personen abgestimmt werden.
- Eine umfangreiche Auswahl schmackhafter, qualitativ hochwertiger Produkte muss vorhanden sein.
- Während des gesamten Produktionsablaufs sollten hohe Nährwertverluste (z. B. durch Transport, Lagerung) vermieden werden. Das heißt, Kontroll- und Korrekturmaßnahmen sind unumgänglich.
- Ausreichend frische Ware wie Obst und Gemüse muss fester Bestandteil in der Vollzeitverpflegung sein.
- Verpflegungsbetriebe müssen die aktuellen Hygienestandards einhalten; das gilt für alle Bereiche der Küche inkl. aller darin arbeitenden Personen.
- Die Wahlmöglichkeit zwischen verschiedenen Mahlzeiten muss unbedingt gegeben sein.
- Speisepläne müssen abwechslungsreich mit wechselnden Angeboten gestaltet werden. Wöchentliche Aktionen, z. B. **Asia-Woche,** werten auf.
- Eine zentrale Kalkulation kombiniert mit einer modernen Warenwirtschaft ermöglicht ein gutes Preis-Leistungs-Verhältnis.
- Die konsequente Ausführung und die Dokumentation von Betriebsabläufen stellen verbindliche Standards sicher (HACCP-Konzept).

Recherchieren Sie im Internet zu folgenden Begriffen:

- ***Qualitätssicherung in Großküchen***
- ***Qualitätsziele in der Gemeinschaftsverpflegung***
- ***Verpflegungssysteme (Mischküche, Tiefkühlsystem, Cook & Chill, Warmverpflegung)***

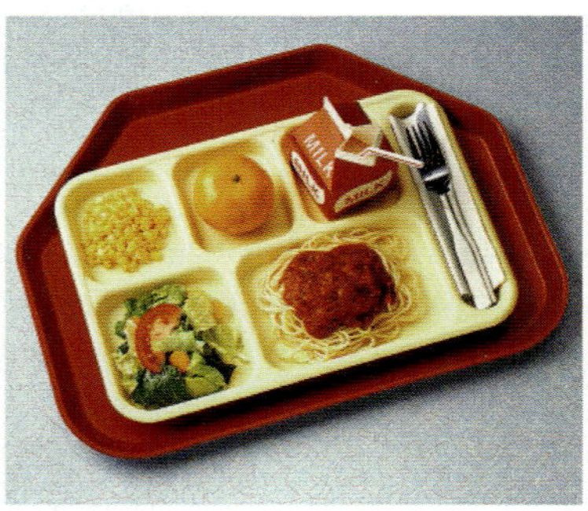

Schulverpflegung

Welche Speisen und Getränke werden an Ihrer Schule über einen Zeitraum von 2 Wochen angeboten? Überlegen Sie, ob die Speisen den Qualitätszielen der Gemeinschaftsverpflegung entsprechen. Wenn nein, was muss verbessert werden?

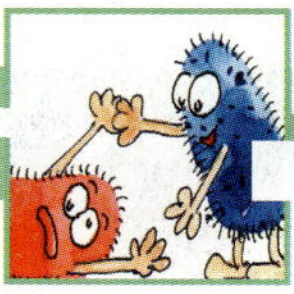

Ausbildungsberufe in der Hauswirtschaft

Die Hauswirtschaft bietet eine Vielzahl von Ausbildungsberufen. Die einzelnen Berufe fordern eine hohe Einsatzbereitschaft und ein großes Maß an Flexibilität. Die einzelnen Ausbildungsberufe werden in Form von Steckbriefen näher erläutert.

Hauswirtschaftstechnische(r) Helfer/-in

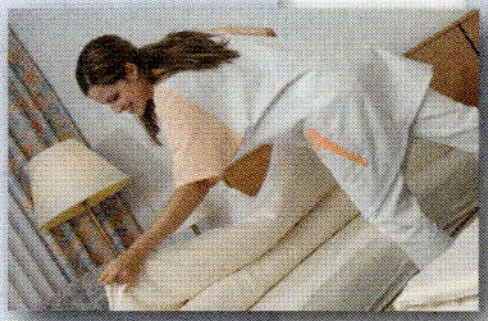

Ausbildungsdauer: 3 Jahre

Ausbildungsvoraussetzungen:
- Förderschule oder Hauptschule
- Geschick für hauswirtschaftliche Tätigkeiten (Kochen, Bügeln, Backen)
- Lernwilligkeit und Lernbereitschaft
- Teamfähig, kontaktfreudig, anpassungsfähig

Ausbildungsinhalte:
Nahrung zubereiten, Tische decken, Speisen verteilen und anrichten, Reinigung und Pflege von Räumen und Wäsche, Umweltschutz, Pflege von Grünanlagen und Blumen

Nach der Ausbildung:
Einsatz in der Hausreinigung und Wäschepflege oder in der Küche mit schulischer Aufstiegsmöglichkeit zum/zur Hauswirtschafter/-in

Hauswirtschafter/-in

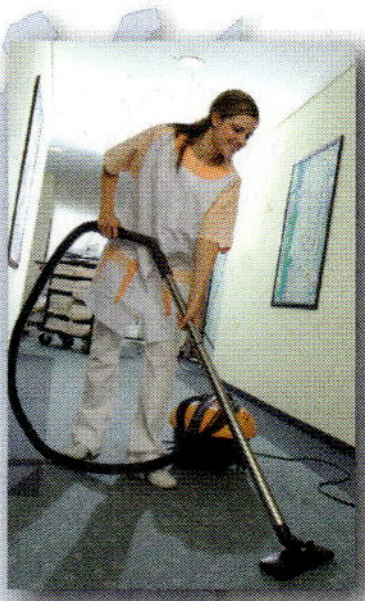

Ausbildungsdauer: 3 Jahre

Ausbildungsvoraussetzungen:
- Hauptschulabschluss
- Kreativität, Organisationsgeschick
- Lernwilligkeit und Lernbereitschaft
- Freude an praktischer hausw. Arbeit
- Teamfähig, verantwortungsbewusst

Ausbildungsinhalte:
Warenwirtschaft/Lagerhaltung, Arbeitsorganisation und Qualitätssicherung, Pflege von Textilien, Gestaltung und Pflege von Wohnbereichen, Zubereitung von Nahrung, Service, Betreuen von Kindern, Gästen und älteren Menschen

Nach der Ausbildung:
Einsatz in hausw. Dienstleistungsunternehmen, Tätigkeiten in Großbetrieben in den Bereichen Küche, Hausreinigung, Wäschepflege oder den privaten Unternehmerhaushalt oder ländlichen Haushalt (Bauernhof mit Gästebetreuung) managen; Aufstiegsmöglichkeiten zum/zur hauswirtschaftlichen Betriebsleiter/-in oder auch Meister/-in in der Hauswirtschaft

Staatlich geprüfte(r) Betriebsleiter/-in

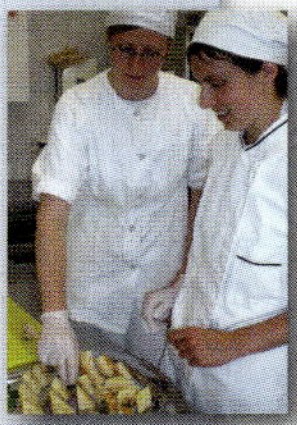

Ausbildungsdauer: 3 Jahre

Ausbildungsvoraussetzungen:
- Realschulabschluss oder gleichwertiger Bildungsabschluss
- Schnelle Auffassungsgabe
- Teamfähig, kontaktfreudig

Ausbildungsinhalte:
Ernährungsmanagement, Ernährung und Haushaltsmanagement, Führungsmanagement (Betriebslehre, Berufsausbildung und Personalwirtschaft, Betriebsorganisation), Informationstechnik, Mode und Gestaltung

Nach der Ausbildung
Planung, Entwicklung, Koordination und Kontrolle der Aufbau- und Ablauforganisation in hausw. Bereichen, Personalführung und berufliche Ausbildung junger Menschen; Aufstiegsmöglichkeit: Technische(r) Lehrer/-in an beruflichen Schulen

Meister/-in der Hauswirtschaft

Weiterbildungsdauer:
Besuch einer berufsbegleitenden Qualifizierungsmaßnahme von ca. 750 Unterrichtsstunden

Voraussetzungen:
Abgeschlossene Berufsausbildung als Hauswirtschafter/-in mit mind. 2 Jahren Berufspraxis oder 5 Jahre berufliche Praxis auf Meisterniveau

Inhalte der Weiterbildung:
Personal- und Qualitätsmanagement, Speisenzubereitung und Service, Reinigung und Pflege von Wohnräumen und Textilien, Existenzsicherung hausw. Betriebe, Berufsausbildung

Nach der Weiterbildung:
Fach- und Führungskräfte in hauswirtschaftlichen Unternehmen mit leitenden, koordinierenden und beratenden Funktionen; Aufstiegsmöglichkeit: Technische(r) Lehrer/-in an beruflichen Schulen mit Eingangsprüfung

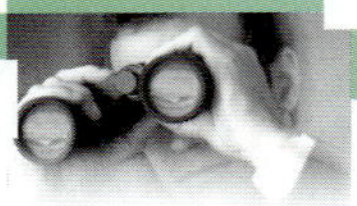

6.4 Speiseplangestaltung und Speisenherstellung

- Grundsätzlich muss das Verpflegungsangebot (Hauptgerichte, Zwischenmahlzeiten) dem Nährstoffbedarf der zu verköstigenden Personengruppe (Erwachsene, Senioren, Kinder) angepasst werden. Hierbei sind die D-A-CH-Referenzwerte zu berücksichtigen. Die Nährstoffzufuhr muss auf die einzelnen Verpflegungsangebote verteilt werden.

- Der Einsatz von **Convenience-Produkten** muss gut abgewogen werden. Das ist in der Regel von der Ausstattung der Küche, aber auch vom vorhandenen Personal abhängig. Sind nicht genügend Geräte und Personal vorhanden, sollten Produkte mit geringem Verarbeitungsgrad den Vorzug haben. Produkte mit hohem Verarbeitungsgrad (= Stufen 4 und 5, siehe Convenience-Produkte) sind mit frischen Produkten zu kombinieren.

- Es sollte täglich ein vegetarisches Menü als Alternative angeboten werden.

- In der Regel ist es üblich, dass ein Menü erst nach ungefähr 4 Wochen wieder auf dem Speiseplan steht **(= 4-wöchiger-Menüzirkel).**

- Bei der Gestaltung von Speiseplänen sollten **saisonale** und **regionale Produkte** bevorzugt werden.

- **Mindestens 1 x pro Woche** pochierter, gedämpfter oder gedünsteter **Fisch**

- **Maximal 2 x pro Woche ein Fleischgericht**

- **Hülsenfrüchte** (z. B. Linsen, Erbsen, Reis) sollten **1 x pro Woche** auf dem Speiseplan stehen.

- Die Warmhaltezeiten von Speisen sollten auf ein Minimum reduziert werden. Ein Menü sollte **max. 2 Std.** warm gehalten werden.

- Die **10 Regeln der Deutschen Gesellschaft für Ernährung (DGE)** sind in die Speisenzusammenstellung einzubeziehen.

- Auf die Auswahl **fettarmer, nährstoffschonender Garverfahren** ist großen Wert zu legen.

- Trink- und Quellwasser, Tee und Kaffee, Fruchtsaftschorle **(1 Teil Saft : 2 Teile Wasser)** sollten auf jeden Fall in einer Gemeinschaftsverpflegung angeboten werden.

- Die Verwendung einer geeigneten Küchensoftware ermöglicht eine geeignete Erstellung von Wochenspeiseplänen sowie die Erstellung von Rezeptkarteien mit entsprechenden Nährwertberechnungen.

Mahlzeiten	Montag	Dienstag
1. Frühstück	Vollkornbrot mit Quark, Marmelade, Orangensaft	
2. Frühstück	Obst der Saison	
Mittagessen	Hähnchen + Gemüse + Kartoffeln, Grütze mit Vanillesoße	
Zwischenmahlzeit	Milchshake	
Abendessen	Käsebrot, Gemüsesticks mit Joghurtdip	

Ausschnitt eines Speiseplans für Kinder *usw.*

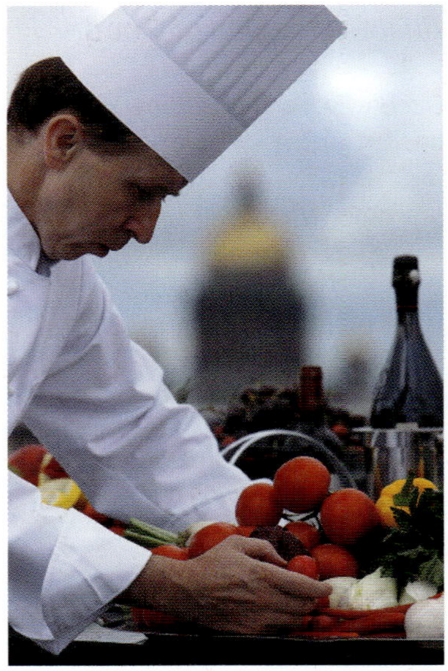

? ***Erstellen Sie einen Wochenspeiseplan für ein Kinderheim. Der Plan sollte 5 Mahlzeiten (Frühstück, Zwischengang, Mittagessen, Zwischengang, Abendessen) enthalten. Das Alter der Kinder ist zwischen 6 und 13 Jahren. Benutzen Sie bei der Herstellung des Plans den PC und führen Sie eine Nährwertberechnung (Kind, 7 Jahre) für einen Tag durch.***

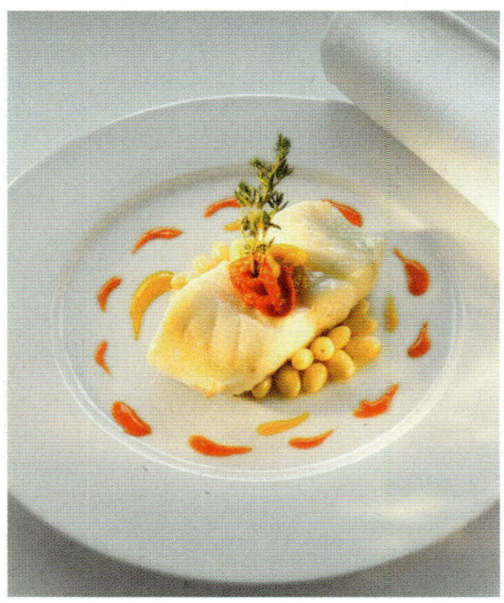

@ ***Ermitteln Sie im Internet die D-A-CH-Referenzwerte für Erwachsene, Senioren und Kinder.***

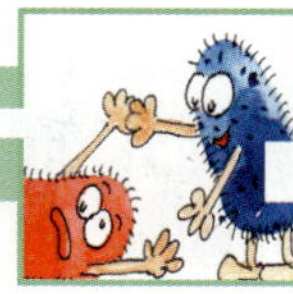

6.5 Convenience Food

Der englische Begriff **Convenience Food** steht im deutschen Sprachraum für bequeme und komfortable Lebensmittel. Es handelt sich dabei um industriell vorgefertigte Produkte, bei denen mindestens eine Be- und Verarbeitungsstufe von den Herstellern übernommen wird. Die Verwendung solcher Lebensmittel stellt für den Verbraucher eine gewisse Erleichterung und Komfort dar. Man unterscheidet sogenannte **Halbfertig-** von **Fertigprodukten.** Halbfertigprodukte sind vorbereitete Lebensmittel, die noch fertig zubereitet und gegart werden müssen. Fertigprodukte können kalt verzehrt oder nach dem Erwärmen sofort gegessen werden. Die Zubereitung und der Garvorgang entfallen.

Verarbeitungsgrade von Lebensmitteln

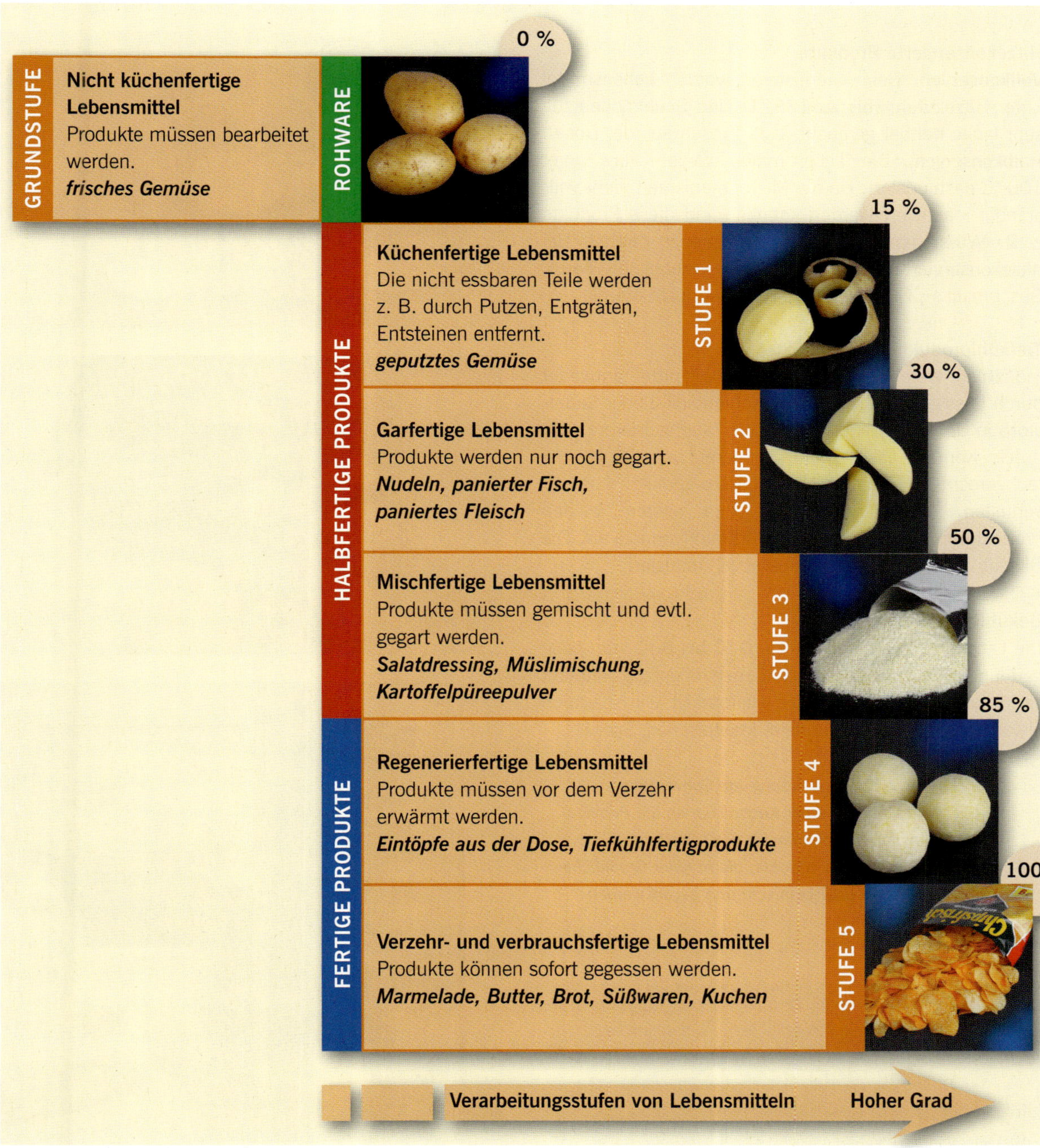

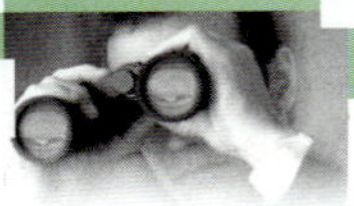

Produktgruppen verarbeiteter Lebensmittel

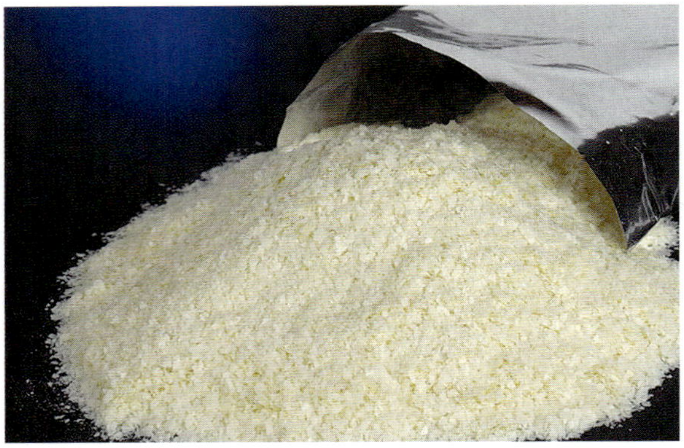

Trockenprodukte
Durch verschiedene Trocknungsverfahren (Wärmetrocknung, Gefriertrocknung) erfolgt ein Wasserentzug bei den Lebensmitteln. Die unter Wärmetrocknung (Sprühtrocknung, Walzentrocknung) behandelten Produkte verzeichnen einen erheblichen Aroma-, Farb- und Vitaminverlust. Die im Hochvakuum gefriergetrockneten Lebensmittel behalten weitgehend ihre Farbe, Vitamine und Aromen. Trockenprodukte sind Trockensuppen, -soßen, Püreeflocken, löslicher Kaffee etc.

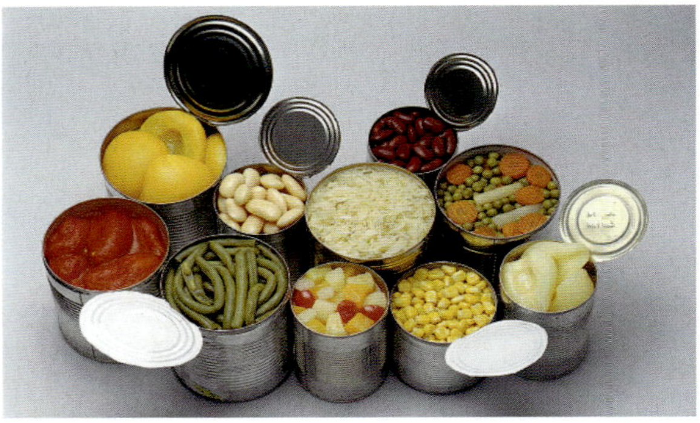

Hitzekonservierte Produkte
Vollkonserven: Beim Sterilisieren werden Lebensmittel unter Hitzezufuhr **(bis zu 135 °C)** und Sauerstoffentzug sehr lange haltbar gemacht (z. B. Erbsen aus der Dose).
Halbkonserven: Die Lebensmittel werden kurz unter 100 °C pasteurisiert. Da die Mikroorganismen nicht vollständig inaktiviert werden können, sind diese Produkte (z. B. Würstchen im Glas) nur begrenzt haltbar. Bei hitzekonservierten Produkten treten erhebliche Farb-, Geschmacks-, Nährwert- und Aromaverluste ein.

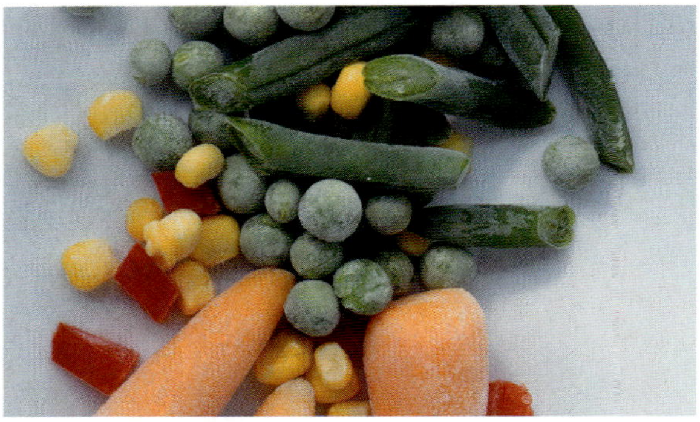

Tiefkühlprodukte (TK-Produkte)
Industriell werden vorbereitete Lebensmittel entweder durch flüssige Gase (Stickstoff, Kohlendioxid oder Sauerstoff) in Gefriertunneln, Spiral- oder Tauchgefrierern oder durch Kontakt- bzw. Plattengefrierer tiefgekühlt. Bei fachgerechtem Einfrieren kommt es zu geringen Abtropfverlusten. Im Vergleich zu den ersten beiden Produktgruppen treten weniger Nährstoffverluste auf. Die Garzeit von TK-Produkten ist erheblich reduziert.

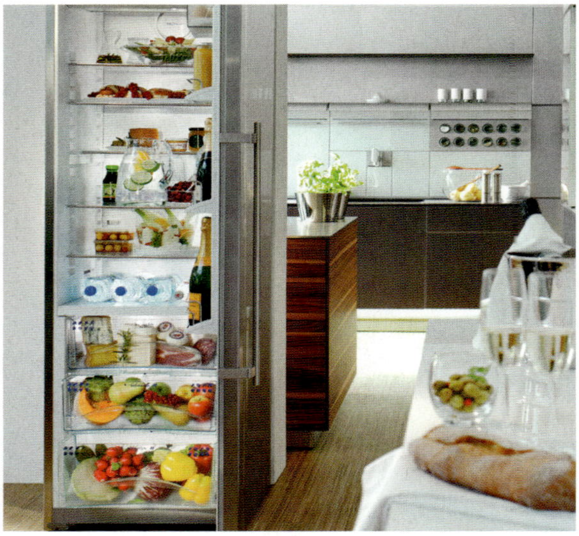

Gekühlte Produkte
Die Lebensmittel werden bei **ca. 0 °C bis 8 °C** kühl gelagert und sind zum Teil durch Sauerstoffentzug luftdicht verpackt (= vakuumiert). Die Haltbarkeit wird dadurch etwas verlängert (Schupfnudeln, Maultaschen, Speck).

?
1. ***Durch die Verwendung von Convenience-Produkten in einer Küche können Sie Personal einsparen. Nehmen Sie dazu Stellung.***
2. ***Nennen Sie jeweils 4 Produkte, die in einer Großküche nur noch erwärmt oder gemischt und gegart werden müssen.***

@
Recherchieren Sie im Internet, wie ein Gefriertunnel und ein Kontakt- bzw. Plattengefrierer aussieht. Laden Sie geeignetes Bildmaterial herunter. Halten Sie über die jeweiligen Gefrierprozesse ein Referat (inkl. PowerPoint-Präsentation).

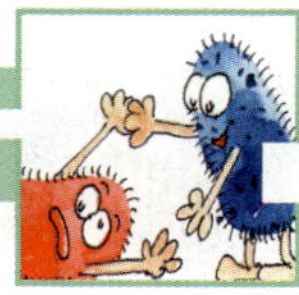

Vor- und Nachteile von Convenience-Produkten

Vorteile

- Zeiteinsparung in der Vor- und Zubereitung der Produkte (höhere Flexibilität)
- Verringerte Garzeiten und dadurch Energieeinsparungen
- Hohe Kalkulationssicherheit
- Verarbeitungsbereich kann reduziert werden (Raumeinsparung).
- Konstante Qualität der Produkte durch betriebliche Kontrollen
- Geringer Personaleinsatz (Senkung der Personalkosten)

Merke ***Je nach betrieblicher Struktur können einige Vor- bzw. Nachteile im wechselseitigen Verhältnis stehen.***

Nachteile

- Fachkräfte werden durch Hilfskräfte ersetzt.
- Hoher Verpackungsaufwand erhöht das Müllaufkommen.
- Einheitliche Produktpalette mit sehr geringem Variationsspielraum (z. B. Einheitsgeschmack)
- Hohe Kalkulationssicherheit
- Kochkenntnisse und Fachkompetenz gehen verloren.
- Gehalt an Zusatzstoffen kann nicht beeinflusst werden.
- Häufig sehr lange Transportwege (Umwelt)
- Je nach Produkt müssen Nährwertverluste in Kauf genommen werden.

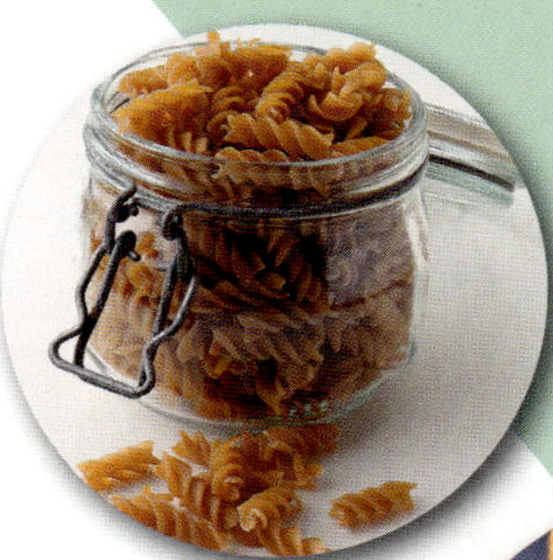

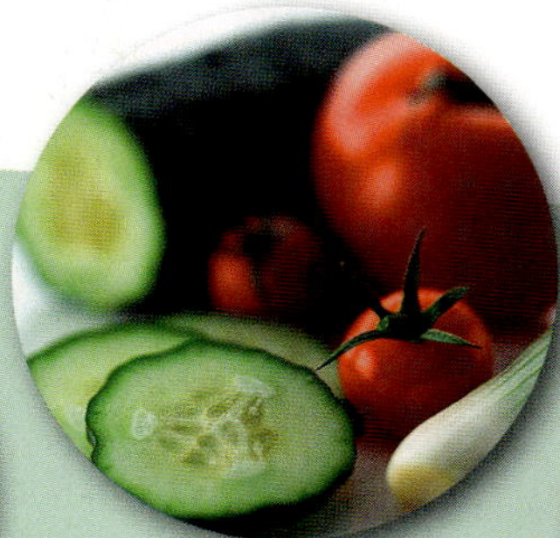

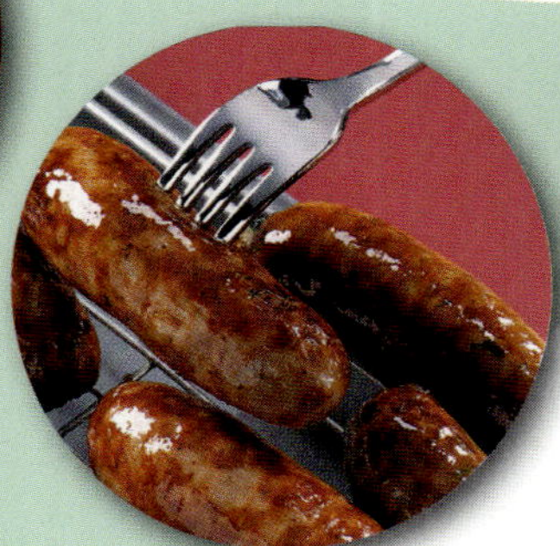

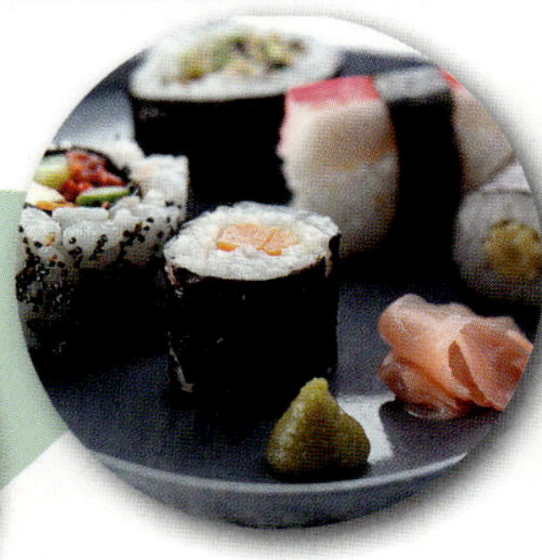

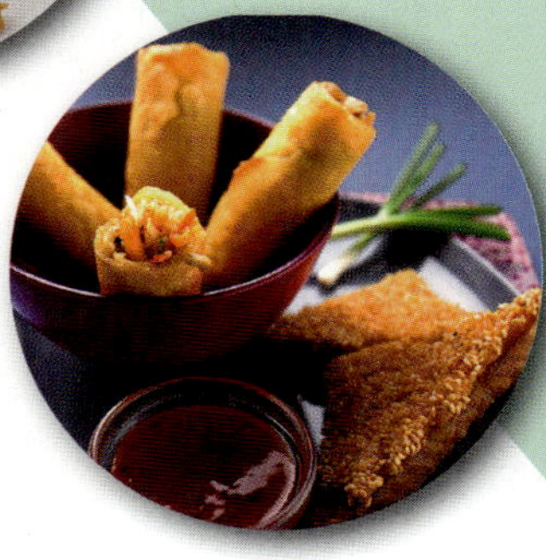

?

1. ***Finden Sie weitere Vor- bzw. Nachteile, die für oder gegen den Einsatz von Convenience-Produkten sprechen.***
2. ***Sehen Sie sich die nebenstehenden Bilder genau an und ordnen Sie diese den entsprechenden Verarbeitungsgraden von Convenience-Produkten zu.***

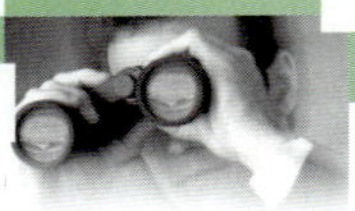

Bewertungsskala für den Beurteilungsbogen

Damit ein guter Vergleich zwischen der Frischware und den einzelnen Halbfertig- und Fertigprodukten stattfinden kann, müssen Beurteilungskriterien wie beispielsweise der Preis, die Vor- und Zubereitung, die Garzeit, die Farbe, die Konsistenz, der Geschmack, die Zusatzstoffe und die Verpackung der Produkte festgelegt werden. Die Bewertung findet in diesem Fall durch die **Noten 1** bis **6** statt (siehe Tabelle).

Noten / Kriterien	sehr gut 1	gut 2	befriedigend 3	ausreichend 4	mangelhaft 5	ungenügend 6
Preis	sehr günstig	günstig	durchschnittlich	gerade noch akzeptabel	teuer	überteuert
Vor- und Zubereitung	keine	gering	durchschnittlich	überdurchschnittlich	aufwendig	sehr aufwendig
Garzeit	keine	gering	durchschnittlich	überdurchschnittlich	lange	sehr lange
Reinigungsaufwand	keinen	gering	durchschnittlich	aufwendig	sehr hoher Aufwand	sprengt den zeitlichen Rahmen
Farbe	frisch	appetitlich	befriedigend	unnatürlich	verblasst	unappetitlich
Konsistenz	ausgezeichnet	bissfest	befriedigend	weich	matschig	unappetitlich
Geschmack	hervorragend	gut	mittelmäßig	gerade noch akzeptabel	sehr fade bzw. zu würzig	übel schmeckend
Zusatzstoffe	keine	wenig	durchschnittlich	gerade noch akzeptabel	viele	sehr viele
Verpackung	keine	unerheblich	durchschnittlich	gerade noch akzeptabel	viel	sehr viel

Die Endnoten der einzelnen Produkte werden erzielt, indem alle Noten addiert (= Gesamtpunktzahl) und durch die Anzahl der Beurteilungskriterien dividiert werden.

Die Formel lautet:

$$\text{Endnote} = \frac{\text{Gesamtpunktzahl}}{\text{Anzahl der Kriterien}}$$

Finden Sie für die Beurteilung und den Vergleich von Frischware mit Halbfertig- und Fertigprodukten weitere Beurteilungskriterien. Verwenden Sie dabei die Beurteilungsskala.

M/A 7 CHECKLISTE-KLASSENARBEIT

Gemeinsames Lernen ist besser! Bilden Sie mit einer Person Ihrer Klasse ein Lern-Tandem, in dem Sie gemeinsam für die bevorstehenden Klassenarbeiten lernen. Nähere Details finden Sie im Kapitel 2.8, Seite 81.

1. Was sind Mikroorganismen? ☐
2. Erläutern Sie, unter welchen Bedingungen sich Mikroorganismen am besten vermehren. ☐
3. Erläutern Sie den Unterschied zwischen einer Lebensmittelvergiftung und einer Lebensmittelinfektion. ☐
4. Salmonellen gehören zu den meldepflichtigen Infektionskrankheiten. Unter welchen Bedingungen vermehren sich die Salmonellen? ☐
5. Erläutern Sie anhand von 4 küchentechnischen Beispielen, wie Sie die Ausbreitung von Salmonellen verhindern können. ☐
6. Welche Symptome treten bei einer Salmonellenerkrankung auf? ☐
7. Nennen Sie 3 weitere Infektionskrankheiten. Welche Hygienemaßnahmen müssen in der Küche getroffen werden, um diese Krankheiten zu verhindern? ☐
8. Welche Schädlinge gibt es speziell in lebensmittelver- und -bearbeitenden Betrieben? ☐
9. Welche Schäden können Schädlinge speziell in Großküchen und in den Lagerräumen anrichten? ☐
10. Ein lebensmittelver- und -bearbeitender Betrieb ist zu Eigenkontrollen verpflichtet. Welche Kontrollen kann ein Betrieb speziell bei Schädlingen durchführen? ☐
11. Welche 3 Hygienearten gibt es speziell in lebensmittelver- und -bearbeitenden Betrieben? Geben Sie für alle 3 Hygienearten jeweils 4 Beispiele aus der Praxis. ☐
12. Welchen geschichtlichen Ursprung hat das HACCP-Konzept? ☐
13. Welche Vorteile bietet das HACCP-Konzept einem Betrieb und dem Konsumenten? ☐
14. Erläutern Sie stichwortartig die 7 Schritte des HACCP-Konzepts. ☐
15. Nennen und erläutern Sie die wesentlichen Bestandteile des HACCP-Konzepts. ☐
16. Welche beiden Zweige der Außer-Haus-Verpflegung kennen Sie? ☐
17. Nennen Sie die wesentlichen Unterschiede zwischen der klassischen Gastronomie, der Systemgastronomie und dem Catering-Sektor. ☐
18. Welche aktuellen Trends zeichnen sich derzeit im Gastronomiesektor ab? ☐
19. Die Gastronomie bietet eine Vielzahl von Ausbildungsberufen. Beschreiben Sie diese unter Berücksichtigung der Ausbildungsjahre, Ausbildungsvoraussetzungen und -inhalte. ☐
20. Benennen und beschreiben Sie die 3 Säulen der Gemeinschaftsverpflegung. ☐
21. Erläutern Sie die gängigen Verpflegungssysteme, die es derzeit in der Gemeinschaftsverpflegung gibt. ☐
22. Welche wichtigen Kriterien müssen Sie bei Gestaltung von Speiseplänen in der Gemeinschaftsverpflegung beachten? ☐
23. Lebensmittel können unterschiedlich stark verarbeitet werden. Welche Verarbeitungsstufen gibt es? Erklären Sie in diesem Zusammenhang den Begriff Convenience Food. ☐
24. Ein Koch setzt im Altenheim (100 Bewohner) viele Fertigprodukte ein. Zu welchen Vor- und Nachteilen kann das führen? ☐

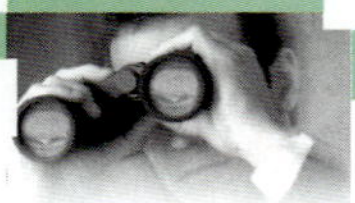

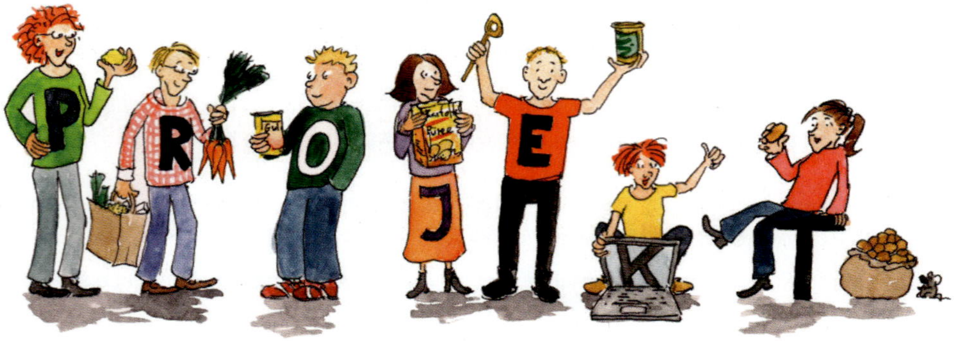

8 Projekt 12: Convenience Food

Projektaufgabe: Derzeit wird der Markt von immer mehr Halbfertig- und Fertigprodukten überschwemmt. Welche Produkte sollten nun verzehrt werden? Sind die Convenience-Produkte so gut, wie die Werbung verspricht, oder sollte der Verbraucher besser selbst hergestellte Produkte aus frischer Ware verzehren?

Vergleichen Sie anhand von bestimmten Bewertungskriterien selbst hergestellte, frische Produkte mit den entsprechenden Halbfertig- und Fertigprodukten. Werten Sie die Ergebnisse aus, indem Sie sich überlegen, welche Speisen und Verarbeitungsgrade Sie in einem:

- Familienhaushalt mit 4 Personen (Alter der Personen: 5, 10, 35, 37 Jahre)
- Seniorenheim (70 Bewohner: Ø-Alter 75 Jahre, Küchenpersonal: 5 Personen)

anbieten würden. Begründen Sie Ihre Aussagen anhand der Bewertungskriterien.

Gruppengröße: Jede Gruppe sollte aus 3 Teilnehmern bestehen. Es sollten so viele Gruppen gebildet werden, dass die ausgewählten Gerichtsteile stressfrei hergestellt und bewertet werden können. Welche Produkte und Produktgruppen Sie auswählen, obliegt Ihnen. Bedenken Sie aber, dass Produkte aus den gleichen Rohstoffen miteinander verglichen werden (s. u.).

Zeitrahmen: Dieser wird von den Lehrkräften festgelegt.

Hilfestellung für die Bewertung und Beurteilung der Gerichtsteile

1. Entwickeln Sie einen Beurteilungsbogen, indem Sie die Bewertungskriterien festlegen, anhand dieser Sie die einzelnen Produkte vergleichen möchten. Um den Überblick zu behalten, bietet es sich an, für die Tabelle ein DIN-A3-Blatt zu verwenden.

2. Bewertungskriterien können z. B. der Preis, der Arbeits- und Zeitaufwand für die Vor- und Zubereitung der Speisen, die Garzeit, der Reinigungsaufwand, die Farbe, die Beschaffenheit oder der Geschmack der Produkte sein. Finden Sie weitere Beurteilungskriterien heraus und ergänzen Sie die Bewertungsskala in diesem Kapitel entsprechend (S. 470).

3. Legen Sie die Produktpalette (z. B. Kartoffeln, Schweinegulasch, Marmorkuchen) fest, die Sie beurteilen möchten. Finden Sie Rezepte für die Gerichte, die aus frischen Zutaten hergestellt werden sollen. Suchen Sie nun die passenden Halbfertig- bzw. Fertiggerichte heraus. Vorsicht! Vergleichen Sie also nicht Äpfel mit Birnen!

Beispiel: Produkt „Kartoffel“

Selbst hergestellte Knödel: Rezeptur mit frischen Kartoffeln

Halbfertigprodukt: Kartoffelknödel aus Kartoffelknödelpulver, das angerührt wird

Fertigprodukt: tiefgekühlte Knödel, die nur noch erwärmt werden müssen

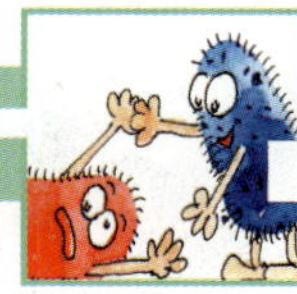

4. Entnehmen Sie die jeweiligen Zahlenwerte für die Beurteilung den Packungsvorgaben bzw. ermitteln Sie diese durch Berechnung oder Zeitnahmen. Tragen Sie die Werte in die dafür vorgesehenen Felder ein.

6. Die Endnote der einzelnen Gerichtsteile wird ermittelt, indem die Einzelnoten summiert und durch die Beurteilungskriterien dividiert werden (Berechnungsformel siehe S. 470).

7. Werten Sie unter Einbeziehung der Projektaufgabe die Ergebnisse aus. Begründen Sie die Auswertung und machen Sie konkrete Verbesserungsvorschläge.

❶ Ausschnitt eines Bewertungsbogens — *❷ Beurteilungskriterien* — *❼ Auswertung*

Gerichtsteile für 4 Personen	❶ Preis 4	❷ Arbeits- und Zeitaufwand in Min.			❼ Gesamtpunktzahl : 9 Kriterien = Endnote Beurteilung Begründung Verbesserungen
		Vor-, Zubereitung	Garzeit	Reinigung	
1. Kartoffelknödel (frisch, 4 Stk.)	0,54 [2]	25–30 [4]	12–15 [2]	~20 [4]	hoher Arbeitsaufwand, Geschmack individuell bestimmbar, Herstellung lohnt sich, wenn Zeit vorhanden Verbesserung: Speckwürfel, Kräuter — 18 : 9 = 2
2. Kartoffelknödelpulver (halb/halb, 4 Stk.)	0,59 [2]	~15 [3]	20 [3]	~10 [2]	mittlerer Arbeitsaufwand, Einheitsgeschmack, nicht mit Selbstherstellung zu vergleichen, geringe Veränderungsspielräume Verbesserung: Kräuter — 24 : 9 = 2,6
3. Fertige Kartoffelknödel (tiefgekühlt, 4 Stk.)	1,19 [4]	keine [1]	30 [4]	~2–3 [1]	geringer Arbeitsaufwand, Rest nicht bestimmbar, lange Garzeit, Geschmack nicht bestimmbar Verbesserung: Kräuter — 24 : 9 = 2,6

❸ Produkte, die beurteilt werden

❹ Zahlenwerte (z. B. auf der Packung)

❺ Noten aus der Bewertungsskala durch Vergleich ermittelt

❻ Summe der Einzelnoten

Summe der Beurteilungskriterien

Endnote

Folgende Fragen können Ihnen bei der Beurteilung und Ausführung des Projekts helfen:

- Entsprechen die Qualität und der Preis der Produkte den Erwartungen der Gäste?
- Wie können die Produkte verfeinert und kreativ in ein Menü eingebaut werden?
- Wie kann ein Betrieb beim Einsatz verschiedener Convenience-Produkte eine stetige Qualitätskontrolle durchführen?

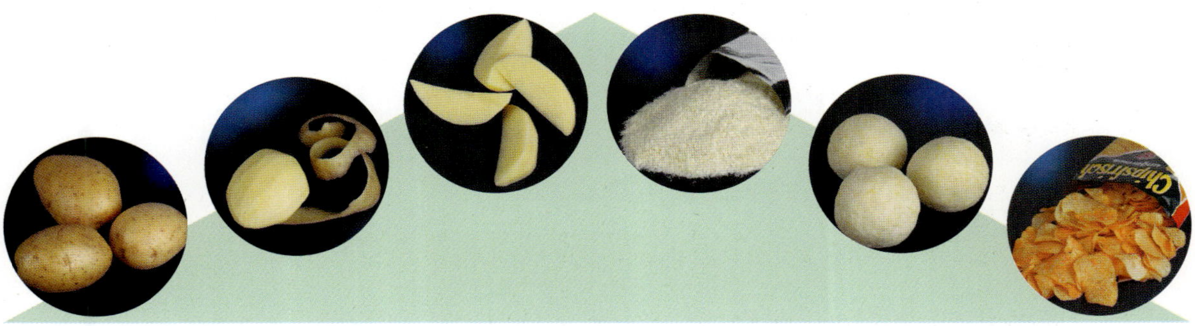

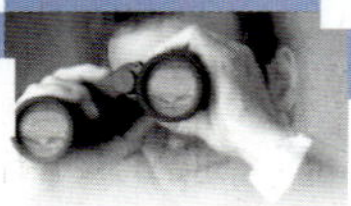

Nährwerttabelle

Lebensmittel					Energie	
Der essbare Teil von 100 g bzw. 100 ml eingekaufter Ware enthält:	Protein g	Fett g	Kohlenhydrate g	Ballaststoffe g	kJ	kcal
Fleisch und Fleischwaren						
Bierschinken	17,8	11,4	–	–	724	174
Blutwurst (mit Speck)	12,1	29	–	–	1279	309
Bratwurst, polnische	21,2	24,4	–	–	1263	304
Cervelatwurst	20,3	34,8	–	–	1633	394
Dosenwürstchen (Brühwürste)	13,0	28,3	–	–	1268	307
Ente, Durchschnitt	18,1	17,2	–	–	944	227
Fleischkäse (Leberkäse)	12,4	27,5	–	–	1228	297
Fleischwurst	12,1	26,0	–	–	1168	282
Gans, Durchschnitt mit Haut	15,7	31,0	–	–	1414	342
Huhn, Brathuhn, Durchschnitt	19,9	9,6	–	–	694	166
Huhn, Brust (mit Haut)	22,2	6,2	–	–	607	145
Huhn, Schlegel mit Haut, ohne Knochen	18,2	11,2	–	–	724	174
Kalbfleisch, Filet	20,6	1,4	–	–	402	95
Kalbsleber	19,2	4,1	4,1	–	548	130
Kalbsniere	16,7	6,4	–	–	521	124
Kassler (Schweinefleisch, gepökelt)	20,9	7,5	–	–	633	151
Lammfleisch, Muskelfleisch	20,8	3,7	–	–	491	117
Leberwurst, grob	15,9	29,2	–	–	1351	326
Mortadella	12,4	32,8	–	–	1424	345
Mettwurst (Braunschweiger Mettwurst)	13,9	37,2	–	–	1613	390
Rinderherz	16,8	6,0	–	–	508	121
Rinderleber	19,5	3,4	5,3	–	547	130
Rindfleisch, Bug, Schulter	20,2	5,3	–	–	540	129
Rindfleisch, Filet	21,2	4,0	–	–	508	121
Rindfleisch, Lende, Roastbeef	22,5	4,5	–	–	549	131
Salami, deutsche	21,0	33,0	–	–	1578	381
Schweinefleisch, Filet	22,0	2,0	–	–	448	106
Schweinefleisch, Hintereisbein, Hinterhaxe	19,0	12,2	–	–	774	186
Schweinefleisch, Kotelett, mit Knochen	21,6	5,2	–	–	560	133
Schweinefleisch, Oberschale, Schnitzelfleisch	22,2	1,9	–	–	448	106
Schweineleber	20,7	4,9	0,9	–	549	131
Schweineschinken, gekocht (Kochschinken)	22,5	3,7	–	–	529	125
Schweinespeck, durchwachsen, geräuchert	9,1	65,0	–	–	2560	621
Truthahn, Jungtier, Durchschnitt	22,4	6,8	–	–	632	151

	Mineralstoffe				Vitamine			
	Natrium mg	Kalium mg	Calcium mg	Eisen µg	A µg	B_1 µg	B_2 µg	C mg
	Mineralstoffe: 2,9 g				–	–	–	–
	Mineralstoffe: 2,5 g				–	75	130	–
	Mineralstoffe: 4 g				–	–	–	–
	1260	–	–	–	–	100	200	–
	710	–	10	2700	–	30	80	23
	40	270	14	2500	–	300	200	–
	Mineralstoffe: 2,6 g				–	50	150	–
	Mineralstoffe: 2,4 g				–	–	–	–
	85	420	12	1900	65	120	260	–
	85	260	13	730	40	85	160	2,5
	65	265	14	1100	–	70	90	–
	95	250	15	1800	–	100	240	–
	95	350	12	–	–	150	300	–
	85	315	9	7900	30	280	2600	35
	200	290	10	12000	210	370	2500	13
	960	325	6	2500	–	–	–	–
	65	290	3	1600	–	150	370	–
	810	145	40	5300	8300	210	920	17
	Mineralstoffe: 2,6 g				–	100	150	–
	1090	215	13	1600	–	200	150	30
	110	230	7	4300	0–9	510	910	6
	115	330	6	6900	18000	290	2900	30
	50	295	4	2300	3	90	190	–
	40	340	3	2300	–	100	130	–
	55	355	3	2000	15	90	160	–
	2080	225	35	–	–	180	200	30
	75	350	2	–	–	–	–	–
	60	245	11	1500	–	320	190	–
	65	315	11	1800	9	820	200	–
	70	290	9	1700	–	800	190	–
	75	365	8	18000	35000	310	3200	25
	965	270	15	2300	–	610	210	35
	1770	225	9	800	–	430	140	–
	65	315	25	1500	–	80	140	–

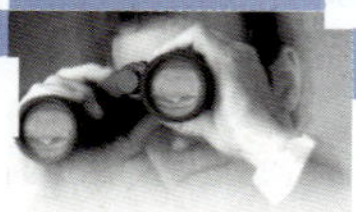

Nährwerttabelle

Lebensmittel Der essbare Teil von 100 g bzw. 100 ml eingekaufter Ware enthält:	Protein g	Fett g	Kohlen-hydrate g	Ballaststoffe g	Energie kJ	Energie kcal
Fisch und Fischwaren						
Aal	15,0	24,5	–	–	1162	281
Aal, geräuchert	17,9	28,6	–	–	1363	329
Bückling	21,2	15,5	–	–	934	224
Forelle (Bachforelle, Regenbogenforelle)	19,5	2,7	–	–	431	102
Heilbutt, Weißer Heilbutt	20,1	1,7	–	–	405	96
Hering, mariniert, (Bismarckhering)	16,5	16,0	–	–	873	210
Kabeljau (Dorsch)	17,7	0,6	–	–	323	76
Karpfen	18,0	4,8	–	–	484	115
Köhler (Seelachs)	18,3	0,9	–	–	344	81
Lachs (Salm)	19,9	13,6	–	–	842	202
Matjeshering	16,0	22,6	–	–	1108	267
Ölsardine, abgetropft	24,1	13,9	–	–	924	222
Salzhering (Pökelhering)	19,8	15,4	–	–	906	218
Schellfisch	17,9	0,6	–	–	327	77
Eier						
Hühnerei, Gesamtinhalt	12,8	11,3	0,7	–	648	156
Hühnereigelb (Flüssigeigelb)	16,1	31,9	0,3	–	1459	353
Hühnereiweiß (Flüssigeiweiß)	11,1	0,03	0,7	–	202	47
Milch und Milcherzeugnisse						
Buttermilch	3,5	0,5	4,0	–	156	37
Camembert (50 % Fett i. Tr.)	20,5	25,7	0,1	–	1302	314
Edamer (40 % Fett i. Tr.)	26,1	23,4	–	–	1323	318
Emmentaler (45 % Fett)	28,9	31,2	–	–	1652	398
Frischkäse, Doppelrahmfrischkäse (mind. 60 %, höchst. 85 % Fett i. Tr.)	11,3	31,5	2,6	–	1407	340
Fruchtjoghurt, fettarm	3,6	1,3	13,5	–	339	80
Fruchtjoghurt, vollfett	3,9	2,6	15,5	–	426	101
Hüttenkäse (Cottage Cheese, 20 % Fett i. Tr.)	12,3	4,3	3,3	–	428	102
Joghurt (mind. 3,5 % Fett)	3,3	3,5	4,4	–	275	66
Joghurt, fettarm (mind. 1,5 %, höchst. 1,8 % Fett)	3,6	1,6	4,5	–	210	50
Joghurt, mager (höchst. 0,3 % Fett)	3,5	0,1	4,9	–	158	37
Kefir aus Vollmilch	3,3	3,5	3,6	–	270	65
Kondensmilch (mind. 7,5 % Fett)	6,5	7,6	9,3	–	554	133
Limburger (20 % Fett i. Tr.)	26,4	8,6	–	–	771	184
Magermilch (höchst. 0,3 % Fett)	3,5	0,1	4,8	–	147	35
Milch, fettarm (mind. 1,5 %, höchst. 1,8 % Fett)	3,4	1,6	4,8	–	201	48
Mozzarella, aus Kuhmilch	19,9	16,1	–	–	944	227
Parmesan	35,6	25,8	0,1	–	1561	375

	Mineralstoffe				Vitamine			
	Natrium mg	Kalium mg	Calcium mg	Eisen µg	A µg	B_1 µg	B_2 µg	C mg
	65	260	17	865	980	180	320	1,8
	500	245	19	670	940	190	370	–
	690	345	35	1100	30	40	250	–
	65	415	12	440	30	85	75	–
	65	445	14	550	30	80	70	–
	1090	75	40	–	35	50	210	–
	70	350	25	320	7	55	45	–
	30	385	65	700	45	70	55	1,0
	80	375	14	1000	6	90	350	–
	60	335	15	580	40	170	170	1,0
	Mineralstoffe: 6,8 g				–	–	–	–
	365	390	330	2700	50	40	300	–
	5930	240	110	20000	50	35	290	–
	115	300	18	610	17	50	170	–
	145	145	55	2000	270	–	410	–
	50	140	140	7200	885	290	400	–
	170	155	11	200	0	20	320	0,2
	55	145	110	100	9	35	160	0,6
	670	95	510	130	415	45	570	–
	510	105	795	270	240	50	370	–
	275	95	1030	345	290	50	300	0,5
	375	95	80	550	325	45	230	–
	–	–	–	–	–	–	–	–
	–	–	–	–	–	–	–	–
	230	90	95	300	25	30	250	–
	50	155	120	45	30	35	180	1,0
	45	150	115	45	14	35	170	2,0
	55	185	145	55	0,885	40	180	1,7
	45	160	120	90	45	40	170	1,0
	100	320	240	95	55	65	370	2,1
	710	145	610	350	165	60	400	–
	55	150	125	–	2	40	170	1,0
	45	155	120	45	14	35	180	1,7
	500	100	630	200	240	30	270	–
	705	130	1180	1000	360	20	620	–

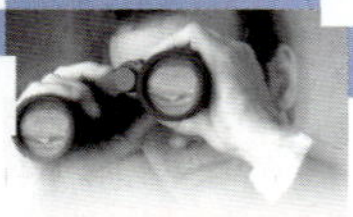

Nährwerttabelle

Lebensmittel					Energie	
Der essbare Teil von 100 g bzw. 100 ml eingekaufter Ware enthält:	Protein g	Fett g	Kohlenhydrate g	Ballaststoffe g	kJ	kcal
Sahne (Rahm), Kaffeesahne, (mind. 10 % Fett)	3,1	10,5	4,1	–	511	123
Sahne (Rahm), Schlagsahne, (mind. 30 % Fett)	2,4	31,7	3,3	–	1270	308
Sahne, sauer (Sauerrahm)	2,8	18,0	3,5	–	782	189
Schmelzkäse (20 % Fett i. Tr.)	17,0	10,0	–	–	787	188
Schmelzkäse (45 % Fett i. Tr.)	14,4	23,6	6,3	–	1225	295
Speisequark (mager)	13,5	0,3	–	–	305	72
Speisequark (20 % Fett i. Tr.)	12,5	5,1	2,7	–	456	109
Speisequark (40 % Fett i. Tr.)	11,1	11,4	–	–	664	160
Vollmilch (mind. 3,5 % Fett)	3,3	3,6	4,7	–	272	65
Öle und Fette (pflanzliche und tierische)						
Butter, Süß- und Sauerrahmbutter	1,0	83,0	–	–	3101	754
Halbfettmargarine	6,0	40,0	–	–	1495	364
Kokosfett	1,0	100,0	–	–	3700	900
Maiskeimöl	–	100,0	–	–	3700	900
Olivenöl	–	100,0	–	–	3700	900
Pflanzenmargarine	0,2	80,0	0,4	–	2970	722
Schweineschmalz	–	100,0	–	–	3700	900
Sonnenblumenöl	–	100,0	–	–	3700	900
Getreideerzeugnisse/Nährmittel						
Brötchen (Semmel)	8,3	1,9	55,5	3,0	1155	272
Eierteigwaren (Nudeln, Makkaroni, Spaghetti etc.)	12,3	2,8	69,9	3,4	1501	354
Grünkernmehl	9,7	2,0	76,7	–	1543	364
Haferflocken	12,5	7,0	58,7	10,0	1469	348
Knäckebrot, aus Roggen	9,4	1,4	66,1	14,6	1335	315
Mais-Frühstücksflocken (Cornflakes)	7,2	0,6	79,6	4,0	1498	353
Mais, ganzes Korn	8,5	3,8	64,2	9,7	1377	325
Pumpernickel	6,8	0,9	36,5	9,3	769	181
Reis, unpoliert, spelzfrei, Braun- oder Naturreis	7,2	2,2	74,1	2,2	1464	345
Reis, Weißer Reis, poliert	6,8	0,6	77,8	1,4	1460	344
Roggenbrot	6,2	1,0	45,8	6,5	921	217
Roggenmehl, Type 1150	8,3	1,3	67,8	8,0	1342	316
Roggenmischbrot (Roggen mit Weizen, über 50 % Roggen)	6,4	1,1	43,7	6,1	892	210
Roggenschrot, Type 1800	10,0	1,5	58,8	13,9	1225	239
Roggenvollkornbrot	6,8	1,2	38,7	8,1	818	193
Weizengrieß	9,6	0,8	68,9	7,1	1364	321
Weizenkeime	26,6	9,2	30,6	17,7	1313	312
Weizenkleie, Speisekleie	14,9	4,7	17,3	45,4	721	171
Weizenmehl, Type 1050	11,2	1,8	67,2	5,2	1399	330
Weizenmehl, Type 405	9,8	1,0	70,9	4,0	1409	332

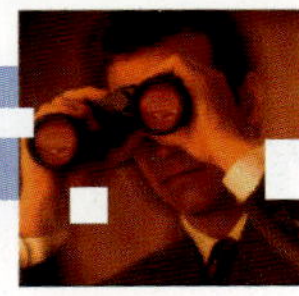

	Mineralstoffe				Vitamine			
	Natrium mg	Kalium mg	Calcium mg	Eisen µg	A µg	B_1 µg	B_2 µg	C mg
	40	130	100	110	75	30	160	1
	35	110	80	30	340	25	150	1
	55	145	100	60	–	35	150	0,9
	–	–	–	–	–	–	–	–
	1260	65	545	1000	300	35	380	–
	Mineralstoffe: 0,9 g				–	–	–	–
	35	85	85	370	45	35	270	0,6
	Mineralstoffe: 0,8 g				–	–	–	–
	45	140	120	60	30	35	180	1,7
	5	16	13	25–200	655	5	20	0,2
	390	7	12	30	585	–	–	–
	–	–	–	–	–	–	–	–
	–	–	–	–	–	–	–	–
	–	–	–	–	–	–	–	–
	100	–	–	–	610	–	–	–
	–	–	–	–	–	–	–	–
	–	–	–	–	–	–	–	–
	Mineralstoffe: 1,8 g				–	–	–	–
	17	220	25	3000	65	170	75	–
	3	350	20	–	–	–	–	–
	7	375	50	5400	–	590	150	–
	Mineralstoffe: 2,3 g				–	–	–	–
	940	120	13	2000	30	60	–	–
	6	295	8	1500	185	360	200	–
	Mineralstoffe: 1,3 g				–	–	–	–
	10	240	16	3200	–	410	90	–
	4	100	6	845	–	60	30	–
	525	245	30	2400	–	180	110	–
	1	295	30	2100	–	220	100	–
	535	185	45	1300	–	170	80	–
	2	490	30	3700	–	300	140	–
	525	290	35	2000	–	180	150	–
	1	110	17	1000	–	120	40	–
	5	995	50	8500	10	2000	720	–
	2	1350	65	16	1	650	510	–
	2	205	25	2200	–	430	70	–
	2	110	15	1500	–	60	30	–

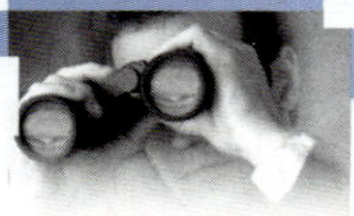

Nährwerttabelle

Lebensmittel					Energie	
Der essbare Teil von 100 g bzw. 100 ml eingekaufter Ware enthält:	Protein g	Fett g	Kohlenhydrate g	Ballaststoffe g	kJ	kcal
Weizentoastbrot	6,9	4,4	47,7	3,7	1091	258
Weizenvollkornbrot	7,0	0,9	40,7	7,4	844	199
Zwieback, eifrei	9,2	4,3	73,1	3,5	1558	368
Kartoffeln						
Kartoffel	2,0	0,1	14,8	2,1	297	70
Kartoffel, ungeschält, gekocht	2,0	0,1	14,8	1,7	297	70
Pommes frites, verzehrfertig, ungesalzen	4,2	14,5	35,7	–	1215	290
Kartoffelscheiben, ölgeröstet, gesalzen (Kartoffelchips)	5,5	39,4	45,1	4,2	2318	557
Hülsenfrüchte						
Bohne, Gartenbohne (Stangenbohne), Samen, weiß, trocken	21,1	1,6	34,7	23,2	1008	238
Erbse, Gartenerbse, Samen, trocken	22,9	1,4	41,2	16,6	1149	271
Linse, Samen, trocken	23,4	1,5	40,6	17,0	1144	270
Sojabohne, Samen, trocken	34,3	18,3	6,3	22,0	1367	327
Sojasprossen	5,5	1,0	4,7	2,4	210	50
Süßwaren, Zucker						
Erdbeerkonfitüre	0,3	0,2	62,6	0,8	1088	256
Honig, Blütenhonig	0,4	0	75,1	–	1284	302
Kakaopulver, schwach entölt	19,8	24,5	10,8	30,4	1427	343
Nuss-Nougat-Creme	4,3	31,3	58,4	–	2224	533
Schokolade, Milchschokolade	9,2	31,5	54,1	–	2242	537
Zucker (Rohrzucker, Rübenzucker)	–	–	99,8	–	1697	399
Zucker (Rohrzucker, Rübenzucker)	–	–	99,8	–	1697	399
Gemüse						
Artischocke	2,4	0,1	2,6	10,8	93	22
Aubergine	1,2	0,2	2,5	2,8	73	17
Avocado	1,9	23,5	0,4	6,3	909	221
Blumenkohl	2,5	0,3	2,3	2,9	95	23
Bohne, Gartenbohne (Schnittbohne), grün	2,4	0,2	5,1	1,9	138	32
Brokkoli	3,5	0,2	2,7	3	117	28
Chicorée	1,3	0,2	2,4	1,3	70	17
Chinakohl	1,1	0,3	1,2	1,9	50	12
Edelkastanie (Marone)	2,5	1,9	41,2	8,4	813	192
Endivie	1,8	0,2	1,2	1,2	58	14
Erbse, Gartenerbse, Samen, grün, frisch	6,6	0,5	12,3	4,3	344	81
Erbsen, grün (in Dosen)	3,6	0,4	4,8	4,3	159	38
Feldsalat (Rapunzel)	1,8	0,4	0,8	1,5	59	14
Fenchel, Knolle	1,4	0,2	3	2	82	19
Grünkohl (Braunkohl)	4,3	0,9	2,5	4,2	154	37
Gurke	0,6	0,2	1,8	0,5	52	12

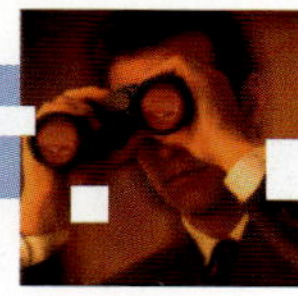

	Mineralstoffe				Vitamine			
	Natrium mg	Kalium mg	Calcium mg	Eisen µg	A µg	B_1 µg	B_2 µg	C mg
	Mineralstoffe: 1,9 g				–	–	–	–
	450	220	30	2000	–	250	150	–
	265	160	40	1500	–	–	–	–
	3	420	6	435	0,875	110	45	17
	Mineralstoffe: 1 g				–	–	–	–
	Mineralstoffe: 2 g				–	–	–	–
	Mineralstoffe: 3,5 g				–	–	–	–
	4	1340	115	6200	65	500	175	3
	25	940	50	5000	13	765	275	2
	7	835	65	8000	17	480	260	7
	5	1800	200	6600	65	1000	460	–
	–	235	30	895	4	155	165	20
	–	60	10	–	–	10	–	6
	2	45	6	1300	–	3	50	2
	17	1920	115	13000	–	130	400	–
	Mineralstoffe: 0,9 g				–	–	–	–
	60	465	245	1700	60	110	370	–
	Mineralstoffe: 0,1 g				–	–	–	–
					–	–	–	–
	45	355	55	1500	17	140	12	8
	4	205	12	370	7	40	45	5
	5	485	12	495	12	80	150	13
	13	295	20	545	2	90	90	65
	2	240	60	770	60	75	110	20
	20	280	60	855	145	100	180	100
	4	195	25	740	570	60	35	9
	19	145	40	600	70	30	40	25
	2	705	35	1300	4	200	210	25
	45	330	55	1400	280	50	120	9
	2	275	25	1700	70	300	160	25
	220	150	20	1500	45	100	55	9
	4	420	35	2000	650	65	80	35
	25	395	40	–	25	35	110	9
	35	450	210	1900	860	100	250	105
	3	160	16	225	60	18	30	8

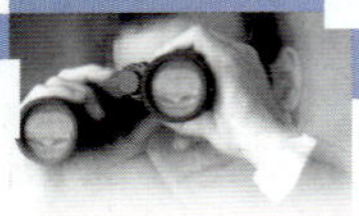

Nährwerttabelle

Lebensmittel Der essbare Teil von 100 g bzw. 100 ml eingekaufter Ware enthält:	Protein g	Fett g	Kohlenhydrate g	Ballaststoffe g	Energie kJ	 kcal
Kohlrabi	1,9	0,2	3,7	1,4	105	25
Kohlrübe (Steckrübe)	1,2	0,2	5,6	2,9	123	29
Kopfsalat	1,2	0,2	1,1	1,4	48	11
Kürbis	1,1	0,1	4,6	2,2	103	24
Meerrettich	2,8	0,3	11,7	–	267	63
Möhre (Karotte)	1,0	0,2	4,8	3,6	110	26
Paprikaschote, grün	1,1	0,2	2,9	3,6	79	19
Petersilienblatt	4,4	0,4	7,3	4,3	214	50
Porree (Lauch)	2,2	0,3	3,3	2,3	105	25
Radieschen	1,1	0,1	2,1	1,6	59	14
Rettich	1,1	0,2	2,4	2,5	67	16
Rhabarber	0,6	0,1	1,4	3,2	56	13
Rosenkohl	4,5	0,3	3,3	4,4	152	36
Rote Rübe	1,5	0,1	8,4	2,5	175	41
Rotkohl (Rotkraut, Blaukraut)	1,5	0,2	3,5	2,5	92	22
Sauerkraut, abgetropft	1,5	0,3	0,8	2,1	71	17
Schnittbohnen, grün (in Dosen)	1,2	0,1	1,6	1,5	53	12
Schnittlauch	3,6	0,7	1,6	–	114	27
Schwarzwurzel	1,4	0,4	2,1	18,3	74	18
Sellerieknolle	1,6	0,3	2,3	4,2	77	18
Spargel	1,9	0,2	2,0	1,3	76	18
Spinat	2,6	0,3	0,6	2,6	67	16
Tomate	1,0	0,2	2,6	1,0	74	17
Weißkohl (Weißkraut)	1,4	0,2	4,2	3,0	105	25
Wirsing	2,8	0,3	2,9	2,6	108	26
Zuckermais (Speisemais, Maiskörner), roh	3,3	1,2	15,7	–	369	87
Zwiebel	1,2	0,3	4,9	1,8	117	28
Sauerkraut, abgetropft	1,5	0,3	0,8	2,1	71	17
Nüsse und Samen						
Erdnuss, ungesalzen, geröstet	25,6	49,4	9,4	11,4	2423	585
Haselnuss, ohne Samenschale	12,0	61,6	10,5	8,2	2662	644
Mandel, süß, ohne Samenschale	18,7	54,1	5,4	13,5	2411	583
Pistazie, ohne Samenschale	17,6	51,6	11,6	10,6	2406	581
Sesam, Samen, trocken	17,7	50,4	10,2	11,2	2339	565
Sonnenblume, Samen, trocken	22,5	49,0	12,3	6,3	2405	580
Walnuss, ohne Samenschale	14,4	62,5	10,6	6,1	2738	663
Obst						
Ananas	0,5	0,2	12,4	1,0	236	56
Apfel	0,3	0,6	11,4	2,0	228	54
Apfelsine (Orange)	1,0	0,2	8,3	1,6	180	42

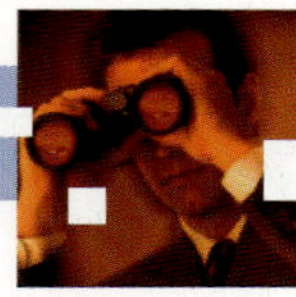

	Mineralstoffe				Vitamine			
	Natrium mg	Kalium mg	Calcium mg	Eisen µg	A µg	B_1 µg	B_2 µg	C mg
	20	320	65	475	35	50	45	65
	10	225	50	450	17	50	60	35
	8	180	20	350	185	60	80	13
	3	305	20	800	130	45	65	12
	9	630	95	1300	3	140	110	115
	60	320	35	385	1500	70	55	7
	2	175	10	400	180	50	45	120
	35	810	180	3600	870	140	300	160
	4	265	65	810	125	85	70	25
	20	240	25	440	4	35	30	30
	15	430	40	775	2	30	30	25
	2	285	65	355	10	25	30	10
	9	450	35	1000	80	125	135	110
	60	405	17	910	2	20	40	10
	11	250	35	440	3	65	45	55
	355	290	50	600	3	25	50	20
	250	145	35	1300	35	70	40	4
	3	435	130	1900	50	140	150	45
	5	320	55	3300	3	110	35	4
	75	415	50	480	3	35	70	8
	4	200	25	685	85	110	105	20
	70	555	115	3800	795	90	200	50
	3	240	9	330	95	55	35	19
	12	255	45	410	12	45	45	50
	9	235	65	550	8	60	65	50
	0,3	300	2	405	10	150	120	12
	3	160	20	230	1	35	20	7
	355	290	50	600	3	25	50	20
	6	775	65	2300	–	250	140	–
	2	635	225	3800	5	390	210	3
	2	835	250	4100	20	220	620	0,8–6,5
	–	1020	135	7300	25	690	200	7
	45	460	785	10000	–	790	250	–
	2	725	100	6300	–	1900	140	–
	2	545	85	2500	8	340	120	3
	2	175	16	400	10	80	30	19
	1	120	6	250	6	35	30	12
	1	165	40	186	13	80	40	50

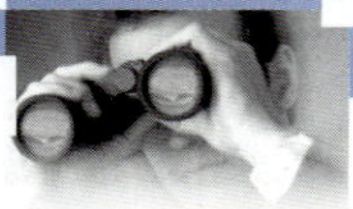

Nährwerttabelle

Lebensmittel Der essbare Teil von 100 g bzw. 100 ml eingekaufter Ware enthält:	Protein g	Fett g	Kohlen-hydrate g	Ballaststoffe g	Energie kJ	Energie kcal
Aprikose	0,9	0,1	8,5	1,5	182	43
Banane	1,2	0,2	20,0	1,8	376	88
Birne	0,5	0,3	12,4	3,3	234	55
Brombeere	1,2	1,0	6,2	3,2	185	44
Erdbeere	0,8	0,4	5,5	1,6	136	32
Grapefruit (Pampelmuse)	0,5	0,2	7,4	1,6	163	38
Heidelbeere (Blaubeere)	0,6	0,6	6,1	4,9	154	36
Himbeere	1,3	0,3	4,8	4,7	142	33
Johannisbeere, rot	1,1	0,2	4,8	3,5	139	33
Johannisbeere, schwarz	1,3	0,2	6,1	6,8	167	39
Kirsche, süß	0,9	0,3	13,3	1,3	266	63
Kiwi	1,0	0,6	9,1	2,1	213	50
Mandarine	0,7	0,3	10,1	1,7	195	46
Mango	0,6	0,5	12,5	1,7	245	58
Pfirsich	0,8	0,1	8,9	1,9	176	42
Pflaume	0	0,2	10,2	1,6	208	49
Stachelbeere	0,8	0,2	7,1	3,0	160	38
Wassermelone	0,6	0,2	8,3	0,2	159	37
Weinbeere (Weintraube)	0,7	0,3	15,2	1,5	287	68
Zitrone	0,7	0,6	3,2	–	152	36
Zuckermelone (Honigmelone)	0,9	0,1	12,4	0,7	231	54
Alkoholfreie Getränke						
Apfelsaft, Handelsware	0,1	0	11,1	–	204	48
Apfelsinensaft (Orangensaft), ungesüßt, Handelsware	0,7	0,2	8,7	0,4	180	42
Cola	–	–	11,0	–	183	44
Fruchtlimonaden, durchschnittlich	–	–	12,0	–	200	48
Johannisbeernektar, rot, Handelsware	0,4	*	12,4	–	231	54
Johannisbeernektar, schwarz, Handelsware	0,4	*	12,5	–	237	56
Sanddornbeerensaft	1,4	7,1	3,3	2,0	89	371
Traubensaft, Handelsware	0,2	–	16,6	–	297	70
Zitronensaft, Muttersaft	–	–	–	–	114	26
Alkoholhaltige Getränke						
Nährbier, Malzbier, alkoholarm (= Alkoholgehalt unter 1,5 %)	0,5	–	10,9	–	229	54
Rotwein, Qualitätswein, trocken	0,2	–	2,4	–	279	67
Vollbier, Lagerbier, hell	0,5	–	2,9	–	162	39
Weißbier, Weizenvollbier, hefefrei	0,3	–	3,0	–	158	38
Weißwein, Qualitätswein, trocken	0,2	–	2,6	–	297	71

Quelle: Der kleine Souci, Fachmann, Kraut – Lebensmitteltabelle für die Praxis

Symbole und Abkürzungen: + Inhaltsstoffe in Spuren, – keine vorliegenden Daten, (0) = analytisch und ernährungsphysiologisch unbedeutende Menge

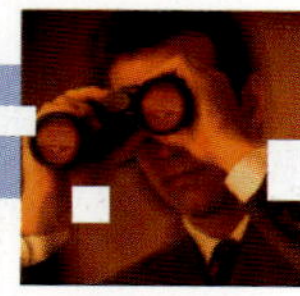

	Mineralstoffe				Vitamine			
	Natrium mg	Kalium mg	Calcium mg	Eisen µg	A µg	B_1 µg	B_2 µg	C mg
	2	280	16	650	280	40	55	9
	1	370	7	350	9	45	55	12
	2	115	10	165	3	35	40	5
	2	190	45	900	45	30	40	17
	1	160	20	640	3	30	55	65
	1	150	25	165	2	50	25	45
	1	80	10	740	6	20	20	20
	1	200	40	1000	4	25	50	25
	2	255	30	910	4	40	30	35
	2	305	45	1300	14	50	45	175
	3	235	17	350	6	40	40	15
	3	315	40	800	8	17	50	20-300
	1	150	35	300	140	60	30	30
	5	170	12	400	200	45	50	35
	1	195	6	325	16	25	50	10
	2	175	8	255	65	70	45	5
	2	200	30	630	18	16	18	35
	1	115	7	225	85	45	50	6
	2	195	12	415	6	45	25	4
	2	170	11	450	0,565	50	20	50
	17	310	13	200	785	60	20	30
	2	115	7	260	8	20	25	1
	1	140	15	270	1	60	10	45
	–	–	–	–	–	–	–	–
	–	–	–	–	–	–	–	–
	*	110	7	340	4	2	2	6
	5	100	15	300	4	5	2	30
	4	133	42	400	250	30	210	450
	3	150	13	430	–	30	16	2
	–	–	–	–	–	–	–	–
	7	50	2	75	–	5	30	–
	3	90	9	850	–	*	*	2
	5	40	4	40	–	4	30	–
	4	20	2	–	–	–	–	–
	2	80	9	600	–	*	10	–

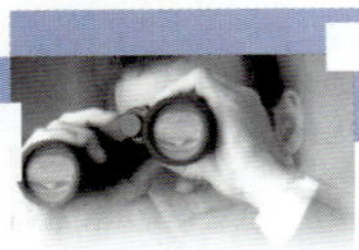

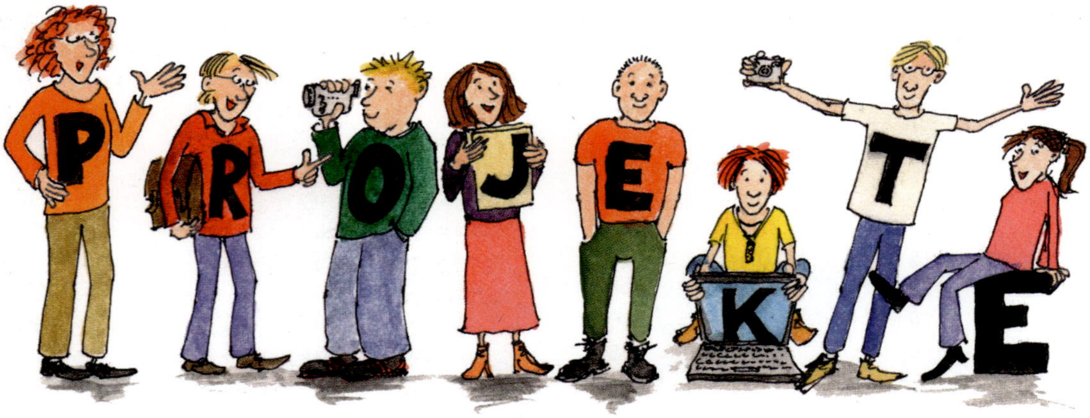

Projekte im Überblick

Lösungen

Seite 97 1c, 2a, 3b, 4e oder d, 5e oder d, 6f

Seite 145: 1) Brie (W) • 2) Harzer (SA) • 3) Camembert (W) • 4) Edamer (S) • 5) Romadur (W) • 6) Gouda (S) • 7) Speisequark (F) • 8) Tilsiter (S) • 9) Butterkäse (HS) • 10) Sbrinz (H)
W = Weichkäse, SA = Sauermilchkäse, S = Schnittkäse, F = Frischkäse, HS = halbfester Schnittkäse, H = Hartkäse

Seite 37

1 GUMMEN
2 EINFACHZUCKER
3 VERSTOPFUNG
4 HÄMORRIDEN
5 PEKTINE
6 SAUER
7 DIVERTIKEL
8 STÄRKE
9 SCHADSTOFFE
10 CELLULOSE
11 LIGNIN
12 OBSTIPATION
13 OBST
14 EFFOTSTSALLAB

Seite 284

M	U	R	T	N	E	Z	S	E	V	I	T	K	A
A	F	E	L	M	O	R	T	S	K	U	T	U	W
X	F	Y	M	M	Y	Z	N	E	O	P	A	Z	Y
V	O	U	T	Y	A	N	M	U	T	T	S	M	M
A	T	B	D	Z	C	A	E	P	A	G	A	R	A
I	S	V	W	N	A	B	V	W	R	L	R	S	L
U	M	T	S	E	D	C	U	E	T	U	V	W	X
H	M	G	P	O	Q	R	T	A	S	T	Y	Z	M
J	E	M	R	C	M	N	S	F	B	S	E	R	A
K	H	L	P	T	A	E	R	S	U	T	U	K	K
B	I	O	K	A	T	A	L	Y	S	A	T	O	R
N	O	P	U	S	E	U	I	Q	P	O	M	A	N

Seite 298

13 x 2 - E

1. EXTRAZELLULÄR
2. RESORPTION
3. ADENINTRIPHOSPHAT
4. INTEGRIERT
5. KONZENTRATION
6. CARRIER
7. GEKOPPELTERTRANSPORT
8. ENERGIEEINSATZ
9. ENERGIEREICH
10. SEMIPARABEL
11. COSUBSTRATE
12. ATMUNGSKETTE
13. SPALTPRODUKTE

Ä, Ö, Ü = Ä, Ö, Ü und nicht AE, OE, UE

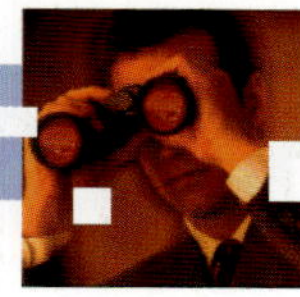

Sachwortregister

A

B

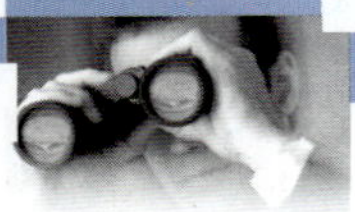

C

D

E

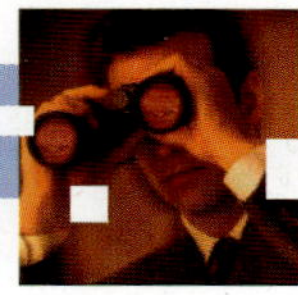

F

G

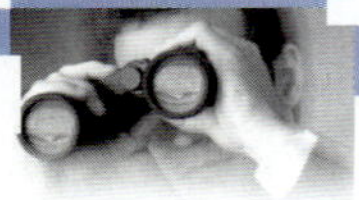

H

I

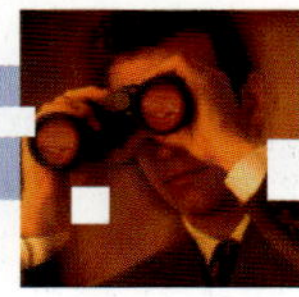

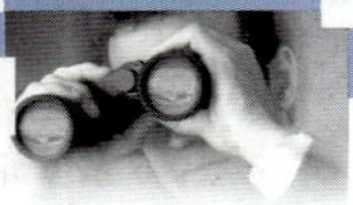

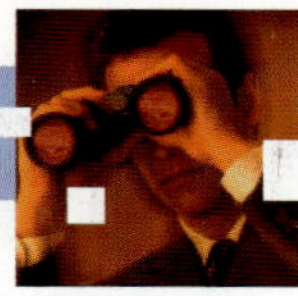

O

P

Q

R

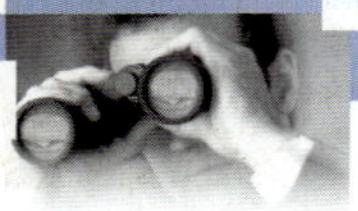

S

T

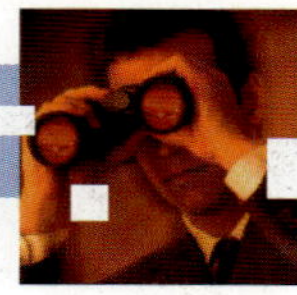

U

V

W

X

Y

Z

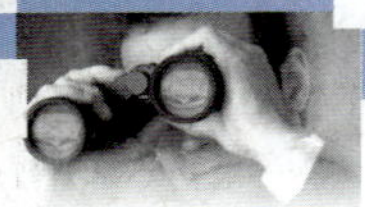

Bildquellenverzeichnis

AOK-Bundesverband GbR, Berlin: 174/1+Hintergrund, 175/2+Hintergrund, 186/1+ Hintergrund, 187/ Hintergrund, 189/4, 193/2, 200/3, 222/1, 258/1, 261/2+4+7, 264/2, 329/1, 331/1, 332/1, 334/2, 336/1-2, 346/2, 347/5, 361/1, 366/1, 367/1, 369/3+5, 372/6, 378/2+3+5, 381/3, 392/3, 393/3, 397/3, 400/3, 401/3, 423/2+4
Arbeitskreis Jodmangel, Groß-Gerau: 194/1-2, 195/1, 196/1
Archiv Verlag Europa-Lehrmittel, Haan-Gruiten: 15/2, 18/1, Kolumne A. Ernährung im Blickpunkt 19, 19/1, 20/2, 21/4-6, 26/1-2, 27/1, Kolumne B. Nährstoffe/Einführung 27, 29/1-3+5-6, 33/3, 34/3-5, 35/1, 39/4, 40/1-5, 47/2-8, 51/4, 56/1-5, 57/1-4, 58/2, 66/4, 70/2-3, 71/1, 72/2, 73/1-3, 74/1-3, 79/5-8, 82/2-3, 84/2+Hintergrund, Kolumne 3 Fette 85, 85/1+Hintergrund, 96/2-3, 101/3, 106/4, 107/2, 109/5, 118/1, 123/4, 127/1-2, 147/1, 149/3, 150/1+5, 151, 152/3, 153/1, 154/1, 155/1+3, 156/1+3-4, 162/1-3,165/3, 166/1-2, 167/4, 168, 170/4, 177/2-3, 179/1-5, 181/2, 183/2-5, 193/1, 198/1-3+5, 199/2-9, 202/1-8, 203/1, 205/4, 209/2, 214/2, 219/1-10, 220/4-7, 221/1-7, 222/3, 243/5, 244/1, 246/2, 248/3-4, 250/3, 254/1, 263/2, Kolumne D. Stoffwechsel 277, 285/2-7, 287/3, 288/3-4, 299/2, 301/2, 316/2-5, 321/1-5, 322/2+4-5, 323/1-6, 327/3, 329/2, 332/2, 333/1, 338/2-5, 340/1, 345/1-2, 360/1-2+Hintergrund, 361/Hintergrund, 362/1, 364/2, 365/1, 368/2, 369/1-2+4, 370/3, 372/1-3+5+7, 373/1-2, 381/1, 382/1, 398/1, 401/1, 404/1+3+5, 417/2, 420/3, 421/1, 423/3+5, 424/1-2, 425/1-2, 427/4, 432/1, 434/2, 435/1, 438/4, 441/1, 442/3, 445/3, 450/3, 453, 454/2, 459/5-6, 461/3, 465/1+3, 467/1-6, 468/1, 469/1-5, 473/5-10
AURORA MÜHLEN GmbH, Hamburg: 30, 31, 56, 57 Fotos Hintergrund
Bäckerei Werner Maurer GmbH, Winnenden: 65/5, 69/1
Bayer HealthCare AG®, Leverkusen: Kolumne G. Fehlernährung und Diätetik 361, 377/2-4, 378/1,
Bayrisches Landesamt für Gesundheit und Lebensmittelsicherheit (LGL), Erlangen: 197/4,402/ Hintergrund, 403/1+Hintergrund, Kolumne H. Lebensmitteltoxikologie 403, 412/2, 430/1-3, 431/1
Beurer GmbH & Co. KG, Ulm: 380/2
Beutelsbacher Fruchtsaftkelterei, Beutelsbach: 210/2
Biffar & Co. KG, Deidesheim: 214/1
Bioland Bauernhof Karsten Ellenberg, Barum: 71/3
Bioland Verband für organisch-biologischen Landbau e. V., Mainz: 54/2, 402/2, 409/1, 413/2-4, 429/2
BioSicherheit Genius GmbH, Darmstadt: Dr. M. Knoblauch, Uni Gießen: 427/2, Gerd Spelsberg: 428/3-4
Birkel Teigwaren GmbH, Mannheim: 77/2, 78/1-2, 80/1-5
Blanco GmbH & Co. KG, Oberderdingen: 224/2
Bruder, Irmgard: 348, 349
Bundesamt für Verbraucherschutz u. Lebensmittelsicherheit, Berlin: Marcus Gloger 417/1
Bundesforschungsanstalt f. Fischerei, Hamburg: 165/1, H. Müller
Bundesforschungsanstalt für Ernährung und Lebensmittel, Hamburg: 167/2, H. Manthey-Karl
Burger King® , München: 436/437 Hintergrund, 459/2, 460/2-3, 462/3
Carl Kühne KG (GmbH & Co), Hamburg: 216/1-4
cjd profashion GmbH, Osnabrück: 454/1, 461/1, 462/1
Constructa-Neff Vertriebs-GmbH, München: 220/2-3
Deutsche Gesellschaft für Ernährung e. V., Bonn: 12, 18/2, 23, 320/1
Deutsche Welthungerhilfe e. V., Bonn: 351/1+3, 352/2-3, 353/1-3, 354/2, 355/1-2 (Kopp)
Deutsche Zöliakiegesellschaft, Stuttgart: 124/2 , 388/1-3
Deutscher Brauer-Bund e. V., Berlin: 67/2, 228/2, 251/1, 252, 253/2
Deutscher Imkerbund e. V., (D.I.B.), Wachtberg: 30/2, 54/1, 55/1-2
Deutscher Kaffeeverband e. V., Hamburg: 21/1+3, 243/1-4, 244/2, 245
Deutscher Teeverband e. V., Hamburg: 228/3, 240/1-3, 241/2, 242/1+3
Deutscher Tierschutzbund e. V., Bonn: 157/1 Karremann, 413/1 Karremann
Deutsches Tiefkühlinstitut e. V., Köln: 210/3, 213/1-2, 223/2
Dockcheck: Albertinen-Krankenhaus Hamburg, Fotograf: Guntau Joachim: 36/1
dpa Picture Alliance GmbH, Frankfurt: 95/3, 108/2, 209/3, 351/1, 354/1+3 364/1, 406/1, 425/3
Dr. Jörg Witthaut Gutachteninstitut a. der REHA Kupferdreh, Essen: 385/2, 386/1
Emmi Schweiz AG, CH-Luzern: 141/1
FAO, Deutsche Stiftung Weltbevölkerung, Hannover: 351/3
Fauser Vitaquellwerk KG, Hamburg: 84/1, 99/2, 100/2-3, 101/1-2, 117/1
Felmy, Kai, Oberursel: 342/1, 343/2-4, 350/1
Fischer Fotodesign Digitalstudio, Elzach: 30/1, 31/1, 33/1-2+4+6, 34/1, 36/1, 39/2, 43/1-4, 44/1-2, 49/1-7, 50/1-3, 51/1-3, 52/1, 58/1+3, 60/2, 69/5, 76/3-4, 79/1-4+9-12, 97/1, 102/2-3, 103/1-2, 106/1-3, 107/3-4, 109/1-4, 110/2, 113/1-3, 124/1, 135/1, 140/3, 142/2, 144/2-4, 148/2-4, 150/2+4, 157/2, 161/3-5, 163/4, 164/2-4, 169/7, Kolumne 5 Vitamine 175, 182/2, 183/1, 189/1-3, 198/4, 236/2-4, 237/1-3, 246/3, 247/1-3, 250/1, 266/3, 285/1, 293/1, 322/3, 347/1-4, 371/2, 372/4, 373/3, 386/2, 390/1, 393/2, 404/4, 419/1
Fisch-Informationszentrum (FIZ) e. V., Hamburg: 166/3
Fissler GmbH, Idar-Oberstein: 236/1
Fotolia.com, Berlin: 21/7, 45/3, 47/1, 48/1, 54/3, 70/1, 111/1, 129/3, 152/2, 181/1, 193/3, 235/3, 289/1, 305/1, 377/1, 395/2, 406/2, 411/2, 437/1, 438/3, 451/3, 452/1-3, 463/1
Frozen Fish International GmbH, Bremerhaven: 167/3
Fuchs Gewürze GmbH, Dissen: 186/2, 206/1-5, 207/1-8
GABA GmbH, Lörrach: 48/2
Gelatine Manufacturers of Europe (GME), Brüssel: 163/2-3
GMF Vereinigung Getreide-, Markt- u. Ernährungsforschung GmbH, Bonn: Dr. Heiko Zentgraf: 58/4, 59/2-3,60/1, 61/1, 63/2-4, 64/3, 66/1, 68/2, 70/4
Helmholtz-Zentrum für Infektionsforschung, Braunschweig. Foto: Dr. Manfred Rohde: 438/2, 441/2, 443/2, 446/4, 449/1, 450/2
Hess Natur-Textilien GmbH, www.hessnatur.com, Butzbach: 344/1
Herzig, Wolfgang, Essen: 46/1-7, 155/2, 156/2
Hexal AG, Holzkirchen: 384/1, 392/2, 394/2, 395/1
IDM-Informationszentrale Deutsches Mineralwasser, www.mineralwasser.com, Bonn: 29/4 38/1, 228/1+ Hintergrund, Kolumne 7 Wasser 229, 231/3, 234/1, 238/2+3, 239/1-2, 261/3+5-6, 301/1+3, 333/2, 371/1
IMU-Infografik, Duisburg: 132/3
K&U Bäckerei GmbH, Offenburg: 65/1-4, 68/3, 69/2-4
Kempinski Hotels, München: 436/1-2, 459/1+3, 460/1+4, 461/2+4, 462/2+4, 466/1-2
Kumpf Fruchtsaft GmbH & Co. KG, Markgröningen: 247/4, 248/1
Leifheit AG, Nassau/Lahn: 380/3
Liebherr-Hausgeräte, Ochsenhausen GmbH: 212/2, 468/4
Lieken, Brot und Backwaren AG, Düsseldorf: Kolumne 2 Kohlenhydrate 31, 64/1-2, 69/6
Milchindustrie-Verband e. V. (MIV), Berlin: 118/2-3+Hintergrund, Kolume B4 Eiweiß 119, 119/ Hintergrund, 132/1-2, 133/1-3, 134/1-3, 136/1, 137/1 138/1-2, 139/1-2+4, 140/1-2, 141/2-4, 142/1+3, 145/1, 182/1, 191/1, 192/1, 335/1, 390/2, 419/2
Milch-Union Hocheifel eG, Pronsfeld: 107/1
Müller's Mühle GmbH, Gelsenkirchen: 169/1-6, 170/1-3, 204/1-4
Pixelio.de: 235/4
Prof. Kohl, Deutsches Zentrum für Fetalchirurgie u. minimal-invasive Therapie (DZFT), Gießen: 326/1
Sharp & Dohme (MSD) GmbH, Haar: 191/2-3
Sandvik Process Systems, Fellbach: 211/1-4
Sanofi-Aventis Deutschland GmbH, Frankfurt am Main: 381/2, 391/2-3, 392/1, 394/1, 427/1
Schneekoppe GmbH & Co. KG, Seevetal: 379/2
Stiftung Deutsches Technikmuseum-Zucker-Museum, Berlin:
Stockfood GmbH, München: 21/2, 34/2, 45/1, 45/4, 66/2-3, 93/3, 96/1, 150/3, 162/4-7, 167/1, 201/2, 204/5, 214/3, 216/5-6, 220/1, 222/2, 246/1, 269/2, 327/2, 328/1, 393/1, 402/1, 404/2, 405/1-2, 407/2-3, 410/1, 411/1, 416/1-2, 421/2, 423/1, 427/4, 445/2, 455/1-2, 456/2, 459/4, 464/1-2, 468/2-3
Südzucker AG, Mannheim/Ochsenfurt: 33/5, Thomas Kauffelt
Tahitian Noni International©, München: 418/1
Techniker Krankenkasse, Hamburg: 259/1, Kolumne C. Nährstoff- und Energiebedarf 259, 266/1, 318/1-2+ Hintergrund, 319/1+ Hintergrund, Kolumne E. Vollwertige Ernährung in diversen Altersstufen 319, 320/2-3, 321/6, 323/7, 324/1-2, 326/2-3, 327/1, 329/3, 331/2, 333/3-4, 396/2, 397/2, 400/2, 401/2+4
TransFair e. V., Köln: 340/2, Kolumne F. Alternative Kostformen/Welternährung 341, 356
Transgen, Aachen: 428/1, 429/1
Ullstein Bild, Berlin: 258/2 + Hintergrund 258+259, 272/1, 301/5, 310/1, 364, 365/2, 413/6
Unilever Deutschland GmbH, Hamburg: 18, 19 Hintergrund
USA Rice Federation, Hamburg: 178/1, 205/1-3
VDGH Verband der Diagnostica-Industrie e. V., Frankfurt: 395/3
Vegetarierbund Deutschland e. V. (VEBU), Hannover: 344/2-3
Verband der Kali- und Salzindustrie e. V., Bonn: 187/1, Kolumne 6 Mineralstoffe 187
Vier Pfoten Stiftung für Tierschutz, Hamburg: 412/1/Fred Dott
Wella AG, Darmstadt: 123/2-3
Wirtschaftliche Vereinigung Zucker e. V. (WVZ), Bonn: 45/2
Woitschikowski Peter, Gütersloh: 175/1, 177/1
Württembergischer Christusbund e. V., Freizeitheim Friolzheim: 465/3
Your Photo today BSIP: 385/1, 444/2
Zentralverband der Deutschen Geflügelwirtschaft e.V., Berlin: 146/2, 148/1
Zweckverband Bodensee-Wasserversorgung, Stuttgart: 416/3